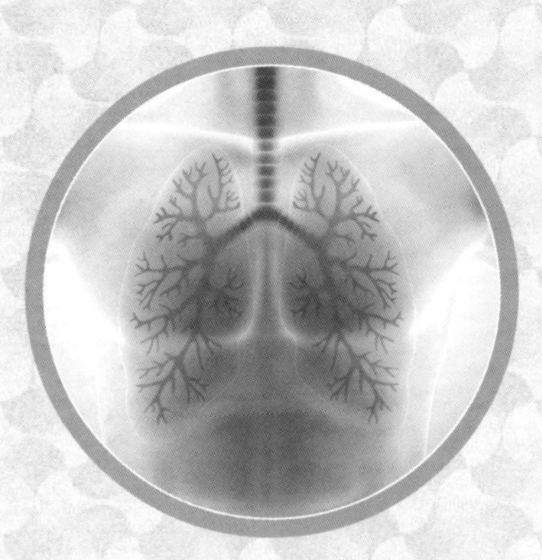

肺癌诊断治疗理论与实践

FEIAI ZHENDUAN ZHILIAO LILUN YU SHIJIAN

顾 问 侯小明

主 编 乔 慧

副主编 薛继军 苏东君 刘莎莎 谢 鹏 胡慧玲

编 委 （按姓氏音序排列）

韩 炜 韩文峰 李更相 祁 萍 瞿国峰 沈 婷 孙雪花 王海皎 张栖尘 张祖禹 赵红杏 赵晓欢

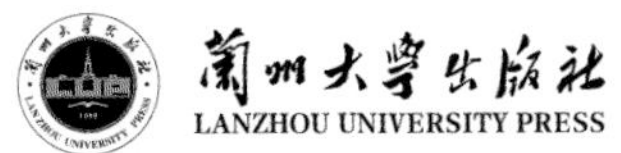

蘭州大學出版社
LANZHOU UNIVERSITY PRESS

图书在版编目（CIP）数据

肺癌诊断治疗理论与实践 / 乔慧主编. -- 兰州 : 兰州大学出版社, 2025. 5. -- ISBN 978-7-311-06919-3

Ⅰ. R734.2

中国国家版本馆 CIP 数据核字第 2025Y9E258 号

责任编辑　陈红升
封面设计　汪如祥

书　　名　肺癌诊断治疗理论与实践
作　　者　乔　慧　主　编
出版发行　兰州大学出版社　(地址:兰州市天水南路222号　730000)
电　　话　0931-8912613(总编办公室)　0931-8617156(营销中心)
网　　址　http://press.lzu.edu.cn
电子信箱　press@lzu.edu.cn
印　　刷　甘肃发展印刷公司
开　　本　787 mm×1092 mm　1/16
成品尺寸　185 mm×260 mm
印　　张　35.25(插页2)
字　　数　815千
版　　次　2025年5月第1版
印　　次　2025年5月第1次印刷
书　　号　ISBN 978-7-311-06919-3
定　　价　95.00元

序　一

当人类基因组图谱完成测序时，我们曾乐观预测肿瘤治疗将迎来革命性突破。然而，二十余年过去，肺癌发病率和死亡率仍然位居全球癌症首位。肺癌仍是全球乃至我国癌症防治的重中之重。纵观从20世纪胸外科手术的黄金时代，到如今精准放疗、化疗、抗血管生成治疗、靶向治疗、免疫治疗、ADC治疗的“多兵种联合作战”，肺癌诊疗已跨越了从“经验医学”到“精准医学”的变化。在这瞬息变革之际，凝聚多学科团队作者群两年多心血的《肺癌诊断治疗理论与实践》的即将出版更加值得期待。

这本著作秉承“与时俱进”的态度，以“精准诊疗”为核心理念，构建起从基础、临床到多学科协作的完整知识图谱，其价值远超普通工具书的范畴。其内容涵盖了流行病学与病因学；肺癌发病趋势与致病因素；筛查聚焦高危人群管理及有效预防策略；诊断与分期章节中详述了规范化诊断路径与国际最新分期标准；影像学与病理学提供了关键的影像判读要点与精准病理诊断精髓；在多学科综合治疗中全面阐述外科治疗、内科治疗（含化疗、靶向、免疫、抗血管）、放射治疗及介入治疗等核心治疗手段的理论基础、技术要点与临床决策。部分章节通过真实世界中临床案例进行分析，极大提高了可读性和实用性；另外将NCCN和CSCO最新指南融合呈现，既体现国际风向标、前沿性，又具权威性、实用性和可操作性。我相信本书对从事肺癌基础研究和临床治疗的同行以及医学生都是一本全面且难得、受用的好书。

作为长期从事肺癌诊治工作的我欣喜地发现，此书并非“北、上、广”权威大专家所著，而是以地处西北的兰州大学第一医院及甘肃省肿瘤医院从事肺癌诊疗领域的中青年学者团队编撰，他们对相关领域认知的深度和广度不仅反映出中青年一代对新知识的学习和掌握能力，也反应了我国肺癌防治工作的普及深入和后继有人的勃勃生机。愿这本承载着一线医务工作者奉献、汗水和智慧的著作为肺癌患者的长生存点亮希望之光，也为《"健康中国2030"规划纲要》中总体癌症5年生存率达到46.6%的目标贡献力量。

解放军总医院肿瘤医学部

（刘晓晴）

2025年5月18日

序 二

肺癌作为严重威胁人类健康的重大疾病，其精准诊断与有效治疗始终是医学界孜孜以求的核心命题。值此凝聚心血与智慧的专著《肺癌诊断治疗理论与实践》付梓之际，我深感欣慰，亦满怀感慨。这部著作，不仅是我院肺癌专业领域厚积薄发、锐意进取的结晶，更是对无数患者深沉责任与对疾病不懈探索的实践回响。

回溯我院肺癌学科的发展历程，从最初筚路蓝缕的艰辛探索，到如今拥有完备的诊疗体系、先进的技术平台和一支在国内外颇具影响力的专业团队，我们每一步的跨越，都深深植根于对临床需求的敏锐洞察、对技术前沿的执着追求以及对患者疾苦的深切体恤。作为曾长期服务于临床一线并见证学科成长的一员，我深知其中凝结了太多同仁的汗水、智慧与坚韧不拔的信念。此次，由我院肺癌学科团队骨干力量倾力撰写并最终完成的这部专著，正是这种专业精神与团队协作力量的一次集中迸发与辉煌展现。

这部专著的出版，对于广大奋战在肺癌诊疗一线的临床医生、研究人员以及相关专业学子而言，无疑是一份极具价值的参考工具与实用指南。它像一盏明灯，有助于拨开临床迷雾，启迪诊疗思维，规范医疗行为，最终惠及广大肺癌患者。同时，它也是对我院肺癌学科数十年发展成就的一次有力彰显，为学科未来的持续创新与突破奠定了更为坚实的理论基础。

作为曾经的科室带头人，如今站在医院管理岗位回望，我倍感自豪于团队所展现的卓越能力与执着追求。这部专著，不仅承载着他们对专业理想的赤诚，更是他们对生命健康郑重托付的深情回应。我由衷感谢全体编委及参与者的辛勤付出与卓越贡献！亦要诚挚感谢那些在探索之路上给予我们宝贵经验和无私帮助的国内外同道及专家学者！

展望未来，肺癌防治事业依然任重道远。新挑战催生新探索，新发现呼唤新实践。我深信，这部《肺癌诊断治疗理论与实践》的出版，将成为一个崭新的起点。期待它激励我院肺癌团队及所有读者同仁，永葆求知若渴的探索精神、精益求精的专业态度和以人为本的医者仁心，在肺癌精准诊疗的征程上不断攀登新的高峰，为最终战胜这一疾病贡献更为磅礴的智慧与力量！

兰州大学第一医院（第一临床医学院）

（侯小明）

2025年5月18日

前言

肺癌是全球范围内发病率和死亡率最高的恶性肿瘤之一，严重威胁人类健康。据世界卫生组织（WHO）统计，肺癌每年导致数百万人死亡，其发病率和死亡率在许多国家和地区仍呈上升趋势。尽管近年来肺癌的诊疗技术取得了显著进展，但由于其早期症状隐匿，多数患者确诊时已处于中晚期，治疗效果和预后仍不理想。因此，提高肺癌的早期诊断率、规范治疗策略、推动多学科协作以及探索个体化精准医疗，就成为了当前肺癌防治领域的重要课题。

本书的编写初衷，正是为了系统梳理肺癌诊疗领域的最新进展，为临床医生、科研工作者、医学生及相关从业人员提供一本兼具科学性、实用性和前沿性的参考书籍。本书汇集了国内外肺癌诊疗的权威指南、临床研究数据和实践经验，内容紧紧围绕肺癌诊疗全流程展开，即从流行病学与分子机制的深度剖析，到高危人群筛查策略的优化；从影像、病理、分子诊断技术的革新应用，到手术、放疗、化疗、靶向及免疫治疗的多维协同；从急症处理、不良反应管控到康复支持的全程管理，以期为患者提供更精准、更有效的医疗服务。

面对肺癌诊疗的复杂性，多学科协作模式的必要性日益凸显。本书贯穿“整合医学”思维，打破学科壁垒，邀请胸外科、肿瘤内科、放疗科、影像科、病理科、呼吸科、介入科等领域专家共同执笔，编写团队由多位长期从事肺癌临床与科研工作的专家组成，其中乔慧编写前言、第一章、第五章及对应章节的参考文献；胡慧玲编写第二章及对应章节的参考文献；刘莎莎编写第三章及对应章节的参考文献；薛继军编写

第四章及对应章节的参考文献；谢鹏编写第六章及对应章节的参考文献；苏东君编写第七章及对应章节的参考文献。

本书付梓之际，肺癌诊疗领域的进步日新月异，新的研究成果和临床经验不断涌现。尽管我们尽力确保本书内容的时效性和准确性，但仍难免存在疏漏或不足之处，恳请各位读者和同行批评指正，期待未来再版时能吸纳更多研究成果。我们希望通过本书的出版，能够为肺癌诊疗的规范化、精准化贡献一份力量，最终造福更多患者及家属。

最后，衷心感谢所有参与本书编写的专家学者、临床医生以及出版团队的努力和付出。同时，我们也向所有奋战在肺癌防治一线的医务工作者致敬，正是他们的不懈奋斗，才让更多患者看到了生命的希望。肺癌的诊疗道路依然漫长，但每一步的坚实探索，都在缩短抵达希望的里程。

兰州大学第一医院

（乔　慧）

2025年5月15日

目 录

总　论　1

癌症是一个严峻的全球健康问题，也是导致人类死亡的第二大原因。在众多癌症类型中，起源于肺部的癌症，特别是源自支气管或肺泡的恶性肿瘤尤为突出。由于强侵袭性，肺癌已经成为全球性的常见疾病，并在癌症整体发病率中排名第二。根据报道，2020年有大约220万新诊断的肺癌病例（图1-1），以及大约180万人因肺癌而死亡。肺癌在全球范围内对男性健康构成了重大威胁，是导致男性癌症死亡的首要原因。对于女性而言，肺癌同样极为严重，是癌症致死的第二大原因，仅次于乳腺癌。有研究指出，男性肺癌发病率和死亡率约为女性的两倍，但世界不同地区的男女发病率和死亡率差异很大。迄今为止，烟草接触仍是全球肺癌的主要风险因素；其他因素包括环境接触有害物质、遗传易感性和肺部慢性疾病等，这些因素在各国的情况可能有很大差别。此外，肺癌某些组织病理学特征的程度，如亚型（腺癌或鳞癌）和体细胞突变（如tECFRj改变）的频率，在世界各地也不尽相同，这可能反映了特定地区在吸烟模式、环境暴露和遗传学方面的差异。

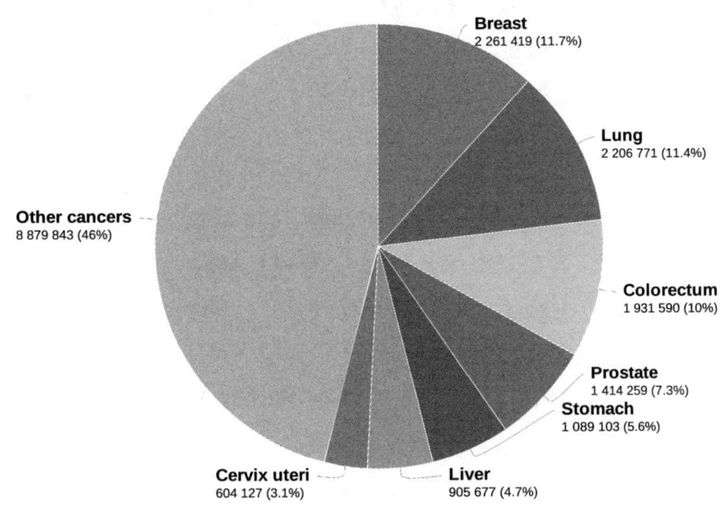

注：Breast 乳腺癌，Lung 肺癌，Colorectum 结直肠癌，Prostate 前列腺癌，Stomach 胃癌，Liver 肝癌，Cervix uteri 宫颈癌，Other cancers 其他癌症.

图1–1　2020年全球癌症新增病例

1.1 肺癌的流行病学与病因学

1.1.1 流行病学

肺癌根据其组织学类型可以分为两大类：非小细胞肺癌（non-small cell lung cancer，NSCLC）和小细胞肺癌（small cell lung cancer，SCLC）两种类型。NSCLC占肺癌的80%～85%，并可按照组织学亚型进一步分类，最常见的是腺癌（40%），其次是鳞状细胞癌（25%），在20世纪90年代鳞状细胞癌被视为经济发达国家最常见的亚型，也是女性（27%～54%）和不吸烟者（53%～70%）中最普遍的亚型。SCLC占肺癌的15%～20%，以其生长速度快、侵袭性强、易发生广泛转移而著称。相较于NSCLC，SCLC的恶性程度更高，多数SCLC患者确诊时已处于广泛期，且常伴有内分泌异常，病情发展迅速，全球每年约有250 000名患者被诊断患有SCLC，其中约20 000人死于该病，吸烟是其主要危险因素。

肺癌的发病率和死亡率在国际上存在很大差异。据统计，在经济发展水平较高的国家，因疾病检出水平、人均预期寿命以及生活水平均高于经济欠发达国家，所以其癌症的发病率和死亡率相较经济欠发达国家要高出3～4倍。美国的肺癌死亡率占癌症总死亡人数的四分之一，但是近年来的死亡率有所下降，这可能得益于治疗方法的改善，以及早诊断早治疗的患者数量增加。

癌症的死亡率也因人种不同而存在显著差异，据统计，黑人和非西班牙裔白人的癌症死亡率最高（分别为39/10万 和40/10万），西班牙人（16/10万）和亚裔美国人（21/10万）是癌症死亡率最低的种族。这一数据反映出癌症死亡率与人种相关。不同人种在癌症死亡率上差异显著，可能由多种因素导致。黑人和非西班牙裔白人癌症死亡率最高，或许和他们的生活方式、遗传基因、医疗资源获取及社会经济状况等有关。比如可能部分群体有更高吸烟率、肥胖率等。而西班牙人和亚裔美国人癌症死亡率最低，可能是其饮食结构更健康，像亚裔常吃蔬菜、豆制品等；也可能他们有较好的家族遗传抗癌因素，或是更注重健康体检，能早发现早治疗癌症，从而降低了死亡率。

中国作为最大的发展中国家，伴随着经济的迅速发展，面临着越来越重的癌症负担。中国的癌症谱与美国、英国等发达国家不同。根据国家癌症登记中心（National Cancer Center Registry，NCCR）统计的2022年中国恶性肿瘤流行病学数据显示，肺癌持续位居城乡地区发病谱首位，全年新发病例达106.06万例。从人口学分布观察，男性患者占比62.1%（65.87万例），显著高于女性群体（40.19万例），且45岁以上中老年人群构成主要发病群体。深入分析城乡差异可见，城市地区新发肺癌61.16万例，占该区域恶性肿瘤总发病数的21.1%，其中男性患者36.73万例，占城市男性恶性肿瘤发病构成的25.0%；农村地区新发44.90万例，占农村恶性肿瘤总发病数的23.4%，男性患者29.14万例，达到农村男性恶性肿瘤发病总量的27.4%。值得注意的是，农村地区肺癌发病占比超出城市2.3个百分点，这一差异在女性群体中更为显著——农村女性肺癌占其恶性肿瘤发病的18.4%，较城市女性（17.0%）高出1.4个百分点。

从疾病谱系特征分析，城市地区肺癌与甲状腺癌、结直肠癌共同构成前三位恶性肿瘤，三者合计占比达44.1%；而农村地区肺癌呈现显著领先态势，其发病量超过第二位结直肠癌（19.66万例）2.3倍，与胃癌（17.04万例）、肝癌（16.19万例）共同构成消化道肿瘤高发区。2022年的中国标准人口发病率（简称中标发病率）数据揭示出更深层差异：城市恶性肿瘤总体中标发病率（212.95/10万）虽高于农村（199.65/10万），但经构成比校正后，农村地区肺癌的疾病负担强度呈相对升高趋势，提示环境暴露、筛查可及性、职业防护等社会决定因素可能在城乡差异形成中发挥关键作用。

纵向观察近20年的流行病学演变，我国癌症发病率呈年均1.4%的增长态势，全癌种死亡率呈现年均1.2%～1.3%的下降趋势，但肺癌、结直肠癌等部分癌种死亡率仍逆势上升，提示防治成效的癌种不平衡性。值得关注的是，尽管肺癌世界标准人口发病率（简称世标发病率）（35.1/10万）低于乳腺癌（41.6/10万），但其死亡率/发病率比值高达0.81，远超乳腺癌的0.29，凸显肺癌预后改善仍面临严峻挑战。虽然死亡率高，但是在过去10年间，中国肺癌的五年生存率总体呈现上升的趋势。同样令人担忧的是，这种改善与挑战并存的局面，也与国际癌症研究机构的预警形成呼应——尽管诊疗技术进步，但全球肺癌发病率预计在2020—2040年持续攀升，中国将于2035年成为新增病例最多的国家。

1.1.2 病因学

肺癌作为全球主要的恶性肿瘤，其病因学研究对于理解其发病机制和制订治疗策略具有重要意义。肺癌的主要危险因素包括吸烟、遗传、环境、生活方式和感染等多个方面，以下旨在系统地回顾肺癌的主要病因，为后续治疗策略的讨论提供理论基础。

1.1.2.1 烟草因素

吸烟被认为是导致肺癌的主要危险因素之一。据估计，吸烟导致的肺癌死亡病例占所有肺癌死亡病例的75%～80%。燃烧烟草时会产生超过60种已知的致癌物质，包括亚硝胺、多环芳烃和苯并芘等，这些物质都具有高度的致癌潜力。世界卫生组织（World Health Organization，WHO）下属的国际癌症研究机构（International Agency for Research on Cancer，IARC）在1985年就明确指出，吸烟是导致肺癌的关键因素之一。肺癌的发生风险与吸烟的多个方面相关联，如吸烟者所使用的烟草种类、开始吸烟的年龄、吸烟持续的时间，以及日常吸烟的数量等因素。研究发现，吸烟者患肺癌的概率显著高于非吸烟者。此外，吸烟与肺癌的关联在众多研究中均已得到证实，并且这种关联呈现出明显的“剂量-反应”关系。具体而言，吸烟的日常量、持续时长、总体吸烟量、吸入深度，以及开始吸烟的初始年龄都与肺癌风险的增加相关。研究数据进一步揭示，随着每日吸烟量的增加、吸烟历时的延长、总吸烟量的增多、吸烟深度的加深，以及开始吸烟年龄的降低，患肺癌的风险也相应地增加。另外，较短的戒烟时间也与较高的肺癌风险相关。一项为期 20 年的调查发现，与未戒烟的英国男性相比，戒烟的英国男性的死亡率有所下降。戒烟 15 年后，戒烟者的总体死亡率与不吸烟者的总体死亡率相似。尽管戒烟后肺癌死亡率有所下降，但戒烟者15年后的肺癌死亡率仍是不吸烟者的2倍。除了主动吸烟外，二手烟暴露也已被确认为肺癌的重要危险因素，与吸烟者一起生活或工作的人可能会因接近吸烟者而吸入香烟烟雾，尤其在女性中更为明显。20世纪80年代初，首次报道了被动吸烟与肺癌之间的相关性。被动吸烟会明显增加罹患肺癌的风险。有研究显示，在与吸烟者同住的非吸烟者中，约有1/3的肺癌病例可归因于被动吸烟。2003年，Stayne等对工作场所烟草暴露与肺癌关系的22个研究进行了Meta分析。结果揭示，工作环境中经常接触二手烟的非吸烟者，其患肺癌的风险提高了24%（HR=1.24，95% CI：1.18～1.29）。在高烟雾浓度的工作环境中的员工，其风险甚至增至2.01（95% CI：1.33～2.60）。值得注意的是，烟草烟雾暴露时长与肺癌发病率之间存在显著相关性。长期暴露于香烟烟雾中会导致支气管黏膜上皮细胞遭受损伤并过度增生，进而诱导癌基因活化，增加患鳞状上皮癌或小细胞未分化癌的风险。而在非吸烟人群中，肺腺癌的发病率相对较高。这揭示了吸烟与肺癌亚型之间的特定关联。

1.1.2.2 环境因素

环境空气污染在肺癌的发生中起着重要作用。据统计，空气污染是导致肺癌和其他健康问题的主要原因，每年导致全球约700万人死亡。环境空气污染物，包括颗粒物（particulate matter，PM）、氮氧化物（nitrogen oxides，NOx）等，与肺癌的发病风险呈明显正相关，其中$PM_{2.5}$颗粒尤其突出。长时间接触由工厂、汽车、烹饪油烟和室内装修释放的有害物质，如甲醛，无疑增加了患肺癌的可能性。流行病学调查表明，肺癌发病规律是工业发达、污染严重的地区高于工业不发达地区，且城市高于农村。这可能与城市的工业污染和机动车尾气排放有关。多项研究都证实了空气污染与肺癌之间的关系。最新研究结果表明，暴露于空气污染，尤其是$PM_{2.5}$颗粒，会显著增加携带表皮生长因子受体（epidermal growth factor receptor，EGFR）突变的非吸烟者患肺腺癌的风险。该研究还揭示了空气污染物促进肿瘤生长的潜在机制，包括诱导 DNA 损伤、增加炎症和改变基因表达机制等。

室外空气的主要污染源包括车辆排放、供暖系统和工业废气。这些污染物中的致癌物质，如多环芳烃和某些金属（如砷、镍和铬），主要由燃烧化石燃料产生。近期研究还指出，车辆尾气中的一氧化氮和二氧化氮都是主要的致癌物，并且发现一氧化氮浓度与患肺腺癌的风险存在关联。

室内空气污染的来源多种多样，包括烹饪油烟、建筑材料中的化学物质，如甲醛和苯，以及二手烟等。建筑装潢材料中存在放射物氡等致癌物质，氡气被认为是烟草之后第二个导致肺癌的原因，肺癌发病与氡累积量的增加呈正比。研究已经表明，频繁的烹饪与肺癌风险呈正相关。在中国的农村地区，接触食用油烟是一个关键的致癌风险因素。另外，使用家用煤炭作为能源也是导致家庭空气污染的主要原因之一，这可能与某些地区的高肺癌死亡率有关。在空气污染的室内或室外环境中大量吸烟，对肺癌的发生可能互相促进，存在协同作用。

1.1.2.3 职业暴露

职业暴露是指由于工作性质导致的对有害因素的接触，这可能导致某些工作者比其他人更容易受到健康损害或生命威胁。特定的工作环境可能增加工作者患癌的风险，这种情况被称为职业癌。某些职业暴露因素（如粉尘、石棉、多环芳烃类的吸入）是肺癌的重要危险因素（已知致癌物及其相关职业见表1-1），职业接触化学致癌物、职业接触粉尘和工作场所通风不良等为肺癌的危险因素。据世界卫生组织（WHO）报告，全球因肺癌导致的死亡中，至少10%与工作环境有关。石棉是一种已知的致癌物质，会增加接触者患肺癌的风险。这种风险与接触量呈正相关，对于有既往吸烟史的人来说风险甚至更高。约有3%～4%的肺癌是由于接触石棉所致。除此之外，现在已经有足够证据证实，以下的工业成分可增加肺癌的发生率：铝制品的副产品、砷化合物、铬化合物、芥子气、含镍的杂质、氯乙烯、焦炭炉和电离辐射等，长期接触铍、镉、硅、甲醛等物质也会增加肺癌的发病率。铀和氟石采矿工人接触放射性惰性气体氡气、衰变的铀副产品等，较其他人的肺癌发生率明显要高。另外，值得注意的是，职业接触与吸烟二者之间具有明显的交互作用。

表1-1 已知致癌物及其相关职业

已知致癌物	职业接触
砷	铜、铅或锌矿冶炼，杀虫剂制造，采矿
石棉	石棉开采，石棉纺织品生产，刹车片生产，水泥生产，建筑工作，绝缘工作，造船厂工作
铍	陶瓷制造，电子和航空航天设备制造，采矿
氯甲基醚	化学制造
铬	铬酸盐生产，电镀工作，皮革鞣制工作，颜料生产
镍	镍开采工作，精炼工作，电镀工作，不锈钢和耐热钢生产
多环芳烃	铝生产，碳氢化合物，焦炭生产，铬铁合金生产，含镍矿石及其冶炼
氡	矿业
二氧化硅	陶瓷和玻璃行业，铸造行业，花岗岩行业，金属矿石冶炼、采矿和采石行业

1.1.2.4 慢性阻塞性肺疾病史

慢性阻塞性肺疾病（chronic obstructive pulmonary disease，COPD）是一种以持续气流受限为主要特征的疾病。这种气流受限与气道和肺对有害颗粒或气体的吸收，增强了慢性炎症的反应有关，这可能导致肺泡损伤和支气管狭窄。随着疾病进展，患者可能出现肺心病和呼吸衰竭，最终导致不可逆的肺功能障碍。全球40岁以上的成年人群中，COPD的发病率约为9%～10%。

COPD与肺癌风险的增加有关，特别是在男性中。尽管吸烟是一个关键的风险因素，但许多流行病学研究都显示，即使在调整吸烟等因素后，存在肺部疾病史的人群（如慢性支气管炎、肺结核、支气管扩张症、哮喘、矽肺等）的肺癌风险仍然增加。特别是，患有慢性支气管炎的吸烟者患肺癌的风险更高。研究还发现，新诊断的肺癌患者中，COPD的患病率是对照组的6倍，这进一步证实了COPD作为肺癌独立风险因素的作用。此外，肺间质纤维化患者的肺癌风险也有所增加。一项对国内外1995年以来发表的关于COPD与肺癌关联性的文献进行的Meta分析的研究结果显示，COPD患者患肺癌的风险分别是无COPD者的1.43倍（HR=1.43；95% CI：1.14～1.81）和1.57倍（HR=1.57；95% CI：1.20～2.05）。

1.1.2.5 肺癌家族史与遗传易感性

众多研究表明，虽然长期大量吸烟与肺癌的发生密切相关，但约10%～25%的肺癌病例出现在非吸烟者中，这暗示遗传因素在肺癌的发病过程中也可能起到重要作用。研究显示，如果一个人的直系亲属（如父母、子女或兄弟姐妹）中有一到两位患有肺癌，该个体的肺癌风险是没有家族病史个体的2.57倍；而如果有3位或更多直系亲属患病，这一风险增至4.24倍。此外，一项Meta分析发现，有肺癌家族史的人患肺癌的相对风险为1.84（95% CI：1.64～2.05）。若家庭中有一位肺癌患者，风险比为2.11；如果有两位或更多患者，风险比上升至4.49。对于非吸烟者来说，这一风险为1.51倍。

易感遗传因素包括高外显率的低频基因、低外显率的高频基因，以及表观遗传多态性；同时，机体对致癌物的代谢、基因组的稳定性、DNA修复，以及细胞增殖和凋亡的调控机制等，都对肺癌的发生发展起着重要作用。过去10年的全基因组关联研究（genome-wide association study，GWAS）已经鉴定出多个肺癌易感位点，如CHRNA3/5、TERT-CLPTM1L、HLA/MHC区域、RAD52、BRCA2和CHEK2等，并得到了广泛验证。最近的一项大型全基因组研究也识别出多个与肺癌相关的易感基因，包括位于染色体特定区域的基因。此外，目前的研究提示基因和环境因素之间存在互动，例如15q25区域含有与尼古丁依赖性相关的基因，这与烟草致癌物的摄入和肺癌风险增加有关。这一发现表明，遗传（肿瘤家族史）和环境因素（如吸烟）在肺癌的发生和发展中可能存在协同效应。

1.1.2.6 其他因素

肺癌与饮食之间的关系已得到关注，特定的微量营养素，如视黄醇和β-胡萝卜素，被认为具有抗癌效果，这些营养素主要存在于水果和蔬菜中。增加新鲜水果和蔬菜的摄入量可能有助于降低患肺癌的风险。此外，体育锻炼、免疫状况、激素水平、特定感染（如HIV、HPV）、肺部持续炎症和经济文化背景也可能与肺癌有关，但这些关联仍有待进一步研究确认。

1.2 肺癌的筛查与预防

1.2.1 肺癌的筛查

肺癌，由于其高发病率和高致死率，已成为全球公共卫生的重要议题。据报道，早期肺癌的5年生存率超过50%，但遗憾的是大多数肺癌患者在确诊时已处于晚期，这极大降低了肺癌患者的生存率。早期筛查和有效的预防策略是降低肺癌发病率和提高患者生存率的关键。

1.2.1.1 肺癌筛查建议

在肺癌筛查方面，多个国内外知名医学机构及专家已经制订了系列指南和共识，这为医疗专业人员及患者提供了基于科学、规范和实用性的建议和指导。

（1）美国国家综合性癌症网络（National Comprehensive Cancer Network， NCCN）发布了最新版《NCCN临床实践指南：肺癌筛查2023.1版》，该指南主要针对具有潜在根治性治疗可能的高危人群，推荐对50至80岁年龄段的人群进行肺癌筛查，且吸烟史≥20包年（包括当前吸烟者或戒烟时间≤15年者）。

（2）国内方面，中华医学会肿瘤学分会发布了《中华医学会肺癌临床诊疗指南（2023版）》，建议对45岁及以上人群进行肺癌筛查，依据吸烟史、二手烟或环境油烟暴露史、职业致癌物质暴露史、个人肿瘤病史、亲属肺癌家族史及慢性肺部疾病史等因素进行高危人群筛查（图1–2）。

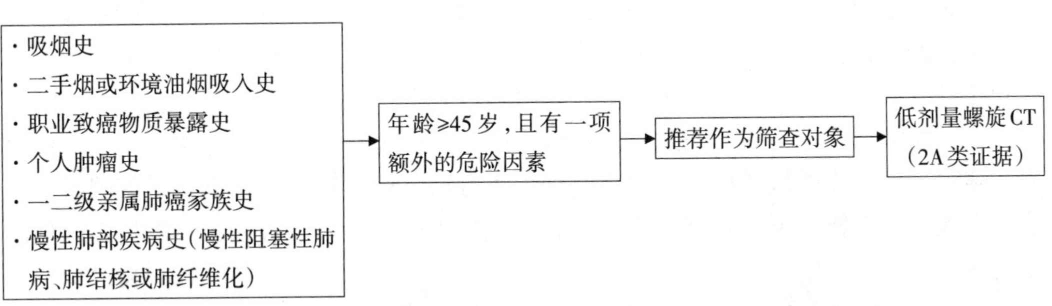

图1–2 《中华医学会肺癌临床诊疗指南（2023版）》肺癌人群筛查

（3）此外，中国抗癌协会胸部肿瘤专业委员会也发布了《中国胸部肿瘤诊断与治疗共识（2023年版）》，涉及非小细胞肺癌、小细胞肺癌、胸腔间皮瘤及胸腔神经内分泌肿瘤等多种胸部恶性肿瘤。该共识建议对50至74岁的人群进行非小细胞肺癌筛查，并基于吸烟包年数、被动吸烟、慢阻肺、职业暴露史及有一级亲属（first-degree relative，FDR）确诊肺癌的病史等因素挑选高危人群进行筛查（表1–2）。

表1-2 肺癌高风险人群

条件	描述
A	吸烟包年数≥30包年，包括曾吸烟≥30包年但戒烟不足15年者。
B	与吸烟者同居或同室工作≥20年。
C	患有慢性阻塞性肺病（COPD）。
D	有职业暴露史至少1年，包括石棉、氡、铍、铬、镉、镍、硅、煤烟和煤烟尘。
E	父母、子女或兄弟姐妹中有人确诊肺癌（FDR）。

注：1. 吸烟包年数=每天吸烟的包数（每包20支）×吸烟年数；2. FDR包括父母、子女及兄弟姐妹。

1.2.1.2 筛查技术

（1）低剂量CT（low-dose computed tomography，LDCT）检查：目前全球发布的肺癌筛查指南均推荐采用LDCT进行肺癌筛查。它可以发现很小的肺结节，而且对受检者的放射剂量低。LDCT筛查需要根据结节的大小、形态和密度等特征进行风险评估，并根据结果决定是否需要进一步的诊断或治疗。国内外多项研究均显示，与胸部X线比较，LDCT可显著提高肺癌的检出率并降低肺癌相关死亡率，具有较高的灵敏度和特异性。LDCT已被证实是降低肺癌死亡率的有效方法。

（2）胸部X线检查：这是一种传统的肺癌筛查方法。它具有简单、成本低的优势，但是对小结节和中央型肺癌的检出率低，而且容易受到心脏、纵隔、胸壁等结构的影响。胸部X线筛查通常需要结合痰液细胞学检查，以提高肺癌的诊断率，但灵敏度和特异性均有限，因此并不建议作为首选方法。

（3）痰液细胞学检查：通过检测痰液中的癌细胞来诊断肺癌的方法。它对非中央型肺癌和早期肺癌的敏感性低，而且受到采集方法、标本质量和解读水平等因素的影响。痰液细胞学检查可以与其他生物标志物或分子检测方法联合使用，以提高肺癌的检出率。

（4）肿瘤标志物检查：一种辅助性的肺癌筛查技术。它可以通过血液或唾液等样本检测某些与肺癌相关的物质，如CEA、CYFRA21-1、NSE等，但其准确性和可靠性有待进一步验证。

（5）其他辅助检查技术：对于可疑的气道病变，建议采用支气管镜进一步检查。通过外周血循环肿瘤细胞、肿瘤游离DNA、microRNA等手段进行肺癌筛查，这些方法有助于早期发现和诊断肺癌，而且可以动态监测肿瘤的变化和治疗反应，但是还需要进一步验证其准确性。辅助检测手段与LDCT筛查联合应用可以减少假阳性结果的发生率。

1.2.1.3 肺癌筛查的危害

筛查的危害是指与未筛查相比，个体或群体在参与筛查过程中产生的任何负面效应。

肺癌筛查带来的潜在危害主要有4个方面：辐射危害、假阳性结果、过度诊断和过度治疗。

（1）放辐射危害：肺癌筛查通常采用LDCT，虽然其辐射剂量低于常规CT，但仍有一定的致癌风险，尤其是对于年轻人和多次接受筛查者。为了降低辐射危害，应该遵循“合理性”和“最小化”的原则，即只对高危人群进行筛查，且尽量减少筛查的次数和降低辐射剂量。

（2）假阳性结果：假阳性结果是指筛查发现的结节实际上并非肺癌，但需要进一步检查或治疗来证实，这会给受检者带来不必要的心理压力、经济负担和身体伤害。为了降低假阳性结果的发生率，应该根据结节的大小、形态、密度等特征进行风险评估，并根据结果制订合理的随访或诊断方案。

（3）过度诊断：过度诊断是指筛查发现的肺癌实际上并不会对受检者的生存或生活质量造成影响，但却被误认为是有害的并进行了过度治疗。这会导致受检者遭受不必要的医疗干预和产生副作用。为了降低过度诊断的风险，应该根据肿瘤的生物学特性和受检者的个体情况进行综合评估，并制订个体化的治疗方案。

虽然肺癌筛查有助于降低死亡率，但有潜在风险，如假阳性可能导致不必要的侵入性检查，进而引发过度诊断和治疗。2021年WHO第5版的肺肿瘤组织学分类已将原位腺癌（adenocarcinoma in situ，AIS）和非典型腺瘤样增生（atypical adenomatous hyperplasia，AAH）纳入腺样前体病变，这使得对筛查所发现的肺部结节的管理更为关键。因此，在肺癌筛查中应确保参与者包括医、患都充分理解筛查的好处、限制和可能的风险。

1.2.2 肺癌的预防

肺癌，由于其隐匿的早期症状和迅速的进展，往往在诊断时已进入晚期，这大大限制了治疗的选择和预后的改善。因此，早期筛查就成了提高肺癌患者生存率的关键步骤。降低肺癌风险的常见方法有：①戒烟和烟草控制（最主要的预防方式之一）；②保持健康的体重；③健康饮食，包括摄入水果和蔬菜，保持营养均衡；④经常进行体育锻炼；⑤避免或减少酒精摄入；⑥尽量减少职业暴露或做好自身防护；⑦减少接触室外和室内的空气污染，包括氡（一种由铀的自然衰变产生的放射性气体，可能存在于建筑物中，在住宅、学校和工作场所积累）等。

另外，化学预防一直被认为是减少肺癌发生的一种方法，其理念是在肺癌发生的早期阶段进行治疗。“化学预防”一词最初于1976年被提出，包括使用特定的天然或非天然药物（饮食或药物），通过防止引发癌变的DNA损伤或阻止癌前细胞的发展来干扰癌细胞的发展。化学预防策略可用于有已知高危因素者的肺癌一级预防、有疾病前兆者的二级预防或曾患癌症但已接受治愈性治疗者的三级预防。目前，化学预防已在乳腺癌（他莫昔芬）、前列腺癌（非那雄胺）和结肠癌（塞洛昔布）中取得了一定的成功，但还没有任何药物被确认为是有效的肺癌化学预防药物；目前，正在进行的肺癌化学预防试验涉及COX抑制剂、前列环素类似物、白三烯调节剂，以及绿茶和西兰花芽提取物等，但具体效果还需要进一步研究。

1.3 肺癌的诊断与分期

1.3.1 肺癌的诊断

肺癌，作为全球最常见的恶性肿瘤之一，不仅发病率居前，而且是导致癌症相关死亡的主要原因。肺癌患者的生存与预后取决于疾病的早期检测，有效的诊断方法可以降低肺癌的发病率。尽管近年来医学技术取得了显著进步，但肺癌的早期诊断仍然是一个挑战，因为许多患者在初期往往没有明显的症状。准确、及时的诊断对于制订有效的治疗方案和提高患者的生存率至关重要。目前，肺癌的诊断可通过临床表现、辅助影像学检查、细胞或组织学检查（痰液细胞学、胸腔穿刺、经胸壁肺穿刺术、支气管镜、经支气管镜针吸活检术、纵隔镜、胸腔镜），以及血清学实验室检查等方法来进行。

1.3.1.1 肺癌的临床表现

中央型肺癌通常表现为咳嗽、咳痰、咯血、喘息和胸痛等症状，同时可能伴随声带麻痹导致的嘶哑、吞咽困难、上腔静脉综合征和膈神经麻痹。随着病情进展，患者可能会出现胸腔积液、心包积液和Pancoast综合征等症状。相比之下，周围型肺癌在早期可能没有明显症状，但在病情发展过程中，可能表现为呼吸系统症状或与癌症转移相关的症状。此外，一些肺癌患者可能会出现副肿瘤综合征，包括非直接由肿瘤引起的症状，如高钙血症、抗利尿激素异常分泌综合征、异位库欣综合征和神经肌肉功能障碍等。

1.3.1.2 影像学检查

肺癌的影像学检查是诊断和治疗过程中不可或缺的一环，包括多种检查方法，如X线、CT扫描、PET-CT、MRI、超声和核素显像等。这些检查技术主要用于肺癌的初步诊断、分期、治疗效果监测、再分期和预后评估等（表1-3）。

（1）胸部X线检查：胸部X线检查是常规检查方法，通常采用正位和侧位摄影。X线能提供较高的空间分辨率，但在密度分辨率上不及CT，难以显示小肺结节或隐蔽的肿瘤。在发现异常时，通常需要进一步的专门影像学检查。

（2）CT扫描凭借其高密度分辨率，可检测直径仅为2mm的微小肺结节，甚至能够发现常规X线摄影中易被遮蔽的区域（如心脏后方及横膈腔上方的病变）。通过高分辨率CT的薄层扫描及三维重建技术，医生能够全面分析肿瘤的影像学特征，从而更准确地鉴别病变的良恶性，这对于患者的治疗监测及随访具有重要意义。此外，增强CT通过使用对比剂显著提高了病变区域的可视性，不仅能够清晰显示实性肿瘤的血管供应情况，还可评估血管、肺门及纵隔淋巴结的状态，为肺癌的准确分期、疗效评估及手术决策提供重要依据。

（3）正电子发射计算机断层扫描（positron emission tomography-computed tomography，PET-CT）：在肺癌的影像学诊断中，PET-CT具有重要的临床应用价值。该技术结合了CT扫描的高分辨率解剖成像与正电子发射断层扫描的功能代谢成像，能够提供肿瘤的形态学与代谢活性信息，尤其在早期诊断周围型肺癌、精确定位肿瘤位置及评估病变范围方面具有显著优势。

此外，PET-CT在肺癌的诊断、分期及预后评估中同样发挥着关键作用，尤其适用于肺不张或对CT造影剂过敏等特殊情况的诊断。然而，需要注意的是，PET-CT在检测脑部及脑膜转移方面存在一定局限性，因此，为提高诊断的准确性，建议结合脑部增强MRI进行检查。在条件允许的情况下，推荐将PET-CT作为肺癌患者影像学检查的首选手段。

（4）超声检查：不作为肺癌的常规检查手段。超声检查主要用于评估浅表淋巴结、胸膜和胸壁病变，以及引导穿刺活检。其对肺部病变的直接诊断价值有限，但在评估胸腔积液和心包积液方面具有重要作用，但在评估腹部器官和浅表淋巴结转移时具有重要价值。

（5）磁共振成像（magnetic resonance imaging，MRI）检查：通常不作为肺癌的常规检查手段，但MRI在评估胸壁、纵隔和神经血管结构受侵方面具有独特优势，尤其是在肺上沟瘤（Pancoast瘤）的诊断中。此外，MRI是检测脑转移的首选方法。

（6）骨扫描：骨扫描是筛查骨转移的常用方法，但其特异性较低。对于疑似骨转移的病例，建议结合MRI或PET-CT进行进一步确认。在发现疑似骨转移的情况下，通常可通过MRI检查进一步确认。对于进行肺癌分期的患者，在条件允许的情况下，推荐行PET-CT和头部MRI增强检查。

表1-3 肺癌常见影像学检查比较

检查项目	利	弊
胸部X片	简单、放射损伤小	检出率低
胸部CT	简单、灵敏度高	免疫治疗等非常规缓解模式的疗效评价能力有限
PET-CT	肺癌诊断、分期、手术评估、疗效和预后评估	价格高、诊断脑转移的敏感度相对略差
MRI	判断胸壁或纵隔受侵情况，观察脑、椎体有无转移	不用于肺肿瘤常规诊断
超声	检查胸腹腔脏器及浅表淋巴结，指导定位穿刺	不直接用于肺部检查
骨扫描	骨转移筛查首选	特异度低

1.3.1.3 肺癌组织学/细胞学检查

（1）痰液细胞学检查：一种用于诊断中央型肺癌的非侵入性检测方法。虽然它简便易行，但存在一定的误诊风险，可能出现假阳性和假阴性结果，同时在区分肿瘤类型上也面临一定挑战。

（2）胸腔穿刺术：主要用于收集胸腔积液的细胞样本，对于确认肺癌的病理类型及其分期非常有帮助。通过离心提取和石蜡包埋处理胸腔积液样本，然后进行切片和染色，可以提高诊断的准确性。此外，对位于其他部位的转移性浆膜腔积液，穿刺术同样适用于获取病理样本。

（3）经胸壁肺穿刺术：经胸壁肺穿刺术，特别是在CT或超声引导下进行的穿刺，是诊断周围型肺癌的优选方法之一。这种技术能够准确地定位肺部病变，为诊断提供重要的细胞学依据。

（4）支气管镜检查：支气管镜检查在肺癌诊断中发挥着至关重要的作用。这种检查可以直接观察到第4至第5级的支气管，并允许对近端大约1/3的支气管黏膜进行直接检查。结合活体组织取样（活检）和灌洗技术，支气管镜检查能够高效获取组织或细胞样本，从而显著提高诊断的精准度。

（5）经支气管镜针吸活检术（transbronchial needle aspiration，TBNA）和超声支气管镜引导下经支气管针吸活检术（endobronchial ultrasound guided-transbronchial needle aspiration，EBUS-TBNA）：传统的TBNA方法依赖于CT的精确定位，技术要求较高，因而不常作为标准推荐。而EBUS-TBNA利用超声引导进行实时穿刺，是纵隔和肺门淋巴结分期的首选方法，具有高敏感性和特异性，且并发症风险较低。

（6）纵隔镜检查：一种更具侵入性的诊断手段，尽管风险较高，但在取样充足性和肺癌分期评估方面优势明显。

（7）胸腔镜检查：胸腔镜分为内科胸腔镜和外科胸腔镜两种类型。内科胸腔镜主要用于诊断不明原因的胸腔积液和胸膜疾病，而外科胸腔镜则更适合获取难以通过其他手段获得的肺部病变组织，例如微小结节。在无法通过其他检查明确肺癌病理的情况下，胸腔镜可用于中晚期肺癌患者的肺内病灶和胸膜活检，为后续治疗提供关键的病理依据。

1.3.1.4 肺癌的血清学检查

肺癌的最终确诊通常需要将影像学检查与病理学检查相结合。虽然血清中的肺癌肿瘤标志物在灵敏度和特异性方面可能不尽完美，但它们的水平往往在临床症状出现之前就会升高。因此，检测与肺癌相关的肿瘤标志物能够在辅助诊断、早期识别和预测病理类型方面起到重要作用。这些标志物的水平与肿瘤的大小及其发展阶段密切相关，通常建议在首次诊断和治疗前测量其基线水平。此外，监测治疗过程中肿瘤标志物的变化，有助于评估治疗效果和预测疾病的预后情况。

目前推荐常用的原发性肺癌标志物有神经元特异性烯醇化酶（neuron-specific enolase，NSE）、癌胚抗原（carcinoma-embryonic antigen，CEA）、胃泌素释放肽前体

(pro-gastrin-releasing peptide，ProGRP)、癌胚抗原（carcinoma-embryonic antigen，CEA)、鳞状上皮细胞癌抗原（squamous cell carcinoma antigen，SCCA）等。这些标志物的检测对于肺癌的早期诊断和治疗监测具有重要的临床意义。肺癌常见标志物的敏感性和特异性，参见表1-4。

（1）小细胞肺癌（SCLC)：SCLC的诊断中，ProGRP被视为首选的生物标志物。NSE由神经元和神经外胚层起源的肿瘤细胞分泌，尤其在组织学诊断不明确的情况下，可以作为支持SCLC诊断的重要辅助指标。而ProGRP因其在SCLC诊断中的高特异性，被广泛用于区分SCLC与良性肺病变。ProGRP水平与SCLC的发展阶段呈正相关，但需要注意的是，ProGRP水平在肾功能不全的患者中也可能升高，并与血清肌酐水平相关。因此，当ProGRP升高与患者的临床表现不符时，应考虑检查其血清肌酐水平。

（2）非小细胞肺癌（NSCLC)：对于NSCLC，在血清样本中，CEA、SCCA和细胞角蛋白19片段抗原21-1（cyto-keratin 19 fragment antigen 21-1，CYFRA 21-1）的升高与NSCLC的诊断密切相关。特别是CEA，在肺腺癌和非神经内分泌型大细胞肺癌中的显著升高表明了其高灵敏度。然而，CEA的升高也可能与消化系统肿瘤或肺的间质性疾病有关。为了提高肺腺癌的诊断准确性，联合检测CYFRA 21-1和CEA是一个有效的策略。

表1-4 肺癌常见标志物的敏感性和特异性

标志物	癌症类型	灵敏度（%）	特意度（%）
CYFRA	SCLC	34	95
	NSCLC	49	95
	ND	43	89
	ND	85.1	88.3
	NSCLC	59	94
	SQC	68	94
	SCLC	19	94
	NSCLC	40	95
CEA	NSCLC	29	95
	ND	69	68
	ND	55	79.6
	NSCLC	42	95

续表1-4

标志物	癌症类型	灵敏度（%）	特意度（%）
SCCA	NSCLC	17	95
	ND	35.6	71.2
	SQC	95	32
	NSCLC	19	95
NSE	SCLC	54	95
	ND	23.4	91.2

注：SCLC，小细胞肺癌；NSCLC，非小细胞肺癌；SCC，鳞状细胞癌；ND，未定义或未分类；CYFRA，细胞角蛋白；CEA，癌胚抗原；SCCA，鳞状上皮细胞癌抗原；NSE，神经元特异性烯醇化酶。

在进行肿瘤标志物的长期监测时，重要的一点是保持检测手段的一致性。不同的检测方法可能导致结果有所不同，因此，不同手段获取的数据不应直接相互比较。此外，在解读检测结果时，还需考虑食物、药物及其他并发症对结果的可能影响。

特别值得注意的是，如果肿瘤标志物水平出现上升，而影像学检查并未显示新发或进展的病灶，这可能预示着疾病的潜在复发或恶化。在这种情况下，应保持对患者状况的高度警惕，并进行持续的密切观察和随访。

1.3.2 肺癌的分期

肺癌的进展和治疗策略很大程度上依赖于对其的分期，正确的分期有助于医生更准确地评估疾病状态和预后。

1.3.2.1 非小细胞肺癌的分期

NSCLC是原发性肺肿瘤的一个大类，包括腺癌、鳞状细胞癌和大细胞神经内分泌癌，这些肿瘤加起来占所有新诊断肺癌和支气管肿瘤的85%～90%。根据WHO的TNM分期系统，NSCLC被进行了详细分期。当分期仅基于影像学检查和活检结果时，称之为临床分期（cTNM）；而在肿瘤切除后进行组织学检查的分期被称为病理分期（pTNM）。该分期系统对肿瘤的大小（T）、淋巴结的扩散情况（N）以及肿瘤对其他器官的转移情况（M）进行了综合评估。表1-5所示，TNM系统将肺癌细分为4个主要分期类别，即T分期、N分期、M分期和临床分期，用于预测患者的预后并为其制订最佳治疗方案。

表1-5 肺癌TNM分期与临床分期

TNM分期	
T分期	原发肿瘤
Tx	未发现原发肿瘤,或者通过痰细胞学或支气管灌洗发现癌细胞,但影像学及支气管镜无法发现
T0	未发现原发肿瘤
Tis	原位癌
T1	肿瘤最大径≤3 cm,周围包绕肺组织及脏层胸膜,支气管镜见肿瘤侵及肺叶支气管,未侵及主支气管
T1(Mi)	微浸润性腺癌
T1a	肿瘤最大径≤1cm
T1b	肿瘤1 cm < 最大径≤ 2 cm
T1c	肿瘤2 cm < 最大径≤ 3 cm
T2	侵及脏层胸膜,或 肿瘤3 cm < 最大径≤ 5 cm,或 有阻塞性肺炎或者部分或全肺肺不张,或肿瘤侵犯主支气管(不常见的表浅扩散型肿瘤,不论体积大小,侵犯限于支气 管壁时,虽可能侵犯主支气管,仍为T1),但未侵及隆突
T2a	肿瘤3 cm <最大径≤ 4 cm
T2b	肿瘤4 cm <最大径≤ 5 cm
T3	肿瘤5 cm <最大径≤ 7 cm,或任何大小肿瘤直接侵犯以下任何1个部位,包括:胸壁(包含肺上沟瘤)、膈神经、心包,或同一肺叶出现孤立性癌结节
T4	肿瘤最大径> 7 cm;无论大小,侵及以下任何1个部位,包括:纵隔、心脏、大血管、隆突、喉返神经、主气 管、食管、椎体、膈肌;同侧不同肺叶内孤立癌结节
N分期	区域淋巴结
Nx	无法评估
N0	无区域淋巴结转移
N1	肺内淋巴结转移或肿瘤直接侵犯位于同侧肺门的淋巴结
N2	同侧纵隔内及(或)隆突下淋巴结转移
N3	对侧纵隔、对侧肺门、同侧或对侧前斜角肌及锁骨上淋巴结转移
M分期	远处转移
Mx	远处转移无法评估
M0	无远处转移
M1	有远处转移
M1a	局限于胸腔内,对侧肺内癌结节;胸膜或心包结节;或恶性胸膜(心包)渗出液
M1b	超出胸腔的远处单器官单灶转移(包括单个非区域淋巴结转移)
M1c	超出胸腔的远处单器官多灶转移/多器官转移

临床分期	T	N	M
隐匿性癌	Tx	T0	M0
0	Tis	N0	M0
Ⅰ A1	T1Mi	N0	M0
	T1a	N1	M0
Ⅰ A2	T1b	N1	M0
Ⅰ A3	T1c	N1	M0
Ⅰ B	T2a	N1	M0
Ⅱ A	T2b	N1	M0
Ⅱ B	T1a	N1	M0
	T1b	N1	M0
	T1c	N1	M0
	T2a	N1	M0
	T2b	N1	M0
	T3	N0	M0
Ⅲ A	T1a	N2	M0
	T1b	N2	M0
	T1c	N2	M0
	T2a	N2	M0
	T3	N1	M0
	T4	N0	M0
	T4	N1	M0
Ⅲ B	T1a	N3	M0
	T1b	N3	M0
	T1c	N3	M0
	T2a	N3	M0
	T2b	N3	M0
	T3	N2	M0
	T4	N2	M0
Ⅲ C	T3	N3	M0
	T4	N3	M0
Ⅳ A	所有T分期	所有N分期	M1a
	所有T分期	所有N分期	M1b
Ⅳ B	所有T分期	所有N分期	M1c

1.3.2.2 小细胞肺癌的分期

在SCLC的分期方面，相对于NSCLC来说，方法较为简单。通常采用的是由美国退伍军人肺癌协会（Veterans Administration Lung Group，VALG）制订的二分期法，这种方法将小细胞肺癌分为两个主要阶段：局限期和广泛期。在SCLC的诊断方面，多数病例在确诊时已经处于广泛期，而局限期患者大约占其总数的三分之一。

（1）局限期（limited-stage disease，LD）：指的是肿瘤仅限于原发侧的胸腔内，可能伴有同侧的胸腔积液和淋巴结转移。

（2）广泛期（extensive-stage disease，ED）：指肿瘤已经扩散至原发侧胸腔以外的区域，包括恶性胸腔积液、心包积液、对侧肺门或锁骨上淋巴结转移，以及其他远处转移性疾病。

2009年，国际肺癌研究学会（International Association for the Study of Lung Cancer，IASLC）提出了第7版国际抗癌联盟（Union for International Cancer Control，UICC）肺癌TNM分期标准，并建议将其应用于SCLC的分期。按照这两种分期方法的定义，局限期小细胞肺癌相当于任何T、任何N、M0期（除去多发肺结节的T3至T4期），而广泛期小细胞肺癌则对应于任何T、任何N、任何M1a或M1b期，包括多发肺结节的T3～T4期。

【参考文献】

[1]SUNG H，FERLAY J，SIEGEL R L，et al. Global Cancer Statistics 2020：GLOBOCAN Estimates of Incidence and Mortality Worldwide for 36 Cancers in 185 Countries[J]. CA Cancer J Clin，2021，71(3)：209-249.

[2]何波，曹云亮，王雨楠，等. 国产PD-1抑制剂治疗63例晚期肺癌患者的回顾性分析[J]. 遵义医科大学学报，2021，44(3)：375-382.

[3]WOLF A M D，OEFFINGER K C，SHIH T Y，et al. Screening for lung cancer：2023 guideline update from the American Cancer Society[J]. CA Cancer J Clin，2023，73(6)：1-15.

[4]NATIONAL LUNG SCREENING TRIAL RESEARCH TEAM，ABERLE D R，BERG C D，et al. The National Lung Screening Trial：Overview and study design[J]. Radiology，2011，258(1)：243-253.

[5]NATIONAL LUNG SCREENING TRIAL RESEARCH TEAM，ABERLE D R，ADAMS A M，et al. Reduced lung cancer mortality with low-dose computed tomographic screening[J]. N Engl J Med，2011，365(5)：395-409.

[6]VAN DER AALST C M，TEN HAAF K，DE KONING H J. Lung cancer screening：Latest developments and unanswered questions[J]. Lancet Respir Med，2016，4(9)：749-761.

[7]ORONSKY B, REID T R, ORONSKY A, et al. What's New in SCLC? A Review[J]. Neoplasia, 2017, 19(10): 842-847.

[8]NATIONAL LUNG SCREENING TRIAL RESEARCH TEAM, ABERLE D R, BERG C D, et al. The National Lung Screening Trial: Overview and study design[J]. Radiology, 2011, 258(1): 243-253.

[9]NATIONAL LUNG SCREENING TRIAL RESEARCH TEAM, ABERLE D R, ADAMS A M, et al. Reduced lung-cancer mortality with low-dose computed tomographic screening[J]. N Engl J Med, 2011, 365(5): 395-409.

[10]VAN DER AALST C M, TEN HAAF K, DE KONING H J. Lung cancer screening: Latest developments and unanswered questions[J]. Lancet Respir Med, 2016, 4(9): 749-761.

[11]KALEMKERIAN G P, GADGEEL S M. Modern staging of small cell lung cancer[J]. J Natl Compr Canc Netw, 2013, 11(1): 99-104.

[12]FISCHER B, LASSEN U, MORTENSEN J, et al. Preoperative staging of lung cancer with combined PET-CT[J]. N Engl J Med, 2009, 361(1): 32-39.

[13]REED C E, HARPOLE D H, POSTHER K E, et al. Results of the American College of Surgeons Oncology Group Z0050 trial: The utility of positron emission tomography in staging potentially operable non-small cell lung cancer[J]. J Thorac Cardiovasc Surg, 2003, 126(6): 1943-1951.

[14]VAN TINTEREN H, HOEKSTRA O S, SMIT E F, et al. Effectiveness of positron emission tomography in the preoperative assessment of patients with suspected non-small-cell lung cancer: The PLUS multicentre randomised trial [J]. Lancet, 2002, 359 (9315): 1388-1393.

[15]SEUTE T, LEFFERS P, TEN VELDE G P, et al. Detection of brain metastases from small cell lung cancer: Consequences of changing imaging techniques (CT versus MRI) [J]. Cancer, 2008, 112(8): 1827-1834.

[16]HELLMANN M D, CIULEANU T E, PLUZANSKI A, et al. Nivolumab plus Ipilimumab in Lung Cancer with a High Tumor Mutational Burden[J]. N Engl J Med, 2018, 378 (22): 2093-2104.

[17]SHIBAYAMA T, UEOKA H, NISHII K, et al. Complementary roles of pro-gastrin-releasing peptide (ProGRP) and neuron specific enolase (NSE) in diagnosis and prognosis of small-cell lung cancer (SCLC)[J]. Lung Cancer, 2001, 32(1): 61-69.

[18]WÓJCIK E, KULPA J K, SAS-KORCZYŃSKA B, et al. ProGRP and NSE in therapy monitoring in patients with small cell lung cancer[J]. Anticancer Res, 2008, 28(5B): 3027-3033.

[19]SAMSTEIN R M, LEE C H, SHOUSHTARI A N, et al. Tumor mutational load predicts survival after immunotherapy across multiple cancer types [J]. Nat Genet, 2019, 51

(2): 202-206.

[20]PIETANZA M C, KADOTA K, HUBERMAN K, et al. Phase II trial of temozolomide in patients with relapsed sensitive or refractory small cell lung cancer, with assessment of methylguanine-DNA methyltransferase as a potential biomarker[J]. Clin Cancer Res, 2012, 18(4): 1138-1145.

[21]WANG Z, DUAN J, CAI S, et al. Assessment of Blood Tumor Mutational Burden as a Potential Biomarker for Immunotherapy in Patients With Non-Small Cell Lung Cancer With Use of a Next-Generation Sequencing Cancer Gene Panel[J]. JAMA Oncol, 2019, 5(5): 696-702.

[22]GANDARA D R, PAUL S M, KOWANETZ M, et al. Blood-based tumor mutational burden as a predictor of clinical benefit in non-small-cell lung cancer patients treated with atezolizumab[J]. Nat Med, 2018, 24(9): 1441-1448.

[23]ZAUDERER M G, DRILON A, KADOTA K, et al. Trial of a 5-day dosing regimen of temozolomide in patients with relapsed small cell lung cancers with assessment of methylguanine-DNA methyltransferase[J]. Lung Cancer, 2014, 86(2): 237-240.

[24]ALLISON STEWART C, TONG P, CARDNELL R J, et al. Dynamic variations in epithelial-to-mesenchymal transition (EMT), ATM, and SLFN11 govern response to PARP inhibitors and cisplatin in small cell lung cancer[J]. Oncotarget, 2017, 8(17): 28575-28587.

[25]MURAI J, TANG S W, LEO E, et al. SLFN11 Blocks Stressed Replication Forks Independently of ATR[J]. Mol Cell, 2018, 69(3): 371-384.

[26]ZOPPOLI G, REGAIRAZ M, LEO E, et al. Putative DNA/RNA helicase Schlafen-11 (SLFN11) sensitizes cancer cells to DNA-damaging agents[J]. Proc Natl Acad Sci U S A, 2012, 109(37): 15030-15035.

[27]LOK B H, GARDNER E E, SCHNEEBERGER V E, et al. PARP Inhibitor Activity Correlates with SLFN11 Expression and Demonstrates Synergy with Temozolomide in Small Cell Lung Cancer[J]. Clin Cancer Res, 2017, 23(2): 523-535.

[28]FLAMINI V, JIANG W G, CUI Y. Therapeutic Role of MiR-140-5p for the Treatment of Non-small Cell Lung Cancer[J]. Anticancer Res, 2017, 37(8): 4319-4327.

[29]CHENG Y, LIU X Q, FAN Y, et al. Circulating tumor cell counts/change for outcome prediction in patients with extensive-stage small-cell lung cancer[J]. Future Oncol, 2016, 12(6): 789-799.

[30]NORMANNO N, ROSSI A, MORABITO A, et al. Prognostic value of circulating tumor cells' reduction in patients with extensive small-cell lung cancer[J]. Lung Cancer, 2014, 85(2): 314-319.

[31]HOU J M, KREBS M G, LANCASHIRE L, et al. Clinical significance and molecular characteristics of circulating tumor cells and circulating tumor microemboli in patients

with small-cell lung cancer[J]. J Clin Oncol, 2012, 30(5): 525-532.

[32]HILTERMANN T J N, PORE M M, VAN DEN BERG A, et al. Circulating tumor cells in small-cell lung cancer: a predictive and prognostic factor[J]. Ann Oncol, 2012, 23(11): 2937-2942.

[33]AGGARWAL C, WANG X, RANGANATHAN A, et al. Circulating tumor cells as a predictive biomarker in patients with small cell lung cancer undergoing chemotherapy[J]. Lung Cancer, 2017, 112: 118-125.

[34]TAY R Y, FERNÁNDEZ-GUTIÉRREZ F, FOY V, et al. Prognostic value of circulating tumour cells in limited-stage small-cell lung cancer: analysis of the concurrent once-daily versus twice-daily radiotherapy (CONVERT) randomised controlled trial[J]. Ann Oncol, 2019, 30(7): 1114-1120.

[35]HONG X, XU Q, YANG Z, et al. The value of prognostic factors in Chinese patients with small cell lung cancer: A retrospective study of 999 patients[J]. Clin Respir J, 2018, 12(2): 433-447.

[36]HAN B, ZHENG R, ZENG H, et al. Cancer incidence and mortality in China, 2022[J]. Journal of the National Cancer Center, 2024, 4(1): 47-53

（乔 慧）

2 肺癌影像学

肺癌影像学检查在肺癌的筛查、诊断、分期及疗效评估中具有关键作用。X线胸片作为初步筛查手段，可发现肺部肿块、肺不张等表现，但对早期小结节（尤其是<1 cm）检出率低，易漏诊隐蔽部位病变。胸部CT是诊断和分期的主要方法，高分辨率CT能清晰显示肿瘤形态特征（如分叶、毛刺、空洞等），低剂量CT（LDCT）已成为高危人群筛查的主要方式。增强CT可评估肿瘤与血管关系及纵隔淋巴结转移。PET-CT通过代谢显像（^{18}F-FDG摄取）结合解剖影像，在鉴别良恶性、发现远处转移及指导活检中具有重要价值，但存在假阳性（如感染）和假阴性（如低代谢肿瘤）的局限性。MRI主要用于评估胸壁侵犯、臂丛神经受累及脑转移检测，其中颅脑MRI是诊断脑转移的金标准。

肺癌常见病理类型包括非小细胞癌（腺癌、鳞癌、大细胞癌）及小细胞癌，它们在形态学、组织学以及生物学行为上都具有差异，近些年研究的热点领域是蛋白质组学及基因组学，有研究显示肿瘤的病程、治疗效果及预后均与肿瘤的基因突变类型有明显相关性。总体而言，肺癌生存率比较低，5年生存率仅为15%，其主要原因是大多数患者就诊时多为Ⅲ期或Ⅳ期。然而ⅠA期的肺癌患者经过早期有效治疗可以延长生存期，5年生存率可超过70%，所以一种能够诊断早期肺癌的可靠方法对临床非常有意义。综合运用多种影像学方法可显著提高肺癌的早期检出率和诊断准确性，为临床治疗方案的制定提供可靠依据。

2.1 肺癌影像学筛查

疾病筛查的概念最早由Wilson和Junger于1968年提出，理想的筛查方法是具有足够的敏感性以发现早期病变，同时具有较低的假阳性率，且方便、便宜及对患者危害小。筛查的基本目的是通过筛选试验降低疾病的特异性死亡率。适宜的筛查试验需要满足一些沿用已久的标准，但目前仍没有适宜的筛查试验可用于肺癌。筛查的基础是，该疾病在筛查人群中需要具备很高的死亡率及发病率，而且同时具有比较高的患病率，在此期间患者无相关临床症状，通常我们定义为临床前期。除此之外，在一个关键的窗口期之前，疾病处于临床前期可以被该筛查检测出来，之后的时期，疾病的治疗及预后均较差。另外，筛查试验必须对该种疾病的检查尽量减少假阴性率及假阳性率，那么所应用的检验方法需对该病具备较好的特异性及灵敏度，检验必须相对准确且可重复性好；同时，筛查本身的过程应安全且便捷，操作简单且花费较低。

2.1.1 X线筛查

从1960年开始，英国的医学工作者便开始研究通过X线胸片和痰细胞学来进行肺癌筛查，结果发现胸部X线筛查并不能降低肺癌患者的死亡率。美国癌症研究所于1970年开展了包括纪念斯隆-凯特琳癌症中心、约翰·霍普金斯大学、梅奥医学中心在内的以胸部X线（或结合痰细胞学）来进行肺癌筛查的三个大型临床试验，随访时间长达五六年。试验结果显示，每年进行胸部X线检测的确可以检测到更多的肺癌患者，但并没有提高患者的生存率或降低死亡率；究其原因，通过X线检测到的肺癌往往不是早期肺癌。

2.1.2 CT筛查

胸部CT检出小结节的敏感性高于X线检查，尤其是直径小于1 cm的结节、部分实性结节，以及实性结节。低剂量CT（LDCT）因为电离辐射小，尤其有利于高危患者的筛查。由于CT较X线能够获得更详细的图像信息，研究者将筛查的目光转移到CT检查，但是，传统CT的辐射剂量太高（胸部CT的辐射量约为7 mSv）而不适合常规筛查使用。随后研发的低剂量CT（LDCT）不仅辐射剂量降低为1.6 mSv，同时还具有可靠的图片质量，这为肺癌筛查提供了灵敏度和特异性兼具的可靠工具。

2.1.3 MRI筛查

由于肺组织是含气的脏器，具有天然的对比度。传统认为CT是肺部检查的最佳选择，MRI在肺部病变检查中的应用不多。但随着MRI在诊断肺结节方面的应用，快速自旋回波脉冲和超短回波时间序列等表现出较好的灵敏性和特异性，其在肺癌检查中的作用越来越受到重视。相比CT检查，MRI对肺部病变的判断具有更好的特异性，假阳性较少。德国和美国两个数据库的报道显示，通过MRI进行肺癌筛查与低剂量CT相比，患者的预后没有差别。对于直径为6～7 mm肺结节的筛查，MRI的敏感度和特异度分别为95.2%和99.6%，而对于直径为8～14 mm肺结节的筛查，相应数据可高达100%和99.6%。此外，MRI还有一个明显的优势，即不具有辐射性。因此，对于肺实性结节直径>5 mm且因各种原因不能进行放射性检查时，MRI可作为CT的替代检查方法。

2.1.4 PET-CT筛查

PET-CT具有灵敏度高、分辨率好、图像清晰、性能稳定、辐射量小等特点，可以一次性完成对肺部病灶的排查，更灵敏、更准确、更早期地发现病灶，PET-CT多用于肿瘤的确诊、定位，或者来源不明的肿瘤诊断，但PET-CT价格昂贵，一般不推荐作为肺小结节的常规随访。对于不能定性的直径>8 mm的实性肺结节建议进行功能显像，可以用PET-CT扫描辨别良恶性。^{18}F-FDG PET-CT对肺结节进行显像，能够同时获得肿瘤形态特征及肿瘤葡萄糖代谢程度的信息。肺癌的TNM分期（原发灶、淋巴结、远处转移分期）是肺癌诊断及治疗方案选择的一个非常关键的步骤，准确的临床分期为正确的治疗方案的选择保驾护航，PET-CT作为一种全身显像手段，其最大的优势便是能清晰的显示病变在全身的分布情况，做到一站式分期，准确显示原发灶和全身病灶累及情况，从而达到精准分期。肺癌对放疗、化疗的反应首先表现为代谢减低、肿瘤的增生减缓或者停止，随后才出现肿瘤体积的改变。PET-CT能提供以生化和生物学特征为基础的功能代谢信息，可在治疗的早期显示肿瘤组织的代谢变化，对于早期评价治疗疗效具有重要意义。

2.1.5 LDCT筛查

2.1.5.1 LDCT筛查人群

肺癌筛查主要是针对高危人群，一般年龄在50～74岁之间且至少符合以下条件之一：①计算吸烟包年数超过30包年，也包括戒烟时间不到15年且曾经吸烟超过30年；②与条件1中的人共同生活或工作超过20年；③合并有慢性阻塞性肺疾病病史；④暴露于石棉、铬、镉、氡、铍、硅、煤烟灰、煤烟等有害气体环境中超过1年者；⑤家族中有确诊肺癌患者，且属于亲属范畴。

2.1.5.2 筛查技术

低剂量CT是用于肺癌筛查最常用的技术，其一般指的是最合适的管电流范围为30～50 mAs的CT。多层螺旋CT在我国各地医疗机构中已广泛普及，一般采用超过16层的多层CT进行扫描。我国制定的肺癌低剂量CT筛查规范要求如下：①患者双手上举，取仰卧位，采取吸气末时相单次屏气扫描；②扫描范围应为肺尖至后肋膈角尖端水平；③扫描矩阵设定应不低于512×512，采用螺旋扫描模式，螺距设定≤1，机架旋转时间≤0.8 s，应选用最短的扫描时间；④没有迭代重建技术的可使用管电压为120 kVp、管电流为30～50 mAs的扫描参数，有新一代迭代重建技术的可使用管电压为100～120 kVp、管电流为<30 mAs作为扫描参数；⑤采用肺算法和标准算法或仅用标准算法进行重建，重建层厚在1.00～1.25 mm之间较为适宜，若重建层厚介于1.00～1.25 mm之间，则重建间隔不大于层厚的80%，若重建层厚≤0.625 mm，可以无间隔重建；⑥扫描时宜开启"dose report（剂量报告）"功能。

通过低剂量CT扫描获得的肺部影像，由放射科医师进行详细阅片，一般需要在肺窗和纵隔窗上进行对比观察。如发现肺结节，则需测量其大小，根据密度分为实性、部分实性和非实性结节。实性结节指病灶完全掩盖肺实质，部分实性结节指病灶部分掩盖肺实质，非实性结节指病灶没有遮盖肺实质，内含支气管和血管影。需记录肺结节的位置、大小、形态和密度，以及其他异常，如肺气肿、肺纤维化和扫描范围内的其他异常表现。

2.1.5.3 LDCT检出肺结节的处理措施及随访策略

不同医疗机构对于肺结节的随访建议并不一致，虽存在差别，但一般都根据以下五个基础因素给出指导：一是结节所在位置（肺部或气道内部）；二是结节大小/体积；三是结节密度的分类（实体、部分实体或无实体）；四是结节的分布情况（单个或是多个）；五是发现结节的时间节点（首次筛查、每年一次筛查以及后续跟踪复查）。不同指南对肺实性结节、磨玻璃结节、多发亚实性结节影像学的随访策略亦有不同，见表2-1、表2-2、表2-3。

表2-1 不同指南对肺实性结节影像学随访策略

<table>
<tr><th rowspan="2">结节分类</th><th rowspan="2">大小（mm）</th><th colspan="4">指南</th></tr>
<tr><th>NCCN 2019</th><th>ACCP 2018</th><th>Fleischner 2017</th><th>亚洲指南 2016</th></tr>
<tr><td rowspan="4">低危结节</td><td><4</td><td>无须随访</td><td>无须随访</td><td rowspan="2">无须随访</td><td>每年CT复查</td></tr>
<tr><td>4～6</td><td>12个月后复查CT。如稳定，无须继续随访</td><td>12个月后复查CT</td><td>12个月后复查CT。如稳定，继续每年随访</td></tr>
<tr><td>6～8</td><td>6～12个月后复查CT。如稳定，18～24个月后再次复查</td><td>6～12个月后复查CT。如稳定，18～24个月后再次复查</td><td>6～12个月后复查CT。如稳定，18～24个月后再次复查</td><td>6～12个月后复查CT。如稳定，18～24个月后再次复查，之后每年随访</td></tr>
<tr><td>≥8</td><td>3、9、24个月后复查CT。可考虑PET-CT或活检</td><td>3、9、24个月后复查CT。可考虑PET-CT或活检</td><td>3个月后复查CT或PET-CT或活检</td><td>3～6、9～12、18～24个月后复查CT。若结节增大，需活检</td></tr>
<tr><td rowspan="4">高危结节</td><td><4</td><td>12个月后复查CT。如稳定，无需随访</td><td>无须随访</td><td rowspan="2">可于12个月后复查CT</td><td>每年CT复查</td></tr>
<tr><td>4～6</td><td>6～12个月后复查CT。如稳定，18～24个月后再次复查</td><td>6～12个月后复查CT。如稳定，18～24个月后再次复查</td><td>6～12个月后复查CT。如稳定，18～24个月后再次复查，之后每年随访</td></tr>
<tr><td>6～8</td><td>3～6个月后复查CT。如稳定，9～12个月和24个月时复查CT</td><td>3～6个月后复查CT。如稳定，9～12个月和24个月时复查CT</td><td>6～12个月后复查CT。如稳定，18～24个月后再次复查</td><td>3、6、12个月后复查CT。若稳定，之后每年随访</td></tr>
<tr><td>≥8</td><td>3、9、24个月复查CT。可考虑PET-CT或活检</td><td>3、9、24个月后复查CT。可考虑PET或活检</td><td>3个月后复查CT或PET-CT或活检</td><td>PET-CT检查，若代谢增高则活检；若活检阳性，手术切除</td></tr>
</table>

注：NCCN 2019，2019年美国国立综合癌症网络（National Comprehensive Cancer Network，NCCN）肺癌指南；ACCP 2018，2018年美国胸科医师学会（American College of Chest Physicians，ACCP）发布的肺癌指南；Fleischner 2017，2017年美国Fleischner学会发布CT检出肺部偶发性结节的管理指南；亚洲指南2016，2016年亚洲共识肺结节的评估，由亚洲多国医学专家联合制定，提供肺结节临床评估的实践共识。

表2-2 不同指南对肺磨玻璃结节影像学随访策略

<table>
<tr><th rowspan="2">结节分类</th><th rowspan="2">大小(mm)</th><th colspan="4">指南</th></tr>
<tr><th>NCCN 2019</th><th>ACCP 2018</th><th>Fleischner 2017</th><th>亚洲指南2016</th></tr>
<tr><td rowspan="3">pGGN</td><td><5</td><td>无须随访</td><td>无须随访</td><td>无须随访</td><td>可以考虑定期复查</td></tr>
<tr><td>5～6</td><td rowspan="2">3个月后复查CT。如稳定，继续每年复查，至少持续3年</td><td rowspan="2">每年复查CT，至少持续3年</td><td rowspan="2">6～12个月后复查CT。如稳定持续存在，则每2年复查，直至5年</td><td rowspan="2">每年复查CT，至少持续3年</td></tr>
<tr><td>≥6</td></tr>
<tr><td rowspan="4">mGGN</td><td><5</td><td>3个月后复查CT。如稳定，每年复查，至少持续3年</td><td rowspan="3">3、12、24个月后复查CT。若稳定，之后每年随访，至少持续3年</td><td rowspan="2">无须随访</td><td rowspan="3">3、12、24个月后复查CT。若稳定，之后每年随访</td></tr>
<tr><td>5～6</td><td rowspan="3">活检或手术切除</td></tr>
<tr><td>6～8</td><td rowspan="2">3～6个月后复查CT，若稳定持续存在且实性成分<6 mm，每年复查，至少持续5年</td></tr>
<tr><td>≥8</td><td>3个月后复查CT，若持续存在，则活检或手术切除；若初次检查结节>15 mm，则PET-CT或活检，或手术切除</td><td>3个月后复查CT，可考虑予以抗炎治疗</td></tr>
</table>

注：pGGN，纯磨玻璃结节（pure ground-glass nodule, pGGN）；mGGN，伴有实性成分的混合磨玻璃结节（mixed ground-glass nodule, mGGN）。

表2-3 不同指南对肺多发亚实性结节影像学随访策略

<table>
<tr><th rowspan="2">结节分类</th><th rowspan="2">大小(mm)</th><th colspan="4">指南</th></tr>
<tr><th>NCCN 2019</th><th>ACCP 2018</th><th>Fleischner 2017</th><th>亚洲指南2016</th></tr>
<tr><td>低危结节</td><td><5</td><td>2年和4年后复查</td><td rowspan="3">无明确意见</td><td>3～6个月后复查CT。如稳定，2年和4年后复查</td><td rowspan="3">在排除转移可能的情况下，对每个结节分别进行评估</td></tr>
<tr><td>中危结节</td><td>5～6</td><td rowspan="2">3个月后复查CT。如稳定，继续每年复查，至少持续3年</td><td rowspan="2">3～6个月后复查CT。后续处理视最可疑结节而定</td></tr>
<tr><td>高危结节</td><td>≥6</td></tr>
</table>

然而，目前尚无明确的共识来确定肺部结节的最佳治疗和随访策略。一般认为，如果肺结节直径超过4 mm，需要进一步排查。在2018年的中国肺癌筛查指南里，把结节分为了以下两类：一类是明确的钙化结节或者良性结节，这一类结节通常密度偏高，边界清楚；另一类则是性质待定的结节，包括实性结节或者部分实性结节。分类处理非常重要，可以做到有的放矢，节省医疗资源。比如对于后一类肺结节，需要定期复查随诊，并在后续的跟踪过程中观察其增长模式以决定是否采取进一步的医学干预措施。

2.1.5.4 肺结节管理与进一步策略

对基线筛选中发现的结节、CT检测结果为阴性的小于5 mm的实性结节或者部分实性的结节和8 mm以下的磨玻璃结节而言，将在12个月后按照建议接受下一年的LDCT检查。而那些5 mm<14 mm的实性结节，或是部分实性结节以及超过8 mm至14 mm的磨玻璃结节，则需要在初次筛查后的三个月内进行LDCT检查。假如这些结节有所增大，那么它们将会被纳入临床治疗的选择范围之内；反之，如果没有发生任何变化，那么患者将继续进行下一个年度的LDCT检查。

针对直径达到14 mm以上的结节，存在两个选择：一是通过多学科会诊确定是否应该采取临床治疗措施；二是先使用抗炎药物治疗一个月后再行LDCT检查。如果病变能够全部消失，就应开始接下来的年度LDCT检查；否则，就需要经过多学科高级别医生团队讨论，以判断是否要采用临床治疗手段；若结节部分消退或者完全消除，则在三个月以后再次进行LDCT检查；如果有进一步的发展或是没有变化，都需要再一次的多学科高级别医生团队讨论，以便作出关于是否实施临床治疗的决策；如果结节减小了或者已经完全消失，那就应当启动后续年度的LDCT检查。

对于LDCT检查显示肺部单个或多个结节或肿块可能为肺癌的情况，应该及时就诊。如果筛查中发现支气管或气管内有疑似肿物，应尽快住院进一步诊治，进行支气管镜检查等，明确诊断。对于已经接受过一年LDCT检查的患者来说，他们需要继续进行下一阶段的LDCT检查；而那些没有出现增长情况的结节患者也应按照预定的时间表进行下一轮的LDCT检查。如果结节的增长超过了3 mm，并且三个月后的LDCT再次显示有必要进行抗炎治疗的话，那么将考虑对该结节进行进一步的观察和诊断，并可能将其纳入临床治疗方案之中；假如结节能够完全消失，就继续下一年的LDCT检查；然而，如果部分结节被消除，那么将在六个月之后再次进行LDCT检查；一旦结节有所扩大，就启动多学科的高级别医生团队来评估其是否有必要加入临床治疗流程中，于下一个年度进行LDCT检查。在年度LDCT检测过程中，如果发现之前的肺部结节出现了明显的扩张或者实体成分增加的情况，就需要立即开始临床治疗。对于年度筛查过程中发现的气管或/及支气管疑似病灶，对其的处理方式与基线筛查时相同。

2.1.5.5 肺癌LDCT筛查的弊端与展望

随着各个国家对LDCT筛查证据的了解，越来越多的人通过低剂量CT检查进行定期体检。上海的研究报告发现，城市女性肺癌的发病率在2011年后大幅增长，这可能与LDCT的普及应用有关。各地可根据自身情况，通过大数据分析，制订高危人群筛查的规范指南。然而筛查的缺点也是显而易见的，首先是假阳性过高，引发许多不必要的有创检查，造成医疗资源的浪费。我国的筛查指南中，阳性肺结节的最小直径为5 mm，相比国外4 mm的标准，假阳性率降低了20%，但并不影响肺癌的检出率。其次，CT筛查的广泛应用另一个主要缺点就是辐射，尤其对于年轻群体，需要审慎评估利弊。随着影像技术的进步、影像设备的发展，未来CT检查造成的辐射危害有希望进一步降低。

2.2 纵隔淋巴结影像学

纵隔淋巴结（mediastinal lymph node），是指位于纵隔内的淋巴结，主要引流纵隔结构内及肺部的淋巴液，收集至淋巴管进入血液循环。

纵隔是胸腔和肺之间的区域。它从第一根肋骨的上方，下至横膈，前缘是胸骨后，后缘是胸椎体前，纵隔进一步以胸骨角平面为界分为上纵隔和下纵隔。淋巴结外观形如小球状或小豆状，其外层是致密的不规则的结缔组织构成的纤维包膜，内部是淋巴囊，充满淋巴组织，而纤维包膜延伸至淋巴结内部，在淋巴组织内形成分隔物，增加了淋巴滤过的距离，提高了过滤效率。淋巴结之间通过淋巴管彼此相连，最后通过淋巴管将淋巴液返回至血液。

2.2.1 纵膈淋巴结的分组

纵隔淋巴结分组主要用于胸部疾病的诊断、治疗及预后评估。国际上常用的是美国癌症联合委员会（American Joint Committee on Cancer，AJCC）的淋巴结分区法，将纵隔淋巴结分为14组，主要依据淋巴结所在部位划分。上界为胸廓入口，下界为膈肌。1～9组为胸部淋巴结，其中1～4组为肺内淋巴结，5～6组为肺门淋巴结，7～9组为纵隔淋巴结。10～14组为肺叶或段支气管旁淋巴结。

准确的定位有助于明确肿瘤的转移情况，指导手术清扫范围及放疗靶区勾画等。不同区域的淋巴结受累，对疾病的分期和治疗策略影响较大。

2.2.2 肺内淋巴结的临床特点及影像学表现

在医疗实践中，一部分术前评估为恶性肺结节的病灶，往往在术后由病理证实为肺内淋巴结。因此，基于对影像学相关知识的掌握，在术前对肺内结节做出准确判断，有助于制订更为合理的治疗方案。

2.2.2.1 概述

肺内淋巴结（intrapulmonary lymph node，IPLN）是指存在于第四级支气管之下和肺组织内部的淋巴结，它区别于支气管周边的淋巴结，主要分布在支气管岔口和第三级支气管以上的支气管区域。过去，大部分IPLN是在常规体检或者对肺癌进行全面检查时才得以识别，据Takenak等人研究，他们从606个肺部小结节样本中确认只有9个属于IPLN；而Bankoff的研究则显示，在总共96个具有清晰胸膜下边缘的结节病例中，有18个为IPLN。总体来说，由于缺乏大样本数据的支持，目前尚无法确定IPLN的发生率。伴随人工智能辅助诊断软件的广泛运用以及人们认识的日益深入，肺内淋巴结的检测数量亦在增加。肺内淋巴结在CT上有典型特征，借助影像学的方法，可以在术前做出相对准确的判断，从而有助于制订合理的治疗方案。

2.2.2.2 IPLN的组织学特点、发生机制和致病因素

（1）组织学特点：IPLN一般直径不超过1.5 cm，镜下边界清楚，部分有包膜，难以见到生发中心。组织学上可见巨噬细胞的聚集以及相应窦组织细胞的增多。

（2）发生机制和致病因素：目前IPLN的发生机制尚不明确。Perez等认为IPLN是后天产生的，主要原因是相当一部分IPLN可能在初检时诊断为阳性，其发病因素与以下两点有关。第一点，吸烟是形成IPLN的重要因素。在临床上，IPLN多见于吸烟的男性，组织学上可观察到炭末沉着色素，这可能与吸烟有关。吸烟产生IPLN的机制大致是，吸烟时产生的烟雾流入到胸膜下淋巴管网内，引发炎症和淋巴组织增生，从而诱发IPLN的发生。第二点，另一个常见因素是吸入灰尘。当灰尘颗粒聚集于肺内，经一系列过程发生肺间质化改变，肺内淋巴管扭曲变形，聚集在肺的外围，组织学观察到组织细胞增多，从而形成IPLN。

2.2.2.3 IPLN影像学特点

IPLN影像学典型CT通常表现为单发病变，大多数直径小于1 cm，位置以右肺中叶及双肺下叶多见，靠近叶间裂的位置，边界较清楚，增强扫描表现为中度强化。如果影像学表现不典型，诊断有困难，则通过随诊复查来动态观察变化情况。必要时可借助经皮肺穿刺帮助明确诊断。据报道，非小细胞肺癌合并IPLN转移的概率为12%～37.5%。不同于其他纵隔淋巴结的诊断，肺内淋巴结常常被忽略，这影响了肺癌分期的准确性，从而不利于制订合理的治疗方案。

2.2.2.4 临床处理及意义

通常来说，单一形态的典型IPLN，主要通过定期的CT检查跟踪观察；建议每隔三个月复查一次，一年、两年、四年间隔复查，以此作为常规监测的时间点。如果遇到多个或者伴有胸膜下小结节的多发情况，可以通过CT引导下的针吸取样检测或支气管镜取组织样本分析确定，若这些方法都未能给出明确的诊断，则可以采用胸腔镜微创手术的方式获取IPLN的确切病理结果。相关研究显示，部分肺癌合并胸膜下小结节的患者，从术后的病理来判断，“小结节”的真实身份为IPLN而非转移瘤。当然也有初诊时考虑为肺癌合并肺内转移的患者，但在手术之后却发现其实是胸膜下的IPLN作为转移源。因此，当已经确认或已行手术证明了肺癌的存在时，对周围的小结节进行区分诊断就显得尤为重要，尽管我们难以用影像学和临床手段准确地分辨出是IPLN还是IPLN的转移，但是仍需考虑到这种可能性的存在，从而制订合适的治疗策略。

总而言之，IPLN这一种疾病类型值得我们给予充分重视；它的组织形态变化多样且常常呈现出明显的边缘轮廓分明的肿瘤状结构，同时还经常伴随着线条形状的高密度阴影分布于周边区域；然而，这种疾病的影像特征并不具备独特性，也无明确指向性的识别标志物。此外，当面对那些患有并伴有位于胸部下方的小肿块的病患群体的时候，医生不仅应该考虑是否是由于IPLN所导致征象出现的可能性，同时也必须警

惕它可能会导致癌细胞扩散的风险。纤维化结节等一些良性结节也可能具有上述类似的影像学表现，需要进行鉴别诊断。

2.3 肺癌影像学表现

肺癌根据影像学表现进行分型，原则与大体肿瘤类型相似，根据肿瘤所在位置分为中央型、周围型、弥漫型等。如果肿瘤位于段支气管及以上支气管内，则划分为中央型；如果肿瘤位于段支气管以下支气管内，则归类于周围型肺癌的范畴；如果肿瘤在肺内分布不具规律性，散在分布，则称为弥漫性肺癌。由于肺组织为含气脏器，具有天然良好对比度，因此胸部CT和胸部X线片是检查肺部疾病的最常用手段，肿瘤在影像图像上可清晰显示；它们也是肺癌筛查、诊疗的主要检查方式，尤其是胸部CT在肺癌诊疗中的地位无可取代，其他检查可作为辅助使用。

2.3.1 中央型肺癌的影像学表现

中央型肺癌在影像学上的表现分为间接征象和直接征象，两者结合可提供丰富的诊断信息。阻塞性肺气肿、黏液嵌塞、阻塞性炎症、阻塞性肺不张等均为间接征象，其本质是肿瘤阻塞支气管引起的；直接征象则表现为在肺门处观察到肿块或支气管受压迫等。除此之外，肿瘤常继发一系列问题，例如肺门或纵隔血管受侵、恶性胸腔积液、胸膜增厚、纵隔及肺门淋巴结肿大、肺内转移等，这些通过影像学检查都可以被发现，作为诊断肺癌的依据。

2.3.1.1 直接征象

（1）支气管结构异常：当肿瘤仍未侵犯肺实质，未出现转移时，通常局限在肺段或肺叶支气管内浸润生长。此时肿瘤局限在支气管腔内，处于早期中央型肺癌阶段。在影像学上，早期中央型肺癌表现为支气管腔狭窄及管壁增厚。尽管通过胸部X线片检查也可以发现支气管的变化，但相比CT，其图像质量较差。胸部CT可以准确显示肿瘤位置、形态，通过多方位重建图像、薄层扫描等仔细观察病变。X线片的组织分辨率较差，CT在这一点上具有优势，尤其对于两肺下叶背段、右肺中叶、右肺上叶各亚段支气管的开口是否受累，可以作出较好的评估。

对于中央型肺癌来说，支气管结构在影像学上呈现不同的表现，这主要与肿瘤病灶的发展、生长方式等有关，一般来说，其支气管结构的改变，根据肿瘤生长方式和病变发展进程，在影像学特征上常可表现为以下3种形态：①支气管管腔受累后出现狭窄，按严重程度，从轻度到中度、重度，随着肿瘤的发展，可能出现完全的闭塞，类似鼠尾；有时支气管腔也表现为不对称的偏心性狭窄，或管腔截断，管壁凹凸不平或者光滑；MRI可显示周围血管呈无信号或低信号，肺门及纵隔脂肪组织的高信号缺失，对于支气管以上的大气管受累情况可进行较好的评估，但对较小的段支气管等的识别不如CT；MRI通过压脂技术在T2WI图像上肿瘤病灶常常表现为偏高的信号，易于识别。胸部CT则能更清晰地显示肿瘤的位置和累及支气管的情况，可评估管腔是否狭窄以及肿瘤与毗邻组织的关系。②当病灶所在支气管与横断层面平行时，通常可观察到管腔狭窄伴有不规则的管壁增厚，这种情况往往是管壁受侵的表现；管腔狭窄的情况可以是环状狭窄，也可以呈现为线性狭窄。③肿瘤呈现为支气管管腔内凸起的结节影像，伴有管腔狭窄。

在正常情况下，无论CT断层图像与支气管是平行方向还是垂直方向，CT图像显示支气管及气管的管壁厚度是均匀的，大致在1～3 mm。当肿瘤进一步增大时，与周围纵隔脂肪间隙及肺实质进行对比，增厚的支气管壁容易显示出来。值得注意的是，如果管壁仅为轻度增厚，例如表现为黏膜浸润的早期中央型肺癌时，CT扫描上有时病灶不容易识别，尤其是缺乏纵隔脂肪间隙及肺实质作为对比参照。利用CT三维重建或薄层扫描，能更好地显示支气管的影像，有助于判断管壁是否增厚，病灶的长度及范围，提高对支气管病灶的检出率。此外，其他一些影像后处理技术的应用，例如可以进行支气管的仿真内镜、薄层重建或强化扫描等，均有助于提高对支气管病灶的诊断阳性率。

（2）肺门肿块：肺门肿块是中央型肺癌发展到后期阶段时最为显著且关键的影像特征之一。这种现象的发生是由于肿瘤细胞突破了支气管壁，在血管周围、支气管鞘内及淋巴结内浸润，当肿瘤继续生长侵犯周围肺实质时，则会形成肺门肿块。肺门肿块形成的另一种情况是肿瘤进展出现转移的肺门肿大淋巴结，淋巴结融合也会出现肺门肿块影像。肺门肿块往往是不规则的结节状，可伴有或不伴有分叶征象，边界不清楚，并且可能会伴随阻塞性肺炎或肺不张等表现。然而，肺门肿块的大小不一定总是与支气管的狭窄程度相一致，有些恶性度较高的肺癌（如低分化的肿瘤），伴有肺门淋巴结转移并严重侵犯支气管壁，在早期（如出现支气管收缩前）就会形成肿块。有时会在肿块附近看到一些沿着肺血管和支气管放射状分布的线状结构，这些线状结构是由肺门瘤变引起的阻塞性淋巴管炎症所致。毛刺征是肺癌比较典型的影像学征象，中央型肺癌也可以出现，特异性较高，其产生机制是肿瘤的间质及淋巴结侵犯出现纤维化反应。但要注意的是，如果瘤-肺界面被遮挡，比如肿瘤引起阻塞性肺炎时，毛刺征就不容易被观察到。在进行X线检查时，中央型肺癌的肿块呈现为向肺野突出一侧肺门的影像，边界通常容易区分。但当患者合并肺门原发灶及肺门融合的肿大淋巴结时，X线检查就不容易进行区分，会出现误判肿瘤大小的情况。CT或MRI检查能较为清楚地显示肿瘤的位置及大小、与周围血管的关系、是否累及支气管等。肿瘤在支气管腔的生长会推挤支气管，因此常常不是从中央向周围均匀生长的，而是偏心性生长。较晚的肺癌常常出现原发灶与肿大淋巴结融合的情况。肿瘤的长轴与支气管平行，通常呈椭圆形。肿瘤在CT扫描时密度可均匀或不均匀，如果仅行平扫，难以区分不张的肺组织及肿瘤边界，需要进行增强扫描来区分边界。通过使用MRI技术，我们能够对肺门肿块中的组织结构有很好的观察，同时也能清楚地看到肿瘤的边缘特征。常见的肺癌肿块形态是成团状或者具有多个分叶，它们往往呈现出等T1略长T2的信号，其中一些区域可能存在信号的不均一性，肿瘤中的坏死物质在T2WI图像上可显示稍高信号。利用T2WI抑制脂肪加权图像能有效地区分肺癌肿块和肺不张，后者的信号强度比前者更高。当病变发展到晚期时，常常伴随肺门和纵隔淋巴结的肿大，这种情况下，肺门肿大的淋巴结会与肿瘤组织紧密融合在一起，导致它们在常规CT扫描图像和增强扫描图像上很难被区分。然而，如果仅有纵隔肿大淋巴结或肺门肿大淋巴结，再合并肺门的原发灶，它们之间还是很容易辨别的，关键在于肺门原发灶可以看到支气管的变化，例如管腔阻塞、狭窄，管壁增厚，腔内肿物等。如果是淋巴结肿大，则邻近支气管不会受到影响，支气管边界清楚，可能只有其位置发生了改变。

2.3.1.2 间接征象

最常出现支气管阻塞相关影像学征象的是中央型肺癌。当肿瘤阻塞支气管后，可能引起一系列问题，例如黏液栓塞、阻塞性肺炎、阻塞性肺不张、阻塞性肺气肿等。早期的中央型肺癌，可能无法通过X光胸片被察觉，而仅能呈现出阻塞性的炎症症状，这可能会导致同一肺叶或者肺段反复出现斑点状阴影或实变阴影，也有可能是某一肺叶或者是肺段出现不张的情况。然而，使用肺部CT扫描可显示在胸片中难以明确识别的小范围的肺气肿，以及肺段以下的轻微阻塞性肺炎或是不张情况，尤其是当使用薄层扫描时（层厚仅1～3 mm），病灶显示非常清楚。值得注意的是，有时候支气管侧支通气良好，即使肿瘤阻塞引起管腔严重狭窄，也可能无相关的阻塞征象。

（1）阻塞性肺气肿：局限性的阻塞性肺气肿通常是支气管阻塞征象中较早出现的情况。肿瘤沿着支气管管壁生长，突入管腔内，或呈现环绕管壁的生长方式，当管腔狭窄程度加剧时，就会形成阻塞。支气管阻塞后，呼吸相气体流动受到阻碍，但吸气相一般不会受到影响，因此吸入的气体不能排出，造成肺内空气滞留，形成肺气肿的表现，这种情况被称为Rigler征（空气潴留征）。理论上，中央型病灶逐渐增大时，都可能造成这一后果，但在临床工作中实际观察到的并不多。究其原因，可能是一些患者尽管合并肺气肿，但症状轻微，未能就诊发现；也可能受限于检查手段而未能被检出。由于在进行胸部CT或X线检查时，需要嘱患者深吸气并屏气，因此难以检出呼气性肺气肿，导致其检出率不理想。呼气性肺气肿主要表现为肺野透光度增强、血管支气管束减少，肺叶密度降低。这些征象在呼气时明显，或者仅在呼气时出现，在吸气时没有改变，这增加了其被检出的难度。影像科医生需要仔细对比观察患侧同一层面的前后肺野及健侧对应区域的影像；要注意的是，对于一些老年人或长期卧床者，后方肺野由于重力作用，其密度值较高，肺血液分布较多；在仰卧位时，前方的肺组织密度比后部肺野更低，充气较好；这被称为坠积效应。在呼气相时，后方邻近胸膜处肺组织呈致密改变，坠积效应更为明显。在这种情况下容易误诊为肺炎，或者将充气较好的前方区域误诊为肺气肿，通过变换体位有助于鉴别肺炎和坠积效应，比如采用俯卧位扫描有利于区分两者。

（2）阻塞性肺不张：在中央型肺癌引发的间接征象中，阻塞性肺不张是常见的一种。阻塞性肺不张的原因是支气管被分泌物阻塞或肿瘤导致的管腔严重狭窄。根据肿瘤的位置不同，肺不张可能出现在某一肺叶、肺段，或者一侧全肺，当肿瘤侵犯支气管时，就可能侵及邻近的支气管开口。比如，虽然肿瘤位于下叶，但也可能同时引起下叶和中叶的肺不张，甚至随着肿块进一步进展，继而引起上叶甚至单侧的肺不张。肺不张在X线平片上最常见的表现是叶间裂的移位，病变区域的周围结构向病变靠拢，边界清晰，密度增高，肺组织体积减小。当出现一侧肺或肺叶不张时，可能引起纵隔移位。相比X线检查，CT的观察更为细致。胸部CT能准确发现闭塞的肺组织，表现为肺组织体积缩小，呈高密度，也可能出现胸膜牵拉的征象。值得注意的是，肿瘤较小时，不张的肺组织可能掩盖原发灶，从而不易区分两者。当肺门肿瘤较大时，叶间胸膜呈曲线状，叶间裂向内凹陷，肿瘤处边缘肺缘突出，不张肺组织紧贴肺门且体积缩小，无胸膜牵拉但胸膜有突出。中央型肺癌在CT、MRI、X线等检查中，还有一典型表现为S征或反S征。S征：右肺上叶肿瘤合并不张时，肺门肿块向下隆起的下缘与肺不张凹向下的下缘相连，呈现出反置的S状。

倘若肺不张的发生周期短，肺泡内会有一些气体潴留，CT扫描可见叶间裂移位，肺纹理聚集。此时，不张的肺组织密度并不高，不张的肺组织与支气管相通。如肺不张出现在肺实变之后，或两者合并，则CT难以观察到叶间裂移位征象，肺叶体积缩小也不明显。除了肺组织本身的变化外，纵隔、横膈的移位也是常见的征象，但如合并有胸腔积液，则纵隔移位不常见。有时也可观察到不张肺组织邻近肺叶甚至对侧肺，透光度明显增强，此为代偿性肺气肿表现。

（3）阻塞性肺炎：因支气管腔狭窄程度加剧造成阻塞，分泌物引流障碍继发感染，伴有肺不张，远端肺组织可出现肺脓肿或肺炎。此时，肺门原发灶与实变的肺组织不易鉴别，仅表现为不规则"肿块"影像。

阻塞性肺炎在胸部CT或X线平片上表现为按肺叶、肺段分布的斑片状边缘模糊影，经治疗可较好地吸收，这一阶段肿瘤分期较早。如果同一位置反复出现阻塞性肺炎，继而炎症加重，发展为一叶、一段，甚至一侧肺实变，此时抗炎治疗难以使炎性病灶完全吸收。慢性炎症通常是因为炎症反复出现且迁延而来，这在影像学上表现为纤维状的病灶，因此有时候我们可以在片状的实变影中看到条状的影子。通常，阻塞性肺炎的实变区域内很少会出现支气管充气相，这个特征能够帮助我们区分单纯由非支气管阻塞引起的细菌性炎症，比如大叶性肺炎和支气管阻塞性肺炎。阻塞性肺炎进一步进展，可导致肺脓肿出现，可为多发或单发脓肿，CT检查一般不能观察到洞壁，但在实变的组织内可见气-液平面征象。当出现阻塞性肺炎和肺不张后，受损的肺叶会逐步转变为实变，其影像表现与平扫CT上肺门肿块的密度差别非常微小。通常对这些情况进行动态增强扫描可以更好地显现出肺门肿块，同时也能将其从实变中区分出来。这种方法的基础在于它们各自的血液供应方式有所区别：肺不张主要由肺动脉分支提供血源，血管较为粗壮，因此注射的造影剂能够迅速地经过心脏到达肺循环，使得肺不张的循环过程相对短暂；肺癌则主要依靠直径更小的支气管动脉分支供给血液，所以需要先经历整个肺循环，再到左心循环，然后再进入支气管动脉，这使得它的循环路径更为漫长。由此产生的结果就是，由于两者之间存在着不同的血流灌注时间，这一时间差的特点有助于肿瘤及不张的肺组织的鉴别。然而仅有单期的强化扫描，对于鉴别肺炎、肺不张、肺肿瘤来说仍然是困难的。多期动态CT扫描，可显示出肺肿瘤和肺不张具有不同的强化特点，扫描速度也很快，能在2 min内完成。肺不张在强化的早期可见高密度的血管影像，当肺体积缩小后，强化程度进一步升高，其内可见无强化的分支状条索影（即扩张或正常的支气管）。与不张的肺组织相比，肿瘤的强化并不显著，两者对比可较为清晰地显示出肿瘤形态。有研究报道，在造影剂注射后40～120 s进行扫描，能较好地拉开肺肿瘤和肺不张的密度差，这有助于诊断。事实上，肺癌的个体化差异较大，可能呈现出不同的强化特点，不能一概而论。

随着MRI硬件及软件技术的飞速发展，MRI通过心电门控、呼吸门控的高技术可抑制因呼吸或心跳产生的伪影，使图像质量更为清晰。有研究报道，MRI对于直径超过8 mm结节的诊断敏感度接近100%。MRI对于肺部疾病的应用越来越得到重视，由于弥散加权成像及动态对比增强成像技术（dynamic contrast-enhancement，DCE）的出现，使MRI在鉴别良恶性结节方面表现出相比CT的巨大优势。通过病变的血供特点及强化方式，DCE-MRI可以对良恶性肺部结节初步判断。鉴于这是一种无创性检查方式，临床应用前景广泛。中央型肺癌常合并肺不张，CT上区分两者通常比较困难，MRI则更容易进行区分，有助于鉴别。核磁共振弥散加权图像（diffusion weighted imaging，DWI）中组织的信号强度与水分子的扩散速度成反比，如果弥散扩散受限，则信号增强。DWI反映了活体内水分子的扩散运动，是MRI众多成像序列中的一种。我们通过计算表观扩散系数（apparent diffusion coefficient，ADC）可对其进行量化分析，细胞内外水成分的比例，组织细胞的密度、数量等均与ADC值相关。因为绝大多数肿瘤细胞密度较高、直径较大，细胞外体积小，细胞组成比正常组织的密度高，增殖旺盛，生物膜结构对水分子扩散的限制也非常明显，表现为核磁共振DWI呈高信号，ADC数值降低。

有研究显示，核磁共振DWI图像中绝大部分中央型肿瘤的信号强度明显高于不张的肺组织的信号强度。相比T2WI，核磁共振DWI序列上肺不张或肺癌的信号明显更高。但是，对于那些合并阻塞性肺炎或沿管壁生长的体积偏小的肿瘤，仅用DWI序列也无法鉴别阻塞性肺不张和肿瘤本身。DWI序列的缺点还在于图像分辨率较差，对于解剖结构的显示欠佳。也有学者提出，ADC值可以用来鉴别阻塞性肺炎和肿瘤，两者ADC值不同，一般来说炎症的ADC值高于肿瘤，$1.38\times10^{-3}mm^2/s$可能作为恶性肿瘤与炎症病变的ADC分界值。事实上，DWI在肺癌诊疗中的应用越来越多，例如有资料显示，DWI序列对非小细胞肺癌淋巴结转移的诊断价值高于传统CT及常规MRI序列，可作为肺癌影像学诊断的重要补充。

黏液阻塞部分肿瘤患者在阻塞的远端支气管内会出现黏液积聚。这些黏液包括支气管内的分泌物和稠化的脓液或其他分泌物，这些分泌物不断地浓缩、累积，形成了铸型支气管，也被称为黏液阻塞。除了肿瘤之外，其他情况也可能出现黏液阻塞，但肺癌可能是最常见的。其产生机制是肿瘤刺激支气管内的黏液腺体，继而出现大量分泌物，支气管的炎性分泌物使得管腔内压力升高并超过分泌压力。管腔内张力持续处于升高状态，就会导致支气管腔的扩张。在进行胸部CT平扫时可以显示为支气管腔内的片絮状密度增高影。然而，部分病患可能因为存在侧支循环以维持氧气的供应，因此不会出现阻塞性肺炎及肺不张的情况，他们仅会呈现少量的纤维化或者分叉形状的软组织阴影，这些阴影的长轴朝着肺中心方向延伸，同时也会导致肺门影扩大。如果对这类病人进行增强CT扫描，则会发现那些已经发生不张的肺叶中含有黏稠物的气管并未获得强化，而是形成了一种较低密度的线条形态，可以表现为“Y”形、“V”形等形态。在CT检查中，如果发现支气管黏液阻塞，则不能排除肺癌的可能，需要进一步排查。

2.3.1.3 其他征象

（1）血管改变：随着肿瘤的进一步发展，病灶可能侵犯纵隔内多个解剖部位，比如食管、心脏、大血管等。例如，上腔静脉常常被来自右肺上叶的肿瘤累及，压迫或者直接穿透血管壁，造成血管狭窄甚至闭塞。事实上，纵隔内的肿大转移淋巴结更容易压迫侵犯上腔静脉，继而出现上胸部、颈部血管怒张，侧支循环开放，引起气短等临床症状。在CT扫描上，表现为上腔静脉不规则狭窄或受压。引起肺血管变化的病理机制一般有以下两种情况：一是，与支气管腔梗阻的情况相关，比如在肺气肿时，该区域的肺血管变稀疏，而肺叶内肺血管聚集移位一般出现在肺不张时；二是，肿瘤或转移的肿大淋巴结直接侵犯血管，压迫或穿透血管壁生长，造成血管弯曲、畸形、阻塞甚至完全闭塞等。这种情况通常出现在靠近中心线的肿瘤上，例如右侧的中段支气管肿瘤和左侧的中央型肺癌。通过影像学检查仔细辨别肿瘤与肺门、纵隔血管的关系，判断是否有粘连甚至包埋的情况发生，对于制订治疗策略非常重要。当肿瘤完全包绕血管时，可见血管壁边界不清，管壁不规则增厚。如果肿瘤侵犯血管周围的脂肪组织，则原本的脂肪组织密度或信号就会消失，这是一个重要的间接征象。

（2）胸腔淋巴结转移：对于纵隔、肺门转移淋巴结的显示，MRI及CT具有很好的敏感度。一般我们会根据淋巴结的边界、形态、大小、强化特点等判断良恶性。淋巴结的短径通常是判断良恶性的重要指标。通常认为淋巴结的短径超过1.0 cm可作为恶性的诊断标准，而如果淋巴结的长度大于2.0 cm，绝大多数情况下是转移的。但要注意的是淋巴结的大小并不是判断良恶性的唯一标准，有时候病理证实的淋巴结转移，淋巴结并不大；而有些淋巴结较大，但术后证实为阴性淋巴结。超声内镜技术（endoscopic ultrasound，EUS）的应用能有效地协助识别出癌细胞是否存在于胸腔内的淋巴系统中，特别是对位于心脏后方区域和靠近胃部两侧的部分更为敏感；其图像表现通常是形状各异且呈黑色或透明状的小球体结构，直径超过1.0 cm并且边缘分明或模糊不清。当进行单纯的EUS检查仍无法取得病理时，超声内镜引导下进行针吸穿刺活检便是另一种可行的方式。

（3）胸腔积液：肿瘤患者常常会出现胸腔积液，这种积液通常发生在肿块的同一侧胸腔。胸部CT和X线平片能够显示胸腔积液，但无法鉴别性质及病因，不同原因导致的胸腔积液在影像学上没有特异性。中央型肺癌常合并肺不张，其与普通良性胸腔积液的主要区别是肿瘤导致的胸腔积液可导致纵隔移位，但没有明显占位效应，膈肌位置通常无变化。在X线平片上，如果胸腔积液量较多，可能会掩盖肺不张及肺门肿物，对病情判断有干扰，而CT检查可以规避这一缺陷，能较好地观察病变的情况。良性病变，虽然没有肿瘤及支气管的阻塞，但也可能引起大量胸腔积液造成肺组织压迫不张。超声在显示胸腔积液方面有明显的优势，可以较好地显示膈肌下的积液，也可以帮助进行穿刺定位。胸膜转移是引起胸腔积液的另一个主要原因，如果胸膜处肿瘤不大，则X线平片或CT等影像学检查可能无法发现肿瘤，此时超声检查有助于检出胸膜上的肿瘤，并可在其引导下穿刺活检帮助明确诊断。

2.3.2 周围型肺癌的影像学表现

在临床上，周围型肺癌相比中央型肺癌更多见，其影像学表现不尽相同。CT扫描通常是缺乏特异性较高的征象，肿瘤与周围毗邻结构、瘤-肺交界带、原发灶本身都可以呈现出不同的形态学表现。CT上周围型肺癌的影像学表现常常与扫描层厚有关，10 mm层厚的厚层图像与薄层扫描图像会呈现不同的形态，如果肿瘤本身较小，不同层厚的图像差别会更大。对于周围型肺癌的观察，一般从以下几个方面着眼，即是否有空洞、坏死液化、钙化、空泡、支气管充气等征。薄层CT扫描图像能更清晰地显示肿瘤的内部结构。

2.3.2.1 空泡征

肺腺癌中空泡征最为常见，细支气管肺泡癌中也多见，肺鳞癌中相对少见。空泡征在肺窗上表现为小泡状模糊的低密度影，而在纵隔窗上则呈现为小泡状的透亮影。这种征象形成的病理学基础主要是以下几点：未扩张的或未闭合的小支气管，肿瘤内小灶性坏死后排出，以及未被肿瘤占据的残留含气肺组织。空泡征在一些良性病变中也可以观察到，但其与恶性肿瘤的表现相比有显著差别。肿瘤的空泡征通常位于结节的中外2/3处，良性结节的空泡征常位于结节的中内2/3处，这一点可作为肺良性结节和肺肿瘤的鉴别要点。有趣的是，当肿瘤增大时，出现空泡征的概率却明显降低。针对这一现象，有学者进行了研究，即随着肿瘤的不断增大，扩张空间有限，因小叶间质结构的阻挡发展受限，导致稀疏的组织结构变得更紧密。空泡征在X线及CT影像上均可出现，但CT对这一征象的检出率明显高于X线。尤其在薄层高分辨率CT得到广泛应用之后，空泡征的检出率大大提高；对于体积较小的结节，薄层扫描非常有必要，可最大程度地避免漏诊的发生。

2.3.2.2 支气管充气征

所谓支气管充气征是在病变区内可见透明的支气管影像，这曾被视为炎症病变的重要标志。从物理角度来看，支气管充气征的发生主要是因为肺部周边组织的气体浓度下降导致密度增加，然而在此过程中，病变肺区支气管内的气体并未显著降低，这就导致了不同密度差异的出现。多平面重建技术（multiple planar reconstruction，MPR）的应用可以较为清楚地展示肿瘤内部的支气管形态。附式生长的肺癌中支气管充气征较为多见，肿瘤细胞会在肺泡和细小支气管的表面生长，管腔保持通畅。肿瘤的生长方式与支气管充气征的形成密切相关；但是，任何一种肿瘤的生长方式都不是单一的。据黄勇教授等人所述，约37%的周围型肺癌可能呈现出支气管充气征，其中鳞状细胞癌的比例仅占1%，而在实体腺癌中，若存在支气管充气征，则暗示着肿瘤的生物特性较为平缓（相较于支气管截断征）。从发病位置来看，多发生在肺实质部分，也包括接近主干支气管的部分被全部或部分堵塞的情况，这会导致远离主干支气管肺部组织的炎症及塌陷，然而在受影响区域的主干支气管内部仍然存有空气，就会形成支气管充气征的征象。以往在肺淋巴瘤和细支气管肺泡癌中更容易观察到支气管充气征，诊断上具有一定的特异性。最近一些资料提示，尤其是局部纤维化肺炎也可以观察到这种现象。因此，虽然支气管充气征确实有一定的特点，但是它并不是肺癌独有的征象，需要和其他征象一起分析来做出诊断。李静对78例诊断为肺部疾病的患者进行了分析研究，采用“径向支气管内超声探头”（radial endobronchial ultrasound probe，R-EBUS）进行支气管内超声检查；全组患者中，47例患者有恶性肿瘤，另外31例为非癌症情况。根据他们的观察，肿瘤恶性的标志是，在低回声区域中，伴有或不伴有支气管充气征象；良性病变出现的支气管充气征多呈同心圆状分布；在肺腺癌中出现的支气管充气征往往呈不规则表现，占55.2%。

2.3.2.3 钙化征

钙化征出现在周围型肺癌中，一般表现为散在分布，呈细沙砾状。X线平片对于结核球、错构瘤等良性钙化的检出率很高，但对于肺癌钙化的检出率很低（约1%）。传统观点认为，肿块内如果出现钙化，往往提示为良性病变。对于钙化，薄层高分辨率CT检出效能明显高于常规CT，常规10 mm层厚CT扫描对肺癌伴有钙化的检出率仅为6%～7%。而有报道显示，高分辨率薄层CT扫描对于钙化的诊断率可高达13.5%。事实上，肿瘤病灶内是否有钙化对于良恶性的判断没有一定的规律，但钙化的形状仍然有重要的临床意义。无论是周围型还是中央型肺癌，无论病理类型是腺癌还是鳞癌，钙化都可能出现。从产生钙化的病理生理机制上说，钙化的出现有以下几种可能性：①在肉芽肿或瘢痕基础上发生的肺肿瘤常容易出现钙化，在肉芽肿内的钙化发生时间可能晚于或早于肿瘤本身发生的时间；②类癌是由肿瘤间质细胞化生为成骨细胞，也可形成钙化；③黏液性腺癌具有内分泌功能，其内分泌因子可导致肿瘤内的钙质沉积；④肿瘤包裹了支气管软骨钙化或瘢痕；⑤由于肿瘤引起了局部酸碱度的变化，钙质沉积，血供障碍导致癌细胞坏死、变性，这种钙化称为营养不良性钙化，多见于肿瘤较大的病例。斑片状、细沙砾状、不定形状或细盐状等，常常是肿瘤本身发生的钙化，当原有的钙化被包裹后则呈现为点状或结节状。判断和鉴别钙化的性质具有重要的临床意义，一般而言，良性的钙化呈现广泛分布、环状结构、中央型以及爆米花样的特征，其钙化程度较高且较为明显，大部分情况下可以通过X线观察到；而恶性的钙化则以砂粒或者斑块状的形式出现，也可能呈现为微小的颗粒状，更常见于较大体积的肿瘤中，特别是那些超过5 cm的肿瘤，多数情况下无法通过X线看到细小钙化。需要指出的是，临床上实际遇到的情况可能千差万别，无钙化者需结合形态、肺部特征进行综合分析；而肺转移瘤合并钙化的情况也常见，比如原发于前列腺、甲状腺、胃肠道的肿瘤转移等。

2.3.2.4 空洞征

空洞征是由结节、肿块或者实体区域内的细胞死亡和溶解所产生的物质通过支气管排放出来，并伴有气体的进入从而形成的征象。与空洞不同的是脓肿或坏死，即没有空气进入病灶内者。在CT图像中，空洞壁厚度一般大于1 mm，呈现为具有完整洞壁包绕的含气空腔。如果肺实变组织遮挡了空洞，则无法计算空洞壁的厚度，只有含气组织与空洞壁毗邻时才能清晰地观察到洞壁的厚度。一般将3 mm作为薄壁空洞和厚壁空洞的分界值，小于3 mm称为薄壁空洞，大于3 mm为厚壁空洞。肺癌引发的空洞没有规律性，可以为偏心型或中央型，洞壁的厚度可以不均匀。一般认为，当肿瘤细胞死亡、脱落、溶解并经支气管排出就可形成空洞。空洞壁的特点也有助于肿瘤良恶性的判断，良性病变的空洞壁厚度一般小于1 mm。如果空洞壁厚度在5～15 mm之间，则超过50%病例可能为良性，恶性的可能性相对较低。一旦空洞壁的厚度超过了15 mm，那么几乎所有（接近95%）的结节都很有可能是恶性的。高分辨率薄层CT扫描对于空洞的观察非常清晰，可清楚显示空洞壁的厚度及内部结构，测量洞壁的厚度，对于鉴别病灶的性质具有重要作用。周围型肺癌空洞的洞壁厚度常常大于4 mm，多数在几毫米到几厘米之间。病理类型不同，发生空洞的概率不尽相同，鳞癌合并空洞的概率较高，小细胞癌则罕见。典型特征在于癌症引起的空洞具有厚的或者厚度不均匀的壁（范围从0.5～3 cm），其内部表面可能呈现出不规则的形状或是结节突起；少数为偏心型，更多的为中央型，大小不一，外壁呈分叶状或波浪状。当支气管囊肿或真性肺大疱发生肿块时，空洞壁通常很薄，与支气管囊肿和肺大疱的壁相似，CT扫描可见间隔厚壁或囊壁厚度不均，没有规律性，有时称为囊腔型肺癌。当肿瘤内坏死面积较大时，也可能导致周边的支气管受到挤压而产生肺大疱和肺气肿，肿瘤围绕着这些肺大疱的周围生长并最终形成空洞。

2.3.3 弥漫型肺癌的影像学表现

肺泡细胞癌或者肺腺癌常表现为弥漫性分布的特点。具体地说，在CT上表现为双肺多发散在的片状模糊影，或散在分布的磨玻璃影。这仅仅是一种影像学的分类，不属于组织学的范畴，可以呈单侧分布，也可以发展为双侧分部。值得注意的是，如果肺大细胞癌、肺鳞癌、肺腺癌等出现弥漫性转移灶时，或是肺外肿瘤发生肺内转移等，也会表现为弥漫性分布，但不是弥漫型肺癌的本义，需要加以鉴别。因为病变范围广泛，临床上多表现为进行性加重的气短、胸闷，可有咯血症状。有时有感染症状，如发热、咳痰，但抗感染治疗效果不佳。

支气管肺泡癌是弥漫型肺癌中较多见的一类。肿瘤表现为广泛而弥漫地散布于肺泡中，紧贴肺泡壁生长。癌细胞沿支气管、淋巴管蔓延生长至肺内弥漫分布，成结节粟粒样或炎性改变，在影像上呈结节样、大片状表现。肺腺癌也可以表现为两肺弥漫性病变，起源于支气管黏膜的柱状上皮或腺上皮，镜下观察多有腺腔结构，腺腔内充盈黏液。因此早期病灶密度较低，呈模糊的渗出样改变或磨玻璃样略高密度影像。

在X线胸片上可见双肺多发散在结节影或斑片影，也可表现为双肺多发多段的实变影；结节大小不等，从粟粒状到3 cm，与肺内多发转移瘤不易鉴别。

在胸部CT上可有多种表现。第一种表现，均匀散在的磨玻璃影。这种情况是，磨玻璃影密度大体均匀，分布均匀，部分可伴胸腔积液或心包积液。第二种表现，双肺不规则片状稍高密度影。这种情况类似炎性病变，仔细观察，有以下特点：①大片状略高密度影，内部密度高低不均匀，分布不均匀，边界模糊；②大片状略高密度影，其中夹杂较多的结节影，沿增粗僵直的肺纹理周围呈簇状分布；③双肺多发小斑片影、小结节影，部分可融合成大片，也可以成簇状聚合，可伴有大小不等的蜂窝状透亮区，局部肺纹理增粗、紊乱、僵直，甚至呈杵状改变，以上表现，晚期均可伴胸膜凹陷，肺门区或纵隔淋巴结肿大。

2.3.4 瘤体-肺交界带肿瘤的影像学表现

瘤体和周围肺交界带包括肿瘤周边肺组织、肿瘤边界形态、原发灶本身。肿瘤的生长特点决定了瘤体周围肺的形态改变。以附壁方式生长为主的肿块边缘往往不清晰，而以堆积式生长为主的肿块边缘一般是光滑规整的。高分辨率薄层CT对于瘤体-肺交界带肿瘤的显示最佳，但需要设置合适的窗宽、窗位，如果设置参数不当会对阅片造成不利影响。瘤体-肺交界带肿瘤的CT扫描图像表现有以下几个方面。

2.3.4.1 毛刺征

毛刺征指肿瘤或者肿块边界延伸至周边肺组织并未与胸膜黏附的、呈辐射状没有分枝的长线形阴影，其长度和宽度各异，并且两端粗细有别，典型者被称为放射冠。有些结节可能会有围绕它们的气肿带和晕轮形状，这凸显了显著的毛刺样变化。毛刺征主要是用来对肿瘤或结节进行描述鉴别的，尤其是对独立肺结节的描述更为准确。在做肺部CT检查时候，毛刺征能被清晰地观察到，而且高分辨率CT比常规CT更加明显。毛刺征并不是一种疾病本身，而是多种疾病的影像学特征。目前对“毛刺征”的确切描述应该包含以下几点：第一，如果它连接到胸膜，那么就不能被视为“毛刺征”；第二，它的形状应该是单一且没有分叉的，这是与血管影像区别的要点；第三，毛刺征一般是指细短毛刺，细毛刺和粗毛刺通常以宽度2 mm作为分界，而长毛刺和短毛刺之间的分界为长度5 mm。最后，我们需要关注的是那些边缘呈线条状或者丝带状的阴影，并非锯齿形、三角形或锐利的尖点，这些被称作“棘突征”，需要把棘突征、胸膜凹陷征、毛刺征等区分开来。三种因素构成了毛刺征的毛刺状边缘：首先是围绕在病灶周围的小叶间隙水肿情况；其次是在病变四周的小血管、小淋巴管和小支气管附近存在着肿瘤或炎症浸润；最后则是由于小血管、小淋巴管和/或小支气管被堵塞或者出现堵塞后的膨胀，使得这些组织沿着肿瘤方向分布形成了毛刺。然而，对于不同的良性和恶性疾病来说，毛刺征产生的病理过程有所区别，下面我们将详细阐述这两种疾病的病理基础。肿瘤的毛刺是癌组织在浸润、渗透或增长过程中产生的间质反应，除了明显的促进结缔组织形成反应的纤维带外，大多数情况下癌组织会沿着支气管、血管或小叶之间的距离进行浸润和扩展，其边缘通常呈现为结节边缘上有细微的毛刺。对于良性的结节来说，其边界通常会呈现出一些纤细而柔韧的毛刺状结构，这主要是由扩张的纤维化结缔组织构成的，例如，当存在感染或结核病时，这种类型的毛刺是由于小叶隔间的外部加厚导致的纤维层变厚。有时，这些病变区域周边会出现包膜结构并含有炎症成分，比如干酪样的物质会导致大量的炎症细胞侵入，并且也会产生新的纤维结缔组织和新生的微血管。此外，毛刺征常常伴随着棘突征和分叶征一同显现出来，它们更常见于凸起的一侧，但很少会在凹陷一侧出现，这可能是由于肿瘤细胞生长的旺盛程度与其受到的结缔组织的限制相关。毛刺征在某种程度上提示恶性结节，但其对周围型小肺癌（直径小于3 cm）的识别能力并不强，推测原因可能为以下两点：第一点，早期的癌症，它们的侵袭范围和产生癌性淋巴管炎症的情况相对较为温和；第二点，并非所有的层面上都能清晰地看到长而纤细的毛刺，一般情况下，远离肺门一侧更容易观察到它们。MPR重建图像可提高此征象的显示率。一些研究指出，早期肺癌通常具有清晰的边界，但随着其侵入深度和宿主对其产生的反应，可能会变得模糊并产生尖锐的突起，即所谓的“毛刺”现象。在肺腺癌中，这种现象更为多见。以堆积式生长为主的腺癌、未分化癌、类癌、鳞癌等，病灶边缘通常清楚。CT扫描可见病变边界清晰，因为这些类型的肿瘤会推动它们与肺部之间界面区域内的小气囊和微小隔膜向中心收缩，造成假包膜的形成。当肿瘤直径超过3 cm时，这种情况更常见。

2.3.4.2 分叶征

当肿瘤朝各个方向生长不一致时，就会出现肺癌肿瘤分叶征的征象，或者因周围结构阻碍，肿块轮廓呈现多个弧形的突起。分叶征早在1955年就被学者发现，常见于肺癌中，作为一个恶性的征象。随后人们发现，并非仅有恶性肿瘤有这一特点，一些良性病变也会出现这种情况。X线平片检查时，肺癌的分叶征象高达80%，多呈弧形。CT轴位扫描断层部分与分叶突出部分相切时，可见肿瘤呈尖角状的棘状突起，边缘突向肺野，如果用肺窗进行观察可见棘突与毛刺影相连。在病理检查中，这些棘状突起是向邻近肺组织浸润的肿瘤，一般位于肿瘤发展的前端部位。对于较大的肿瘤，在X线检查中多可见分叶征的出现，在肿块或结节的外周还可观察到锯齿形或波浪状的轮廓。当肺部结节较小时，往往需要借助胸部CT扫描才能被察觉出来。分叶征常见三种类型，我们用弦弧和弦长的距离比例来评估：深分叶型，该比例超过0.4；浅分叶型，该比例小于0.2；中分叶型，该比例等于0.3。这样的分类方法有利于判断肿瘤的良恶属性，一般来说，深分叶型的肿瘤更可能是恶性肿瘤，尤其是那些直径达到3～5 cm的大型肿块，因为它们的分叶更为显著且明显，所以恶性程度较高；相反地，如果分叶较浅，则更可能是良性病灶。总的来说，瘤体-肺交界带的形态学变化主要受到肿瘤的生长行为和宿主反应的影响。分叶征和毛刺征通常是可靠的恶性征象，提示恶性病变可能性大。对于分叶征，在纵隔窗上进行观察；对于毛刺征，则在肺窗上进行观察。病变模糊者，肿瘤多靠近胸膜一侧，病灶边缘不具规律，可模糊或清晰；其形成与淋巴反流引起的小叶间隔或胸膜增厚相关，病理生理机制复杂，很容易出现误判，被误诊断为炎性病灶。这种情况在瘤体-肺交界带CT扫描中没有规律性的表现，不具特异性，常常伴随毛刺征的出现，发生率为23.1%。

2.3.5 肿瘤周围结构异常的主要体现

肺肿瘤周围结构的异常改变在影像学评估中具有重要意义。胸膜受累主要表现为胸膜增厚、凹陷或胸腔积液，其中脏层胸膜凹陷是恶性肿瘤的特征性表现之一。周围血管常呈现扭曲、聚集或截断等异常走行，增强CT可见肿瘤血管生成导致的异常强化。邻近气管支气管则可能出现管腔狭窄、移位或截断等压迫性改变，支气管充气征中断提示浸润性生长。这些继发性改变不仅有助于判断肿瘤的良恶性，还能为术前术后评估提供重要依据。

2.3.5.1 胸膜的变化

胸膜的变化包括胸膜扩散、肿瘤局部浸润，更常见的是胸膜凹陷的出现。影像图像中，胸膜凹陷征（pleural indentation，PI）呈现为脏层胸膜内部皱缩，突向肺内，呈喇叭状的病灶。有时又叫作胸膜牵拉征，过往根据其征象有许多不同的称呼，例如Fleischner's线、胸膜尾征、尾征、兔耳征、"V"字征等，这里主要指的是与肺周围病灶毗邻的胸膜形态变化。

胸膜牵拉征的主要病理机制是肺内病变内纤维组织增生和瘢痕形成，表现为间隔增厚的结缔组织，胸膜没有粘连及增厚。在这一病理环境下，如果肺部出现感染或肿瘤，就可能形成胸膜下陷。事实上，肿瘤内的瘢痕收缩是肿瘤患者形成胸膜凹陷的主要原因。X线胸片上由于凹陷的脏层胸膜走向与X线投影方向存在差异，因此胸膜凹陷的X线胸片表现多种多样，如图2-1所示。

胸膜凹陷的方向和CT扫描的角度共同决定了胸膜凹陷的表现形态。胸膜凹陷征一般表现为线影与喇叭颈相连，影像上呈现为三角状影和喇叭口形状。因为常规的横断面扫描，较少能穿过胸膜凹陷中心线，且胸膜凹陷中心线与横断层面形成夹角，走向呈上下斜行方向，因此在轴位图像中比较少观察到这一征象。肺癌位置不同，其引发的胸膜凹陷形态也会不同，尤其是当肿瘤位于叶间胸膜、横膈、肺尖等位置时。当胸膜凹陷位于叶间裂时，会出现一些特殊征象。如果凹陷出现在斜裂胸膜的位置，则液体无法停留，邻近的肺组织填充了凹陷区。在CT扫描中，可观察到主裂缝胸膜紧贴在肿瘤表面，朝着肿瘤方向僵直或倾斜。有时观察到的胸膜凹陷征影像，也可以没有毗邻肺组织代偿凹陷的主裂胸膜。CT检查方式对完整胸膜凹陷的显示极为重要，高分辨率的薄层CT是最佳的检查方式。炎性假瘤、机化性肺炎、结核球炎症反应等会造成脏胸膜下胸膜凹陷形成，邻近肺组织的纤维化增加，邻近胸膜增厚，病变周围肺实质的不规则纤维索条灶到达脏胸膜，从而产生胸膜凹陷。而MPR重建技术可以进行较好地显示，先进的成像技术也可以规避成像角度的限制。有学者对肺结节胸膜凹陷征进行了综合分析，根据胸膜凹陷征的具体特点，如胸膜凹陷相关切迹，有助于提高诊断的特异性和准确性，然而对于直径不超过3 cm的周围型病变，胸膜凹陷征没有诊断的特异性。

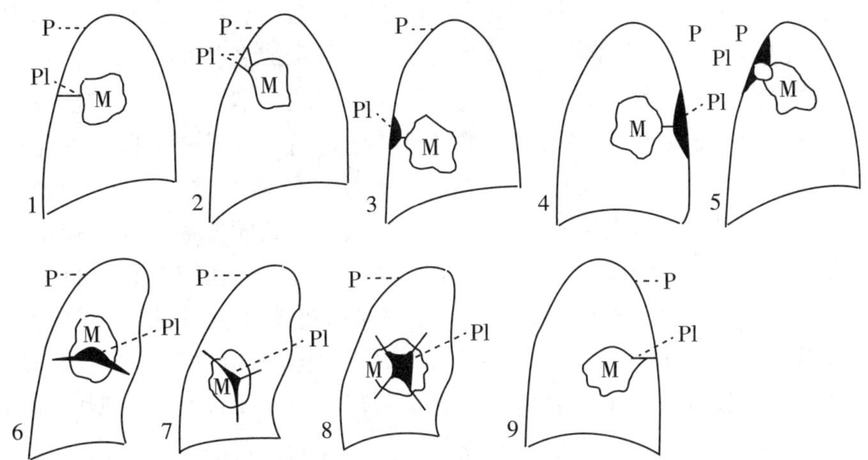

注：P，胸膜面；PI，胸膜凹陷面；M，肺内病灶；1～5、9胸膜凹陷侧位观；6～8为正位观。①线型（线状表现，图2-1的1、2）：常是细线状，大多具有锐利的边缘，通常宽度在1～2 mm之间，长度约1～3 cm。靠胸膜最近的肺部病灶开始可观察到线影，位于病灶中间，呈现为连续的直线。②幕状型（图2-1的3、4、5）：这类影像出现在前述类型的背景之上，呈现类似于三角形的或者喇叭口样的形态，也有描述成“V”字型，或者幕状。③星型（图2-1的6、7、8）：胸膜凹陷的正位观，是由肺部病灶自中央向周围呈放射状条索分布。④楔型（图2-1的9）：肺部病灶朝胸膜方向呈现锥形，底部紧靠病灶的边界到达胸膜。

图2-1 胸膜凹陷X线片示意图

一般情况下，当胸膜处肿瘤增大时就会导致胸膜被侵犯，胸壁的胸膜和肿瘤之间的边界不清，呈现为广基底相贴合。具体表现主要有以下几个特点：①胸壁肿块或椎体、胸骨、肋骨等骨质破坏，是诊断胸壁侵犯的重要依据。②毗邻胸膜和肿瘤之间的脂肪间隙消失，密度明显升高。③邻近胸膜出现明显强化、增厚。④胸腔积液出现，因为胸膜处常常合并有出血、感染等，胸膜往往增厚，因此CT检查常常难以鉴别肿瘤是否明确侵犯胸膜、胸壁或仅仅是贴近胸膜；事实上，脂肪间隙模糊具有诊断意义，如果胸壁骨骼破坏，则诊断价值更大。⑤胸膜与肿瘤表面形成钝角的夹角，两者接触面的长度大于3 cm。

2.3.5.2 邻近血管、支气管变化

肺静脉及其随属支独立走行于小叶、肺亚段、肺段的边缘。在肺组织内，肺动脉常与支气管伴行，位于小叶、肺亚段、肺段、肺叶等的中心位置。周围型肺癌更容易出现支气管截断征象，这主要源于其起自腺上皮或支气管黏膜上皮。肺动脉受到侵犯

时，轻者可能表现为边缘走行伴有变窄、牵拉、僵直等，严重者出现血管截断。肺静脉和支气管之间有一定距离。当肺静脉受侵时，表现与动脉受累相似。体积较小的周围型肺癌表现为边缘走行伴有变窄、牵拉、僵直等征象，有学者研究报道收集了经过病理证实的周围型肺癌病例样本，使用CT增强后的影像技术来分析病变区域内的血管结构及其相互联系的方式，并进行分类，将其划分为五种不同的模式：第一种，在疾病边界上切割；第二种，位于疾病的中心位置而阻塞它；第三种，从它的中央穿过去；第四种，沿着该病的四周延伸并且呈现出一种紧张或者狭小的状态；第五种，直接地贴附到这个病灶的外围，形成一条平顺的光滑曲线形状。另外，对这些不同类型的特征数据详细研究，以确定它们在肺静脉分类中是否存在某种关联性变化。第四类是最常见的，肺静脉为次级肺段和肺段的边缘，随着肿瘤的进一步发展而侵入其中，并且由于其较薄的管壁容易受到肿瘤的包裹和压缩，导致闭塞而不易显现出在肿瘤内通过的情况（即第三类情况）。此外，与其他类型的支气管和肺动脉侵犯程度之间存在显著的相关关系（R值为0.5265，P<0.01）。CT扫描图像上可见病灶包绕肺静脉或使得肺静脉截断，这一般被认为是恶性征象。周围型肺癌超过70%会累及多个肺段，尤其是当肿瘤直径超过3 cm时，通常累及相邻肺段。对于不同病理类型的肿瘤，生物学行为是否存在差异，对于侵犯血管、支气管是否不同，目前没有定论。通过先进的影像学技术，例如高分辨薄层CT可以清楚显示肺癌与支气管、血管等的关系，这对于判断病变的良恶性有很大帮助。

2.3.6 肺癌的转移

肺癌转移是指肿瘤细胞从原发灶扩散至其他器官或组织的过程，主要经淋巴道传播、血行播散或直接浸润。常见转移部位包括脑、骨、肝、肾上腺及肺本身，其中小细胞肺癌（SCLC）转移较早且侵袭性强，非小细胞肺癌（NSCLC）则以腺癌更易发生远处转移。转移机制涉及上皮-间质转化、血管生成及免疫逃逸等。临床症状因转移部位而异，如脑转移引发头痛或神经功能障碍，骨转移导致疼痛或病理性骨折。影像学检查和病理活检是确诊关键。治疗需综合全身疗法（化疗、靶向治疗、免疫治疗等）与局部处理（如放疗、手术），但晚期预后较差，强调早期诊断重要性及针对性个体化的治疗。

2.3.6.1 肺门、纵隔淋巴结转移

肺内的淋巴结常分为两组，即浅组和深组。位于小叶内的淋巴管或小叶间的淋巴管的深组淋巴结处于肺组织内部，淋巴管道由肺内向肺门延伸；位于肺表面的为浅组淋巴结，由多个方向汇至肺门区域，在肺门区域深浅两组淋巴管集合后汇入肺门淋巴结。纵隔淋巴结周围通常围绕着脂肪间隙，其大小与周围脂肪间隙是否消失有助于判断淋巴结的性质。正常的纵隔淋巴结短径一般小于1 cm，增强扫描后表现为边界清晰的圆形或椭圆形病灶。以大小作为判断良恶性的唯一依据是不可靠的，正常大小的淋巴结存在转移的可能性，而有些肿大淋巴结在术后病理证实为阴性淋巴结。伴有脂肪

密度的肿大淋巴结大多是良性病灶。PET-CT具有功能显像的优势，对于诊断淋巴结的性质相比传统CT有优势，有研究报道，PET-CT对于淋巴结的检出率为94%，而传统CT这一数据仅为61%。PET-CT的优势主要体现在对体积较小淋巴结（小于1 cm）的检出上。肺内淋巴结的回流路径大致为：肺内淋巴结—肺门淋巴结—纵隔淋巴结。

Marc Riquet及其团队进行了一项综述研究，结果显示肿瘤的位置并不能准确预测淋巴结的转移情况。研究成果已经在*European Journal of Cardio-Thoracic Surgery*杂志上发表。他们回顾了1779例肺叶切除患者，并根据肿瘤位置分析了他们的病理特征：第1组（G1），右肺上叶；第2组（G2），右肺中叶；第3组（G3），右肺下叶；第4组（G4），左肺上叶；第5组（G5）左舌段；第6组（G6），左肺下叶。记录各组的pN状态，分析肿瘤位置和非小细胞肺癌（NSCLC）的淋巴扩散相关性。结果显示，各组肺叶切除术的数量和比例分别为：G1组613例（59.2%）、G2组64例（6.4%）、G3组359例（34.6%）、G4组404例（54.3%）、G5组54例（7.3%）和G6组285例（38.4%）。无论哪一组，pN2淋巴结转移率是相近的，即使在单站和多站疾病时均是如此。当涉及右侧，其主要集中于位于上纵隔的G1（占95%）及位于下纵隔的G3（占比为90%）；而在左侧，则以G4为主（约94%），G6占比约48%。无论如何，在两站受累的情况下，40%（G4）至81%（G3）的病例涉及两个纵隔。跳跃转移、单节段和多节段受累的长期生存率不同，但各肺叶间没有差异。所以，肿瘤的位置不能预测淋巴结转移情况。在非小细胞肺癌的外科治疗过程中，从肿瘤学的视角来看，完整的系统性纵隔淋巴结清扫仍然是唯一可以接受的手术方式。

淋巴结转移率与肺癌病理类型、瘤体大小有相关性。一般认为，肺鳞癌的淋巴结转移率低于肺腺癌。在非小细胞肺癌中，肿瘤的大小与淋巴结转移概率成正相关，即肿瘤越大，淋巴结转移概率越大。小于等于1 cm的肺腺癌、肺泡细胞癌，以及小于等于2cm的肺鳞癌，总体上纵隔淋巴结转移率相对不高。

2.3.6.2 肺内转移

肺癌一般通过淋巴道或血液转移到同侧或对侧肺组织，也可以通过侵犯叶间裂播散到邻近肺叶，其不同路径转移的影像学表现也不同。如果肺内转移表现为空洞转移、胸膜转移、磨玻璃结节、实性结节，这一般是来自血液的转移。肺腺癌的转移灶中可常见充气支气管征。胸膜下多角形细线结构征象或结节状小叶间隔增厚，一般是淋巴结转移导致，可观察到不规则结节状增厚的支气管血管束。这里需要鉴别的是对侧的肺肿物、肺结节，尤其是孤立性病灶，必须谨慎排除第二原发肿瘤的可能。

2.3.6.3 肾上腺转移

乳腺癌、肺癌等许多肿瘤常出现肾上腺部位的转移。肾上腺转移一般没有症状，多在检查时偶然发现。然而，肾上腺属于内分泌腺体，如果肿瘤进一步进展，造成肾上腺结构破坏，可能引发一系列内分泌相关的问题，例如全身乏力、精神不振、低钠血症、血压异常等。进行MRI检查时，肾上腺转移灶在T2WI上表现为高于肝脏的高信号，T1WI上为稍高信号，增强扫描后显示为中-高信号。肾上腺转移多为单侧，呈不规则的椭圆形，边界较为清楚。

2.3.7 肺癌的增强扫描检查

肺癌的血供不同于良性病变，这一差异会表现出不同的影像学特点。理论上说，肺结节的强化程度与其内部血液供应量、病变区域血管外间隙造影剂的浓度关系密切。病灶内血管外间隙造影剂聚集的情况决定了肺结节的血供及强化程度。肺癌在进行增强CT扫描后，一般会有三种表现：第一种是比较常见的病灶整体均匀强化的类型，主要出现在直径约为8～15 mm的小肿瘤中；第二种是在肿瘤边缘出现不同程度的强化，中心区无明显强化，这种现象常发生在大小介于3.0～4.5 cm之间的肿瘤中；第三种是不均匀强化型，呈现出结节样强化。根据Swensen等人进行的多中心研究结果，无显著强化的肺部结节被认为是良性的，并且选择增强值为15 HU作为区分良性和恶性肿瘤的参考指标。然而，他们也注意到，一些活动性炎症过程导致的早期肉芽肿可能会有更高的增强值，这使得仅依赖增强值对恶性结节和炎症结节做出鉴别仍然面临挑战。

病灶强化时间、强化幅度和类型有助于进一步定性诊断。孤立性肺结节（solitary pulmonary nodule，SPN）在影像诊断中是一个难点，主要在于难以确定其性质。SPN血流模式的定量信息，在动态对比增强CT扫描中有充分的提示。有学者对孤立性肺结节进行了动态增强量化的评估，研究中纳入了80例患者，这些患者的病灶为无钙化且直径小于或等于3 cm的SPN；对这80例患者均进行动态增强CT扫描，扫描时在造影剂注射后的15秒（初期阶段）和75秒（后期阶段）分别采集两组动态增强CT图像；同时，对SPN与主动脉PH的比值（S/A）、SPN的强化方式、增强峰值（PH）、SPN的血流灌注值、SPN的T-DC模式等一系列参数和指标进行了对比分析。研究结果显示，肿瘤在造影剂进入胸主动脉的时候，首先出现中等强化，然后强化程度逐渐升高，最后保持稳定的强化显影；而不同类型的肿瘤表现出不尽相同的T-DC模式，其强化的特点有助于对肿瘤病理类型的判断。相反，良性病变只有微弱的强化，甚至可能完全无强化；而炎症结节会立即表现出血流增加的现象，曲线到达峰值后即开始下降，此后又会有升高情况。良性病变的灌注值明显低于炎症结节和肿瘤，如果是恶性结节，其灌注值与炎性结节之间无明显差异。总的来说，动态CT增强为我们提供了一种非侵入式诊断及评估孤立性肺结节的方法。当SPN呈现出高PH值、高S/A比例及高灌注时，我们应该优先考虑它可能是恶性的，并需排除其他疾病的可能。在此过程中，我们可以通过观察病灶强化前的密度、增强方式以及T-DC，来判断是否有炎症结节的可能。更为关键的是，那些显示出低PH值、低S/A值与低灌注的病灶通常是良性的。

2.4 不同组织学类型的肺癌影像学

肺癌按病理类型可分为非小细胞肺癌和小细胞肺癌。肺鳞癌、肺腺癌和肺大细胞癌属于非小细胞肺癌的子分类。肺鳞癌、肺腺癌和小细胞肺癌是肺癌最常见的三大类型。显微镜下，每种类型肺癌的肿瘤细胞都具有不同的形态及排列方式。不同病理类型的肺癌有着不同的生物学行为和组织学特征，在影像学上也会呈现出不同的征象特点。熟悉不同病理类型肺癌的常见影像学特征，有助于初步判断肿瘤的病理类型，制订后续合理的诊疗方案。

2.4.1 肺鳞癌

伴随着肺癌发病率的不断升高和当代疾病谱的变化，不同病理类型肺癌的发病率也出现了变化。目前统计分析数据都支持肺腺癌的发病率逐年上升，在肺癌大类中占据第一的位置。而以往被认为最常见的肺鳞癌的比例在下降，在肺癌大类中排名第二，占比约25%～30%。但考虑到肺癌群体基数庞大，肺鳞癌的患者仍然非常多。在欧洲，肺癌患者中大约有1/3～1/2为鳞癌。美国的情况也类似，其中27%的男性和18%的女性患的肺癌属于鳞状细胞癌。此外，肺鳞癌的发生与吸烟有密切的关系，各国的肺鳞癌患者的比例同其烟草类型相关，包括所吸烟草是否具有过滤嘴也是影响因素。一般认为肺鳞癌的发生与吸烟关系密切，多表现为靠近大气道的中央型病变，常见检查发现肺门肿物，但也有研究指出，周围型的肺鳞癌也不罕见。由于肺癌多靠近大气道生长，因此随着肿瘤的长大，会出现胸痛、咳嗽、咳血、阻塞性肺炎等一系列症状，患者多因上述症状来就诊。鳞癌细胞生长缓慢，生物学行为与腺癌迥异，早期一般以淋巴结转移为主，远处转移出现较晚。由于其转移相对较晚，所以接受手术切除治疗的比例较高，因此肺鳞癌患者的5年生存率较高。肺鳞癌依据病理分化程度可分为高分化、中分化和低分化，其疗效直接影响非小细胞肺癌患者的总体生存率。肺鳞癌在病理学上分为角化型和非角化型。对于前者，镜下表现为癌巢内可见角化珠、细胞角化，分化好的角化珠明显，分化差的仅见到灶状角化，且角化不明显。这是鳞癌特有的病理学特征。此外，通过免疫组织化学染色，我们可以观察到，鳞癌常表现为p63、CK5、p40、CK5/6为阳性，TTF1常为阴性，CgA、Syn等为阴性，这是病理报告中帮助进一步判别组织分型的关键要素。对于早期和中期的肺癌，手术切除是首选方案。然而，对于晚期肺鳞癌，由于基因变异率极低，常常没有针对性的突变靶点药物，所以目前主要采用放疗和化疗。尤其是，联合免疫治疗能够显著提高抗肿瘤疗效，改善患者的预后。

2.4.1.1 病理特点

非小细胞肺癌中，肺鳞癌所占比例约为30%，其组织学起源及基因特征明显异于腺癌。鳞状细胞癌一般起源于被覆鳞状上皮的区域，如皮肤、食道、阴道等部位；但也可发生于非鳞状上皮被覆的区域，如肺、膀胱、胆囊等部位；这些部位发生的鳞状细胞癌一般是在原来衬覆上皮发生鳞化的基础上而形成的，如气管正常情况下被覆假复层纤维柱状上皮，但是在长期吸烟情况下，这些假复层纤毛柱状上皮可发生鳞状化生，进而由于一系列基因的改变而导致化生的鳞状上皮发生异型增生，最终形成鳞状细胞癌。

由于肺鳞状细胞癌一般起源于支气管化生的鳞状上皮，因此，肺的鳞状细胞癌一般位于肺门中央，多起源于段和亚段支气管，少数病例可发生于肺的外周。发病者多为老年男性，有吸烟史。大体上，肿瘤往往体积较大，切面灰白色，境界不清，中央常有坏死和空洞形成，容易发生淋巴结转移。组织学主要为肿瘤细胞体积大、呈多形，胞浆丰富有角化倾向。目前，在2021年WHO第5版的肺肿瘤分类中，根据肿瘤是否存在角化、角化珠形成和/或细胞间桥等特征，将肺鳞状细胞癌分为非角化型和角化型。其中非角化型鳞状细胞癌的形态学非常类似于肺大细胞癌，需要进行一组免疫标志（包括p40、p63、CK5和CK5/6、TTF1等）来鉴别，其中非角化型鳞状细胞癌常弥漫性和强阳性表达p40、p63、CK5和CK5/6。

2.4.1.2 临床表现

肺鳞癌好发于中老年男性，发病比例上男性显著多于女性，约有1/4的患者在就诊时无任何症状。许多研究已证实，肺鳞癌的发病与吸烟关系密切，吸烟是引发肺鳞癌的重要因素。此外，肺气肿是另一个与肺鳞癌发病有关的因素。肺鳞癌的临床症状不具特异性，常见呼吸道相关的一些症状和体征，例如咳嗽、咯血、胸痛等。因此，对于有长期吸烟史的高危人群伴有上述症状时，需要排查肺鳞癌的可能性。肺鳞癌大多数为中央型肺癌，也有少数为周围型肺癌，但周围型肺鳞癌通常无任何症状或体征，在体检时有可能被发现。如果肿瘤侵犯胸膜、胸壁等部位，则会出现疼痛等不适。有长期吸烟史的中老年男性，定期做胸部低剂量CT筛查非常有必要，这有利于早期发现肺部病变，早期肺癌与中晚期肺癌有截然不同的预后。

2.4.1.3 综合影像学表现

（1）X线表现：X线检查常常不能发现较小的肺癌病灶。较大的肺癌病灶在X线片上呈现为肺野内类圆形的不规则肿块影，边界清楚，可见分叶征象，有时也可见毛刺征象。当病灶较大时，也可见肿块内空洞影，称为癌性空洞。癌性空洞的典型表现是厚壁空洞，伴有不规则的内壁，周围可伴有癌结节，当合并有感染存在时，空洞内可见液气平面。肿瘤阻塞气道，可引发阻塞性肺炎、肺不张，形成斑片状致密影。当胸膜受累时，可见胸膜结节或胸腔积液。有些靠近叶间裂的病灶也会跨叶生长。

（2）CT表现：CT扫描是发现肺部病变和提供有价值诊断信息的重要影像学方法。侵袭性较强是肺鳞癌的一个重要特点。肺鳞癌的CT表现与其生物学行为也有关联，影像学上呈现出不同的生长状况。一般来说，根据影像学肿块所在的部位分为中央型肺鳞癌和周围型肺鳞癌。

肺鳞癌不同的生长方式反应在CT影像上也存在差异：①Ⅰ型是位于支气管腔内的小结节，边界清楚，肿瘤较小，突向管腔内、贴附于支气管管壁，增强扫描为中度强化。病灶可沿着支气管管壁侵袭，导致出现管腔狭窄、闭塞，从而出现阻塞性肺炎。②Ⅱ型一般是位于肺门的肿块或结节，是临床上最常见的一种中央型肺鳞癌。CT检查可见肺门处不规则肿块影，常合并有阻塞性肺炎或肺不张，难以区分边界，增强CT扫描有助于鉴别。在扫描的动脉期，不张的正常肺组织的强化程度高于肿瘤。肿瘤常因供血不足出现局部坏死，CT扫描表现为低密度区域，增强扫描时没有强化。因此，整个肺肿块强化扫描的特点通常是不均匀的强化，部分伴有空洞形成。有研究还认为，鳞癌较其他类型的肺肿瘤更容易出现钙化征象。在临床上，中央型肺鳞癌发现时一般较晚，主要原因是早期肿瘤较小，不引起任何症状，随着肿瘤的生长，对气道的侵犯加重，继发肺门、纵隔淋巴结的转移，从而引起一系列症状和体征。③Ⅲ型表现为肿瘤在支气管内呈现为铸形生长。支气管管腔内的黏液痰栓是容易与肿瘤混淆的一种情况，鉴别要点是痰栓密度偏低，没有血供支持，增强扫描无强化。肺的解剖学提示肺动脉与支气管在肺内伴行，肺动脉常位于相应支气管的下方和背侧，当进行增强扫描时，可见动脉血管在肿块中穿行。

不同类型的肺鳞癌在影像学上都有不同的征象，这有助于为临床诊断提供支持证据。虽然大部分肺鳞癌属于中央型，但周围型的情况也常见，这种类型的肺鳞癌通常起源于支气管下段，并且具有一些特定的影像学表征。周围型肺鳞癌常表现为与支气管长轴一致的类椭圆形结节，与中央型肺鳞癌不同，CT上周围型肺鳞癌多呈现为边界清楚的肿块或结节，边界清楚，90%以上的病灶合并有分叶征，肿块的边缘可出现支气管的截断，截断前支气管可出现管腔狭窄。广基底病灶与胸膜相连、支气管截断、胸膜凹陷征、远端阻塞性征象等影像学改变在肺鳞癌中更为常见，而在肺腺癌中较为少见。原因可能是肺鳞癌肿瘤普遍生长更大，更容易侵犯纵隔、胸壁、胸膜，由于肿瘤细胞或炎症的浸润，可出现远端片状模糊影的征象。

对于肺鳞癌的诊断，胸部CT平扫提供的信息有限，因此在诊断时尤其是初诊时进行增强扫描非常重要，以便提供更多的信息。通过观察肿瘤的强化特点，评估肿瘤内的坏死及血供情况。增强扫描是鉴别肺肿瘤和良性病变的一种重要方式。一般来说，炎性病灶的增强增幅超过60 HU，而肿瘤的强化增幅仅为20～40 HU。肺鳞癌一般是中度强化，尤其容易出现边缘的强化。除此之外，CT增强检查还可以帮助评估支气管、血管与肿瘤之间的关系。事实上，肺鳞癌与肺腺癌的发病机制存在明显不同。靠近胸膜生长的肺鳞癌容易侵犯胸膜或引起胸膜转移；发生在肺外周的肺鳞癌沿着支气管壁生长，由外周向中心肺门发展，侵犯黏膜下淋巴管或胸膜处的淋巴管，从而引起纵隔及肺门淋巴结的转移。相比肺腺癌，肺鳞癌的局部侵袭性似乎更强，对血管及淋巴结的侵犯都超过50%。在肺癌的不同病理类型中，其对血管的侵犯概率也不尽相同，例如，肺腺癌为64%，而肺鳞癌则高达83%。之所以提到这一问题，是因为血管侵犯与否与预后有明显的相关性，合并血管侵犯的患者有更差的预后。

有研究报道，术后病理证实有肺癌胸膜浸润者，其术后存活率多为1年。当肺鳞癌发生在肺外周，尤其是位于胸膜或者叶间裂附近时，很大可能出现胸膜侵犯，主要是侵及脏层胸膜，如果累及壁层胸膜时就可能形成“胸膜桥”，在CT上表现为胸膜邻近的脂肪层消失，因肿瘤累及血供丰富的胸壁组织，呈现条带状的强化影像。有趣的是，不同于肺腺癌侵犯胸膜时的情况，肺鳞癌侵犯胸膜后继发胸腔积液的概率较低，不到10%。而肺腺癌更容易引起癌细胞在胸膜播散，大量胸腔积液产生，成为所谓的癌性胸膜炎。位于右肺靠近水平裂的肿瘤，因侵犯水平裂引起胸膜牵拉皱缩，CT影像表现为“假空洞征”。假空洞易被误诊为真空洞，需要仔细鉴别。

如前所述，CT增强扫描在肿瘤的诊断中有着非常重要的价值。肺鳞癌经强化扫描后常表现为不均匀的强化、中等程度的强化。当肿瘤较小时，例如直径小于3 cm，其强化特点与腺癌类似。而当肿瘤较大时，如直径超过3 cm，则常伴有肿瘤内的局部坏死，强化扫描后多表现为环形强化或不均匀强化的特点。淋巴结转移是肺癌的另一大特点。在进行CT检查时，除了观察到肺原发灶本身之外，往往出现合并肺门或纵隔淋巴结的转移。一般以淋巴结短径大于1 cm作为胸部淋巴结阳性的诊断标准，但主要注意的是大小不是唯一的判断标准。比如有些淋巴结虽然大小不达标，但是出现坏死、包膜外侵、离原发肿瘤很近、环形强化、强化特点与原发灶一致等情况，也要高度考虑为恶性淋巴结。

（3）MRI表现：在实际临床工作中，MRI并不是常规用于诊断肺部疾病的手段。但由于MRI相比CT在组织分辨率上有着巨大的优势，能提供更多的有用信息，因此对于一些需要区分肿瘤与肺不张、肿瘤与血管关系的情况，MRI就具有临床价值。此外，随着核磁共振影像技术的发展，DWI等序列成像也在肿瘤诊断中得到广泛的应用。MRI在肺癌诊断中的应用大致包括以下几个方面。

①对病灶的检查及位置定位：对于较小的肿瘤，受制于MRI在空间分辨率上的缺陷，往往显示不佳。当肿瘤直径超过3 cm时，MRI可以准确地发现肿瘤并定位，但在显示周围结构方面仍不如CT。

②肺部肿瘤与肺组织的关系：对于较大的肺部肿瘤，MRI可显示出肿瘤的分叶征象，但由于空间分辨率较低，对细小结构的显示不如CT清楚，可能会影响对病情的判断。

③肿瘤内部及周边：由于有着超好的组织分辨率，MRI对于肿块内的出血、坏死、变性等有很好的呈现，明显优于CT。但是在钙化这一特点的观察上不如CT好。MRI用于肿瘤周边的观察，主要是判断胸膜或胸壁受侵的情况，以及用于对脂肪层是否消失的判断。

④信号表现：肺鳞癌在T1加权图像上通常表现为等低信号，如果伴有局部坏死，则信号可能会更低。T2加权图像上，肿瘤常常表现为中等信号或者较高信号，坏死区域的信号则会更高。反之，如果坏死物被排出并形成了空腔，则其内的气体会在T1WI和T2WI上都显示出明显低信号。此外，如果合并感染，可能会呈现气-液平面。

⑤MRI增强：对于周围型肺鳞癌来说，其血供相对丰富，在MRI增强中往往会出现中度甚至显著强化；动态MRI增强技术（DCE-MRI），它的时间-信号强度曲线通常呈现出快速上升和缓慢下降的特点，只有少数情况会是快速上升并保持稳定的状态，95%的肺鳞癌的影像表现属于这两种情况。坏死是肺鳞癌常伴发的情况，一般是局部的，尤其是肿瘤较大时，所以增强后常常可以看到中心不规则无强化的坏死区域与边缘明显强化的区域形成了鲜明的对照。除此之外，对于继发有纵隔或肺门等处淋巴结转移的患者，MRI检查显示得较好。至于发生肝脏、肾上腺等远处转移的情况，MRI检查非常有价值，能较好地检出转移灶。值得注意的是，转移灶通常具有与原发灶相似的影像学特点，比如进行增强扫描时，转移灶与原发灶具有相似的强化特点；

如肿瘤合并液化坏死，则在DWI序列上转移灶表现出较高的信号。

⑥DWI序列应用：DWI可以用于肺癌的检查，检测肿瘤ADC值（表观扩散系数），这可以用来鉴别不同的组织学类型。DWI序列还可以评估肿瘤细胞密度（tumor cell density，TCD）。确切地说，在DWI序列上，肺鳞癌通常呈现为不均匀的高信号，其TCD的测量值也小于小细胞肺癌。事实上，肺鳞癌、肺腺癌、小细胞肺癌之间TCD值的比较差异具有统计学意义。此外，ADC值与TCD值成反比，在不同组织学类型中都有相似的规律。具体地说，在DWI序列上ADC值下降出现在肿瘤细胞数量增加时。总而言之，通过DWI扫描、测量ADC值等，可以鉴别不同的肺癌病理学类型，并为评估肿瘤细胞密度提供证据，为临床治疗策略的制订提供参考。DWI的作用还有很多，比如对于单个肺结节性质的判断，该序列的多b值检查有助于鉴别诊断，例如，当我们将b值取为600 s/mm^{2}时，恶性可能性越高的肺结节，其DWI的信号越高。

此外，在肺癌的疗效评估方面，DWI可以为临床提供依据。一些研究表明，对于接受了放疗的癌症患者来说，其肿瘤核心区域及周围部分的ADC数值变化会出现差异，一般情况下，肿瘤中央区域的ADC数值会显著增加（肿瘤细胞的坏死发生），然而，肿瘤边缘的ADC数值会在初期呈现出明显的上升趋势，但在一周至十天内又重新回到初始水平，这种现象可能与周边处肿瘤组织的生长有关。因此，DWI检查和ADC数值测量可以用来预判肺癌治疗的效果，从而为治疗策略的选择提供参考依据并作出相应调整。

2.4.1.4 鉴别诊断

当肺鳞癌伴有空洞时，需与肺脓肿、肺结核空洞从临床和影像学表现方面进行鉴别。

（1）肺脓肿：肺脓肿往往合并有明显的急性呼吸道症状，比如胸痛、咳嗽、发热、咳脓痰等，实验室检查可见白细胞计数明显上升。在CT检查上，常常表现为肺实变伴有空洞，空洞有气液平，空洞壁不规则或者光滑，病灶边界不清楚。肺脓肿形成的诱因通常与长期卧床的吸入性感染有关，病灶多分布在重力低垂的部位，一般通过规范的抗感染治疗后可以好转。除了肺癌合并空洞的情况，另一种少见情况就是孤立性韦格纳肉芽肿病伴有空洞的情况，两者需要仔细鉴别。后者在实验室检查中有特异性的抗中性粒细胞胞浆抗体（anti-neatrophil cytoplasmic antibodies，ANCA）阳性表达。从影像学的角度来鉴别，孤立性的韦格纳肉芽肿病合并空洞，在CT检查上表现为多发或单发的病灶，部分融合伴空洞形成，周围形成“晕征”。不同于肺癌病变，孤立性的韦格纳肉芽肿除了呼吸道症状外，还可能合并泌尿系统症状。

（2）肺结核空洞：这一类型的疾病会伴有典型的结核病相关症状。比如消瘦、盗汗、低热等全身中毒症状。在病灶分布位置方面，多见于双肺上叶及下叶的背段，呈多形性表现，比如纤维化、实变、空洞、渗出等。肺结核的空洞与肿瘤相关的空洞不同，可呈厚壁或薄壁，内壁光滑，可合并结节、钙化灶，周边肺野内可见卫星灶出现。此外通过实验室辅查及临床表现也可以帮助鉴别。

2.4.2 肺腺癌

时至今日，肺癌仍然是发病率和死亡率最高的恶性肿瘤，近年来尤其是肺腺癌的发病率显著上升，女性发病率也逐渐升高，年轻化的趋势也很明显。不同类型的肺癌有着显著的不同预后，因为它们有迥然不同的生物学行为。比如微侵袭性腺癌和原位腺癌的预后非常好，5年无病生存率高达100%。然而，大多数因为呼吸系统症状或肺部体征而就诊的患者往往已经处于晚期，无法接受外科手术治疗。一些研究也发现，通过CT扫描、手术检查、病理学检查等方式来评估病变的大小和体积，有助于确定其性质并实现早期确诊和手术治疗，这有助于提高肺腺癌患者的远期生存率。

按照WHO的肺肿瘤分类建议，根据侵犯和转归情况，肺腺癌分为以下几种类型：不典型腺瘤样增生（atypical adenomatous hyperplasia，AAH）、原位腺癌（adenocarcinoma inn situ，AIS）、微浸润性腺癌（minimally invasive adenocarcinoma，MIA）、浸润性腺癌（invasive adenocarcinoma cancer，IAC）及浸润性腺癌变异型等。90%以上的肺腺癌发生于支气管肺泡的末端，从支气管的外周压迫管壁，因为肿瘤位于外周，所以一般不会引起刺激性咳嗽症状，咳嗽及咯血也不多见，一般在体检或偶然检查时被发现。只有当肿瘤侵犯到较大的支气管，浸透黏膜，穿透管壁后才会引发一系列的症状，如咳嗽、咯血等。如果侵犯胸膜，可能导致胸膜癌细胞的播散，引发胸膜的广泛转移，导致大量恶性顽固性胸水的形成，严重者压迫正常肺组织，从而出现重度的呼吸困难。

2.4.2.1 不典型腺瘤样增生

早在1982年有学者就提出了不典型腺瘤样增生（AAH）这一病理分型，WHO在1990年正式确认了这一亚型。

2.4.2.1.1 病理特点

按照2004年WHO对于肺恶性肿瘤病理分型的分类定义规范，AHH的病理特点为，不伴有炎症及间质纤维化，直径<5 mm，在呼吸性细支气管或肺泡上皮发生局灶性轻度至中度不典型细胞增生。从病理诊断标准来看，镜下观察有以下几个特点：细胞核浆有轻度至中度的异型性且比例失调，上皮细胞沿肺泡间隔生长，肺泡间隔出现轻度增厚，与周围正常组织有明显的分界区隔，病灶边缘清晰，细胞排列紧密且无挤压或重叠。2004年的诊断标准更为严格，镜下观为无间质侵犯，细胞异常增生，没有突破肺泡间隔且沿着肺泡壁生长，没有侵犯胸膜或血管等。2015年WHO对AAH进行了重新规范定义，认为它是一种不典型的局限性增生性病变，通常单层排列，没有侵袭性的肺泡上皮细胞。AAH虽然是良性病变，但也属于癌前病变的范围，有轻度至中度的异型性。也并非所有的AAH都会进一步发展为原位腺癌，有些在随访过程中未见明显变化，在发病率方面，从肺癌术后标本中观察到的AAH发病率为9.3%～21.4%。如果是多发性肺腺癌，相比单发性肺腺癌，AAH的发生率明显更高。AAH病理有时需要在镜下仔细寻找才能找到，大体标本中不易被发现。有时候肉眼观可在肺

组织切面上见到灰黄色或苍白色的病灶，散在分布，质地柔软。上述这种AHH一般是局灶性存在，边界较为清楚，其本质是贴附在细支气管壁和肺泡壁上生长的，由Clara细胞或Ⅱ型肺泡上皮细胞转化而来，形态上可呈钉状、立方形、圆形等。细胞质一般较少，核仁不清，无核分裂，核染色浓，不出现黏液细胞或纤毛细胞。

2.4.2.1.2 临床表现

AAH在女性中的发病率明显高于男性。除了性别因素之外，吸烟史、职业接触史、肿瘤家族史等也与发病相关。AAH一般没有明显的临床症状和体征，患者无任何不适，因此他们常常是在常规的医疗检查过程中被偶然诊断出来的。但是也有许多病例是因为他们在接受胸部外科治疗时发现了同时存在的AAH而得到确诊。有学者通过对比分析肺癌是否合并AAH两组患者的差异，分析原发肿瘤位置、组织分化、TNM分期、肿瘤平均大小，以及患者年龄和性别等临床因素与二次原发肿瘤有没有明显相关性。在治疗上，目前AHH仍然是以手术切除为主要治疗方式，技术实施层面可采用肺叶切除、肺段切除或楔形切除等。AAH早期病变，可选择微创手术，而如果是纯磨玻璃结节（pure ground-glass nodule，pGGN）型AAH，选择楔形切除是合适的。

2.4.2.1.3 综合影像学表现

（1）X线表现：通过X线检查一般不容易发现AHH病灶，因此，在随诊复查中不作为首选考虑。

（2）CT表现：AAH的最佳检查手段是CT扫描，对诊断有较高的价值，尤其要注意在薄层图像上进行逐层仔细观察。如果影像表现典型，通常可以做出确切诊断。CT影像上的观察主要包括以下几点。

①病灶部位：肺的外周常常是AAH的好发位置，尤其要注意排查叶间裂或胸膜附近，下叶病变少于上叶，50%以上位于上叶，中叶仅占11%，其余的位于下叶。也有少数情况表现为中央型病变，占比仅为2.03%。

②大小、数目：AAH可表现为多发病灶，有研究显示，最多可达13个病灶，平均为3.5个病灶，当然也表现为单发病灶。早年的研究结果提示AAH是一般小于5 mm的结节，随着对这一类疾病认识的加深，目前的观点发生了变化，认为平均直径超过5 mm。例如有学者发现，在93个AAH肺结节中，其平均直径为（6.31±1.69）mm。并且不同病理学类型，AIS、MIA、AAH的平均大小也会发生变化，存在范围的重叠。在另一项研究中，AIS组和AAH组的结节平均直径分别为（11.73±4.58）mm、（10.15±3.72）mm，这一结论来自45例经手术后病理证实的腺癌浸润前结节的数据。

③密度、边界：从病理学角度来看，AAH增生的细胞边界通常是清楚的，部分可能不清楚（不如AIS清楚），细胞沿着肺泡成不连续排列，多呈现为类圆形，形状较为规则。AAH的密度是偏低的，CT值会低于-600 HU，表现为pGGN形式。有两个研究团队分别进行了相关研究。其中何亚奇报道，AIS、AAH所得CT值分别为（-510.5±135.5）HU和（-592.2±60.1）HU，对比分析有统计学意义的差异。AAH的平均CT值约为（-658.3±75.3）HU，这是来自另一个团队研究的报道。当AAH的病灶存在时间较长，出现了瘢痕或不同程度的纤维增生时，可能表现为混合磨玻璃结节（mixed ground-glass nodule, mGGN）的样态，但这种情况很少，此时容易与MIA和AIS混淆。有学者对63个结节进行了测定，结果显示从CT值来区分，AIS和AAH是存在显著差异的。具体地说，AIS的CT值约为-604 HU，AAH的CT值约为-698 HU。通过CT值的设定，可以较好地区分这两种类型，即把CT值设置为-615HU时就可以达到这一目的。

④血管征象：一般来说，AAH不太容易侵犯血管，但可能是与血管贴近或贴附的一种状态，由于其体积较小，需要通过薄层CT图像逐层观察。观察的重点就是血管管壁、管径是否出现变化。血管扭曲和血管增粗的情况在GGN中比较常见。相比AIS血管增粗和血管扭曲较高的发生率，AAH患者发生这一问题的概率明显更低。例如有研究显示，AIS中出现肿瘤微血管征的概率为52.3%，而在AAH中这一现象基本看不到。事实上，越来越多的研究显示，在空气支气管征、空泡征、血管集束征等方面，AIS与AAH有着明显的差异，这几项征象也是鉴别诊断AIS的要点。具体地说，合并有空气支气管征、空泡征的病例发生AIS的风险会明显增加至少2倍以上。

⑤恶变及复诊：AAH病灶可长期无明显变化，其需不需要接受外科干预仍存在争议。当AAH以磨玻璃样（ground-glass opacity, GGO）为主要影像学特征时（即GGO型AAH），通常呈现为惰性病程，平均倍增时间为2～2.5年，对于拒绝治疗的患者，可以定期复查，复查的频率约半年一次。在复查中，要详细对比前后的影像变化，如果发现有血管聚集在病灶部位，或者出现胸膜牵拉、毛刺等一些恶性征象，需要警惕恶变的可能性，应当积极行病灶活检或手术方式处理病变。

（3）PET-CT表现：以pGGN为表现的AAH一般不会有FDG的高摄取，呈阴性表现，主要是因为其内没有肿瘤细胞，增殖也不活跃。临床上一般不用于AAH的诊断。

2.4.2.1.4　鉴别诊断

AAH在诊断上主要需要与急性局灶性炎症、原位腺癌（AIS）等疾病进行鉴别，尤其是在影像学表现并不典型时，鉴别诊断很重要。

（1）局灶性肺炎症：其CT上表现为不规则或类圆形的影像，边界不清，可见增粗变形的血管累及病灶区域，可出现实变灶。临床上伴有常见的呼吸道症状，经抗炎治疗后可明显吸收好转。

（2）原位腺癌：其在CT上表现为pGGN样态，边界清楚，直径常常大于5 mm，可出现分叶征象，平均CT值在-509 HU至+71 HU区间范围（高于AAH的CT值）。镜下表现为沿着肺泡细胞贴壁生长，一般没有胸膜或间质血管浸润，大小不超过3 mm。

2.4.2.2　原位腺癌

目前普遍认为肺腺癌的发展过程是一个线性的多阶段模式，第一阶段称作癌前病变，逐步发展为原位腺癌（AIS），继续发展为微浸润性腺癌（MIA），最后的阶段称为浸润性腺癌（CIAC），随之肿瘤就会发生转移扩散。AIS全部手术切除后的预后状况非常理想，以5年的无病生存率作为参考指标，这一数据可高达100%，疗效非常理想。

2.4.2.2.1 病理特点

对于原位腺癌的定义，在2015年WHO肺肿瘤分类和2011年肺癌国际多学科分类中的定义相似。该定义认为AIS一般不会侵犯血管、胸膜、间质等，细胞沿着肺泡壁生长，不会形成微乳头状或乳头状结构，直径较小（不超过3 cm），肿瘤总体较为局限，肿瘤细胞不会累及肺泡组织内，进一步亚分类为黏液性AIS和非黏液性AIS两种类型。其中最常见的是非黏液性这一类，其由Clara细胞和肺泡Ⅱ型上皮细胞构成。由高柱状细胞构成的黏液性AIS是相对较少的一种类型。无论是哪种类型，细胞异型性都不易被观察到。在影像表现方面，黏液性AIS表现为实性结节或部分实性结节，而磨玻璃结节是非黏液性AIS的常见表现。免疫组织化学可用于腺癌的诊断及鉴别诊断，例如CK5/6（-）、EGFR（-/+）、p63（-）、TTF1（+）等指标有很高的特异性和敏感性。尤其是TTF1这一指标，当阳性表达时，如果排除了甲状腺癌的可能，则高度提示原发灶来源可能是肺部肿瘤。

2.4.2.2.2 临床表现

AIS的发病原因仍不明确，一般认为与职业因素、生活方式、基因突变、环境等因素有关。发病率方面，女性明显高于男性，尤其是在中老年女性中发病率更高，男女发病比例约为1∶2.1。目前没有发现吸烟与AIS发病相关的证据。AIS的检出通常是偶然发现或者在体检中发现，患者临床无任何症状和体征。

2.4.2.2.3 综合影像学表现

（1）X线表现：AIS的病灶通常很小，以磨玻璃影表现为主，没有实性成分，因此传统的X线检查不容易发现，漏诊的概率很高。一般X线不作为检查该病的选择。

（2）CT表现：胸部CT检查是检出AIS的主要手段，需要注意的是对于小病灶薄层CT检查非常重要，需要仔细观察、评估病灶的边界、密度、形态、大小等。如果是典型的AIS，CT检查容易做出确切诊断。

①病变大小和形态：AIS的形状一般较为规则，比如呈现为类圆形或圆形，而分叶型的病变也相对较多，但最罕见的则是无序的病变，并且没有实体瘤的存在。有研究报道，AIS直径超过12.5 mm的pGGN更具侵袭性，而该病的直径大小一般不超过20 mm。从镜下观，AIS一般不会累及血管、间质、胸膜等，同时由于在各方向的生长相对均衡，所以形态上呈现为类圆形或圆形，生长路径通常沿着肺泡壁贴壁生长。

②病灶边缘：AIS病灶的边界大多数都比较清楚，系AIS侵袭性不强的生物学行为。在病灶边界模糊的情况下，通常会表示出炎症性病变的存在，主要原因是肺泡间隔水肿增厚或者液体渗漏通过肺泡孔向外周扩散等导致的。

③邻近结构：当AIS病变的位置靠近胸膜时，可能会产生胸膜凹陷现象，但注意这不是指胸膜受累。因为病理学上淋巴细胞浸润和间隔纤维组织增生存在差异，从而导致了影像学表现从单纯的非实性磨玻璃阴影逐渐演变为包含实性成分的混合磨玻璃阴影，有时还可能呈现出细微的分叶征、毛刺征、充气支气管征以及胸膜凹陷征，这些研究也曾报道过。

④CT增强及表现：由于AIS内几乎没有大血管的有效血供，所以强化扫描后看不

到明显的强化，诊断价值有限。

⑤随访复诊：如果CT检查时发现了大小超过5 mm的pGGN，则建议在3个月后进行复诊，并详细对比前片。如果病灶在3个月内无变化，则后续需要每年进行复查，至少持续3年以上，重点是动态观察变化情况。如果初始检查时病灶的大小超过了10 mm，且CT值超过了-600 HU，则危险性相对更高，需要更密切的复诊和随访。

（3）PET-CT表现：由于AIS病灶通常很小，因此PET-CT扫描后不会有明显的FDG代谢高摄取表现，诊断价值不大，不作为常规检查推荐。

2.4.2.2.4 鉴别诊断

AIS主要需与局灶性肺泡出血及AAH等进行仔细鉴别，尽管影像学表现典型时AIS的诊断是容易的。

（1）局灶性肺泡出血：需结合临床病史进行鉴别，影像学表现为肺与病灶的界面不清楚，形态不一，呈现为多个或单个的磨玻璃影。短期内进行复查，就会看到病灶发生变化，逐渐会吸收消失。

（2）AAH：CT上观察比较邻近结构、密度、大小、形态等方面有助于鉴别。AIS的典型表现为出现分叶征、空泡征、周围血管束聚集、病灶直径更小（小于5 mm）等，CT值测量一般AAH小于AIS。

2.4.2.3 微浸润性腺癌

2011年，国际肺癌研究协会（International Association for the Study of Lung Cancer，IASLC）/美国胸科学会（American Thoracic Society，ATS）/欧洲呼吸学会（European Respiratory Society，ERS）联合拟定的肺腺癌国际多学科新分类标准在国际上首次发表，提出了一些新分类，包括微浸润腺癌（MIA）、原位腺癌（AIS）等。其中，把不典型腺瘤样增生（AAH）和原位腺癌（AIS）都归到癌前病变的范畴。WHO（2021年）第5版的胸部肿瘤分类目录进一步将AAH和AIS移出腺癌分类，独立为前驱病变，对肺微浸润性腺癌未作修改。由此可见，MIA作为新的组织学类型，区别于AIS，在早期肺腺癌中占有重要地位。“肺叶切除+纵隔淋巴结清扫”是T1期肺癌根治性切除的标准术式，但国内外大量病例报道表明，肺MIA患者淋巴结几乎无转移，完整切除后5年无复发生存率接近100%，因此，亚肺叶切除是否可以成为肺MIA手术方式的另一种选择、淋巴结是否需要清扫，以及淋巴结的清扫方式都是胸外科医生研究的热点。近年来，随着低剂量CT（LDCT）的发展和人们体检意识的提高，MIA这种早期肺癌的检出率明显逐年提高，因此，准确评估病理类型和制定合理的治疗方案非常重要。

2.4.2.3.1 病理特点

在新分类中被称作MIA的疾病是指小于3 mm且局部性的癌症类型，病灶大小通常不超过5 mm，呈浸润生长，主要是在支气管壁贴壁生长。浸润生长的病理学界定是指除了癌细胞沿着肺泡壁贴壁生长外，还包括其他一些病理亚型成分，例如实性、微乳头、腺泡、乳头等，肿瘤细胞浸润到肌成纤维细胞间质中，如肿瘤内存在淋巴管、血管或胸膜侵犯以及坏死时，则不能诊断为MIA，应直接诊断为浸润性腺癌。

MIA通常为非黏液型，黏液型MIA罕见。有研究显示，驱动基因的状态与肺腺癌的生物学行为有密切关系，与患者肿瘤细胞的转移、侵袭、局部发展等均有关系。因此，是否有相关位点的驱动基因突变，对于肿瘤患者的预后判断有重要的指标意义。

2.4.2.3.2 临床表现

MIA在中年女性中较为常见，发病原因与吸烟无确切相关，通常没有任何临床症状，体检时偶然发现。如果CT检查是小于3 mm的周围型病变，经手术治疗后，疗效非常好。手术切除后5年无病生存率接近100%，且不存在淋巴结转移，手术切除方式及淋巴结切除方式与患者预后无关。建议肺MIA患者，术中尽量不进行系统性淋巴结清扫，术后随访间隔可以适当延长，可每年进行1次复诊。

2.4.2.3.3 综合影像学表现

（1）X线表现：因为MIA大多表现为磨玻璃影像，X线检查受制于组织分辨率较差，不容易发现病灶，容易漏诊，所以不作为常规的检查方法。

（2）CT表现：和其他类型肺腺癌相似，胸部平扫CT及增强CT是检出MIA的最佳检查手段，在鉴别MIA与其他类型肺肿瘤时可提供较为完整的信息。

①病灶位置与大小：许多文献报道，60%以上的MIA病灶小于2 cm，直径较AIS更大，也有研究指出MIA大小一般小于3 cm。研究提示，病灶大小与诊断的准确性有相关性。如果我们把8.17 mm设为阈值，当病灶超过1.05 cm时，对于浸润性病变诊断的准确率、特异性、敏感度分别为80.85%、61.90%、86.30%。MIA还有一个特点就是通常仅为单发病灶，常出现在双肺的上叶中，左肺上叶较为多见，右肺上叶出现概率最高，其他肺叶均有病变发生。CT测量肺结节中位最大直径为1.20（0.90～1.50）cm，测量最大的约为3.58 cm，最小的约为0.47 cm，直径平均为10.5 mm±4.8 mm。

②病灶形态与密度：肿瘤形状半数以上为类圆形，其中以类圆形最多见，除此之外还有不规则形状、圆形等。不同形状形成的原因主要与病灶膨胀性或堆积性生长方式有关，也可能与局灶性纤维化、肿瘤细胞浸润有关。MIA进行胸部CT检查时测量CT值，平均为（−432.98±169.88）HU，增强扫描后病灶有部分强化，测量CT值会有升高，平均为（−384.31±175.11）HU。肿瘤密度几乎全呈磨玻璃状，分为混合磨玻璃影（47.4%）或纯粹磨玻璃影（45%）。MIA中包含的实性成分，在病理学上表现为肿瘤浸润成分、萎缩肺泡、成纤维细胞增殖区等。极少数情况下，MIA表现为<5 mm的pGGN，因为病灶太小，所以这种情况下诊断主要依靠病理学检查。此外，还有一种很罕见的MIA类型称作黏液型的，CT扫描上表现为部分实性结节或全实性结节。

③病灶边缘及内部征象：结节大多数边缘形态表现为不光滑，边缘可见典型的毛刺或分叶状改变；通常为支气管外结节，可见支气管充气征、血管造影征、胸膜粘连，肿瘤与肺交界面半数以上呈模糊状态。如果肺结节内出现血管增粗、扭曲、血管聚集、钙化、脂肪影等均提示恶性可能。病灶内如果出现支气管管腔扩张或狭窄的征象时，也多提示恶性可能。值得注意的是，如果肺部GGN病灶超过3 cm，但病灶内密度相对均匀，呈pGGN形态，测量CT值低于−700 HU。如果是上述情况，即便是多发病灶，仍需要排除MIA的可能。

（3）MRI表现：与X线检查类似，MRI上不易发现，容易漏诊，故MRI不作为常规检查推荐。

（4）PET-CT表现：MIA病灶在PET-CT上SUV平均值为1.73±2.5，诊断敏感度约为32.1%，即便是扫描中未见FDG代谢升高，也不能排除MIA。因此，PET-CT可以作为诊断MIA的一个重要补充手段；因为其有功能显像的优势，所以有助于良恶性的鉴别。

2.4.2.3.4 鉴别诊断

与吸烟无关的中老年女性，无相关临床症状和体征，偶然检查或体检时发现，是MIA常见的初诊场景。层厚为1～2 mm的高分辨率薄层CT是最佳的检查手段，CT上表现为类圆形或圆形磨玻璃影，一般直径小于2 cm，部分为实性结节，病灶中央往往是实性成分，最大径不超过5 cm，边界清楚，周围无异常改变。典型的MIA容易诊断，有时需要鉴别，主要是与急性局限性肺炎、AIS等进行鉴别。

（1）急性局限性肺炎：影像学上表现与MIA相似，表现为边界清楚、合并中央小实性病灶，增强扫描可见强化，形态为类圆形或圆形。主要区别在于急性局限性肺炎常常有明显的呼吸道症状，抗炎对症治疗后，一般都可以逐渐吸收。

（2）AIS：主要区别是AIS病灶内没有实性成分，但因为病灶太小，形态、密度等均相似，在CT影像学上难以进行区分，只能依靠病理学进行鉴别诊断。

2.4.2.4 浸润性腺癌

在2011年以前，国际分类有一个混合型腺癌的分类，目前这一分类已被弃用，改为称作浸润性腺癌（IAC）。有研究资料显示，在临床手术后的病理标本中，80%由多种组织学亚型混合组成，浸润性腺癌的占比为70%～90%。2021年，WHO更新了胸部肿瘤的分类系统，以此为基础，国际肺癌研究协会对浸润性肺腺癌也进行了分级：一级主要生长方式为贴壁生长；二级为高级别类型，表现以乳头状或腺泡状为主；三级是高级别肿瘤病变超过20%。患者复发、转移或死亡风险与病理分型密切相关，有研究指出如果组织学组成中有超过20%的次高级别模式（例如复杂腺体、实体型、微乳头型等），往往预示着更差的结局。在这些肺腺癌中，主要以乳头、附壁、腺泡特征的患者五年内无瘤生存率分别是66.7%、93.8%、69.7%。然而如果组织学上是以微乳头型或实性为主的类型，预后会更差，生存率不超过43.3%。

2.4.2.4.1 病理特点

（1）附壁为主型：主要由Clara细胞和Ⅱ型肺泡上皮细胞组成，形态上类似于MIA和AIS，浸润病灶不小于5 mm，生长特点是沿肺泡壁贴壁生长。诊断上的鉴别要点是，与MIA不同，如果有胸壁浸润、肿瘤性坏死、合并有淋巴结转移或血管受侵等征象，则需诊断为贴壁为主型。

（2）腺泡为主型：包括Clara细胞在内，起自支气管衬覆上皮细胞或支气管腺，伴有黏液形成，形态上以柱状细胞或立方形细胞组成的腺管和腺泡为特征。

（3）乳头为主型：起自Ⅱ型肺泡上皮细胞、Clara细胞或支气管衬覆上皮细胞，可有黏液形成或无黏液形成，构成三级或二级分支的乳头状结构，表现为柱状细胞衬覆于纤维血管轴心表面。

（4）微乳头为主型：往往伴有间质或血管侵犯，脱落到肺泡腔或附着在肺泡壁上，以乳头簇的方式生长，没有纤维血管轴心，有时可见到沙粒体，总体肿瘤细胞偏小，成立方形。

（5）实性伴黏液分泌为主型：通常呈现为多灶性浸润灶，用肿瘤最大径或浸润灶所占百分比作为判断是否为浸润性肺癌的依据，可观察到黏液较多，每个高倍视野至少有5个肿瘤细胞内含有黏液。诊断为浸润性腺癌的重要证据是浸润灶数值>0.5 cm。有研究显示，EGFR等驱动基因的状态与肺腺癌的生物学行为有密切关系，与患者的转移、侵袭、局部发展等均有关系。因此，是否有相关位点的驱动基因突变，对于肿瘤患者的预后判断有重要的指标意义。

2.4.2.4.2 临床表现

绝大多数以肺腺癌为研究对象的报道中，均发现女性患肺腺癌的比例明显高于男性，进一步亚组分析显示各种不同组织学类型的腺癌中，男女性别之间没有统计学差异，即在不同病理类型中反映的趋势是一致的，性别因素无助于鉴别。具体到浸润性腺癌这一亚分型中，女性患者比例均高于男性，女性和男性病例数之比大约为1.35：1。全人群发病的平均年龄为（57.9±11.4）岁，主要高发年龄为32～76岁。患者可能无任何临床症状或伴有一些无特异性的呼吸道症状。患者通常在就诊其他疾病时偶然发现，或在体检中发现；也可能是转移病灶引发症状和体征就诊，从而确诊原发灶来自肺，比如局部疼痛、不明原因的呕吐、头痛、头晕、行走不稳等症状。

2.4.2.4.3 综合影像学表现

（1）X线表现：不同于前面两种类型AIS和MIA，它们的病灶很小，IAC的体积较大，因此即便在X线平片上也可以发现，可观察到结节或肿块影像。

（2）CT表现：和其他肺肿瘤一样，CT都是最佳的检查方式，能够准确地发现病灶，应用薄层CT、增强扫描等技术后漏诊率很低。

①病灶分布、大小、数目：首先从病灶发生的位置来看，主要多见于肺野的外周，内侧相对少见，但各肺叶或肺段解剖部位之间没有明显差别，即没有规律可循。多发病灶和单发病灶都常见，一般初诊患者多表现为单发病灶。有研究显示IAC的平均大小为15.05 mm±3.46 mm，可以将15 mm作为诊断IAC的阈值，但这一结论仍需要大宗样本进一步验证。一般认为肿瘤的大小与不良预后有确切相关性，即肿瘤越大其生物学行为会越差，恶性程度会更高，更容易发生淋巴结转移。贴壁生长的病灶，因为体积较小、生长缓慢，容易被忽略，需要仔细排查。腺癌的生长较快，如不进行定期的体检，通常因早期无任何症状，诊断发现时肿瘤体积已较大。

②病灶形态、密度及内部征象：浸润性腺癌的形态没有一致性，通常为不规则形，也有表现为圆形或类圆形的情况，这可能与病史长短、生长方式有关。一般认为实性成分越高的肺腺癌，病理分级越高，即恶性程度较高；如果磨玻璃影比例偏低，则提示恶性程度越高。表现为磨玻璃影的IAC，实性成分占比很大，明显高于MIA和AIS，97.8%呈现为mGGN，测量CT值为−321.9 HU±165.2 HU，平均大小约为

9.74 mm±4.33 mm。将CT值超过-482.5 HU作为诊断阈值用来诊断IAC，特异性和敏感性都比较理想。

③病灶边缘及周边征象：空气支气管征在50%以上的肺炎患者中会出现，但有时也出现在贴壁生长的肿瘤患者中。合并有空气支气管征的肿瘤患者，其生物学行为相对较好，表现为低度恶性。腺泡型肺腺癌具有相对弱的侵袭能力，呈现为低度恶性的行为，该类型出现空气支气管征的概率明显高于其他几种亚型，但这一规律并不绝对。例如，空气支气管征在磨玻璃影中少见，但贴壁生长的腺癌恶性程度并不高。在分化较好呈磨玻璃密度的肺腺癌中，空泡征是常见的表现形式。胸膜凹陷征的发生原因是牵拉叶间胸膜或胸膜形成胸膜凹陷，肿瘤内有瘢痕形成，瘤周伴有纤维化。CT上胸膜凹陷征可表现为星状影、兔耳征、尾征，但更多见的是呈喇叭口或三角形的形态。当肿块周边的血管在肿块边缘进入、截断或增粗时，就形成了血管集束征。IAC相比前几种亚型有着明显更差的生物学行为和恶性表现，常常合并一些恶性影像征象，例如胸膜凹陷征、棘突征、毛刺征、分叶征、支气管进入征、血管集束征等。由于肺癌病灶内浸润成纤维细胞增生及间质纤维增生等引起细胞结构变形，导致血管截断、病变移位，会呈现为血管穿过肿瘤的征象，称为血管集束征。有的时候也可见病灶内呈囊腔样变化，引发原因是肿瘤累犯支气管形成活瓣性阻塞。

④增强扫描：由于肿瘤的血供非常丰富，血管分化不成熟，细胞通透性高，淋巴和静脉回流受阻等原因，导致造影剂进入血管后大量停留在肿瘤病灶区域。有学者认为，肿瘤增强扫描CT值的变化与微血管密度有密切相关性，即血管密度越高的，增强后病灶强化越明显。通过强化的特点可以反映肿瘤内部的血供和血管密度情况。由于IAC病灶大于MIA和AIS，因此强化扫描对于诊断价值更大。肺腺癌不同于肺鳞癌，因为病灶较小，常常没有坏死等情况，进行增强扫描后表现为一致性的中等强化，有时强化会有所延迟。

（3）MRI表现：由于MRI的空间分辨率较差，一般不作为肺癌的常规检查。但对大于1 cm的病灶，MRI也可以很好地显示出来，与CT的诊断检出率相当。对于较大肺腺癌病灶，尤其是实性成分较多的，MRI的缺点是对周围邻近结构显示不好，但对病灶形态和内部显示较好。肺腺癌常贴附胸膜生长，由于MRI具有很好的组织分辨率和敏感性，对肿瘤侵犯胸膜或胸膜凹陷征的诊断有一定优势。当肿瘤伴有空泡征、细支气管充气征、纤维化等情况时，MRI诊断有优势。比如，瘢痕形成或纤维化均表现为低信号，而合并出血或坏死则呈现高信号。动态增强扫描（DCE-MRI）可提供更丰富的诊断信息，肺腺癌的该强化通常表现为均匀强化。

（4）PET-CT表现：PET-CT通过SUVmax值测定和功能显像对于肺腺癌诊断有很好的价值，FDG的摄取程度反映了肺结节的恶性程度，低摄取提示恶性程度低，预后可能更好，反之亦然。

2.4.2.4.4 鉴别诊断

IAC需与肺部其他恶性肿瘤、孤立的良性结节/肿瘤进行鉴别，如炎性假瘤、肺结核球和MIA。

（1）炎性假瘤：CT增强扫描后，强化形式无规则，可有明显密度升高的强化，也可能无强化。类圆形或圆形的单个病灶，直径约3～6 cm，边界清晰，周围伴有条索、角状凸起，密度不均。除了影像学外，临床症状也有助于鉴别。很多该病患者大多有肺炎、慢性支气管炎等基础肺部疾病，伴有咳嗽、咳痰等症状，好发于中年女性。

（2）肺结核球：好发于肺部上叶和下叶上段，可伴有空洞、钙化等结核特异性征象，多见于青年人，临床伴有全身结核中毒表现。结核病灶通常边界清楚，周围有子病灶，增强扫描后表现为环形强化或者无强化。

（3）MIA：MIA与IAC鉴别困难。主要区别是前者病灶总体较小，多呈现为磨玻璃影，实性成分较少，胸膜受侵、淋巴结转移、血管束集等一系列恶性征象出现较少。

2.4.3 小细胞肺癌

小细胞肺癌（SCLC）是一种源于支气管黏膜的肺癌，具有快速发展、病程短暂的特点。大多数患者在确诊时已经有淋巴结转移，预后不佳，易复发。SCLC的恶性程度比NSCLC更高，早期就可以发生远处转移。从发病因素来看，基因突变、遗传、环境污染、吸烟等都与SCLC的发病有关，尤其是吸烟与SCLC的相关性明确。SCLC的临床表现也没有特异性，主要是一些呼吸道疾病共有的症状，比如胸痛、咳嗽、咯血、气短等，具有侵袭性高、生长速度快、易早期转移、预后差等生物学特征。在发病位置上，SCLC很多时候与肺鳞癌相似，主要表现为中央型病变，肿瘤位于段支气管以上的大气道，尽管周围型病变也有5%～10%的病例，但中央型肺癌占比超过90%。值得注意的是，SCLC在病理分型上也是神经内分泌肿瘤的一种，在周围型肺神经内分泌癌中占比为80%～90%，考虑到神经内分泌肿瘤生物学行为较差，早期出现转移，因此早发现、早诊断、早治疗有重要意义。然而，临床中大部分患者确诊时已经失去手术机会。幸运的是，SCLC对放疗和化疗非常敏感，大多数患者都能得到显著缓解，尽管如此，经放化疗后的SCLC预后总体仍较差，短期内出现复发或转移的病例并不少见。对于完全没有纵隔及肺门淋巴结转移的SCLC，手术治疗是最好的选择，临床上有治愈的可能性。

2.4.3.1 病理特点

大体标本上，肿瘤位于肺野周围的占比较小，仅为5%～10%，绝大多数位于肺门位置。标本上常伴有出血和大片坏死，切面观呈灰棕色、灰白色。镜下观，没有细胞核仁，呈细颗粒状的染色质，短梭形或卵圆形的形状，细胞质较少，核相互嵌合或紧贴，细胞较小，大小仅为小淋巴细胞的3～4倍，密度≥60/10 HPF。有时腺癌、大细胞癌、鳞癌等非小细胞肺癌成分也可能混杂在SCLC中，称之为小细胞肺癌复合型。免疫组织化学染色方面，部分肿瘤不表达任何神经内分泌标志物，染色特点类似于肺类癌，Syn、CD56、CgA等神经内分泌标志物虽然都呈现为阳性表达，但反应有时并不强，为弱表达。尽管如此，借助典型的神经内分泌形态学特征，通常可以确诊SCLC。病理学中发现高达90%的患者表达TTF1阳性，但难以鉴别来源是肺还是其他组织。Ki-67蛋白表达率可达70%～90%，作为常见的细胞增殖的标志物，其在SCLC中的表达较高。将25%的Ki-67表达率作为诊断阈值，低于这一数据，大多不考虑诊断为SCLC。生物学行为上，SCLC的远处转移和淋巴结转移都很常见，肝脏、脑、骨、肾上腺等都是常见的转移部位，总体的5年生存率低于5%，预后较差。

2.4.3.2 临床表现

SCLC好发于老年男性，男性患者明显多于女性，为女性的4倍，90%以上的患者伴有吸烟史，平均发病年龄为60岁。典型的临床症状与其他呼吸道疾病相似，例如咳嗽、咳痰、咯血、胸痛等。早期患者可以没有症状，偶尔会因肿瘤产生的激素而引发相应的症状和肺外表现，比如巨大骨关节病、类癌综合征、库欣综合征等。刺激性的干咳是常见的先发症状，可伴有咯血、咳痰，咯血是肿瘤侵犯血管所导致的。需要注意的是，SCLC的生物学行为较差，早期出现转移，相当一部分患者以转移症状就诊，例如骨转移引起的疼痛，脑转移引起的头痛、呕吐等。

2.4.3.3 综合影像学表现

（1）X线表现：SCLC中央型在X线片上常表现为肺门区肿块影及相应肺部的阻塞性炎症、不张。对于5%～10%的周围型SCLC来说，与周围型肺腺癌类似，分叶征象常见，呈肿块影或结节影，边界清楚或不清楚，因常引起肺门转移，需注意观察肺门淋巴结的情况。

（2）CT表现：与其他肺部肿瘤一样，胸部CT包括平扫和增强是诊断SCLC的最佳检查手段，能提供丰富的诊断信息。

目前在临床上多层螺旋CT被广泛应用，肺组织有天然的对比度，因此是诊断小细胞肺癌的重要检查方式，能提供丰富的诊断信息。小细胞肺癌的典型表现是位于肺段或肺叶等大气道上，为中央型肺癌，常伴有纵隔及肺门多发淋巴结肿大。冰冻纵隔具有特异性的征象。小细胞肺癌在影像学上有“见缝就钻”的特点，从而导致容易出现纵隔及肺门区域多发融合肿大淋巴结。从机制上说，主要是SCLC肿瘤细胞容易紧密地聚在一起，增生异常活跃，肿瘤密度较高，外周间隙小，由小细胞组成，其细胞质较少，生长方式容易向腔外蔓延，沿着血管轴线和邻近器官爬行。张红娟等人研究发现，绝大多数（约为70.42%）的小细胞肺癌患者会出现淋巴结肿大融合表现。除此之外，小细胞肺癌的另一个有意思的征象是形成“血管包埋征”。所谓血管包埋征其实是指，肿瘤包绕血管但却不侵犯血管，形成这一现象的主要原因是，SCLC虽然侵袭力尚可，但没有太大破坏力，血管壁较为柔软，与支气管壁相比，血管壁完整性较好，肿瘤初始发展仅累及结缔组织间隙和脂肪间隙，癌细胞很难突破侵入血管壁，从而形成了对血管的包埋。周围型的小细胞肺癌，其肿瘤内坏死较为少见，密度均匀，形态表现上呈多形性特点，即松塔样、蠕虫状、纺锤形等。SCLC肿瘤较多见分叶征，实性成分较大，可呈类圆形或圆形等形状。和肺鳞癌不同，虽然都是肺癌，但SCLC大多没有形成阻塞性肺炎或肺不张，主要原因是肿瘤细胞侵及支气管壁后，优先侵入组织间隙中。如果患者出现心包积液或胸腔积液，就要高度警惕胸膜或心包是否受累。主动脉、上腔静脉、肺动静脉等容易被SCLC包绕，结局是血管壁增厚，血管狭窄，甚至肿瘤浸入血管腔内形成癌栓，严重者形成上腔静脉压迫综合征。小细胞肺癌既容易发生淋巴结转移，也容易早期发生远处转移；主要的远处转移脏器是骨、肾上腺、脑、肝等，并出现一些相应的症状，例如疼痛、呕吐、肝功能异常、激素水平紊乱等。事实上，即便是初诊的SCLC，远处转移率也高达60 %～70%。SCLC因为合并坏死的情况较少，增强扫描后，表现为一致性均匀强化的特点。

SCLC由于细胞质少，细胞较为紧密，体积很小，发生坏死的可能性较小，即便发生坏死，坏死往往不彻底，不会表现为大面积的坏死。除了坏死之外，SCLC发生空洞的概率也较低。肺癌肿瘤大多由肺循环供血，病灶生长较慢；而SCLC癌细胞早期就会通过淋巴道转移到纵隔和肺门，这里的血供来自体循环，血供更为丰富，因此肿瘤细胞生长非常快。所以在临床上，SCLC常表现为原发灶并不大，但纵隔和肺门淋巴结巨大的情况，即“小祖宗大儿子”的特点。

（3）MRI表现：由于SCLC容易发生脑转移，且很多时候较早就会出现脑转移。因此，MRI实际应用于SCLC，主要是在诊断脑转移中发挥重要作用。对于初诊的SCLC患者，无论是否有相关的神经系统症状，都必须常规进行头颅MRI检查，包括平扫和增强序列都需要进行扫描，以避免漏诊。需要强调的是，在脑转移的诊断上，MRI比CT和PET-CT有巨大优势，所以不能被其他检查所替代。对于肺门肿物合并阻塞性肺炎或肺不张的情况，MRI检查有助于区分肿物的大小、边界。对于纵隔、肺门和其他一些远处转移的病灶，MRI也能起到诊断及全面分期的作用。

（4）PET-CT表现：采用双时相^{18}F-FDG PET-CT全身显像，不仅一次扫描可了解全身情况，还可通过测量半定量指标SUVmax值来反映肿瘤细胞摄取^{18}F-FDG进一步反映该部位的代谢活性。PET-CT集功能影像和传统形态学影像于一体，对于病灶的定位、性质判断都有很高的价值，可用于初诊患者的诊断分期，疗中及疗后的随诊检查，评估疗效及复发、转移等。据Arslan等的研究报道，^{18}F-FDG PET-CT显像在20%～57%的患者中发现了更多的病灶。此外，还可通过延迟显像即测量病灶滞留指数来鉴别与肺部肿块无关的其他病变，如感染性疾病、炎性病变或良性肿瘤等病变，从而降低假阳性及假阴性结果的发生率。在^{18}F-FDG PET-CT上，一般来说，肿瘤恶性程度越高，病灶实性成分越多，^{18}F-FDG摄取越高，相应区域的SUVmax越高，延迟后滞留指数（RI）>0%。

2.4.3.4 鉴别诊断

肺腺癌、结核球、肺结节等影像学特点与SCLC有相似之处，需要结合多模态影像和临床表现等进行认真辨别。

（1）肺错构瘤：在CT上多为发病于胸膜附近的病灶，没有毛刺，但有分叶征，大小约1～3 cm，密度为软组织等密度，多为男性发病，无症状，体检发现。该病最典型的影像学征象是“爆米花”样钙化和脂肪成分混合，增强扫描后轻度强化或没有强化。

（2）淋巴瘤：主要累及淋巴结，比如气管旁或肺门淋巴结，以青年人发病多见，发病晚期可累及肺部淋巴结。一般较大的淋巴结主要见于纵隔及气管旁、隆突等部位，表现为轻度强化或不强化，一般没有环形强化，常融合成大肿块，伴有中央坏死，一般不会浸润肺内。值得注意的是，SCLC淋巴结转移能力很强，通常出现多个区域的淋巴结转移，伴有融合。

（3）硬化性肺细胞瘤：该病主要特点是CT扫描时，可观察到病灶发生钙化，病灶多位于肺野中部，可为椭圆形、球形等形态。大部分患者为女性，没有任何症状，体检或偶然发现。CT进行增强扫描时，强化一般比较明显，CT值超过了100 HU。总之，显著的强化和钙化是诊断的关键影像学特点。

（4）周围型肺癌：周围型肺癌相比SCLC，大多会出现肿瘤内的液化坏死，增强后呈现为不均匀强化，坏死后组织排出形成空洞，而SCLC较少出现空洞。SCLC早期会出现淋巴结转移，而周围型肺癌不会，淋巴道转移在后期才会发生。如果仅是早期肺癌，没有合并纵隔或肺门淋巴结转移的，CT鉴别起来比较困难，结合肿瘤标志物的检测、病理诊断等进行鉴别。

（5）淋巴结结核：与结核的鉴别，一方面是结核病灶通常呈多形性改变，常伴有钙化，长期随访期间无变化。最重要的是需结合既往史、实验室检查、临床表现，比如全身中毒症状等进行仔细鉴别。

2.4.4 大细胞肺癌

肺腺癌、小细胞肺癌、肺鳞癌等是肺癌常见的病理类型。事实上，非小细胞肺癌是一个比较大的概念，大细胞肺癌属于发病率较低的一种非小细胞肺癌。天津医科大学附属肿瘤医院发表的数据显示，在2012年诊断的原发性肺癌患者为1551例，大细胞肺癌（large cell lung carcinoma，LCLC）仅占5.4%，合计83例，这一数据与国外机构的报道相似。也有其他一些国内机构报道，LCLC占肺癌患者的病例仅为1%～2%。更大宗的报道来自2006年，同样是天津医科大学附属肿瘤医院的数据，自1954年至2000年，行手术切除治疗的肺癌患者有6226例，其中LCLC患者仅有62例，占比1%。天津医科大学附属肿瘤医院LCLC患者的占比从1%增加至5.4%，这可能与病理科医师诊断水平的提高有关；也就是说，随着肺癌亚分类的细化、检测手段的丰富，人们对肺癌各组织学类型有了更深的认识和鉴别能力，LCLC临床上确诊比例逐渐提高。LCLC常常表现为外周型的肺肿瘤，正因为如此，支气管镜、痰液脱落细胞学等检查不容易取到有效标本，且术前获得的肺肿瘤标本几乎都是小标本，难以形成足够的证据作为LCLC的诊断依据。因此对于未行手术的肺癌患者，直接诊断为LCLC的情况并不多见。CT引导下经皮肺穿刺活检的阳性率会更高。LCLC的预后情况介于小细胞肺癌和肺腺/鳞癌之间，生存率高于SCLC，但不如肺腺癌和肺鳞癌。因为诊断率低，所以学者们的研究也较少，难以开展大宗研究，治疗手段较为传统和局限，这影响了疗效的进一步提高。

2015年版的WHO肺癌肿瘤分类中将LCLC归为神经内分泌肿瘤的一种，并对这一规定进行了解释。LCLC是一种属于非小细胞肺癌的肿瘤，在形态学和免疫组织化学方面不同于肺鳞癌、肺腺癌、小细胞肺癌等。LCLC分化程度很差，几乎无分化，显微镜下难以明确诊断。手术后的大标本有助于诊断建立。LCLC没有典型的特异性临床症状，临床上Ⅲ期和Ⅳ期的患者比例高达80%以上，总体偏晚期。LCLC的5年生存率约为13%～57%，治疗方式以手术治疗为主。

2.4.4.1 病理特点

LCLC在病理学诊断上主要采用排他性的诊断方式，即排除了常见的肺腺癌、肺鳞癌、小细胞肺癌等情况之后，做出诊断。在病理学上，具体地说主要有以下几个表现：细胞在超微结构上常见较少的腺样或鳞状的分化；核仁清晰，呈泡状核，核大；含有中等量胞浆；癌细胞呈多形性，体积较大；细胞呈巢状排列。实体型的浸润性腺癌可以在胞浆内找到黏液滴，细胞间桥和细胞角化可以在低分化的鳞癌中看到。LCLC在免疫组织化学上可能会双向表达腺上皮和鳞状上皮的标志物，但不会有神经内分泌标志物的表达。一般的免疫组织化学表达情况是：不表达CK5和CK20，部分表达CK7，表达CAM5.2和AE1/3，TF1呈阴性表达。显微镜下观察，可能会观察到LCLC向鳞癌、腺癌等方向进行分化的情况。

2.4.4.2 临床表现

LCLC的常见发病中位年龄为60岁，发病年龄区间为48～79岁，老年男性多见，吸烟与发病有显著相关性。LCLC的相关症状没有特异性，临床症状和其他一些呼吸道疾病相似，主要为咯血、咳嗽、咳痰、胸痛等。临床表现对鉴别诊断意义不大。肿瘤发展到一定程度，大肿块可以引起压迫症状，比如压迫上腔静脉、喉返神经、膈神经等。如果肿瘤发生了远处转移，转移病灶也会引起相应的一些症状和体征。有时也会合并许多副肿瘤综合征，引发相关激素水平紊乱，比如男性乳腺发育、多发性肌肉神经痛、库欣综合征、重症肌无力、骨关节综合征等。当肿瘤得到控制（比如切除后），伴随症状都会得到明显缓解。

2.4.4.3 综合影像学表现

（1）X线表现：对于LCLC而言，因为病变较大，50%以的上患者病灶的直径可>6 cm，X线检出率较高。一般来说，X线片能够清晰地展示出病灶，大约70 %的病变会呈现为肺野外周的实性结节或肿块，其大小在1～10 cm之间，双上肺的情况较为常见，形状为分叶状，边缘清晰，密度相对均匀，空洞和钙化的情况较少见。

（2）CT表现：LCLC大多数为周围型肺癌，中央型较少，胸部CT是最有价值的影像学检查方法。LCLC肿瘤边界清楚，轮廓规整，肿块影位于肺野的外周，直径往往超过4 cm，空洞很少被观察到。有学者报道了38例大细胞肺癌，其中占比最高的是周围型肺癌，有32例。LCLC肿瘤通常边界较为清晰，呈分叶征，不伴有钙化或充气支气管征。另外，李智勇及其团队的研究中也提到了6例大细胞肺癌，它们都位于肺部的周围，平均直径为6.4 cm。肿瘤细胞的堆积式增长导致了肿瘤边缘的平整，主要原因是肿瘤内纤维组织的收缩能力下降，癌细胞的生长比较均衡。有的患者可观察到分叶征，但这种分叶征与肺腺癌不相同，这可能是由血管聚集导致的。因肿瘤的膨胀性生长方式，多数LCLC瘤-肺界限清晰。如果合并有吸烟、气道阻塞等因素，则一部分患者会在原发病灶周围出现肺气肿的表现，这个比例小于50%。虽然实体肿瘤形态和大小迥异，但在某些情况下也会形成密度一致的肿块，比如当细胞呈密集分布时。因为它们的癌细胞群之间存在着较少的纤维血管基质，在增强扫描下只表现出轻微到中等程度的强化。通过多层螺旋CT技术，我们可以观察到肿瘤中的营养血管数量较少。有研究显示，我们甚至可以看到CT报告描述的是纵隔或肺门淋巴结增大并出现转移的情况，但经过病理检查却发现只是其中一部分淋巴结发生了转移，另外一些则被证明已经发生胶原化或者出现了应激性炎症现象。这种情况下，CT难以区分这些淋巴结的性质，而强化方式和强度可能会对此有所帮助，这需要更多的研究来验证。此外，很少看到胸膜凹陷征，这是由于大细胞肺癌实体瘤之间的纤维血管基质非常稀疏，产生的纤维瘢痕组织少，无法产生足够的牵引力。同时，由于病变体积庞大，所以几乎不会引起胸膜凹陷。LCLC主要依赖于淋巴系统进行转移，但是并未发现明显的癌症相关淋巴管炎迹象。

（3）MRI表现：在诊断LCLC的远处转移、淋巴结转移等方面有一定价值。T2序列显示坏死成分较为敏感，呈高信号表现，实性部分表现为等信号或等低信号。DWI的应用也有助于诊断纵隔和肺门等部位淋巴结的转移。

（4）PET-CT表现：PET-CT扫描的阳性率相当高，这主要体现在肺内部出现团块状放射性异常增加或集中。SUVmax值的大小与肿瘤病灶的尺寸有关，肿瘤病灶较大的地方SUVmax值也会相对较高。有报道LCLC的SUVmax值为3.9～25.6，SUVmax的平均值为12.0。PET-CT对于区域淋巴结转移、远处脏器转移等的诊断，有明显的优势，有助于更精确地分期以便制订合理的治疗方案。

2.4.4.4 鉴别诊断

LCLC主要需与肺鳞癌和其他肺部神经内分泌肿瘤相鉴别。

（1）小细胞肺癌：如前所述，在CT检查上，SCLC具有“小祖宗大儿子”的生物学特点，绝大多数表现为中央型肿块，常伴有肺门及纵隔多发淋巴结的肿大，部分可能融合。SCLC常见于有吸烟史的中老年男性。

（2）肺鳞癌：LCLC与肺鳞癌在影像学表现上有许多相似之处。肺鳞癌常伴有空洞、病灶中形成气液平。如果鉴别困难，只能有赖于病理学来明确诊断。

2.4.5 肺类癌

神经内分泌肿瘤顾名思义是具有神经内分泌功能的肿瘤，肺神经内分泌肿瘤是肺恶性肿瘤中的一大类。具体分类包括小细胞肺癌、大细胞神经内分泌癌、低级别典型类癌（typical carcinoid，TC）、中等级别的不典型类癌（atypical carcinoid，AC）。其中中等级别的不典型类癌和低级别的典型类癌统称为肺类癌（pulmonary carcinoid，PC）。由于肺类癌与小细胞肺癌、大细胞神经内分泌癌在生物学行为上有明显差别，因此可以将类癌作为一种独立的类型来看待。

肺类癌是一种罕见的肿瘤，发病率仅占胸部肿瘤的1%～2%；其中不典型肺类癌的发病率更低，仅为0.2%。肺类癌的生物学行为偏惰性，临床表现具有神经内分泌分化的一些特点。肺类癌与其他部位的类癌相似，起源自胚胎神经嵴迁移的神经内分泌细胞。事实上，类癌也可发生在身体的不同部位，比如卵巢、胃肠道、肺、胸腺等。在这些部位中，最多见的是胃肠道，其次就是肺部，占比约为20%～30%。肺类癌与其他肺部恶性肿瘤具有不同的生物学行为，在组织学分类上属于神经内分泌肿瘤大类中的一种。典型类癌（TC）的病理分级较低，分化较好，生物学行为较好，肿瘤生长缓慢，较少发生胸外的远处脏器转移。与TC形成鲜明对比的是SCLC，其分化极差，侵袭性强，倍增时间短，容易早期出现远处转移。TC和SCLC是两个极端，分别属于较好的和最差的，AC的生物学行为介于它们之间，是中等级别的肿瘤，具有很高的有丝分裂率。在欧美国家，肺类癌的发病率大致为0.2/10万～2/10万，这个发病率看起来比较低，但近些年肺类癌的发病率却在逐渐上升。临床医师对于肺类癌认识的加深，以及病理医师对分类的精准把握都是导致检出率上升的重要原因。肺类癌的发病，男性少于女性，好发年龄区间为40～60岁。其中，不典型类癌（AC）发病的平均年龄为55岁，典型类癌（TC）发病的平均年龄为45岁。与小细胞肺癌不同，肺类癌发病与吸烟的关系并不确切。病理科执行的世界卫生组织2021年第5版的肺部肿瘤分类标准提示，区分TC和AC的一个要点是核分裂像的数目不同，以及是否伴有坏死。TC一般不伴有坏死，核分裂像低于2个/10高倍镜视野；伴有点样坏死的一般是AC，它的核分裂像为（2～10）个/10高倍镜视野。根据坏死情况、核分裂像、Ki-67表达情况，可将肺神经内分泌肿瘤病理分级为G1～G3，不同病理分级预示不同的预后。肺类癌分期与其他肿瘤一样，采用UICC通用的TNM分期系统。不同的组织学类型有着不同的预后。典型类癌生物学行为相对较好，手术治疗后预后很好，5年生存率在87%以上。淋巴结转移对于典型类癌的影像仍无共识，存在争议。非典型类癌的预后比典型类癌差，复发或转移的风险明显更高，5年生存率在30%～95%之间。

2.4.5.1 病理特点

肺类癌可起源于支气管或细支气管上皮组织，也可起源于气管上皮干细胞的多能造血干细胞、神经上皮体等。肺类癌比较少见多发，大部分为单发。按病理类型不同，类癌分为非典型类癌和典型类癌；按肿瘤所在部位可分为周围型和中央型，两者在形态学上有相似之处，都表现为被血管和纤维间质隔开，呈小梁状或小巢状的细胞排列。免疫组织化学染色显示，典型类癌中神经内分泌颗粒的密度和分布都较高，但总体神经内分泌颗粒在肿瘤内分布较为弥散。对于神经内分泌肿瘤来说，一些神经内分泌标志物，比如嗜铬粒蛋白、神经特异性烯醇化酶等特异性较好，对于诊断具有很大的价值。非典型类癌的镜下特点为细胞质增多、肿瘤坏死区较大、有丝分裂活性较高、结构不规则等。典型类癌一般发生在段支气管以上的大气管壁。大体标本上，肿瘤直径在2～4 cm之间，侵犯肺实质或胸膜，肿瘤也可以侵及支气管壁，表面黏膜较为规整，呈现为突入支气管腔内的息肉状结节。在非典型类癌中，诸如Syn、CgA、

NSE等神经内分泌肿瘤特异性标志物均呈阳性表达，可伴有坏死及出血，肿瘤平均直径约为4 cm，肿瘤一般位于肺实质内并靠近大气道，但并无侵及支气管。

2.4.5.2 临床表现

根据其位置，PC可分为中央型和周围型。一般来说，中央型的PC会引发呼吸系统的症状，周围型的PC出现症状较晚，需要通过影像学检查才能识别出周围型的PC。典型肺类癌的表现包括呼吸急促、咯血、咳嗽和咳痰等，但也有少量病例是由内分泌失调所致。5%的PC患者同时患有多发性内分泌肿瘤综合征，因此功能研究和基因突变检测对于这类患者有重要的意义。针对PC病人，建议作肝肾功能评估，以及血清钙、糖化血红蛋白水平、血清CgA的检测，如果存在类癌综合征的话，应进一步测量24小时内的尿5-HYAA；如果伴有库欣综合征，促肾上腺皮质激素（ACTH）、24小时尿皮质醇、血清皮质醇等都必须进行检测。有些PC患者会出现肢端肥大，应注意检测。产生肢端肥大的原因是胰岛素样生长因子（IGF）和生长激素释放激素（GHRH）等的过多释放。尽管X线检查检出了40%的PC患者，但CT检查仍然是诊断PC的最重要检查方式。

2.4.5.3 综合影像学表现

（1）X线表现：15%的肺类癌位于肺外带，通过胸部X光检查可以识别出较大的肿瘤。这种类型的肿块通常以肺区内的圆球状或者近似于圆形的肿瘤形式出现，边界清晰且可能存在轻微的分叶征，很少产生毛刺，并且可能会显示内部的钙化区域。如果肿瘤过大，则有可能发生坏死和扩散等情况。

（2）CT表现：早年的一些研究资料显示肺类癌大多位于中央大气道，呈中央型肺癌，肺叶分布没有规律。有趣的是，周围型多见于非典型类癌，中央型多见于典型类癌。总体来说，类癌具有以下特点，例如发生局灶性钙化或骨化的占30%，大多数呈软组织密度，中央型多见，类圆形或圆形的肿块，密度比较均匀。有资料显示，肺类癌的生物学行为表现为少见坏死、少见空洞、生长缓慢等；是否有分叶征、毛刺征等是判断其良恶性的重要依据，伴有上述征象时首先考虑恶性病变。多层薄层高分辨率CT能够清晰分辨小气道和肺结节的关系。

众所周知，增强扫描相比平扫能提供更多的诊断信息，有助于鉴别病灶的良恶性。对于肺类癌的强化特点，相关的研究也越来越多。林吉征等指出，肺类癌以均匀强化、延迟强化为主，大多数强化比较明显，CT值增加幅度平均为43 HU，有时其强化程度与血管的强化程度相当。肺类癌的血供非常丰富，增强扫描可以较好地与良性疾病进行鉴别，但与其他类型的肺癌不易鉴别，因为恶性肿瘤的强化特点比较相似。中央型肺类癌表现为段支气管或段支气管以上管腔内的结节。当病灶结节较小时，一般不会累及支气管外部，仅在管腔内，导致相应部位支气管扩张。随着肿瘤的增大，逐渐向支气管腔外发展，浸润邻近肺实质，CT上可以观察到所谓的“冰山征”，即大病变与小结节的融合。肺类癌不管是哪一种类型都容易出现纵隔及肺门淋巴结的转移。有时候也发现有双原发类癌的情况，容易与其他肺癌并肺内转移混淆，需要依靠病理检查进行鉴别。

（3）MRI表现：通过对胸部的MRI检查，我们可以有效地分辨出是瘤体本身还是其他肺癌所致的阻塞性肺不张；针对较大的周围型肺癌，我们可以在检测到病灶的同时观察其内部分布特征；在T1WI序列中呈现等信号，在T2WI序列上呈现为不均匀的高信号，增强扫描后强化明显，强化程度高于其他病理类型的肺癌。

（4）PET-CT表现：肺类癌在PET-CT上呈轻至中度代谢增高，一般非典型类癌代谢增高更明显，而大多数肺类癌代谢并不活跃。对25例肺类癌进行的PET-CT影像学研究显示，其中非典型类癌1例，典型类癌24例，类圆形病灶占一半以上，没有出现钙化、囊变等，边界光滑；周围型21例，中央型4例，全部都是单个病灶。其SUV-max低于2.5的有12例病灶，SUVmax在1.4～12.9区间的有24例。另一项研究分析了20例肺类癌（典型类癌13例，非典型类癌7例）的^{18}F-FDG PET-CT影像学表现，结果显示非典型类癌的中位SUVmax为5.9，而典型类癌对应的数据为2.6，前者大于后者（P=0.001）。其他显像剂也可以用于肺类癌的PET-CT检查，这主要是由于其属于神经内分泌肿瘤，性质不同于其他肺癌。Lococo等人对33例肺类癌行^{18}F-FDG PET-CT显像和^{68}Ga-DOTA-Peptide PET-CT显像，结果发现18例^{18}F-FDG PET-CT显像阳性，15例阴性；26例^{68}Ga-DOTA-Peptide PET-CT显像阳性，7例阴性；进一步分析结果显示^{18}F-FDG PET-CT显像对不典型类癌的诊断效能优于^{68}Ga-DOTA-Peptide PET-CT显像，而对典型类癌的诊断效能低于^{68}Ga-DOTA-Peptide PET-CT显像。显然，两种技术联合应用对于提高肺类癌诊断的准确度有很大的帮助。

2.4.5.4 鉴别诊断

结合临床与影像学表现的典型肺类癌不难诊断，但仍需要与其他类型的肺癌进行鉴别。比如周围型肺类癌需要与结核球、周围型肺癌、硬化性肺泡细胞瘤（硬化性血管瘤）鉴别，而中央型肺类癌需要与中央型肺鳞癌进行鉴别诊断。

（1）周围型肺类癌：主要与结核球、周围型肺癌、硬化性肺泡细胞瘤（硬化性血管瘤）、肺动静脉瘘等进行鉴别诊断。①结核球好发于双肺上叶及下叶背段，常伴有卫星病灶、合并钙化灶，环形强化，结合病史、实验室检查、临床症状等，不难鉴别。②周围型肺类癌通常无毛刺，边界光整；而周围型肺癌一般具有典型的毛刺征。③硬化性肺泡细胞瘤在增强扫描后强化程度明显高于肺类癌，一般发病于胸膜附近，与血管关系密切，形成“贴边血管征”，密度均匀，边缘光滑，与支气管无密切关系，其本质是一种良性疾病。④肺动静脉瘘：类型包括肺毛细血管扩张型、复杂型、单纯型，最多见的是后者，占比60%以上；其形成原因是肺静脉和肺动脉直接相通形成的短路；CT影像上表现出分叶征，类圆形阴影，伴有相连的迂曲条状影；进行增强扫描后，由于供血动脉的多支或一支增粗迂曲的回流静脉，瘤囊迅速被填充强化。

（2）中央型肺类癌：中央型肺鳞癌一般在气管腔内形成息肉状肿块或结节；而中央型肺类癌常伴有毛刺征，形态不规则，伴有坏死且呈不均匀强化。中央型肺类癌的强化通常具有一致性。中央型肺类癌不像传统中央型肺鳞癌，出现肺内转移、肺门及纵隔淋巴结转移、胸腔积液等的情况较少。

2.5 特殊肺肿瘤影像学表现

2.5.1 囊腔型肺癌

随着近些年肺癌发病率与日俱增，囊腔型肺癌在临床工作中也较为常见，约占肺癌的4%。然而，关于囊腔型肺癌的形成机制在文献报道中尚不统一。目前，大多数学者报道，囊腔型肺癌发生于细支气管及肺泡壁，癌细胞浸润使肺泡壁增厚，继而出现气道闭塞、小气道狭窄等现象。伴随呼吸过程，内部气体容量不断增加，压力升高而形成气腔，在较低的压力下扩张至肿块外周。也有文献指出囊腔型肺癌的发生与各种遗传、感染因素有关，比如葡萄球菌感染、先天性肺发育不良等。这类疾病的囊腔壁较菲薄，造成穿刺活检困难。同时，囊腔型肺癌的影像学表现与空腔、空洞型肺癌相似，临床诊断较为困难。临床表现有相对的临床特征，好发于中老年人，发病年龄在50～75岁之间，男性多于女性。有报道称，约1/3的囊腔型肺癌患者并没有吸烟病史，囊腔型肺癌合并肺气肿的比例远高于单纯肺囊肿合并肺气肿。囊腔型肺癌的临床表现为咳痰、咯血、咳嗽等呼吸道相关症状，目前主要的治疗方法仍然是手术治疗。由于其早期不易被发现且易出现误诊、漏诊，患者就诊时常常已错过最佳的手术介入时机。

2.5.1.1 相关概念

（1）空腔和空洞：空腔描述的是肺部本身发生病理性扩大的生理性腔隙，比如支气管、肺泡的扩大，包括囊状支气管扩张、肺大疱、含气肺囊肿等。空洞在影像上呈现为透亮区，其形成原因为病变内发生变性的坏死物由引流支气管排出。空洞有不同类型，例如无壁空洞、厚壁空洞、薄壁空洞等。我们工作中常见的癌性空洞表现为偏心性空洞，不规则且壁厚，肺腺癌形成的空洞较少，肺鳞癌空洞更多见。

（2）囊腔：囊腔在影像上呈现为肺内张力较大且壁较薄的含气透亮区。

（3）囊腔型肺癌：目前，关于囊腔型肺癌的定义尚无明确统一标准，就定义而言，近几年有很多研究，有学者提出用薄壁空洞型肺癌或薄壁囊腔型肺癌来定义这种疾病，也有学者认为这种肺癌是在原有肺大疱基础上形成的。鉴于很多学者观察角度与收集病例类型不一致，造成命名与表述仍无一致定论。结合目前的国内外研究报道，我们认为这属于一种特殊类型的肺癌，即囊腔型肺癌是这一大类肺癌的统称。总之，肺癌同时伴有囊腔是指在磨玻璃样早癌病灶或实性肺癌肿块基础上继发囊腔影，而囊腔型肺癌一般描述为囊壁厚度≤4 mm，且≥3/4的囊壁具有薄壁囊腔的影像学特征的特殊类型肺癌。

2.5.1.2 病理特点与发病机制

（1）病理特点：囊腔型肺癌的发生率及检出率逐年上升。国际肺癌研究协会（IASLC）、美国胸科学会（ATS）、欧洲呼吸学会（ERS）联合拟定的肺癌分类中，将原位腺癌、微浸润性腺癌定义为可完全切除且预后生存率接近100%的肿瘤，而浸润性腺癌中，贴壁样生长的腺癌预后较好。所以将上述三种腺癌统一归类为高分化组，其他类型腺癌归类为中低分化组。囊腔型肺癌的病理组织学类型较复杂，但是大多数是腺癌。

回顾既往研究，笔者认为囊腔型肺癌最常见的病理类型仍然是腺癌，少数为鳞癌、腺鳞癌，更罕见的也包括大细胞癌、肉瘤样癌和浸润性黏液腺癌。回顾Farooqi等报道的26例囊腔型肺癌的病理类型中，肺腺癌23例，非小细胞肺癌1例，肺鳞癌1例，还有1例是肺大细胞癌。大部分腺癌多为中高级分化，分化程度比较好，预示着此类患者的预后相对较好。

一些学者提出，对于实性或磨玻璃样肺癌病灶基础上继发形成的薄壁囊腔而言，推测其囊壁上可能无瘤细胞覆盖，但尚有待通过大量数据进一步影像学与病理学的对照研究加以验证。但国内曾有研究报道18例囊腔型肺癌，镜下均可见癌细胞沿囊腔壁弥漫生长，部分病例的CT上表现为囊腔内有分隔结构，证实镜下癌细胞在肺泡腔内呈附壁生长，肺泡腔破坏、融合，类似于气肿样改变，其内间隔是纤维血管组织，上皮为瘤细胞。

（2）发病机制：目前关于囊腔型肺癌的发病机制主要有以下几类观点：①肺气肿的肺实质腺癌的鳞状生长；②瘤体本身的中央区域坏死；③瘤细胞起源于细支气管上皮，伴随肿瘤生长，细支气管被完全阻塞后，继发远端的肺泡扩张和破裂，形成一种止回阀机制；④瘤细胞贴附于肺泡壁生长，受损的肺泡壁融合形成囊腔。其中第三种观点被广泛接受。有报道描述了两种止回阀机制，一种是癌细胞直接侵袭气管或细支气管壁引起闭塞；另一种是肿瘤起源于肺泡壁，生成较多的纤维组织，继发与囊腔相通的邻近支气管的局部产生外部压迫。囊腔型肺癌的一个关键节点是囊腔形成，囊壁微生物和致癌物因腔内少量局限性空气流动而沉积，引起反复炎症，为癌细胞生长创造了微环境。

既往有研究对囊状结构形成的过程进行了大致表述：开始阶段，肿瘤细胞直接在细支气管内生长，形成影像学上所提及的磨玻璃影；或肿瘤组织沿着肺泡壁生长并逐步蔓延至细支气管；肿瘤细胞间接地充当活瓣；随着气体不断进出肺泡，肺泡破裂融合，形成孤立伴有分隔的薄壁囊腔，伴随时间的推移及内部压力的增长，体积扩大，并且由于肿瘤细胞沿着囊腔壁无规律生长，囊腔壁逐渐不规则增厚。

国内有研究认为，薄壁空腔是由于肿瘤细胞直接扩散或侵犯支气管壁造成狭窄引起的。也有少部分学者认为，原发性肺癌可能与囊性病变并存，原有的囊性病变局部缺氧导致致癌物质沉积而发生癌变；另有学者认为致癌物质抑制抗弹性蛋白酶活性，从而继发肺泡间隔破坏，促使囊性病变的发生；抑或可能与肿瘤细胞本身分泌黏液，聚积在肺泡腔内，肺泡壁破裂融合、肿瘤细胞自体吞噬等有关。也有少数学者提出驱动基因突变的说法，即EGFR突变与其他类型腺癌无差异，而KRAS基因突变发生率及ALK融合基因突变发生率都较低。一项关于123例囊腔型肺癌患者的研究报道中，约53%的患者携带EGFR基因突变，而KRAS基因突变检出率为6%，ALK融合基因突变的检出率仅为3%。

2.5.1.3 分型与临床表现

根据目前文献关于囊腔型肺癌的发病机制及影像表现的表述，将其归纳为三种类型：一是，呈薄壁囊腔表现的肺癌（囊腔型肺癌）；二是，肺癌基础上继发薄壁囊腔的肺癌（含囊腔型肺癌）；三是，发生于肺大疱的肺癌（大疱型肺癌）。

大疱型肺癌指在肺部原有肺大疱基础上发生的肺癌。Daisuke等曾针对该类型的肺癌提出亚类分型，即Daisuke分型（Ⅰ～Ⅲ型）：Ⅰ型是指发生于肺大疱的壁上、向腔外局限性生长的肿块；Ⅱ型是指发生于肺大疱壁向腔内局限性生长的肿块；Ⅲ型是指沿肺大疱壁环状弥漫性生长的肿块。如图2-2所示。组织学以鳞癌多见，通常发生在中老年人身上，特别是有长期吸烟史和慢性阻塞性肺疾病病史的男性。另外Mascalchi等提出形态学分型标准，将此病灶分为四种类型：第一种是结节位于腔外；第二种是结节位于腔内；第三种是囊腔壁环形增厚；第四种是多房囊腔与结节并存。

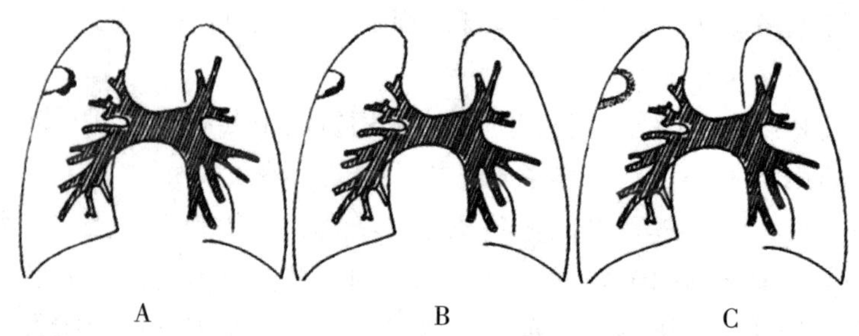

注：Ⅰ型（A），肿瘤向肺大疱壁外生长；Ⅱ型（B），肿瘤向肺大疱壁内生长；Ⅲ型（C），肿瘤沿肺大疱壁弥漫性或环形生长

图2-2 大疱型肺癌Daisuke分型示意图

2.5.1.4 综合影像学表现

（1）X线表现：有关囊腔型肺癌胸部X线的影像学表现报道较少。病灶体积较小的囊腔型肺癌在X线胸片上多呈阴性，可无任何异常表现而易被漏诊；当病灶较大和（或）伴有实性结节时，可显示薄壁及结节状致密影。对伴有高危因素的患者，应仔细观察上肺野周边部位是否有囊腔及结节病灶。对于含囊腔型肺癌而言，单纯磨玻璃结节伴囊腔时通常很难被显示，倘若是实性肿块含囊腔，可能会出现类似圆形或分叶状的软组织肿块的影像学表现。综上，对于此类型的肺癌而言，胸部X线仅是基本的筛查手段，检出率也很低，如果临床上高度怀疑此类肺癌时，应当首选胸部CT检查。

（2）CT表现：与胸部X线、MRI检查相比，CT检查是最佳且最有效的方法。

①大疱型肺癌：曾经普遍认为肺大疱是弥漫阻塞性肺气肿的常见伴发征象，临床表现相对稳定。但是近些年的一些新研究表明，肺大疱是原发性肺癌的重要风险因素，Stoloff等研究提出，肺大疱患者继发肺癌的风险是无肺大疱者的32倍，且预后较差。Daisuke等回顾性分析的20例肺大疱患者继发性肺癌中，患者均有长期吸烟史，

组织学类型大多数为鳞癌。具有长期吸烟史的中老年男性检出肺大疱时，尤其同时伴有慢性阻塞性肺病的多发肺大疱患者，应高度重视并定期随访，以便及时发现和诊断是否有继发肿瘤性病变，并给予积极的治疗。

根据Daisuke分型，Ⅰ类亚型者在CT上的表现是原有肺大疱壁上局部形成向腔外突起的结节、肿块，周围可伴有毛刺征、分叶征及胸膜凹陷征等周围型肺癌的影像征象。值得注意的是，当高危人群随访肺大疱病变时，出现囊壁局限性增厚应警惕继发肿瘤的可能性，随访时间间隔应缩短，至少半年一次复查。如果肺大疱较多且围绕实性结节，病变边缘的影像学征象显示不明确。肺大疱通常位于肺外野带，如果伴有癌组织时，易向外侵犯邻近胸膜和胸壁，当影像学检查无典型特点时，应行经皮穿刺活检以确定诊断。Ⅱ类亚型病变，CT表现为肺大疱壁上局部向腔内生长的结节、肿块形态欠规则，边缘伴有分叶征，通常无毛刺征，其密度相对均匀，肿块较大者可伴有坏死，也可有纵隔淋巴结转移。Ⅲ类亚型者影像学表现类似于肺炎等病变，需要经皮穿刺活检，依靠病理学才能明确诊断。进行CT薄层扫描或进行薄层后处理重组，多角度、多方位仔细观察有助于诊断。

囊腔型肺癌在各肺叶的发生率及病灶大小尚未见明显规律。部分研究显示，病灶的囊壁厚度为1～4 mm，大多数较均匀，囊内分隔多见（约占66.6%），边缘轮廓不规则约占56%，短细毛刺征约占45%，血管集束征占27.8%，其中分叶征最少见。另外也有一些研究报道，当囊壁厚度为0.3～1.2 mm时，所有病灶均无分叶征及毛刺征，其中壁结节占62.5%，囊内分隔占19%。上述两个研究结果不尽相同，可能与入组标准及纳入的病例类型有关。当然此类型肺癌可呈单囊，囊壁较为均匀，少数可为多发病灶；有一半呈多囊型，即囊腔内可见1个或多个分隔影，部分囊内分隔是由肺内的血管分支影构成的，此征象对于该类病变的诊断具有一定的特异性；如囊腔较大时可继发周围肺实质出现磨玻璃密度影，甚至出现“晕征”，考虑是由于肺渗出、继发感染、肺出血等引起的。

国内外学者关注和争论的焦点仍是此类型肺癌的囊内壁上有无肿瘤细胞，我们还需要大量数据及样本的论证。国外Farooqi和Yamada等进行系统的CT影像学表现与病理对比研究，发现囊壁上的确存在癌细胞的浸润与蔓延，且大部分病理类型为腺癌。临床工作中，感染性病灶旁出现含气囊腔病灶，用感染性病变如肺脓肿的诊治无法解释时，需考虑到此类型肺癌，特别是在临床系统抗炎治疗无效时，应进行“两元论”分析思考，动态随诊观察并结合临床以明确诊断。

另外值得注意的是，即使首诊CT影像表现为形似含气“肺囊肿”或“肺大疱”的薄壁囊性病灶，也需要定期随访，因为部分患者，尤其是高危人群，首诊CT显示薄壁囊性的病灶有可能在后期随访中发生癌变。Farooqi等人对确诊为囊腔型肺癌的病例长期随访，发现首诊CT提示单发规则囊腔影，囊壁厚度为1～2 mm，随访中部分囊腔壁局部可发生不规则增厚，可达到4～16 mm，增厚的囊壁占整个囊腔的周径比例从1～6周至环周，同时部分病例会出现实性结节、肿块。因此，对于长期随访中出现囊腔壁增厚，或腔内外出现结节且体积不断增大的单发囊腔影，应高度怀疑为囊腔型肺癌，并建议采取积极的治疗措施。但也有一些研究显示，肿瘤生长过程中少数囊腔病灶可以逐渐消失、闭塞，继而形成实性肿块影。

贺太平等人报道，对囊腔型肺癌的随访观察发现，10%的囊腔伴肺内结节，经6～10个月随访后囊腔逐渐变小；1/4病灶起初在CT上表现为磨玻璃影，随访中病灶体积增大且病变内伴空泡征，空泡逐渐增大而形成囊腔。因此建议出现以下两种情况，应终止随访并尽快临床干预：第一种情况，病灶内实性成分增多伴软组织影，或囊腔扩大、缩小，病灶周围出现分叶征、毛刺征或胸膜牵拉征；第二种情况，随访中囊腔壁厚薄不均，伴有壁结节或多分隔的壁结节。

②含囊腔型肺癌：指在实性或磨玻璃样病变与含有气体的囊腔样病灶并存。国内的部分报道中，其临床与CT表现特点如下：A.中老年男性多见，肿瘤多位于双侧中上肺，以中高分化的腺癌为主。B.肿瘤平均直径为3.1 cm±1.8 cm，CT表现上有周围型肺癌的影像学表现，以分叶征最多见。C.肺癌中磨玻璃病灶，伴偏侧性囊腔型病灶者高度怀疑为腺癌。D.囊腔一般平均直径为1.5～4 cm，囊壁薄而较均匀，壁结节相对少见。E.囊腔大多位于肿块病灶偏侧、外侧或上下侧外方多见，推断其与侵犯小气道的位置和走行有关。F.部分囊腔壁周围可见相贴或受压的血管影，提示囊腔的不断膨胀性生长推移邻近血管。G.囊腔内较少见到气-液平面，与肺癌坏死液化导致的空洞截然不同，某种程度上具有诊断价值。

（3）MRI表现：当病变出现纵隔淋巴结转移及胸膜侵犯，MRI检查具有一定的价值，尤其是对囊腔型肺癌实性病灶的诊断具有一定的辅助价值，MRI表现为T1WI呈等低信号、T2WI呈稍高信号，增强后病变中度不均匀强化，囊壁可表现为等信号、略低信号，但是对于较薄的囊腔壁难以显示。

（4）PET-CT表现：关于囊腔型肺癌的PET-CT研究报道比较少。既往文献报道，PET-CT显像时，病灶中放射性核素的浓聚及SUV值的增高可提供一些有价值的信息。Mascalchi的研究报道了囊腔型肺癌影像学特征的动态随访，研究中仅有4例患者有两次完整的PET-CT复查资料，结果显示1例由无摄取转为明显摄取，2例由无摄取转变为中度摄取，另1例由轻度摄取变为中度摄取，其SUV值也有不同程度的增加，病理诊断均是肺癌，由于病例样本数太少，尚不能总结PET-CT规律性的特征，我们期待未来有更多的研究报道。

2.5.1.5 鉴别诊断

大多数囊腔型肺癌初诊是根据影像学检查发现，组织学类型以腺癌多见。所以影像学的评估分析为临床提供很多有价值的信息，尤其是CT检查。我们对于典型的囊腔型肺癌做出诊断相对容易，但有时还需与以下表现类似的疾病进行鉴别。

（1）先天性含气肺囊肿：常见于青年人，多见于双肺下叶，临床上通常无明显症状，于体检等偶然发现，如继发感染则可伴随出现呼吸道感染症状，如咳嗽、咳痰等；典型病变的影像学特点是囊壁薄、均匀，囊内为气体且无分隔，长期随访囊腔可增大，但本身囊壁无增厚或结节状改变，倘若继发感染则病变外缘模糊，囊内出现气-液平面等征象。

（2）肺癌空洞：常见于鳞状细胞癌，肿块中心因缺血出现坏死液化，空洞形成是由于坏死物经引流支气管排出，空洞多位于病灶的中央或偏心，形态可不规则，空洞壁厚度多>4 mm，壁厚薄不均，可见壁内结节，其内很少见到分隔影，罕有肺血管分支；其外壁周围肺实质常伴分叶征、毛刺征及胸膜凹陷征等。

（3）肺结核伴空洞：多见于中青年人，临床表现可出现结核中毒症状，比如低热、盗汗等；影像上好发于双肺上叶尖段及下叶背段，病变散在多发，空洞壁可薄厚不均，形态不规则，易见钙化影，病灶周围常伴“卫星灶”，如钙化、纤维索条灶等，结合实验室检查及病史多不难鉴别。

2.5.2 浸润性黏液腺癌

肺腺癌中的一种特殊类型是原发性肺黏液腺癌（primary pulmonary mucinous adenocarcinoma，PPMA）。在国际多学科分类于2011年制定的关于肺腺癌的标准中，浸润性黏液腺癌也被称作“肺炎型肺癌”，其仅占肺腺癌病例的5%，临床上较为少见，被划分为浸润性腺癌的变异型。2021年WHO第5版肺肿瘤的病理学分类中，将浸润性黏液腺癌归类为上皮性肿瘤，生物学行为分化良好，生长缓慢，与其他肺腺癌具有显著不同的特点。因为发病率较低，目前有关于浸润性黏液腺癌的研究报道，都是小样本研究，缺乏大宗样本更高级别的研究证据，尚需要归纳总结更多的临床经验和影像学表现。

2.5.2.1 病理特点

既往研究表明，这类肿瘤细胞有能力分泌大量黏液，使得黏液在肺泡内聚集，继而诱发基因突变。资料显示，黏液型细支气管肺泡癌发源于杯状细胞、柱状上皮细胞。对于有原发性浸润性黏液腺癌的起源目前仍存在争议，例如有研究显示，浸润性黏液腺癌（invasive mucinous adenocarcinoma of the lung，IMA）有可能发源于支气管杯状细胞，镜下观为半透明的胶冻状，细胞呈“钉突样”排列，大体切面呈灰褐色，边界模糊不清，黏液丰富的杯状肿瘤细胞或柱状细胞沿肿瘤细胞肺泡间隔生长，在肺泡间隔中没有观察到纤维性增厚的征象。肿瘤细胞分泌较多黏液，这些黏液将细胞核推向一侧，堆积在细胞里，黏液聚集形成形态不同的“黏液湖”，周边伴有结缔组织反应，肿瘤细胞悬浮在“黏液湖”中。

2.5.2.2 临床表现

浸润性黏液腺癌（IMA）好发于50岁以上的中老年人，女性比男性更多见。该病的临床症状及体征缺乏典型性，与其他肺肿瘤相似，可出现疲乏、胸闷、体重减轻、咳痰、咳嗽等呼吸道症状。一部分患者也可能出现咳白色黏液痰，伴有痰中带血的症状。局灶肺炎型或单发结节型IMA通常没有典型的临床症状，无特殊体征，因此通常在健康体检中被偶然发现。如果是肺炎型肺癌患者，其症状与肺部感染相似，出现咳嗽、咳痰等不适，因此容易被漏诊、误诊，检查时需要注意鉴别。

2.5.2.3　综合影像学表现

（1）X线表现：由于肿瘤本身黏液程度以及黏液产生的数量不同，因此其也会有不同的影像学征象。按病变分布的特点，可以大致分为结节肿块型和肺炎型（局灶肺炎型、弥漫肺炎型）。绝大多数的黏液腺癌可以在X线片上被观察到，但微小病变、磨玻璃病变及隐匿性病变会出现漏诊。X线片只能反映病变的局部生物学特点和有限的定性诊断信息。

（2）CT表现：CT是胸部疾病最常用的检查方式，根据既往临床资料分析及研究报道，按特征不同，主要分为以下三种类型。

①局灶肺炎型：肺叶或肺段内可见斑片状、大片状的实变影像，在近端支气管无阻塞性病变。由于肿瘤细胞分泌了大量的黏液，故在肿瘤的近心端可出现枯树枝征、空泡征、磨玻璃密度影等。CT扫描影像学特点如下：A.肿瘤细胞可能产生许多黏液，导致实变的肺组织发生膨胀外凸，这种征象被称为“肺叶膨隆征”；B.肿瘤边界可模糊或清楚，肺叶或肺段实变，支气管呈现为粗细不均、僵直、狭窄等，肿瘤内伴行的支气管呈枯树枝状，产生的病理生理机制为肿瘤沿支气管壁附壁生长，伴有肺泡内黏液推移导致；C.CT平扫时，肿瘤的密度低于肌肉的密度，增强扫描后呈轻度强化，可伴有肿瘤血管征出现。

②结节肿块型：一般表现为类似于周围型肺癌的征象，例如棘突征、短细毛刺征、胸膜凹陷征、分叶状等。除了这些典型的征象之外，其他一些影像学特点也有助于准确诊断该病：A.肿瘤增强扫描后呈现为轻度强化，主要原因可能是肿瘤内富有黏液成分，这些黏液的组织密度低于肌肉，增强扫描后没有强化，或整体呈现为轻度强化或不均匀强化，也有小部分病例在影像学上可见厚壁空洞或薄壁空洞等征象。B.细支气管充气征，本类型肺肿瘤容易出现细支气管充气征，其病理生理基础是肺支撑结构仍未被肿瘤细胞破坏或替代。C.空泡征，本类型肿瘤较多出现空泡征，一般发生在病灶的边缘，出现这一现象的病理生理基础是肿瘤细胞沿支气管管壁浸润生长，管腔内存在瓣膜机制，导致气体从肺泡内排除困难，空气滞留，出现所谓的“假空洞征”或“空泡征”。

③弥漫肺炎型：可见的典型征象，包括枯树枝征、蜂窝征、肿瘤近心端磨玻璃影、空泡征。双肺可见散在多发的片状、结节状、斑片状的实变影或磨玻璃影。肿瘤结节一般以肺小叶或支气管为中心分布，形态不规则，大小不等，边界可模糊或清晰，部分病灶可跨肺叶生长，也可见血管支气管束模糊或增粗，部分患者为双肺无规律散在分布的磨玻璃影以及大片状或斑片状的实变影。靶向药物（例如吉非替尼）对于该类肺癌（伴有EGFR位点基因突变）的治疗效果也较好，短期服药后复查，可见病变明显缩小。2021年WHO第5版肺癌组织学分类中，定义的浸润性黏液腺癌（IMA）以往有两个曾用名，分别为弥漫型肺癌及肺炎型肺癌。值得注意的是，对于初诊为肺炎的病例，如果规范抗炎治疗后复查病情未见好转，病灶进行性增大，要高度怀疑此类型肺癌的可能，需要进一步排查。浸润性黏液腺癌常合并肺门或纵隔淋巴

结转移，也可局部累及胸壁、胸膜、椎体，产生胸腔积液、骨质破坏等。浸润性黏液腺癌的CT影像学表现特点与其病理基础息息相关。有学者对浸润性黏液腺癌的病理学基础和影像学表现进行了对照研究，研究显示其具有如下特点：A.在一些病例中可以同时发现类圆形肿瘤细胞及高柱状肿瘤细胞，在肿瘤的不同阶段，两种细胞可能会互相转化，不同阶段的肿瘤细胞产生黏液的情况也各不同；B.在CT影像上表现为肿块型或结节型的特点，局部肿瘤较大但仍相对局限，边界清楚，部分肿瘤细胞在镜下呈现为类圆形，这种细胞通常较少产生黏液，黏液范围局限不会向外分泌；C.类圆形细胞者TTF1多呈现为阳性表达，免疫标记的ALK基因、TTF1基因的表达情况都可影响黏液的产生，类圆形肿瘤细胞的ALK基因突变率明显低于高柱状肿瘤细胞，因此ALK可能作为诊断黏液腺癌的参考标志物；D.高柱状细胞产生的黏液稀薄，但黏液量大，容易向外分泌，CT扫描图像呈现为弥漫肺炎型或局灶肺炎型的影像学特点。

（3）MRI表现：可通过病变内MR信号强度的变化而间接作出重要的提示性诊断，用于诊断黏液腺癌特异性较好。MRI扫描呈现为长T1WI和长T2WI的信号表现，在T2WI上表现为显著的高信号，原因主要是黏液中含有较多糖蛋白成分，因此拥有与类似于人类胆汁、脑脊液的信号强度。MRI图像中还可见“空气支气管征”“血管造影征”等征象。

2.5.2.4 鉴别诊断

2.5.2.4.1 弥漫性黏液肺腺癌需要与下列疾病进行鉴别

（1）弥漫性肺转移瘤：单纯凭借影像学表现难以将两者鉴别，需要结合临床病史，判断是否有明确的原发肿瘤。弥漫性肺转移瘤多表现为肺内散在分布的多发结节灶，分布没有规律，呈结节状或球形，边缘光滑，边界较为清晰，可伴有病灶钙化，部分呈空洞或囊状影像。如果是肿瘤经由淋巴结路径转移至肺内，则可见“结节状”“串珠状”改变，血管支气管模糊、增粗，伴有纵隔及肺门淋巴结肿大，出现癌性淋巴管炎表现。

（2）血行播散型肺结核：多在青年人中发病，伴有全身结核中毒的典型症状，例如乏力、发热、盗汗等。分布均匀、大小均匀、密度均匀的“三均匀”特点是急性粟粒型肺结核的典型表现，病灶直径为1～3 mm。分布不均匀、大小不均匀、密度不匀的“三不均匀”特点也是亚急性粟粒型肺结核的典型表现。弥漫性黏液肺腺癌的肿块与结节通常也具有分布不均、大小不均的特点，多位于中下肺野外周，部分融合，伴有磨玻璃影、实变影，蜂窝征、枯树枝征、空泡征等征象常见。

（3）结节病：首先出现双侧肺门淋巴结对称性肿大，当肺组织受侵时，肺部直径1～5 mm不规则形的微小结节是其典型表现，可伴有小叶间隔增厚。微小结节以双肺上叶多见，也出现在小叶间隔、叶间裂、胸膜下、支气管血管束等部位，伴有实变影及磨玻璃影。有时可观察到支气管管腔狭窄、管壁增厚，但较少出现继发的阻塞性病变。

2.5.2.4.2 以肺炎型为主要特征的黏液肺腺癌需要与下列疾病鉴别

（1）淋巴瘤：临床上少见原发性淋巴瘤。影像学上可见“空气支气管征”，即支气管扩张，“枯树枝征”少见，可见沿肺叶、肺段分布的实变影或磨玻璃影。肺-瘤界面清楚，没有“蜂窝征”影像出现，如合并其他部位多发淋巴结肿大，结合病史容易鉴别。

（2）大叶性肺炎：临床症状典型，包括胸痛、发热、咳嗽、咳痰等，实验室检查提示白细胞明显升高。影像学检查可见肺叶、肺段出现大面积实变影，内可见“空气支气管征”，支气管走行自然，管壁柔软。而肺黏液腺癌的支气管壁则较为僵硬。大叶性肺炎无“蜂窝征”出现，叶间裂无膨隆性变化；经规范抗炎治疗后转归迅速，大多吸收好转。

（3）干酪性肺炎：临床症状类似于结核全身中毒的表现。影像学上可见密度较高的实变影，沿肺叶、肺段分布，多见虫蚀样空洞形成，以及较多微小播散灶出现。根据临床表现、实验室检查等容易做出准确诊断。

2.5.3 肺肉瘤样癌

肺肉瘤样癌（pulmonary sarcomatoid carcinoma，PSC）是一种较少见的肺恶性肿瘤。肉瘤样癌包括两种不同类型组织，即在同一个瘤体内同时有肉瘤样成分和癌成分，可发生在全身很多部位，而发生在肺的肉瘤样癌非常少见。PSC是一组含有肉瘤样分化或肉瘤细胞的非小细胞肺癌，在肺恶性肿瘤中仅占0.1%～0.4%。临床上表现无特异性，肿瘤分化差，恶性程度很高，侵袭性强，且预后较差，临床上多易被误诊为其他类型的肺肿瘤。

2.5.3.1 病理特点

一直以来，关于PSC的组织学起源、病理分型存在争议，名称多且复杂。2004年WHO肺肿瘤分类的第6类命名中，将伴有多形性/肉瘤样的癌归为肉瘤样癌，又分为梭形细胞癌、多形性癌和巨细胞癌等多个亚型。肉瘤样癌中的癌成分多为腺癌或鳞癌，肉瘤成分中最多见的是纤维肉瘤。随着近些年免疫组织化学等技术的进步，发现肉瘤样成分中可表达上皮性标志物，同时癌成分也表达间叶性标志物，而电镜下可观察到肉瘤样细胞具有上皮细胞特点，表明该肿瘤中的肉瘤样成分本质是具有肉瘤样形态的癌，仍属于上皮性肿瘤，因此2021年WHO第5版的肺肿瘤分类中仍将肉瘤样癌归属于上皮源性恶性肿瘤。

2.5.3.2 临床表现

文献报道中原发性肺肉瘤样癌十分罕见，发病率仅占肺恶性肿瘤的0.1%～4.7%，常见于60岁以上的男性，通常有长期吸烟史。根据发生位置不同，肺肉瘤样癌可分为周围型和中央型，以周围型多见。临床表现缺乏相应的特征，可出现呼吸道症状及继发症状。肺肉瘤样癌肿块生长快、侵袭性强、预后差，因此，需要引起临床和影像学诊断的高度重视。

2.5.3.3 综合影像学表现

（1）X线表现：与其他类型的肺癌一样，肺肉瘤样癌也是以周围型多见，约占2/3

以上。早期时X线诊断可呈阴性，但临床上遇到的病例就诊时肿瘤体积通常较大，表现为肺野外周的类圆形或不规则肿块影。边界可清晰或欠清晰，边缘呈分叶状，有些病灶可合并空洞影；邻近胸膜易侵犯胸壁，有时可合并胸膜腔积液。

（2）CT表现：一般病灶体积较大，界线多较清晰，边缘伴分叶征，其内密度较低，常合并液化坏死。既往文献报道中CT上70%～90%的肺肉瘤样癌表现位于肺周边，其中一半以上的病灶直径大于5 cm，且内部易发生坏死，空洞发生的比率也较高，增强扫描后病灶周边呈厚环状强化，且血供丰富，多呈中度及以上强化；如肿瘤病灶较小，则较少出现坏死，CT增强后多均匀性强化。由于该肿瘤恶性程度高，生长迅速且侵袭性强，病灶周围肺野会出现少量出血，CT图像显示病变周围有时可见磨玻璃影或“晕征”；邻近胸膜者可以直接侵犯胸壁，还常见纵隔淋巴结、肾上腺及肝脏等脏器的转移。

（3）MRI表现：MRI表现的报道较少。既往文献提及MRI信号可反映肿瘤的病理组织学改变，比如，肺肉瘤样癌病灶通常在T1WI系列上表现为稍低信号影，较大体积病变者可见小片状更低信号坏死区；T2WI上呈等信号或略高信号，其内可混杂大小不等的更高信号的坏死灶。肺鳞癌发生液化坏死时，T2WI上表现为病灶稍高信号背景上伴有更高信号影；肺腺癌可在T2WI上表现为“小簇状”的高信号影。MRI常规扫描序列结合DWI等功能成像技术有利于显示肿瘤侵犯胸壁及纵隔淋巴结转移等信息。

2.5.3.4 鉴别诊断

该病主要需与以下疾病进行鉴别。

（1）肺结核或肺脓肿：临床上可出现典型感染症状，发热、咳痰及外周白细胞增高等；影像学上病变范围较广，大多数病变边缘模糊或伴有磨玻璃影，其内可伴有不同程度的液化坏死；肺结核典型者易显示钙化、多发多段病灶及“卫星灶”，部分病变伴结核空洞；肺脓肿典型者常有厚壁空洞伴较大的气-液平面，增强时呈明显环状强化。

（2）其他类型肺癌：一般病灶体积较小，肺鳞癌易出现不规则厚壁空洞或液化坏死，肺腺癌还可伴有薄壁囊腔样改变，其边缘常见毛刺征、分叶征和胸膜凹陷征等典型周围型肺癌征象；增强时病灶多呈中度以上强化。

2.5.4 肺淋巴上皮样癌

肺淋巴上皮样癌（lymphoepithelioma-like carcinoma，LELC）是一种恶性原发性肺部肿瘤，在临床中极为少见，其发病率不到1%，以往被认为是大细胞肺癌（LCLC）的一个亚型，其病理组织学与非霍奇金淋巴瘤、转移性鼻咽癌难以鉴别。根据2021年WHO第5版肺肿瘤新分类，将其划归为神经内分泌肿瘤的“其他未分类癌”。此肿瘤在组织学上与未分化的鼻咽部肿瘤很相似，对放疗和化疗也较为敏感，预后较好。本病还具有典型的区域分布及种族分布特点，回顾既往不超过300例的文献报道，提示该病患者大多数来自东南亚地区的黄种人，我国以两广（广东、广西）地区为高发区，推测其可能与EB病毒（epstein-barrvirus，一种常见的人类疱疹病毒）感染关系密切。

2.5.4.1 病理特点

该病的主要病理特点是癌细胞呈合胞体的形态聚集堆积，细胞核较大，呈空泡状，胞质丰富，周边间质和瘤巢界限清晰，边界显示明确，丰富的淋巴细胞浸润于癌细胞及癌巢之间，同时有不同程度的浆细胞浸润及纤维性间质包绕；有些病例形态上与淋巴瘤类似，可呈弥漫性分布。因本病的病理学改变和鼻咽部未分化癌（泡状核细胞癌亚型）所致的肺转移瘤表现有相似性，所以需要结合临床全面检查及影像学检查，排除鼻咽部肿瘤后才可考虑该病。免疫组织化学显示p63、CK和CK5/6染色为阳性，提示此病属于鳞状细胞癌范畴的上皮类肿瘤。

2.5.4.2 临床表现

临床上，多见于青年女性，据统计与吸烟史相关性差，但也有报道认为其与年龄、性别无统计学关系；推测可能与EB病毒感染有关，和年龄、性别相关性不大。本病的临床表现无明显特异性，最常见的症状是咳嗽，有些患者伴有咯血、胸痛、呼吸困难及体重减轻等。截至目前，敏感和特异性最高的检验方法是原位杂交法检测EBV-EBER，阳性率可达94%。EBER是目前所知在潜伏感染时EBV基因转录最丰富的RNA之一。此外，本病预后也较好；根据长期随访研究，该病的5年生存率约为62%，明显高于其他类型的非小细胞肺癌，这可能是由于此病对放化疗非常敏感。

2.5.4.3 综合影像学表现

（1）X线表现：国内学者曾报道的13例肺淋巴上皮样癌的影像学回顾分析中，X线片均显示为单发结节或肿块病灶，病变以下叶多见；周围型病变多于中央型病变；肿瘤病灶的平均直径为1.7～7.1 cm，边界清楚，边缘可见毛刺征、胸膜凹陷征，病变内钙化、坏死相对少见，未见空洞。此外，部分病变伴有肺门和（或）纵隔淋巴结肿大。

（2）CT表现：CT检查提供的诊断信息比X线片更丰富详细，国内外文献的报道有所不同。根据发生部位的不同，可分为周围型与中央型。既往有10例晚期肺LELC的CT影像学表现报道显示，LELC体积均较大，与纵隔及大血管关系密切，怀疑CT表现特征是肿块易包绕支气管及大血管。而Hoxworth等人研究发现，该病CT表现为病变多位于近胸膜下的肺内孤立性结节。然而近年有文献研究发现，其好发部位是右肺中叶、左肺下叶，分为中央型或周围型，中央型肺门区肿块往往大于周围型，且多数直径大于5 cm；多数病灶密度相对均匀，边界多清晰，边缘光整或不规整，可伴分叶征，但毛刺征相对少见，个别病例可见液化坏死。有研究还显示，该肿瘤病灶可出现营养缺乏性的孤立性点状钙化；CT增强后大多数肿块呈轻度到中度不均匀强化，中心区可发现小灶性或小片状坏死，且会出现延迟强化，强化不显著和不均匀是因肿瘤组织间质成分多、实质成分少所致。肿瘤增粗的供血血管使得肿块内还可显示所谓的“血管包埋征”，即强化的血管影在病变中被包埋，但此征象并没有特异性诊断价值。

（3）MRI表现：截至目前，有关肺淋巴上皮样癌的MRI表现的大宗病例研究的文献报道罕见。

2.5.4.4 鉴别诊断

本病需与以下疾病相鉴别。

（1）淋巴瘤：当肺淋巴上皮样癌肿块较大、密度均匀时，需和原发性肺淋巴瘤相鉴别，原发性淋巴瘤容易出现“空气支气管征”，增强扫描后病变均匀性中度至显著强化，同时还可能观察到“血管造影征”，血管形态走行不变。

（2）肺内转移性鼻咽LELC：因为两者从组织学角度很难鉴别，均具有与显著特征的淋巴间质有关的未分化癌和鳞状上皮癌的超微特征，所以鉴别诊断时须排除原发性病变。

2.5.5 肺上沟瘤

当肿瘤靠近胸膜顶部，锁骨下动脉通过胸膜时对肺尖形成压迹，这种肿瘤被称为肺上沟瘤。肺上沟瘤在1992年由PaniCoast首次进行报道，因此又被称为Pancoast瘤，该肿瘤通常位于肺尖顶部下方2～3 cm处。肺上沟瘤属于肺癌的一种特殊类型，多发病于第1胸椎、胸骨柄、第1肋骨组成的胸廓入口处。

2.5.5.1 病理特点

肺上沟瘤患者通常出现三种征象，称为Pancoast综合征：①同侧Horner综合征；②患侧肩部至上臂区域出现疼痛；③患侧上肢肌肉萎缩。过去将发生Pancoast综合征的肺尖部肿瘤定义为Pancoast瘤，现在的概念更为宽泛，只要是发生在肺尖部并造成胸壁浸润的肿瘤，即肺尖部浸润癌，都被认为是Pancoast瘤。肺上沟瘤的发生率低于5%（约为3%～5%），多见于50～60岁的中老年人，男性多于女性，以鳞癌多见，但曾有报道的研究结果认为以腺癌为主。此病的高危因素包括吸烟、石棉接触史和化学物质暴露等。随着临床外科及病理诊断水平的提高，肺上沟瘤的完整切除率及远期生存率都有了明显提高。

2.5.5.2 临床表现

Pancoast综合征是肺上沟瘤最重要的特异性表现，包括但不限于同侧手和上肢的肌萎缩、根性疼痛、患侧肩痛、Horner综合征等。但肿瘤较小时，没有典型的症状与体征，在影像学X线或CT检查时偶然发现。随着肿瘤进一步增大，可能压迫锁骨下静脉，导致患者上肢的淋巴回流障碍，引起上肢水肿。

2.5.5.3 综合影像学表现

（1）X线表现：胸部疾病中最常见的检查方法仍然是肺部X线。肺上沟瘤的X线片表现为以下几个方面：纵隔及肺门的肿大淋巴结影；骨质受侵，肿瘤侵犯病变同侧第1～3肋骨及邻近椎体及附件，造成溶骨性破坏；如果肺尖部位的胸膜厚度超过5 mm，且伴有临床症状时，应高度怀疑肺上沟瘤，需要进一步检查排查；有研究显示，如果肺尖帽厚度逐渐增加，则无论是否合并有临床症状，均不能排除该病，需要进行穿刺活检进一步明确病情；随诊过程中，观察到位于肺尖部位的肿瘤进行性增大。

（2）CT表现：CT扫描影像对于识别骨质破坏更为敏感，其组织密度分辨率比X线有明显优势。肺上沟瘤的典型CT影像表现为位于肺尖部的不规则的软组织肿块影，与周围结构分界不清，邻近的胸壁、椎体、肋骨等结构受累，增强扫描后可见肿瘤侵及大血管，肿瘤内呈不均匀强化。肿瘤常侵及胸廓入口处的斜角肌，可见斜角肌增粗，周边脂肪层间隙消失或模糊，出现上述征象提示臂丛神经受侵。

（3）MRI表现：MRI检查显示血管、胸壁脂肪间隙及神经纤维更有优势，对于诊断肺上沟瘤具有明显的优势。在MRI扫描序列中，肿瘤在T2WI上表现为不均匀高信号，T1WI上呈现为中等信号。MRI可以清楚地显示肿瘤的形态及与周围结构的关系，增强扫描后可见肿瘤明显强化。DWI序列的应用对病变性质判断有较大的帮助。对于显示肿瘤侵及神经、血管、胸壁、胸膜、椎体等，T2WI序列往往是常用的序列。

（4）PET-CT表现：PET-CT具有功能影像的特点，在转移病灶或原发灶处都会出现明显的糖代谢升高，造影剂浓聚，对于疾病的定性诊断有很大的价值。

2.5.5.4 鉴别诊断

本病的发病部位特殊，多是60岁以上的男性发病，发病率较低。典型的Pancoast综合征出现时，需要高度警惕该病的发生，进行详细排查；进一步行CT、MRI、PET-CT等检查明确病情，在诊断时需要与肺转移瘤、肺结核等疾病相鉴别，后者也多见于肺尖部。

2.5.6 纵隔型肺癌

纵隔型肺癌（mediastinal lung cancer）是一种特殊类型的原发性肺癌，其影像学表现酷似原发于纵隔的肿瘤，而非典型的肺门肿块。它通常指肿瘤主体位于纵隔内，或原发灶隐匿而主要表现为纵隔巨大分叶状团块，好发于前纵隔或中纵隔，边界可清晰或模糊，极易与淋巴瘤、胸腺瘤等纵隔原发肿瘤混淆。在病理类型上，小细胞肺癌占绝对多数，其次为低分化鳞癌或腺癌。诊断的核心难点在于其突出的纵隔占位常掩盖了可能很小、甚至难以发现的肺内原发灶，从而极易误诊。确诊高度依赖影像引导下的穿刺活检（如CT引导下穿刺）获取病理证据。患者常因纵隔巨大肿块的压迫而出现上腔静脉综合征，表现为呼吸困难、吞咽困难、声音嘶哑等症状来就诊。鉴于其多为侵袭性强的小细胞肺癌或晚期的非小细胞肺癌，治疗以全身化疗和放疗为主，手术机会较少，总体预后通常较差，尤其是小细胞肺癌纵隔型，1年生存率较低。因此，早期识别其肺癌本质，而非误判为纵隔原发肿瘤，对制订正确的治疗方案至关重要。

2.5.6.1 病理特点与发病机制

纵隔型肺癌的主要特点是肿瘤以侵犯纵隔为主，并主要在纵隔内生长，组织学类型以小细胞癌或鳞癌多见，也有少数是类癌、分化差的腺癌等。以往纵隔型肺癌被归类为中央型肺癌之中。对于纵隔型肺癌发生的原因及机制，一般认为有以下几种情况：①周围型肺癌发生在邻近纵隔胸膜处，并向纵隔内生长，影像学表现为原发于纵隔的肿瘤；②肿瘤来源于纵隔内的主支气管，因此肿瘤大部分位于纵隔内，难以鉴别是纵隔原发肿瘤还是肺来源肿瘤；③合并肺不张的中央型肺癌，肺组织体积缩小紧靠纵隔，影像上观察到纵隔影明显增大；④肺原发肿瘤病灶非常小，合并有纵隔淋巴结肿大并融合，影像学观察到纵隔区域较大的肿物影。

2.5.6.2 临床表现

纵隔型肺癌的发病率较低，多发生于40岁以上的中老年人，男性患者占大多数。临床表现上，纵隔型肺癌没有特异性，临床症状与其他肺癌相似，均为气短、咯血、咳嗽、胸痛等常见的呼吸道相关症状。纵隔病灶足够大时，可能侵犯食管、气管，引起吞咽困难、恶心、呕吐等不适。当肿瘤压迫血管、神经时，可出现膈肌麻痹、声音嘶哑、上腔静脉阻塞综合征等体征。锁骨上淋巴结肿大常出现在较晚期的病例中。该类型肿瘤多见于肺上叶或主支气管纵隔内段，肺下叶相对少见，在临床中多通过多模态影像学检查来帮助诊断。

2.5.6.3 综合影像学表现

（1）X线表现：纵隔型肺癌在肺部X线片上有如下表现：纵隔内可见肿物影，边界不清，肿瘤边缘粗糙不规整；因肿瘤累及血管导致血供受阻，肺纹理稀疏；也可出现患侧膈肌麻痹升高、阻塞性肺炎、阻塞性肺不张等间接诊断征象。需要注意的是，早期肿瘤较小，或病灶靠近胸膜处，纵隔影可能没有明显增宽增大，容易造成误诊或漏诊，这是X线检查的缺陷之处。当高度怀疑存在病变时，应建议患者进一步进行CT检查以明确病情。

（2）CT表现：相比X线检查，CT可以进行多方位的图像重建，也可以进行增强扫描，提供更为丰富的诊断信息，具有明显的优势，是目前肺部疾病检查的首选。CT扫描图像可以清楚地显示纵隔型肺癌的原发灶位置、形态、大小、与周围结构的毗邻关系等。纵隔型肺癌肿块的内侧通常与纵隔分界不清，有时可见脂肪间隙密度影像。肿瘤的外界形态各异，与纵隔可呈钝角、锐角相交。肿瘤最大直径一般大于其基底部的大小。肿瘤累及支气管可造成管腔狭窄，肿瘤占位影像。肺实质与肿瘤分界不清，形态不规则，伴有分叶状，多合并毛刺征象。除了CT平扫外，对于初诊的肺癌患者，增强扫描也可作为常规检查，因增强扫描后带来更多的诊断信息，有助于对肿瘤作定位和定性判断。值得一提的是，当纵隔型肿块位于右侧时，建议选择左侧肘静脉注射对比剂，从而避免上腔静脉产生的伪影对图像质量的影响。进行增强扫描后，纵隔型肺癌类似于其他中央型肺癌，呈现不均匀强化，可伴有液化坏死区域。增强扫描可较好地评估大血管、肺门、支气管等的受累情况，对于检出转移性病灶也有帮助。

（3）MRI表现：MRI检查不仅可准确评估肿瘤、纵隔血管间的关系，也可较好地显示肿瘤对周边结构的侵犯情况及继发性的病变。肿瘤在纵隔与肺门处的肿块或结节影显示清晰，边界不规整，呈分叶状，或上下径长的条状影及三角形影像。在T1WI序列上，肿瘤呈低信号或等信号，DWI序列上呈现为高信号表现，增强扫描有助于区别阻塞性肺不张与原发肺肿瘤，一般肿瘤的强化程度低于肺实质。对于肿瘤与毗邻组织的关系，比如是否累及纵隔淋巴结、椎体、胸壁等，MRI检查也可以清楚地显示。

（4）PET-CT表现：PET-CT是纵隔型肺癌检查的重要手段之一，对于肿瘤的分期及分型都有重要价值。扫描图像多表现为肺门处或靠近纵隔的分叶状肿物或结节状肿物，糖代谢明显增高，肿瘤可累及支气管、纵隔、大血管等，进一步出现阻塞性肺炎、肺不张等间接征象。一般情况下，肿瘤的SUVmax大于2.5。

2.5.6.4 鉴别诊断

通过影像学检查并结合实验室检查、临床表现，作为纵隔型肺癌的诊断并不难，主要的问题是如何区分肿瘤的起源，是来源于纵隔的其他肿瘤还是纵隔型肺癌。一般来说，纵隔型肺癌包含以下特点：肺实质与肿瘤的边界处，通常模糊不清，伴有毛刺征、分叶征象；肿瘤周边肺纹理移位、稀疏，出现肺门移位，合并阻塞性肺不张；纵隔的结构组织受压移位的情况不多见。淋巴瘤、畸胎瘤、胸腺瘤等也好发于纵隔内，纵隔型肺癌诊断时需要与它们进行鉴别。

（1）淋巴瘤：多见于老年人或年轻人，肿瘤多位于支气管旁或前纵隔，肿块密度较为均匀，一般没有液化坏死，增强扫描呈现为轻到中度的强化特点，病灶可累及多个部位。胸腔之外的部位也可见淋巴结的肿大。

（2）畸胎瘤：多房或单房改变，呈囊实性或囊性肿块影，如合并有骨骼、牙齿、脂肪时易于鉴别；未成熟畸胎瘤通常边界不清，浸润性生长明显，影像学特点无特异性，表现多样。

（3）胸腺瘤：胸外科常见病，多位于前纵隔区域内，30%～50%的患者合并重症肌无力。胸腺瘤可分为非侵袭性及侵袭性，主要在于包膜是否完整、是否呈浸润性生长、边界是否清晰，组织学上分为混合型、上皮细胞型和淋巴细胞为主型。胸腺瘤进一步发展可累及纵隔内结构，密度不均匀，增强扫描后呈不均匀强化。按WHO的病理分型标准，根据肿瘤中淋巴细胞与上皮细胞的比例不同，分为A型、AB型、B型和C型，从前到后恶性程度逐渐增高，其中C型为胸腺癌的病理分型。

2.6 影像组学在肺癌诊疗中的应用

目前我们依靠传统的影像学技术（如CT、MRI、PET-CT等），对肿瘤的观察非常单一，信息仅限于对肿瘤大小的测量、强化特点的评估等。影像图像上的肺癌病变具有特征性，主要体现在不同区域内的强度差异、内部结构变化以及外形特点上，而这些更为精细的信息可以借助影像组学的方法来客观、全面地挖掘，该技术不仅应用于肺癌的诊断（如肺结节的良恶性诊断、肿瘤的分期分型、预测突变基因等），同时可以指导治疗策略、进行药物效果评估及预测患者预后。

2.6.1 影像组学概述

影像组学是指高通量地从医学影像中提取海量特征，对这些特征进行定量分析和挖掘，转化为高维可挖掘数据，辅助临床决策。它结合了医学影像、图像处理、机器学习等多学科技术。具体而言，影像组学是先通过CT、MRI等影像设备获取人体组织的图像，再利用图像处理技术从这些图像中提取形状、纹理、强度等特征，然后运用统计学和机器学习方法对这些特征进行分析，筛选出与疾病诊断、预后等相关的特征，最终构建预测模型，用于疾病的早期诊断、疗效评估和预后预测等，为临床提供更精准的信息。

2.6.2 影像组学在肺癌诊断中的应用

2.6.2.1 肺结节良恶性诊断

通过使用影像组学准确、无创地判断肺部结节的良性和恶性特征，可为患者提供早期诊断及治疗方案。有文献报道，纳入197例有肺小结节的患者（共210个肺结节），基于CT影像进行特征选取和数据降维，最终选取多个影像组学特征建立了随机森林预测模型，此模型以无创的方式诊断肺小结节（≤10 mm）的良恶性（AUC=0.877）。有研究者构建的卷积神经网络（convolutional neural network，CNN）预测模型纳入了CT影像结节内外多种影像组学特征，也可以高效鉴别出实性结节的良恶性（AUC=0.91），使用此模型的放射科医生诊断准确度及诊断特异度均明显高于未使用模型的医生。对美国国家癌症研究所2002年开展的国家肺癌筛查试验（National Lung Screening Trial，NLST）中检出的肺结节，Choi等人采用影像组学特征构建的SVM-最小绝对收缩及选择算子（least absolute shrinkage and selection op-erator，LASSO）模型进行了良恶性分析及风险分层，SVM-LASSO模型包括纹理特征和结节大小特征两个维度，均显示出较好的特异性、灵敏度、准确度。但是肿瘤具有异质性，单一因素无法全面评估其详细情况，而结合临床因素、实验室指标、影像组学特征的联合模型，有利于提高影像组学的预测效果。朱静等通过分析220例原发性肺癌及肉芽肿病人的CT影像，筛选出纹理特征，同时结合细胞角蛋白19片段抗原21-1、癌胚抗原和γ-干扰素释放水平建立基于模型的鉴别效能（AUC=0.888）高于单一影像组学的效能（AUC=0.747）。

2.6.2.2 病理分型分期

对于肺癌患者的治疗来说，确定肿瘤组织病理的类型是极其关键的。基于影像组学的观点，我们发现肿瘤的宏观影像特点与其内部微观的基因、蛋白和分子变化有着紧密联系，影像学特点和肿瘤组织学密切相关，根据其特征可对肺癌组织学亚型进行判断。原发性肺癌亚型在肿瘤特征方面存在细微差异，而纹理特征有助于亚型区分。

有研究者基于185例NSCLC病人的胸部CT增强影像，在病灶区域提取特征并使用Pearson相关性和最小绝对收缩及选择算子等方法，筛选出1个肿瘤形状特征和多个纹理特征建立的Logistic回归预测模型，可有效区分肺鳞癌与肺腺癌（AUC=0.916）。Sun等人收集大宗病例，分析表现为纯磨玻璃结节的肺腺癌病人CT影像，发现影像组学特征结合形态学特征建立的模型可无创评估肺腺癌的浸润程度。Tang等收集非小细胞肺癌患者的MRI影像资料，选取MRI检查中ADC、DWI和T2WI图像的特征组成影像组学模型，并对这些病例进行组织学分级，结果基于MRI影像组学获得了良好的诊断性能，这与CT影像组学研究结果相似。淋巴结转移情况可直接影响肺癌病人的TNM分期，从而影响治疗方案的选择和预后效果的评估。影像组学在预测与鉴别肺癌淋巴结转移方面有着很大的应用潜能。Cong等基于非小细胞肺癌病人CT影像数据建立影像组学模型来预测淋巴结转移情况，分析发现描述异质性的影像组学特征与淋巴结转移之间有很强的相关性。

2.6.2.3 常见突变基因预测

临床开展靶向干预的重要前提是基因表型的正确识别。影像组学可通过探索肿瘤内部细微结构变化所引起的肿瘤影像特征变化，结合临床特征等信息建立联合模型来预测基因的表达情况。有人研究PET-CT和CT的影像组学特征与酪氨酸激酶受体（receptor tyrosinekinase，RET）、间变性淋巴瘤激酶（anaplasticlymphoma kinase，ALK）、c-ros原癌基因1-受体酪氨酸激酶（ROS proto-oncogene 1，receptor tyrosinekinase，ROS1）基因表达之间的关系，并建立了临床参数的影像学模型，模型的建立基于对超过百例肺腺癌病例的分析，结果显示ROS1/RET融合基因阳性与ALK融合基因阳性在影像组学对比上存在明显差异。在预测非小细胞肺癌中表皮生长因子受体（epidermal growth factor receptor，EGFR）突变的问题上，CT影像学模型相比临床特征（基于吸烟、性别等临床因素建立）模型有明显优势，ROC曲线的AUC值高达0.89，预测效能更好。亦有国外研究基于五百多例肺腺癌病人的影像数据，对其进行半自动分割并采集肿瘤内部及肿瘤周围的影像组学特征，采用ML算法开发了一种二分类模型，研究发现瘤内特征与NSCLC病人ALK及EGFR的突变状态相关。Yuan等学者收集进行了胸部MRI的肺腺癌病例并采集影像组学参数，利于MRI功能成像中的扩散峰度成像（diffusion kurtosis imaging，DKI）、体素内非相干运动（intravoxel incoherent motion，IVIM），并结合直方图预测肺腺癌患者EGFR突变率，IVIM和DKI参数是有利于区分ⅢA-Ⅳ期肺腺癌的EGFR突变状态。

2.6.3 影像组学在肺癌治疗及预后中的应用

影像组学目前已广泛地用于肺癌治疗及预后，在个性化医疗和精准治疗方面发挥着重要作用。通过对影像特征进行更为全面精细的分析并建立影像组学模型，可以指导治疗决策，并用于药物效果评估及预测患者预后。

2.6.3.1 指导治疗决策

有研究表明，运用CNN提取一阶统计特征（强度特征）、滤波特征、形态学特征和纹理特征等多种影像组学特征，可用于预测NSCLC病人的EGFR突变状态。Li等的研究发现，偏度与EGFR 19Del突变相关性最高，球度与EGFR L858R突变的相关性最高，提示EGFR 19Del和L858R突变基因有独特的影像组学特征，影像组学分析方法可用于预测NSCLC病人的基因突变亚型，为个性化治疗和临床决策提供更准确的预测工具。程序性死亡配体-1（programmed death-ligand 1，PD-L1）是一种免疫检查点蛋白，识别病人肿瘤细胞上的有效免疫标志物是免疫治疗的前提。Yoon等的影像组学分析发现，当肺腺癌病人的肿瘤呈现出均匀、高CT值的影像特征时，其PD-L1检测结果更可能是阳性。综上所述，影像组学可用于筛选出对抗肿瘤药物敏感的人群，能更好地指导临床进行治疗决策。

2.6.3.2 监测疗效和进展

在监测肺癌患者治疗效果和肿瘤的进展中，影像组学亦有优势。有研究发现，图像灰度空间相关特性、平坦度、变异系数等影像组学特征和放疗的疗效存在一定相关性，并且基于组学标签进行动态随访可实现对放疗效果的评估。Luo等分别基于临床特征、放疗剂量参数、影像组学特征及多因素联合构建多种预测模型，结果显示联合模型的预测效能优于单一参数模型的预测效能，能更好地预测肺癌患者的放疗效果及监测肺癌患者接受放疗后的局部控制情况。

2.6.3.3 评估预后

目前，影像组学在评估肺癌患者预后情况方面的研究也取得了一定的进展。Jiang等研究发现，基线水平的一阶特征中的偏度可能与肺腺癌患者EGFR-TKIs治疗的无进展生存期（progression-free survival，PFS）呈显著负相关。Hou团队针对非小细胞肺癌的病例，在MRI图像中提取一系列肿瘤相关的影像组学特征（一阶直方图、灰度游程矩阵、灰度共生矩阵、灰度区域大小矩阵和形态学特征）构建了一种影像组学标签，同时建立了影像组学模型来评估接受恩沙替尼治疗的脑转移患者风险分层（低风险/高风险），该模型能够较好地评估患者接受治疗后的效果和进展风险，得出结论：此模型对患者PFS的有一定预测能力。此外，有文献提及在预测免疫相关的不良事件方面，影像组学也有一定的应用价值，Mu等利用影像组学的分析方法，提取分析了非小细胞肺癌病例的PET-CT影像数据中与肿瘤代谢、组织形态及血管灌注相关的成像特征（如病变体积、代谢变化、异质性等），并且建立预测模型，得出结论：影像组学可评估NSCLC患者发生不良事件（治疗反应不良、疾病进展风险、不良并发症）的风险。

2.6.4 影像组学应用的发展

影像组学是一个新兴的亚专业，不同于传统影像医师仅凭阅片提供诊断信息，它使得影像检查的应用变得更有意义，充分利用了影像学检查的信息。然而，影像组学的应用在临床实践和转化中仍存在一定的局限性，如研究范围偏窄、数据不成熟、缺乏前瞻性研究等；同时还有许多需要改进的地方，比如不同机构的标准化数据采集和处理，研究结果互相认证等。作为患者临床信息的重要组成部分，影像组学与病理免疫组织化学、基因检测、临床特征等相结合，有助于精准诊疗的实施。随着人工智能的不断进步，基于深度机器学习的影像组学诊断及预测方法是未来开展临床研究的有效方法。在2017年，我国将医疗影像列入人工智能领域，作为首批新一代人工智能开放创新平台的一部分，政府应大力支持和推动影像组学的发展。相信有国家的大力支持，临床及科研人员的辛勤工作，影像组学的应用会越来越多，为临床诊疗提供更丰富的信息，提高诊断准确率，降低误诊及漏诊率，辅助临床制订治疗方案，使更多患者获益。

2.7 肺癌相关病例

病例一

基本情况：某男，63岁，咳嗽、咯血1月余。

影像学诊断要点分析：左肺上叶不规则软组织影伴厚壁空洞，可见壁结节及气液平，周围伴毛刺征、分叶征及胸膜牵拉征，增强后动静脉壁不均匀强化，动脉期CT值约80 HU，静脉期CT值约69 HU。结合影像学表现，CT诊断考虑以下几种疾病：肺结核合并空洞，肺脓肿，肺癌合并癌性空洞。肺结核常见于中青年人，常有肺其他部分结核病灶，好发于双肺上叶及下叶背段，结核空洞常见钙化，周围有结核增殖灶。肺脓肿常有高热、咳脓痰等病史，实验室检查常有白细胞增高等炎症征象，病变周围有晕状渗出及其他肺叶的炎性渗出，增强后囊壁强化幅度较肿瘤更明显。肿瘤合并癌性空洞好发于中老年人，常有毛刺、分叶及胸膜牵拉等恶性肿瘤征象，空洞内壁及外壁均不规则，有时可见壁结节，增强后壁不均匀强化（图2–3）。

病理结果：左肺上叶高–中分化鳞状细胞癌，肿瘤大小6.9×5.1×5.1（cm）^{3}，癌组织浸润脏层胸膜。脉管内可见癌栓，小神经束可见癌组织侵犯。支气管切缘未见癌组织残留，远端肺组织未见癌残留。支气管周围检得淋巴结6枚，2/6癌转移。送（第四组淋巴结）2枚，0/2癌转移。送（第七组淋巴结）1枚，0/1癌转移。送（第十组淋巴结）1枚，0/1癌转移。

诊断：鳞状细胞癌（左肺上叶）

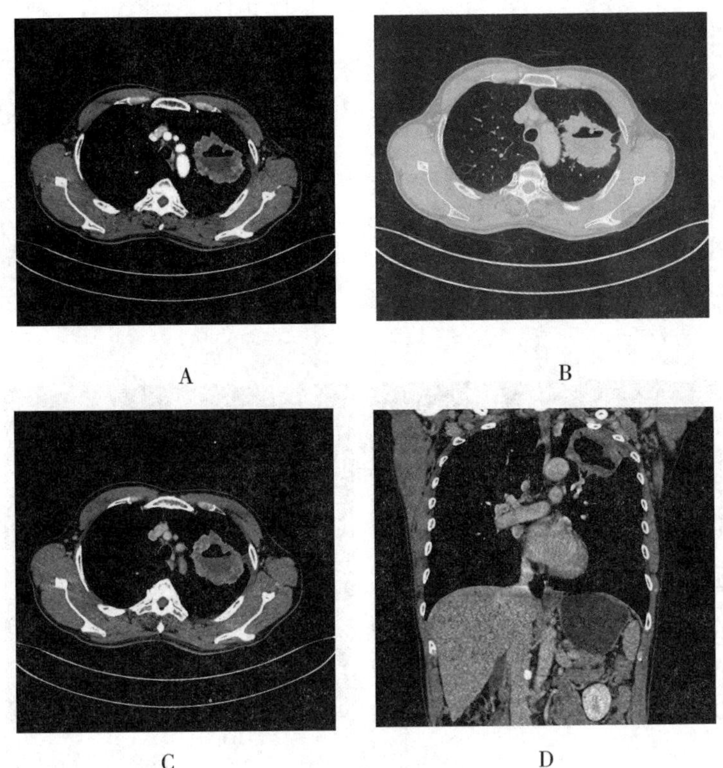

A: 左肺上叶肿块合并空洞，可见分叶、毛刺及胸膜牵拉征；

B～D: CT增强扫描空洞内外壁不规则增厚，可见壁结节及气液平，增强后动静脉期壁不均匀强化。

图2-3 左肺上叶鳞状细胞癌

病例二

基本情况：某男，65岁，间断咳嗽、咳痰2年，咳血、气短1年，伴加重1个月。

影像学诊断要点分析：右肺门肿块，右侧主支气管壁结节，中下叶支气管狭窄闭塞，下叶肺不张，中叶阻塞性炎症，增强后不均匀强化。CT表现可考虑以下可能性：肺癌合并肺不张、阻塞性炎症；炎性假瘤。肿瘤合并阻塞性炎症、肺不张，好发于中老年人的中央型肺癌，可见支气管壁结节或支气管壁闭塞，远端伴有阻塞性炎症、肺不张，肿块与肺不张有时难以鉴别，MRI对于区分肿瘤与肺不张有一定帮助，T2WI肺不张信号高于肿瘤，T1WI增强扫描肺不张强化程度高于肿瘤。CT冠矢状位多平面重建在肺癌术前评估中有重要价值（图2-4）。

病理结果：气管镜术中取活组织，病理检查结果提示支气管黏膜两块，均可显示癌组织呈巢团状排列，癌细胞核大深染，异型性明显。

免疫组织化学染色结果：肿瘤细胞CK7(-)、p40(+)、CK5/6(+)、p63(+)、CD56(-)、CgA(-)、Syn(-)、TTF-1(-)、NapsinA(-)、ALK(-)、EGFR(+)、Ki-67约60%。

诊断：结合E形态及免疫组织化学结果，（支气管）中分化鳞状细胞癌。

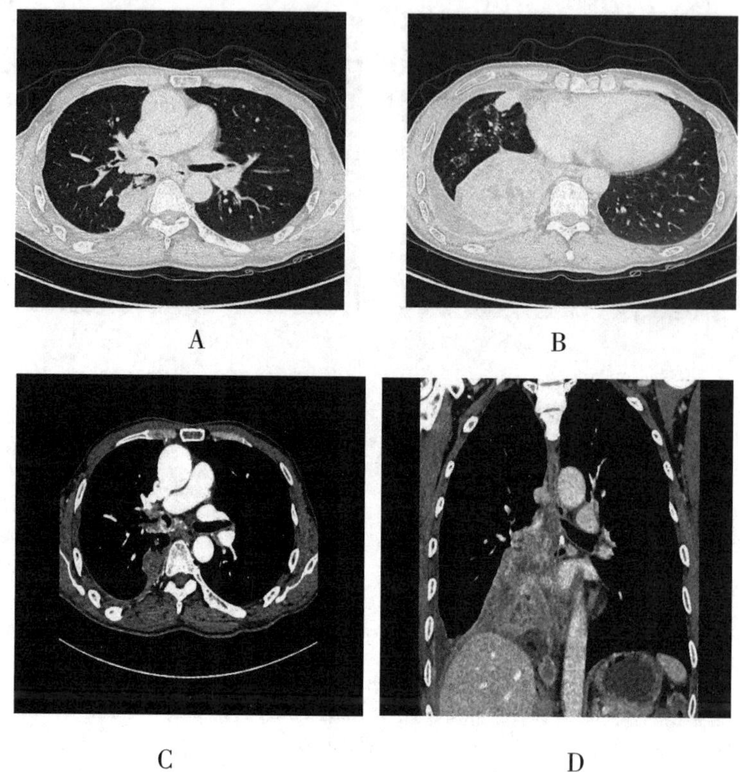

A: 右肺门肿块伴主支气管狭窄闭塞，主支气管壁结节；B: 右肺下叶肺不张，中叶阻塞性炎症。
C～D: CT增强扫描病变增强后动静脉期壁不均匀强化，纵隔淋巴结肿大。

图2-4 右肺门鳞状细胞癌

病例三

基本情况：某男，60岁，言语不清伴左侧肢体无力，胸闷、气短5天，加重半天。

影像学诊断要点分析：左肺上叶不规则肿块影伴大片坏死，上叶前段支气管受压闭塞，远端见楔状致密影，增强后不均匀强化，其内坏死区各期无强化。右侧顶叶可见环状强化结节伴大片状水肿。CT表现可考虑：周围型肺癌并不张、右侧顶叶转移瘤，腺癌可能性大（图2-5）。

鉴别诊断：肺转移瘤、肉瘤样癌。

肺癌脑转移的特点：尽管肾癌、乳腺癌、恶性黑色素瘤等均可能继发脑转移，但在实体瘤中，最常见的是肺癌继发的脑转移。有数据显示，肺癌患者病程期间有高达20%～65%的病例发生脑转移。需要注意的是，不同组织学类型的肺癌发生脑转移的概率不同，在非小细胞肺癌（NSCLC）的范畴内，大细胞肺癌、肺鳞癌、肺腺癌发生脑转移的概率分别为12%、6%、11%。在肺癌中，小细胞肺癌（SCLC）是最容易出现脑转移的病理亚型，比例可高达40%～50%。因脑转移病灶大脑解剖部位特殊，不易取得活检组织，故一般没有进行病理学诊断，临床诊断主要依赖于影像学检查。临床上最常见的脑转移一般是指脑实质转移，在小脑、大脑半球、脑干等脑内各部位均可出现，单发或多发。另一种更为少见的脑转移为脑膜转移，预后很差。脑转移病灶在双侧大脑半球的分布无明显统计学意义，多位于皮髓质交界处，常有坏死囊变，伴有明显的瘤周水肿，在MRI上呈现为囊实性、囊性、实性等不同形态，增强扫描后往往是不均匀强化。结合功能成像有助于观察病变内部信号改变并提供更多详细信息。

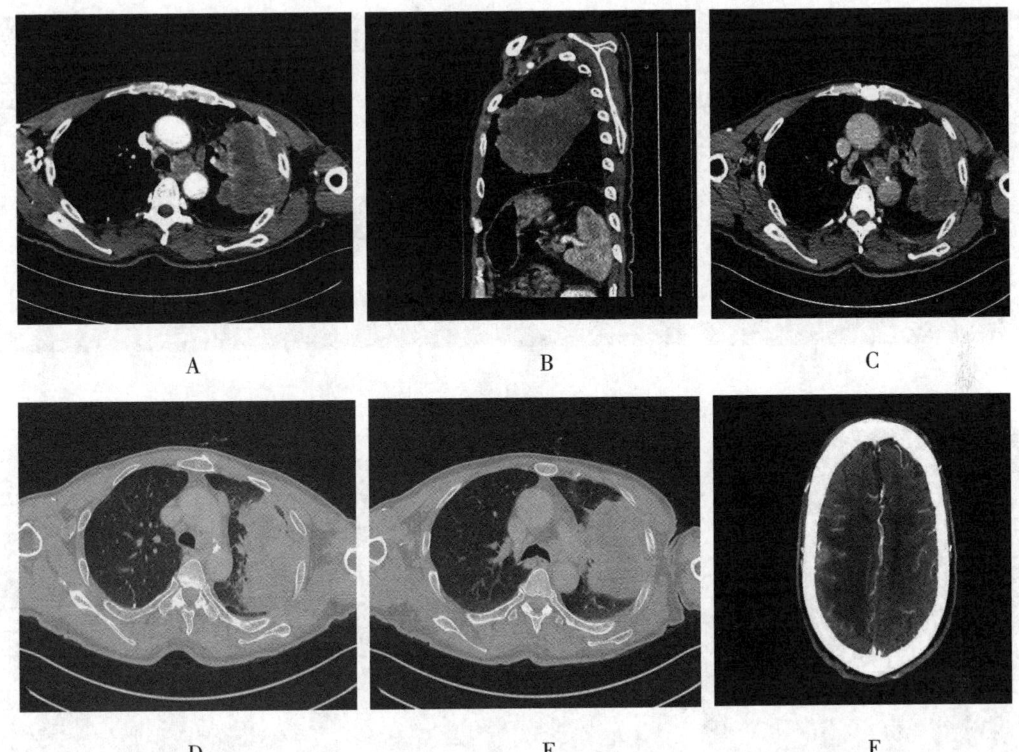

A～E：左肺上叶不规则肿块影伴大片坏死，上叶前段支气管受压闭塞，增强后不均匀强化，其内坏死区各期无强化；F：头颅CT增强扫描，右侧顶叶环状强化结节伴大片状水肿。

图2-5 左肺上叶肺腺癌并颅内转移

病理结果：送检穿刺组织为一些坏死组织，其间碳沫沉着，周边带少数异型细胞，细胞异型明显，核分裂像不易见到。

免疫组织化学染色结果：肿瘤细胞CK7(+)、p40(-)、p63(-)、TTF-1(+)、NapsinA(-)、Ki-67(+30%)。

诊断：肺腺癌（左肺上叶）。

病例四

基本情况：某男，71岁，咳嗽、胸闷伴声音嘶哑两周。

影像学诊断要点分析：左肺尖不规则软组织肿块，并左侧前上纵隔及锁骨上下多发肿大融合淋巴结，邻近动脉包埋受侵，食管及气管受压推移，增强后肺尖软组织肿块轻度强化，中心坏死。CT表现可考虑以下可能性：左肺上沟癌、淋巴转移瘤、左肺特殊类型肿瘤并锁骨区淋巴结转移。左肺上沟癌病理类型上以鳞癌为主，常表现为明显不均匀强化，病变位于第1肋骨、胸骨柄及第1胸椎构成的胸廓入口处，临床典型表现为Pancoast综合征（患侧肩痛、Horner综合征、根性疼痛、患侧上肢和手肌萎缩）。部分患者可继发锁骨下静脉阻塞，引起患侧上肢水肿。淋巴转移瘤多合并其他部位淋巴结多发肿大，淋巴结活检可以定性诊断（图2-6）。

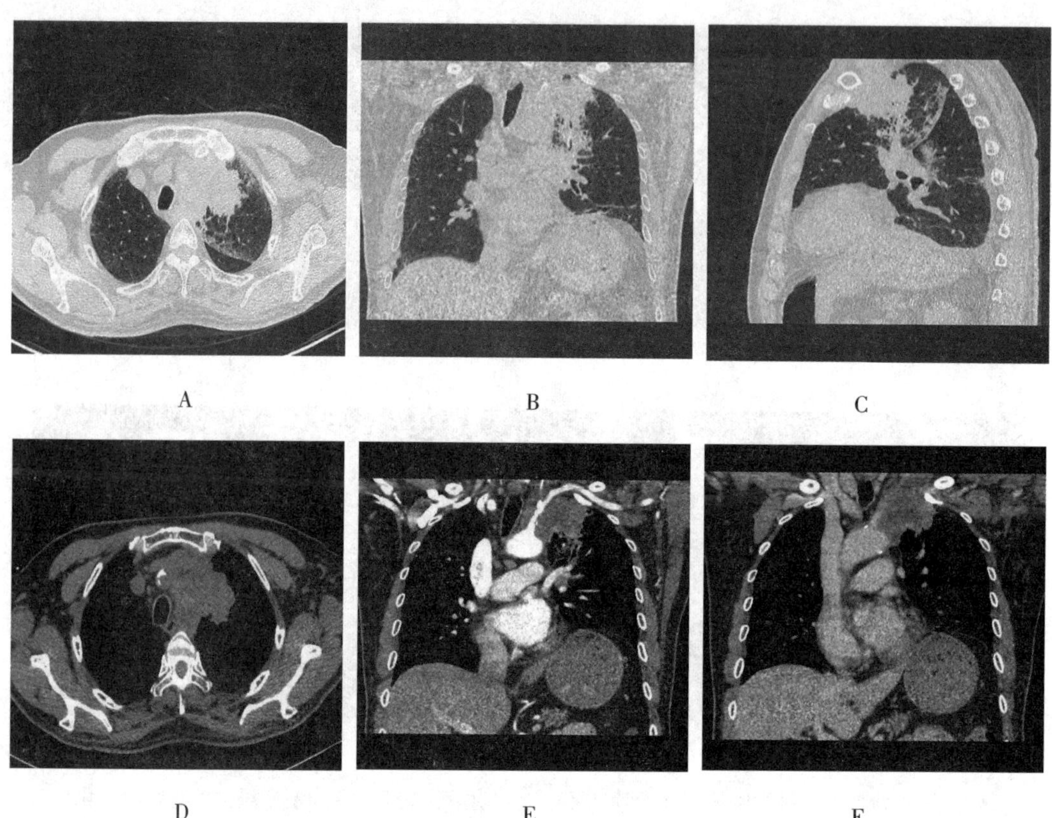

A～C：左肺尖不规则软组织肿块，并左侧前上纵隔及锁骨上下多发肿大融合淋巴结，头臂干、左锁骨下动脉、左侧颈总动脉起始及主动脉弓包绕、受侵，食管及气管受压推移；D～F：CT增强扫描，肺尖软组织肿块轻度强化，中心坏死区无强化。

图2-6 左肺上叶大细胞癌

病理结果：穿刺组织共五条，五条组织都可见癌组织呈巢团状排列，癌细胞核大深染，异型性明显，癌细胞浆局部透明，癌周伴少量淋巴细胞浸润。

免疫组织化学染色结果：肿瘤细胞CK7(+)、p40(-)、CK5/6(+)、p63(-)、CD56(-)、CgA(-)、Syn(-)、TTF-1(-)、NapsinA(-)、EGFR(+++)、ALK(-)、Ki-67(+70%)。

诊断：恶性肿瘤（左肺），肺大细胞癌。

病例五

基本情况：某男，52岁，发热、咳嗽、咳痰伴胸闷5天。

影像学诊断要点分析：右肺下叶后基底段见轮廓尚光整的软组织肿块，边界清楚，内密度尚均匀，可见分叶，无空洞、钙化及胸膜凹陷征，瘤-肺界线清晰，未见癌性淋巴管炎征象。CT表现可考虑以下可能性：肺鳞癌、肺腺癌、其他肺部神经内分泌肿瘤（图2-7）。

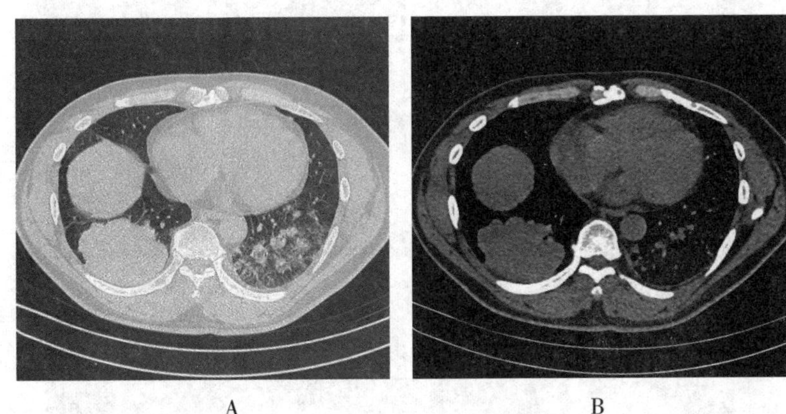

A、B：右肺下叶后基底段不规则软组织肿块影，可见多发分叶，无毛刺及胸膜凹陷，内密度尚均匀，无明显钙化及液化坏死区。

图2-7 右肺下叶大细胞癌

病理结果：穿刺组织可见癌组织呈巢团状或弥漫散在，癌细胞大，细胞核大深染，异型性明显，核分裂像可见，肿瘤周围可见坏死。

免疫组织化学染色结果：肿瘤细胞CK7(+)、p40(点状+)、CK5/6(部分+)、p63(点状+)、CD56(+)、CgA(-)、Syn(-)、TTF-1(-)、NapsinA(-)、EGFR(-)、ALK(-)、Ki-67(+80%)。

诊断：肺大细胞癌（向腺癌方向分化）。

病例六

基本情况：某男，71岁，间断饮水进食呛咳1月，伴声音嘶哑1周。

影像学诊断要点分析：右肺上叶尖段不规则斑片影，可见分叶及胸膜牵拉征，增强后动静脉期中度强化，纵隔多发淋巴结肿大融合，增强后环状及实性强化。CT表现可考虑以下疾病的可能性：肺结核、肺腺癌、肺部神经内分泌肿瘤、淋巴结结核、肺结节病、淋巴瘤。淋巴结结核通常显示淋巴结肿大，常为单侧，最多见的是气管右侧旁（4R区）淋巴结肿大，隆突下淋巴结（7区）肿大也很常见。进行增强扫描后，病灶呈环形强化，肺内可见多形性病变，可见索条及结节病灶，部分病变伴钙化。患者临床表现常伴结核中毒症状。肺结节病常见于20～40岁女性，临床表现无明显特异性，多在体检时偶然被发现。影像学特点为双侧肺门淋巴结肿大、纵隔淋巴结肿大，伴或不伴气管旁淋巴结肿大。淋巴瘤可见于老年人或青年，多累及气管旁淋巴结、肺门淋巴结，随着病情发展，可进一步累及肺内或纵隔区域淋巴结。淋巴瘤增强扫描后多为轻度强化，无环形强化特点，病灶内密度不均，可伴有液化坏死，一般不累及肺实质，肺外其他部位也可出现肿瘤细胞浸润，例如脾脏、肝脏等（图2-8）。

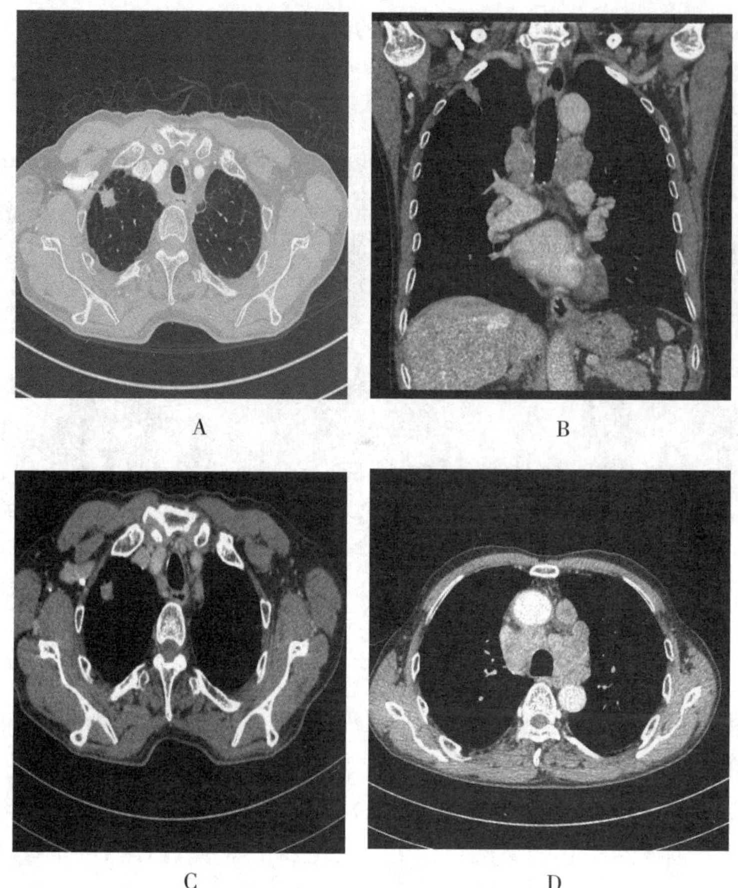

A～C：右肺上叶尖段不规则斑片影，增强后动静脉期中度强化；

D：CT增强扫描，纵隔淋巴结肿大融合伴异常强化。

图2-8　右肺上叶小细胞癌

病理结果：穿刺组织二条，均为癌组织侵犯，癌组织呈巢团状排列，癌细胞较大，胞浆非常少，异型性明显，核分裂像可见。

免疫组织化学染色结果：肿瘤细胞CK7(+)、p40(-)、CK5/6(-)、p63(-)、CD56(+)、CgA(+)、Syn(+)、TTF-1(+)、NapsinA(-)、EGFR(-)、ALK(-)、Ki-67(+90%)。

诊断：小细胞癌（右肺）。

病例七

基本情况：某男，58岁，咳嗽、咳痰伴气短2个月。

影像学诊断要点分析：左肺上叶一不规则巨大软组织肿块影，大小约12.0 cm×10.0cm，增强后不均匀强化，动脉期CT值44～66 HU，静脉期CT值43～59 HU，肿块和纵膈胸膜界限不清，脂肪层消失；左肺上动脉包埋于肿块内，左肺上支气管狭窄、闭塞。CT表现考虑为左肺恶性肿瘤性病变伴左肺上动脉受侵。肉瘤样癌发病率很低，边界清楚，可伴有分叶征，常合并液化坏死，肿瘤体积普遍较大。CT增强扫描呈周边厚环状强化，因该病变血管极其丰富，其强化特点为中度或高度强化。肉瘤样癌恶性程度很高，侵袭性强且生长快，病灶邻近肺组织常合并出血，影像学上表现为病变周围可见磨玻璃影或“晕征”，本病例可见这一征象（A图）。肿瘤毗邻胸膜处可累及胸壁，伴有肝脏、肾上腺等多脏器转移，纵隔淋巴结等也常出现转移（图2–9）。

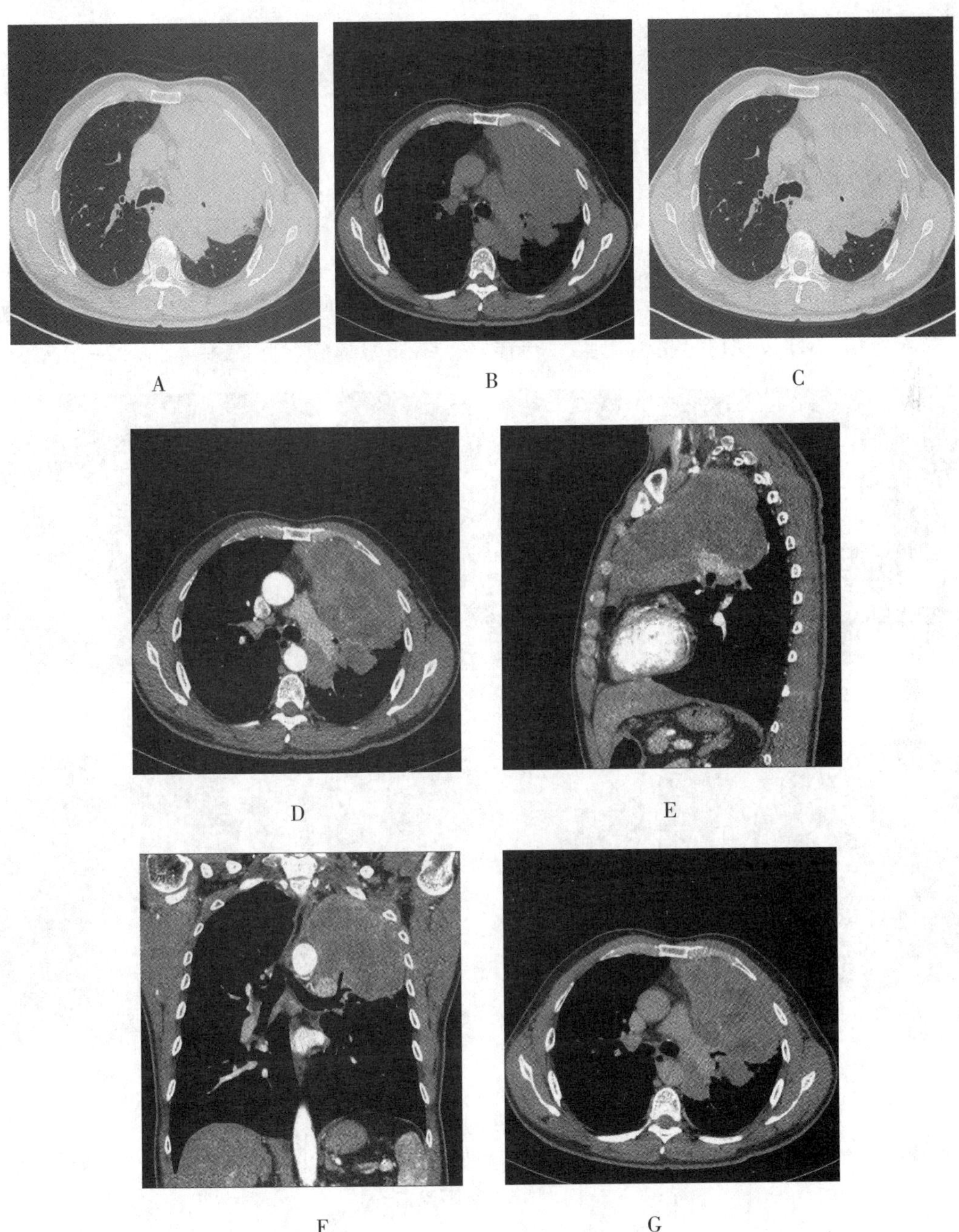

A～B：左肺上叶巨大不规则软组织肿块，内密度不均匀，病变周围见晕征；
C～F：CT增强扫描，增强病变内不均匀强化，动脉期可见迂曲供血血管。

图2–9 左肺肉瘤样癌

病理结果：穿刺组织两块，纤维组织中可见到一些异型细胞呈巢团状排列，细胞核大深染，异型性明显，周边为少许坏死组织及皮肤组织。

免疫组织化学染色结果：肿瘤细胞CK7(-)、p40(-)、CK5/6(-)、p63(-)、CD56(-)、CgA(-)、Syn(-)、TTF-1(-)、NapsinA(-)、EGFR(-)、ALK(-)、Ki-67(+70%)、CK(Pan)(+)、Vimentin(+)。

诊断：结合免疫组织化学结果多考虑肉瘤样癌（左肺），肿瘤较少，局部组织挤压。

病例八

基本情况：某男，59岁，间断胸闷、气短、水肿6周。

影像学诊断要点分析：中纵隔、气管右旁见不规则软组织密度影，约5.7 cm×4.8 cm，边缘欠光整，内密度欠均匀，CT值约为42 HU，增强扫描示动静脉期不均匀强化，该病灶与升主动脉、气管之间脂肪间隙消失，上腔静脉包绕其中，纵隔可见肿大的淋巴结。CT表现可考虑淋巴瘤、转移瘤、纵隔型肺癌、胸腺癌等（图2-10）。

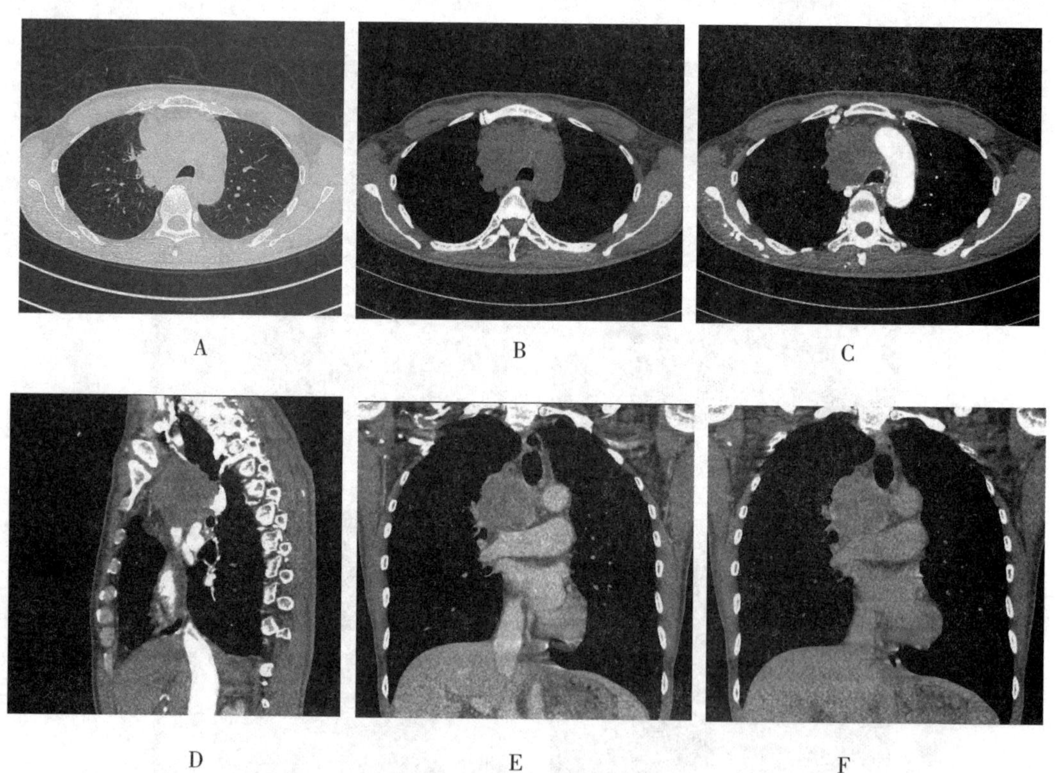

A～B：中纵隔、气管右旁不规则软组织肿块，内部密度均匀；

C～F：CT增强扫描肿块轻度不均匀强化，升主动脉及上腔静脉包埋其内，与气管分界欠清。

图2-10 纵隔腺癌

病理结果：癌组织呈小腺管状、片状排列，癌细胞比较大，核大深染，异型性明显，核分裂像少见。

免疫组织化学染色结果：肿瘤细胞CK(Pan)(+)、CK20(-)、CK7(+)、Hepar-1(-)、

Ki-67（+60%）、AFP（-）、calretinin（-）、TTF-1（+）、Vimentin（-）、CK8/18（+）、p40（-）、EGFR（+）、NapsinA（-）、ALK（-）、TG（-）。

诊断：腺癌（纵膈穿刺组织），结合HE切片及免疫组织化学结果，符合支气管肺来源。

病例九

基本情况：某男，68岁，间断胸闷、胸痛1个月，加重3天。

影像学诊断要点分析：左肺上叶前段于紧邻胸膜处见一大小约3.2 cm×3.5 cm软组织肿块，与胸膜顶关系密切，DWI为明显高信号，左侧菱形小肌肿胀、形态饱满，边缘模糊，内见条形异常信号影，DWI序列呈明亮高信号，左侧颈总动脉、锁骨下动脉及头臂静脉周围见絮状稍长T2高信号，DWI显示信号增高，颈部、纵隔未见明确肿大淋巴结影。胸部CT增强扫描示左肺上叶前段紧贴胸膜见一软组织影，广基与胸壁相连，与之呈钝角，动脉期CT值约54 HU，静脉期CT值约48 HU，边缘毛糙。综合影像学表现可考虑：左肺上沟癌并左侧颈总动脉、锁骨下动脉及头臂静脉部分包绕，左侧菱形小肌侵犯（图2-11）。

鉴别诊断：淋巴瘤、炎性病变等。

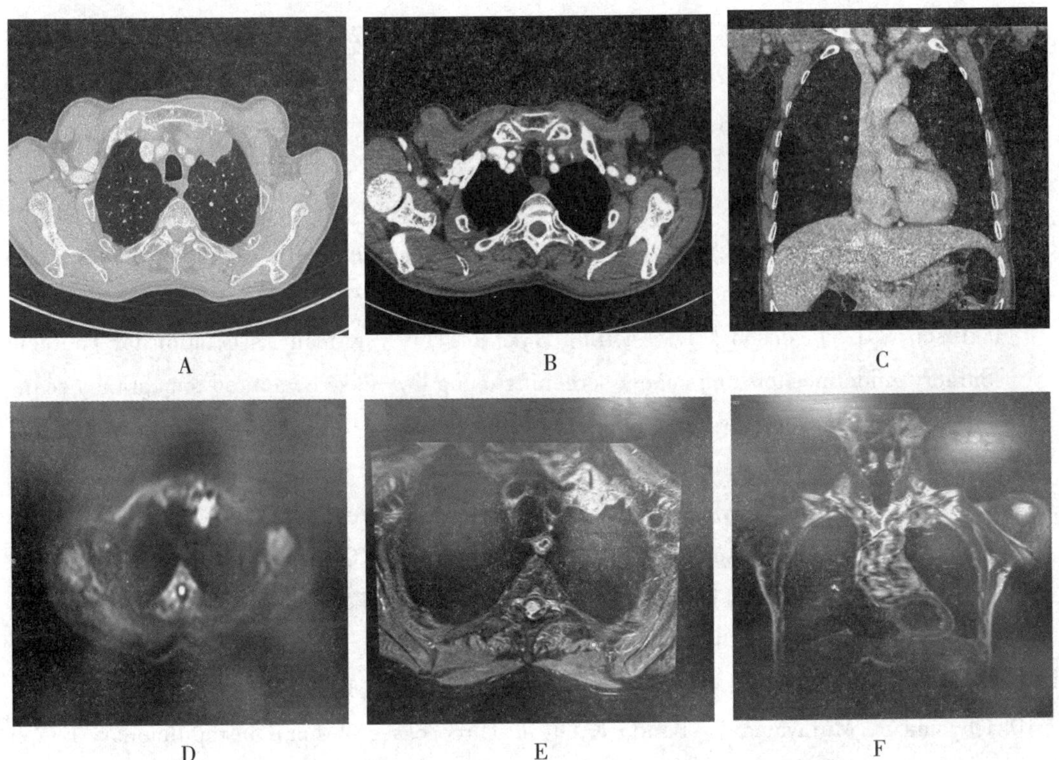

A～C：左肺上叶前段紧贴胞膜软组织肿块，增强后不均匀强化，邻近血管受侵；
D～F：MRI显示左肺上沟癌并左侧颈总动脉、锁骨下动脉及头臂静脉部分包绕，左侧菱形小肌侵犯

图2-11　左肺上沟癌

病理结果：送检碎、小组织多块，其中两块边缘可见少许异型细胞，细胞核大深染，个别细胞可见黏液，异型性明显。

免疫组织化学染色结果：肿瘤细胞CK7(+)、p40(-)、CK5/6(-)、p63(-)、CD56(-)、CgA(-)、Syn(-)、TTF-1(+)、NapsinA(-)、EGFR(+)、ALK(-)、Ki-67(+70%)。

诊断：分化差的癌（肺），倾向腺癌。

【参考文献】

[1] Ferlay J, Soerjomataram I, Dikshit R, et al. Cancer incidence and mortality worldwide: sources, methods and major patterns in GLOBOCAN 2012[J]. Int J Cancer, 2015, 136(5):359-386.

[2] Zheng R, Zeng H, Zhang S, et al. Lung cancer incidence and mortality in China, 2010[J]. Thorac Cancer, 2014, 5(4):330-336.

[3] Chen W, Zheng R, Baade P D, et al. Cancer statistics in China, 2015[J]. CA Cancer J Clin, 2016 66(2):115-132.

[4] Zeng H, Zheng R, Guo Y, et al. Cancer survival in China, 2003-2005: a population-based study[J]. Int J Cancer, 2015, 15;136(8):1921-1930.

[5] Aberle D R, Adams A M, Berg C D, et al. Reduced lung-cancer mortality with low-dose computed tomographic screening[J]. N Engl J Med, 2011, 4;365(5):395-409.

[6] Detterbeck F C, Mazzone P J, Naidich D P, et al. Screening for lung cancer: Diagnosis and management of lung cancer, 3rd ed: American College of Chest Physicians evidence-based clinical practice guidelines[J]. Chest, 2013, 143:78S-92S.

[7] Jaklitsch M T, Jacobson F L, Austin J H, et al. The American Association for Thoracic Surgery guidelines for lung cancer screening using low-dose computed tomography scans for lung cancer survivors and other high-risk groups [J]. J Thorac Cardiovasc Surg, 2012, 144(1):33-38.

[8] Field J K, Smith R A, Aberle D R, et al. IASLC CT Screening Workshop 2011 Participants. International Association for the Study of Lung Cancer Computed Tomography Screening Workshop 2011 report[J]. J Thorac Oncol, 2012, 7(1):10-19.

[9] Wender R, Fontham E T, Barrera E Jr, et al. American Cancer Society lung cancer screening guidelines[J]. CA Cancer J Clin, 2013, 63(2):107-117.

[10] Ohyama S, Murayama T, Bando K, et al. Three cases of small intrapulmonary lymph nodes coincidental with primary lung cancer[J]. Nihon Kokyuki Gakkai Zasshi. 2001, 39(6):434-437.

[11] Nagahiro I, Andou A, Aoe M, et al. Intrapulmonary lymph nodes enlarged after lobectomy for lung cancer[J]. Ann Thorac Surg. 2001, 72(6):2115-2117.

[12]隋锡朝,李运,王煦,等.肺内淋巴结的临床和影像学特点[J].中华胸心血管外科杂志,2012,28(5):271-273.

[13]Ishikawa H, Koizumi N, Morita T, et al. Ultrasmall intrapulmonary lymph node: usual high-resolution computed tomographic findings with histopathologic correlation[J]. J Comput Assist Tomogr. 2007,31(3):409-413. [14]Hyodo T, Kanazawa S, Dendo S, et al. Intrapulmonary lymph nodes: thin-section CT findings, pathological findings, and CT differential diagnosis from pulmonary metastatic nodules[J]. Acta Med Okayama. 2004,58(5):235-240.

[15]Barnett J, Pulzato I, Wilson R, et al. Perinodular Vascularity Distinguishes Benign Intrapulmonary Lymph Nodes From Lung Cancer on Computed Tomography[J]. J Thorac Imaging. 2019,34(5):326-3328.

[16]Kawaguchi T, Sawabata N, Nakai T, et al. Clinical and pathological characteristics of surgically resected intrapulmonary lymph nodes: Can they be differentiated from other malignant nodules? [J]Respir Investig. 2018,56(6):473-479.

[17]Wang C W, Teng Y H, Huang C C, et al. Intrapulmonary lymph nodes: computed tomography findings with histopathologic correlations[J]. Clin Imaging. 2013,37(3):487-492.

[18]Takenaka M, Uramoto H, Shimokawa H, et al. Discriminative features of thin-slice computed tomography for peripheral intrapulmonary lymph nodes [J]. Asian J Surg. 2013,36(2):69-73.

[19]Bankoff M S, McEniff N J, Bhadelia R A, et al. Prevalence of pathologically proven intrapulmonary lymph nodes and their appearance on CT[J]. AJR Am J Roentgenol. 1996, 167(3):629-630.

[20]Maki D, Takahashi M, Murata K, et al. Computed tomography appearances of bronchogenic carcinoma with bullous lung disease [J].J Comput Assist Tomogr, 2006, 30(3): 447-452.

[21]Yamada S, Noguchi H, Nabeshima A, et al. Basaloid carcinoma of the lung associated with central cavitation: a unique surgical case focusing on cytological and immunohistochemical findings[J]. Diagnostic Pathology, 2012, 7(1): 175-180.

[22]Zhang X, Fu Z, Gong G, et al. Implementation of diffusion-weighted magnetic resonance imaging in target delineation of central lung cancer accompanied with atelectasis in precision radiotherapy[J]. Oncol Lett.2017, 14(3):2677-2682.

[23]Laurent F, Montaudon M, Corneloup O, et al. CT and MRI of Lung Cancer[J]. Respiration. 2006;73(2):133-142.

[24]Yang R M, Li L, Wei X H, et al. Differentiation of central lung cancer from atelectasis: comparison of diffusion-weighted MRI with PET/CT[J]. PLoS One. 2013, 8(4): e60279.

[25]Lu J H, Ren Z J. Differential diagnosis of aged lung cancer and atelectasis by enhanced CT and MR fat-suppression combined with DWI[J]. Chin J Geriatric Care, 2015, 13(6): 98-99.

[26]卢景海，任仲金. 增强CT与MR压脂联合DWI对老年肺癌与肺不张组织的鉴别诊断价值[J]. 中国老年保健医学，2015，13(6)：98-99.

[27]Baysal T, Mutlu D Y, Yologlu S. Diffusion-weighted magnetic resonance imaging in differentiation of postobstructive consolidation from central lung carcinoma[J]. Magn Reson Imaging. 2009,27(10):1447-1454.

[28]Barentsz J O, Richenberg J, Clements R, et al. European Society of Urogenital Radiology. ESUR prostate MR guidelines 2012. Eur Radiol. 2012,22(4):746-757.

[29]Qu J R, Liu C C, Zhang H K, et al. Comparison of computed tomography versus magnetic resonance imaging in assessing radiofrequency ablation margins after radiofrequency ablation in patients with hepatocellular carcinomas[J]. Zhongguo Yi Xue Ke Xue Yuan Xue Bao. 2012,34(5):480-485.

[30]黎佳维，伍建林，李凤. 贴壁型与非贴壁型肺腺癌的HRCT表现及鉴别诊断[J]. 湖北科技学院学报(医学版)，2018，14(3)：219-221.

[31]雷芳. 慢性心力衰竭合并慢阻肺患者治疗前后CRP，CK-MB和cTnT的动态变化[J]. 保健医学研究与实践，2015，12(6)：40-42.

[32]卢涛，陈韵彬，刘向一. 肺磨玻璃结节的HRCT征象及病理分期对比分析[J]. 中国CT和MRI杂志，2017，15(7)：40-43.

[33]刘晨鹭，蔡庆，沈玉英，等. 微小磨玻璃结节样肺腺癌HRCT与病理新分类对照分析[J]. 临床放射学杂志，2018，25(5)：310-312.

[34]Yu R, He Z, Ying L, et al. Clinical characteristics and programmed cell death ligand-1 expression in adenocarcinoma, in situ, and minimally invasive adenocarcinoma of lung[J]. Oncotarget, 2017, 8(58): 97801-97810.

[35]赖发明，谢鉴津，邓开盛. 肺隔离症的64层螺旋CT诊断价值研究[J]. 保健医学研究与实践，2014，11(3)：41-42.

[36]沈晓速，王冰，陶芳，等. 周围型肺癌支气管气相的HRCT分型及其诊断价值[J]. 中国CT和MRI杂志，2012，10(6)44-46.

[37]任开明，赵俊刚，林爱军，等. 肺磨玻璃结节的CT影像特征与病理分类的对照分析研究[J]. 中国临床医学影像杂志，2019，30(8)：143-145.

[38]刁竹帅，代月杰，王国华，等. HRCT肺纯磨玻璃结节影像表现与肺腺癌病理新分类的相关性分析[J]. 医学影像学杂志，2019，15(3)：256-258.

[39]Lyu M, Cha N, Zou Y F, et al. Value of immunocytochemistry in differential diagnosis of gastric adenocarcinoma, reactive mesothelial cells and malignant epithelial mesothelioma in metastatic effusion fluid[J]. Zhong hua Bing Li Xue Za Zhi. 2018, 47(3): 180-

185.
[40]张宏,丁必彪,魏恒乐,等.高分辨率CT对肺纯磨玻璃结节侵袭性的预测价值[J].临床放射学杂志,2019,34(3):436-440.
[41]戚元刚,房泽辉,王道庆,等.孤立薄壁空腔型肺癌CT表现及鉴别诊断[J].放射学实践,2013,28(8):843-845.
[42]于晶,王亮,伍建林,等.周围型肺癌伴薄壁空腔的CT表现与征象分析[J]. 中华放射学杂志,2015,49(2):99-102.
[43]Xue X, Wang P, Xue Q, et al. Comparative study of solitary thin-walled cavity lung cancer with computed tomography and pathological findings[J]. Lung Cancer. 2012 Oct;78(1):45-50.
[44]何蓉,周伟生,杨贤卫.周围型肺癌CT征象与病理对照研究[J].实用放射学杂志,2007,23(1):43-45.
[45]Qi Y, Zhang Q, Huang Y, et al. Manifestations and pathological features of solitary thin-walled cavity lung cancer observed by CT and PET/CT imaging[J]. Oncol Lett. 2014,8(1):285-290.
[46]Araki T, Nishino M, Gao W, et a1.Pulmonary cysts identified on chest CT: Are they part of aging change or of clinical significance [J].Thorax,2015,70(12):1156—1162.
[47]Shen Y, Xu X, Zhang Y, et al. Lung cancers associated with cystic airspaces: CT features and pathologic correlation[J]. Lung Cancer. 2019,135:110-115.
[48]王红,谢欢,邬政宏,等.四类囊腔类肺癌的CT诊断价值[J].医学影像学杂志,2022,32(7):1165-1169.
[49]刘志强,何斐,蔡琳.吸烟、被动吸烟与肺癌发病风险的病例对照研究[J].中华疾病控制杂志,2015,19(2):145-149.
[50]Mendoza D P, Heeger A, Mino-Kenudson M, et al. Clinicopathologic and Longitudinal Imaging Features of Lung Cancer Associated With Cystic Airspaces: A Systematic Review and Meta-Analysis[J]. AJR Am J Roentgenol. 2021,216(2):318-329.
[51]Araki T, Nishino M, Gao W, et al. Pulmonary cysts identified on chest CT: are they part of aging change or of clinical significance? [J].Thorax. 2015,70(12):1156-62.
[52]Mouronte-Roibás C, Leiro-Fernández V, Fernández-Villar A, et al. COPD, emphysema and the onset of lung cancer[J]. A systematic review. Cancer Lett. 2016,28;382(2):240-244.
[53]Baldovini C, Rossi G, Ciarrocchi A. Approaches to Tumor Classification in Pulmonary Sarcomatoid Carcinoma[J] .Lung Cancer (Auckl). 2019,10:131-149.
[54]Thiery J P. Epithelial-mesenchymal transitions in tumour progression[J]. Nat Rev Cancer. 2002 ,2(6):442-454.
[55]Travis W D, Brambilla E, Nicholson A G, et al. The 2015 World Health Organization classification of lung tumors: Impact of genetic, clinical and radiologic advances since

the 2004 classification[J]. J Thorac Oncol,2015,10(9):1243-1260.

[56]Huang S Y, Shen S J, Li X Y. Pulmonary sarcomatoid carcinoma: A clinicopathologic study and prognostic analysis of 51 cases[J].World J Surg Oncol,2013,11:252.

[57]Maneenil K, Xue Z, Liu M, et al. Sarcomatoid Carcinoma of the Lung: The Mayo Clinic Experience in 127 Patients[J]. Clin Lung Cancer. 2018,19(3):323-333.

[58]徐晓莉,宋伟,隋昕,等.原发性肺肉瘤样癌的CT表现和病理特点[J].中国医学科学院学报,2016,38(1):93-98.

[59]Travis WD. Sarcomatoid neoplasms of the lung and pleura[J].Arch Pathol Lab Med, 2010,134(11):1645-1658.

[60]易慕华,张兆祥.肺肉瘤样癌的病理特征及诊断[J].临床与实验病理学杂志,2014, 30(1):56-60.

[61]黄雁,刘琴,陈淮,等.肺淋巴上皮瘤样癌CT表现[J].中国医学影像技术,2019,35(5):71 1-715.

[62]施豪波,余一凡,梁文,等.原发性肺淋巴上皮瘤样癌的多层螺旋CT表现及诊断分析[J].临床放射学杂志,2019,38(4):634-638.

[63]Zhou N, Lin Y, Peng X, et al. Thorough survey and analysis of pulmonary lymphoepithelioma-like carcinoma in Macau and multimodality treatment for advanced disease[J]. Lung Cancer. 2019 ,138:116-123.

[64]雷王军,章方彪,杨伟斌,等.原发性肺淋巴上皮瘤样癌CT特征及PET-CT表现[J].医学影像学杂志,2018,28(9);1575-1577.

[65]全勇,唐秉航,李良才,等.原发性肺淋巴上皮瘤样癌的影像表现及病理特征[J].放射学实践,2018,33(6):565-568.

[66]赵丰年,赵云晴,谢永生,等.原发性肺淋巴上皮瘤样癌的CT表现及文献复习[J].国际医学放射学杂志,2018,41(6):658-661.

[67]赵惠,陈建华.原发性肺淋巴上皮瘤样癌 8例临床分析[J].中国肺癌杂志,2020,23(3): 168-175.

[68]李玉林,黄送,康其伟,等.肺原发淋巴上皮瘤样癌CT表现和临床病理分析[J].实用放射学杂志,2020,36(8):1223-1225,1239.

[69]Chen B, Chen X, Zhou P, et al.Primary pulmonary lymphoepithelioma-like carcinoma: a rare type of lung cancer with a favorable outcome in comparison to squamous carcinoma [J].Respir Res,2019,20(1):262.

[70]Rusch V W, Parekh K R, Leon L, et al.Factors determining outcome after surgical resection of T3 and T4 lung cancers of the superior sulcus [J].J Thorac Cardiovasc Surg, 2000,119(6):1147-1153.

[71]Martinod E, D'Audiffret A, Thomas P, et al. Management of superior sulcus tumors: experience with 139 cases treated by surgical resection. Ann Thorac Surg. 2002,73(5): 1534-9; discussion 1539-40.

[72]Komaki R, Roth J A, Walsh G L, et al. Outcome predictors for 143 patients with superior sulcus tumors treated by multidisciplinary approach at the University of Texas M. D. Anderson Cancer Center[J]. Int J Radiat Oncol Biol Phys. 2000,48(2):347-54.

[73]Attar S, Miller J E, Satterfield J, et al. Pancoast's tumor: ir-radiation or surgery? [J]. Ann Thorac Surg,1979,28(6):578-586.

[74]Hilaris B S, Martini N, Wong G Y, et al.Treatment of supe-rior sulcus tumor (Pancoast tumor)[J].Surg Clin North Am,1987,67(5):965-977.

[75]Komaki R, Putnam J B Jr, Walsh G, et al. The management of superior sulcus tumors [J]. Semin Surg Oncol. 2000 Mar;18(2):152-164.

[76]Arcasoy S M, Jett J R. Superior pulmonary sulcus tumors and Pancoast's syndrome[J]. N Engl J Med. 1997 Nov 6;337(19):1370-1376.

[77]杨钧,马大庆.肺尖癌的临床及影像诊断[J].中国医学影像技术,2000,16(7):519-521.

[78]殷杰,李玉东.磁共振成像对胸廓入口恶性肿瘤的诊断[J].医学影像学杂志,2003,13(8):570-571.

[79]Torre L A, Bray F, Siegel R L, et al.Global cancer statistics, 2012[J].CA Cancer J Clin, 2015,65(2):87-108.

[80]Zeng H, Chen W, Zheng R, et al.Changing cancer survival in China during 2003-15: a pooled analysis of 17 population-based cancer registries[J]. Lancet Glob Health, 2018, 6(5):555-567.

[81]Kumar V, Gu Y, Basu S, et al.Radiomics: the process and the challenges[J]. Magn Reson Imaging,2012,30(9):1234-1248.

[82]Mazurowski M A. Radiogenomics: what it is and why it is important[J].J Am Coll Radiol,2015,12(8): 862-866.

[83]Avanzo M, Stancanello J, El Naqa I.Beyond imaging:The promise of radiomics[J]. Phys Med,2017,38:122-139.

[84]Velazquez ER, Parmar C, Jermoumi M, et al. Volumetric CT-based segmentation of NSCLC using 3D-Slicer[J].Sci Rep,2013,3:3529.

[85]Kamiya A, Murayama S, Kamiya H, et al. Kurtosis and skewness assessments of solid lung nodule density histograms: differentiating malignant from benign nodules on CT[J]. Jpn J Radiol,2014,32(1):14-21.

[86]Choi W, Oh J H, Riyahi S, et al. Radiomics analysis of pulmonary nodules in low-dose CT for early detection of lung cancer[J].Med Phys,2018,45(4):1537-1549.

[87]Balagurunathan Y, Schabath M B, Wang H, et al.Quantitative imaging features improve discrimination of malignancy in pulmonary nodules[J].Sci Rep,2019,9(1):8528.

[88]Bera K, Velcheti V, Madabhushi A.Novel quantitative imaging for predicting response to therapy:Techniques and clinical applications [J]. Am Soc Clin Oncol Educ Book,2018,

38:1008-1018.

[89]Gevaert O, Echegaray S, Khuong A, et al. Predictive radiogenomics modeling of EGFR mutation status in lung cancer[J]. Sci Rep. 2017 ,7:41674.

[90]Cheng Z, Shan F, Yang Y, et al.CT characteristics of non-small cell lung cancer with epidermal growth factor receptor mutation: a systematic review and meta-analysis [J]. BMC Med Imaging,2017,17(1):5.

[91]Sacconi B, Anzidei M, Leonardi A, et al. Analysis of CT features and quantitative texture analysis in patients with lung adenocarcinoma: a correlation with EGFR mutations and survival rates[J].Clin Radiol,2017,72(6):443-450.

[92]Zhao J, Dinkel J, Warth A, et al. CT characteristics in pulmonary adenocarcinoma with epidermal growth factor receptor mutation. PLoS One. 2017,12(9):0182741.

[93]Shi Z,Zheng X,Shi R,et al.Radiological and clinical features associated with epidermal growth factor receptor mutation status of exon 19 and 21 in lung adenocarcinoma [J].Sci Rep,2017,7(1):364.

[94]Rizzo S,Petrella F, Buscarino V, et al. CT radiogenomic characterization of EGFR, K-RAS, and ALK mutations in non-small cell lung cancer[J]. Eur Radiol,2016,26 (1): 32-42.

[95]Wang H,Schabath M B, Liu Y, et al.Association between computed tomographic features and kirsten rat sarcoma viral oncogene mutations in patients with stage Ⅰ lung adenocarcinoma and their prognostic value [J]. Clin Lung Cancer,2016,17(4):271-278.

[96]Rios Velazquez E,Parmar C, Liu Y, et al. Somatic mutations drive distinct imaging phenotypes in lung cancer[J].Cancer Res,2017,77(14):3922-3930.

(胡慧玲)

3 肺癌病理学

肺癌病理学是研究肺癌发生、发展、形态结构、组织学类型、分子特征及生物学行为的学科，对于肺癌的诊断、治疗及预后判断具有重要的意义。近年来，肺癌患者的治疗手段在加速进展，肺癌是世界范围内最常见的癌症死亡原因，吸烟是导致肺癌发病的主要原因。在一些经济发达的国家，肺癌的死亡率和发病率常常是最高的，尤其是在欧美国家，但是目前这种比例正在逐渐下降，尤其是在比较年轻的男性及女性人群中。很长一段时间以来，肺癌发病率在男性患者中比在女性中更为多见，但在许多经济发达的国家，男性和女性的发病率已经出现相对一致的情况。

3.1 肺癌病理学相关要点

3.1.1 组织病理学和分期

2015年，世界卫生组织第四版《胸部肿瘤分类》新增了部分新的病理学定义，至今已有数载时间。第四版首次引入了免疫组织化学标志物，作为低分化非小细胞癌更精确的组织学诊断基础。世界卫生组织第5版（2021年）的胸部肿瘤分类包括了新的SMARCA4缺陷的未分化肿瘤，作为一种高侵袭性低分化肺癌亚型，在大多数情况下与吸烟密切相关，需要免疫组织化学和/或遗传标志物作为诊断标准，支气管腺瘤/纤毛结节状乳头状肿瘤现在被认为是一种新的腺瘤亚型，基于其组织病理学表现和频繁的突变——特别是BRAF、EGFR、KRAS、HRAS、AKT1和ALK。此外，由于淋巴上皮瘤样癌组织学与EBV编码的小RNA1（EBER1）原位杂交阳性之间缺乏完全的相关性，淋巴上皮瘤样癌的命名已改为“淋巴上皮癌”，包括EBV阳性和EBV阴性亚型。术语“肠腺癌”在整个分类过程中都被改为“肠型腺癌”，这个新术语认识到原发性肺和胸腺腺癌可以有肠型的形态和分化。非黏液性肺腺癌的亚分类已被病理学界接受，但一些与临床应用相关的问题仍未得到解决。大量文献认为鳞状细胞癌、原位腺癌和微浸润性腺癌具有良好预后，微乳头型和实体亚型的预后较差。在辅助治疗的背景下，有两项研究（其中一项包括一个关键的辅助化疗试验患者队列）表明，高级别实体/微乳头状组织学分型与辅助化疗的生存获益相关。这些结果提供了强有力的证据，表明未来的腺癌变异试验应将腺癌亚型作为一个分层因素纳入其中。

2017年1月，第8版国际癌症联合组织（UICC）肿瘤淋巴结转移（TNM）肺癌分期分类系统取代了第7版。新的分期是基于国际上收集的94708名患者的生存结果，并使用NCI的SEER项目数据库进行了外部验证。主要的修订包括T和M分期，N分期基本没有变化。新版本介绍了Tis（原位腺癌）和T1mi（微浸润性腺癌）。基于总生存率的显著差异，对于直径为1 cm～5 cm的肿瘤，将T分期为1 cm细分，大于5 cm但≤7 cm的肿瘤现在分期为T3，而大于7 cm的分期为T4。T2分期现在用于累及主支气管、侵犯内脏胸膜或与肺不张或梗阻性肺或整个肺的肺门区域相关的肿瘤。横膈膜受累等同于T4的预后。侵犯纵隔胸膜，现已取消。第八版还提供了如何分期多发肿瘤结节的肺癌的指南，关于原发肿瘤和肺内转移的区别，实际分期标准基本相同。使用全面的组织学评估可以使病理学家之间的诊断结果具有良好的可重复性。对于M期，M1a类别的标准与第七版保持不变，而单个远处器官的单个转移性病变被新指定为M1b，单个器官的多个病变或多个器官的多个病变被重新分类为M1c。

3.1.2 分子病理学和生物标志物检测

2020年，国际世界卫生组织癌症研究机构（international agency for research on cancer，IARC）发布了全球最新的癌症数据，其数据显示，肺癌患者新增加的病例达到约220万，与此同时，肺癌患者的死亡病例数高达约180万，数量远远超过其他癌症患者数量。因此，肺癌仍然是当今全球严重危害人类生命健康的高发恶性肿瘤之一。不过，随着人类对于癌症发生发展机制的深入认识，以及分子生物学技术水平的高速发展，越来越多不同种类的肺癌驱动基因被逐渐发现，也推动了癌症治疗模式由化疗转变为靶向或免疫治疗，改善了肺癌患者的预后。同时，复杂的致癌性分子变异机制，使得靶向药物的需求多样化，肺癌的基因检测的需求也越来越多、标准也越来越高。

经历数年的发展，基因检测策略已从“一种基因，一种检测”的模式，发展为多基因检测，再到更全面的大规模平行测序±血浆基因组补充检测模式（单靶点检测-多靶点检测-靶向外显子-全外显子-全基因组），检测方法主要包括免疫组织化学（immunohistochemistry，IHC）、荧光原位杂交（fluorescence in situ hybridization，FISH）、聚合酶链式反应（polymerase chain reaction，PCR）以及下一代测序（next-generation sequencing，NGS）等。靶向检测的优势在于标准化检测平台的可及性、更高的敏感性、检测周期短、费用少以及所需肿瘤标本少，全面检测的优势在于发现新靶点、耐药机制、肿瘤演进以及现有治疗的潜在生物标志物（如肿瘤突变负荷）等方面。而在实际工作中，病理科医生往往需要在考虑患者经济压力、肿瘤标本所需量（包括耐药后的再次活检等）以及检测周期的情况下选择最优的检测方法，在最短的时间内出具基因检测报告，为治疗方案提供依据。

随着肿瘤基因检测的广泛临床实践，几乎所有的肺癌诊疗指南都推荐在常规病理诊断后进行基因检测，并且纳入的检测靶点也越来越多。目前，我国肺腺癌患者存在驱动基因变异的比例高达88.94%，与男性相比，女性患者EGFR、ALK以及ROS1的变异率更高，KRAS、MET的变异率更低，同样地，无吸烟史的患者较吸烟患者EGFR、ALK以及ROS1的变异率更高，另外，随着NGS的应用，越来越多的常见变异基因的罕见变异类型被发现。这类病例在以往可能属于不能明确意义或耐药的情况，而如今也有了相应的靶向药物，从这一点看，肺癌患者的基因检测应该越全面越好。

由此可见，病理科医生不仅面对的肿瘤样本多样且复杂，而且存在很大的不确定性，晚期、复发以及耐药进展患者的检测需求不一致（个体化治疗），加之基因变异类型繁多，检测平台多且优劣明显，这些都使得肺癌的基因检测存在一定的挑战性。实际工作中可能会出现一些具体的情况，比如，EGFR外显子形式多样，结构复杂，导致PCR检测出现漏检的概率高达51.4%，所以推荐使用NGS检测，目前已有对应的新药，并可用于术后辅助治疗。

对于ALK的检测：FISH存在假阴性，推荐用于验证；逆转录聚合酶链式反应（Reverse Transcription Polymerase Chain Reaction，RT-PCR）存在假阴性，部分伙伴基因未涵盖，优点是快速，推荐联检；D5F3免疫组织化学检测快速且敏感性高，易普及但应避免假阴性、假阳性以及判读误差；DNA-NGS检测周期长，样本要求量多、高质量，存在假阴性和非典型易位（non-EML4）假阳性，推荐多基因多变异类型联检；RNA-NGS融合基因检测敏感性、特异性高，须与DNA-NGS联合，失败率高，推荐多基因联检。

对于ROS1的检测：FISH有可能存在假阴性（很低），推荐用于验证；RT-PCR（mRNA）存在假阴性，但快速，推荐联检；D4D6免疫组织化学检测快速且敏感性/特异性高，可避免漏检，可考虑用于单检初筛；DNA-NGS检测周期长，样本要求多、质量高，假阴性率较高，非典型易位（non-CD74/EZR/TMP3/SDC4）存在假阳性，推荐多基因多变异类型联检；RNA-NGS融合基因检测敏感性、特异性高，标本质量要求高，检测失败率高，推荐联检。

随着赛沃替尼的获批，MET ex14跳跃突变在多个指南中已成为Ⅰ级推荐，并且NCCN指南中建议使用NGS作为检测MET ex14跳跃突变的主要方法，RNA-NGS可提升检出率，不推荐使用IHC检测。而由于MET ex14跳跃突变位点范围广，遗传学事件复杂，导致DNA-NGS易漏检。另外，EGFR、TKI耐药的关键因素之一是MET基因扩增。在2021版分子病理检测临床实践指南中，MET基因扩增被推荐为Ⅱ级检测方法，但其FISH和NGS检测结果并不能完全相同。目前关于MET基因扩增检测结果的判读标准存在较多差异，并且药物种类多，所以存在较大挑战。

关于RET的检测：FISH有可能存在假阴性，推荐用于验证；RT-PCR（mRNA）快速，存在假阴性，推荐联检；EPR87免疫组织化学检测快速，但敏感性和特异性有待验证；DNA-NGS检测周期长，样本要求多、操作复杂；非典型易位（non-KIF5B/CCDC6）假阳性率低，敏感性高，推荐多基因联检；RNA-NGS融合基因检测敏感性、特异性高，检测失败率高，建议与DNA-NGS联合。

PD-L1在肺癌中使用TPS进行判读，但不同药物的截断值存在差异，使用全自动免疫组化检测仪进行检测，流程简单，周期短。

“精准诊断不仅仅是一次基因检测。”基因检测是整个诊疗过程中的重要一环，如果没有组织样本，可以考虑使用ctDNA作为补充。与组织样本相比，ctDNA在非小细胞肺癌驱动基因识别方面提高了19%的检出率。

在WHO分类第四版中，包括了各种肺癌类型的基因组突变，包括肺鳞状细胞癌、腺癌、类癌以及大细胞神经内分泌癌（large cell neuroendocrine carcinoma，LCNEC）。2015年，EGFR突变和ALK融合是非小细胞肺癌中需要常规临床检测的唯一驱动突变。从那时起，更多具有可用药物的驱动基因已经被确定，可以用于对这些基因中存在驱动突变患者的靶向治疗。这些新的进展导致了CAP/IASLC/AMP肺癌分子检测指南的更新。此外，PDL1检测现在被推荐用于晚期非神经内分泌癌，因为PDL1肿瘤患者的数值≥50%，符合抗PDL1治疗派姆单抗的一线治疗条件。

我们对肺NETs的分子突变的分类和理解几十年来没有变化，但自2015年以来，出现了类癌和高级别神经内分泌癌（neuroendocrine carcinoma，NEC）新的基因组测序数据。根据突变和基因表达谱，类癌似乎由多个分子亚群组成。对SCLC的全基因组测序分析显示，肿瘤抑制基因TP53和RB1的丢失，有时是通过复杂的基因组重排，在这些高级别网络中是必需的。目前，将这一科学进展转化为新疗法的希望很大。

3.2 肺癌病理类型

3.2.1 非典型腺瘤样增生

3.2.1.1 定义

非典型腺瘤样增生（atypical adenomatous hyperplasia，AAH）是一种病灶面积微小的，通常直径小于等于5 mm，但有时可达1 cm左右，轻度至中度不典型的Ⅱ型肺泡上皮细胞或Clara细胞增生，瘤细胞沿着肺泡壁生长，有时是沿着呼吸性细支气管生长，AAH被认为是原位腺癌（adenocarcinoma in situ，AIS）的前驱病变。

3.2.1.2 临床特征

AAH通常无法通过影像学技术检测到，但在高分辨率CT上，常常可见密度很淡均质的单纯磨玻璃影，较大的病变可呈现非实性、局灶性结节，有时可有回顾性发现。这些病变常常是在手术标本检查过程中偶然发现的，其中大多数为肺癌，特别是腺癌。在罕见的尸检研究中，有2%～4%的患者没有出现前驱病变；在肺癌患者的手术标本中，这一比例更高（女性高达19%，男性为9.3%），特别是肺腺癌患者（女性高达30.2%，男性为18.8%）。当病变完全切除时，无病生存率为100%。

3.2.1.3 大体病理特点

AAH通是在显微镜下偶然发现，肉眼观察时，它界限不清，呈灰色或黄色的结节，且单发或多发。

3.2.1.4 组织病理学

AAH是一种小的局部病变（通常直径为≤5 mm），常常发生在中心肺泡区，距离呼吸性细支气管较近，轻度至中度不典型的Ⅱ型肺泡上皮细胞增生或Clara细胞增生，沿着肺泡壁生长。不明显的假乳头也可能存在。Ⅱ型的肺泡细胞呈现为立方体或者圆锥形状，具有微小的胞质空泡或是透亮的泡沫状胞质，也可见核内的嗜酸性包涵体，这些包涵体可以是球形、立方体或者是矮柱状结构，并且它们以有序的方式排列着，其细胞核则通常表现为圆形到椭圆形的形态，在肺泡壁基底部细胞之间间隔也存在，而且它们的分布往往不连贯，有时会出现两个核的情况，但是出现病理性核分的裂像却相当少见。在AAH和AIS之间存在着一个连续的形态学变化过程，AAH与周围肺泡上皮连续性转变。

3.2.1.5 免疫组织化学

一般无特殊表达。

3.2.1.6 分子病理学

大多数情况下不具有临床相关性。

3.2.1.7 鉴别诊断

AAH是在肺腺癌旁边出现的病变，但国内目前所诊断出的AAH手术标本大多数是CT影像学检查广泛开展后发现的肺部孤立的微小性病变，二者在组织学上有一定区别，AAH的肺泡壁间隔很少有增宽，一般不见纤维组织增生伴玻璃样变性，但目前国内手术切除的AAH中常见这些病变的出现。鉴别诊断区分AAH及非黏液性AIS（non-mucinous adenocarcinoma in situ）可能很困难，需结合CT影像学检查、组织学结构以及细胞学特征等多个方面进行综合判断，AAH与非黏液性AIS同属于浸润前病变，AIS通常较大，一般大于0.5 cm，但尺寸不是绝对的标准，因此，除了大小之外，还需要多种特征，包括结构和细胞学特征，通常来说，肿瘤细胞数量更丰富，并且AIS的肿瘤细胞异型性更大，同时肿瘤细胞的肺泡形态特点与周围正常肺泡组织的过渡转换更加突然，表现出更具细胞性、拥挤性的柱状细胞群，AIS中的柱状细胞较高，并且可以看到细胞重叠和轻度分层，这在AAH中没有发现。AAH还需要与继发于肺实质炎症或纤维化的反应性肺泡上皮细胞增生区分开来。AAH还需要与小结节性肺泡上皮细胞增生区分开来，后者很少显示细胞学非典型性。

3.2.1.8 预后

AAH患者病灶在手术切除后可治愈。如果不切除病变，就无法确定AAH的诊断，没有数据表明AAH在体内会进一步发展为AIS、微浸润性腺癌或浸润性腺癌。然而，由于病变经常出现在切除肺癌附近的非肿瘤性肺组织中，并且最常见于多发性肺腺癌患者，因此人们普遍认为，这种进展可能与肺腺癌的发生有关。此外，患有AAH的肺腺癌的诊断与没有AAH的肺腺癌的诊断没有区别。

3.2.2 原位腺癌

3.2.2.1 定义

原位腺癌（AIS）是一种肿物最大直径小于3 cm的局限性腺癌，其生长仅限于肺泡上皮内，沿着肺泡壁生长。AIS的诊断需要对病变进行完整切除，而不能在小的活检标本或细胞学标本上进行诊断。AIS分为非黏液型和黏液型两种。

3.2.2.2 临床特征

在影像学上，非黏液型AIS的典型影像学表现是纯GGN，它的密度在薄层CT影像上大于AAH，有时候也会出现局部实性的结节。这种情况通常是CT检查的偶然发现。肿瘤通常≤2 cm，但偶尔可达3 cm。它们一般是非实性的，但可能部分是实性甚至是全部实性的，特别是在黏液性AIS中。AIS在CT上可能有一个所谓的“气泡状”外观，这是局部生长缓慢的肿瘤，没有淋巴或血管侵犯或远处转移。

3.2.2.3 大体病理特点

AIS是一种边界不清的结节，直径可达3厘米，切面呈棕褐色或灰白色。除明显压缩或塌陷外，一般情况下病变无实性外观，且经常在肿物切面上可看到微小的空隙样结构。应对肿瘤进行全部完整取材，以保证无浸润性癌成分。

3.2.2.4 组织病理学

肿瘤组织沿着肺泡壁生长，瘤细胞向Ⅱ型肺泡上皮细胞或Clara细胞分化，不见肺间质浸润，没有血管内瘤栓及胸膜侵犯，不管在瘤组织内或者瘤组织周围的肺组织内都没有肿瘤细胞在肺泡腔内聚集，也没有乳头、微乳头、腺泡或实性生长结构，肺泡壁间隔可出现纤维组织增生而增宽伴玻璃样变性，原位腺癌是一种较为局限的、体积小的、直径≤3 cm的腺癌，沿已经存在的肺泡上皮内生长，缺少血管、肺间质、肺泡腔及胸膜侵犯或坏死，肿瘤细胞呈现连续的单层样排列，与AAH相似，即使能看到少许的细胞簇形成，几乎所有的原位腺癌病例都是非黏液性的，黏液性的很少见。AIS某些部分的肿瘤细胞可出现增生活跃，呈现细胞核增大、核深染、核浆比增高，呈靴钉状突入肺泡腔内，很少见到细胞核仁，能见到核内包涵体。偶尔由于切面的原因或制片原因，见到少量的假乳头样结构，但这不是真正的乳头，不可以将其误诊为微浸润性腺癌。在原位腺癌的病变进展过程中，不同部分的肿瘤组织常常进展不同步，在同一个肿瘤组织的某些区域内，肿瘤细胞处于生长缓慢或停止状态，有时甚至呈退缩状态，肿瘤细胞因为本身的凋亡现象，导致肿瘤细胞数量减少，肺泡的张力性降低，不容易保持肿瘤的肺泡结构，从而导致肺泡间隔的纤维组织增生，致使原位腺癌的肺泡上皮塌陷，形成假性浸润性病理形态，但这并不是真正的肿瘤组织浸润。同时同一个肿瘤的某些区域也可以出现增生活跃现象，导致原位腺癌的组织学形态表现出多样性，从而造成病理诊断的误诊或增加诊断难度，也可以造成不同的病理诊断者之间的差异。

然而，Ⅱ型肺泡上皮细胞和Clara细胞分化并没有公认的临床意义，因此不推荐进行这种形态学区分。罕见的黏液性AIS表现为单发结节，由高柱状上皮细胞及较为丰富的细胞质黏蛋白组成，有时这些细胞貌似杯状细胞。在黏液性AIS中，核异型性通常较小且不是高级别。肺泡间隔扩大并伴有硬化是AlS的常见现象，尤其在非黏液性亚型中。AIS的诊断需要切除完整病变，而不能基于小的活检或细胞学标本。

3.2.2.5 免疫组织化学

AlS显示肺泡上皮细胞标志物阳性，免疫组织化学表达TTF-1和Napsin A。

3.2.2.6 分子病理学

大多数情况下不具有临床相关性。

3.2.2.7 鉴别诊断

对于非黏液型AIS和AAH的区分关键在于：一般而言，AAH的大小往往不超过0.5 cm，极少超过0.8 cm，而在AAH中，其肿瘤细胞经常呈现出分散或间隔分布的状态，然而在AIS中，这些肿瘤细胞则会紧密地附着于肺泡壁之上，形成连续且无缝隙的分布。另外，AAH的X线图像显示为模糊的云雾状，并且AAH与AIS之间存在密切的关系，它们共同构成了病灶的发展进程，因此在同一份肿瘤样本内可能出现两者共存的情况。在这种情况下，我们倾向于将它认为是AIS。原位腺癌需要与微浸润性腺癌进行鉴别诊断，在出现塌陷和/或肺气肿的状况下，应该和腺泡或乳头状结构进行鉴别诊断。黏液性原位腺癌很少见，常常是肺内的孤立性结节，直径通常<3 cm，在CT的影像学表现常为实性的结节，在组织学上肿瘤细胞沿着肺泡壁生长，肿瘤细胞呈现高柱状上皮细胞，细胞胞质内含有多量的黏液成分，肿瘤细胞核通常位于细胞基底部，无不典型性。同时也必须与细支气管腺瘤进行鉴别诊断，因为前者没有连续的基底细胞。较小病变（通常≤3 cm）和明确的肿瘤边界支持诊断原位腺癌，而面积较大的不规则肿瘤病变更具有侵袭性。当肿瘤生长显示大叶性实变模式时，特别是黏液性病变，浸润性的可能性更大。

3.2.2.8 预后

如果病变完全切除，AIS患者应有100%的无病生存率。当在胸部CT上检测到磨玻璃样结节<1 cm时，可以观察到这些非浸润性病变。然而，如果大小或密度增加，应考虑手术切除。切除的AIS病变中约有一半在术前观察期间显示肿瘤生长，中位体积倍增时间为8～11天。与磨玻璃状结节生长相关的因素包括最初的肿瘤直径、吸烟史和EGFR突变的存在。虽然还没有随机试验的结果，但肺大叶切除（即解剖节段切除或宽楔形切除）可能是有效的治疗手段。

3.2.3 微浸润性肺腺癌

3.2.3.1 定义

微浸润性肺腺癌（minimally invasive adenocarcinoma，MIA），是一种直径较小

（≤3 cm）的孤立性腺癌，其浸润范围≤5 mm。MIA的病理诊断必须基于一个完整的肺肿物切除标本，不能在小的活检标本或细胞学标本上进行微浸润性腺癌的诊断。

3.2.3.2 临床特征

目前在国内早期肺腺癌手术切除标本中，MIA是所占比例最大的病种，即使MIA这个专业术语是在最近几年才提出来的新概念，但它的含义却相对简单易懂，是指在原位腺癌的病变基础上发生的微小浸润或者局部浸润的病理变化，同时这种浸润范围仅局限于<0.5 cm的病变范围内。现在也把MIA划分为两类：非黏液性和黏液性。同原位腺癌一样，绝大多数MIA为非黏液性，黏液性MIA很少见。在CT影像学检查中，MIA的表现形式各种各样。通常情况下，非黏液性的MIA主要呈现出以微小浸润性成分构成的主要实体瘤块，而其实性成分的大小往往不超过0.5 cm。相反地，大部分黏液性的MIA则显示出明显的实体瘤特征。一般来说，MIA是在CT检查过程中被首次发现的。然而，尽管MIA在CT图像上的形态多变，但在肿瘤呈非黏液性质的时候，它常会显现为含有5 mm实性病变成分的部分实体瘤块。相比之下，黏液性MIA经CT检测后通常表现为实性结节。

3.2.3.3 大体病理特点

大多数MIA为周围结节，显示一个小的（直径小于5 mm）中央实性区域，周围肺组织塌陷。肿瘤大小可能被低估，因此使用高分辨率CT可能有助于准确确定大小。肿物完整切除才能准确进行组织学检查，并诊断为MIA。

3.2.3.4 组织病理学

绝大多数微浸润性腺癌肿瘤细胞通常类似于原位腺癌，通常沿着肺泡壁生长，病变包含微小的浸润性腺癌病灶，但病灶最大范围小于0.5 cm。如果伴有多灶直径小于0.5 cm的浸润灶，可采用浸润灶百分比之和乘以肿瘤最大直径的测量方法，若最后直径仍然小于0.5 cm，则可以诊断为MIA。浸润性结构是指腺泡型、乳头型、实体型和微乳头型腺癌成分，若存在血管或淋巴管瘤栓，胸膜侵犯、肺泡内见肿瘤细胞、坏死和气道播散等情况，则不能诊断为MIA，应明确诊断为浸润性腺癌。通常在绝大多数情况下，MIA是非黏液性的，但黏液性MIA是在黏液性原位腺癌的基础上出现了局部浸润成分，主要成分通常为腺泡状腺癌，也可以是黏液性腺癌。与原位腺癌一样，MIA病灶与周围正常肺组织的边界要清晰，特别是对于黏液性MIA，应该注意在邻近肺实质内不应该有粟粒样播散的结节。WHO第5版的胸部肿瘤分类中强调了肿瘤气道播散（tumor spread through air space，STAS）的概念，指出不管是在肿瘤内还是在周围正常肺组织内，都不应该存在肺泡内肿瘤细胞，若发现存在气道播散现象，则应该直接诊断为浸润性腺癌。通常情况下，黏液性原位腺癌和黏液性微浸润性腺癌是非常少见的，更为常见的还是黏液性浸润性腺癌。对于直径大于3 cm的微浸润性肺腺癌，如果病理形态完全符合微浸润性腺癌的病理诊断标准，能够作出倾向微浸润性肺腺癌的病理诊断。虽然MIA通常是非黏液性的，但少部分情况可以是黏液或混合型。非黏液性MIA通常表现为Ⅱ型肺泡上皮细胞和/或Clara细胞增生，黏液性MIA呈柱状细胞形态，细胞顶端有丰富的黏蛋白，细胞核小，常朝向基底方向。

3.2.3.5 免疫组织化学

非黏液性MIA显示肺泡上皮细胞标志物阳性，包括TTF-1和Napsin A。黏液性MIA通常是肺泡上皮细胞标志物阴性，而CK20和HNF4a通常是阳性。

3.2.3.6 分子病理学

诊断不需要进行分子检测，是否对MIA进行分子检测取决于每个医院的病理科。

3.2.3.7 鉴别诊断

对于AIS和MIA之间的区分确实存在一定的挑战。然而，传统的AIS组织病理学具有一定的特点。当遇到具有复杂结构形态的“非典型AIS”病例时，我们需要特别关注以下几个方面，并在全面评估后作出判断。

（1）我们需要关注的是正常肺泡组织的状况及形态，因为大多数AIS的癌细胞会沿着正常的肺泡壁发展，所以绝大部分区域应保持原始的肺泡壁结构和形态。然而，当肺泡的正常组织学结构及形态遭受大规模破坏且出现明显的结构修复时，这通常暗示肿瘤已经对周围的间质产生了侵袭作用。不过，对于那些肿瘤细胞增生异常活跃的AIS来说，其中一部分肿瘤区域可能会有更加复杂的肺泡上皮结构及形态呈现，原本存在的肺泡结构可能会变得模糊或部分细胞处于修复阶段，因此必须根据肿瘤细胞的形状和特性来全面评估，以确定是否有浸润的可能性。

（2）需要关注癌细胞的组织结构和数量分布。一般来说，AIS中的癌细胞会以没有细胞间隙的方式沿着肺泡壁扩散，大多数地方都是一层细胞且密度适宜，罕见的是大量肿瘤细胞密集交错的情况。如果发现有大量的肿瘤细胞紧密地聚集在一起形成团状或者小堆状，并且朝着腺腔方向延伸，那么这可能是浸润性腺癌的特点。

（3）观察肿瘤细胞的形态特征，包括肿瘤细胞的高度、细胞核的形态、染色质和核仁的特点等。经典的肺原位腺癌（AIS）应该是肺泡Ⅱ型上皮细胞或Clara细胞的病理形态，细胞呈立方形，细胞核大小较一致，核染色质细腻，细胞异型不明显。但处于活跃增生期的原位腺癌（AIS）肿瘤细胞的细胞核可变大、核深染，并突出生长到肺泡腔内，肿瘤细胞因为核深染，可导致染色质结构显示不清楚，可见到核内包涵体，但没有明显核仁或核分裂象。浸润性腺癌细胞核相对较大，细胞染色质淡染，核呈空泡状，可见核仁，或细胞核染色质粗糙呈粗块状等。而且如果肿瘤细胞高度明显增加，超过正常细支气管柱状上皮细胞的高度，同时排列拥挤、重叠，则常常提示具有浸润性腺癌的特征。

（4）主要通过对肿瘤细胞和间质关系的分析来判断是否存在真实的肿瘤浸润或虚假的浸润情况。其中，虚假浸润可能是由以下原因导致的：一部分AIS中的肿瘤性肺泡因为肿瘤细胞增长量不够导致活性降低，从而使得肺泡压力减弱；与此同时，周边的肺部间质也可能出现增生的情况，这会使原本正常的肺泡受压变小，进而产生虚假浸润的现象。此外，这种现象还可能是因为样本采集或者取材过程中的取材者操作挤压所导致，导致原始肺泡组织的形状发生变化，而形成了虚假浸润的现象。区分这两种情况的关键在于两个方面：第一个方面，需要关注肿瘤细胞的外观，如果是在挤压状态下产生的虚假浸润，那么其中的肿瘤细胞应该与其所在的其他未受压迫区域的肿瘤细胞保持一致，且它们的细胞核可能会呈现出深色的特点，但是不会表现为空泡状，也不会看到明显的核仁；相反，具备浸润能力的大多数癌细胞的细胞核通常更大，并且可以看到浅色的染色质，甚至能看见清晰的核仁，或者是细胞核内的染色质较为粗糙等。第二个方面，对于那些能够浸润的肿瘤腺体来说，它们往往会在间质处浸润生长，形成带有棱角的腺体形态，而且还发现这些肿瘤间质常常出现纤维结缔组织过度增生。然而，当前关于肺腺癌的诊断标准并没有明确说明如何去辨别AIS内部常见的附着在壁上的细胞出现的类似乳头的生长模式。要处理这个问题，我们需要结合前述的内容进行全面评估。当AIS中的肿瘤细胞呈现乳头样的生长方式时，其细胞分布均匀且不过密，没有出现瘤细胞堆积与交错的情况发生；同时这些肿瘤细胞的形态特征与非乳头样增生的部分AIS细胞相类似。但是对于乳头状腺癌来说，由于细胞密度较高，常常会出现过多的细胞堆积并形成交错排列的现象，并且在这种情况下，癌细胞的异常特性会更加显著，如细胞体积的大幅增长或者细胞核长度的增加等。

3.2.3.8 预后

如果肿瘤完全切除，符合MIA标准的肿瘤患者具有100%的无病和无复发生存率。多项研究发现，有这些肿瘤的患者，有100%的无病生存率。如果浸润区域显示低分化成分（例如实体或微乳头状腺癌），或者存在巨细胞和梭形细胞成分，则MIA患者是否仍有100%的无病生存率有待确定。

3.2.4 浸润性非黏液腺癌

3.2.4.1 定义

浸润性非黏液腺癌（invasive non-mucinous adenocarcinoma，INMA）是一种非小细胞肺癌，具有腺样分化的形态学或免疫组织化学证据。浸润成分>5 mm或肿瘤直径>3 cm，分为贴壁、腺泡、乳头、微乳头、实性五个亚型。

3.2.4.2 临床特点

腺癌（adenocarcinoma，AC）在女性肺癌患者中占50%以上，在男性肺癌患者中占近45%。腺癌的发病率比其他组织学类型的肺癌要高，以至于腺癌成为现在最常见的一种癌症类型。美国的两个大型国家数据库收集了2004年—2009年的数据，这些数据显示肺腺癌的发病率是鳞状细胞癌的1.7倍多，是小细胞肺癌的2.5倍多。大体病理上，浸润性肺腺癌常常表现为界限不清、灰黄色的外周型病变，肿物可以是单发的，也可以多发。如果它们分泌大量的黏蛋白，就会呈现出胶冻样、蛋白样的外观。

空洞形成比较少见。大约65%的肿瘤位于肺周边部位，通常在切除时，可见其邻近脏层胸膜，导致胸膜纤维化或形成皱缩。偶尔一个较小的周围型肺腺癌会播散到胸膜间隙，并广泛覆盖在脏层及壁层胸膜上，呈现类似于弥漫性间皮瘤（假间皮瘤样癌）的外观形态。腺癌只是偶尔表现为支气管内息肉样肿块。在某项回顾型研究中，在所取的82例经典的“瘢痕癌”病例中，约72%为腺癌，18%为鳞状细胞癌，其余均为大细胞未分化癌，同时还没有对低分化的非小细胞肺癌进行免疫组织化学染色再分类，也没有小细胞癌。大量的研究数据表明，许多周围型肺癌并没有发生于之前存在的瘢痕中，而是肿瘤通过促结缔组织增生、肺梗死、肺泡塌陷和纤维弹力组织增生的共同作用形成了瘢痕。在显微镜下，肺腺癌表现出多种细胞分化，从高分化原位腺癌（过去称为细支气管肺泡癌）到低分化实体型腺癌（过去被认为可能是大细胞癌）。肺腺癌的两种形态特征，即腺泡型和（或）乳头型有黏液的分泌，常常同时存在。有时，肺腺癌细胞胞质内会出现明显的嗜酸性小球，但与黏蛋白小球不同。肺泡上皮细胞的免疫组化标志物最常用的是TTF-1和（或）Napsin A，在缺乏腺样组织学结构或黏液分泌的低分化癌中，如果没有其他明确的组织学特征（如细胞角化或角化珠形成）来提示另一种诊断，这时候足以明确腺癌的诊断。肺腺癌在组织学上具有异质性，很多腺癌表现为多种混合形态的生长模式。确定肿瘤的主要生长模式可能对预测此分期患者无病生存的预后有意义。体积小（≤3.0 cm）且淋巴结阴性的肿瘤、非浸润性腺癌（原位腺癌）、微浸润性腺癌（浸润灶≤0.5 cm）和以贴壁型为主的腺癌（一组高分化腺癌，在过去的肺肿瘤分类中被称为细支气管肺泡癌）都具有较好的预后。大多数早期病变没有浸润的征象，多数是由非黏液性柱状细胞构成的，但也有少数原位癌和微浸润性腺癌是由温和的黏液柱状细胞构成。通常在Ⅰ期浸润性腺癌中，贴壁型生长模式（细支气管肺泡）至少占肿瘤的50%，而且没有其他较差的组织学类型，即血管、淋巴管和（或）胸膜侵犯，以及微乳头型的生长模式等，这种情况与原位腺癌和微浸润性腺癌一样有良好的预后。有些研究表明，存在少量贴壁型（细支气管肺泡）成分与缺乏贴壁型，与这种独特的高分化生长模式的腺癌相比较，前者具有较好的生存率。微乳头型腺癌和实体型腺癌与病变分期晚有相关性，常提示预后不良。即使存在少许的微乳头成分，也应该在病理报告中指出，因为它常常提示肿瘤更具侵袭性，肿瘤更可能产生复发和远处转移。常见的腺泡型、乳头型和浸润性黏液腺癌，预后情况属于中等组。罕见的一些腺癌变种包括印戒细胞型腺癌和浸润性黏液癌。其中浸润性黏液癌包含了过去被划分为黏液性细支气管肺泡癌的情况，这种病理类型与胶样癌和黏液性囊腺癌存在相似之处，带有肠型（杯状细胞）分化和肝样分化的腺癌，具备横纹肌特征的腺癌，微囊性腺癌，同时伴随大量的淋巴细胞浸润。

上海交通大学附属上海市胸科医院对2012年6月至2013年5月期间经手术切除的多例原发性肺腺癌的临床病理资料进行系统分析，结果显示，浸润性腺癌占全部病例的86%。男性患者和女性患者的比例是1比1.3，年龄介于17岁～84岁之间，平均年龄为59岁，女性患病的年龄比男性更低，肿瘤直径平均值为2.6 cm。发生在右肺多于左肺，肺上叶多于下叶。肺外周部的病变大多表现为中央型，有时也会出现在支气管内。外周型肺腺癌常累及脏层胸膜，同时可伴有广泛的转移。

通常来说，肺癌的临床表现与原发病灶的生长方式、局部延伸到邻近结构或淋巴结范围、远处扩散或副肿瘤综合征有关。在临床上，尽管肿瘤旁症状不如鳞状细胞癌或小细胞癌常见，但腺癌与其他类型的肺癌没有什么不同。许多患者的症状呈现为局部晚期或其他器官转移。常见的症状是咳嗽、呼吸困难、咯血或与远处扩散相关的症状，如脑转移引起的中枢神经症状或骨转移引起的周围组织疼痛。

3.2.4.3 大体病理特点

大部分是边界明显的肿块，其尺寸差异巨大，可能从1 cm到占据整个肺叶。肿物切面呈灰白色，肿瘤体积较大时会出现坏死、出血。如果癌组织具有大量黏液，那么它们的质地就会变得软并呈黏液状。大多数浸润性腺癌表现为灰白色，中央瘢痕纤维化伴碳沫沉着和胸膜皱褶，可能导致边界不明确，并可见个别保留相对正常结构的肺泡间隙。

3.2.4.4 组织病理学

非黏液性肺腺癌通常由复杂的结构模式（贴壁生长、腺泡状、乳头状、微乳头状和实体状）组成。在手术切除的标本中，应该对每种模式进行半定量的估算，并通过5%～10%的增量记录下来，总计为100%。当肿瘤具有两种相关且相似的百分比模式时，可以使用5%的增量来更灵活地选择主要模式。在报告中记录的所有百分比要清楚地表明肿瘤有几种生长模式。使用5%的增量也避免了需要使用10%的少量成分，例如微乳头状或者实性成分，即使是少许的5%也常常被证明为预后不良。

（1）贴壁生长型

贴壁生长型腺癌（lepidic adenocarcinoma），又称附壁生长型腺癌，在浸润性腺癌中约占3.9%左右。这种腺癌肿瘤平均直径较小，主要由Ⅱ型肺泡上皮细胞及（或）Clara细胞构成，这些细胞沿着肺泡壁生长，并形成类似于AIS和MIA的病理形态，然而当浸润区域超过0.5 cm（即使存在多个小于0.5 cm的浸润区，只要总体面积大于0.5 cm^2），就可被认定为附壁生长型腺癌。同样地，对浸润性的界定参照MIA的标准，也就是除去附壁式生长模式之外，还包含有腺泡样、乳头状、微乳头状和（或）实体生长的形式，同时也有肿瘤细胞浸润至成纤维细胞间的组织中。如果发现淋巴管、血管或者胸膜受到影响，并且出现肿瘤性坏死的情况，则需要将其归类为附壁生长型腺癌而非MIA。需要注意的是，贴壁生长型腺癌仅适用于那些主要生长模式为附壁式的非黏液性腺癌，它们的淋巴结转移率远低于其他类型的浸润性腺癌，且胸膜受累的可能性较低。这类患者绝大多数都是TNM Ⅰ期的病人，因此他们的预期寿命相当长，术后的五年存活率能达到90%以上。肺泡壁塌陷可导致肺泡壁增厚，间质纤维结缔组织增加，这增加了腺泡生长方式的辨认难度，一些贴壁型生长肿瘤有明显的增生性淋巴样间质，贴壁生长可发生在肺转移性肿瘤中。

（2）腺泡型

在浸润性的肺腺癌病例中，以腺泡形态为主的腺癌是最常见的（占比达37%），其特点是包含了立方状细胞或者柱状细胞，形成腺泡与腺管。这类癌症的腺腔内部及肿瘤细胞里可能存在黏液性物质。对于一部分具有筛孔状形态的腺癌，可以见到其所在部位的部分腺泡型腺癌，目前的研究结果显示，这种类型的腺癌预后相对较差，腺泡型腺癌容易发生胸膜侵犯，其淋巴结转移率及TNM分期也相对较高。

这种模式的特征是腺体可能是圆形到椭圆形，或有更锯齿状的轮廓，中央腔隙被肿瘤细胞包围。肿瘤细胞和/或腺体间隙中可能含有黏蛋白。肿瘤性腺体在间质纤维组织增生的背景中浸润性生长和/或取代肺的正常肺泡结构。相反，在贴壁型腺癌中，肺泡结构背景完整。腺泡型腺癌有时与贴壁型腺癌难以区分，当肺实质塌陷时，在腺泡型腺癌的肿瘤腺体中表现与贴壁型腺癌较为相似。肺泡巨噬细胞在残余压缩的肺泡间隙中存在，潜在肺泡结构的保留和纤维组织增生性间质的缺失，有利于贴壁型腺癌生长。

（3）乳头型

乳头型腺癌（papillary adenocarcinoma），癌细胞衬覆于有纤维血管轴心的乳头状间质表面，可形成具有二级和三级分支的乳头状结构，可有或无黏液分泌，肿瘤细胞呈立方形或柱状，细胞排列拥挤，并具有明显的异型性，细胞核呈空泡状，常见核仁。乳头型腺癌的诊断标准是带有纤维血管轴心的乳头状结构。乳头型腺癌在肺浸润性腺癌中是比较常见的类型，占全部浸润性腺癌的9%左右。这种模式的特征是肿瘤细胞沿着纤维血管轴心的表面生长。在腺泡型腺癌中存在肌成纤维母细胞间质，不诊断为这种模式。肺实质塌陷时，贴壁型腺癌有时可能类似乳头型腺癌。

（4）实体型

实体亚型非黏液性腺癌是一种由形成团块或巢状结构的多角细胞组成的肿瘤，缺少腺泡、腺管和乳头结构。这种类型的肿瘤通常呈实性结构，需注意与鳞状细胞癌和大细胞癌相鉴别，因为这两种类型的肿瘤细胞内也可含有少量黏液。在实体型腺癌黏液染色检测（消化淀粉酶后PAS染色或奥辛蓝染色）中，肿瘤细胞内含有黏液的比例应≥5个肿瘤细胞/2HPF。研究表明，临床Ⅰa期的实体型腺癌患者，5年无病生存率（disease-free survival，DFS）为66.7%，提示这种类型的腺癌分化程度低，与微乳头型腺癌一样，恶性程度比较高，是影响肺腺癌预后的重要因素。由于肺腺癌多为混合亚型，因此即使微乳头型成分或实体型成分所占比例很少，也应该在病理报告中注明其存在及其所占比例，以便临床医师及时采取积极治疗措施，并密切随访。

这种模式由实性片状排列的肿瘤细胞构成，缺乏典型的贴壁样、腺泡样、乳头状或微乳头状结构。因肿瘤细胞呈实性排列，为了确定其肿瘤细胞的腺样分化，需要进行免疫组织化学染色，标记腺上皮指标TTF-1和NapsinA阳性，鳞状上皮标志物p40是阴性，也可以进行特殊染色标记PAS或AB-PAS，TTF-1免疫组织化学在诊断实性排列的腺癌方面比黏蛋白染色更敏感。

（5）微乳头型

微乳头型肺腺癌（micropapillary adenocarcinoma，MPA），这种类型的腺癌表现出小的、立方形的瘤细胞群，无纤细脉管束核心的小乳头状结构，并呈现沿其表面扩散的方式，它们可能粘连至细支气管管壁或者掉入细支气管腔内。这类病变通常侵袭性非常强，瘤细胞黏附性较差，容易血道播散或向周围肺组织浸润性生长，并且偶尔会观察到沙砾样的物质存在。根据WHO第5版的胸部肿瘤分类描述，它已被归类为一种单独类型的肿瘤存在形式。近期的研究结果表明了该种形态的肿瘤细胞恶性程度相对较强，且更具侵袭性和迁移能力，尤其是对于那些出现早期的远处器官播散情况的患者来说更是如此，这使得这些患者的生存率变得非常低。目前来看，微乳头型肺腺癌的发病率并不高，根据我们所掌握的数据资料反映，仅占所有已知病理检查确诊患者总数的1.9%而已。研究显示，即使是临床Ⅰa期微乳头型肺腺癌，其5年无病生存期（DFS）也仅为40%，与其他各组织学亚型相比较，微乳头型肺腺癌更容易发生胸膜侵犯和淋巴结转移，表现出更强的侵袭性。

（6）透明细胞和印戒细胞特征

透明细胞和印戒细胞改变是肺腺癌的细胞学特征，可以在多种生长模式中见到这类细胞，包括腺泡状、乳头状、实性和微乳头状模式。因此，这些并不被认为是出现在特定的模式中，也可包括在多种混合生长的组织学描述中。然而，具有透明细胞和印戒细胞改变特征的腺癌更具有转移的可能性。

（7）侵袭

定义为除贴壁型模式外的组织学模式（即腺泡、乳头状、微乳头状和/或实体，或较少见的侵袭性黏液、胶样、胎儿和肠型腺癌），可见侵袭性肿瘤细胞相关的肌成纤维母细胞间质，血管或胸膜浸润，气道播散。

（8）主要模式、浸润模式和浸润测量的可重复性

评估主要腺癌生长模式的可重复性研究，以区分原位腺癌、MIA和浸润性腺癌，并评估浸润程度。

（9）免疫反应与微环境

在肿瘤的周围环境中存在多种非肿瘤细胞，包括间质成纤维细胞、内皮细胞以及免疫细胞，如T淋巴细胞、B淋巴细胞和巨噬细胞，其中一些与患者预后有关，表明在肿瘤发展过程中，存在细胞和周围环境之间的相互作用。

（10）肿瘤通过气道播散

STAS被定义为在肿瘤边缘以外的肺实质肺泡腔内的肿瘤细胞。这需要与人为取材造成的情况进行鉴别，如刀片引起的气腔播散现象；肿瘤组织边缘参差不齐，位于组织边缘或组织切片平面以外；肿瘤组织与肿瘤主体病灶缺乏连续过渡的过程；肿瘤细胞巢周围呈锯齿状；从肺泡壁上脱落的条形细胞带。腺癌中的STAS由三种形态学模式组成，即微乳头状结构、填充空隙的肿瘤细胞实体巢和失黏附性的单个细胞。许多独立研究表明，STAS的存在提示此类肺癌的预后较差。此外，在STAS患者中，有限的切除可能比肺叶切除术显著增加复发风险。因为STAS被认为是肿瘤扩散的一种表现。

（11）分级

浸润性非黏液性腺癌的分类依据其生长方式可划分为贴壁生长型、腺泡型、乳头

型、微乳头型和实体型。如果腺腔或者肺泡腔被大量的乳头或微乳头填充，则应该视为乳头型或微乳头型，而无需满足有无间质浸润的标准，并按照不同的生长模式所占比例来划分成三个级别：第一级的评判标准是高分化的肿瘤，主要以贴壁生长的方式生长，占据了至少80%的比例；第二级的评判标准是中分化的肿瘤，主要是腺泡或是乳头的生长方式，而且高级别的部分小于20%；第三级的评判准是低分化的肿瘤，即高级别的部分大于或等于20%，其中高级别的成分包含微乳头型、实体型和复杂腺体的组织学形态（如腺体融合与筛状腺体等）。

肺腺癌的主要组织学模式与预后相关，以贴壁生长为主的肺腺癌预后最好，腺泡型和乳头型为主的肺腺癌预后中等，实性和微乳头型为主的肿瘤预后最差。这些类型的数据为肺腺癌的组织学分级方案提供了重要依据。

3.2.4.5 免疫组织化学

依腺癌的亚型和分化程度，绝大多数肺腺癌表达上皮性标志物AE1/AE3、CAM5.2、EMA、CEA和CK7，部分表达CK20。目前浸润性腺癌最常用的免疫组织化学标志是TTF-1和NapinA，75%的肺腺癌表达TTF-1，值得注意的是，TTF-1在肺小细胞癌、大细胞神经内分泌癌、类癌中有表达，还在甲状腺癌及少数结直肠癌等肿瘤中也有表达。在肺腺癌中，NapinA表达的敏感性与TTF-1相近似，但NapinA在其他肿瘤中也有表达，如肾细胞癌。免疫组织化学可以用来确认原发性肺腺癌，而不是肺转移性腺癌，虽然肺腺癌没有敏感性或特异性都为100%的免疫组织化学标记物，但在大多数病例中，肺细胞标记物TTF-1和NapsinA呈阳性（约75%～80%），目前可用的TTF-1抗体8G7G3/1克隆最特异，SPT4更敏感。在适当的背景下，即使是TTF-1的局灶性阳性也对肺腺癌的诊断有提示意义。在同一肿瘤中，TTF-1和p40的双阳性通常提示腺癌可能，同时需要排除腺鳞癌可能。除肺腺癌外，有些肿瘤也表达TTF-1，如神经内分泌肿瘤（NET）、甲状腺肿瘤和一些女性生殖道癌。CK7对肺腺癌没有特异性。

3.2.4.6 鉴别诊断

需要注意与转移性腺癌鉴别，在与转移性腺癌鉴别时需要仔细详细询问病史。其次，建议使用TTF-1和NapsinA免疫组织化学联合检测，两者对肺原发性腺癌均有约80%的敏感性，可以互补，有助于与转移性腺癌鉴别。同时针对恶性肿瘤的扩散和迁移情况，可用一些特定标志物来识别，例如钙调神经肽B1（calcitonine B-type 1，CALCB1）或血清碱性成纤维细胞生长因子受体2型抗体（alkaline phosphatase fibroblast growth factor receptor type Ⅱ antibody）等，这些都可以作为辅助诊断工具使用，来区分不同类型的癌症，ER、PR几乎仅在乳腺中呈阳性表达，有一定的鉴别意义。

具体来说，肺腺癌的鉴别诊断主要包括与其他肺癌类型的鉴别、与间皮瘤的鉴别、与多个肺原发灶与肺内转移灶的鉴别，以及与肺外部位转移灶的鉴别。为区别其他类型肺癌，特别是鳞状细胞癌或大细胞神经内分泌癌，通常需要密切观察其形态学特征和免疫组织化学染色结果。

3.2.4.7 分子病理学

目前，已经了解到几种导致肺腺癌的驱动基因变化，包括EGFR、BRAF、ALK、ROS1、RET、NTRK1-3、MET、ERBB2（HER2）、MAP2K1（MEK1）、NRAS和NRG1。针对肿瘤中存在EGFR、ALK、ROS1、BRAF、MET、RET和NTRK家族改变的患者，可进行靶向治疗。因此，对肺腺癌患者的最佳管理需要对大量的致癌基因进行全面分析。值得注意的是，EGFR和ERBB2突变以及ALK、ROS1、RET和NTRK基因融合在TTF-1阳性的肺腺癌中常见，EGFR突变在不吸烟女性和东亚人群中常见。在对照组中，KRAS、NRAS和MAP2K1（MEK1）突变在吸烟者中常见，而BRAF和MET突变在吸烟者和不吸烟者中都可以观察到。大约2/3的肺腺癌存在上述基因之一的致癌突变或融合，所有这些基因都通过RAS/MAPK通路驱动信号传递。在剩下的"癌基因阴性"肿瘤中，有一小部分可能包含罕见的融合事件，在从不吸烟的肿瘤患者中常见，另一些则显示了肿瘤抑制基因的改变和RAS/MAPK通路成员的局部扩增，在吸烟者中多见。高肿瘤突变负荷往往与吸烟状况相关，因此，吸烟突变信号在肺部肿瘤中高度富集，包括腺癌。其他参与腺癌发生、发展的突变过程包括DNA胞嘧啶脱氨酶（cytidine deaminase，CDA）活性，以及很少的错配修复缺陷。DNA胞嘧啶脱氨酶（CDA）高突变以及PIK3CA和NF1等基因的额外致癌突变，有助于肿瘤克隆异质性和腺癌的进展。与其他肿瘤中的特定基因改变（如肉瘤、淋巴瘤和白血病）不同，这类癌没有特定的分子病理学相关性。

3.2.4.8 预后

TNM分期对于治疗方法的选择有重大影响，并且在预测生存率上也具有显著意义，这与其他组织学类型的肺癌相同。从不吸烟的生活状况和性别为女性是有利的预后因素。肿瘤大小≥2.5 cm，实性和微乳头状模式是不良预后的预测因子。I期腺癌的预后很好，大多数肿瘤复发有一些高危因素，如局部肺切除和微乳头成分，或侵犯血管和/或胸膜。在一些研究中，这些因素对肺癌晚期患者也具有临床意义。多项研究表明，STAS与不良预后相关，特别是接受局部肺切除的患者。国际肺癌研究协会（IASLC）的分级系统已证明有预后意义，但需要进一步验证。肺癌常常伴随着驱动性变异，这些变异往往是互相排斥的，包括EGFR变异、ALK/ROS1/RET重组、MET第14外显子跳跃性变化以及BRAF V600E变异。免疫检查点抑制剂，如抗PD-1/PD-L1，确实提高了一部分晚期肺癌患者的生存率，包括腺癌患者。PD-L1表达和肿瘤突变负荷与治疗应答相关，但不足以确保应答。

3.2.5 浸润性黏液腺癌

3.2.5.1 定义

原发性肺腺癌的浸润性黏液腺癌（invasive mucinous adenocarcinoma，IMA）是一种肿瘤细胞形态为杯状细胞或柱状上皮细胞形态，并且胞浆内含有大量黏蛋白的恶性肿瘤。

3.2.5.2 临床特征

同浸润性非黏液腺癌相同，IMA位于肺的外周，并可有多灶、多叶和双侧肿瘤，这可能反映了此类肿瘤容易气道性扩散的特点。常见影像学为实性和部分实性结节。由于这些肿瘤会产生阻塞性肺炎，因此在初次诊断时通常会被误诊为肺炎。多叶和双侧肺受累很常见，存在一系列的典型影像学表现，包括实性和部分实性结节。因为这些肿瘤常产生肺实变，它们通常会在最初诊断时被误诊而耽误治疗，因为临床特点容易被误诊为肺炎所导致。一般很少只发生在单侧肺叶。IMA与非浸润性黏液性腺癌相比更少见，占肺腺癌的3%～10%。大约55%的病例发生在女性中，但可能存在地理差异。人口统计学特征包括吸烟率，其与非黏液性腺癌相似。IMA的发生往往与长期暴露于烟草烟雾环境中有关。

3.2.5.3 大体病理特点

IMA通常表现为边界不清的病变，外观柔软，呈胶状/黏液状。可见弥漫性结节或大叶性肺炎样实变。IMA的肿瘤常见位于肺外周部，呈分叶状结构，切面呈胶样，常见黄白色。

3.2.5.4 组织病理学

肿瘤细胞的形状可以是杯状细胞或柱状细胞，其胞浆内含有多量黏液，细胞核位于基底部，并且与基底部垂直，细胞非典型性常不明显，周围的肺泡腔内通常充满黏液。尽管IMA通常显示以贴壁生长为主的结构，但在大量取材后，常常能找到浸润性病灶，包括腺泡、乳头状、微乳头状、实性或筛状生长模式。如果黏液和非黏液成分混合生长，肿瘤中每种成分的分布均≥10%，则应将其分类为混合型浸润性黏液和非黏液腺癌。应注意的是，浸润性黏液腺癌中的浸润腺体成分在胞浆内含的黏液通常比贴壁样成分含有更少的黏液。

肿瘤细胞由柱状细胞和含有丰富黏液的杯状细胞构成，肿瘤周围的肺泡内也常充满黏液，分化好的肿瘤区域表现出良好的柱状黏液性上皮，衬覆于具有纤维性增生的间质背景的肺泡壁之上，而低分化部分则可观察到具有印戒样的癌细胞。同时，黏液细胞也可以产生各种不同大小的腺体形态，上皮细胞呈柱状，且胞质较为透明，核位居基底部，部分存在黏液。当肿瘤内包含非黏液浸润性腺癌结构，并且这些非黏液腺癌结构占总量的百分之十以上的时候，就应该被诊断为黏液与非黏液混合浸润性腺癌，需要明确标明其中非黏液腺癌成分的具体种类。

总结基本特征：由杯状和/或柱状细胞组成的腺癌，细胞质顶端具有丰富的细胞内黏液，细胞核小，核位于基底，垂直于基底。辅助诊断：应用特染（例如PASD）确认胞浆内黏液。

3.2.5.5 免疫组织化学

肿瘤细胞表达CK7、CK20、HNF4α，TTF-1、NapsinA表达率明显低于非黏液性腺癌。CDX-2和MUC2在癌组织中可以呈阳性表达，浸润性黏液腺癌90%的KRAS发生变异，近期研究也确认了NRG1融合基因的突变。IMA表达CK7，可能显示CK20和/或CDX2的局灶性表达，但TTF-1和Napsin A通常为阴性。HNF4a和GATA6最近在这种类型的腺癌中被报道，但这两种标记都不具有特异性。

3.2.5.6 分子病理学

IMA是通过获得基因上不同的驱动突变而发展起来的一种恶性肿瘤，最常见的是涉及KRAS致癌基因（约60%）。与非黏液性肺腺癌不同，TP53突变罕见，肿瘤突变负荷也很低，即使在吸烟者中也是如此。在那些没有KRAS突变的患者中，经常发现致癌基因融合，特别是在从不吸烟的患者中，最常见的是涉及NRG1，导致PI3K/AKT信号通路的激活。NKX2-1在19%的IMA中发现了突变，导致其蛋白产物TTF-1的表达缺失。

IMA中最常见的分子改变是KRAS突变，约占60%的病例，主要是p.G12D和p.G12V，这与胃肠道癌相似。与非黏液性腺癌不同，EGFR突变非常罕见，约占病例的12%。与KRAS突变相互排斥的致癌基因融合发生在约12%的病例中，并提供治疗（或潜在的治疗）靶点，共同致癌基因融合涉及NRG1，其次是ALK、ERBB2、ERBB4、BRAF、RET、ROS1和NTRK1。

3.2.5.7 鉴别诊断

IMA这类肿瘤临床罕见。由于它们与肺外转移性黏液腺癌的形态相似，必须将IMA与肺外部位（包括胰胆系统、胃肠道和卵巢）的转移性腺癌鉴别开。乳腺黏液癌通常表达GATA3和ER。结直肠黏液性腺癌表达SATB2、CK20和CDX2，有时也表达TTF-1。

临床和影像学在鉴别诊断中也有重要作用，尤其是在形态难以鉴别的情况下，首先需要鉴别诊断黏液性腺癌、原位癌和微浸润性腺癌；其次要与含有黏液成分的非黏液性浸润性腺癌进行鉴别，各类非黏液性腺癌都可能产生黏液，但缺乏富含黏液的柱状和杯状细胞（这两种肿瘤细胞形态与腺泡型腺癌细胞形态不同，这是鉴别的关键）。此外，还应对转移性黏液腺癌（来自胰腺、卵巢和结肠等）进行鉴别，胰腺黏液腺癌呈现CK20和MUC2表达，结肠黏液腺癌呈现CK20和CDX2表达，很少表达CK7，极少数情况下可能表达TTF-1。

3.2.5.8 预后

IMA的预后不如非黏液性腺癌。早期研究显示，与非黏液性腺癌相比，其预后中等，甚至有的病例预后较差，但最近也有学者报告显示两者有相似的结果。

3.2.6 胶样腺癌

3.2.6.1 定义

肺胶样腺癌（colloid adenocarcinoma，CA）属于一种含有丰富黏液的肺癌病理类型，其特征是内部存在大量的细胞外黏液，并且形成了黏液湖，这种肿瘤主要包含了两种类型的肿瘤细胞，即杯状细胞和柱状细胞，这些细胞通常没有显著的固定肿瘤细胞形态，可以沿着边界扩散或者悬挂于黏液湖之中，是一种浸润性肺腺癌，多量细胞外黏液进入肺泡间隙，然后破坏毁损肺泡壁结构，形成大片黏液湖，直至肺组织正常结构消失。

3.2.6.2 临床特征

临床特征通常是在影像学上偶然发现的局部肿块，流行病学与病因学与其他肺腺癌相似。

3.2.6.3 大体病理特点

肿瘤位于肺外周部，质软、界限清楚，部分有纤维性包膜，切面呈胶样，可有囊性变，并含大量黏液。肿瘤一般是无包膜、单发、柔软、凝胶状结节，外观为黏液样，切面可以有突起样形态。肿瘤大小从0.5 cm到10 cm不等，可能出现明显的囊性改变。

3.2.6.4 组织病理学

在肿瘤组织内可以观察到大量细胞外分泌的黏液，并形成黏液湖，这种肿瘤主要由杯状细胞和柱状细胞构成，细胞没有明显的异型性，可以附着在囊壁上生长，也可以漂浮在黏液湖内。胶样腺癌黏液湖内有丰富的细胞外黏蛋白，扩张肺泡腔并破坏肺泡壁，向肺泡腔内生长，呈明显的浸润性生长模式。黏蛋白沉积物通过肺实质扩大，形成富含黏蛋白的黏液湖，它们可以漂浮在黏液湖中，或聚集于局部残留的肺泡壁及纤维组织周围的黏液湖中。肿瘤细胞异型可能不明显，分化良好，因此致使诊断困难，特别是在小的活检和冷冻切片中，它们可能表现出较小的细胞异型性，典型的核分裂像相对较少见到，可没有坏死，有时见淋巴细胞、浆细胞、组织细胞等多种炎症细胞浸润，部分区域也可出现对黏蛋白的多核巨细胞反应。

3.2.6.5 免疫组织化学

肿瘤细胞表达CK20、MUC2和CDX2，TTF-1、Napsin A和EMA、MUC1的染色为阴性或弱染色，且为局灶性。

3.2.6.6 分子病理学

大约一半的肿瘤显示KRAS突变，与浸润性肺黏液腺癌、产生黏液蛋白的胃肠道和胰腺导管内乳头状黏液性肿瘤的分子病理特点相似。其他经常检测到的突变是STK11和PARP1。

3.2.6.7 鉴别诊断

鉴别诊断需要关注是否来自其他器官黏液性腺癌的转移，特别要注意与来源于消化道、胰腺、卵巢和乳腺转移性的黏液腺癌相鉴别。对于肺原发性肿瘤，浸润性黏液腺癌通常表现为肺泡壁结构保留，缺乏大量破坏肺泡壁的黏液蛋白，这是胶样腺癌的特征。虽然胶样腺癌很少与其他腺癌亚型混合，但超过50%的肿瘤都具有这种特点，才能支持胶样腺癌的诊断。

3.2.6.8 预后

临床病程多为惰性，完全手术切除后预后相对较好。印戒细胞和非胶体成分的存在意味着复发和转移的可能。

3.2.7 胎儿型腺癌

3.2.7.1 定义

胎儿型腺癌（fetal adenocarcinoma，FA）是一种与胎儿肺类似的肿瘤组织和细胞形态。发病年龄相对偏低，多数在40岁以下，女性相对常见。胎儿型腺癌是一种组织学形态类似于胎儿肺的肺腺癌。

3.2.7.2 临床特征

在影像学上，胎儿型腺癌为周围界限清楚的肿瘤，大小从1 cm到12 cm不等。低级别的胎儿型腺癌主要发生在年轻人身上，并且男女比例几乎相同，而高级别的胎儿型腺癌更多发生在老年重度吸烟的男性患者中。肺腺癌中低级别胎儿型腺癌和高级别胎儿型腺癌的比例分别为0.3%和0.5%～1.4%。β-连环蛋白的异常和WNT信号通路的异常对低级别胎儿型腺癌的发生发展至关重要。

3.2.7.3 大体病理特点

肿瘤常见于肺外周部，境界清楚，切面呈灰白色，肿瘤较大者可出现坏死或出血。胎儿型腺癌通常表现为实性、白色至灰白色或褐色，常常有分叶状边界。

3.2.7.4 组织病理学

胎儿型腺癌的肿瘤细胞类似于胎儿肺组织的气道上皮细胞，呈现出一种错综繁复的多层组织学形态，腺体内侧细胞为富含糖原的无纤毛的柱状细胞或立方细胞，可见核上或核下空泡，形态类似分泌早期的子宫内膜腺体，腺体基底部常可见由鳞状细胞样细胞形成的实性细胞团，即特征性“桑葚体”。低级别肿瘤表现为低级别的核异型，明显的“桑葚体”结构通常表现为细胞核相对较小、核圆形、单一的形态学特点，核异型性较低，细胞核不明显。高级别胎儿型腺癌表现为更弥漫性的核异型性，可见广泛坏死，核仁明显，常无“桑葚体”结构。高级别胎儿型腺癌常与其他类型肺癌（乳头状腺癌、腺泡状腺癌、微乳头状腺癌、实性型腺癌、小细胞癌、大细胞神经内分泌癌等）并存，而低级别常单独发生。至少50%的肿瘤应该为高级别胎儿型腺癌才可以诊断，两者都可表达神经内分泌标志物（CgA和Syn）。当胎儿型腺癌伴有肉瘤样原始胚基间质时，则肿瘤应被分类为肺母细胞瘤。

3.2.7.5 免疫组织化学

Keratin、TTF-1和CEA是上皮细胞的标志物，而一些特定的腺上皮细胞（尤其是位于底部的桑葚样结构）往往会表现出神经内分泌特征，这可通过NSE、CgA、Syn等神经内分泌指标来体现。对于较低级别的胎儿型腺癌来说，它们可能会同时显示TTF-1的存在，并且同时在细胞核中表达β-catenin和ER。90%以上的低级别胎儿型腺癌中的肿瘤细胞表达神经内分泌免疫组织化学抗体（表达CgA、Syn），而在高级别胎儿型腺癌中常常表达甲胎蛋白（AFP）、磷脂酰肌醇蛋白聚糖-3（Glypican3）和SALL4（一种干细胞基因）。然而对于低级别的胎儿型腺癌来说，其特有的CTNNB1基因突变导致了β-catenin特殊表达，这可能与其参与到的WNT途径有关。此外，也有文献报道，一些高级别的胎儿型腺癌也显示出对CgA / Syn （占总数的50%）或AFP等抗体的高表达率，同时出现Glypican3及SALL4蛋白的相关表达。

3.2.7.6 分子病理学

在低级别胎儿型腺癌中，常见CTNNB1突变和DICER1突变。其他主要的驱动突变包括KRAS、EGFR、BRAF，PIK3CA则非常罕见或缺失。

3.2.7.7 鉴别诊断

与肺母细胞瘤鉴别，肺母细胞瘤在发病机制、临床表现、组织病理学和预后等方面与其他类型的肺肿瘤有着明显的差别。肺母细胞瘤可分为胚胎性腺癌（典型低级别）和原始间叶源性的间质及局灶独特的间叶性分化，如骨肉瘤、软骨肉瘤、横纹肌肉瘤，其上皮排列成腺管状，散在分布于间叶成分中。胎儿型腺癌缺乏原始的间叶源性母细胞成分，间质稀少，呈良性表现。CD117能够判断是否存在幼稚间叶成分，如果存在幼稚间叶成分，就需要考虑肺母细胞瘤的可能。这两者的主要区别在于是否存在幼稚间叶成分。

与腺鳞癌鉴别，腺鳞癌是一种混合腺癌和鳞状细胞癌成分的肿瘤，有时很难与鳞状细胞癌区分开来。鳞状细胞癌具有细胞间桥和细胞角化现象，免疫组织化学表达CK5/6和p63，但不表达TTF-1，这可以帮助与胎儿型腺癌进行鉴别。

与低分化腺泡型腺癌鉴别，低分化腺泡型腺癌不含有子宫内膜样腺体，通常具有纤维化间质，而胎儿型腺癌的间质常常含有丰富的血管。

与神经内分泌肿瘤鉴别，神经内分泌肿瘤表现为肿瘤细胞呈现出类腺样、梁状或实性结构，周围血管丰富。肿瘤细胞呈现神经内分泌标记，在冰冻切片上很难鉴别，且两者均表达神经内分泌标志物，但神经内分泌肿瘤细胞结构一致，缺少桑葚样形态。

与子宫内膜样腺癌鉴别，子宫内膜样腺癌中常见的现象是鳞状化生，因此需要向女患者了解其过往的健康状况，以排除潜在的转移风险。通常观察到的是局部腺腔出现组织坏死及促纤维化的间质反应。通过临床B超检测往往能发现存在于子宫或者卵巢的肿瘤。免疫标志物的表达包括TTF-1呈阴性，而雌孕激素受体（无论是上皮细胞还是间质细胞都具有表达能力），以及PAX8和Vimentin则呈阳性。

与肺腺样囊性癌鉴别，肺腺样囊性癌表现为筛状结构，部分情况下可有黏液样背景，容易与其他疾病混淆。免疫组织化学检测显示Vimentin呈阳性。

与普通型腺癌鉴别，普通型腺癌的肿瘤细胞异型性明显，可呈现腺泡状、乳头状排列，没有胚胎性腺上皮或桑葚样结构。在免疫组织化学检测中，神经内分泌的标志物呈阴性。

3.2.7.8 预后

低级别的胎儿型腺癌患者往往表现出良好的预后情况，其病程初期一般仅局限于局部区域，很少出现淋巴结或远处器官的扩散现象。然而，当病情发展到更严重的程度，如高级别的胎儿型腺癌，则可能导致较差的预后结果。据统计，这种高级别肿瘤患者的十年生存率比较低。有报告显示，此类肿瘤部分患者会向卵巢、眼睛或皮肤等部位转移。外科手术被视为首选疗法，但对于一些特定的病例，可能需要配合后续的放射治疗和化学治疗。常用的化疗方式以含铂类的药物组合为主。总之，低级别胎儿型腺癌患者预后较好，而高级别胎儿型腺癌预后较差，肿物切除病例的5年总生存率为44%。

3.2.8 肺肠型腺癌

3.2.8.1 定义

肺肠型腺癌（pulmonary enteric adenocarcinoma，PEAC），是一种极其罕见的非小细胞肺癌亚型。它的病理特性与结直肠腺癌相似，并具备结直肠腺癌的某些形态和免疫表型特征。肺肠型腺癌由Tsao和Fraser于1991年首次描述，很难与转移性结直肠癌（metastatic colorectal adenocarcinoma，MCRC）相鉴别。肠型腺癌原发于肺，是形态与结直肠腺癌相似的腺癌，属于肺腺癌的组织变异型。根据WHO第5版的胸部肿瘤分类，肺肠型腺癌被称为“来自肺部和结直肠腺癌具有相近特性的腺癌”，被归类到肺腺癌的一种特殊类型中。尽管其发生概率较低，但它的组织结构、细胞形态及其相关的免疫组织化学特点却与转移到肺部的结直肠腺癌有许多相同之处。作为常见且恶性程度较高的肿瘤之一，结直肠癌可以通过血液循环或淋巴系统向肺部播散并导致肺部转移性肿瘤发生，这使得对这两种疾病的鉴别成了医学界面临的一项重大难题。

3.2.8.2 临床特征

首先是由Tsao在1991年报告了一种新型类型的原发肺部的恶性肿瘤——肺肠型腺癌，这种肿瘤表现出肠道特征性的组织及细胞病理学特点。同时，Inamura和他的团队通过使用CK7、CK20及CDX-2等多种免疫组织化学标志物来区分来自不同器官的这种类型肿瘤，如胃或食管上的淋巴结转移性肿瘤病灶是否属于来源于结直肠系统的病变。随着时间的推移，越来越多的类似病例得到了证实并且逐渐引起了人们的关注。2011年，国际肺癌研究协会（IASLC）/美国胸科学会（ATS）/欧洲呼吸学会（ERS）联合提出了新的全球范围内的跨领域对肺腺癌的研究标准，其中包括了一个被称为“Extra-Colonic”的新类别，即一种以类似消化道内的结直肠癌病理组织学特点和结构特点的特殊性质的肺肿瘤实体，这个概念也被世界卫生组织纳入胸部肿瘤分类之中，并在之后的版本更新过程中将其作为“一类”的单独肿瘤亚型，通常发生在中年和老年人群中。肺肠型腺癌主要是发生在男性的原发性肺腺癌，其典型的表现包括咳嗽、咳出带有血液的痰液、呼吸困难等。一些患者可能会有胸痛或背痛的感觉，但也有患者没有明显的症状，只因在常规检查中发现了肺部肿瘤，才被诊断出来。此外，该病的整个过程中并没有涉及胃肠道的相关症状。从影像学的角度来看，这种疾病的临床特征并不明显，与浸润性肺腺癌相似，胸部CT扫描往往会显示出肺部占位性病变，有时看起来像是由肺炎造成的，并且可以观察到肺门和纵膈淋巴结的增大，使用PET-CT可进一步确定病情的严重程度并协助判断疾病发展的临床阶段。

3.2.8.3 大体病理学特点

肺肠型腺癌肿瘤边界明显，切开后呈灰白色，且硬度大，有时会出现坏死现象，常伴随着黄色斑点。肿物大小可为1～12 cm。

3.2.8.4 组织病理学

肺肠型腺癌常常在肺的外周区域发生，其外观和典型肺腺癌相似。通过显微镜观察，这种肿瘤组织学的结构类似于结直肠腺癌，往往呈现出形态不规则的腺管样、乳头状、筛状分布，当分化的程度较低时，可能表现为实性巢、簇状的形式，并且腺腔中经常有细小的粉尘样的坏死物质，或是显著的核破碎现象，偶尔还伴随着一些黏液性的物质。大多数情况下，肿瘤细胞是高柱状的，以假复层的方式排列，胞质呈现红色且偏向嗜酸性；肿瘤细胞的核则常常呈现为柱状或者是椭圆形状，并在其中形成了栅栏状的排列方式，染色较深，也可能是空泡状的，核仁较为明显，核分裂像容易被发现，而且周围的间质通常会产生纤维组织增生，同时也可能出现大量炎性细胞浸润的背景。肺肠型腺癌可以和其他类型的腺癌形态混合生长，比如实体、黏液、腺泡、贴壁、乳头等形式，但是肠型分化的部分必须要超过50%才可以诊断。腺样、乳头状或筛状结构，常见腺腔内坏死，如出现贴壁成分，高度提示为肺原发性肿瘤。

3.2.8.5 免疫组织化学

肺肠型腺癌可表达CDX2、CK20、MUC2或SATB2等肠型分化标志物，部分肺肠型腺癌仅有肠型形态，但不表达肠型标记物，尽管肺泡上皮细胞标志物的表现形式各种各样，大多数情况下，如CK7、TTF-1、Napsin A和SPB的存在表明了它们的分化来源。然而，也有一些情况显示出阴性结果，例如，CK20和CDX2在结直肠癌中具有高表达水平，但是它们各自的特异性并不强，因为CK20也可以出现在胃部组织中，并且CDX2也会出现于食道癌或胃癌等疾病中。SATB2是一种关键的核基质结合蛋白，能通过与其所附着的核基质区域相互作用来调整染色体结构，从而实现对基因转录过程的调节。迄今为止，只有少量关于SATB2在结直肠癌中表达的研究报告。一项研究指出，SATB2在结直肠癌原发的阳性比例为85.5%，这可能使其成为一种潜在的结直肠癌的鉴别指标。此外，TTF-1和Napsin A都是肺腺癌常见的免疫组织化学标志物。现阶段，TTF-1和Napsin A已被视为识别肺腺癌最有效的抗体组合，但在一些文章里，TTF-1和Napsin A在肺肠型腺癌上的检出率分别达到20%和10%，提示肺肠型腺癌与常规肺腺癌之间存在一定程度的免疫学特性差异。

也有报道，肺肠型腺癌必须表达一种或多种消化道肿瘤免疫组织化学标志物（CDX2、CK20、MUC2），如果肿瘤不表达任何消化道标志物，应诊断为“肺腺癌具有肠型形态”，肺肠型腺癌中TTF-1的表达有降低的趋势，而CK7的表达通常被保留，但是大约10%的高分化或中分化结直肠癌表达CK7/CK20，CK7和CDX2联合表达对于肺肠型腺癌的鉴别诊断具有较高的敏感性（71.3%）和特异性，β-catenin和SATB2推荐用于鉴别肺肠型腺癌和转移性结直肠癌。肺腺癌中β-catenin的突变率为4%～15%，SATB2在81%～94%的转移性结直肠癌中表达，但仅在10%的肺腺癌中表达MUC1，HNF4α也可在肺肠型腺癌中表达。

还有报道认为，肺肠型腺癌会表达与结直肠癌相似的标记物，如CDX2、CK20或MUC2等，但是部分肠型腺癌仅在组织学上呈现这些特点，并没有表达结直肠癌的免疫表型。大约有50%的病例能够表达CK7和TTF-1，从而帮助鉴别转移性的结直肠癌。CK20和MUC2分别在约一半和三分之一的病例中表达，而CDX2 、Villin和HNF4α在大多数病例中表达。新的肠道标志物SATB2和钙黏蛋白17很少表达。80%的肿瘤细胞中CK7的表达有助于结直肠腺癌的鉴别诊断。在超过一半的病例中，TTF-1的表达可能缺失。

3.2.8.6 分子病理学

相对于常见的肺腺癌类型，KRAS突变在肺肠型腺癌中更为多见。ERBB2、MMR和KRAS突变率较高，EGFR和BRAF突变率较低。有文章针对DNA甲基化数据对肺肠型腺癌和MCRC进行分类，与之相关性较高的基因包括CACNB、HOXA9、HOXD1、HOXD8、RNLS，KRT7也出现在top100的相关基因里面。

由于肺肠型腺癌的发生频率较低，因此对其分子病理学的分析结果也不尽一致。最近，Chen及其团队对19例肺肠型腺癌的分子特征进行了分析总结，结果显示约有50%的病例出现KRAS基因3、4外显子的突变，而EGFR、NRAS、EML4-ALK、BRAF等基因的突变率分别为3.7%、7.7%、9.9%和0.2%；因此推断肺肠型腺癌中KRAS基因的突变率较高，而EGFR和EML4-ALK等这些常见于肺腺癌的基因，其突变率往往较低，这些证据表明肺肠型腺癌可能存在与典型肺腺癌不同的独有的分子生物学特点。诊断应进一步排除转移性结直肠癌和原发性肺腺癌。

3.2.8.7 鉴别诊断

需要对肺肠型腺癌进行鉴别的是一种来自肺部的转移性结直肠腺癌（metastatic colorectal adenocarcinoma，MCAC），其主要发生在中年人身上，尤其是在40岁之后患病率开始增加。这两者的外观特征非常类似，都呈现出结直肠腺癌的特点，可以表达CK20、CDX2和MUC2等标志物。然而，MCAC的组织结构相对简单，容易形成不规则的腺体，其肿瘤细胞都是柱状细胞，并且具有丰富的细胞质，有时候可以看到刷状缘的存在。但是这种肿瘤表现出了明显的组织特性，没有其他组织类型出现，而且在已经发生的肺部转移部位，肿瘤边界清晰，不会向周围正常的肺组织浸润，与周围组织分界清楚，通常也不会产生CK7、TTF-1或Napsin A等标志物的表达。对于曾经有过结直肠癌病史的人来说，他们的肺部病变会呈现出肠道组织学的特点，因此应该首先怀疑患有MCAC，同时转移至肺部，除非经过了全面的临床和影像学检查排除了结直肠癌向肺部转移的可能性，否则不能确诊为肺肠型腺癌。另外，肺肠型腺癌一般只出现肺部疾病的临床症状，而MCAC则会在引起呼吸道症状的同时也会出现胃肠道的临床症状，比如无痛性的出血和腹部的疼痛等症状，当患者就医的时候，往往已经有淋巴结的转移，属于TNM Ⅳ期的状态，所以常常采用姑息性的疗法，预期效果比较差。经典的肺腺癌细胞更倾向于呈现圆形或卵圆形的细胞形态，并且它们的细胞核也更为规则，肿瘤细胞很少形成高柱状和假复层的多层堆叠现象。虽然可以看到有坏死的迹象，但是细小的核碎裂并不常出现，而且它们一般情况不会表达CK20、CDX2和MUC2等标志物。至于两者的生物学特性方面，现在还没有相关的资料来比较两者之间有存在任何不同。

鉴于部分肺肠型腺癌的细胞形态及免疫反应特征难以明确区分于结肠腺癌（尤其对于曾患结直肠癌的人群，因为少量转移至肠道的结直肠癌案例可能显示出TTF-1的存在），因此当前多数专家倾向于仅当通过临床、影像学及其他检测排除结直肠腺癌的可能性之后，才能够诊断肺肠型腺癌。通过二代测序技术研究发现，已明确诊断的肺肠型腺癌与已明确诊断为肺转移性结直肠癌这两者其基因突变有明显差异，肠原发癌和肠癌肺转移中能检测到APC基因和错配修复（mis-match repair，MMR）系统相关的基因突变，而已确诊的肺肠型腺癌中检测到EGFR基因突变、ALK融合基因和ERBB2基因突变等。所以检测这种基因突变类型对于鉴别肺肠型腺癌与转移性结直肠癌具有重要的意义。与结直肠癌相似但仅表达肺泡上皮标志物的肿瘤可归类为具有肠形态的肺腺癌，而不是肠型腺癌。

3.2.8.8 预后

目前没有生物标志物预测预后情况，预后情况还需要更多数据支持。虽然当前关于PEAC的治疗方法并不多，但它与原发的肺腺癌相似，主要依据患者的病情阶段制订相应的治疗策略，包括手术、化学疗法或者放射治疗等辅助手段组成的综合治疗计划。然而，因为这种疾病极为罕见，因此有关它的预后情况的信息也相对有限。为了更好地了解患者的情况并提供有效的治疗手段，我们需要对他们进行持续且密切的追踪观察及随访。至于是否能借鉴某些肠道肿瘤的相关治疗药物，特别是一些生物靶向药，这方面还缺乏明确的研究基础，因此仍需进一步探索其分子发病机制。

3.2.9 肺鳞状上皮不典型增生和鳞状上皮原位癌

3.2.9.1 定义

鳞状上皮不典型增生和鳞状上皮原位癌（squamous dysplasia and carcinoma in situ，SDCIS），这类疾病源于肺部鳞状细胞癌前期的变化，其特征是在临床中无明显症状，且通过纤维支气管镜和肉眼观察到的状况常常与黏膜白斑相似，多数呈现出轻微凸起或者平坦形态，部分则以结节或是肿瘤样形式出现，这些都与体细胞基因突变相关联。

3.2.9.2 临床特征

鳞状上皮不典型增生和鳞状上皮原位癌一般无症状，支气管镜检查中偶然发现。鳞状上皮不典型增生发生在40%的重度吸烟者或阻塞性气道疾病患者中。鳞状上皮不典型增生在男性中更为常见，在接触石棉和其他职业致癌物的患者中更为常见。大约40%的鳞状上皮不典型增生和鳞状上皮原位癌可以通过支气管镜检查检测到。

3.2.9.3 大体病理特点

鳞状上皮原位癌常发生在节段性支气管的分叉处附近，随后延伸到邻近的大叶和颏下分支。可观察到直径小至1～2 mm的结节状/息肉样病变。扁平病变约75%的直径大于1 cm，表现为组织局灶性增厚，血管数量增多，或者支气管黏膜明显不规整，而较小的病变表现为非特异性，类似于炎症或鳞状上皮化生。

3.2.9.4 组织病理学

在组织学上，支气管黏膜上皮可发生鳞状上皮化生，其细胞层次呈现出不同程度的增加、排列混乱、极性消失、大小不一致以及核增大和深染等特征。此外，也可看到核分裂像。它是最常见的病理组织学基础，可进一步发展为肺鳞状细胞癌。根据形态学特征，可将其划分为3个程度：轻度、中度与重度。对于轻度患者来说，这种变化较为细微，主要表现为基底层细胞的增多，占据了整个表面上皮的1/3部分，而核分裂像则几乎没有或者极其罕见。相比之下，中度患者会呈现出更为明显的形态特征变化，其中包括基底层细胞数量显著增长，覆盖到整个上皮表面的一半区域，并且细胞内的核浆比有所上升，使得核呈立方状并缺乏清晰的核仁，同时可以看到一些核分裂像出现在上皮2/3以下的部分。然而，当病情发展到重度阶段时，肿瘤的形态会变得更加复杂，不仅会出现细胞层数的增加，而且细胞形状也会发生多样化，甚至连基底层细胞都可能增大到上皮1/3以上的位置，导致核浆比进一步升高，可见核膜出现褶皱，核膜不规则，同时细胞染色质颗粒显得更加粗糙、粗颗粒状且分布不均匀，核仁也因此变得非常明显，并在上皮2/3以下的部位可看到核分裂像。当鳞状上皮全层均被累及，但尚未突破基底膜时，称为鳞状上皮原位癌。鳞状上皮异型增生和原位癌可为单发性或多灶性，支气管上皮可发生各种增生性病变和化生性改变，包括杯状细胞增生、基底细胞（储备细胞）增生、不成熟鳞状化生和鳞状上皮化生，这些改变可以单独出现，也可伴随异型增生和原位癌同时出现。如果单独出现这些增生和化生，不应该视为癌前病变。

作为对刺激物和致癌物的反应，支气管上皮可能显示基底细胞增生或鳞状上皮化生，失去正常杯状细胞和纤毛细胞。这些病变本身并不被认为是肿瘤前病变。进一步暴露导致其发展为轻度、中度和重度不典型增生，并最终发展为鳞状上皮原位癌。不典型增生可分为低级别（轻度和中度不典型增生）和高级别（重度不典型增生）。不典型增生可能是血管生成和乳头样形成的原因，但这些特征没有已知的预后意义。鳞状上皮不典型增生和鳞状上皮原位癌的区别取决于细胞大小和成熟度、核的异型性、细胞极向和上皮厚度。这种分级系统是理论上的，因为形态变化是一个连续的过程。

鳞状上皮不典型增生和鳞状上皮原位癌细胞的定义主要是基于核异常。随着不典型增生的严重程度增加，N：C的比值升高，细胞核表现出显著的核膜轮廓不规则、染色更深和粗颗粒状染色质或均匀、固缩样外观。细胞质角化可能存在，特别是在更严重的病变中。在细胞学中很难区分鳞状上皮原位癌和浸润性鳞状细胞癌。

3.2.9.5 免疫组织化学

鳞状上皮不典型增生和鳞状上皮原位癌表现出与浸润性鳞状细胞癌相似的诊断性免疫组织化学特征（CK5、CK6、p63、p40阳性）。增殖活性随着肿瘤分化的严重程度而增加，这可以通过Ki-67的表达得到进一步的确认，同时p53蛋白的表达增加，表达细胞周期蛋白D1和细胞周期蛋白E、VEGF、MDM2以及BCL2，肿瘤抑制基因标记（p16，p14 ARF）逐渐失去表达。

3.2.9.6 分子病理学

鳞状上皮不典型增生和鳞状上皮原位癌是由与香烟致癌物相关的连续遗传和表观遗传变化引起的，影响整个气管的支气管树。3p和9p21的杂合性缺失发生在早期，从正常的上皮细胞开始。随后的变化会影响8p21-p23、13q14（RB1位点）、17p13（TP53位点）和5q21（APC）区域，基因组、转录组和表观基因组分析SCIS显示TP53、CDKN2A、SOX2、AKT2基因频繁的体细胞和拷贝数改变，以及染色体不稳定性细胞周期和DNA修复途径的改变。已经证实，免疫检查点和抑制性细胞因子的激活在高级别浸润前鳞状上皮病变中起到了免疫反应和免疫逃逸的作用。

3.2.9.7 鉴别诊断

鳞状上皮轻度不典型增生必须与基底细胞（储备细胞）增生和鳞状上皮化生区分。在小活检标本上区分鳞状上皮原位癌和浸润性癌可能很困难，因为鳞状上皮原位癌可以延伸到支气管腺管，然而，坏死和内镜下肿块的存在有利于诊断浸润性鳞状细胞癌。肺鳞状上皮不典型增生和鳞状上皮原位癌可与小细胞肺癌共存，小细胞癌肿瘤细胞沿着支气管鳞状上皮生长蔓延。

3.2.9.8 预后

高达37%的鳞状上皮重度不典型增生和88%的鳞状上皮原位癌将持续或进展。鳞状上皮原位癌的预后比浸润性鳞状细胞癌要好得多，因此，早期检查是成功管理的关键。即使是多发病灶，如果在这个阶段肿物进行切除，可以达到100%的治愈率。浸润前鳞状上皮病变的存在，特别是高级别病变，是中央型和周围型肺癌的高风险标志，鳞状上皮化生中p53过表达可能提示病变具有癌变的倾向。宿主因子，如炎症因子和肺部抗炎蛋白的水平，会影响肿瘤前病变的发展。最近，在高危险性鳞状上皮浸润前病变中发现了细胞周期控制、炎症活性和上皮细胞差异分级，以及细胞-细胞黏附的变化，这可能是进展为浸润性鳞状细胞癌的基础。在一组长时间监测的鳞状上皮原位癌队列中，发现了特异性甲基化变化和染色体不稳定特征，可以预测疾病的未来发展。

3.2.10 鳞状细胞癌

3.2.10.1 定义

鳞状细胞癌（squamous cell carcinoma，SCC）是一种恶性上皮性肿瘤，其特点是有角化现象、细胞间连接，并且具有鳞状细胞分化的免疫组织化学标记。

3.2.10.2 临床特征

鳞状细胞癌来源于支气管上皮，表现为出现细胞角化和（或）细胞间桥的恶性上皮源性肿瘤。好发于50岁～70岁，主要见于男性，男女之比为（6.6～15）：1，90%以上的患者有长期吸烟史。大多数SCC位于肺中央部位，常起自主支气管、叶或段支气管，约1/3的肿瘤位于肺周围部。鳞状细胞癌易发生局部侵犯，通过直接浸润累及邻近组织。对于中央型鳞状细胞癌，与隆突的距离是决定治疗方式的关键因素，但是这个距离的计算不能仅仅依据肺切除术后的病理诊断，还需要结合支气管镜、手术所见和（或）影像学数据综合考虑。

鳞状细胞癌的体征和症状与其他非小细胞肺癌相似。鳞状细胞癌有局部浸润的倾向，通过直接浸润逐渐累及支气管周围组织，远处转移也与其他非小细胞肺癌类似，产生的症状与支气管内发生阻塞有关，从而导致咯血、咳嗽和复发性肺炎。对于中央性肿瘤，手术治疗是关键。在周围发生的肿瘤，鳞状细胞癌可出现空洞，并叠加真菌或细菌感染。与所有肺癌一样，鳞状细胞癌的恶性程度高于腺癌，但其与吸烟密切相关，世界范围内鳞状细胞癌发病率的变化趋势与吸烟模式的变化密切相关。鳞状细胞癌是肺癌第二常见的类型，约占肺癌的20%。特发性肺纤维化和间质性肺病患者中，鳞状细胞癌是最普遍的肺癌组织学类型。

3.2.10.3 大体病理特点

肿瘤在中央部位生长，形成了如息肉般的肿块，并且可能会侵入支气管壁，影响周围组织。这种情况可能导致支气管腔被完全或部分阻塞，从而引发分泌物积聚、肺不张、支气管扩张、阻塞性肺炎以及感染性支气管肺炎。周围型鳞状细胞癌肿物体积可以很大，约1/3的病例因中央坏死形成空洞。

肺鳞状细胞癌大体颜色为坚硬的白色、浅棕色或灰色，偶尔在中心有碳色素沉积，在周围有星状回缩，可能存在局灶性出血。在较大的肿瘤中，中央空洞可能会发生坏死。中央肿瘤通常是支气管内肿瘤，伴有外生性乳头状生长。支气管阻塞很常见，常伴有邻近的肺不张和阻塞性肺炎，这可能是由真菌和/或细菌感染叠加引起的。

3.2.10.4　组织病理学

WHO第5版的胸部肿瘤分类将肺鳞状细胞癌分为角化型鳞状细胞癌、非角化型鳞状细胞癌、基底细胞样鳞状细胞癌三个亚型。在其他部位发生的鳞状细胞癌具有相同的组织形态学特点，细胞角化的程度随着分化程度的变化而变化，在分化较好的肿瘤中，可以出现典型的角化，在分化较差的肿瘤中角化较少见，角化型鳞状细胞癌可以出现角化、角化珠的形成以及（或）细胞间桥，瘤细胞的胞质很丰富，呈红色并且有折光性；细胞核部分深染，核仁不明显。而非角化型鳞状细胞癌则是一种缺乏角化的非小细胞癌。非角化型鳞状细胞癌肿瘤细胞胞质少，呈空泡状核，核仁明显，通常缺乏角化或仅在局灶性区域中可见细胞间桥和个别有明显嗜酸性胞质的角化细胞，在这些肿瘤中，鳞状细胞的分化需要通过免疫组织化学标记来判断，它们的组织结构与低分化腺癌细胞往往有相关性，因此常需要通过免疫组织化学来进行诊断。某些非角化型鳞状细胞癌在形态上类似于尿路上皮癌。基底细胞样鳞状细胞癌属于分化差的鳞状细胞癌，其特征是小到中等大小的细胞，具有小叶状结构，外周栅栏状，缺乏鳞状细胞形态，但它显示了鳞状细胞标志物的免疫组织化学表达。核分裂像计数很高（15～50个/ 2 mm^2），Ki-67指数非常高（约50%～80%），可以看到玫瑰花结形态，间质可显示透明样或黏液样外观。尽管肿瘤细胞数量较少，其形态却清晰明了，核染色较深，细胞核浆比较高，核仁并不显著，而核分裂像容易观察到。这些细胞呈现出实体、结节或者细丝状特征，周围细胞形成网格状分布，没有明显的鳞状细胞特性，但在某些区域可能会看到角化珠的存在。大约三分之一的患者会发现类似于菊形团的组织结构。大部分基底细胞样鳞状细胞癌可能存在着间质的透明改变或是细胞黏附性的改变，并且该肿瘤也可能是由角化型和非角化型的鳞状细胞癌共同组成，但是基底细胞样肿瘤成分必须超过50%才算作基底细胞样鳞状细胞癌。此外，大细胞神经内分泌癌也可以出现网格状及菊形团的组织结构，然而，基底细胞样鳞状细胞癌中的细胞体积更小，缺少核仁，并不表达神经内分泌标志物，如CD56、CgA和Syn的免疫组织化学表达是阴性的（只有不到十分之一的情况会出现一种抗体局部阳性的结果）。鳞状细胞癌的所有组织学亚型均可表现为多种异常模式，包括梭形细胞形态和透明细胞的改变，以及乳头状、假血管模式。

变种形式的鳞状细胞癌：其中一种是小细胞鳞状细胞癌（squamous cell carcinoma, small cell variant），它属于一种较为低级别的鳞状细胞癌类型，其肿瘤细胞体积相对较小，且核浆比增加，同时细胞质也较少，但仍具有非小细胞癌的基本特点，在其部分癌细胞中可以看到显著的核仁。与小细胞癌的不同点是癌细胞巢与其周边纤维性间质界限清楚，癌巢中央可见鳞状细胞分化灶，坏死不多见。在诊断为小细胞鳞状细胞癌之前，应排除复合性小细胞癌/鳞状细胞癌的可能，这是鳞状细胞癌与小细胞癌的混合亚型。小细胞鳞状细胞癌缺乏小细胞癌核的特征，具有粗颗粒状或泡状染色质，可见明显的核仁，多取材或连续切片可见细胞角化现象。癌细胞免疫组织化学表达p40、p63，不表达神经内分泌标志。

梭形细胞鳞状细胞癌（spindle cell squamous carcinoma）：癌组织完全由梭形的鳞状细胞构成，或由介于鳞状细胞和梭形细胞之间的过渡细胞构成，有时无明确的鳞状细胞癌分化特征，或可见不明显的角化细胞及细胞间桥，但癌组织与间质分界尚清楚，免疫组织化学梭形细胞表达CKP、p40及EMA，不表达Vimentin、Actin、Desmin。

肺泡充填型鳞状细胞癌（alveolar space-filling type of squamouscarcinoma）：发生于肺外周的细小支气管，可位于胸膜下，其组织形态特征不同于中央型鳞状细胞癌，癌组织在肺细支气管和肺泡腔内呈充填式浸润生长，但通常不破坏肺泡的结构，所以在癌细胞巢中可见残存的肺泡（不要把此种现象误认为腺鳞癌），这种类型鳞癌十分少见。

鳞状细胞癌的细胞病理学特征因鳞状细胞的分化程度和取样方法的不同而不同。鳞状细胞癌的典型模式是在坏死碎片的背景下形成单个分散的非典型细胞簇，形成颗粒状、无定形的沉淀，带有核碎片和血细胞，称为肿瘤病变。在分化良好的鳞状细胞癌中，恶性细胞通常不粘连，具有多种形状（多边形、圆形、纺锤形、蝌蚪形），有丰富的光滑、致密的细胞质，充满角蛋白。细胞质用巴氏染色染成绿色、黄色或橙色，细胞核通常很小，深染，核仁更不明显。

在中分化和低分化的鳞状细胞癌中，角化不显著，胞浆较少，肿瘤细胞呈黏聚性聚集，细胞核细长或梭形，核呈深染，有明显的核和高度不规则的染色质分布。基底细胞样鳞状细胞癌亚型细胞群周围有明显的核栅栏状排列。

在脱落的样本中，表面肿瘤细胞占主导地位，并以单独分散的细胞形式出现，具有明显的胞质角化和细胞核固缩的特点，位于中央的鳞状细胞癌可在痰脱落细胞学中发现肿瘤细胞。

3.2.10.5 免疫组织化学

鳞状细胞标志物弥漫阳性和TTF-1阴性证实了鳞状细胞癌的诊断，尽管一些明显角化肿瘤可能显示缺乏鳞状细胞标志物染色。在活检中，p40阳性肿瘤细胞的染色率>50%。p40被认为是鳞状细胞癌最特异性的标志物，而高分子量细胞角蛋白（CK5/6、34βE12）和p63是鳞状细胞分化的特异性不高的标记物。神经内分泌标志物有时可呈阳性（特别是CD56），但如果p40为弥漫性阳性，则肿瘤可诊断为鳞状细胞癌。

3.2.10.6 分子病理学

超过90%的鳞状细胞癌患者是重度吸烟者或者曾经有过过度吸烟史，据报道此病具有男性倾向。致癌危险因素包括暴露于氡气、辐射、空气污染和感染。鳞状细胞癌的其他危险因素包括年龄、家族史和二手烟暴露。

很少有一些鳞状细胞癌在不吸烟者或轻度吸烟者中发生，这些肿瘤也可能出现腺癌中更常见的驱动突变，如EGFR和ALK突变。HPV在鳞状细胞癌发病机制中的作用没有绝对性。但一些HPV检测方案和排除宫颈癌或口咽癌转移的研究已经对这种关联性提出了质疑，至少在欧洲人群中是如此。

在肺鳞状细胞癌中可发生EGFR突变或ALK重排。这种突变或重排常见于年轻的从不吸烟的患者中，对这一类患者要多加考虑，特别是那些有这些基因改变之一的肺腺癌病史的患者。

鳞状细胞癌是通过多步转化发生的，这也伴随着遗传和表观遗传畸变的逐渐积累过程。鳞状细胞癌的基因组特性揭示了复杂的基因转录变异，每个肿瘤平均有360个外显子改变、165个基因重排和323个拷贝数改变片段。有两种途径似乎优先参与了基因的改变。第一种涉及氧化应激途径，包括NFE2L2、KEAP1或CUL3的突变；第二种与鳞状上皮分化有关，包括SOX2和TP63的过表达和扩增，NOTCH1、NOTCH2和ASCL4的功能缺失突变，FOXP1的局灶性缺失。在肺鳞状细胞癌中发现的常见分子改变，包括3q染色体（SOX2、TP63）、7p（EGFR）和8p（FGFR1）的获得/扩增，以及频繁的染色体9p（CDKN2A）的缺失。常见的突变基因包括TP53、CDKN2A、PTEN、PIK3CA、HLA-A、NFE2L2、NOTCH1和RB1。然而，基础基因表达亚型与基底样组织学亚型之间没有相关性。

基底样鳞状细胞癌具有经典鳞状细胞癌的大部分突变和拷贝数改变的特点。然而，与基底样鳞状细胞癌相比，转录组分析显示，与细胞周期、胚胎发育、mRNA剪接、染色质修饰途径和鳞状细胞分化相关的基因差异上调，与该肿瘤的浸润性和分化差一致。

3.2.10.7 鉴别诊断

鳞状细胞癌的鉴别诊断取决于其病理亚型。主要的鉴别诊断是分化差或基底细胞样鳞状细胞癌与低分化非小细胞肺癌，NOS，特别是肿瘤组织有限的小活检样本，或切除标本中无表型的大细胞肺癌。在这些病例中，需要通过有限的免疫标志物进行表型分析，包括最特异性和最敏感的鳞状细胞（p40）和腺上皮细胞（TTF-1）抗体。黏蛋白染色可能会产生误导，因为鳞状细胞癌细胞可能是局部阳性。支气管细胞或支气管周围唾液腺的肿瘤细胞可能会导致腺癌或腺鳞癌的诊断错误。一部分腺癌可显示假鳞状细胞外观，一些鳞状细胞癌具有伪腺癌的形态。黏液表皮样癌的诊断在小的活检或细胞学检查中可能具有挑战性。

基底细胞样鳞状细胞癌必须与大细胞神经内分泌癌、小细胞癌、高级别腺样囊性癌、NUT癌、低分化鳞状细胞癌或腺癌、淋巴上皮样癌相鉴别。在鉴别类似于大细胞神经内分泌癌的基底细胞样鳞状细胞癌时，可以看到栅栏状和玫瑰花状结构，以及一定程度的神经内分泌标志物的表达。一些基底细胞样鳞状细胞癌有非常小的肿瘤细胞，在形态上与小细胞肺癌相似或完全相同。然而，弥漫性p40表达有利于基底细胞样鳞状细胞癌的诊断。高级别腺样囊性癌表达SOX10，如果存在分化较好的区域，这些可能显示CAM5.2的双重染色，同时表达两层上皮标记。腺样囊性癌也可以通过FISH进行MYB-NFIB或MYBL1-NFIB融合检测。NUT癌表达NUT抗体阳性，更容易发生于年轻和/或从不吸烟的患者。淋巴上皮样癌也具有鳞状上皮免疫组织化学表型，但通常于肿瘤背景中可见大量炎性细胞浸润，EBV原位杂交显示阳性，而且大多数病例常常缺乏吸烟史。SMARCA4缺陷型肿瘤是未分化肿瘤，也与吸烟相关，某些病例中可表达局灶性p40染色。尿路上皮癌通常表达GATA3、Uroplakin-3和CK20。针对CD5和KIT（CD117）的免疫组织化学染色有助于证明胸腺起源，可以与胸腺癌相鉴别。在有其他鳞状细胞癌病史（如头颈部、食管、子宫颈）的患者中，区分原发性肺鳞状细胞癌和转移也具有挑战性。相关的鳞状细胞癌前体病变的存在有助于确认肺原发性病变。

3.2.10.8 预后

鳞状细胞癌患者的预后情况主要取决于对患者的临床症状评估以及在诊断时的临床/肿瘤分期。虽然临床病理特征可能有所不同，但中央型和外周型鳞状细胞癌的预后是相似的。目前还没有有效的临床因素或生物标志物可以预测肿瘤对局部或全身治疗的反应，组织学分型与预后无关。

3.2.11 肺淋巴上皮癌

3.2.11.1 定义

淋巴上皮癌（lymphoepithelioma-like carcinoma，LELC），原名“淋巴上皮样癌”，在旧版本的WHO肺肿瘤分类中属于“其他和未分类的癌”，在WHO第5版的胸部肿瘤分类中，归属于“鳞状细胞癌”名下，是常常伴EBV感染的低分化鳞状细胞癌，罕见，占0.9%的非小细胞肺癌，患者多较年轻，在西方国家少见，但多见于远东地区，主要见于亚裔，无吸烟史，中位年龄59岁，女性更多见。此癌在多方面与发生在鼻咽部的淋巴上皮癌相同，淋巴上皮癌是一种低分化的鳞状细胞癌，伴有不同数量的淋巴细胞、浆细胞浸润，常与EBV相关。

3.2.11.2 临床特征

肺淋巴上皮癌多达三分之一的病例是通过偶然的影像学检查发现的，咳嗽伴或不伴痰中带血是其常见的症状。其他症状包括胸痛、体重减轻和咯血。肿瘤通常在影像学上表现为一个离散的硬币样病变。薄壁的空腔性病变和胸腔积液并不常见。这些肿瘤是罕见的（占非小细胞肺癌的0.9%），主要发生在年轻、亚裔、不吸烟者的身上，发病年龄范围为28～74岁，中位年龄为51岁。大多数的研究都显示出女性比男性多见。在亚洲患者中，大于90%与EBV相关，但在欧洲患者中要低得多。这种肿瘤中常发生TP53、KRAS和EGFR突变，以及ALK和ROS1易位缺失，这表明其肿瘤发生与传统的非小细胞肺癌不同。

3.2.11.3 大体病理特点

多见于肺外周部孤立性肿块，圆形或环形，大小从1 cm到11 cm不等，界限清楚，切面为粉白色、灰白色，质地中等，有弹性。

3.2.11.4 组织病理学

肺淋巴上皮癌典型的组织病理学特点为合体细胞生长，伴有显著的淋巴细胞、浆细胞浸润，形态跟鼻咽癌相似，但是也有部分病例的炎性细胞数量较少，呈普通型非角化鳞状细胞癌的形态，肿瘤细胞的胞浆量中等，嗜酸性，有大的泡状核和明显的核仁，少数淋巴上皮癌可以出现角化（3.6%～6.3%），可伴有慢性肉芽肿性炎症，气道播散，沿着肺泡腔扩散和贴壁样生长。癌的病理学形态与鼻咽部淋巴上皮癌几乎完全相同。癌组织以广泛浸润的方式存在，并伴随大量的淋巴细胞浸润，部分病例中，尽管淋巴细胞和浆细胞的浸润并不显著，但它们的形状与未角化的鳞状细胞癌相似，癌细胞呈现出合胞体细胞的增殖模式，细胞核具有空泡结构，并且可见显著的嗜酸性核仁，核分裂像较为常见，每平方毫米约为10个。这种癌没有腺细胞或鳞状细胞的特异性表现，它们的生长背景常常为多量淋巴细胞、浆细胞浸润的背景，并在癌巢内部也可以观察到了这些炎性细胞的存在。肿瘤主要与邻近肺实质界面形成推挤性边缘，呈不规则的岛状或弥漫性片状生长，很少出现坏死。肿瘤细胞可出现肺泡腔扩散（通过气腔扩散）的现象。间质可能显示非坏死性肉芽肿性反应。

肿瘤显示大片和簇状均匀分布的肿瘤细胞，具有合胞体样外观，圆形或椭圆形核，以及明显的核仁。淋巴细胞浸润通常是广泛的，但在某些情况下可能是稀疏的。偶尔，可以发现部分呈梭形细胞生长，可见明显的核分裂像和细颗粒状到絮状的细胞胞浆。

3.2.11.5 免疫组织化学

肺淋巴上皮癌癌细胞表达AE1/AE3 、CKP、CK5/6、p40、p63等免疫组织化学标记，这表明其来源于鳞状细胞，周边的淋巴细胞包含了CD3阳性的T细胞及CD20阳性的B细胞，原位杂交显示EBER呈现阳性，NSE、CgA、Syn仅部分细胞显现出阳性反应。通常情况下，使用原位杂交技术来检查EBER时会发现其结果是阳性的，暗示着EBV在这类肺癌的发生过程中或许发挥了一些作用；极少出现KRAS和EGFR的变异情况，说明这些基因对于这种疾病的进展并没有起到显著促进作用。

3.2.11.6 分子病理学

肺淋巴上皮癌EBV的阳性表达是通过EBER的原位杂交检测的。不像肺腺癌，肺鳞状细胞癌没有特定的基因改变，但有少量鳞状细胞癌检出EGFR、ALK、MET或ROS1的改变，特别是年轻的无或有吸烟史患者。PD-L1在淋巴上皮癌中的表达及其预后价值很突出，肿瘤免疫逃逸是癌症的一个新特征，是一种可能的抑制癌症的潜在机制，例如PD-L1途径。已有研究发现，肺癌细胞表面上存在着PD-L1配体，这是T细胞中PD-L1受体的一个已知配体。这一途径导致T细胞衰竭或凋亡，以及随后的免疫逃逸。新型PD-1/PD-L1单克隆抗体可以阻断这两个结合位点中的任意一个，从而恢复耗尽的T细胞的功能。这些免疫检查点抑制剂不仅在非小细胞肺癌中显示出临床前活性，而且已经在晚期非小细胞肺癌中作为单一疗法或联合化疗进入临床实践，改变了患者的治疗前景。淋巴上皮癌通常缺乏EGFR等常见驱动基因突变，但有63.3%～75.8%的淋巴上皮癌在肿瘤细胞中呈PD-L1阳性。一项Meta分析显示，这一比例高于肺腺癌（13.5%～53.6%）。鉴于淋巴上皮癌与EBV感染密切相关的发现，

PD-L1的诱导依赖于EBV编码的基因产物的组成性表达，如潜膜蛋白-1（latent membrane protein-1， LMP-1）。此外，CD74基因扩增与淋巴上皮癌中PD-L1过表达之间有关系，但其潜在机制尚不清楚。

关于淋巴上皮癌肿瘤细胞中PD-L1阳性的预后意义，目前尚无共识。肿瘤细胞中的PD-L1阳性提示淋巴上皮癌患者的无病生存期更长。

3.2.11.7 鉴别诊断

肺淋巴上皮癌需注意与非霍奇金淋巴瘤及转移性鼻咽癌相鉴别。该肿瘤可模拟鼻咽转移性非角化鳞状细胞癌、低分化非小细胞癌，以及非霍奇金淋巴瘤。当一个从不吸烟的年轻人遇到肺非角化鳞状细胞癌时，应考虑这种诊断，特别是如果病人来自亚洲，转移性鳞状细胞癌必须仔细评估鼻咽，同时充分询问病人既往病史。NUT癌通过免疫组织化学染色显示NUT阳性。淋巴瘤的上皮标记物为阴性，而淋巴细胞标记物为阳性。

3.2.11.8 预后

肺淋巴上皮癌患者的生存率优于常见的非小细胞肺癌患者。局部晚期患者可接受新辅助化疗或免疫治疗。肿瘤坏死、较少淋巴细胞浸润和复发是预后不良因素。肿瘤细胞周围存在丰富的CD8阳性T淋巴细胞，肿瘤细胞中p53和ERBB 2蛋白的低表达可能与更好的预后有关；PD-L1表达基因的存在与无病生存率的提高相关；相反，高基线血浆EBV DNA浓度是一个独立的不良预后因素。

3.2.12 肺大细胞癌

3.2.12.1 定义

肺大细胞癌（large cell carcinoma of the lung，LCC）是一种未分化的非小细胞肺癌，在细胞学和组织形态以及免疫表型等方面，肺大细胞癌没有小细胞癌、腺癌和鳞状细胞癌的特征，需完整切除肿瘤后再进行病理诊断，不应该在活检或细胞学标本中进行诊断。其好发于老年男性，中位年龄约为60岁。

3.2.12.2 临床特征

肺大细胞癌病程短，易侵犯相邻肺叶，可较早出现淋巴道或血行转移，死亡率往往较高。肺大细胞癌侵袭性生长，病情进展迅速，是一种高度恶性的肿瘤，早期即可出现淋巴和血行转移。症状和体征与肿瘤发生部位、浸润范围密切相关，早期症状较轻，可能表现为疲劳和轻微气喘，没有典型的症状，随后患者常常会出现刺激性咳嗽、咳痰或咯血，肿物较大的患者会出现呼吸困难，感染时可有发热的表现，个别患者因具有神经内分泌活性，会出现副肿瘤综合征的症状。而周围型大细胞肺癌由于分化不良，肿块生长速度较快，常累及胸膜，出现胸腔积液的情况。LCC的症状、影像学和肿瘤扩散特征与其他肺癌亚型类似，大多数患者都有吸烟史。

3.2.12.3 大体病理特点

在肺大细胞癌中，其形态可以是中心型或者外周型，但最常见的还是外周型。这种癌症常常体积庞大，平均大小至少达到3 cm以上，并且经常出现严重的坏死现象，60%以上的病例中的肿块大小超过4 cm，并可能侵入到肺部和胸肌，导致疼痛或是胸腔积液。它们的形状多呈实体斑点样，边缘模糊，有时甚至完全无界限，有部分肿瘤会形成分叶状的外观。很少见到毛刺征或棘突征，同时也很少看到胸膜下沉征，空洞和钙化的发生率很低，而且几乎不会产生空洞征。因肿瘤生长迅速，分化程度低，容易发生坏死液化，CT平扫密度不均，增强后可见轻度强化。多有区域淋巴结转移，部分病例侵犯胸壁，或远处转移。

3.2.12.4 组织病理学

通常情况下，LCC的组织形态特点为瘤细胞密集排列成实性或者簇状、散在分布，没有出现过多的腺体结构和鳞状细胞团样结构。其肿瘤细胞较大，细胞质丰富及淡染，部分呈颗粒状，部分胞浆透亮，细胞核呈圆形或卵圆形，部分空泡状，核仁明显，病理性核分裂像可见，同时常常伴有严重的炎症反应或较为常见的坏死。有的肺大细胞癌可见少数黏液分泌，当进行黏液染色及淀粉酶消化后，如果可见大量产生黏液的细胞，即可诊断为实性腺癌并伴有黏液形成。WHO第5版的胸部肿瘤分类中对肺大细胞癌的几个亚型进行了较大幅度的调整，其中将基底样大细胞癌归类为鳞状细胞癌的一个亚型，将大细胞神经内分泌癌划分为神经内分泌癌，将淋巴上皮瘤样癌归入其他未分类的癌症范畴，并取消了透明细胞大细胞癌和横纹肌样大细胞癌的亚型。

LCC的主要诊断依据包括病理形态特点或者免疫组织化学及/或黏液标记来鉴别巨细胞癌、梭形细胞癌或是多形性癌的可能性，并且排除了具有明显小细胞癌、鳞状细胞癌或腺癌特征的可能。这种癌症是由大量且形状规则的细胞构成的，这些细胞有泡状核、明显的核仁以及丰富的细胞质，可能存在透明细胞和/或横纹肌样细胞学特征。

3.2.12.5 免疫组织化学

对于确诊肺大细胞癌来说，免疫组织化学与黏液染色的应用至关重要。首先，必须确保肺腺癌的免疫组织化学标志物如TTF-1/NapsinA均阴性，鳞状细胞癌标志抗体如p40、p63、CK5/6均阴性，以及黏液染色结果都呈阴性反应；其次，选择最适合识别腺癌和鳞状细胞分化的免疫组织化学指标，包括TTF-1和p40，而判断是否需要进一步检查则取决于黏液蛋白质染色的结果；最后，细胞角质素染色也是必需的，以便确定其上皮分化情况。如果TTF-1和p40的结果显示为阴性，那么这些病例应该被归类为“LCC（无免疫表型）”。如果染色不能提供明确的答案，则应为“LCC（免疫表型不明确）”。

3.2.12.6 分子病理学

LCC的发病机制与其他肺癌相似，大约三分之二的LCC的致癌驱动因子发生了改变，类似于腺癌。基因组分析为LCC的诊断提供了依据，但这些特征尚未成为确诊疾病的标准。与腺癌相关的基因改变（KRAS、EGFR、BRAF突变和ALK重排）也可在LCC中观察到。基因表达谱显示了LCC发生上皮-间充质转化，反映了与其他非小细胞肺癌相比，其分化较差。对于手术切除后诊断为LCC但复发为晚期的肿瘤患者，建议进行靶向基因治疗的分子检测。

3.2.12.7 鉴别诊断

对于LCC的确诊过程来说，我们必须区分出三个主要类别：第一个是具有TTF-1、Napsin A、mucin阳性表达特征的腺癌类型；第二个是无角化的鳞状细胞癌，其特点在于TTF-1、Napsin A、mucin表达阴性，而P40、P63、Ck5/6则呈现阳性表达；第三个是包含了明确的腺癌和鳞癌双重表达的大细胞癌，并且这两者都应该大于10%的比例才可以被诊断。根据WHO第5版的胸部肿瘤分类，由于全球各国的经济发展和医疗技术的差异，可能会出现如下几种情况：一是CK阳性标记的大细胞癌，同时肺腺癌免疫标志物和鳞状细胞癌标志物以及黏液染色都是阴性；二是CK阳性标记的大细胞癌，虽然肺腺癌免疫标志物和鳞状细胞癌标志物的表现并不令人满意，例如仅有一项或多项存在局部阳性反应，但黏液染色却为阴性；三是无法给出免疫组织化学及黏液染色结果的大细胞癌。

LCC与肺腺癌鉴别的方法是，进行TTF（或Napsin A）染色，与非角化鳞状细胞癌鉴别，进行p40（或CK5/6）染色。黏蛋白阴性染色可以排除实体腺癌或大多数腺鳞癌，但少数病例未分化的非小细胞肺癌可能表达TTF-1和p40。通过对神经内分泌形态和标志性物质（如嗜铬粒蛋白、突触素或CD56）的免疫组织化学染色结果呈阳性，大细胞神经内分泌癌被排除在外。对于缺乏神经内分泌形态的病例，不推荐使用神经内分泌标志物。然而，如果形态是未分化非小细胞肺癌，显示细胞角蛋白阳性、TTF-1阴性、p40阴性和神经内分泌标记阳性，应该称为"LCC伴神经内分泌分化"。横纹肌样细胞有时会误诊为癌肉瘤，但具有横纹肌样细胞的LCC细胞角蛋白阳性，结蛋白和肌原蛋白阴性。在类似LCC的肿瘤中，有一部分要与胸腔SMARCA4缺陷未分化肿瘤进行鉴别。通过细胞角蛋白阳性或其他标志物，以及临床放射学，通常需要根据患者病史，以排除胸外未发现的低分化癌、淋巴瘤、黑色素瘤或间皮瘤的可能性。根据患者的性别和肿瘤形态，以及临床相关性，应排除来自其他地方的转移性癌。一个肿瘤具有成分大于10%的多形性特征（梭形细胞和/或巨细胞）的肿瘤应被归类为多形性癌。

3.2.12.8 预后

与其他非小细胞肺癌一样，预后是基于诊断时的患者病情状况，以及TNM分期。与其他非小细胞肺癌相比，LCC的无病生存率和总生存率较低。横纹肌样特征与较差的预后相关。全身治疗与其他非小细胞肺癌的治疗相似。根据预测性基因异常和PDL1免疫组织化学，可给予酪氨酸激酶抑制剂、单药免疫治疗或化学免疫治疗联合治疗。

3.2.13 肺腺鳞癌

3.2.13.1 定义

肺腺鳞癌是肿瘤中同时存在着腺癌和鳞状细胞癌两种成分，其中至少有一种成分占据整个肿瘤的10%的肺癌。绝大多数患者有吸烟史。

3.2.13.2 临床特征

肺腺鳞癌患者表现出与其他NSCC患者相似的不良特征，对比CT上具有异质性衰减。周围肿瘤可能表现为中央瘢痕和胸膜压迹，有些可能有周围磨玻璃影。这些特性都不是特异性的。据估计，肺腺鳞癌约占所有肺癌的2%～3%，在过去的几十年里几乎没有什么变化。肺腺鳞癌以男性为主，发病时的中位年龄为65～67岁，常常与吸烟史相关。这种肿瘤也可能发生在从不吸烟的女性中。虽然腺鳞癌在形态学上有不同的成分，即鳞状细胞癌和腺癌成分，但这两种成分有共同的驱动突变，提示是克隆相同的肿瘤，而不是不同类型癌症的碰撞。

3.2.13.3 大体病理特点

肺腺鳞癌可以是中央型，也可位于肺外周部。肺腺鳞癌大体表现为灰褐色，呈不规则肿块，肺周围肿瘤大体上常常可见胸膜皱缩，空洞可能出现。它们的大体病理形态特点与其他非小细胞肺癌相似。

3.2.13.4 组织病理学

肺腺鳞癌包括明确的腺癌成分与鳞状细胞癌成分，这两者之间的占比可有不同，但是任何成分都必须达到整体肿瘤的10%以上，才能被确诊为肺腺鳞癌。因此，对于这种肿瘤的判断需要基于对手术样本的全方位分析（通过活检和细胞学检测仅可得出初步结论）。肺腺鳞癌的组织特点同之前的描述一样，可呈现出高、中、低三种不同的分化，通常情况下它们会各自独立存在并互不干扰，偶尔也会混合生长在一起。任何腺癌的组织学模式都可以在腺癌成分中看到，而鳞状细胞癌成分主要是角化型或非角化型，如果每种癌都有分化良好的成分，则更容易诊断肺腺鳞癌；如果肿瘤有部分实体性腺癌成分或非角化鳞状细胞癌成分，诊断就更加困难。如果这些成分在肿瘤内是独立存在的，诊断就更容易；如果它们被合并和混合，诊断就更困难。每个成分占比达到10%，如果腺癌的成分较少没有达到10%的阈值，就应该在报告中注明。这两种成分的识别取决于肿瘤组织学取样的程度。对于最大直径<3 cm的肿瘤，需要对整个肿瘤进行取样，而对于较大的肿瘤，每1 cm的肿瘤至少应有一个切片。最终诊断需要完整切除肿瘤标本。肺腺鳞癌的细胞学诊断只能在两种成分已大量取样时诊断。然而，这种情况是罕见的，大多数来自真正的肺腺鳞癌的样本只包含其中一种成分，如果存在一种较小的成分，可能会被忽视或误诊。

3.2.13.5 免疫组织化学

免疫组织化学显示癌细胞表达不同分子量角蛋白（AE1/AE3、CAM5.2和CK7等），但常常不表达CK20，鳞状细胞癌和腺癌两种成分分别表达p40和TTF-1。每个成分分别表达腺癌或鳞状细胞癌的免疫组织化学标志物，如果在H&E染色上形态学明确，则不需要免疫组织化学来诊断。腺癌的最佳免疫组织化学标志物是TTF-1，鳞状细胞癌是p40。10%～20%的肺腺癌是TTF-1阴性的，需要阳性黏蛋白染色来确认TTF-1阴性的腺癌。目前尚不清楚如何对在同一肿瘤细胞中存在TTF-1和p40共同表达的异常罕见肿瘤进行分类，然而，这些病例不符合目前腺鳞癌的标准。一些低分化的实性肺腺癌可局部表达p40和TTF-1。

3.2.13.6 分子病理学

腺鳞癌的遗传特征介于腺癌和鳞状细胞癌之间，所以腺鳞癌并没有明确的分子诊断特点。腺鳞癌可能导致ALK、ROS1、RET中的基因重排，EGFR、KRAS、AKT1、ERBB2（HER2）或STK11（LKB1）中的基因重排，或FGFR1扩增。

3.2.13.7 鉴别诊断

鉴别诊断包括鳞状细胞癌、腺癌、高级别黏液表皮样癌和反应性非肿瘤性病变。如在鳞状细胞癌见到少量腺癌成分时，约<10%，应诊断为鳞状细胞癌伴少量腺癌成分。分化差的黏液表皮样癌与具有分化差成分的腺鳞癌在鉴别诊断时具有一定困难，黏液表皮样癌常发生在近侧大支气管内，呈外生性生长，突入支气管腔内，由表皮样细胞及黏液细胞杂乱混合构成，呈不规则片块状，杯状细胞通常散在分布在细胞巢内，并不形成腺管结构，也无单个细胞的角化及鳞状细胞角化珠形成。而腺鳞癌多位于外周部，可形成腺管，亦可找到角化或细胞间桥。对于腺鳞癌，需要特别注意区分其内部陷入的非肿瘤性腺体，后者的腺体和细胞形态没有异型，且常常受到肿瘤成分的挤压。

当鳞状细胞癌或腺癌具有未分化成分时，可以进行TTF-1和/或黏蛋白染色或p40染色，以研究这是否可能代表第二成分，从而符合腺鳞癌的诊断。黏液表皮样癌，特别是高级别癌，是腺鳞癌的主要鉴别诊断。黏液表皮样癌的特征包括以下几点：①细胞主要由黏液细胞、鳞状细胞和中间细胞混合构成；②可见典型的低级别黏液表皮样癌区域；③缺乏角化结构；④缺乏原位鳞状细胞癌；⑤没有腺管状、腺泡状和乳头状生长方式。在黏液表皮样癌中，TTF-1的缺失也可能有助于鉴别诊断，MAML重排只见于黏液表皮样癌，其中一些肿瘤有ALK重排。

3.2.13.8 预后

肺腺鳞癌具有侵袭性的生物学特性，与其他非小细胞肺癌组织学亚型相比，其预后较差。据报道，手术切除后的5年生存率为37%～60%。

3.2.14 肺多形性癌

3.2.14.1 定义

肺多形性癌（pleomorphic carcinoma，PC）是一种低分化的非小细胞肺癌，其细胞学特点表现为恶性梭形和/或巨细胞，并且存在恶性上皮成分，如鳞状细胞癌、腺癌或大细胞癌。小的活检或细胞学检查可怀疑多形性癌的诊断，但通常需要手术完整切除肿瘤才得以确切诊断。

3.2.14.2 临床特征

肺多形性癌的体征和症状与其他非小细胞肺癌相似。其症状包括咳嗽、疼痛、血肿和呼吸困难。影像学显示一个大的中央或周围肿块，通常在上叶，显示低衰减的中央坏死，常见的胸膜侵犯，边界模糊的磨玻璃影。临床较少见，发病年龄范围为29～83岁，以男性为主。大多数患者有吸烟史。也与肺癌致癌物相关，如石棉、氡和其他化学物质。

3.2.14.3 大体病理特点

肺多形性癌可以是中央型，亦可位于肺外周部，肿瘤切面呈灰白色，质硬，常可见灶状出血及坏死。肺多形性癌通常是边界清楚的肿块，切面呈灰白色，有时呈胶状，平均直径为5 cm，大小为1 cm～18 cm，某些肿瘤可见中央坏死和/或空洞形成，常常侵犯胸壁或纵隔。

3.2.14.4 组织病理学

肺多形性癌的肿瘤可以完全由恶性梭形细胞和巨细胞共同组成，也可以是低分化非小细胞肺癌，即肺腺癌、肺鳞状细胞癌、肺大细胞癌或未分化非小细胞肺癌中含有10%以上的梭形和（或）巨细胞成分，病理诊断多形性癌时，报告中应注明腺癌或鳞状细胞癌成分。间质可为纤维性、黏液样，有时间质成分很少，常可见中性粒细胞吞入现象，坏死、出血、血管侵犯。多形性癌由大于10%的梭形细胞和/或巨细胞与腺癌（31%～72%）、鳞状细胞癌（1%～6%）或LCC（高达43%）混合组成，有些肿瘤只由梭形细胞和/或巨细胞组成。有时，破骨细胞型巨细胞分散在整个肿瘤中，这些巨细胞角蛋白阴性和巨噬细胞标志物阳性，肺多形性癌可表现为通过气腔扩散。细胞学上，肿瘤细胞粘连、体积大，高度多形性，胞浆较丰富，核仁明显。经常可见坏死细胞碎片和富含黏液样或胶原的间质细胞为背景。

3.2.14.5 免疫组织化学

非小细胞肺癌成分表达CK和EMA，梭形细胞和巨细胞成分表达波形蛋白，偶可局灶性表达CK、EMA和α-SMA。非小细胞肺癌成分通常为全细胞角蛋白阳性，而梭形细胞和巨细胞成分对全细胞角蛋白有不同程度的反应性或阴性。在某些情况下，可能需要多种免疫组织化学标志物来标记，如Napsin A、TTF-1或p40。

3.2.14.6 分子病理学

复杂的染色体异常和TP53突变常见。如果考虑到患者的种族和吸烟史，KRAS和EGFR突变的频率与肺腺癌相似，ALK重组很少发生。多形性癌中PD-L1表达的发生率较高（60%～90%），通常在肉瘤样形态的肿瘤区域更强。

3.2.14.7 鉴别诊断

鉴别诊断包括癌肉瘤、肺母细胞瘤、不同部位转移性癌、滑膜肉瘤、上皮样血管内皮瘤、黏液样肉瘤、横纹肌肉瘤、炎性肌成纤维母细胞肿瘤、生殖细胞肿瘤、黑色素瘤、树突状细胞肉瘤和双相/肉瘤样间皮瘤。即使角蛋白在梭形和/或巨细胞成分中完全阴性，只要存在腺癌、鳞状细胞癌或大细胞癌成分，肿瘤也可被诊断为多形性癌，如果有骨肉瘤、软骨肉瘤或横纹肌肉瘤等恶性异源性成分，也需要诊断为癌肉瘤。与多形性癌的腺癌形态相比，肺母细胞瘤的腺样成分应显示子宫内膜样形态。GATA3的弥漫性强阳性可能支持间皮瘤的诊断，但它不是完全特异性的。如果具有梭形和/或巨细胞成分的肿瘤有小细胞肺癌或大细胞神经内分泌癌（LCNEC）的成分，肿瘤应归类为合并小细胞肺癌或大细胞神经内分泌癌（LCNEC），并报告具体的组织学成分。

3.2.14.8 预后

肺多形性癌的预后比其他非小细胞肺癌更差。5年生存率与分期相关，报道的5年总生存率为5%～68%。转移常发生在肺、骨、脑、胸膜、肝脏、颈部淋巴结、肾上腺，以及胃肠道和皮肤。较差的预后与年龄更大、较高的T和N分期、血管侵犯和通过气道扩散有关。具有MET第14外显子跳跃性突变的肿瘤可能对酪氨酸激酶抑制剂有反应。

3.2.15 肺母细胞瘤

3.2.15.1 定义

肺母细胞瘤（pleuropulmonary blastoma，P-Blastoma）是一种发生于婴幼儿的罕见恶性肿瘤，位于胸膜及肺内，呈囊性和（或）实性，囊性成分衬覆幼稚上皮。这种肿瘤具有双向分化特征，由胎儿型腺癌和原始间叶成分构成，可能包含灶状特异性的肉瘤成分，比如骨肉瘤、软骨肉瘤或横纹肌肉瘤等，可以看作一种特殊类型的癌肉瘤。

3.2.15.2 临床特征

患者体征、症状和影像学表现与其他非小细胞肺癌相似，通常有咳嗽、疼痛和咯血症状。在影像学上，肺母细胞瘤通常表现为界限清楚的大肿块，具有侵袭性，可延伸到纵隔或表现为肺内转移。淋巴结受累相对少见。肺母细胞瘤是一种非常罕见的肉瘤样癌亚型，没有明显的性别偏好，很少发生在儿童中，吸烟是一个重要的危险因素。

3.2.15.3 大体病理特点

多位于肺外周部，肿瘤通常很大，平均直径为10 cm，位于肺组织外周多见，呈界限清楚的灰色、白色、黄色和/或粉红色的实性肿块，肿瘤切面常呈灰白色灰红相间，质地中等，坏死和出血很常见。

3.2.15.4 组织病理学

由恶性胚胎间充质形成，或者同时存在非肿瘤性上皮。分为三型，包括Ⅰ型（完全囊性型）、Ⅱ型（多囊伴实体型）、Ⅲ型（实体型）。Vimentin阳性，根据不同分化方向表达Desmin（横纹肌肉瘤分化）、MyoD1（横纹肌肉瘤分化）、S100（软骨肉瘤分化），不表达EMA，CK和CD99。①Ⅰ型，存在大量囊状结构，内衬可见支气管上皮细胞或者正常的肺泡上皮细胞，部分是由原始间叶性小细胞组成，这些细胞与葡萄簇肉瘤的生发层相似。在此类细胞中可以观察到局部的横纹肌母细胞，同时也可以看到未完全发育的软骨细胞，部分病例中的母细胞形态缺失，偶尔也可能仅发现间质内的透明间质细胞，这种形态特征和肺先天性囊性腺瘤样畸形相似。②Ⅱ型，出现结节状实性区，未分化的卵圆形及星芒状细胞成分成片生长，可见局灶胚胎性横纹肌肉瘤分化的区域或梭形细胞肉瘤区域，与显微镜下的Ⅰ型区域并存。③Ⅲ型，母细胞和肉瘤样区域的混合，可能导致不同数量的出血、坏死和纤维化；核分裂像是常见的，而恶性脂肪成分则较为罕见。其上皮成分为低级别的胚胎性腺癌，为分支样或腺管状结构，部分区域衬覆假复层的柱状细胞，细胞核圆形，可见透亮或淡嗜伊红的细胞质，柱状细胞富于糖原，像胚胎肺的假腺样的气道上皮，部分病例局灶可出现多形性，像高级别的胚胎性腺癌或经典型的腺癌。43%～60%的病例中可见桑葚样小体。间叶成分为紧密排列的原始卵圆形细胞，核浆比高，在黏液样或纤维性背景中有分化为成熟成纤维细胞样细胞的形态。个别病例出现罕见的局灶间叶来源的成分，如骨肉瘤、软骨肉瘤、横纹肌肉瘤等，报道中也提及了肺母细胞瘤中罕见的成分，比如卵黄囊瘤、畸胎瘤、精原细胞瘤、胚胎性癌和恶性黑色素瘤。

肺母细胞瘤表现为双相模式，包括腺样结构和原始间充质细胞。肿瘤可能显示这两种成分的广泛混合。腺样结构由假复层柱状细胞组成，细胞核相对较小、均匀，圆形至椭圆形，胞浆透明至略嗜酸性，类似子宫内膜样癌。这些细胞可显示核下胞浆空泡，类似于分泌性子宫内膜。三分之一到一半的病例表现为高侵袭性的区域，肿瘤呈实性片状生长。间充质小细胞是紧密排列的，呈原始细胞样，细胞椭圆形到纺锤形，类似小的胚基样细胞，有不同数量的成熟和排列松散的成纤维细胞样细胞与胚基细胞逐渐过渡。间充质细胞可局部显示奇异的细胞核。5%的病例出现未成熟的横纹肌、软骨和骨灶成分。

罕见，发病高峰年龄为40～50岁，常为大的周边型孤立性肿块，界限清楚，无包膜，可呈分叶状，由比例不等的上皮性成分和间叶性成分构成。一般来说，上皮组织的形态呈现为胚胎性腺癌的低级别表现。细胞核形态相同的小圆形细胞，假复层柱状上皮细胞，呈现出分支管状结构，胞浆透亮或微弱嗜酸性。柱状细胞富含糖原，无纤毛，与肺发育过程中的假腺样相似。灶状多形性，类似高级别胚胎性腺癌或经典型腺癌，表现为小的形态一致的柱状细胞，核较小，核仁不明显，胞浆可见核上或核下空泡，呈增殖期子宫内膜样表现。部分病例可见由鳞状细胞巢构成的桑葚样结构。通常来说，间质细胞呈现出类似原始细胞的外观，即以紧密聚集成团的小椭圆或者细长形的细胞环绕着腺体的周边分布，亦或是分散存在于致密的间质细胞里，有时候也会看到一些特殊类型的肿瘤，例如横纹肌肉瘤、软骨肉瘤和骨肉瘤等。

3.2.15.5 免疫组织化学

可以观察到一系列的上皮标志物阳性，例如CK、CK7、CEA、EMA、34βE12，同时部分区域可能出现表达CgA、Syn、Vimentin、激素多肽（包括Calcitonin、ACTH、Serotonin），并且还可表达一些具有特定功能的激素，比如降钙素、胃泌素释放肽、蛙皮素、亮氨酸、甲硫氨酸脑啡肽、生长抑素及血清素，而桑葚样或腺样的肿瘤细胞可能会表达CgA。同时来源于间质母细胞成分会表达Vimentin和MSA，但在某些情况下也会部分表达AE1/AE3；腺样成分和母细胞成分表达β-catenin（核/浆）；罕见的生殖细胞肿瘤成分表达AFP、PLAP等；上皮成分显示与低级别胎儿腺癌/高分化胎儿腺癌相同的免疫表型，表达角蛋白（AE1/AE3、CAM5.2、CK7）、EMA和TTF-1；组织特异性抗原如S100和结蛋白在软骨肉瘤和横纹肌肉瘤成分中表达，胚芽显示β-catenin的细胞质和核表达。

3.2.15.6 分子病理学

肺母细胞瘤经常在CTNNB1第3外显子中存在错义突变，通过β-连环蛋白异常核定位激活WNT通路，可以通过免疫组织化学检测到。TP53突变也发生在肺母细胞瘤中，在肺腺癌（ROS1，EGFR）中发生的基因改变也可以在肺母细胞瘤中观察到。一些成人肺母细胞瘤病例中存在体细胞DICER1突变和CTNNB1突变，这表明其与儿童胸膜肺母细胞瘤有潜在的遗传联系。

肺母细胞瘤经常存在CTNNB1第3外显子的错义突变，这可能有助于诊断，β-catenin异常核定位可通过免疫组织化学检测。

3.2.15.7 鉴别诊断

经典形态的肺母细胞瘤其具有双重的形态学特点，包括了肉瘤样的组织结构和胚胎样的小管状成分，其次是横纹肌肉瘤的成分，其与胸膜肺母细胞瘤一样，也包含着横纹肌肉瘤的部分，同时也能看到原始胚芽和其他各种肉瘤的混合成分，以及囊性滑膜肉瘤，这种肿瘤表达CK、EMA和CD99，但胸膜肺母细胞瘤却不表达这些抗体，滑膜肉瘤具有独特的染色体突变特点。肺先天性囊性腺瘤样畸形为良性病变，没有母细胞成分，需要与Ⅰ型胸膜肺母细胞瘤进行鉴别诊断，免疫组织化学FGF10在肺先天性囊性腺瘤样畸形的上皮成分中表达，而在胸膜肺母细胞瘤中不表达。胎儿肺样的间质性肿瘤类似孕0～4周的肺组织。总之，诊断肺母细胞瘤需要与肺胎儿型腺癌、滑膜肉瘤、癌肉瘤和胸膜肺母细胞瘤进行鉴别。免疫组织化学主要是β-catenin的膜性表达和TTF-1表达缺失/减少，通常没有CTNNB1突变。

3.2.15.8 预后

远处转移和肿瘤复发是常见的，预后较差，这与分期相关。首次治疗后1年内的死亡率特别高，目前还没有发现任何预测因素。

3.2.16 肺癌肉瘤

3.2.16.1 定义

肺癌肉瘤是一种恶性肿瘤，由非小细胞肺癌（主要为腺癌和鳞状细胞癌）和肉瘤成分（如横纹肌肉瘤、软骨肉瘤、骨肉瘤）混合组成。

3.2.16.2 临床特征

肺癌肉瘤患者可表现为咳嗽。据报道，中央肿瘤出现咯血，周围肿瘤出现胸壁疼痛。影像学表现与其他非小细胞肺癌类似，典型表现为大的、不均匀的肿瘤坏死，偶尔钙化。癌肉瘤是一种罕见的肿瘤，在肺癌中发生比例约小于0.2%，在男性中比在女性中更常见（M：F为7：1），发生的中位年龄为65岁，年龄范围与其他非小细胞肺癌相似，大多数患者具有吸烟史。

3.2.16.3 大体病理特点

肿瘤境界比较清楚，肿瘤通常体积较大，并伴有坏死和出血，切面呈灰白色，质地中等。

3.2.16.4 组织病理学

肺癌肉瘤在吸烟者中多见，病情进展速度快，通常伴随坏死和出血。组织学表现为非小细胞肺癌成分与肉瘤成分密切混合，其中非小细胞肺癌成分以鳞状细胞癌最常见，其次为腺癌、腺鳞癌和大细胞癌，少数病例表现为高级别胚胎性癌或透明细胞腺癌。有时会出现神经内分泌癌与肉瘤混合，此类病例最好分类为小细胞神经内分泌癌或大细胞神经内分泌癌伴肉瘤成分；肉瘤成分以横纹肌肉瘤最常见，其次为软骨肉瘤和骨肉瘤，少数病例可见脂肪肉瘤、血管肉瘤等。间质中常有淋巴细胞浸润，或伴有中性粒细胞浸润肿瘤细胞。对于活检标本，癌肉瘤的诊断比较困难，需要同时观察癌和肉瘤成分。

最常见的肺鳞状细胞癌类型占了非小细胞肺癌的主要部分，而其他如肺腺癌和肺大细胞癌也存在于其中。然而，小细胞肺癌和肺大细胞神经内分泌癌并不常出现在包含多种类型的肿瘤里，因此它们应该被视为混杂的小细胞肺癌或者肺大细胞神经内分癌，而不应该是癌肉瘤样的组成部分。按照发生率递减原则，首先出现的是横纹肌肉瘤、软骨肉瘤、骨肉瘤或是前述提到的混合形式，极少见到脂肪肉瘤或血管肉瘤的情况。形态较差的部分可能呈现出以梭形细胞构成的类似纤维质地、席纹状，血管周细胞肿瘤的形态。

3.2.16.5 免疫组织化学

CK-PAN几乎全部阳性（≥95%的病例阳性），S100经常阳性（<75%，≥55%的病例阳性），actin-HHF-35、Desmin、Myoglobin有时阳性（<55%，≥35%的病例阳性）。最终确诊还是需要依赖光镜及免疫组织化学结果，非小细胞肺癌成分表达CK和EMA，软骨肉瘤成分表达S100蛋白，横纹肌肉瘤成分表达结蛋白、MyoD1和Myogenin。腺癌中的TTF-1和Napsin A阳性，鳞状细胞癌中的p40阳性。可以用结蛋白或肌原蛋白标记横纹肌肉瘤，用S100标记软骨肉瘤，考虑到肉瘤可以表达p63，使用p40特异性会更好。肺母细胞瘤显示胎儿型和间充质区β-catenin核染色，癌肉瘤显示膜性染色，包括癌肉瘤高级别区域和透明细胞成分，类似于胎儿型腺癌，这些区域CDX2可能阳性。

3.2.16.6 分子病理学

腺癌成分可能和普通肺腺癌类似。

3.2.16.7 鉴别诊断

鉴别诊断包括多形性癌、肺母细胞瘤、肉瘤和间皮瘤。多形性癌缺乏异源成分。肺母细胞瘤β-catenin核阳性，肉瘤可有高级别的上皮样区域，但没有腺体或角化。双相滑膜肉瘤不表达TTF-1，联合用SS18-SSX将有利于滑膜肉瘤的诊断。间皮瘤将是双相分化的，表达间皮标记物。

3.2.16.8 预后

癌肉瘤预后较差，如其他肉瘤样癌，高T和整体TNM分期表现与预后密切相关，尽管肺癌肉瘤的手术疗法仍然是首要选择，其操作准则也大致遵循了肺癌的基本规则，应该努力实现肺叶或者整个肺部的切除。在手术过程中，需要常规清理胸腔内的淋巴结，并随后采取积极的态度来实施放射治疗及化学治疗。如果病灶过大，可以考虑先使用放化疗和介入手段，从而提高手术成功的可能性。针对那些已经进入晚期的患者或是手术之后出现了肺部和骨骼转移的情况，应当采用放射治疗和化学治疗的方式，同时配合精准或免疫治疗的方法来延长生命周期。本病晚期转移患者总体预后不佳。

3.2.17 胸腔SMARCA4缺失的未分化肿瘤

3.2.17.1 定义

胸腔SMARCA4缺失的未分化肿瘤（thoracic SMARCA4-deficient undifferentiated tumor，SMARCA4-DUT），也曾被称为SMARCA4缺失的原发性胸部肉瘤，或SMARCA4缺陷型胸腔肉瘤。二十年前，一系列研究阐明了BAF（也称为SWI/SNF）染色质重塑蛋白复合物的分子致癌性作用。BAF（SWI/SNF）复合物的缺失由SMARCA4编码亚基，也称为Brahma相关基因1（BRG1），是由Wong等人在2000年提出的，在前列腺、乳腺和胰腺癌中均显示出该基因的抑癌作用。2003年，Reisman等人发现，SMARCA4缺失偶尔出现在非小细胞肺癌（NSCLC）中，并与较差的预后相关。

作为一种存在于人类基因组的蛋白质分子，SMARCA4（又称BRG1）属于SWI/SNF家族中的两种活性成分之一，其位置被确定为人体内的DNA序列19 q13上。这个复杂结构由三个主要部分组成，分别是ATP酶催化亚基SMARCA4（BRG1）/SMARCA2（BRM），高度保守核心亚基SMARCB1（INI1、SNF5和BAF47）、SMARCC1（BAF155）和SMARCC2（BAF170），功能特异性辅助亚基PBRM1（BAF180）和ARID1A（BAF 250 A）。当这种三元组合出现缺陷时，会引起DNA复制过程紊乱或引发癌症的发生。其中，最常见的是INI1的变异，但对于SMARCA4的变化却很少被人关注，如恶性程度较高的多种实体瘤等病种均有报道过，该类疾病的病例数量较多且分布广泛，因瘤细胞分化原始，除SMARCA4等SWI/SNF复合物相关标志物外无特异性分化，容易被误诊。SMARCA4-DUT是一种高级别恶性肿瘤，累及成人胸部，表现出较差上皮分化或横纹肌样形态，SMARCA4表达缺失。

3.2.17.2 临床特征

胸腔SMARCA4-DUT较为常见年轻患者，其平均年龄集中在30至59岁，且以男性为主。这种疾病患者往往具有吸烟史。病患一般会呈现出巨大的、侵袭性的胸部肿瘤，并且可能造成压力感或呼吸困难，同时伴随着正常肺组织破坏和淋巴结增大的现象。患者可能会出现严重的纵隔占位问题，并且大部分情况下，局部区域都会侵犯正常肺实质部分，常常伴随显著的肺气肿症状。此外，扩散也是一种常见的现象，它可以扩散至骨骼、肺部、大脑和肾上腺等器官，这与非小细胞肺癌的情况相似。本病诊断之前出现的临床症状通常与疾病的进展程度相关，可有呼吸困难、胸痛，或转移引起的骨痛，甚至脑转移引起的癫痫发作。患者在短短数月内就会出现急转直下的临床病程，中位总体生存率（overall survival，OS）的范围为5～7个月，两年OS仅为1.5%。类似于胸腔SMARCA4-DUT，SMARCA4缺陷型的非小细胞肺癌患者往往是年轻的男性吸烟者，伴有体积巨大的侵袭性占位性病变，其预后比表达SMARCA4的非小细胞肺癌患者更差。

SMARCA4-DUT常见于成人，发病中位年龄为48岁，年龄范围为27～90岁。男性多见，常为重度吸烟者。约10%的病例无吸烟史，但可有肺泡和间质性肺病病史。肿瘤多发生于纵隔、肺门、肺、胸膜，可以累及胸壁；少数病例可不累及肺。就医时常出现转移，包括颈部、淋巴结、胃肠道、肾上腺、腹盆腔和骨等。镜下见到肿瘤细胞呈片状、巢状，细胞失去黏附性，部分肿瘤细胞具有横纹肌样形态。容易见到核分裂象，常常见大片凝固性或地图状坏死。少数病例，约5%在邻近肺组织可伴有非小细胞肺癌成分。

在约10.0%的大细胞神经内分泌癌、9.8%的腺癌、7.0%的非小细胞肺癌、3.7%的鳞状细胞癌和2.7%的小细胞癌等肿瘤中可见SMARCA4缺失。患者中位年龄为64岁，无明显性别差异。常常并发肺气肿和肺大疱。在此类腺癌中，SMARCA4突变与多种形态特征相关，包括实性结构、横纹肌样形态和黏液样结构。SMARCA4缺失性非小细胞肺癌常具有经典非小细胞肺癌的区域或局灶性实性的区域，也可有横纹肌样结构。

表现的症状包括呼吸困难、疼痛、上腔静脉综合征、体重减轻；影像学通常显示一个大的、不明确的侵袭性肿块压迫邻近结构，特别是位于纵隔时。肿瘤常转移至淋巴结、骨骼、肾上腺、大脑和腹腔。通常发病中位年龄为48岁，年龄范围为7～90岁，男性多见。绝大多数肿瘤患者有重度吸烟史。大约10%的患者是从不吸烟的人，他们可能患有间质性肺疾病，在这些肿瘤中没有SMARCA4种系突变。

3.2.17.3 大体病理特点

肿瘤通常较大，白灰色，质软，伴坏死。

3.2.17.4 组织病理学

SMARCA4-DUT由弥漫的大的圆形到上皮样细胞组成，具有突出的核仁。横纹肌样细胞可能存在。病理性核分裂像多见，坏死也很常见。罕见的形态包括黏液样改变、间质硬化、透明细胞改变等。约5%的病例显示可以混合常规非小细胞肺癌 。胸腔SMARCA4-DUT是未分化恶性肿瘤，瘤细胞弥漫成片或实性巢状，这些细胞是单一形态，呈卵圆形的，并且常具有肝细胞样形态，拥有丰富的嗜酸性细胞质和明显的核仁；可有大小不一的上皮样细胞，偶尔有瘤巨细胞和横纹肌样细胞，后者常有胞浆内包涵体和偏心位核，这在鉴别诊断时特别有用。核分裂像活跃，伴有大量凋亡碎片的地图样坏死区域，有时会掩盖诊断线索，尤其是在小活检标本中。罕见的病例可出现局灶性黏液样基质、梭形细胞形态，或显著的促间质反应，类似于促结缔组织增生性小圆细胞肿瘤。一般而言，SMARCA4基因突变导致的非小细胞肺癌主要呈现为实体瘤特性，但有时也可见肌纤维样的外观。这类癌症的病变部位并不包含任何贴壁生长的组织成分。部分病例显示，那些未分化的实体区域可能会和一些有着更为典型的中间或高分化的NSCLC形态的部分共同存在并发展。当出现这种现象的时候，免疫组织化学检测中的SMARCA4（BRG1）的丢失可能是仅局限于较为不良分化的区域，暗示着SMARCA4的丧失是一种肿瘤演进或者退行性的过程。但是，在非小细胞肺癌的腺样或鳞状细胞分化程度更高的部位，免疫组织化学也偶尔会出现SMARCA4/BRG1缺失。

3.2.17.5 免疫组织化学

胸腔SMARCA4-DUT对SMARCA4和SMARCA2均显示出一致的免疫组织化学表达缺失，SMARCA4（BRG1）表达的完全缺失是典型的，但是约5%的病例表现为SMARCA4的广泛表达减少，并不是完全丢失。SMARCA2（BRM）染色在大多数病例中丢失，保留了SMARCB1（INI1）的表达。可以强表达一种或多种干细胞的标志物，很多病例表达CD34、SOX2和/或SALL4。这可能有助于与SMARCA4缺陷型非小细胞肺癌进行鉴别诊断，后者对于这些标志物通常是阴性的。p53在多数病例中过表达。

EMA在大多数胸腔SMARCA4-DUT病例中表达，但并不特异，并且至少有半数病例可以观察到局灶性角蛋白表达。但是，角蛋白的表达通常很局限，通常仅由个别阳性细胞组成，通常以局灶性或弱的方式表达，也可能完全阴性，或缺乏较强和弥漫性表达。角蛋白完全阴性的情况并不少见，尤其是在小活检中。如果出现弥漫性角蛋白表达，应考虑到SMARCA4缺陷型非小细胞肺癌的鉴别诊断。罕见病例可局灶性表达TTF-1、p63、p40或WT1，几乎所有病例的Claudin-4均为阴性或仅局部阳性。也可以检测到由于继发SMARCA4失活引起的E-cadherin的缺失，S100、NUT和Desmin通常为阴性。突触素的表达可能很显著。PD-L1可强阳性，例如，有一名70岁的女性患者，在接受派姆单抗治疗后表现出部分缓解、肿瘤消退和症状缓解。SMARCA4缺陷型非小细胞肺癌，与胸腔SMARCA4-DUT相比，通常角蛋白染色更弥漫，着色强度更强，但TTF-1为阴性。它们经常显示SMARCA2的表达保留，但有时也可同时缺失。CK7和HepPar-1表达于SMARCA4缺陷型非小细胞肺癌中。HepPar-1的免疫反应性显示出类似于肝细胞癌的颗粒状胞质模式。但是，肝细胞癌中常表达的其他标记物（例如甲胎蛋白，Glypican-3或Arginase-1）和它们在SMARCA4缺陷型非小细胞肺癌中的表达并不一致。

免疫组织化学标记显示瘤细胞缺失表达SMARCA4，但5%的病例表现为表达明显降低而非完全表达缺失。大部分病例同时伴有SMARCA2缺失表达，SMARCA2和SMARCA4属于旁系同源基因。同时，SMARCA4-DUT常规表达CD34、SOX2 、SALL4和p53。瘤细胞可局灶性表达CKpan，也可为完全阴性。大部分病例不表达或仅局灶性表达Claudin-4。SMARCA4-DUT侵袭性高，预后差。SMARCA4缺失性肺癌与上皮-间充质转化有关，表现为甲状腺转录因子1（TTF-1）和E-cadherin的低表达，间叶源性标志物的上调表达。除SMARCA4表达缺失外，偶尔出现约9%的SALL4过表达，SMARCA2通常不缺失，SOX2在大多数病例中也不表达。

3.2.17.6 分子病理学

测序可以证明SMARCA4突变的存在，但这不是必要的诊断条件，因为免疫组织化学在大多数病例中可以显示完全缺失，足以证明SMARCA4缺失。但测序结果有助于阐明SMARCA4表达减少的意义。分子检测报告SMARCA4双等位基因突变，主要为无义突变和移码突变，常常伴有TP53失活突变；44%的病例伴有KRAS、STK11和/或KEAP1基因突变，少部分伴有NF1基因突变，且有高肿瘤突变负荷。分子检测显示，SMARCA4主要发生错义突变。除了SMARCA4之外，常见的一起突变的基因有KRAS、TP53、KEAP1、STK11。在SMARCA4突变的病例中，肿瘤突变负荷显著增加。

3.2.17.7 鉴别诊断

由于其未分化的形态学特征和非特异性免疫组织化学表型，胸腔SMARCA4-DUT可能经常被诊断为未分化/无法分类、分化较差的癌，尤其是在活检组织中，由于组织过小或免疫组织化学做不了SMARCA4/BRG1。偶尔会出现CD34表达以及上皮样形态和横纹肌瘤特征，可能导致误诊为近端型上皮样肉瘤（通常显示SMARCB1/INI1缺失而非SMARCA4缺失）、上皮样血管肉瘤（表达其他更具体的血管标记物，例如CD31、FLI1和ERG），甚至粒细胞/髓细胞肉瘤。间皮瘤很少有SMARCA4免疫组织化学的缺失，但SMARCA2恒定表达，这有助于与SMARCA4-DUT进行鉴别诊断。间皮瘤通常也表现出更强和更弥漫的角蛋白表达。其他鉴别诊断方面需要考虑的疾病可能包括血管周上皮样肿瘤、黑色素瘤、横纹肌肉瘤、淋巴瘤和促结缔组织增生性小圆形细胞肿瘤，因此通常需要相对广泛的免疫组织化学套餐来辅助诊断。如上所述，由于SMARCA4表达缺失可发生在多种癌症中，因此，在鉴别诊断中也应考虑转移癌的可能性。另外，除SMARCA4外，BAF（SWI/SNF）缺失的肿瘤也可表现出形态学上的相似性。这类异质性肿瘤包括上皮样肉瘤、分化差的脊索瘤、上皮样恶性周围神经鞘瘤和恶性横纹肌样瘤等。

鉴别诊断主要包括一些差分化恶性肿瘤，如大细胞未分化癌、淋巴瘤、NUT癌、大细胞神经内分泌癌、生殖细胞肿瘤、黑色素瘤、未分化肉瘤，以及转移性SMARCA4-DUT，与后者的鉴别需要结合临床综合考虑，要与各种类型的结节性肿瘤鉴别，如CIC-重排肉瘤、恶性横纹肌样肿瘤和上皮样肉瘤。在大约5%的非小细胞肺癌中观察到SMARCA4缺失，应通过上皮结构（如腺体）、弥漫性强角蛋白表达来区分。辅助标志物也可能有帮助，但没有一种标志物是完全敏感或特异性的，因为具有相似表型的SMARCA4-DUT可能从外部部位（如子宫、卵巢、胃、肾和泛胰腺）转移到胸部。

3.2.17.8 预后

虽然目前大多数治疗方法都没什么效果，但也有几例肿瘤经过免疫治疗明显消退的病例报道，这说明免疫疗法在胸部SMARCA4-DUT的治疗中会发挥重要作用。SMARCA4突变型的肿瘤患者可能最多占非小细胞肺癌的8%，这些患者可能会受益于免疫检查点抑制剂或铂类药物化疗。一些实验数据表明，BAF（SWI/SNF）缺陷型患者可能会受益于BET抑制剂的治疗。SMARCA4-DUT预后不好，中位总生存期为4～7个月。与具有SMARCA4缺陷的传统非小细胞肺癌相比，其预后较差。据报道，Cyt毒性化疗方案普遍无效，目前正在等待新的治疗策略，包括免疫检查点抑制。SMARCA4缺失性肺肿瘤的中位生存期为40个月，相比之下，SMARCA4野生型患者的中位生存期为53.4个月。

3.2.18 肺多形性腺瘤

3.2.18.1 定义

肺多形性腺瘤（polymorphous adenoma，PA）是一种良性肿瘤，包含上皮细胞和肌上皮细胞两种细胞形态，混杂着软骨黏液样间质。

3.2.18.2 临床特征

肺多形性腺瘤影像学显示边界清楚的团块，CT和MRI对诊断有帮助。多形性腺瘤发生年龄范围为28～74岁，主要发生在成人，没有性别差异。关于肺多形性腺瘤的分子研究的报道很少，目前还没有关于已知在唾液腺各器官中发生的PLAG1和/或HMGA2融合的文献记载。

3.2.18.3 大体病理特点

肺多形性腺瘤的大小范围为1～16 cm。支气管内多形性腺瘤是息肉样的，肿瘤为边界清楚的结节，切面为白灰色，黏液样。

3.2.18.4 组织病理学

肺多形性腺瘤在组织学上与涎腺的多形性腺瘤相似，它们都有明显的软骨黏液样间质，包括管状成分和浆细胞样肌上皮细胞成分。鳞状上皮化生也可看到，可见上皮细胞岛，免疫组织化学不是特异的。细胞角蛋白、S100、GFAP、p40、p63、a-SMA和SMMHC呈不同程度的阳性。

3.2.18.5 免疫组织化学

阳性抗体常常是P63、CK5/6、Calponin、S100、CK7、CK8/18，Ki-67指数较低，常常<3%。

3.2.18.6 分子病理学

约50%病例有PLAG1基因重排，或约20%有HMGA2重排。

3.2.18.7 鉴别诊断

肺多形性腺瘤首先与转移性多形性腺瘤相鉴别，其他鉴别诊断包括肺错构瘤和肺癌肉瘤。肺错构瘤由发育良好的间充质成分组成。肺癌肉瘤有明显的恶性成分，恶性肿瘤也可发生在多形性腺瘤内。癌成分可为上皮、肌上皮或混合来源，表现为恶性特征，包括坏死、细胞异型性、≥5个有丝分裂/2 mm^2、血管和/或神经侵犯。这些肿瘤应该被称为癌，在肺多形性腺瘤中，癌的类型应写出来。

3.2.18.8 预后

小而边界清楚的肿瘤预后较好。具有浸润性边界的肿瘤可复发和转移，并表现为低级别恶性肿瘤。

3.2.19 肺腺样囊性癌

3.2.19.1 定义

肺腺样囊性癌（adenoid cystic carcinoma，ACC）是一类由上皮细胞、肌上皮细胞构成的双相表达的涎腺型恶性肿瘤，有三种主要的生长模式，包括腺管状、筛孔状或实性。以前称为“圆柱瘤”，多发生于头颈部，也能发生于外耳道、食道、乳腺、肺支气管、前列腺或女性生殖系统等。肺腺样囊性癌是一种发生率很低的低度恶性肿瘤，与上皮肌上皮癌、黏液表皮样癌都属于涎腺型肿瘤，有学者报道，认为其主要常见于肺气管或主支气管，肿瘤常常呈浸润性生长，并且病程早期多侵犯神经组织，患者预后很差，在筛孔状或腺管状生长的肿瘤细胞周围常见多少不等的黏液及玻璃样变性的透明基底膜样基质，肿瘤细胞由两层上皮构成，具有导管上皮和肌上皮的分化特点。

3.2.19.2 临床特征

肺腺样囊性癌是发生在下呼吸道最常见的涎腺型肿瘤之一，只发生在气管及大支气管，尤以气管为多。在X线胸片上因其位于支气管内且在中央显示不易定位，而纤维支气管镜活检容易获得阳性结果。男、女发病率相同，中年人多发，平均年龄为45岁。常见的肺腺样囊性癌主要见于局部复发，远处转移的情况不常见。常见的症状包括呼吸短促、咳嗽、气喘和咯血。影像学显示肿瘤位于中心，腺样囊性癌较大，常累及中央气道。肺腺样囊性癌呈隐匿性和浸润性生长，有时延伸至肺实质和纵隔。神经侵犯使手术完全切除困难，局部复发也很常见。转移到远处器官并不常见。腺样囊性癌占所有肺癌的1%，无性别优势，没有证据表明与吸烟有关。

肺腺样囊性癌有潜伏性和发展速度慢的特点，使得其难以察觉和诊断，通常在患者已经进入疾病后期才显现出明显的临床症状，这意味着很难对该种肿瘤实施有效的手术干预，影响了患者的生存质量和生存预期。此外，这种疾病的患病风险并不受性别的影响，并且最常出现在40～50岁的群体中（一般是男性）。它的发生机制主要是肿瘤细胞侵犯含有黏液分泌的气管或支气管上皮细胞，我们需要密切关注那些临床上出现持续性剧烈呛咳或反复咯血等症状的患者。通过CT等影像学检查，可以观察到支气管或气管管腔内部的肿瘤及其阻塞情况。根据以往研究，这种病变类型包括广泛浸润类型、腔内肿瘤类型、腔内外肿瘤类型。而在支气管镜检查中，最常见的特征是结节形、菜花样、鱼肉样的形态特征。对于中心类型的病变，它们通常出现在支气管壁上，呈白色或者深棕色的息肉状结构，呈现出结节状或者是半结节状的形状，从而导致支气管黏膜增厚；也有可能是在其支气管黏膜下方围绕着管腔的长轴或是周边部位浸润性生长，并在支气管黏膜下方沿着长轴方向和管道周边产生一种扩散性的浸润性肿块。至于周围型的病变，由于没有明显的临床症状，因此通常是在做健康检查的时候被发现，并且在CT图像上显示的是清晰圆形的软组织的密度影。为了明确诊断，我们仍需要进行病理学检查。

3.2.19.3 大体病理特点

通常肿瘤会突出于支气管内部，形成息肉状，最大直径可以达到几厘米，或是呈环状生长，形成广泛浸润性结节，直径在0.9～4.0 cm。结节质地较软，为灰白色、粉红色或浅褐色。癌组织也有可能穿过软骨壁扩散至周围的肺实质。少数可侵袭至胸膜或纵隔，形成巨块。肿瘤的大小通常小于4 cm，切面呈灰白色，均匀质地。建议对支气管周围软组织取样，因为显微镜下肿物经常浸润超出可见的边缘。

3.2.19.4 组织病理学

软而具有光泽的黏液息肉样的癌细胞形态构成了肿瘤的外观，呈现出粉红色或者棕色的特点。这些瘤体表面的坏死现象也十分明显。尽管肺腺样囊性癌的确诊相对简单，但是其分类却存在一定的难度，主要分为三种类型：实性、筛孔状与腺管样。然而，由于肿瘤有可能展现多样的病理变化，因此很难准确判断其等级。如果病理学显微镜下显示瘤组织主要为实性生长，那么它的预后情况通常较差。从显微镜观察来看，这种肿瘤的部分区域由实性、囊状或腺管样结构组成，其中部分肿瘤细胞内包含均匀且浅蓝色的黏液样物质。此外，肿瘤间的间质细胞也会出现黏液样的改变，甚至可以达到显著的透明样变形态，从而使被挤压的上皮性肿瘤呈细长的线状或条索状。而在实体巢周围偶尔会出现类似于基底细胞的栅栏样结构。虽然肿瘤中的坏死现象和核分裂像很少见，但常常可见神经浸润，这是这个肿瘤的特点之一。近些年来，关于肺腺样囊性癌的高级别转化案例也有了许多报告，他们指出这类高级别转化的案例更容易产生淋巴结转移，并且预期寿命不超过1年，这使得这种类型的肺腺样囊性癌相较于实性生长为主的肺腺样囊性癌来说，预后会更差。高级别转化肺腺样囊性癌病例的特征包括：①无肌上皮存在；②细胞核显著增大，比典型核大3倍；③核多形性和显著核仁。

癌组织的扩散方式是浸透式生长，所以表面上的支气管上皮可能出现破损或者鳞化的状况，它与涎腺器官中的肿瘤类似。癌细胞相对较小且核深染，胞浆少，排列成圆柱状、梁状或实性条索样，呈腺体或小管状，由导管上皮及肌上皮两层上皮细胞构成，常可以看到大小不同的筛孔样结构，孔内充满了黏稠的嗜碱性的基底膜样物质。肿瘤间的纤维化间质可能会表现为黏液样变性，挤压上皮细胞呈纤细条索状，也有些排列成栅栏状，类似基底细胞样形态；很少见到坏死及核分裂像，大约38%的病例出现神经浸润现象，而且常在气管或支气管处发生跳跃式浸润。

3.2.19.5 免疫组织化学

免疫组织化学显示肿瘤细胞呈两层上皮细胞表达，腺上皮表型和肌上皮表型，表达广谱CK、低分子量角蛋白（CK8/18）、CK7、波形蛋白（Vimentin），S-100蛋白表现出局灶性阳性，同时也表达SMA和p63，但不表达TTF-1、CD56、CK20和CgA；部分肺腺样囊性癌中，CD117在细胞巢的内层细胞阳性表达；基底膜标记物，如Ⅳ型胶原、层粘连蛋白和硫酸肝素染色阳性。

3.2.19.6 分子病理学

尽管通过全外显子组测序揭示了头部及颈部的腺样囊性癌中存在的如MYB癌基因和NFIB转录因子等重要基因组变异，并且也发现了一些罕见的情况，即t（8；9）/MYBL1-NFIB基因融合；然而，我们并没有观察到与之相似的突变情况出现在支气管肺腺样囊性癌上。

Huo等通过Sanger测序法、ARMS法和二代基因测序等对4例肺腺样囊性癌患者进行了EGFR、KRAS、BRAF、ALK、PIK3CA、PDGFRA和DDR基因突变检测，发现没有基因突变，但也有案例报道存在EGFR基因突变和ALK融合基因，可以考虑靶向治疗。文献报道对18例肺腺样囊性癌患者进行了KIT基因突变检测，3例呈阳性表达，而18例患者中有50%的肿瘤组织显示KIT阳性表达。最近的研究表明，在肺腺样囊性癌病例中存在一种特定的染色体变异t（6；9）（q22-23；p23-24），这会产生MYB和NFIB的融合基因，从而引起MYB过量表达。同时，也有研究指出，MYB的表达程度与其病程进展有关联，被认为是一个不良预后的标志物。然而，对于肺腺样囊性癌的大规模临床试验仍需进一步探讨。

通过FISH或下一代测序检测MYB-NFIB和MYBL1-NFIB基因融合，有助于腺样囊性癌的诊断。

3.2.19.7　鉴别诊断

肺腺样囊性癌通常需与转移性涎腺癌、涎腺来源的支气管良性肿瘤、涎腺来源的恶性肿瘤，如上皮肌上皮癌、肺黏液表皮样癌、低分化鳞状细胞癌、基底细胞样鳞状细胞癌、小细胞神经内分泌癌、黏膜无色素性恶性黑色素瘤等多种疾病进行鉴别诊断。

（1）转移性涎腺癌，主要累及涎腺，根据患者的临床病史，可以较容易做出诊断。患者有涎腺肿瘤病史，在肺实质内有多发性灰白色小结节，排除了原发性涎腺癌。

（2）涎腺源性的支气管良性肿瘤，如基底细胞腺瘤和多形性腺瘤等，可能在局部呈现出类似原发性涎腺癌的管状或筛状结构，且这些结构可表达上皮和肌上皮标记；鉴别关键在于观察肿瘤的界限是否清晰，是否存在侵犯周围组织的情况。

（3）支气管涎腺源性的恶性肿瘤，包括肺黏液表皮样癌、上皮肌上皮癌等，鉴别诊断的重点在于组织学形态，肺黏液表皮样癌含有黏液细胞、表皮样细胞和中间型细胞，上皮肌上皮癌则缺少筛状结构。

（4）低分化鳞状细胞癌，在形态学上容易与实性型原发性涎腺癌混淆，但在浸润灶附近可见到鳞状细胞原位癌成分，免疫表型CK5/6和p40弥漫阳性，而CD117阴性。

（5）基底细胞样鳞状细胞癌，是预后更差的侵袭性高级别肿瘤，肿瘤细胞排列密集，形成团块状或巢团状，周边为基底样细胞栅栏状排列，部分肿瘤巢中可见腺样分化和局灶状坏死。免疫组织化学检测p63和CK5/6弥漫阳性，CD117多为阴性；而原发性涎腺癌的肿瘤细胞巢中肌上皮细胞p63阳性，腺上皮表达CK7，CD117阳性，显示两者在免疫表型上的不同。

（6）小细胞神经内分泌癌，细胞为小到中等大小，呈未分化的片状、条索状和巢状排列；细胞核较大，核染色浓，核仁隐约或偶见嗜碱性核仁，常出现病理性核分裂像，并有明显的坏死、出血以及挤压的假象。一般不具备肺腺样囊性癌中典型的筛状结构；免疫组织化学显示大部分为CK阳性，多数呈现经典核旁点状阳性，90%以上显示TTF-1阳性，CD117阳性程度不一，Ki-67阳性率一般在80%以上，神经内分泌标记物如Syn、CgA、CD56均呈阳性表达。

(7) 黏膜无色素性恶性黑色素瘤，罕见，肿瘤组织结构及瘤细胞形态有较大的变异性，包括上皮样细胞、梭形细胞、透明细胞、浆细胞样细胞等，细胞胞质内黑色素较少，核呈大圆形，核质比较大，含有嗜酸性核仁和核内包涵体，瘤细胞排列呈实体、腺泡状或肉瘤样。免疫组织化学显示肿瘤细胞表达S-100、SOX-10、HMB45、Melan A等标志物，CD117等也有不同程度的阳性。

3.2.19.8 预后

尽管被称为“低级别上皮癌”，肺腺样囊性癌仍然是一种具有潜在恶性度的肿瘤类型，它主要发生于气管及支气管上，并能通过气管或支气管黏膜下神经束浸润性生长，沿着气管或支气管管腔扩散到整个呼吸系统，约有三分之一的患者可能会因为病灶边缘没有完全清除而发生肿瘤复发，同时具有肿瘤远处扩散的风险。目前通过外科手术的方法如部分或者全部肿瘤切除已经成为首选治疗方法，可以有效地控制病情进展，同时也可以采用一些其他技术来治疗病变区域，比如使用热消融法对瘤体基底部实施烧灼以达到消除的目的（即所谓的“TACE”），而这些操作通常会结合常规的外科干预措施一起执行，从而提高治愈率；另外一种选择就是直接利用化学药物杀死肿瘤细胞的方法，也就是我们常说的“化疗”，这种做法虽然不能保证百分之百成功，但是却可以在一定程度上降低患者的痛苦程度，并在很大范围内减少疾病带来的负面影响，最后还有一类叫作“靶向治疗”的肿瘤治疗方法也逐渐在临床开展应用，这项技术旨在针对特定的基因突变，更精确地选择那些能够破坏特定蛋白质功能的关键酶作为攻击目标，以此实现精准打击的效果，这种方法治疗肿瘤也有可能会扩散到远处，通常是原发肿瘤发生几年后才会蔓延到远处，可能通过淋巴传播至纵隔淋巴结、腹膜后淋巴结，也可能通过血液传播至肝脏、骨骼、肾上腺等部位。对于可进行肿物完全切除的患者，其5年生存率达到100%，10年生存率为90%；而对于无法完全切除的患者，生存期较短，5年和10年生存率仅为33.3%～53%。肺腺样囊性癌的不良预后因素主要包括肿瘤分期、切缘阳性、实性生长方式、高级别转化、年龄超过60岁等。总的来说，肺腺样囊性癌是一种容易复发、经常伴有晚期转移的低度恶性肿瘤，主要发生在气管和支气管，临床上表现为轻度侵袭性，主要症状是干咳并伴有血痰，通过支气管镜检查和活检通常可以明确诊断，一旦确诊，首选手术治疗并辅以放化疗。

肿瘤进展缓慢，在切除后的10～15年内可能会发生局部复发，最终发生远处转移。预后不良与肿瘤诊断时的分期、手术时切缘阳性的患者年龄较大有关。

3.2.20 肺上皮-肌上皮癌

3.2.20.1 定义

肺上皮-肌上皮癌（epithelial myoepithelial carcinoma，EMC）是一种由双相上皮组成的恶性涎腺型肿瘤，由内层腺上皮细胞和外层肌上皮细胞共同组成。

3.2.20.2 临床特征

肺上皮-肌上皮癌常见症状为支气管梗阻，包括咳痰、发热和呼吸困难。肺上皮-肌上皮癌也可能无症状，特别是如果位于肺实质，影像学显示是界限清楚的均匀肿瘤。肺上皮-肌上皮癌是一种极为罕见的肿瘤，仅占肺原发性涎腺型肿瘤的3.8%，患者的发病平均年龄为56岁，没有性别差异。由此可见肺上皮-肌上皮癌与吸烟或其他导致肺癌的原因没有相关性。

3.2.20.3 大体病理特点

肺上皮-肌上皮癌通常是一种边界清楚、实性、均匀、白色到棕灰色的肿瘤。

3.2.20.4 组织病理学

肺上皮-肌上皮癌是由双相上皮构成的，由腺上皮和肌上皮构成。管状结构由内层的立方腺上皮细胞和外层的肌上皮细胞构成，腺上皮细胞具有均匀的细胞核，核体积小，可见嗜酸性细胞质。外层肌上皮细胞通常有透明的细胞质。核分裂像很罕见，也没有坏死。有些病例以肌上皮细胞为主，核异型性增加，这往往与更恶性的生物学行为相关。内层上皮细胞的细胞角蛋白强阳性，肌上皮标记物阴性。肌上皮细胞常表达S100、p40、p63和肌动蛋白，而CEA和HMB45为阴性。

3.2.20.5 免疫组织化学

肺上皮-肌上皮癌中的肌上皮细胞表达SOX10、calponin、S100、p40、SMA和p63，而管腔上皮细胞表达CK7和CAM5.2；上皮细胞成分一般不表达TTF-1，但偶尔少数病例可以表达。腺上皮和肌上皮细胞成分都可出现CD117的表达。

3.2.20.6 分子病理学

在一些肺上皮-肌上皮癌病例中可检测到HRAS、KRAS和NRAS的突变。

3.2.20.7 鉴别诊断

肺上皮-肌上皮癌需注意要和腺样囊性癌、多形性腺瘤进行鉴别诊断。MYB或MYBL1重排、筛状样结构、显著的浸润性生长，对于诊断相关肿瘤为腺样囊性癌并不是肺上皮-肌上皮癌具有重要的鉴别诊断意义；但这些病理特征在腺样囊性癌中并不总是存在。肌上皮标记物、CK标记、CD117对于这种情况下的鉴别诊断一般没有太多帮助。相对于多形性腺瘤来讲，肺上皮-肌上皮癌一般具有更多的导管腺样结构，并且往往没有黏液样或软骨黏液样基质。黏液腺的腺瘤也具有上皮和肌上皮两种成分，并且TTF-1为阴性，但与肺上皮-肌上皮癌有区别的是，黏液腺的腺瘤一般仅见于近端支气管，多是微囊性结构，同时可见嗜酸性分泌物，没有肌上皮增生而形成的实性肿瘤区域。

3.2.20.8 预后

大多数肺上皮-肌上皮癌是低级别的，在完全切除后少见复发。很少有纵隔淋巴结或远处转移的报道。较多核分裂像、肿瘤坏死、核多形性是不良的预后因素。

3.2.21 肺黏液表皮样癌

3.2.21.1 定义

肺黏液表皮样癌（mucoepidermoid carcinoma，MEC）是一种恶性涎腺型肿瘤，由黏液细胞、鳞状上皮细胞和中间型细胞组成。肺原发性黏液表皮样癌是一种来源于支气管混合性腺体的低度恶性肿瘤，形态学与涎腺肿瘤相似，WHO第5版的胸部肿瘤分类将其归类为涎腺型肿瘤，包括黏液表皮样癌、腺样囊性癌、上皮-肌上皮癌和多形性腺瘤，其中黏液表皮样癌是最常见的亚型。原发性肺黏液表皮样癌首次报道于1952年，一般认为起源于气管及支气管的浆液腺和黏液腺。肺黏液表皮样癌占支气管肿瘤的1%～5%，占全部肺肿瘤的0.1%～0.2%。依据组织和细胞的形态学特性，肺MEC可分为两大类别：低级别和高级别。由于肺MEC的发病率极其罕见，国内外的文献报道主要是针对个案或小样本进行的研究，因此在临床表现上并不具有明显的特异性，导致在病理组织形态学方面容易被误诊。

3.2.21.2 临床特征

肺黏液表皮样癌少见，患者年龄为4～78岁，近50%发生在30岁以下。大部分侵袭性生长，但大多数生长缓慢，病程较长，转移少见，肺MEC的发病可在任何年龄段，但大部分患者的发病年龄偏小。据国内文献记载，其平均发病年龄约为40岁，青少年群体也是高发群体。一般来说，这种疾病并无性别差异。有研究表明，在超过40岁的男性中，低级别更容易出现，而高级别则主要发生在年轻女性身上。其表现通常继发于气道阻塞或刺激，并伴有咳嗽、咯血和反复感染。这些症状有时会被误认为是哮喘，有些患者无症状。在CT上，肿瘤为圆形或分叶状肿块，常伴有梗阻的特征。占肺癌病例数少于1%，女性占比多，年龄范围较广，病因不明。这与吸烟无关，肺MEC可发生在气道的各个部位，其中以叶或段支气管最为常见，气管及左右主支气管或更小的支气管发生较少。Tae等人观察到主支气管占10%，肺段或肺叶支气管占75%，周围细小支气管占15%，右侧发生略多。

肺MEC分为四种类型：腔内息肉型、腔内外肿块型、管壁全层浸润型、外周型；其中腔内息肉型最为常见，典型表现为支气管腔内有与管腔长轴平行的圆形或椭圆形肿块，呈卵圆形或分叶状，可能伴有阻塞性肺炎或肺不张的症状。临床特点通常没有特异性，主要症状包括气道刺激症状，如咳嗽、咯血或由阻塞性肺炎引起的症状，其次可能有发热、咳痰或痰中带血、气促、胸闷、背部疼痛等。肿瘤主要生长在较大的气道内，会导致进行性阻塞性症状和体征，反复出现且逐渐恶化，部分患者可能表现为进行性加重的哮喘。约5%的患者可能没有临床症状。尽管肺MEC生长缓慢，但最终会导致局部侵袭和淋巴结转移，表现出进行性侵袭性。高级别的肺MEC患者常常发生肺门或远处淋巴结转移、骨转移或纵隔转移。肺叶或肺段支气管内结节灶伴远端肺组织不张和扩张支气管黏液栓形成，属于肺门型的典型表现。此外，有文献报道，肺

MEC容易发生钙化，这可能与黏液细胞分泌的黏液吸收不全导致钙盐沉积有关，尤其是低级别的情况。CT检查是一种无创且有效的方法。Kim等人的研究成果包括：首先，他们发现肿瘤的长度与其所在的肺叶或者肺段的气道方向一致；其次，经常伴随远离病变区域的肺叶出现的阻塞性肺炎或肺部的不完全扩张；最后，他们提出了“空气新月征”这一概念，指的是由于疾病部位对气道的堵塞导致周边存在含有气体的空间。此外，陈辉等人在他们的观点中指出，如果肿瘤仅限于支气管内部，那么它可能会呈现出类似支气管内的息肉样结构或者是仅仅显示出支气管壁的增厚；然而，若该肿瘤浸润生长到附近的肺组织，则可能被视为中心型的肿块并伴随有肺门或纵隔淋巴结的肿大；反之，若是肿瘤在支气管或气管边缘浸润性生长，通常会以周围型的肿块形式存在，并且常常会出现空洞和坏死的症状。

3.2.21.3 大体病理特点

众所周知，大部分肿瘤都在气道中出现，这些肿瘤主要位于大支气管内，包括主支气管、叶支气管和段支气管，形态类似息肉，并突入支气管管腔，导致临床出现支气管刺激和阻塞的症状。高级别肿瘤的浸润性更强。

肿瘤直径大小范围为0.5～6 cm，质地软或中等，其平均直径大小约为3厘米，切面可柔软或坚硬，颜色为白色、灰色或黄色，这取决于间质纤维化程度和黏液细胞数量，肿瘤有时可能是囊性的。

3.2.21.4 组织病理学

肺MEC的诊断主要是通过病理学检查来确定，手术是获取病理标本的主要方法。纤维支气管镜可在术前帮助确诊，但误诊率较高，而结合小样本病理和免疫组织化学可以提高诊断率。在形态学上，肺黏液表皮样癌的病理组织学形态与源自涎腺的黏液表皮样癌相似。肺MEC主要由黏液细胞、鳞状上皮细胞和中间细胞组成。黏液细胞形态为多边形或高柱形，胞浆淡染，呈弱嗜碱性，细胞核位于细胞一侧，细胞内含有黏液颗粒，细胞外有大量黏液，表皮样细胞形态为多边形，类似鳞状上皮细胞，细胞间有细胞间桥，但角化不完全，中间型细胞类似表皮基底层细胞。根据组织学形态和细胞学特点可分为不同类型，其中低级别肺MEC较常见，占75%～80%；其特点主要为常见囊性变、钙化，侵袭性较少见，片块状表皮样细胞区出现黏液细胞的斑块状聚集，细胞的异型性较小，病理性核分裂像少见。罕见的高级别的肺MEC，其特征通常表现为实性生长形态，主要组成成分是以鳞状上皮细胞为主，其中黏液性的细胞成分相对较为稀少，偶尔也会出现含有黏液样物质的小灶状区域。这种类型的细胞都呈现明显的异常形态学变化，且可以看到存在大量坏死区域。

此癌的特点是它由黏液细胞、表皮样细胞和中间型细胞组成，根据各种癌细胞的比例和异型程度，可将该肿瘤分为低级别和高级别两种类型。低级别肿瘤由不同数量的黏液细胞、鳞状上皮细胞和中间细胞组成。囊性区域通常多见黏液细胞，具体一般是以黏液细胞形成含黏液的小腺腔和囊肿为主，混有非角化鳞状上皮细胞和介于上述两种细胞之间的中间型细胞。实性区域包括中间细胞和/或非角化的鳞状上皮细胞。

透明细胞和嗜酸细胞的改变经常局部可见。核分裂像是罕见的。间质可出现钙化、骨化、渗出黏蛋白的肉芽肿反应。低级别肿瘤癌细胞的异型性小，核分裂像很少，通常无坏死。肿瘤呈局部侵袭性生长，很少发生转移，手术完全切除后预后良好。高级别的肿瘤非常罕见，其主要由非典型鳞状上皮细胞和中间细胞构成，可以观察到核分裂像和坏死现象，同时包含了极少数的黏液细胞及黏液成分，其癌细胞具有较大的异型性，核质比较高，核深染，核分裂像常可见到，并常常伴随着显著的坏死区域，肿瘤常侵犯肺实质和转移至肺门淋巴结，手术很难完全切除，预后常常不良。

3.2.21.5 免疫组织化学

肺黏液表皮样癌的TTF-1、Napsin A、SMA和S100均为阴性。可以进行黏液染色明确黏液成分的存在，肿瘤细胞中的鳞状上皮细胞p40、p63和CK5/6呈阳性；不表达肺的腺上皮标记物TTF-1和Napsin A，这点有助于与肺腺癌相鉴别，可检测到MAML2基因重排。

3.2.21.6 分子病理学

通过FISH检测CRTC1-MAML2基因融合，有助于肺MEC的诊断。

3.2.21.7 鉴别诊断

肺MEC的病例数量相对较少，在进行诊断时需要先排除头颈部涎腺肿瘤和肺内转移瘤的可能。特别是对于送检的小活检组织或穿刺标本，很难与其他肿瘤进行区分。由于包含了明显的表皮样成分和黏液细胞成分，低级别的肺黏液表皮样癌不容易被误判为其他肿瘤类型。黏液腺癌与高级别肺MEC容易混淆，两者都含有黏液细胞，能分泌PAS染色阳性的黏液。但是，黏液腺癌容易形成黏液湖和有不完整但异型性较小的腺上皮，腺上皮细胞为柱状，胞质较明亮，核位于基底部。肺MEC通常生长在支气管黏膜下，呈浸润性生长，在黏液腺周围存在着不同程度的表皮细胞或中间型细胞。对于高级别且分化较差的肺黏液表皮样癌需要与鳞状细胞癌/腺鳞癌进行鉴别诊断，肺MEC常见于大支气管管腔内，典型位置表现为主气道中呈现出息肉状结构，缺乏细胞的角化和角化珠生成，并且常常可以发现低级别的恶性黏液表皮样癌特征，鳞状细胞癌/腺鳞癌更可能出现在肺部的边缘区域，在腺鳞癌中明确存在腺癌和鳞状细胞癌成分，但这两种成分不会同时出现在同一个细胞团中，也不会出现表皮细胞散在黏液细胞中或表皮细胞环绕黏液腺体生长的现象。免疫组织化学检测中，TTF-1为阴性，CK7和P63为阳性，有助于鉴别诊断。肺腺样囊性癌也是一种唾液腺型肿瘤，在支气管内好发，CT影像上呈气管壁移行的弥漫环状增厚，多呈腔内浸润性生长，恶性程度高，发生于肺的，转移多见。肿瘤细胞较小，胞核深染，构成的腺体或小管呈圆柱状、小梁状或实性，常见特征性大小不同的筛状结构，肿瘤间质可有黏液样变性。癌细胞表达CK8/18、p63、Vimentin和SMA。肺部神经内分泌肿瘤的CT影像显示出息肉样的小结节，这种形态使得它难以区别于肺MEC。然而，通过显微镜下组织学中神经内分泌肿瘤独特的生长模式，并结合免疫组织化学检测神经内分泌标记物，如Syn、

CgA、CD56等，我们通常能够鉴别开来。

重要的鉴别诊断是要排除头颈部唾液腺肿瘤发生的转移。MAML2基因重排几乎只在肺MEC中可见，因此在某些病例中可以排除腺鳞癌。相较于腺鳞癌，高级别肺MEC的主要特征有：①位于靠近肺门的支气管内部；②存在从较低级别肿瘤到较高级别肿瘤的转变区域；③没有出现原位的鳞状细胞癌；④未见单一细胞的角化或者角化珠的产生；⑤缺少腺管样、腺泡性和乳头状的生长方式。

3.2.21.8 预后

外科切除肿物是肺MEC的标准治疗方法，根据一些报告显示，对于较低级别的病例来说，他们可能会有很长时间术后生存时间及较好的生活质量，可以保持良好的生活状态，即使进行了部分或全部器官摘除，病人也可以维持正常生命长达几年之久。那些经过淋巴结全面清扫并且没有出现任何区域性扩散的患者基本上是可以痊愈的。然而，由于高级别病例具有较强的浸润能力，尽管采取了一些治疗措施，但结果仍然不是很好。关于这种肿瘤的高级别类型，目前的研究数据并没有提供更好的更有效的治疗方法。但是最近有关非小细胞肺癌靶向治疗的发展使得人们有了新的思考方向，通过使用 EGFR-TKIs靶向药，这些药能够通过阻断特定基因的作用，从而阻止某些类型的肺小细胞肺癌的进展。

肺黏液表皮样癌是一种临床相对少见的肺部恶性肿瘤，其预后受多种因素的影响，总的来说，早期患者的预后比较好，晚期患者的预后一般较差。低级别肿瘤具有较好的生物学行为，肿瘤的生长速度较慢，浸润性较差，发生转移的风险较小，术后5年生存率比较高。而高级别肿瘤和低级别相反，浸润性和转移性较强，预后比较差，5年生存率较低级别肿瘤低。

有文献指出，肺MEC患者的预后受到其恶性等级（即分化水平）、TNM分期划分、肿瘤完全切除情况及有无淋巴结转移等因素影响，其中前述四个指标分别对应着1、5、10年的存活率为94.9%、68.9%和51.9%。另外，有团队的研究也指出，年龄、组织形态分类、淋巴结浸润、TNM分期都对肺MEC患者的未来预后状况产生影响。而从数据上看，低级别肺MEC的预后相对较好，高级别肿瘤则呈现出类似于其他类型非小细胞癌的不良结果。不完全切除和淋巴结转移是不良预后的因素。CRTC1-MAML2基因融合阳性病例有更好的生存率。

3.2.22 肺玻璃样变透明细胞癌

3.2.22.1 定义

WHO第5版的胸部肿瘤分类肺组织上皮性肿瘤中，新增加了三种实体肿瘤，分别为“细支气管腺瘤或纤毛黏液结节性乳头状肿瘤”（bronchiolar adenoma/ciliated muconodular papillary tumor，BA/CMPT）、胸部SMARCA4缺失的未分化肿瘤（thoracin SMARCA4-deficient undifferentiated tumor，SMARCA4-DUT）、肺玻璃样变透明细胞癌（hyalinizing clear cell carcinoma，HCCC），肺HCCC可能是起源于血管周上皮的一种良

性肿瘤，即“糖瘤”。透明细胞癌是一种低度恶性上皮肿瘤，有索状、小梁和透明嗜酸性细胞巢浸润在黏液透明变和富于细胞纤维间质的背景下。这个定义涵盖了以下几个关键点：①低度恶性上皮癌；②癌细胞呈现出条索状、巢状或梁状排列；③癌细胞的胞质是透明的或者偏嗜酸性的；④肿瘤背景是黏液性的，呈透明样，有富含细胞的纤维性间质。

3.2.22.2 临床特征

肺原发HCCC少见，主要引起中心部位阻塞、咳嗽和呼吸困难的症状，很少见咯血。透明细胞癌是一种罕见的肺癌；年龄范围为30～66岁，女性占比略高；国内外文献报道的病例数量大约为20例，仅占肺原发性肿瘤的不到0.09%。最近，国内李媛教授团队总结了8例肺原发性涎腺型透明细胞癌的临床病理学和分子遗传学特征，这是迄今为止最全面的报道。患者发病年龄范围为30～66岁，女性稍多见。

3.2.22.3 大体病理特点

肿瘤相对局限，呈棕白色，无纤维包膜包裹，切面也呈棕白色；可侵犯支气管软骨，大小从0.9 cm到3.5 cm。

3.2.22.4 组织病理学

肺HCCC由小到中型的细胞组成，细胞排列成索状、巢状或小梁状，胞质透明或淡嗜酸性，胞质内少有黏液分泌，一般无角化珠形成，核异型性小，核分裂象罕见，无坏死，背景中黏液透明基质与纤维性基质交替出现。肿瘤可出现神经浸润，肿瘤周围可见淋巴细胞浸润。细胞质呈透明或苍白样，细胞浸润在索巢和小梁中，间质呈现黏液样或透明样纤维间，核分裂像很少，未见坏死。偶尔可见胞浆内黏液。肿瘤细胞CK7、高分子量细胞角蛋白（34βE12）、CK5/6、p63和p40均呈阳性。EMA、CAM5.2、CK19和CK14也可呈阳性。肿瘤细胞中TTF-1、Napsin A、CK20、S100、SMA、突触素和嗜铬粒蛋白呈阴性。

组织病理学诊断标准：①肺部肿瘤通常是一个孤立的、边界明确的结节，没有包膜；②透明细胞肿瘤由大量的胞质透亮的细胞组成，其大小相对一致，为多角形、圆形或梭形，细胞界限清楚，有些胞质呈现出嗜酸性颗粒；③因其胞质内含有糖原，PAS染色呈强阳性，对淀粉酶消化敏感；④薄壁窦样血管。

WHO第5版的胸部肿瘤分类中肺HCCC的诊断标准如下：①不同比例的胞质透明和胞质嗜酸性的低级别上皮细胞，分布于黏液透明变和硬化性间质背景上；②EWSR1-ATF1基因融合。

3.2.22.5 免疫组织化学

肿瘤细胞表达CK7、高分子量细胞角蛋白（34βE12）、CK5/6、p63和p40，有文献报道也可表达EMA、CAM5.2、CK19和CK14，不表达CK20、TTF1、Napsin A、S100、SMA、CgA和SYN。

3.2.22.6 分子病理学

绝大多数肺HCCC具有EWSR1-ATF1基因融合，个别病例报道了一种新的融合，即EWSR1-CREM融合，这种分子异常也存在于原发头颈部HCCC中，需要留意的是，在多种恶性肿瘤中都会发现EWSR1基因的重排，比如淋巴造血系统肿瘤、尤文氏肉瘤、促结缔组织增生性小圆细胞瘤、透明细胞肉瘤、黏液软骨肉瘤和黏液性脂肪肉瘤。而且EWSR1-ATF1融合基因也不是肺HCCC所特有的，在透明细胞肉瘤、血管瘤样纤维组织细胞瘤、血管肉瘤和软组织肌上皮肿瘤中也可出现，EWSR1-ATF1融合存在于所有报道的病例中。

3.2.22.7 鉴别诊断

肺HCCC通常需要与透明细胞型鳞状细胞癌、肺黏液表皮样癌、透明细胞型的肺肌上皮癌、肺实体型腺癌、转移性肿瘤进行鉴别诊断。

（1）透明细胞型鳞状细胞癌：肺原发HCCC可以出现鳞状上皮化生且表达鳞状上皮标记p40、p63及CK5/6，因此需要与透明细胞型鳞状细胞癌进行鉴别。肺HCCC中可以检测到EWSR1-ATF1基因融合，但其中有些肿瘤细胞表现出更显著的细胞异型性和频繁出现的核分裂像，这些肿瘤通常是无法通过检测EWSR1-ATF1基因融合来区分的。

（2）肺黏液表皮样癌：因为它的起源和肺黏液表皮样癌有相似之处，而且可能产生黏液或者形成类似皮肤鳞状上皮的区域，所以我们必须对这两种肿瘤加以鉴别。这种肿瘤主要包含三种类型的细胞：黏液细胞、表皮样细胞和介于二者之间的中间型细胞，并可通过特定的MAML2基因重排来鉴别诊断。

（3）透明细胞型的肺肌上皮癌：当肺的肌上皮癌显出透明细胞形态，就需要注意它是否被误诊为肺HCCC。从外观来看，肺肌上皮癌的构成细胞主要是肌上皮细胞，缺乏管状或腺体形态，核异型性很大，核分裂像和坏死也很常见，然而，肺HCCC很少出现核分裂像，也通常没有坏死的情况，在免疫组织化学特性方面，肺肌上皮癌会表达肌上皮标志物（如SMA、Calponin、S-100、GFAP），而肺HCCC则不会表达上述抗体，至于分子病理学方面，尽管肺肌上皮癌也会存在EWSR1基因重排的现象，但是它们产生的融合方式却是EWSR1-PBX1、EWSR1-ZNF444和FUS-KLF17等等，这与肺HCCC有所区别。结合组织学形态、免疫表型与分子病理学特点可以鉴别两者。

（4）肺实体型腺癌：实体型肺腺癌肿瘤细胞可呈透明细胞特征，但免疫组织化学标记表达TTF-1及NapsinA。

（5）转移性肿瘤：其特征是呈现出与其他器官产生的类似于透明细胞类型的组织学结构，通过对患者的疾病历史记录及其病变的位置来识别这种特殊情况是非常重要的，例如，它通常以肺周边型的而不是中心型的方式出现；此外，可以通过使用特定的抗体技术检测这些特定标志物来自行区分它们是否属于不同的种类，比如转移性肾透明细胞癌或卵巢转移性透明细胞癌、肾血管平滑肌脂肪瘤等。转移性肾透明细胞癌有肾脏肿瘤病史，而且瘤细胞表达上皮标记，表达PAX8、CAIX、CD10、Vimentin等免疫组织化学标记，肾血管平滑肌脂肪瘤中的肿瘤细胞很少具有异型性，核分裂像少见，免疫组织化学标记 HMB45 和 Malan A 阳性，不表达S-100 或仅局部病灶表达。

3.2.22.8 预后

肺HCCC是低度恶性肿瘤，病程缓慢，临床治疗以手术切除为主。在20例患者完成手术切除后，仅有1例出现了支气管旁的淋巴结转移的情况；而在18例患者的术后随访期间，从6个月到181个月，仅有1例出现了复发。

3.2.23 肺肌上皮瘤和肺肌上皮癌

3.2.23.1 定义

肺肌上皮肿瘤（myoepithelioma and myoepithelial carcinoma）是一种非常罕见的肿瘤，与软组织、涎腺、骨骼和皮肤中的肿瘤具有相同的形态学、免疫表型和遗传特点。术语“肌上皮瘤”用于良性肌上皮肿瘤，而恶性肌上皮肿瘤被称为“肌上皮癌”。

3.2.23.2 临床特征

非常罕见，多见于成年人，肺肌上皮癌主要发生于儿童，部位常位于气管/支气管内、肺实质内，也可发生于胸壁、纵隔和心脏，CT显示气管内息肉样或带蒂，肺实质内界限清的结节或伴有钙化的不规则肿块，影像学显示中央支气管内肿瘤边界清楚，均匀，息肉样和无蒂，而实质内肿瘤是界限明确的结节或不规则的有钙化的肿块。部分患者出现咳嗽，伴或不伴咯血和呼吸困难，提示中央梗阻。肺肌上皮肿瘤非常罕见，通常发生在成人，这与吸烟或其他致癌物没有关联。

3.2.23.3 大体病理特点

肿瘤一般大小在1.5 cm到13 cm之间，出现出血坏死情况的恶性肿瘤往往体积较大，它与软组织、涎腺、骨和皮肤中相应的肿瘤在形态学、免疫表型和遗传学特征上具有相同之处，肌上皮肿瘤可能表现出边界清楚或浸润性，切面颜色为黄褐色。它们的大小从1.5～13 cm不等，恶性肿瘤的体积更大，恶性肿瘤可能出现坏死和/或出血。

3.2.23.4 组织病理学

肿瘤没有导管或腺管状结构，仅仅是由肌上皮细胞构成，其形态各种各样，可呈上皮样、浆细胞样或梭形细胞等，常常排列成巢状、网状、梁状、条索状或片状，存在于黏稠物质、黏液软骨样或透明细胞基质中，肌上皮癌有明显的细胞多形性、核异型性、显著的核分裂像以及片状坏死，瘤细胞呈浸润性生长。

3.2.23.5 免疫组织化学

肿瘤细胞表达CK、EMA、S-100，不同程度表达P63、SOX10、SMA、GFAP，肌上皮瘤和肌上皮癌完全由肌上皮细胞组成，没有导管或管状结构。肌上皮瘤呈多分叶状，细胞从上皮样或圆形、透明到浆细胞样，可排列为片状、巢状、网状或小梁状，嵌入黏液样、黏液软骨样或透明基质中。肌上皮癌常表现为明显的细胞核异型性，显著的多形性，核分裂像数量增加，出现坏死和浸润性生长，肿瘤细胞表达EMA、S100、p63、p40、SOX10、SMA和GFAP。

3.2.23.6 分子病理学

在肺肌上皮肿瘤的患者中，EWSR1基因的重排是一种常见现象，大约有50 %的病例会出现这种情况。这些病例中存在多个融合伙伴，如POU5F1、PBX1、ZNF444、KLF17、PBX3和ATF1，然而，FUS基因的重排也在某些病例中出现。肌上皮癌的一个亚群存在SMARCB1的纯合子缺失。

约50%有EWSR1基因重排，伴多种不同的基因融合，偶尔有FUS基因重排，鉴别诊断需除外转移性肿瘤，可以检测到EWSR1或FUS的重排。

3.2.23.7 鉴别诊断

最重要的是需除外转移，肺肌上皮肿瘤中陷入的或者反应性的肺泡细胞会表达TTF-1，要注意和肿瘤性的TTF-1阴性上皮成分鉴别，后者的存在可能会提示肌上皮肿瘤之外的其他涎腺型肿瘤（如上皮-肌上皮癌、腺样囊性癌、多形性腺瘤）。肌上皮肿瘤中也可以有突然出现的鳞状表现的细胞巢或桑葚体，不要误判为鳞状细胞癌的证据；免疫组织化学S100及SMA阳性，有助于排除鳞状细胞癌。

3.2.23.8 预后

出现坏死，≥5个核分裂像/mm²与预后较差相关。

3.2.24 肺神经内分泌肿瘤

肺神经内分泌肿瘤（NEN）包括典型类癌（TC）和非典型类癌（AC），以及神经内分泌癌（NEC），包括大细胞神经内分泌癌和小细胞癌（SCLC）。在报告这些肺部肿瘤时，应使用诊断术语“小细胞肺癌”和“大细胞神经内分泌癌”，而不是使用术语“神经内分泌癌”和其亚型。多达5%手术切除的SCLC和LCNEC具有其他非小细胞癌（NSCC）的组织学成分，如腺癌或鳞状细胞癌，与SCLC和LCNEC相比，类癌通常没有NSCC的成分。

3.2.24.1 弥漫性特发性肺神经内分泌细胞增生

（1）定义

弥漫性特发性肺神经内分泌细胞增生（ diffuse idiopathic pulmonary neuroendocrine cell hyperplasia，DIPNECH）是一种与肿瘤相关的肺神经内分泌细胞多灶性增生。这是一种可能发展为类癌肿瘤的浸润前肿瘤，是一种出现在支气管及小支气管表面的孤立且成行分布的肺神经内分泌细胞，或呈现出广泛的小结节状生长的病变。肺神经内分泌细胞具有摄入胺前体和脱羧基功能，其大多以单个散在分布于支气管和细支气管黏膜上皮细胞之间或黏膜下腺上皮细胞之间，少数以线性排列。DIPNECH好发于40～60岁的成人，女性稍多。病变常见于气道或肺间质纤维化或支气管扩张等患者，这种病变是否是一种局限性的癌前状态尚未确定。

(2) 临床特征

临床症状表现为收缩性毛细支气管炎，它表现为长时间咳嗽、呼吸困难和喘息，并经常被误诊为哮喘，无症状患者通常是高分辨率CT偶然发现的。这些患者常因多发性双侧肺结节而怀疑有转移瘤。在CT上，双粘连综合征的特征是空气滞留、细支气管壁增厚、支气管扩张和伴黏液堵塞，常见多发双侧小结节（<5 mm），结节≥5 mm的可能是类癌肿瘤。通常发生在不吸烟者中，更常见于女性。

(3) 大体病理特点

神经内分泌细胞增生肉眼不可见，肿瘤可见为5 mm的灰白色结节。

(4) 组织病理学

病理变化仅限于细支气管黏膜上皮内，显示出过量增生的神经内分泌细胞数量增多，这些细胞可以以孤立或者成线的形式出现，也可以聚集在一起构成一个小巢状结构，甚至可能覆盖整个气道的表面并替代它们的正常功能，这可能会导致气道变得狭窄，但不会突破基底膜。神经内分泌细胞较小，排列不整齐，核形不一、核深染，神经内分泌细胞有圆形、椭圆形或梭形的细胞核，染色质呈胡椒盐样，有部分呈嗜双色或嗜酸性细胞质的情况。侵入细支气管壁以外的神经内分泌细胞的结节性增生被归类为肿瘤细胞。

(5) 免疫组织化学

DIPNECH表达神经内分泌标志物（嗜铬粒蛋白、突触素、CD56）、全细胞角蛋白和TTF-1，而p40/p63和高分子量细胞角蛋白均为阴性。

(6) 分子病理学

虽然DIPNECH的发病机制尚不清楚，但某些情况可能诱发神经内分泌细胞增生，包括慢性肺部疾病、间质纤维化、气道炎症和/或纤维化、感染和低氧血症状态。罕见病例与多发性内分泌瘤Ⅰ型相关，缺乏可重复的基因改变。CD10、GRP（bombesin）、mTOR和p70S6K和SSTR2通常在DIPNECH中上调，而p53、p16和Ki-67通常局部表达。在EGFR、KRAS、KIT、PDGFR、MET或ALK中未见基因改变的报道。

(7) 鉴别诊断

DIPNECH主要与细支气管上皮的基底细胞不典型增生及肺间隔平滑肌增生相鉴别，细支气管上皮的基底细胞不典型增生，基底细胞数量增多，排列较规律，大小、形状较一致，免疫组织化学神经内分泌标记阴性。肺间隔平滑肌增生，免疫组织化学神经内分泌标记阴性，但SMA等肌源性标记阳性。DIPNECH必须与类癌肿瘤或气道炎症、肉芽肿、纤维化或高海拔地区引起的局部反应性神经内分泌细胞增生相鉴别。在75%的类癌肿瘤周围的非肿瘤性肺实质中，偶然可见神经内分泌细胞增生。

(8) 预后

神经内分泌细胞增生的患者预后良好，肺结节生长缓慢。生长抑素类似物治疗似乎不能控制肿瘤进展。

3.2.24.2 肺类癌

（1）定义

典型肺类癌（typical carcinoid，TC）和非典型类癌（atypical carcinoid，AC）是源自支气管黏膜上皮和黏膜下腺体中的神经内分泌细胞的两种肿瘤类型。类癌是一种神经内分泌恶性肿瘤，具有分化良好的类器官结构。有两种亚型：典型的类癌（TC；2个核分裂像/2 mm^2和缺乏坏死）和非典型类癌（AC；具有2～10个核分裂像/2 mm^2和/或坏死灶，通常呈点状）。

（2）临床特征

累及节段性及较大气道的中央型类癌患者可能表现为与支气管梗阻相关的症状，包括咳嗽、喘息、咯血和肺炎。此外，这些症状也可能类似于哮喘。在支气管镜检查中，中央类癌表现为支气管内病变、息肉样病变。外周类癌通常无症状，罕见与激素分泌相关的症状（如类癌综合征或库欣综合征）。影像学上通常形成中央结节或肿块，呈分叶状，轮廓良好。它们在增强CT上显示明显的衰减增加。少数病例可检测到间质骨化引起的钙化。远处转移在TC中很罕见（<5%），但在AC中很常见（20%～30%）。肺类癌的典型远处转移部位包括肝、骨和脑。在小部分肺类癌中，20%～30%的Ⅳ期肺类癌患者存在脑转移。类癌也有转移到异常部位的倾向，包括皮肤、眼和卵巢。局部淋巴结转移分别发生在约10%和50%的TC和AC病例中。肺类癌是一种极为罕见的疾病，它占所有肺部恶性肿瘤的百分之十。TC与AC的比例约为8∶1～10∶1。肺类癌在儿童肺肿瘤中占很大一部分，主要发生在青春期后期。没有发现导致类癌肿瘤发生的危险因素。有人提出吸烟，但迄今为止还没有发现烟草损害出现的基因改变特征。遗传因素包括遗传性多发性内分泌瘤中的MEN1基因突变Ⅰ型，其中AC最常见。

上海交通大学附属胸科医院2000—2009年9345例肺癌手术切除标本统计分析显示，该类肿瘤约占全部手术切除肺癌的0.67%。该医院手术切除3例肺类癌肿瘤标本分析显示：患者男女性别比为2.2：1，典型类癌平均年龄43岁，不典型类癌平均年龄45岁，大部分为Ⅰ期病例（84.4 %，占比27/32），而非典型类癌在5年后无进展生存率达到了100 %。另外，非典型类癌在5年后无进展生存率也是92.9%。

（3）大体病理特点

肿瘤可以是中央型，亦可位于肺外周部，肿瘤境界清楚，切面呈灰白或灰黄，质软或中等，通常没有见到坏死。中央类癌边界清楚，呈结节状肿块，通常在支气管内，可能带蒂。外周性肿瘤可能与气道没有明显的联系。根据定义，神经内分泌细胞增殖≥5 mm被归类为类癌肿瘤。Tc通常比AC小，但大小并不是一个区分标准。类癌为灰色到黄色，可显示出血区域。它们可能是软的或硬的，如果它们含有骨组织，也可能是硬的。引起支气管阻塞的肿瘤可能与继发性脓肿和/或支气管扩张有关。

（4）组织病理学

类癌的细胞体积适中，具有器官样结构特征。细胞核呈圆形或卵圆形，染色质细腻而均匀分布，核仁不显著，胞质数量少到中等。瘤细胞排列成器官样、小梁状、岛屿状、栅状、假腺样或菊形团样，少数病例瘤细胞可呈梭形细胞、透明细胞和印戒样细胞，间质为富于血管的纤维组织。典型类癌的瘤细胞核一般较规则，有时可能出现轻度非典型或多形性，很少见核分裂像，通常无坏死，可根据核分裂数和有无坏死将其分为典型类癌（TC）和非典型类癌（AC）。TCs和ACs都是分化良好的。然而，在临床上，TC是低级别的，而ACs是中等级别的。细胞差异只与核分裂像和/或坏死有关。TCs的有丝分裂计数为<2个核分裂像/2 mm^2，无坏死。ACs有2～10个核分裂像/2 mm^{2}和/或可能有坏死，通常是局灶性和斑点状的。神经内分泌形态的定义是类器官生长模式，包括小梁、岛状、栅栏状、带状、滤泡样、假腺状或实体排列，而真正的腺样或乳头状并不常见。肿瘤细胞大小较一致，核染色质呈细颗粒状，中等至丰富的嗜酸性细胞质，核仁不明显，染色质呈细至粗颗粒结构。肿瘤细胞体积小至中等大小，呈立方形、多边形或梭形。

（5）免疫组织化学

免疫组织化学染色显示肿瘤细胞大多表达CK，约20%的病例可不表达CK，表达神经内分泌标记物，如嗜铬粒蛋白A、突触蛋白、CD56、INSM1。在典型和非典型类癌中，Ki-67指数表达不同。对于典型类癌，其Ki-67指数较低，而对于非典型类癌，其Ki-67指数则偏高。电镜下，肿瘤细胞胞质内含有直径为100～400 nm的电子致密核心有界膜分泌颗粒。类癌对低分子量的细胞角蛋白呈阳性，但对高分子量的细胞角蛋白缺乏反应性。TTF-1在周围型肿瘤中倾向于呈阳性，而在中心型肿瘤中则呈阴性。Ki-67指数为5%的肿瘤更有可能是AC，但这不是一个绝对的临界值。

（6）分子病理学

目前还没有公认的肺类癌的分子检测方法。

弥漫性特发性肺神经内分泌细胞增生被认为是类癌的一种侵袭前病变。神经内分泌细胞增生可是气道纤维化和炎症的继发性反应，在这种情况下可发生类癌。同源盒蛋白/神经发育转录因子（OTP）在下丘脑神经内分泌系统的发育中起着关键作用，在弥漫性特发性肺神经内分泌细胞增生和类癌中表达，而在正常神经多糖分泌细胞中不表达，提示OTP基因在肺类癌的发展中发挥作用。基因组研究表明，肺类癌（NET）的基因突变率较低，显著突变的基因包括MEN1、EIF1AX和ARID1A。MEN1是最常见的突变基因，有11%-22%的病例发生体细胞突变。与SCLC和LCNEC不同，TP53和RB1肿瘤抑制基因的突变在肺类癌（NET）中极为罕见，而少数显示TP53突变，通常在SCLC和LCNEC中发现。在肺类癌中已经发现了三个分子类群。所有MEN1突变都出现在AC富集组中，具有高水平的UGT和CYP基因，高水平的ANGPTL3和ERBB4，低水平的OTP和TTF-1。另外两组主要由TC组成：一组显示高水平的ASCL1和DLL3，EIF1AX突变，另一组有低水平的SLIT1和ROBO1，表达HNF1A和FOXA3。少数类癌（NETs）有不寻常的遗传发现，具有高水平的免疫检查点受体和配体（包括PDL1和CTLA-4），这与LCNEC和SCLC相似，甚至更高表达，这些需要更多的研究来验证和确定这些基因的发现与临床的相关性。

（7）鉴别诊断

对于类癌与非典型类癌之间的区分关键在于其肿物尺寸差异，前者的直径常常小于5 mm。当通过支气管镜检查确诊为典型的类癌时，必须考虑肿瘤的大小因素，以免误诊。对肺类癌、大细胞神经内分泌癌和小细胞肺癌的区别可以通过观察它们的坏死程度、核仁状况以及核分裂像数量来判断，通常情况下，如果发现有超过10个/每10个显微镜高倍视野（HPF）的核分裂像数目，那么后两种肿瘤的可能性较大，一旦出现了大量坏死，则不太可能是非典型类癌。三者的鉴别诊断在手术标本上一般较容易，但对某些存在明显挤压的小活检标本则需要特别注意，因为发生机械性损伤时，细胞结构和形态看不清楚，尤其是核浆比无法判断。然而，若没有明显可见的坏死和核分裂像，仅通过免疫组织化学标记来判断神经内分泌肿瘤类型可能会导致将肺类癌错误地分类为小细胞肺癌的情况。因此，需要进一步确定Ki-67指标以确保诊断的准确度。如Ki-67指数较低，对于小细胞肺癌的确诊必须谨慎对待。同样地，也有类癌被误判为小细胞肺癌的病例。据报道，小细胞肺癌的Ki-67指数通常超过50%，而低于20%的Ki-67指数并不足以支持其作为小细胞肺癌的诊断依据。此外，肺原发性类癌也需与转移性类癌和不典型类癌进行鉴别。除有肿瘤病史外，TTF-1、CK7和CK20的抗体组合也可用于鉴别胃肠道来源且分化良好的转移性神经内分泌肿瘤。之前的研究认为，TTF-1在支气管肺癌中的表达存在差异。最近，Rosa等人报告了肺部神经内分泌细胞可以表达TTF-1，一些肺癌也能表达TTF-1，然而，非肺原发的神经内分泌肿瘤通常不会表达TTF-1。Du等报道，TTF-1只在原发性肺类癌中表达，而且主要表达在周围型病变中。Schmitt等研究了604例胃肠胰肿瘤，发现仅有0.7%的TTF-1为阳性。此外，CK7多数表达在肺肿瘤，而CK20多表达在胃肠道，依据上述指标，基本上可以鉴别诊断类癌的原发部位。

肺类癌的鉴别诊断也包括来自其他地方的转移性类癌，特别是那些在胃肠道中的类癌。胃肠道和胰腺类癌通常为TTF-1阴性，但经常表达CDX2或PAX8。核分裂像是鉴别肺类癌、SCLC和LCNEC最重要的形态学特征，但在小活检中可能难以确定。在这种情况下，Ki-67扮演着重要的角色，因为指数>30%更有可能是SCLC或LCNEC。涎腺型肿瘤也可出现同样的病理形态，通常为神经内分泌标志物阴性。肺黏液表皮样癌通常表达p40，并有胞浆内黏液。肺腺样囊性癌显示CAM5.2双重染色，在导管/管腔细胞中强表达，在肌上皮细胞中弱表达，p63和S100在肌上皮细胞中均呈阳性。在60%～90%的病例中，肺腺样囊性癌也可通过FISH进行MYB-NF/B或MYBL1-NFIB融合检测。乳腺癌可能ER和/或PR呈阳性，而神经内分泌标志物通常为阴性。然而，在一些类癌肿瘤中，已经有ER和PR阳性染色的报道。甲状腺癌可出现TTF-1、甲状腺球蛋白和PAX8阳性。类癌与副神经节瘤的区别主要基于形态学。对于HMB45、S100和SOX10这些黑色素瘤的标志物，黑色素瘤表现出阳性反应，然而，神经内分泌的标志物则呈阴性。TC和AC不能在小活检中区分，需要切除诊断。

（8）预后

核分裂像计数是最重要的预后预测因子。作为TNM分期的淋巴结转移是一个独立的预后因素，鼓励手术切除过程中做根治性淋巴结切除术，尤其是AC。通过气腔的扩散，高肿瘤分期、阳性淋巴结状态、高Ki-67指数，存在血管内癌栓与总生存期和进展时间有关。

3.2.24.3 小细胞肺癌

（1）定义

小细胞肺癌（SCLC）是一种恶性上皮性肿瘤，主要由小细胞肿瘤细胞组成，细胞胞浆较少，核染色质呈细小颗粒状，核仁不明显或缺失，可见核分裂像，常出现坏死。大多数SCLC会表达神经内分泌标志物，约占肺癌发病率的10%～20%。以前这种肿瘤也被称为燕麦细胞癌、小细胞间变性癌或未分化小细胞癌。肿瘤大多位于肺门或肺门旁，少数位于周围肺组织。患者主要分布在中老年人群中，男性占比超过80%，吸烟者占比超过85%；生长速度快，早期易转移，且常产生异位激素，常见于胸膜和纵隔，并且常引发上腔静脉综合征。

（2）临床特征

SCLC的症状与其他所有癌症相似。大约15%的神经系统无症状的患者在脑MRI上检测到转移灶。SCLC约占全球所有肺癌诊断病例的15%。在美国，男女患者的发病率在20世纪80年代中期/90年代末达到顶峰，并一直在下降。尽管在亚洲和东欧，某些高吸烟率国家的比率在21世纪初开始上升，但最近有报道称出现稳定或略有下降的趋势。大多数SCLC发生在有严重吸烟史的患者中，SCLC很少发生在从不吸烟的患者中。

（3）大体病理特点

肿瘤大多位于肺门或肺门旁，肿瘤境界清楚，切面呈灰白色，质硬，常可见坏死。SCLC通常肿物体积较大，不可切除，可能与支气管压迫和结节受累有关。肿瘤表面呈棕褐色，可见坏死，大约5%的癌发生在周围组织上。

（4）组织病理学

从组织学的角度来看，小细胞肺癌的肿瘤细胞通常呈现出较为一致的外观，其显著特点在于它们的体积相对较小，且不超过处于静息状态下的淋巴细胞的1/3大小。这些细胞往往表现为类似淋巴细胞或者燕麦形状，并且它们的核位置居中，而细胞质则相当稀薄，使得细胞边缘难以分辨清楚。细胞通常比3个小的淋巴细胞直径小，核仁缺失或不明显，肿瘤细胞通常是密集的，片状生长，坏死细胞和凋亡细胞常见。瘤细胞呈小巢状或小梁状排列，周围呈栅状结构，在高倍光学显微镜下，核膜不规则，染色质呈粉尘状，核仁模糊不清，核分裂像较多，肿瘤内常可见广泛的坏死，小血管壁可见嗜碱性物质沉积，即Azzopardi现象。复合型小细胞癌是指在SCLC中混合NSCLC成分，包括鳞状细胞癌、腺癌和大细胞癌，有时还包括梭形细胞癌或巨细胞癌，其中NSCLC成分应占比超过10%，病理报告中必须说明NSCLC的组织学类型。

（5）免疫组织化学

癌细胞表达CK（包括AE1/AE3），常常呈核旁点状阳性，同时，这些癌细胞也表达神经内分泌标志物，如Syn、CgA、CD56和NSE，Syn和CD56常常呈强烈且广泛的阳性，但是CgA则可能只出现局部或局部病灶的阳性，特别是CD56，具有最高的敏感性。但约有10%的SCLC不表达神经内分泌标记物。此外，SCLC表达TTF-1和CD117，小细胞肺癌CD117的阳性率超过60 %。SCLC肿瘤细胞的Ki-67指数通常较高，一般超过50%，平均值在80%。电镜显示，约2/3的病例中存在直径100～200nm界膜分泌颗粒。

SCLC中细胞角蛋白如AE1/AE3和CAM5.2常为阳性，通常具有核旁点状阳性特点，但对高分子量的细胞角蛋白为阴性；一半的病例CK7呈阳性，CK20一般呈阴性；大部分小细胞肺癌显示神经内分泌标志物如嗜铬粒蛋白、突触素和CD56（NCAM）呈阳性，其中CD56（NCAM）最为敏感但特异性较低。嗜铬粒蛋白的染色可能较弱和局部病灶阳性，在大约5%～10%的病例中，SCLC可能对所有这三种标记物均为阴性。INSM1已被证明是一个持续可靠的标记，特别是在SCLC中。ASCL1（hASH1）正在成为神经内分泌分化的另一个标志物，但其在SCLC中的价值还需要进一步评估。TTF-1在90%～95%的SCLC中表达已被报道，这取决于所使用的克隆型号，但在小细胞癌中，它对肺来源没有特异性。Napsin A在SCLC中为阴性。p63和p40在SCLC中一般为阴性，有局灶性染色报道，但未观察到弥漫性核染色。绝大多数的SCLC显示RB1蛋白缺失和p53过表达或无表达。Ki-67虽然不是SCLC或神经内分泌肿瘤（NETs）诊断标准的一部分，但可能在挤压活检中有用，以避免误诊为类癌肿瘤。据报道，SCLC的Ki-67指数为65%～100%，典型类癌<5%，有报道称，在非典型类癌中其增殖率高达30%。在几乎所有的病例中，非常高的增殖率将排除类癌肿瘤，而非常低的增殖率将排除SCLC。

（6）分子病理学

分子检测在SCLC的诊断中还没有确定的作用。SCLC的全基因组测序显示TP53和RB1均发生了双等位基因的改变。

TP53和RB1双等位基因功能的丧失在SCLC中常见。此外，显著突变的基因有CRACD（KIAA1211）和COL22A1、RGS7和FPR1，它们参与G蛋白偶联受体信号转导。两种组蛋白乙酰化酶（CREBBP和EP300）常发生失活突变，FMN2和NOTCH家族基因常发生破坏性突变。在ASPM、ALMS1和PDE4DIP基因（参与中心体功能）和XRN1中发生了显著的突变。大多数的SCLC都下调了Notch信号通路。具有激活的膜外Notch结构域（NICD）的TP53/RB1敲除小鼠模型被发现肿瘤数量减少、增殖率较低、神经内分泌表达减少，以及生存时间增加。这些发现确认了Notch信号在SCLC中扮演着肿瘤抑制和神经内分泌分化的调控角色。报道的体细胞基因拷贝数改变包括MYC家族基因MYCL（MYCL1）、MYCN、MYC、FGFR1和IRS2的扩增，3p基因FHIT（3p14）和ROBO1（3p12）。

（7）鉴别诊断

SCLC和大细胞神经内分泌癌（LCNEC）之间的主要区别在于细胞大小、核浆比例和核仁的有无。SCLC较LCNEC核浆比高，而后者瘤细胞常可见核仁。与小细胞鳞状细胞癌相鉴别：癌细胞小，与小细胞肺癌难以区别，但其中可见明确的鳞状细胞癌病灶，有角化现象。同时，免疫组织化学染色有助于鉴别诊断，小细胞鳞状细胞癌神经内分泌标记为阴性。与原始神经外胚叶肿瘤（primitive neuroectodermal tumor，PNET）相鉴别：PNET肿瘤细胞小，弥漫性增生易误为SCLC，但PNET通常核分裂象少于SCLC，而且弥漫性表达CD99，不表达角蛋白及TTF-1。与促纤维结缔组织增生性小细胞肿瘤相鉴别：此瘤常见于腹腔、盆腔，多见于青少年，发生在肺、纵隔及胸膜者亦有报道；该类型肿瘤以由微小的恶性细胞组成的不规则簇块为特征，这使得它很难区别于小细胞肺癌，然而有别之处在于它的周围通常存在显著纤维组织增生伴玻璃样变性的区域。

SCLC的鉴别诊断还包括其他神经内分泌癌（NEC），特别是LCNEC，以及基底样鳞状细胞癌、淋巴瘤。SCLC应与其他肺NET（即肺类癌和LCNEC）进行区分。免疫染色在这方面通常没有用处，因为所有这些肿瘤的细胞角蛋白和神经内分泌标志物都呈阳性。与类癌肿瘤的鉴别主要基于形态学和核分裂像计数，Ki-67可能有助于在小活检中鉴别SCLC和类癌肿瘤。SCLC和LCNEC之间的区别主要是通过显微镜观察到的特性，其中LCNEC往往表现出更多的细胞质、多角形的细胞形态、显著的细胞边缘以及泡状的核染色质（常伴随有核仁），有时候识别SCLC和LCNEC可能会带来一定的困难。然而，当前并没有任何免疫化学染色或者基因标志可以绝对准确有效地区分这两个类型。由于诊断主要依赖于形态学特征，高质量的H&E切片是至关重要的。默克尔细胞癌是皮肤中的一种神经内分泌癌，通常CK20、NFP和默克尔细胞多瘤病毒阳性，但TTF-1阴性，这有助于鉴别。基底细胞样鳞状细胞癌的特征是基底样细胞巢，周围有栅栏状排列，核分裂像数高。虽然大多数肿瘤表现出非小细胞肺癌的细胞学特征，但一些肿瘤细胞具有栅栏状和局部玫瑰花状结构，在病理学上与SCLC相同。基底细胞样鳞状细胞癌的特征是p40或p63的强弥漫性染色，角蛋白34βE12为阳性，在SCLC中为阴性。值得注意的是，在基底细胞样鳞状细胞癌中，CD56可能很少呈弥漫性和强阳性。在SCLC的TTF-1阴性肿瘤中，应进行p40染色以排除基底细胞样鳞状细胞癌。SMARCA4缺陷的胸腔未分化肿瘤可能有较小的肿瘤细胞，这些肿瘤经常表达突触素，并可能有局灶性的TTF-1表达。免疫组织化学显示SMARCA4蛋白（也称为BRG1）缺失有助于诊断。小圆细胞肉瘤，包括尤文氏肉瘤家族（如尤文氏肉瘤）和最近描述的形态相似的肿瘤缺乏EWSR1基因重排（如CIC-DUX4重排和BCOR-CCNB3重排肿瘤）也要鉴别，因为它们可能偶尔显示神经内分泌标记物的阳性染色，特别是CD56。要从患者年龄、肿瘤形态、吸烟史，以及缺乏细胞角蛋白免疫反应性等方面综合考虑进行鉴别诊断。在大多数情况下，适当的FISH研究可以有助于诊断。SCLC偶尔可能会有低黏附性，易诊断为淋巴瘤。角蛋白染色的缺失和淋巴样标记物的存在很容易区分淋巴瘤和SCLC。怀疑为角蛋白阴性的SCLC肿瘤应仔细评估标记物，以排除淋巴瘤、肉瘤和黑色素瘤。这类病例的诊断除了免疫组织化学标志物显示神经内分泌标志物等特征，如RB1缺失和p53异常表达外，还需要经典的形态学特征。

（8）预后

Ⅳ期SCLC预后较差，采用顺铂和依托泊苷常规化疗的2年生存率约为8%，5年生存率为2%，在1992年至2007年期间保持不变。然而，研究表明，与单独化疗相比，使用PDL1抑制剂一线化疗的转移性SCLC患者可以获得2～3个月的生存期获益。目前还没有前瞻性验证的联合化疗和PDL1抑制反应的预测生物标志物。化疗与放疗同时进行是常规治疗方式，其平均生存期在25～30个月，而五年的总体生存率则在31%～34%。对于T1-T2SCLC无淋巴结受累及的患者，手术切除是一种选择，患者很可能受益于辅助化疗。

3.2.24.4 肺大细胞神经内分泌癌

（1）定义

肺大细胞神经内分泌癌（large cell neuroendocrine carcinoma，LCNEC）：肺大细胞神经内分泌癌（LCNEC）是一种高级别非小细胞肺癌，具有神经内分泌形态，呈菊花形状和栅栏式排列，核分裂像>10个/2 mm^2，表达一种或多种神经内分泌免疫组织化学标记物，只要其中一种神经内分泌标记物呈现出阳性反应，即符合条件。其平均直径约为3 cm，一般表现为边界清晰的结节型肿块，有时也会出现多个结节的情况，其切面呈黄白色或褐色，常有广泛坏死及出血，淋巴结转移常见。

（2）临床特征

LCNEC的临床表现通常与非小细胞肺癌相似。大约40%～50%的病人在就医时出现了远处转移。常见的转移区域包括脑部、肝脏和骨骼，这种转移可能会引发体重下降或者疲劳等不适症状，或者由特定转移区域导致的疼痛或神经功能障碍等问题。大约50%的LCNEC患者发生脑转移，这与SCLC相似。相关的副肿瘤综合征是小细胞肺癌的一个特征，但在LCNEC中罕见，LCNEC在放射影像学上通常与NSCLC相似。在CT上，大多数肿瘤位于肺周围，表现为扩张性生长和边缘不规则，空洞不常见。肺门或纵隔淋巴结常受累，但体积大的淋巴结是罕见的。大约25%的患者发生气道阻塞，导致梗阻后肺静脉阻塞。LCNEC约占肺癌的3%。在最近的流行病学研究中，不同国家的LCNEC发病率都有所增加。LCNEC更常见于男性和大于65岁的老年人群，而≥90%的患者是重度吸烟者。LCNEC的主要病因是吸烟，其具有较高的外显子突变率和与吸烟密切相关的突变特征。

（3）大体病理特点

肿瘤见于肺外周部，界限清楚，切面呈棕红色、灰白色，质硬，常可见坏死。LCNEC通常是周围性肿瘤，大小为1～10 cm。

（4）组织病理学

在组织学上，癌细胞体积较大，胞质丰富，呈空泡状核，核仁清晰可见，而且核分裂像比较常见。癌细胞呈器官样、巢状、小梁状、菊心团和栅栏状排列，常有大片坏死，这也可见于其他神经内分泌肿瘤。LCNEC的细胞学特征为中度至显著的核仁和/或中度至丰富的细胞质，有明显的细胞边界，可见细胞膜。LCNEC的细胞大小通常超过3个小淋巴细胞的大小，大于SCLC的大小，染色质通常呈粗颗粒状/点状，一些LCNECs具有类似于SCLC（无明显核仁）的核特征，但由于具有丰富的细胞质，符合LCNEC的诊断。坏死几乎见于所有的LCNECs，通常是广泛的。

（5）免疫组织化学

通过免疫组织化学的检测结果表明，其肿瘤细胞表现出对CD56、CgA和Syn的反应，这三种被广泛应用于神经内分泌标记物中的CD56具有最高的敏感度，然而CgA和Syn则更具特异性的特征。LCNEC往往呈现p40阴性的状态，但是p63却有可能呈阳性。此外，肿瘤细胞普遍存在着对全套CK（AE1/AE3）的表达，同时也有可能出现对TTF-1（占总数的50%）的表达，大约70%的病例会出现对CD117的回应，并且Ki-67指数通常处于40%至80%之间。而在电子显微镜观察下，可以发现癌细胞内部包含神经内分泌颗粒。

诊断LCNEC至少需要一种神经内分泌标志物的表达。大多数肿瘤表达三种神经内分泌标志物中的两种或三种（突触蛋白、铬微粒蛋白A、CD56），并且至少有一种标记物的表达是典型的。然而，如果LCNEC的形态学特征典型，那么即使是单一的神经内分泌标志物表达也可以支持诊断。单独表达CD56的病例应谨慎，因为其特异性较低。虽然近年来出现了其他的神经内分泌标志物，特别是ASCL1和INSM1，但它们在LCNEC诊断中的作用仍有待研究，不应使用NSE，因为其特异性较低。大约50%的LCNEC表达TTF-1，Napsin A通常完全阴性，但在少数LCNECs中弱/局部表达。在LCNEC的散在肿瘤细胞中可见鳞状上皮标记物（p40/p63、CK5/6、34βE12）的阳性，除非LCNEC合并鳞状细胞癌，否则不会出现弥漫性阳性。LCNEC中Ki-67增殖指数大于30%，通常大于40%，有些病例达到SCLC的范围，Ki-67≥80%左右。

（6）分子病理学

目前不推荐在常规实践中进行分子检测或RB1/p53免疫组织化学来识别LCNEC的亚型。在LCNEC中，靶向NSCLC致癌驱动因素，如EGFR和ALK改变的患病率很低，但这种改变确实会发生，出现这些改变的患者可能对靶向治疗有反应。

二代基因测序发现LCNEC中TP53和RB1失活的频率较高。肿瘤主要由两个不同的基因组亚群组成：一个是SCLC样基因组谱（RB1/TP53失活，MYCL1扩增），另一个NSCLC样基因组谱，与腺癌类似，显示STK11（LKB1）、KEAP1、KRAS和其他RAS通路基因改变。分子数据表明，与SCLC和NSCLC相比，LCNEC具有独特的基因组和转录程序组合，这支持了它是一个独特的肿瘤实体。虽然LCNEC的细胞来源和发病机制尚不清楚，但在实验模型中显示与SCLC和NSCLC有一定关系。

（7）鉴别诊断

LCNEC主要是与分化差的鳞状细胞癌及一般的（非神经内分泌）大细胞癌相鉴别，免疫组织化学及电镜观察有助于鉴别。如肿瘤形态像不典型类癌，但核分裂像>10个/2 mm^2（2 mm^2相当于10个高倍视野），仍需诊断LCNEC。10%～20%肺鳞癌、肺腺癌、肺大细胞癌在光学显微镜下没有神经内分泌形态，但表达神经内分泌免疫表型和（或）电镜下的神经内分泌颗粒，建议诊断为非小细胞肺癌伴神经内分泌分化。这类肿瘤的预后情况和对化疗的反应情况，目前还不十分清楚。对一些组织病理学及细胞形态特征类似大细胞神经内分泌癌，但神经内分泌免疫组织化学阴性的病例，建议病理诊断为肺大细胞癌伴神经内分泌分化，归（非神经内分泌）大细胞癌。复合型大细胞神经内分泌癌（combined LCNEC）：LCNEC 伴有腺癌、鳞状细胞癌、巨细胞癌和（或）梭形细胞癌成分。

LCNEC与SCLC的区别在于存在核仁和/或丰富的细胞质，并且在大多数情况下存在更大的细胞大小。细胞大小不应单独作为诊断SCLC和LCNEC的唯一标准，在一部分病例中区分LCNEC和SCLC具有挑战性，而且没有免疫组织化学或遗传标记可以可靠地区分LCNEC和SCLC 。如果在LCNEC中存在任何数量的SCLC，那么该肿瘤可被诊断为混合型SCLC和LCNEC。LCNEC与具有实体/巢状或筛状模式的肺腺癌和实体/巢状大细胞癌的区别在于存在核栅栏状排列，以及神经内分泌标志物的表达。虽然10%～20%的缺乏神经内分泌形态的非小细胞肺癌表达神经内分泌标志物，但这种表达通常是局灶性的，仅限于单一标志物。

LCNEC与非典型类癌的区别在于较高的病理性核分裂像计数（>10有丝分裂/2 mm^2）和核膜不规则，中度到突出的核仁，并在大多数情况下广泛坏死。基底样鳞状细胞癌可有巢状、栅栏状结构。胸腔SMARCA4缺陷的未分化肿瘤只表达突触素，可能在临床和病理上模仿LCNEC，特别是在小活检中。它们与LCNEC的区别在于SMARCA4（BRG1）表达的缺失，以及其他一些独特的形态学和免疫组织化学特征。对缺乏明确分化方向的肿瘤进行病理学诊断，通常诊断“高级别神经内分泌癌NOS”是合适的。但是，这个术语应该尽可能少地使用。

（8）预后

LCNEC是一种临床上具有侵袭性特点的恶性肿瘤。即使是Ⅰ期肿瘤患者，切除肿瘤后患者复发率为40%～70%，生存期更短。在非手术的情况下，结果通常与SCLC相似，中位生存时间约为10个月。对I期患者进行辅助化疗有潜在的益处，但这需要临床验证，Ⅳ期LCNEC的治疗存在争议。最近的几项研究表明，识别LCNEC的基因组亚群可能有助于系统治疗方法的选择，然而，这些结论还需要进一步的验证。LCNEC的免疫治疗尚未广泛应用，但对检查点抑制剂的反应已有文献被报道。PDL1在约15%的LCNEC中表达，在RB1突变和野生型肿瘤中分布相同，关于PDL1在LCNEC中的特殊预测价值目前还缺乏详细可靠的数据支持。

【参考文献】

[1]Lozano R, Naghavi M, Foreman K, et al.Global and regional mortality from 235 causesof death for 20 age groups in 1990 and 2010: a systematic analysis for the Global Burdenof Disease Study 2010[J].Lancet, 2012 , 380: 2095-128.

[2]Bray F, Ferlay J, Soerjomataram I, et al. Global cancer statistics 2018: GLOBOCAN es-

timates of incidence and mortality worldwide for 36 cancers in 185 countries[J]. CA Cancer J Clin, 2018,68:394-424.

[3]Miranda-Filho A, Piñeros M, Bray F. The descriptive epidemiology of lung cancer and tobacco control: a global overview 2018[J]. Salud Publica Mex,2019, 61:219-229.

[4]Alberg A J, Brock M V, Ford J G, et al. Epidemiology of lung cancer: Diagnosis and management of lung cancer, 3rd ed: American College of Chest Physicians evidence-based clinical practice guidelines[J]. Chest,2013, 143:e1S-e29S.

[5]GBD 2017 Risk Factor Collaborators. Global, regional, and national comparative risk assessment of 84 behavioural, environmental and occupational, and metabolic risks or clusters of risks for 195 countries and territories, 1990-2017: a systematic analysis for the Global Burden of Disease Study 2017[J]. Lancet, 2018 ,392:1923-1994.

[6]Thun M J, Hannan L M, Adams-Campbell L L, et al. Lung cancer occurrence in never-smokers: an analysis of 13 cohorts and 22 cancer registry studies[J]. PLoS Med.2008, 5: e185.

[7]Rivera G A, Wakelee H. Lung Cancer in Never Smokers[J]. Adv Exp Med Biol. 2016, 893:43-57.

[8]Disibio G, French S W. Metastatic patterns of cancers: results from a large autopsy study [J]. Arch Pathol Lab Med, 2008, 132:931-939.

[9]Cancer Genome Atlas Research Network (2014). Comprehensive molecular profiling of lung adenocarcinoma. Nature[J], 511:543 - 550.

[10]Canadian Cancer Statistics AdvisoryCommittee.Canadian Cancer Statistics: a 2020special report on lung cancer.Toronto (ON):Canadian Cancer Society, 2020.

[11]Lewis D R, Check D P, Caporaso N E, et al. US lung cancer trends by histologic type. Cancer, 2014, 120:2883-2892.

[12]Travis W D, Brambilla E, Noguchi M, et al. International association for the study of lung cancer/american thoracic society/european respiratory society international multidisciplinary classification of lung adenocarcinoma[J]. J Thorac Oncol, 2011,6:244-285.

[13]Lortet-Tieulent J, Soerjomataram I, Ferlay J, et al. International trends in lung cancer incidence by histological subtype: adenocarcinoma stabilizing in men but still increasing in women[J]. Lung Cancer, 2014, 84:13-22.

[14]Bell D W, Gore I, Okimoto R A, et al. Inherited susceptibility to lung cancer may be associated with the T790M drug resistance mutation in EGFR[J]. Nat Genet, 2005, 37: 1315-1316.

[15]Gazdar A, Robinson L, Oliver D, et al. Hereditary lung cancer syndrome targets never smokers with germline EGFR gene T790M mutations[J]. J Thorac Oncol, 2014, 9:456-463.

[16]Oxnard G R, Miller V A, Robson M E, et al. Screening for germline EGFR T790M mu-

tations through lung cancer genotyping[J]. J Thorac Oncol, 2012, 7:1049–1052.

[17]van Noesel J, van der Ven W H, van Os T A, et al. Activating germline R776H mutation in the epidermal growth factor receptor associated with lung cancer with squamous differentiation[J]. J Clin Oncol, 2013, 31:e161–e164.

[18]Yamamoto H, Higasa K, Sakaguchi M, et al. Novel germline mutation in the transmembrane domain of HER2 in familial lung adenocarcinomas[J]. J Natl Cancer Inst, 2014, 106:djt338.

[19]National Lung Screening Trial Research Team, Church T R, Black W C, et al. Results of initial low-dose computed tomographic screening for lung cancer[J]. N Engl J Med, 2013, 368:1980–1991.

[20]Beckles M A, Spiro S G, Colice G L, et al. Initial evaluation of the patient with lung cancer: symptoms, signs, laboratory tests, and paraneoplastic syndromes[J]. Chest, 2003, 123:97S–104S.

[21]Osterlind K, Andersen P K. Prognostic factors in small cell lung cancer: multivariate model based on 778 patients treated with chemotherapy with or without irradiation[J]. Cancer Res, 1986, 46:4189–4194.

[22]Soura E, Eliades P J, Shannon K, et al. Hereditary melanoma: Update on syndromes and management: Emerging melanoma cancer complexes and genetic counseling[J]. J Am Acad Dermatol, 2016, 74:411–422.

[23]de Hoop B, Schaefer-Prokop C, Gietema H A, et al. Screening for lung cancer with digital chest radiography: sensitivity and number of secondary work-up CT examinations [J]. Radiology, 2010, 255:629–637.

[24]MacMahon H, Naidich D P, Goo J M, et al. Guidelines for Management of Incidental Pulmonary Nodules Detected on CT Images: From the Fleischner Society 2017[J]. Radiology, 2017, 284:228–243.

[25]Grewal R G, Austin J H. CT demonstration of calcification in carcinoma of the lung [J]. J Comput Assist Tomogr, 1994, 18:867–871.

[26]Kayani I, Conry B G, Groves A M, et al. A comparison of 68Ga-DOTATATE and 18F-FDG PET/CT in pulmonary neuroendocrine tumors[J]. J Nucl Med, 2009, 50: 1927–1932.

[27]Rizvi S M, Goodwill J, Lim E, et al. The frequency of neuroendocrine cell hyperplasia in patients with pulmonary neuroendocrine tumours and non-neuroendocrine cell carcinomas [published correction appears in Histopathology[J]. Histopathology, 2009, 55: 332–337.

[28]Miyahara N, Nii K, Benazzo A, et al. Solid predominant subtype in lung adenocarcinoma is related to poor prognosis after surgical resection: A systematic review and meta-analysis[J]. Eur J Surg Oncol, 2019, 45:1156–1162.

[29]Tsao M S, Marguet S, Le Teuff G, et al. Subtype Classification of Lung Adenocarcinoma Predicts Benefit From Adjuvant Chemotherapy in Patients Undergoing Complete Resection[J]. J Clin Oncol, 2015, 33:3439-3446.

[30]Goldstraw P, Chansky K, Crowley J, et al. The IASLC Lung Cancer Staging Project: Proposals for Revision of the TNM Stage Groupings in the Forthcoming (Eighth) Edition of the TNM Classification for Lung Cancer[J]. J Thorac Oncol, 2016, 11:39-51.

[31]Rami-Porta R, Bolejack V, Crowley J, et al. The IASLC Lung Cancer Staging Project: Proposals for the Revisions of the T Descriptors in the Forthcoming Eighth Edition of the TNM Classification for Lung Cancer[J]. J Thorac Oncol, 2015, 10:990-1003.

[32]Rami-Porta R, Bolejack V, Giroux D J, et al. The IASLC lung cancer staging project: the new database to inform the eighth edition of the TNM classification of lung cancer [J]. J Thorac Oncol, 2014, 9:1618-1624.

[33]Chansky K, Detterbeck F C, Nicholson A G, et al. The IASLC Lung Cancer Staging Project: External Validation of the Revision of the TNM Stage Groupings in the Eighth Edition of the TNM Classification of Lung Cancer[J]. J Thorac Oncol, 2017, 12:1109-1121.

[34]Nicholson A G, Torkko K, Viola P, et al. Interobserver Variation among Pathologists and Refinement of Criteria in Distinguishing Separate Primary Tumors from Intrapulmonary Metastases in Lung[J]. J Thorac Oncol, 2018, 13:205-217.

[35]Eberhardt W E, Mitchell A, Crowley J, et al. The IASLC Lung Cancer Staging Project: Proposals for the Revision of the M Descriptors in the Forthcoming Eighth Edition of the TNM Classification of Lung Cancer[J]. J Thorac Oncol, 2015, 10:1515-1522.

[36]Lindeman N I, Cagle P T, Beasley M B, et al. Molecular testing guideline for selection of lung cancer patients for EGFR and ALK tyrosine kinase inhibitors: guideline from the College of American Pathologists, International Association for the Study of Lung Cancer, and Association for Molecular Pathology [published correction appears in J Thorac Oncol[J]. J Thorac Oncol, 2013, 8:823-859.

[37]Soo R A, Stone EC A, Cummings K M, et al. Scientific Advances in Thoracic Oncology [J]. J Thorac Oncol, 2017, 12:1183-1209.

[38]Lantuejoul S, Sound-Tsao M, Cooper W A, et al. PD-L1 Testing for Lung Cancer in 2019: Perspective From the IASLC Pathology Committee[J]. J Thorac Oncol, 2020, 15:499-519.

[39]Fernandez-Cuesta L, Peifer M, Lu X, et al. Frequent mutations in chromatin-remodelling genes in pulmonary carcinoids[J]. Nat Commun, 2014, 5:3518.

[40]George J, Lim J S, Jang S J, et al. Comprehensive genomic profiles of small cell lung cancer[J]. Nature, 2015, 524:47-53.

[41]Poirier J T, George J, Owonikoko T K, et al. New Approaches to SCLC Therapy: From

the Laboratory to the Clinic[J]. J Thorac Oncol, 2020, 15:520–540.

[42]Johnson D H, Fehrenbacher L, Novotny W F, et al. Randomized phase II trial comparing bevacizumab plus carboplatin and paclitaxel with carboplatin and paclitaxel alone in previously untreated locally advanced or metastatic non–small–cell lung cancer[J]. J Clin Oncol, 2004, 22:2184–2191.

[43]Selvaggi G, Scagliotti G V. Histologic subtype in NSCLC: does it matter? . Oncology (Williston Park)[J]. 2009, 23:1133–1140.

[44]Sbrana F, Mannucci F, Airò E, et al. Cardiac tamponade due to apixaban therapy in patient with unknown pericardial hemangioma[J]. Intern Emerg Med, 2018, 13: 297–299.

[45]Krier J B, Kalia S S, Green R C. Genomic sequencing in clinical practice: applications, challenges, and opportunities[J]. Dialogues Clin Neurosci, 2016, 18:299–312.

[46]Lindeman N I, Cagle P T, Aisner D L, et al. Updated Molecular Testing Guideline for the Selection of Lung Cancer Patients for Treatment With Targeted Tyrosine Kinase Inhibitors: Guideline From the College of American Pathologists, the International Association for the Study of Lung Cancer, and the Association for Molecular Pathology [J]. Arch Pathol Lab Med, 2018, 142:321–346.

[47]Kris M G, Johnson B E, Berry L D, et al. Using multiplexed assays of oncogenic drivers in lung cancers to select targeted drugs[J]. JAMA, 2014, 311:1998–2006.

[48]Sholl L M, Aisner D L, Varella–Garcia M, et al. Multi–institutional Oncogenic Driver Mutation Analysis in Lung Adenocarcinoma: The Lung Cancer Mutation Consortium Experience[J]. J Thorac Oncol, 2015, 10:768–777.

[49]Doroshow D B, Sanmamed M F, Hastings K, et al. Immunotherapy in Non–Small Cell Lung Cancer: Facts and Hopes[J]. Clin Cancer Res, 2019, 25:4592–4602.

[50]Galluzzi L, Chan T A, Kroemer G, et al. The hallmarks of successful anticancer immunotherapy[J]. Sci Transl Med, 2018, 10(459):eaat7807.

[51]Kang C H, Kim Y T, Jheon S H, et al. Surgical treatment of malignant mediastinal nonseminomatous germ cell tumor[J]. Ann Thorac Surg, 2008, 85:379–384.

[52]de Bruin E C, McGranahan N, Mitter R, et al. Spatial and temporal diversity in genomic instability processes defines lung cancer evolution[J]. Science, 2014, 346:251–256.

[53]Jamal–Hanjani M, Wilson G A, McGranahan N, et al. Tracking the Evolution of Non–Small–Cell Lung Cancer[J]. N Engl J Med, 2017, 376:2109–2121.

[54]Ikegaki N, Shimada H; International Neuroblastoma Pathology Committee. Subgrouping of Unfavorable Histology Neuroblastomas With Immunohistochemistry Toward Precision Prognosis and Therapy Stratification[J]. JCO Precis Oncol, 2019, 3:PO.18.00312.

[55]Lim Z F, Ma P C. Emerging insights of tumor heterogeneity and drug resistance mechanisms in lung cancer targeted therapy[J]. J Hematol Oncol, 2019, 12:134.

[56]Parra E R, Behrens C, Rodriguez-Canales J, et al. Image Analysis-based Assessment of PD-L1 and Tumor-Associated Immune Cells Density Supports Distinct Intratumoral Microenvironment Groups in Non-small Cell Lung Carcinoma Patients[J].Clin Cancer Res, 2016, 22:6278-6289.

[57]Sterner D J, Mori M, Roggli V L, et al. Prevalence of pulmonary atypical alveolar cell hyperplasia in an autopsy population: a study of 100 cases[J]. Mod Pathol, 1997, 10(5):469-473.

[58]Kitamura H, Kameda Y, Ito T, et al. Atypical adenomatous hyperplasia of the lung. Implications for the pathogenesis of peripheral lung adenocarcinoma[J]. Am J Clin Pathol, 1999, 111(5):610-622.

[59]Suzuki K, Nagai K, Yoshida J, et al. The prognosis of resected lung carcinoma associated with atypical adenomatous hyperplasia: a comparison of the prognosis of well-differentiated adenocarcinoma associated with atypical adenomatous hyperplasia and intrapulmonary metastasis[J]. Cancer, 1997, 79:1521-1526.

[60]Austin J H, Garg K, Aberle D, et al. Radiologic implications of the 2011 classification of adenocarcinoma of the lung[J]. Radiology, 2013, 266(1):62-71.

[61]Travis W D, Brambilla E, Noguchi M, et al. International association for the study of lung cancer/american thoracic society/european respiratory society international multidisciplinary classification of lung adenocarcinoma[J]. J Thorac Oncol, 2011, 6(2):244-285.

[62]Thunnissen E, Beasley M B, Borczuk A C, et al. Reproducibility of histopathological subtypes and invasion in pulmonary adenocarcinoma. An international interobserver study[J]. Mod Pathol, 2012, 25:1574-1583.

[63]Shih A R, Uruga H, Bozkurtlar E, et al. Problems in the reproducibility of classification of small lung adenocarcinoma: an international interobserver study[J]. Histopathology, 2019, 75:649-659.

[64]Tazelaar H D, Kerr D, Yousem S A, et al. Diffuse pulmonary lymphangiomatosis[J]. Hum Pathol, 1993, 4:1313-1322.

[65]Ishida H, Shimizu Y, Sakaguchi H, et al. Distinctive clinicopathological features of adenocarcinoma in situ and minimally invasive adenocarcinoma of the lung: A retrospective study[J]. Lung Cancer, 2019, 129:16-21.

[66]MacMahon H, Naidich D P, Goo J M, et al. Guidelines for Management of Incidental Pulmonary Nodules Detected on CT Images: From the Fleischner Society 2017[J]. Radiology, 2017, 284:228-243.

[67]Kakinuma R, Noguchi M, Ashizawa K, et al. Natural History of Pulmonary Subsolid Nodules: A Prospective Multicenter Study[J]. J Thorac Oncol, 2016, 11:1012-1028.

[68]Kobayashi Y, Ambrogio C, Mitsudomi T. Ground-glass nodules of the lung in never-

smokers and smokers: clinical and genetic insights. Transl Lung Cancer Res[J]. 2018; 7:487-497.

[69]Van Schil P E, Asamura H, Rusch V W, et al. Surgical implications of the new IASLC/ATS/ERS adenocarcinoma classification[J]. Eur Respir J. 2012;39:478-486.

[70]Yang L, Wang N, Yuan Y, et al. Secular trends in incidence of lung cancer by histological type in Beijing, China, 2000-2016[J]. Chin J Cancer Res, 2019, 31:306-315.

[71]Zhang T, Pu X H, Yuan M, et al. Histogram analysis combined with morphological characteristics to discriminate adenocarcinoma in situ or minimally invasive adenocarcinoma from invasive adenocarcinoma appearing as pure ground-glass nodule[J]. Eur J Radiol, 2019, 113:238-244.

[72]Ishida H, Shimizu Y, Sakaguchi H, et al. Distinctive clinicopathological features of adenocarcinoma in situ and minimally invasive adenocarcinoma of the lung: A retrospective study[J]. Lung Cancer, 2019, 129:16-21.

[73]Travis W D, Brambilla E, Noguchi M, et al. International association for the study of lung cancer/american thoracic society/european respiratory society international multidisciplinary classification of lung adenocarcinoma[J]. J Thorac Oncol, 2011, 6:244-285.

[74]Travis W D, Brambilla E, Noguchi M, et al. Diagnosis of lung adenocarcinoma in resected specimens: implications of the 2011 International Association for the Study of Lung Cancer/American Thoracic Society/European Respiratory Society classification [J]. Arch Pathol Lab Med, 2013, 137:685-705.

[75]Kadota K, Villena-Vargas J, Yoshizawa A, et al. Prognostic significance of adenocarcinoma in situ, minimally invasive adenocarcinoma, and nonmucinous lepidic predominant invasive adenocarcinoma of the lung in patients with stage I disease[J]. Am J Surg Pathol. 2014;38:448-460.

[76]Travis WD, Brambilla E, Noguchi M, et al. Diagnosis of lung adenocarcinoma in resected specimens: implications of the 2011 International Association for the Study of Lung Cancer/American Thoracic Society/European Respiratory Society classification[J]. Arch Pathol Lab Med, 2013, 137:685-705.

[77]Borczuk A C, Qian F, Kazeros A, et al. Invasive size is an independent predictor of survival in pulmonary adenocarcinoma[J]. Am J Surg Pathol, 2009, 33:462-469.

[78]Maeshima A M, Tochigi N, Yoshida A, et al. Histological scoring for small lung adenocarcinomas 2 cm or less in diameter: a reliable prognostic indicator[J]. J Thorac Oncol, 2010, 5:333-339.

[79]Yoshizawa A, Motoi N, Riely GJ, et al. Impact of proposed IASLC/ATS/ERS classification of lung adenocarcinoma: prognostic subgroups and implications for further revision of staging based on analysis of 514 stage I cases[J]. Mod Pathol, 2011, 24:653-664.

[80]Matsubara D, Soda M, Yoshimoto T, et al. Inactivating mutations and hypermethylation

of the NKX2-1/TTF-1 gene in non-terminal respiratory unit-type lung adenocarcinomas [J]. Cancer Sci, 2017, 108:1888-1896.

[81]Kadota K, Villena-Vargas J, Yoshizawa A, et al. Prognostic significance of adenocarcinoma in situ, minimally invasive adenocarcinoma, and nonmucinous lepidic predominant invasive adenocarcinoma of the lung in patients with stage I disease[J]. Am J Surg Pathol, 2014, 38:448-460.

[82]Maeshima A M, Tochigi N, Yoshida A, et al. Histological scoring for small lung adenocarcinomas 2 cm or less in diameter: a reliable prognostic indicator[J]. J Thorac Oncol, 2010, 5:333-339.

[83]Travis W D, Brambilla E, Noguchi M, et al. International association for the study of lung cancer/american thoracic society/european respiratory society international multidisciplinary classification of lung adenocarcinoma[J]. J Thorac Oncol, 2011, 6:244-285.

[84]Yanagawa N, Shiono S, Abiko M, et al. The Clinical Impact of Solid and Micropapillary Patterns in Resected Lung Adenocarcinoma[J]. J Thorac Oncol, 2016, 11:1976-1983.

[85]Kadota K, Villena-Vargas J, Yoshizawa A, et al. Prognostic significance of adenocarcinoma in situ, minimally invasive adenocarcinoma, and nonmucinous lepidic predominant invasive adenocarcinoma of the lung in patients with stage I disease[J]. Am J Surg Pathol, 2014, 38:448-460.

[86]Travis WD, Brambilla E, Noguchi M, et al. Diagnosis of lung adenocarcinoma in resected specimens: implications of the 2011 International Association for the Study of Lung Cancer/American Thoracic Society/European Respiratory Society classification[J]. Arch Pathol Lab Med, 2013, 137:685-705.

[87]Kadota K, Villena-Vargas J, Yoshizawa A, et al. Prognostic significance of adenocarcinoma in situ, minimally invasive adenocarcinoma, and nonmucinous lepidic predominant invasive adenocarcinoma of the lung in patients with stage I disease[J]. Am J Surg Pathol, 2014, 38:448-460.

[88]Kameda K, Eguchi T, Lu S, et al. Implications of the Eighth Edition of the TNM Proposal: Invasive Versus Total Tumor Size for the T Descriptor in Pathologic Stage I-IIA Lung Adenocarcinoma[J]. J Thorac Oncol, 2018, 13:1919-1929.

[89]Travis W D, Asamura H, Bankier A A, et al. The IASLC Lung Cancer Staging Project: Proposals for Coding T Categories for Subsolid Nodules and Assessment of Tumor Size in Part-Solid Tumors in the Forthcoming Eighth Edition of the TNM Classification of Lung Cancer[J]. J Thorac Oncol, 2016, 11:1204-1223.

[90]Travis W D, Brambilla E, Noguchi M, et al. International association for the study of lung cancer/american thoracic society/european respiratory society international multidisciplinary classification of lung adenocarcinoma[J]. J Thorac Oncol, 2011, 6:244-285.

[91]Kadota K, Yeh Y C, Sima C S, et al. The cribriform pattern identifies a subset of acinar

predominant tumors with poor prognosis in patients with stage I lung adenocarcinoma: a conceptual proposal to classify cribriform predominant tumors as a distinct histologic subtype[J]. Mod Pathol, 2014, 27:690-700.

[92]Weissferdt A, Moran C A. Pulmonary salivary gland-type tumors with features of malignant mixed tumor (carcinoma ex pleomorphic adenoma): a clinicopathologic study of five cases[J]. Am J Clin Pathol, 2011, 136:793-798.

[93] Weissferdt A, Moran C A. The spectrum of ectopic thymomas [J]. Virchows Arch, 2016, 469:245-254.

[94]Emoto K, Eguchi T, Tan K S, et al. Expansion of the Concept of Micropapillary Adenocarcinoma to Include a Newly Recognized Filigree Pattern as Well as the Classical Pattern Based on 1468 Stage I Lung Adenocarcinomas [J]. J Thorac Oncol, 2019, 14: 1948-1961.

[95]Travis W D, Brambilla E, Noguchi M, et al. International association for the study of lung cancer/american thoracic society/european respiratory society international multidisciplinary classification of lung adenocarcinoma[J]. J Thorac Oncol, 2011, 6:244-285.

[96]Yamazaki K, Abe S, Takekawa H, et al. Tumor angiogenesis in human lung adenocarcinoma[J]. Cancer, 1994, 74:2245-2250.

[97]Kadota K, Nitadori J I, Sima C S, et al. Tumor Spread through Air Spaces is an Important Pattern of Invasion and Impacts the Frequency and Location of Recurrences after Limited Resection for Small Stage I Lung Adenocarcinomas[J]. J Thorac Oncol, 2015, 10:806-814.

[98]Onozato M L, Kovach A E, Yeap B Y, et al. Tumor islands in resected early-stage lung adenocarcinomas are associated with unique clinicopathologic and molecular characteristics and worse prognosis[J]. Am J Surg Pathol, 2013, 37:287-294.

[99]Warth A,Muley T,Herpel E,et al.Large-scale comparative analyses of immunomarkers for diagnostic subtyping of non-small-cell lung cancer biopsies [J]. Histopathology, 2012,61:1017-1025.

[100]Travis W D, Brambilla E, Noguchi M, et al. International association for the study of lung cancer/american thoracic society/european respiratory society international multidisciplinary classification of lung adenocarcinoma[J]. J Thorac Oncol, 2011, 6:244-285.

[101]Yoshizawa A, Motoi N, Riely GJ, et al. Impact of proposed IASLC/ATS/ERS classification of lung adenocarcinoma: prognostic subgroups and implications for further revision of staging based on analysis of 514 stage I cases[J]. Mod Pathol, 2011, 24:653-664.

[102]Russell P A, Rogers T M, Solomon B, et al. Correlation between molecular analysis, diagnosis according to the 2015 WHO classification of unresected lung tumours and

TTF-1 expression in small biopsies and cytology specimens from 344 non-small cell lung carcinoma patients[J]. Pathology, 2017, 49:604-610.

[103]Aisner D L, Sholl L M, Berry L D, et al. The Impact of Smoking and TP53 Mutations in Lung Adenocarcinoma Patients with Targetable Mutations-The Lung Cancer Mutation Consortium (LCMC2)[J]. Clin Cancer Res, 2018, 24:1038-1047.

[104]Benayed R, Offin M, Mullaney K, et al. High Yield of RNA Sequencing for Targetable Kinase Fusions in Lung Adenocarcinomas with No Mitogenic Driver Alteration Detected by DNA Sequencing and Low Tumor Mutation Burden[J]. Clin Cancer Res, 2019, 25:4712-4722.

[105]Starrett G J, Luengas E M, McCann J L, et al. The DNA cytosine deaminase APOBEC3H haplotype I likely contributes to breast and lung cancer mutagenesis[J]. Nat Commun, 2016, 7:12918.

[106]Jamal-Hanjani M, Wilson G A, McGranahan N, et al. Tracking the Evolution of Non-Small-Cell Lung Cancer[J]. N Engl J Med, 2017, 376:2109-2121.

[107]Kawaguchi T, Takada M, Kubo A, et al. Performance status and smoking status are independent favorable prognostic factors for survival in non-small cell lung cancer: a comprehensive analysis of 26,957 patients with NSCLC[J]. J Thorac Oncol, 2010, 5:620-630.

[108]Warth A, Muley T, Meister M, et al. The novel histologic International Association for the Study of Lung Cancer/American Thoracic Society/European Respiratory Society classification system of lung adenocarcinoma is a stage-independent predictor of survival[J]. J Clin Oncol, 2012, 30:1438-1446.

[109]Lee H Y, Lee K S, Han J, et al. Mucinous versus nonmucinous solitary pulmonary nodular bronchioloalveolar carcinoma: CT and FDG PET findings and pathologic comparisons[J]. Lung Cancer, 2009, 65:170-175.

[110]Russell P A, Wainer Z, Wright G M, et al. Does lung adenocarcinoma subtype predict patient survival?: A clinicopathologic study based on the new International Association for the Study of Lung Cancer/American Thoracic Society/European Respiratory Society international multidisciplinary lung adenocarcinoma classification[J]. J Thorac Oncol, 2011, 6:1496-1504.

[111]Travis W D, Brambilla E, Noguchi M, et al. International association for the study of lung cancer/american thoracic society/european respiratory society international multidisciplinary classification of lung adenocarcinoma[J]. J Thorac Oncol, 2011, 6:244-285.

[112]Shim H S, Kenudson M, Zheng Z, et al. Unique Genetic and Survival Characteristics of Invasive Mucinous Adenocarcinoma of the Lung[J]. J Thorac Oncol, 2015, 10:1156-1162.

[113]Geles A, Gruber-Moesenbacher U, Quehenberger F, et al. Pulmonary mucinous adenocarcinomas: architectural patterns in correlation with genetic changes, prognosis and survival[J]. Virchows Arch, 2015, 467:675-686.

[114]Hwang D H, Sholl L M, Rojas-Rudilla V, et al. KRAS and NKX2-1 Mutations in Invasive Mucinous Adenocarcinoma of the Lung[J]. J Thorac Oncol, 2016,11:496-503.

[115]Shim H S, Kenudson M, Zheng Z, et al. Unique Genetic and Survival Characteristics of Invasive Mucinous Adenocarcinoma of the Lung [J]. J Thorac Oncol, 2015, 10: 1156-1162.

[116]Zenali M J, Weissferdt A, Solis L M, et al. An update on clinicopathological, immunohistochemical, and molecular profiles of colloid carcinoma of the lung [J]. Hum Pathol, 2015, 46:836-842.

[117]Sonzogni A, Bianchi F, Fabbri A, et al. Pulmonary adenocarcinoma with mucin production modulates phenotype according to common genetic traits: a reappraisal of mucinous adenocarcinoma and colloid adenocarcinoma [J]. J Pathol Clin Res, 2017, 3: 139-152.

[118] Jimbo N, Komatsu M, Itoh T, Hirose T. MDM2 dual-color in situ hybridization (DISH) aids the diagnosis of intimal sarcomas [J]. Cardiovasc Pathol, 2019, 43: 107142.

[119]Rossi G, Murer B, Cavazza A, et al. Primary mucinous (so-called colloid) carcinomas of the lung: a clinicopathologic and immunohistochemical study with special reference to CDX-2 homeobox gene and MUC2 expression[J]. Am J Surg Pathol, 2004, 28:442-452.

[120]Nakatani Y, Masudo K, Miyagi Y, et al. Aberrant nuclear localization and gene mutation of beta-catenin in low-grade adenocarcinoma of fetal lung type: up-regulation of the Wnt signaling pathway may be a common denominator for the development of tumors that form morules[J]. Mod Pathol, 2002, 15:617-624.

[121]Geisinger K R, Travis W D, Perkins L A, et al. Aspiration cytomorphology of fetal adenocarcinoma of the lung[J]. Am J Clin Pathol, 2010, 134:894-902.

[122]de Kock L, Bah I, Wu Y, et al. Germline and Somatic DICER1 Mutations in a Well-Differentiated Fetal Adenocarcinoma of the Lung[J]. J Thorac Oncol, 2016, 11:e31-e33.

[123]Suzuki M, Nakatani Y, Ito H, et al. Pulmonary adenocarcinoma with high-grade fetal adenocarcinoma component has a poor prognosis, comparable to that of micropapillary adenocarcinoma[J]. Mod Pathol, 2018, 31:1404-1417.

[124]Inamura K, Satoh Y, Okumura S, et al. Pulmonary adenocarcinomas with enteric differentiation: histologic and immunohistochemical characteristics compared with metastatic colorectal cancers and usual pulmonary adenocarcinomas[J]. Am J Surg Pathol,

2005, 29:660–665.

[125]Zhao L, Huang S, Liu J, et al. Clinicopathological, radiographic, and oncogenic features of primary pulmonary enteric adenocarcinoma in comparison with invasive adenocarcinoma in resection specimens[J]. Medicine (Baltimore), 2017, 96:e8153.

[126]Moro-Sibilot D, Jeanmart M, Lantuejoul S, et al. Cigarette smoking, preinvasive bronchial lesions, and autofluorescence bronchoscopy[J]. Chest, 2002, 122:1902–1908.

[127]Mascaux C, Angelova M, Vasaturo A, et al. Immune evasion before tumour invasion in early lung squamous carcinogenesis[J]. Nature, 2019, 571:570–575.

[128]Merrick D T, Edwards M G, Franklin W A, et al. Altered Cell-Cycle Control, Inflammation, and Adhesion in High-Risk Persistent Bronchial Dysplasia[J]. Cancer Res, 2018, 78:4971–4983.

[129]van Boerdonk R A, Daniels J M, Snijders P J, et al. DNA copy number aberrations in endobronchial lesions: a validated predictor for cancer[J]. Thorax, 2014, 69:451–457.

[130]Barta J A, Powell C A, Wisnivesky J P. Global Epidemiology of Lung Cancer[J]. Ann Glob Health, 2019, 85:8.

[131]Herbst R S, Heymach J V, Lippman S M. Lung cancer[J]. N Engl J Med, 2008, 359:1367–1380.

[132]Lee H Y, Lee S H, Won J K, et al. Analysis of Fifty Hotspot Mutations of Lung Squamous Cell Carcinoma in Never-smokers[J]. J Korean Med Sci, 2017, 32:415–420.

[133]Hirsch F R, Bunn P A . Progress in research on screening and genetics in lung cancer[J]. Lancet Respir Med, 2014, 2:19–21.

[134]Brambilla C, Laffaire J, Lantuejoul S, et al. Lung squamous cell carcinomas with basaloid histology represent a specific molecular entity[J]. Clin Cancer Res, 2014, 20:5777–5786.

[135]Yatabe Y, Dacic S, Borczuk AC, et al. Best Practices Recommendations for Diagnostic Immunohistochemistry in Lung Cancer[J]. J Thorac Oncol, 2019, 14:377–407.

[136]Rossi G, Pelosi G, Barbareschi M, et al. Subtyping non-small cell lung cancer: relevant issues and operative recommendations for the best pathology practice[J]. Int J Surg Pathol, 2013, 21:326–336.

[137]Borczuk A C. Uncommon Types of Lung Carcinoma With Mixed Histology: Sarcomatoid Carcinoma, Adenosquamous Carcinoma, and Mucoepidermoid Carcinoma[J]. Arch Pathol Lab Med, 2018, 142:914–921.

[138]Yeh Y C, Kao H L, Lee K L, et al. Epstein-Barr Virus-Associated Pulmonary Carcinoma: Proposing an Alternative Term and Expanding the Histologic Spectrum of Lymphoepithelioma-like Carcinoma of the Lung[J]. Am J Surg Pathol, 2019, 43:211–219.

[139]Liang Y, Wang L, Zhu Y, et al. Primary pulmonary lymphoepithelioma-like carcinoma: fifty-two patients with long-term follow-up[J]. Cancer, 2012, 118:4748-4758.

[140]Yu X Y, Zhang X W, Wang F, et al. Correlation and prognostic significance of PD-L1 and P53 expression in resected primary pulmonary lymphoepithelioma-like carcinoma [J]. J Thorac Dis, 2018, 10:1891-1902.

[141]Naidoo J, Santos-Zabala ML, Iyriboz T, et al. Large Cell Neuroendocrine Carcinoma of the Lung: Clinico-Pathologic Features, Treatment, and Outcomes[J]. Clin Lung Cancer, 2016, 17:e121-e129.

[142]Righi L, Vavalà T, Rapa I, et al. Impact of non-small-cell lung cancer-not otherwise specified immunophenotyping on treatment outcome[J]. J Thorac Oncol, 2014, 9: 1540-1546.

[143]Cooke D T, Nguyen D V, Yang Y, et al. Survival comparison of adenosquamous, squamous cell, and adenocarcinoma of the lung after lobectomy[J]. Ann Thorac Surg, 2010, 90:943-948.

[144]Terra S B, Jang J S, Bi L, et al. Molecular characterization of pulmonary sarcomatoid carcinoma: analysis of 33 cases[J]. Mod Pathol, 2016, 29:824-831.

[145]Naito M, Tamiya A, Takeda M, et al. A High PD-L1 Expression in Pulmonary Pleomorphic Carcinoma Correlates with Parietal-pleural Invasion and Might Predict a Poor Prognosis[J]. Intern Med, 2019, 58:921-927.

[146]Ducassou S, Seyrig F, Thomas C, et al. Thymus and mediastinal node involvement in childhood Langerhans cell histiocytosis: long-term follow-up from the French national cohort[J]. Pediatr Blood Cancer, 2013, 60:1759-1765.

[147]Macher-Goeppinger S, Penzel R, Roth W, et al. Expression and mutation analysis of EGFR, c-KIT, and β-catenin in pulmonary blastoma[J]. J Clin Pathol, 2011, 64: 349-353.

[148]de Kock L, Bah I, Brunet J, et al. Somatic DICER1 mutations in adult-onset pulmonary blastoma[J]. Eur Respir J, 2016, 47:1879-1882.

[149]Macher-Goeppinger S, Penzel R, Roth W, et al. Expression and mutation analysis of EGFR, c-KIT, and β-catenin in pulmonary blastoma[J]. J Clin Pathol, 2011, 64: 349-353.

[150]Weissferdt A, Moran C A. Malignant biphasic tumors of the lungs[J]. Adv Anat Pathol, 2011, 18:179-189.

[151]Yoshida A, Kobayashi E, Kubo T, et al. Clinicopathological and molecular characterization of SMARCA4-deficient thoracic sarcomas with comparison to potentially related entities[J]. Mod Pathol, 2017, 30:797-809.

[152]Le Loarer F, Watson S, Pierron G, et al. SMARCA4 inactivation defines a group of undifferentiated thoracic malignancies transcriptionally related to BAF-deficient sarcomas

[J]. Nat Genet, 2015, 47:1200–1205.

[153]Yan J, Luo D, Zhang F, et al. Diffuse large B cell lymphoma associated with chronic inflammation arising within atrial myxoma: aggressive histological features but indolent clinical behaviour[J]. Histopathology, 2017, 71:951–959.

[154]Coca-Pelaz A, Rodrigo J P, Bradley P J, et al. Adenoid cystic carcinoma of the head and neck--An update[J]. Oral Oncol, 2015, 51:652–661.

[155]Zhu F, Liu Z, Hou Y, et al. Primary salivary gland-type lung cancer: clinicopathological analysis of 88 cases from China[J]. J Thorac Oncol, 2013, 8:1578–1584.

[156]Tajima S, Aki M, Yajima K, et al. Primary epithelial-myoepithelial carcinoma of the lung: A case report demonstrating high-grade transformation-like changes [J]. Oncol Lett, 2015, 10:175–181.

[157]Behboudi A, Enlund F, Winnes M, et al. Molecular classification of mucoepidermoid carcinomas-prognostic significance of the MECT1-MAML2 fusion oncogene[J]. Genes Chromosomes Cancer, 2006, 45:470–481.

[158]Chapman E, Skalova A, Ptakova N, et al. Molecular Profiling of Hyalinizing Clear Cell Carcinomas Revealed a Subset of Tumors Harboring a Novel EWSR1-CREM Fusion: Report of 3 Cases[J]. Am J Surg Pathol, 2018, 42:1182–1189.

[159]Huang SC, Chen HW, Zhang L, et al. Novel FUS-KLF17 and EWSR1-KLF17 fusions in myoepithelial tumors[J]. Genes Chromosomes Cancer, 2015, 54:267–275.

[160]Leduc C, Zhang L, Öz B, et al. Thoracic Myoepithelial Tumors: A Pathologic and Molecular Study of 8 Cases With Review of the Literature[J]. Am J Surg Pathol, 2016, 40:212–223.

[161]Rindi G, Klimstra DS, Abedi-Ardekani B, et al. A common classification framework for neuroendocrine neoplasms: an International Agency for Research on Cancer (IARC) and World Health Organization (WHO) expert consensus proposal[J]. Mod Pathol, 2018, 31:1770–1786.

[162]Nassar A A, Jaroszewski D E, Helmers R A, et al. Diffuse idiopathic pulmonary neuroendocrine cell hyperplasia: a systematic overview. Am J Respir Crit Care Med [J]. 2011, 184:8–16.

[163]Nonaka D, Papaxoinis G, Mansoor W. Diagnostic Utility of Orthopedia Homeobox (OTP) in Pulmonary Carcinoid Tumors[J]. Am J Surg Pathol, 2016, 40:738–744.

[164]Altinay S, Metovic J, Massa F, et al. Spread through air spaces (STAS) is a predictor of poor outcome in atypical carcinoids of the lung[J]. Virchows Arch, 2019, 475:325–334.

[165]Paz-Ares L, Dvorkin M, Chen Y, et al. Durvalumab plus platinum-etoposide versus platinum-etoposide in first-line treatment of extensive-stage small-cell lung cancer (CASPIAN): a randomised, controlled, open-label, phase 3 trial[J]. Lancet, 2019,

394:1929-1939.

[166]Naidoo J, Santos-Zabala M L, Iyriboz T, et al. Large Cell Neuroendocrine Carcinoma of thc Lung: Clinico-Pathologic Features, Treatment, and Outcomes[J]. Clin Lung Cancer, 2016, 17:e121-e129.

[167]Rekhtman N, Pietanza M C, Hellmann M D, et al. Next-Generation Sequencing of Pulmonary Large Cell Neuroendocrine Carcinoma Reveals Small Cell Carcinoma-like and Non-Small Cell Carcinoma-like Subsets[J]. Clin Cancer Res, 2016, 22:3618-3629.

[168]De Pas T M, Giovannini M, Manzotti M, et al. Large-cell neuroendocrine carcinoma of the lung harboring EGFR mutation and responding to gefitinib[J]. J Clin Oncol, 2011, 29:e819-e822.

（刘莎莎）

肺癌外科治疗是早期非小细胞肺癌的主要根治手段，其核心原则是在保证肿瘤完全切除的前提下，尽可能保留健康肺组织。手术适应证主要依据临床分期，包括Ⅰ期、Ⅱ期及经过严格筛选的ⅢA期患者，同时需综合评估患者的肺功能、心脏功能及全身状况。标准术式为解剖性肺叶切除加系统性淋巴结清扫，其中胸腔镜辅助手术因其创伤小、恢复快等优势已成为早期肺癌的首选手术方式。对于肺功能较差或肿瘤直径≤2 cm的周围型肺癌，亚肺叶切除（包括肺段切除和楔形切除）可作为替代选择，但需确保足够的切缘距离。中央型肺癌可能需行支气管袖状切除或全肺切除以保留更多肺功能。术前评估至关重要，包括肺功能检查、心脏评估及胸部CT扫描等。术后常见并发症包括肺不张、心律失常、支气管胸膜瘘等，需密切监测。辅助治疗方面，Ⅱ–Ⅲ期患者通常需联合化疗或靶向治疗，而新辅助治疗（尤其是免疫联合化疗）为局部晚期患者提供了手术机会。近年来，人工智能辅助手术规划等技术进一步提升了手术精准度。总体而言，肺癌外科治疗正朝着微创化、精准化和个体化方向发展，但仍需要多学科协作和全程管理。

4.1 术前准备

4.1.1 患者准备

4.1.1.1 心理安抚

在肺癌患者的治疗过程中，心理层面的支持尤为关键。由于肺癌本身的严重性，患者往往会经历复杂的情绪波动，包括焦虑、恐惧以及对现实的抗拒，特别是在面对手术这一重大医疗干预时，他们可能会感到极度害怕和紧张，对手术后的效果充满疑虑。针对这一情况，医务人员必须采取一种更加人性化和关怀的态度，用恰当、温和的语言向患者解释病情和治疗方案，鼓励患者正视疾病，用安慰和理解的口吻与患者沟通，帮助患者建立起积极的治疗态度，并配合手术以及手术后的综合治疗。同时，医务人员还需要与患者的委托代理人、家属以及单位负责人进行深入沟通，详细说明患者的病情，分析不同治疗方案的优劣，阐述手术的必要性以及为何选择特定的手术方式。此外，还应提前告知他们手术中和手术后可能出现的各种并发症、意外情况、不良反应，以及术后的治疗方案和可能的预后。这样做不仅是为了让他们更好地理解患者的病情和治疗方案，更是为了获得他们的理解和支持，以便他们能更好地协助医务人员做好患者的思想工作。在整个治疗过程中，让患者及其家属充分了解病情和治疗方案是至关重要的，这不仅能让他们充分行使知情权，还能帮助他们做好心理准备，更好地配合医务人员的治疗工作。此外，通过增加与患者的接触和交流，医护人员可以传递出对患者的重视和尊重，让患者感受到医护人员的关怀和支持，从而增强他们对医护人员的信任，提高他们战胜疾病的信心。这种互动也有助于减少医患之间的矛盾，营造更加和谐的治疗环境。

4.1.1.2 术前指导

在肺癌患者的治疗与护理过程中，我们必须充分考虑到患者的个体差异，包括他们的身体状况、心理承受能力、病变特性以及即将采用的手术方式。基于这些综合因素，我们需要向患者及其家属提供恰当且个性化的指导。首先，术后咳嗽排痰对于肺癌患者来说至关重要。有效咳嗽排痰不仅有助于清除呼吸道内的分泌物，预防肺部感染，还能促进肺部的复张，减少因肺不张等并发症导致的不良后果。因此，在术前，我们应向患者及家属详细解释术后咳嗽排痰的重要性，并教会他们正确的深呼吸和排痰方法。通过反复练习，患者可以逐渐掌握这些技巧，并在术后克服刀口疼痛等困难，实现有效的咳嗽排痰。此外，由于肺癌手术通常较为复杂，患者在术后往往需要留置各种导管，如导尿管、胸腔闭式引流管、输液管、吸氧管等。这些导管的存在虽然有助于术后治疗，但也可能给患者带来不适和紧张。因此，在术前，我们应向患者及家属详细解释这些导管的作用和必要性，并告知他们如何正确护理这些导管，以减少术后的不适和并发症。特别是对于导尿管，部分患者可能对其耐受性较差。为了减少术后因导尿管刺激而产生的烦躁和不适感，我们可以在术前就向患者详细解释导尿管的作用和使用方法，并鼓励他们在术前进行适应训练。此外，我们还可以根据患者的具体情况，选择在麻醉前或麻醉后留置导尿管，以最大限度地减少患者的不适和痛苦。最后，术后患者可能会面临各种不适和紧张，如疼痛、监护室环境等。为了减轻这些不适和紧张，我们应在术前就向患者及家属详细解释术后可能出现的情况，并告知他们如何应对；同时，我们还应鼓励患者积极与医护人员沟通，及时反馈自己的不适和需求，以便我们及时调整治疗方案和护理措施。总之，通过个性化的术前指导和护理，我们可以帮助肺癌患者更好地应对手术和术后治疗带来的挑战，提高他们的治疗效果和生活质量。

4.1.2 呼吸道准备

4.1.2.1 戒烟

在肺癌患者的群体中，吸烟是一个不容忽视的因素。吸烟不仅增加了患肺癌的风险，同时也对呼吸道功能造成了显著的负面影响。具体来说，吸烟会抑制呼吸道黏膜的纤毛运动活性，导致纤毛失去正常功能，从而影响痰液的排出。当纤毛运动活性降低或消失时，痰液容易在呼吸道内积聚，增加了气道阻力，这对于患者的呼吸功能和术后恢复都是极为不利的。因此，戒烟对于改善肺癌患者的呼吸道功能，减少术后呼吸道并发症具有至关重要的作用。为了确保患者在手术前呼吸道纤毛运动能够得到有效恢复，通常建议患者术前至少戒烟两周以上。这段时间的戒烟有助于呼吸道纤毛运动的逐渐恢复，从而改善术后排痰功能。然而，对于某些吸烟时间短、每日吸烟量少且没有肺部其他并发症的患者，他们的呼吸道纤毛运动可能并未受到严重损害。在这种情况下，通过术前给予雾化吸入及祛痰药物应用，可以适当缩短戒烟时间至一周。我们的临床实践发现，对于这类患者，即使术前戒烟时间较短，术后呼吸道并发症也并未明显增加。然而，值得警惕的是，有些患者可能会隐瞒自己的吸烟史。笔者曾经遇到过两位这样的患者，他们在术前一天晚上还在吸烟，结果术后均出现了排痰困难的问题，不得不多次进行纤维支气管镜吸痰治疗，更为严重的是，其中一位患者甚至需要进行气管切开术。这些案例再次强调了术前戒烟的重要性，以及医护人员对患者吸烟史的严格把关的重要性。因此，在患者入院后，医护人员除了要积极劝导患者戒烟、向患者及家属详细解释吸烟的危害以及戒烟对手术的重要性外，还需要与患者家属保持紧密的沟通。我们需要一起严密观察患者是否真的做到了完全戒烟，确保他们的呼吸道功能在术前得到充分的恢复，从而为手术的成功和患者的术后恢复打下坚实的基础。

4.1.2.2 改善气道功能

肺癌患者群体中，中老年人群占据了相当大的比例。这部分患者由于年龄的增长和长期的生活习惯，往往伴随着一系列慢性肺部疾病，如慢性支气管炎、肺气肿、间质性肺病，甚至哮喘等。这些慢性肺部疾病不仅使患者的呼吸功能逐渐下降，更增加了他们接受肺癌手术的风险。除了慢性肺部疾病的影响，肺癌肿瘤本身也可能导致阻塞性炎症。当肿瘤压迫或阻塞支气管时，会引起局部炎症反应，导致分泌物增多、痰液增多。这些增多的痰液不仅会加重患者的呼吸负担，还可能阻塞呼吸道，进一步影响呼吸功能。针对这些问题，术前的适当治疗至关重要。在手术前3天，我们可以根据患者的具体情况，适当给予茶碱类药物。这类药物能够扩张支气管，减轻支气管痉挛，从而改善患者的通气功能；同时，氨溴索类药物的应用也能够促进痰液的排出，减少痰液在呼吸道内的积聚，进一步改善患者的呼吸状况。此外，对于存在明显炎症的患者，我们还需给予适当的抗生素治疗。抗生素能够抑制细菌的生长和繁殖，减轻炎症反应，减少炎性渗出，从而进一步改善患者的呼吸道功能。综上所述，术前给予适当的药物治疗，对于改善肺癌患者的呼吸道功能、降低术后肺部并发症的风险具有积极作用。这不仅需要医护人员根据患者的具体情况制定个性化的治疗方案，还需要患者及其家属的积极配合和支持。只有这样，我们才能为肺癌患者创造更好的手术条件和预后。

4.1.3 术前生理状态评估

4.1.3.1 肺功能

肺癌患者在进行手术治疗时，往往会面临因肺组织切除而导致的术后肺功能受损问题。尤其考虑到患者中老年人居多，他们的肺功能本身就可能存在一定程度的减退。因此，在手术前进行充分的肺功能评估，并准确评价患者的手术耐受性，对于减少术后并发症、确保手术安全至关重要。尽管目前有多种肺功能评估系统，但尚没有一种能够完全准确地预测患者手术风险的方法。根据笔者的临床经验，通过对患者的肺活量（forced vital capacity，FVC）、第一秒用力呼气容积（forced expiratory volume in one second，FEV1）和每分钟最大通气量（maximal voluntary ventilation，MVV）三项指标的实测值与预计值进行比较，可以初步判断患者对于不同类型手术的耐受性。一般来说，当这三项指标的实测值均占预计值的60%以上时，患者通常能够耐受全肺切除手术；在50%～60%之间时，肺叶切除术是一个较为合适的选择；而当实测值位于40%～50%之间时，进行肺叶切除手术会存在一定的风险，此时可能需要考虑更为保守的手术方式，如楔形切除或肺段切除。除了评估肺的通气功能外，肺的气体交换功能也是不容忽视的。一氧化碳弥散能力（transfer factor of the lung for CO，DLCO）作为评估肺组织交换能力的指标，同样具有重要的参考价值。当DLCO实测值大于预计值的50%时，手术风险相对较低；而实测值在30%～50%之间时，手术风险则明显升高；低于30%时，通常被认为是手术的禁忌证。此外，血气分析也是评估手术风险的重要参考之一。当患者的动脉血氧分压（PaO_2）低于60 mmHg或动脉血二氧化碳分压（$PaCO_2$）高于45 mmHg时，通常被视为肺切除手术的禁忌证。然而，在某些特殊情况下，如患者的低氧和高碳酸血症是由患侧肺不张引起的通气血流比例失调所致，且结合临床实际情况判断手术可能改善这一状况时，也可以考虑进行手术。例如，笔者曾经为一位PaO_2为63 mmHg的左主支气管肿瘤并左全肺不张患者进行了左全肺切除手术，术后患者的氧饱和度显著提高至95%以上，PaO_2也升至75 mmHg以上，术后恢复顺利。除了肺功能检查外，登楼试验和屏气试验也是评估患者心肺储备功能的有效方法。登楼试验通过观察患者登楼后的心率、呼吸恢复情况以及是否诱发心律失常、心绞痛、支气管痉挛等症状，来评估患者的运动耐力和心肺功能。一般来说，能够耐受登5～6层普通居民楼的患者通常可以耐受全肺切除手术；而能够耐受登3层的患者则可以考虑行肺叶切除术。屏气试验则是通过测量患者平静呼气相和深吸气后的屏气时间来判断其呼吸储备和心肺功能储备情况。具体来说，平静呼气相屏气时间超过30秒被认为是正常的，低于20秒则表示呼吸储备降低，而低于15秒则提示呼吸功能障碍明显。深吸气后屏气时间超过45秒被认为是正常的，低于30秒则表示心肺功能储备降低。最后，对于需要进行肺切除术的患者来说，估计剩余肺功能也至关重要。这不仅可以帮助医师评估手术风险，还可以预测术后是否可能导致长期肺功能不全。对于大部分患者来说，可以通过FEV1值和需切除的肺段数来估计剩余肺功能。一般来说，每个肺段相当于FEV1的5.2%。当估计的剩余FEV1值低于0.8～1 L时，手术风险极大，需要谨慎考虑手术方案。

4.1.3.2 心功能

肺癌患者群体中，中老年人占据了相当大的比例。随着年龄的增长，他们的身体功能逐渐衰退，特别是心脏功能往往会出现不同程度的下降。更为复杂的是，这部分患者通常还合并有其他心脏疾病，如冠心病、高血压性心脏病、瓣膜病等，这无疑进一步增加了手术的复杂性和风险性。鉴于这种情况，对肺癌患者在术前进行全面、细致的心脏功能评估就显得尤为重要。这一评估不仅能帮助医师全面了解患者的心脏健康状况，还能根据评估结果作出更为合理、安全的手术决策。具体来说，通过评估可以明确患者的心脏功能状态、心肌收缩力、心脏瓣膜功能等关键指标，从而预测手术过程中可能出现的风险，并提前制定应对策略。此外，心脏功能评估还有助于医师在手术过程中及时调整麻醉用药、控制液体输入等，确保患者生命体征平稳。在评估过程中，如果发现患者存在严重的心脏功能障碍或合并证，医师还可以考虑推迟手术、调整手术方案或采取其他治疗措施，以最大程度地降低手术风险。术前仅根据几项检查结果难以得出准确判断，Goldman等提出心脏危险指数进行评分判断（表4-1）。

表4-1 Goldman心脏危险指数评分

危险因素	评分
病史	
年龄>70岁	5
心肌梗死<6个月	10
体检	
充血性心力衰竭	11
主动脉狭窄	3
心电图	
心律失常	7
室性期前收缩>5/min	7
其他	
PaO_2<60 mmHg；$PaCO_2$>50 mmHg	3
HCO_3^-<120 mmol/L	
肌酐升高；肝病；活动能力下降手术类型	
手术类型	
开腹或开胸手术	3
急症手术	4
总计	53

分级	分数	严重并发症(%)	心源性死亡(%)
1	0～5	0.7	0.2
2	6～12	5	2
3	13～25	11	2
4	>25	22	5.6

4.1.3.3 肝、肾功能

在肺癌及其他需要手术治疗的疾病的背景下，麻醉、手术创伤以及术后用药等因素均可能对患者的肝肾功能产生显著影响。肝肾功能作为人体两大重要代谢和排泄器官，其健康状况直接关系到手术的顺利进行和患者的术后恢复。因此，术前对肝、肾功能进行全面、细致的评估，并采取必要的干预措施，对于降低手术风险、提高手术成功率具有重要意义。首先，麻醉作为手术过程中不可或缺的一环，其本身就可能对肝、肾功能产生一定影响。麻醉药物通过血液循环进入肝脏和肾脏进行代谢和排泄，这一过程可能会加重肝、肾的负担。特别是对于一些肝、肾功能已经存在问题的患者来说，麻醉药物的选择和使用就显得尤为重要。医师在选择麻醉药物时，应充分考虑患者的肝肾功能状况，选择对肝肾影响较小的药物，并严格控制用药剂量和用药时间，以减少对肝肾功能的损害。其次，手术创伤对肝肾功能的影响也不容忽视。手术过程中，因患者身体处于应激状态，全身各个系统都可能发生一系列变化，其中肝、肾功能的变化尤为明显。手术创伤可能导致肝脏和肾脏的血流灌注减少，影响器官的代谢和排泄功能。此外，手术过程中的失血、失液等因素也可能导致肝肾功能下降。因此，在手术过程中，医师应密切关注患者的肝肾功能变化，及时采取干预措施，确保手术顺利进行。术后用药也是影响肝肾功能的重要因素之一。术后患者通常需要接受一系列药物治疗，包括抗生素、镇痛药、止血药等。这些药物在体内的代谢和排泄都需要肝脏和肾脏的参与。如果用药不当或过量使用，可能会对肝肾功能造成进一步损害。因此，在术后用药过程中，医师应根据患者的肝肾功能状况，选择合适的药物和剂量，并密切关注患者的用药反应，及时调整用药方案。在没有症状的患者中，肌酐升高的发生率随着年龄的增长而增加。肌酐是反映肾功能的重要指标之一，其升高通常意味着肾功能的下降。在40～60岁的患者中，约9.8%的患者存在肌酐升高的情况。这些患者虽然可能没有表现出明显的肾功能异常症状，但肾功能已经受到一定程度的损害。这种轻至中度的肾功能损害虽然通常没有症状，但可能会增加手术并发症的发生率和病死率。因此，在术前评估中，医师应特别关注这部分患者的肾功能状况，并采取必要的干预措施，以改善肾功能、降低手术风险。对于存在肾功能异常的患者，在用药方面应更加慎重。氨基糖苷类抗生素、非甾体抗炎药和某些麻醉药等药物可能对肾功能产生不利影响，因此在使用这些药物时应特别注意。医师应根据患者的肾功能状况选择合适的药物和剂量，并密切关注患者的用药反应，及时调整用药方案。同时，如果患者的肾功能严重受损，可能需要考虑进行透析治疗以改善肾功能。在计划手术时，应确保在术前24小时内进行透析治疗，以确保手术过程中患者的肾功能处于相对稳定的状态。除了肾功能外，肝功能也是术前评估中需要重点关注的指标之一。肝转氨酶（AST、ALT）的异常发生率虽然相对较低，但一旦出现异常，可能意味着肝功能已经受到一定程度的损害。Powell-Jackson认为，目前尚无确切证据表明轻度肝转氨酶升高与手术风险增加直接相关，但严重肝功能异常无疑会增加手术并发症的发生率和病死率。因此，在术前评估中，医师应关注患者的肝功能状况，特别是对于那些已经存在肝功能异常的患者，应进一步了解其原因并采取相应的干预措施以改善肝功能。在改善肝肾功能方面，除了药物治疗外，非药物干预措施也同样重要，例如，通过调整饮食、增加运动等方式来改善患者的整体健康状况；通过心理干预来减轻患者的焦虑和压力；通过优化手术方案来减少手术创伤和失血等。这些非药物干预措施的实施不仅可以改善患者的肝肾功能状况，还可以提高患者的手术耐受性和术后恢复能力。综上所述，麻醉、手术创伤和术后用药等因素均可能对肺癌患者的肝肾功能产生一定影响。在术前评估中，医师应全面、细致地评估患者的肝肾功能状况，并采取必要的干预措施以改善肝肾功能，降低手术风险。同时，在手术过程中和术后恢复期间，医师也应密切关注患者的肝肾功能变化，并根据患者的具体情况调整治疗方案，以确保患者的安全。

4.1.4 术前并发症评估及治疗

4.1.4.1 阻塞性肺病

肺癌患者合并阻塞性肺部疾病时，面临的手术挑战尤为严峻。这种合并症不仅直接损害了患者的肺功能，导致呼吸功能下降，还极大地增加了术后肺部并发症的风险。为了降低手术风险，提高患者的术后恢复质量，术前对阻塞性肺部疾病进行恰当的治疗和管理显得尤为重要。首先，阻塞性肺部疾病对肺癌患者肺功能的影响不容忽视。阻塞性肺部疾病，如慢性阻塞性肺疾病（chronic obstructive pulmonary disease，COPD）和支气管哮喘等，以气道阻塞和气流受限为特征，导致肺通气和换气功能降低。对于肺癌患者而言，由于肿瘤本身对肺组织的侵占和压迫，其肺功能已经受到一定程度的损害，若再合并阻塞性肺部疾病，将使得患者的肺功能进一步下降，严重影响手术耐受性和术后恢复。其次，阻塞性肺部疾病增加了术后肺部并发症的风险。术后肺部并发症是肺癌手术后的常见并发症之一，包括肺炎、肺不张、呼吸衰竭等。对于合并阻塞性肺部疾病的患者而言，由于气道阻塞和肺功能下降，术后更容易出现肺部并发症。这不仅增加了患者的痛苦和医疗费用，还可能危及患者的生命。

为了降低术后肺部并发症的风险，术前对阻塞性肺部疾病进行恰当的治疗和管理至关重要。首先，对于术前5天仍存在咳嗽、咳痰、双肺闻及湿啰音等症状的患者，应高度警惕术后肺部并发症的风险。这些症状提示患者的气道存在明显的炎症和分泌物积聚，容易在术后引发肺部感染和肺不张等并发症。因此，对于这部分患者，术前应积极应用支气管扩张药、祛痰药物等药物进行治疗，以缓解症状、改善肺功能。其次，应用支气管扩张药后的FVC改善程度可以作为评估手术风险的一个重要指标。FVC是反映肺通气功能的重要指标之一，其改善程度可以反映气道阻塞的缓解程度。研究表明，应用支气管扩张药后FVC改善15%以上的患者，手术风险相对较小；而改善程度小于15%的患者，手术风险则较大；因此，在术前评估中，应关注患者应用支气管扩张药后FVC的改善情况，以评估手术风险并制定相应的治疗策略。

在药物治疗方面，除了支气管扩张药和祛痰药物外，抗生素和糖皮质激素也是常用的药物。抗生素主要用于控制肺部感染，特别是对于存在肺部感染的患者，术前应用抗生素可以有效降低术后肺部感染的风险。糖皮质激素则具有强大的抗炎和免疫抑制作用，可以缓解气道炎症和痉挛状态，从而改善肺功能。但需要注意的是，糖皮质激素的应用应谨慎，避免因长期使用导致的不良反应和并发症。

除了药物治疗外，术前还应采取其他措施以改善患者的肺功能。首先，对于合并阻塞性肺部疾病的患者，应尽早戒烟。吸烟是导致阻塞性肺部疾病的重要因素之一，戒烟可以减缓疾病的进展并改善肺功能。其次，对于存在气道阻塞的患者，可以进行气道湿化、叩背排痰等物理治疗，以缓解气道阻塞和分泌物积聚。此外，适当的呼吸功能锻炼也可以帮助患者改善肺功能并提高手术耐受性。

综上所述，肺癌患者合并阻塞性肺部疾病时，术前应给予适当的治疗和管理。通过药物治疗、物理治疗和呼吸功能锻炼等措施，可以改善患者的肺功能并降低术后肺部并发症的风险。同时，对于存在高危因素的患者，如FVC改善程度小于15%或存在肺部感染等，应更加谨慎地评估手术风险并制定相应的治疗策略。只有这样，才能确保肺癌手术的安全性和有效性，提高患者的术后恢复质量。

4.1.4.2　*糖尿病*

肺癌患者合并糖尿病的情况在临床上相当普遍，这种合并证不仅增加了手术的复杂性，也对患者的术后恢复构成了重大挑战。对于这类患者，术前及术后对血糖的严格控制至关重要，因为合理的血糖水平能够显著降低术后并发症的风险，提高手术的成功率和患者的生存率。首先，我们要明确糖尿病对肺癌患者的影响。糖尿病患者由于胰岛素分泌不足或作用障碍，导致血糖水平持续升高。这种高血糖状态不仅会影响患者的免疫功能，降低其抗感染能力，还会对血管、神经等系统造成损害。其次，对于肺癌患者来说，合并糖尿病意味着他们面临着更高的手术风险和更复杂的术后管理。一方面，糖尿病患者的抗感染能力会显著下降。由于高血糖状态下免疫细胞的功能受损，患者对细菌、病毒等病原体的抵抗能力降低。有报道指出，糖尿病患者感染结核的概率是正常人的3～5倍，这一数据令人震惊；术后发生革兰阴性杆菌败血症的概率也比正常人高出18倍，这种严重的感染并发症可能危及患者的生命。另一方面，手术本身会使患者处于应激状态。应激状态下，肾上腺素的分泌增加，这会导致胰岛素分泌受到抑制，同时糖异生作用增强，使得血糖水平进一步升高。大手术可能使血糖升高3.3～4.5 mmol/L，这对于糖尿病患者来说无疑是一个巨大的挑战。高血糖状态不仅会影响手术效果，还会增加术后感染、伤口愈合不良等并发症的风险。对于肺癌合并糖尿病的患者来说，术前及术后对血糖的严格控制至关重要。术前，医师需要全面了解患者的糖尿病病史、治疗情况、血糖控制水平等信息，并制定相应的治疗方案。在保证患者营养摄入充足且不影响肿瘤治疗的前提下，最好将空腹血糖控制在7.25～8.34 mmol/L的范围内，同时确保24小时尿糖小于5～10克（尿糖+～++），并且无酮症和酸中毒等严重并发症。为了实现这一目标，医师可以采取多种措施。首先，对于已经在使用降糖药物的患者，医师需要根据患者的具体情况调整药物剂量和种类，以确保血糖控制在合理范围内。其次，对于需要使用胰岛素的患者，医师需要制定个性化的胰岛素治疗方案，并根据患者的血糖变化及时调整胰岛素用量。最后，医师还需要关注患者的饮食和运动情况，为患者提供合理的饮食建议和运动指导，以帮助患者更好地控制血糖。术后，医师同样需要密切监测患者的血糖变化，并根据患者的具体情况采取相应的治疗措施。对于出现高血糖的患者，医师需要及时调整降糖药物的剂量和种类，以确保血糖控制在合理范围内。同时，医师还需要关注患者的感染情况，及时发现并处理感染并发症，以降低患者的病死率。除了药物治疗外，非药物干预措施在术前及术后血糖管理中也发挥着重要作用。例如，合理的饮食控制和运动锻炼可以帮助患者降低血糖水平，心理干预和健康教育可以提高患者对疾病的认知和自我管理能力，优化手术方案和减少手术创伤可以降低患者的应激反应和血糖波动。

总之，肺癌患者合并糖尿病是一种常见的临床情况，术前及术后对血糖的严格控制对于降低术后并发症的风险和提高手术成功率至关重要。医师需要全面了解患者的糖尿病病史和治疗情况，制定个性化的治疗方案，并密切关注患者的血糖变化和并发症情况。同时，非药物干预措施也是血糖管理中不可或缺的一部分。通过综合治疗和全面管理，我们可以为肺癌合并糖尿病的患者提供更好的治疗效果，提高其生活质量。

4.1.4.3 缺血性心脏病

在肺癌患者的治疗过程中，合并心脏病的情况尤为复杂和棘手。特别是在进行肺切除手术时，冠状动脉疾病往往成为手术成功的最大威胁。对于这类患者，术前的心脏评估和准备显得尤为重要，因为任何心脏并发症都可能对手术结果产生重大影响。我们需要明确冠状动脉疾病在肺癌合并心脏病患者中的重要性。冠状动脉是负责为心肌提供血液和氧气的血管，当这些血管发生狭窄或阻塞时，就会导致心肌缺血或心肌梗死。在肺癌合并心脏病的患者中，由于肿瘤的存在和可能的全身性影响，冠状动脉疾病的发病率往往较高。这不仅增加了手术的难度，也大大提高了术后并发症的风险。关于心肌梗死的发生率，普通人群在全麻手术后通常较低，大约在0.05%～0.07%之间。然而，对于肺癌合并心脏病的患者来说，这一数据将发生显著变化。特别是对于那些在术前3个月内曾有过心肌梗死的患者，术后心肌梗死的发生率将急剧上升，可能高达27%。这意味着，对于这部分患者，手术的风险极大，需要谨慎评估并采取相应的措施来降低风险。心肌梗死后不同时间段进行手术的风险也存在差异。研究表明，心肌梗死后4～6个月内进行手术的患者，其心肌梗死发生率相对较低，但仍高达15%。而在心肌梗死后6个月再进行手术的患者，其术后心肌梗死的发生率则降至6%左右。这些数据提示我们，在选择手术时间时，应充分考虑患者心肌梗死后的恢复情况和心脏功能状态。除了心肌梗死外，手术时间、术前高血压和术中低血压等因素也可能增加术后心肌梗死的风险。手术时间超过3小时可能导致患者长时间处于应激状态，增加心脏负担和心肌耗氧量；术前高血压可能使心脏在手术前就已经处于高负荷状态；而术中低血压则可能导致心肌供血不足，从而引发心肌梗死。因此，在手术过程中，医师需要密切关注患者的生命体征和心脏功能变化，及时采取措施来保持血压和心率的稳定。值得注意的是，无症状的心肌缺血患者往往容易被忽视。这些患者虽然没有明显的疼痛或不适症状，但心肌缺血造成的危害与有症状者相同。无症状的原因可能是心肌内神经末梢发生变性或由于发生梗死局部神经末梢被破坏，导致患者疼痛阈值升高。因此，对于这部分患者，我们需要更加关注其心脏功能和心肌缺血情况，以便及时发现并处理潜在的心脏问题。在术前评估中，对于发现心肌缺血严重的患者，应行冠状动脉造影以明确病变程度和范围。根据造影结果，医师可以决定是否先行冠状动脉腔内支架置入或冠状动脉旁路移植术来改善心肌缺血情况。这些治疗措施可以有效降低手术风险并提高手术成功率。对于需要接受肺切除术的患者，应在冠状动脉旁路移植术后4～6周或冠状动脉腔内支架植入后10～15天进行手术。这样可以确保患者的心脏功能得到充分的恢复和准备，降低手术风险并提高术后恢复质量。在肺癌合并心脏病患者的治疗过程中，多学科协作至关重要。心内科医师、麻醉医师、胸外科医师等需要紧密合作，共同制定最佳的治疗方案。心内科医师负责评估患者的心脏功能和心肌缺血情况，为手术提供必要的支持和建议；麻醉师负责确保患者在手术过程中生命体征的稳定和安全；胸外科医师则负责执行手术并关注术后恢复情况。通过多学科协作，我们可以为患者提供更加全面和有效的治疗服务，降低手术风险并提高治疗效果。

总之，肺癌合并心脏病患者在进行肺切除手术时面临着极大的风险和挑战。为了降低手术风险并提高治疗效果，我们需要充分评估患者的心脏功能和心肌缺血情况，并采取相应的治疗措施来改善心脏功能。同时，多学科协作也是确保手术成功和患者安全的重要保障。通过全面的术前评估和准备以及多学科协作的治疗方案，我们可以将手术风险降到最低，并为患者提供更好的治疗效果，提高其生活质量。

4.1.4.4 高血压

肺癌患者合并高血压的情况在临床上相当普遍，这一合并症不仅给肺癌的治疗带来了额外的挑战，更对患者的整体健康构成了严重威胁。高血压作为一种常见的心脑血管疾病危险因素，其影响不仅局限于心血管系统，更扩展至脑部、肾脏等多个重要器官。因此，在肺癌患者准备接受手术治疗前，对高血压的积极处理显得尤为重要。我们需要明确高血压对肺癌患者的影响。高血压是一种持续性的血压升高状态，它会导致心脏负荷加重，血管壁受损，从而增加心脑血管疾病的风险。对于肺癌患者来说，高血压可能进一步加剧其全身性的病理生理变化，影响手术效果和术后恢复。高血压还可能影响患者的免疫功能，增加感染的风险，从而延长住院时间，增加治疗成本。统计资料显示，当患者的收缩压高于180 mmHg时，脑出血的发生率比正常血压者高出3～4倍。这一数据足以引起我们对肺癌患者高血压问题的重视。脑出血是一种严重的并发症，它可能导致患者残疾甚至死亡。因此，在肺癌患者准备接受手术治疗前，积极控制高血压，降低脑出血等严重并发症的风险，对于提高手术成功率和患者生存率具有重要意义。在术前高血压的处理上，我们需要遵循一定的原则。术前血压应控制在（140～160/90～100）mmHg的范围内。这一血压范围被认为是对患者较为安全的，既不会因血压过低而影响重要器官的灌注，也不会因血压过高而增加心脑血管事件的风险。术前不宜停用降压药物。降压药物是控制高血压的重要手段，停用降压药物可能导致血压波动，增加心脑血管事件的风险。因此，在术前应继续服用降压药物，并根据患者的血压情况调整药物剂量。在降压药物的服用上，我们需要注意避免进食对麻醉的影响。由于术前需要进行麻醉处理，而某些降压药物可能与麻醉药物产生相互作用，影响麻醉效果。在术前应尽量避免进食，以减少药物与食物的相互作用。同时，为了确保降压药物能够顺利进入体内并发挥作用，可以用少量水送服降压药物。这样既可以避免进食对麻醉的影响，又可以确保降压药物的有效吸收。除了药物治疗外，非药物干预措施在术前高血压的处理中也具有重要作用。首先，患者应保持良好的心态和情绪稳定。过度的焦虑、紧张等情绪可能导致血压升高，影响手术效果。因此，在术前应加强对患者的心理疏导和安慰，帮助患者保持平静的心态。其次，患者应保持合理的饮食和生活方式。低盐、低脂、高纤维的饮食有助于降低血压；适当的运动、戒烟限酒等也有助于改善心血管功能。此外，患者还应保证充足的睡眠和休息，避免过度劳累和熬夜等不良生活习惯。在肺癌患者合并高血压的术前处理中，多学科协作也具有重要意义。心内科医师、麻醉师、胸外科医师等应共同参与患者的术前评估和准备工作。心内科医师负责评估患者的高血压程度和心血管功能状态，为手术提供必要的支持和建议；麻醉师负责确保患者在手术过程中生命体征的稳定和安全；胸外科医师则负责执行手术并关注术后恢复情况。通过多学科协作，我们可以为患者提供更加全面和有效的治疗服务，降低手术风险并提高治疗效果。此外，我们还需要关注高血压对肺癌患者手术效果和术后恢复的影响。研究表明，高血压可能导致肺癌患者手术过程中出血量增加、手术时间延长等不利影响。同时，高血压还可能影响患者的术后恢复速度和恢复质量。因此，在术前积极处理高血压不仅可以降低心脑血管事件的风险，还可以提高手术效果和患者的术后恢复质量。

总之，肺癌患者合并高血压是一种常见且重要的合并症。在术前积极处理高血压对于降低手术风险、提高手术效果和患者生存率具有重要意义。我们需要遵循一定的原则和方法来处理术前高血压问题，并通过多学科协作来为患者提供更加全面和有效的治疗服务。同时，我们还需要关注高血压对肺癌患者手术效果和术后恢复的影响，以便更好地指导临床实践。

4.1.4.5 术前放疗与化疗

在肺癌的治疗领域，术前新辅助化疗和（或）放疗作为一种重要的治疗手段，为那些原本难以进行外科手术切除的肺癌患者提供了新的希望。通过新辅助化疗和放疗，可以显著缩小肿瘤体积及纵隔淋巴结，降低临床分期，从而极大地增加了手术切除的可能性，进一步提高了治疗效果。然而，与此同时，我们也不能忽视这些治疗手段可能带来的不良反应和并发症。

（1）新辅助化疗和放疗的目的与意义：新辅助化疗和放疗是肺癌治疗中的重要步

骤，它们通常在外科手术之前进行。通过这两种治疗手段，可以显著缩小肿瘤体积和纵隔淋巴结，降低肺癌的临床分期。这不仅为外科手术切除提供了更多的机会，还有助于提高手术切除的彻底性和安全性。此外，新辅助化疗和放疗还可以破坏肿瘤细胞的微转移灶，减少术后复发和转移的风险。

（2）新辅助化疗和放疗的不良反应：尽管新辅助化疗和放疗在肺癌治疗中发挥了重要作用，但它们也可能引起一系列的不良反应和并发症。这些不良反应不仅会影响患者的身体状况和生活质量，还可能影响手术的顺利进行和术后恢复。

①化疗的不良反应：化疗药物在杀死肿瘤细胞的同时，也会损伤正常细胞，导致一系列不良反应。化疗可以引起骨髓抑制，导致白细胞、红细胞和血小板数量减少，使患者易感染、贫血和出血。化疗会降低患者的免疫力，使患者更容易受到细菌和病毒的侵袭。化疗还可能引起胃肠道反应，如恶心、呕吐、腹泻、便秘等，严重影响患者的食欲和营养摄入。这些不良反应会使患者的身体状况变差，增加术后肺部感染、切口愈合不良、术后渗血量增多等并发症的发生率。

②放疗的不良反应：放疗通过高能射线破坏肿瘤细胞，但也会对正常肺组织造成损伤。放疗后，患者可能出现放射性肺炎和肺部纤维化等不良反应。放射性肺炎是放疗后常见的并发症之一，表现为咳嗽、气短、发热等症状。肺部纤维化则是放疗后长期的不良后果，表现为肺组织硬化、呼吸困难等。这些不良反应会严重影响患者的肺功能和生活质量。

（3）术前新辅助化疗和放疗的注意事项，在进行术前新辅助化疗和放疗时，需要注意以下几点：

①化疗周期的选择：术前化疗一般以2个周期为宜。这是因为过多的化疗周期可能导致局部纤维瘢痕粘连，增加手术难度。同时，过多的化疗也会增加肺部损伤，使术中渗血增多，免疫功能降低，增加术后并发症的风险。因此，在选择化疗周期时，需要综合考虑患者的身体状况、肿瘤情况和治疗目标。

②化疗结束后的手术时机：一般在化疗结束2周后，需要复查患者的血常规、凝血常规等指标。如果这些指标无明显异常，则可以考虑进行手术。这是因为化疗后患者的身体需要一段时间来恢复，过早进行手术可能会增加手术风险和并发症的发生率。

③放疗后的手术时机：放疗后易发生放射性肺炎和肺部纤维化等不良反应，因此需要关注患者的肺功能损害情况。一般来说，放疗后2～4周是手术的最佳时机。这是因为在这个时间段内，肿瘤和淋巴结已经缩小，局部水肿也已消退，便于手术操作。同时，患者的肺功能也在逐渐恢复中，可以降低手术风险。

（4）总结：新辅助化疗和放疗作为肺癌治疗的重要手段，为那些原本难以进行外科手术切除的患者提供了新的希望。然而，我们也需要关注这些治疗手段可能带来的不良反应和并发症。在选择化疗周期、确定手术时机等方面需要综合考虑患者的身体状况、肿瘤情况和治疗目标。同时，多学科协作也是确保患者获得最佳治疗效果的关键。通过新辅助化疗和放疗的精准施治以及外科手术的精确操作，我们可以为肺癌患者提供更加全面、有效的治疗服务。

4.1.5 术前预案准备

4.1.5.1 体位及切口选择

在肺癌和其他肺部疾病的手术治疗中，手术体位的确定以及手术切口的选择是至关重要的步骤。这些决策不仅关乎手术的顺利进行，更直接影响到患者的手术创伤大小、术后恢复速度以及手术切口的美观程度。因此，对手术体位和手术切口选择的深入理解和精准把握，是每位外科医生必须面对的挑战。

（1）手术体位的选择与准备：手术体位的选择是根据所选择的手术切口和手术方式来确定的。这一选择必须基于手术操作的便利性和患者的安全性。在确定了手术体位后，手术室和病房的医护人员都需得到及时通知，以便他们做出相应的准备。对于手术室来说，得知手术体位后，他们需要准备相应的手术床、手术器械和麻醉设备，确保手术过程的顺利进行。例如，如果手术需要患者采取侧卧位，手术室就需要准备能够稳定支撑患者身体的侧卧位手术床，并确保手术床的高度、角度等符合手术要求。同时，手术室还需要根据手术需求准备相应的手术器械，如开胸器、持胸器等，确保手术过程中的器械使用得当。对于病房护士来说，他们需要根据手术体位和手术方式，为患者做好术前的皮肤准备。例如，如果手术需要切开皮肤，护士就需要为患者做好备皮工作，包括清洁皮肤、剃除毛发等，以减少手术过程中的感染风险。此外，护士还需要为患者准备好手术所需的衣物、床单等物品，确保患者在手术过程中的舒适度和安全性。

（2）手术切口的选择与考量：手术切口的选择在满足手术暴露、保证手术安全的前提下，应尽量减少手术创伤，同时尽量使手术切口美观。这一选择取决于手术方式、手术难度及医师操作熟练程度。在过去，后外侧切口是肺部手术中常用的切口方式，这种切口方式具有暴露好、手术视野广的优点，适用于各种复杂的肺部手术。然而，后外侧切口需要切断较多的肌肉和神经，导致手术创伤较大，恢复时间较长，且切口不美观。因此，随着医学技术的不断进步和手术器械的不断发展，越来越多的医师开始寻找更为微创、美观的手术切口方式。自20世纪90年代起，外科医生开始采用腋下小切口进行肺切除术。这种切口方式位于腋下，长度较短，能够减少对周围组织的损伤和破坏。同时，由于切口位置隐蔽，术后瘢痕较为美观。在多年的实践中，医生发现腋下小切口能够顺利完成肺叶切除、全肺切除、隆突重建、袖式肺叶切除及淋巴结清扫等多种手术操作，且手术效果良好。因此，腋下小切口逐渐成了肺部手术中常用的切口方式之一。近年来，随着电视辅助胸腔镜技术的不断发展，电视辅助胸腔镜辅助小切口和完全电视辅助胸腔镜肺叶切除也得到了广泛应用。这些手术方式通过电视辅助胸腔镜进行手术视野的放大和深入观察，使手术操作更加精准、安全。同时，由于手术创伤小、恢复快，这些手术方式逐渐成了肺部手术中的首选方案之一。在手术切口的选择过程中，医师需要综合考虑多种因素。首先，手术切口需要满足手术暴露的要求，确保手术过程中的视野清晰、操作顺利。其次，手术切口需要保证手术安全，避免对周围组织造成不必要的损伤和破坏。最后，医师还需要考虑患者的身体状况、手术难度以及自己的操作熟练程度等因素，选择最适合患者的手术切口方式。

（3）手术切口的美观与心理关怀：手术切口的美观程度对于患者的心理恢复和社交活动具有重要影响。因此，在手术切口的选择过程中，医师需要充分考虑患者的心理需求和社会需求。选择微创、美观的手术切口方式，可以减少患者的心理压力和社交困扰，提高患者的生活质量和幸福感。同时，医师还需要在手术过程中关注患者的心理变化，给予患者充分的心理支持和关怀。通过与患者的沟通和交流，了解患者的需求和担忧，帮助患者建立积极的心态和信心，提高手术效果和患者的满意度。总之，手术体位和手术切口的选择是肺部手术中至关重要的步骤。医师需要综合考虑多种因素，选择最适合患者的手术体位和切口方式。通过精准选择和精心操作，我们可以为患者提供更加安全、有效的手术治疗方案。

4.1.5.2 麻醉方式选择

肺切除术中麻醉的配合是确保手术顺利进行和患者安全的关键环节。在肺切除手术中，麻醉师的作用不容忽视，他们不仅需要确保患者在手术过程中处于安全、稳定的麻醉状态，还需要与手术团队紧密配合，共同应对手术中的各种挑战。下面，我将对肺切除术中麻醉的配合进行详细阐述。

（1）肺切除术中麻醉的重要性：肺切除术是治疗肺癌、肺结核等疾病的重要手段，但手术本身也存在一定的风险。在手术过程中，患者的呼吸、循环等生命体征可能会受到不同程度的影响，因此需要麻醉师通过精确的麻醉管理和细致的生命体征监测，确保患者处于最佳状态，为手术的顺利进行提供有力保障。

（2）肺切除术中麻醉的配合方式：

①麻醉方式的选择：在肺切除术中，一般选用静脉、吸入复合麻醉。这种麻醉方式能够迅速、平稳地诱导患者进入麻醉状态，并能够在手术过程中根据患者的需要调整麻醉深度。同时，复合麻醉还可以减少单一麻醉药物的不良反应，提高麻醉效果。

②双腔气管插管的应用：在条件允许的情况下，最好选择双腔气管插管进行麻醉。双腔气管插管能够实现双侧肺的隔离，防止分泌物、血液等灌注到对侧肺，降低肺部感染的风险。同时，在手术过程中，双腔气管插管还可以使术侧肺萎陷，便于手术暴露及操作。然而，双腔气管插管的操作相对复杂，需要麻醉师具备丰富的经验和技能。

③单腔气管插管的替代方案：在没有双腔气管插管的情况下，可以采用单腔气管插管插到对侧主支气管作为替代方案。虽然这种方法不如双腔气管插管效果理想，但也能在一定程度上起到隔离作用。然而，需要注意的是，单腔气管插管插到对侧主支气管可能会增加气道阻力，影响患者的呼吸功能，因此麻醉师需要密切关注患者的呼吸情况，并及时调整麻醉管理策略。

④气管、隆突手术的麻醉配合：对于需要进行气管、隆突手术的患者，麻醉师需要与手术团队密切配合，确保手术过程中的安全。在手术台上更换气管插管时，麻醉

师需要准确判断气管插管的位置和深度，避免误插或漏气等情况的发生。同时，麻醉师还需要根据手术需要调整麻醉药物的用量和浓度，确保患者在手术过程中处于安全、稳定的麻醉状态。

（3）术前准备与讨论：为了确保手术的顺利进行和患者的安全，术前准备和讨论是必不可少的环节。在术前准备阶段，麻醉师需要全面了解患者的病史、病情和手术方案，评估患者的麻醉风险，并制定相应的麻醉管理计划。同时，麻醉师还需要与手术团队进行充分的沟通，了解手术过程中的需求和挑战，确保在手术过程中能够密切配合。在术前讨论中，麻醉师可以邀请手术护士、手术医师等相关人员参加，共同讨论手术过程中的各种情况和应对策略。通过讨论，大家能够更加深入地了解手术过程，明确各自的职责和任务，确保在手术过程中能够形成合力，共同应对各种挑战。

（4）术中配合与协调：在手术过程中，麻醉师需要与手术团队保持密切的沟通和配合。首先，麻醉师需要密切关注患者的生命体征变化，包括呼吸、循环、体温等指标，并根据需要调整麻醉药物的用量和浓度。其次，麻醉师需要与手术医师保持沟通，了解手术进展和需要调整的地方，确保手术过程的安全和顺利。同时，麻醉师还需要与手术护士配合，确保手术器械和药品的及时供应和更换。最后，在手术过程中，如果出现意外情况或并发症，麻醉师需要迅速作出反应，采取相应的处理措施。例如，如果患者出现呼吸困难或心搏骤停等情况，麻醉师需要立即进行气管插管、心肺复苏等紧急处理措施，确保患者的生命安全。

（5）术后管理与随访：手术结束后，麻醉师还需要对患者进行术后管理和随访。首先，麻醉师需要确保患者在麻醉恢复室中度过平稳的恢复期，并观察患者的生命体征变化。其次，麻醉师需要与病房护士进行交接，了解患者的术后情况和需要继续观察的指标。最后，麻醉师还需要对患者进行随访，了解患者的恢复情况和可能出现的并发症，为患者的康复提供有力的支持。

4.1.5.3 术中情况预估

在医学领域，特别是在肺癌手术治疗中，尽管现代影像学技术已经取得了长足的进步，为手术医师提供了前所未有的精确度和清晰度，使得术前对肿瘤位置、大小、浸润程度以及周围解剖关系的评估变得更为精准。然而，我们必须清醒地认识到，即使在这样的技术背景下，肺癌手术治疗依然面临着诸多不确定性和挑战。这是因为肺癌的生物学特性极为复杂，其浸润转移的规律尚未完全明了，导致即使临床表现相似的患者，在术中所展现的实际情况也可能大相径庭。下面，让我们深入探讨一下这种不确定性的来源。肺癌是一种高度异质性的疾病，其生长方式、浸润程度和转移途径因个体差异而不同。即使是同一种病理类型的肺癌，在不同的患者身上也可能表现出截然不同的生物学特性。这种复杂性使得我们在术前难以完全准确地预测肿瘤的实际情况，从而增加了手术的不确定性和风险。以胸膜转移为例，有的患者原发灶并不大，但在术中却发现有广泛的胸膜转移。这种情况下，手术医师需要在极短的时间内作出决策，调整手术方案，以应对这种突发的病情变化。如果术前没有充分考虑到这种可能性，没有做好相应的准备，那么在术中就可能会陷入被动，甚至导致手术失败。同样，有的患者原发灶很大，但术中却发现局部浸润并不明显。这种情况下，手术医师可能会面临是否选择进行更大范围的切除手术的问题。如果术前没有做好充分的评估和准备，就可能会因为对肿瘤浸润程度的误判而采取不恰当的手术方案，从而影响患者的治疗效果和预后。因此，在术前准备阶段，我们必须充分考虑到手术的不确定性，做好全面的评估和准备。这包括对患者病情的深入了解、对肿瘤生物学特性的研究、对手术方案的精心设计以及对可能出现的意外情况的充分预估。只有这样，我们才能在术中遇到意外情况时保持冷静、从容应对，确保手术的顺利进行和患者的安全。对于中心型肺癌这类复杂病例，术前准备尤为重要。中心型肺癌通常位于肺门区域，与主支气管、肺动脉、肺静脉等重要结构紧密相连。由于其位置的特殊性，手术难度和风险都相对较高。因此，在术前准备阶段，我们需要特别关注以下几点：①充分了解患者的病情和肿瘤情况。这包括患者的年龄、性别、病史、症状、体征以及影像学检查结果等，通过对这些信息的综合分析，我们可以初步判断肿瘤的性质、大小、位置以及浸润程度等关键信息。②深入研究肿瘤的生物学特性。肺癌的生物学特性是影响其浸润转移规律的重要因素，通过查阅相关文献、研究资料以及临床经验总结等方式，我们可以了解肺癌的生物学特性及其浸润转移的规律，为术前评估提供重要参考。③精心设计手术方案。在充分了解患者病情和肿瘤情况的基础上，我们需要根据患者的具体情况和手术团队的实际情况，精心设计手术方案，这包括手术入路的选择、切除范围的确定、血管和支气管的处理方式等关键环节；在设计手术方案时，我们需要充分考虑到可能出现的意外情况，并制定相应的应对策略。④充分预估可能出现的意外情况。在术前准备阶段，我们需要对可能出现的意外情况进行充分预估，并制定相应的应对措施。这包括血管破裂、支气管损伤、心脏填塞等严重并发症的预防和应对措施；同时，我们还需要考虑到手术过程中可能出现的其他意外情况，如麻醉意外、器械故障等，并制定相应的应急预案。⑤做好思想上的准备。手术是一种高风险的治疗方式，任何手术都存在一定的风险和不确定性；因此，在术前准备阶段，我们需要做好思想上的准备，保持冷静、沉着的心态；同时，我们还需要与患者进行充分的沟通，解释手术的风险和不确定性，并取得患者的信任和配合。

4.1.5.4 手术组人员配合

在医学领域，尤其是胸外科手术中，一个默契的手术团队是成功的关键。不同于其他医疗科室，胸外科手术因其高度的专业性和复杂性，对团队成员之间的配合默契度有着极高的要求。这不仅关乎手术的成功与否，更直接关系到患者的生命安全和术后恢复。

（1）胸外科手术的特点与复杂性：胸外科手术涉及胸腔内的多个重要器官，如心脏、肺、食管等，这些器官的功能对于人体的生命活动至关重要。因此，胸外科手术对术者的技术要求极高，需要精确到毫米级的操作。同时，由于胸腔内空间有限，手术视野相对较小，增加了手术的难度。胸外科手术还需要考虑患者的呼吸、循环等生命体征，以确保手术过程中患者的安全。

（2）术者与助手的默契配合：在胸外科手术中，术者和助手之间的默契配合至关重要。术者需要清晰地传达手术意图和步骤，而助手则需要准确地理解并执行术者的指令。这种默契配合不仅要求双方具备丰富的手术经验和扎实的技术基础，还需要在长期的合作中积累下来的相互信任和理解。首先，术者和助手需要在手术前的准备阶段进行充分的沟通和交流。这包括讨论手术方案、分析手术难点、制定应急预案等。通过充分的沟通和交流，双方可以更加明确手术的目标和要求，为手术的成功打下坚实的基础。其次，在手术过程中，术者和助手需要保持高度的默契和协作。术者需要时刻关注手术进展和患者的生命体征变化，及时调整手术策略。而助手则需要时刻关注术者的动作和指令，迅速准确地传递手术器械和材料。双方需要时刻保持眼神交流和语言沟通，确保手术过程中的信息传递准确无误。

（3）器械护士的重要角色：在胸外科手术中，器械护士同样扮演着不可或缺的角色。他们不仅需要具备丰富的手术器械知识和操作技能，还需要与术者和助手保持紧密的配合。器械护士需要时刻关注手术进展和术者的需求，及时、准确地传递手术器械和材料；同时，他们还需要保持手术台的整洁和有序，确保手术过程中的无菌操作。首先，器械护士需要在手术前对手术器械进行充分的准备和检查，这包括清洗、消毒、调试等步骤，确保手术器械的完好和可靠。在手术过程中，器械护士需要根据术者的需求及时传递手术器械和材料，确保手术的顺利进行。其次，器械护士还需要保持手术台的整洁和有序，他们需要时刻关注手术台上的物品摆放和清洁情况，及时清理和更换手术器械和材料。同时，他们还需要保持手术台的无菌状态，避免手术过程中的感染风险。

（4）麻醉的平稳与安全：在胸外科手术中，麻醉的平稳与安全同样至关重要。麻醉医师需要根据患者的具体情况和手术要求制定合适的麻醉方案，并在手术过程中保持对患者的生命体征进行密切的监测和调控；他们需要与术者和助手保持紧密的沟通和协作，确保手术过程中的麻醉平稳和安全。首先，麻醉医师需要在手术前对患者进行全面的评估和分析，了解患者的身体状况、药物过敏史等信息；根据这些信息，他们可以制定合适的麻醉方案，并在手术过程中根据患者的生命体征变化及时调整麻醉药物和剂量。其次，在手术过程中，麻醉医师需要保持对患者的生命体征进行密切的监测和调控；他们需要时刻关注患者的呼吸、循环、体温等生命体征变化，并根据需要及时调整麻醉药物和剂量。同时，他们还需要与术者和助手保持紧密的沟通和协作，确保手术过程中的麻醉平稳和安全。

（5）避免临时组合团队的风险：在胸外科手术中，切忌临时组合团队进行手术。因为临时组合的团队往往缺乏足够的默契和协作经验，容易出现配合不畅、信息传递不准确等问题，增加手术的风险和不确定性。因此，在选择团队成员时，需要充分考虑成员之间的默契度和协作经验，如可通过长期合作积累下来的相互信任和理解来提高团队的默契度和协作效率。同时，也可以通过定期的培训和交流来提高团队成员的技术水平和综合素质，确保团队的整体实力得到提升。

胸外科手术的成功离不开一个默契的团队。在这个团队中，术者和助手需要保持高度的默契和协作；器械护士需要时刻关注手术进展和术者的需求；麻醉医师需要确保麻醉的平稳与安全。同时，也需要避免临时组合团队带来的风险和挑战。只有这样才能确保胸外科手术的成功和患者的安全。

4.2 适应证与禁忌证

4.2.1 适应证

（1）早中期（Ⅰ～Ⅱ期）肺癌：这类肺癌患者的肿瘤通常较小，且未侵犯周围重要组织或发生远处转移，因此是胸外科手术的最佳候选者。

（2）Ⅲa期非小细胞肺癌：尽管这类患者的肿瘤已经较大或侵犯了某些局部结构，但如果能够完全切除，手术仍是有效的治疗方法。

（3）病变局限于一侧胸腔，能完全切除的部分Ⅲb期非小细胞肺癌：对于这类患者，如果肿瘤局限在一侧胸腔且可以完整切除，手术也是可行的选择。

（4）Ⅲa期及部分Ⅲb期肺癌，经术前新辅助化疗后降期的患者：通过术前化疗，部分患者的肿瘤分期可能降低，从而使原本不适合手术的患者重新获得手术机会。

（5）伴有孤立性转移的非小细胞肺癌：如果原发肿瘤和转移瘤均适合外科治疗，并且患者无其他手术禁忌证，可手术同时切除原发肿瘤和转移瘤。

（6）肿瘤侵犯心包、大血管、膈肌、气管隆突等特殊部位的病例：在排除远处或微转移、病变局限且患者无生理性手术禁忌证的情况下，可手术切除受侵的组织器官。

4.2.2 禁忌证

4.2.2.1 绝对禁忌证

（1）临床诊断已经明确的Ⅲb和Ⅳ期患者：这类患者的肿瘤已经广泛扩散或侵犯重要器官，手术难以达到根治效果。

（2）存在严重心肺功能障碍患者：心肺功能不佳的患者难以耐受手术和麻醉的打击。

（3）重复的心绞痛发作或近期心肌梗死患者：这类患者的心脏功能不稳定，手术风险极大。

（4）近期脑血管意外患者：如脑梗死或脑出血等，这些患者的神经系统功能可能受损，手术风险增加。

（5）有麻醉禁忌或其他手术禁忌患者：如患者对麻醉药物过敏或存在其他手术禁忌证。

（6）有严重的恶液质或主要器官衰竭患者：这类患者的身体状况极差，难以耐受手术。

4.2.2.2 相对禁忌证

（1）锁骨上、颈部和腋窝有广泛的淋巴结转移：这些部位的淋巴结转移可能提示肿瘤已经发生远处扩散，手术效果有限。

（2）同侧胸内其他结构受累而出现上腔静脉综合征、霍纳综合征、臂丛神经综合征的患者，这些综合征可能表明肿瘤已经侵犯了重要血管或神经结构，手术风险较高。然而，在某些情况下，如果手术能够明显改善患者的症状或延长生存期，医师可能会考虑进行手术。

4.3 切口与体位

4.3.1 概述

开胸切口的选择在胸外科手术中是一个至关重要的决策，它直接影响到手术的成败和患者的术后恢复。以下是关于开胸切口选择的一些详细考虑因素和要求。

4.3.1.1 选择开胸切口的考虑因素

（1）患者的病变部位和范围：不同的病变部位和范围需要不同的开胸切口来确保手术视野的充分暴露和操作空间的充足。

（2）患者体型：患者的体型特征也是选择开胸切口的重要考虑因素之一，比如胸壁的厚度、肋间隙的宽窄等都会影响切口的选择。

（3）手术方式：不同的手术方式需要不同的开胸切口来配合，如传统的开胸手术和微创胸腔镜手术等。

（4）手术医师的经验、技术熟练程度和习惯：手术医师的个人经验和习惯也是影响开胸切口选择的因素之一。经验丰富的医师会根据自己的技术和习惯选择合适的切口。

4.3.1.2 理想开胸切口的要求

（1）良好的手术视野暴露和操作空间：理想的开胸切口应能为手术提供充分的视野暴露和操作空间，确保手术医师能够清晰地看到病变部位并进行精确的操作。

（2）术后对机体功能影响最小：切口的选择应尽可能减少对重要神经、血管和肌肉等结构的损伤，避免影响患者的术后恢复和机体功能。同时，切口的选择还应兼顾术后胸壁的稳定性，以维持良好的呼吸功能。

（3）并发症尽可能少：理想的开胸切口应尽可能减少由切口引起的并发症，如感染、出血、疼痛等，降低患者的术后风险和不适感。

（4）符合审美要求：在可能的情况下，切口的选择应尽可能符合审美要求，减少对患者外观的影响。

（5）必要时切口可以延长：对于某些复杂的手术或术中发现病变范围超出预期的情况，理想的开胸切口应能够根据需要进行延长，以确保手术的顺利进行。

4.3.2 后外侧开胸切口

4.3.2.1 特点

（1）适用范围广，后外侧开胸切口特别适用于多种肺、食管、纵隔、膈肌及部分心脏大血管手术。

（2）手术野暴露充分，该切口能提供一个稳定而充分的术野，为手术者提供良好的操作空间。

（3）缺点有胸背部肌肉切断多、创伤大、出血多、开胸关胸时间长。这些缺点可能导致术后疼痛及恢复时间较长。

4.3.2.2 体位

（1）患者侧卧于手术台上，健侧在下，后背与手术台面成90°。

（2）根据手术要求，体位可稍前倾或后仰。

（3）健侧腋窝下方胸壁与手术台间放置软垫，以保护腋下血管及神经。

（4）双上肢向前伸直并分别置于托架上固定。

（5）骨盆前后以沙袋垫靠，并用宽带固定，或用专用支架固定，以防止躯干前后移动。

（6）健侧下肢屈膝、屈髋，患侧下肢伸直，两腿间垫软垫，并用宽带固定膝关节处。

4.3.2.3 切口

（1）皮肤切口起自腋前线，沿相应的肋间向后绕过肩胛下角下方2～3 cm处，再向后上方延至肩胛骨与脊柱之间。

（2）女性患者前段切口应置于乳房下缘，避免横切乳房。

（3）在皮肤消毒前用甲紫或专业画线笔标记手术切口位置。

4.3.2.4 胸壁切开

（1）沿画好的后外侧剖胸切口标记线，用手术刀切开皮肤。

（2）使用电刀逐层切开皮下组织、肌肉、壁胸膜进胸，边切边用电凝止血。

（3）肌层切开通常从肩胛下角内侧肌层最薄处（听诊三角区）开始，切开肌筋膜至肋骨。

（4）挑起肌肉全层，向前切开背阔肌、前锯肌，向后切开斜方肌和菱形肌，达竖脊肌外缘。

（5）切开相应肋间的肋间肌和壁胸膜，沿肋间进胸。也可切除相应肋骨，沿肋床进胸。但该方法创伤大、出血多，现在较少应用。

4.3.3 前外侧开胸切口

4.3.3.1 特点

（1）适用于常规肺部肿瘤的各式手术。

（2）术后患者疼痛较后外侧切口轻。

（3）对肩部运动功能影响小。

（4）创伤相对较小。

（5）当胸廓前后径大于横径或胸膜腔广泛粘连时，暴露可能较差。

4.3.3.2 体位

（1）患者取30°～45°健侧卧位。

（2）使用软垫或支架将术侧背部和臀部垫高。

（3）健侧上肢放于体侧或托架上。

（4）术侧上肢以棉垫包裹固定于头架上，避免过度牵拉，以防损伤臂丛神经。

（5）术侧下肢垫软垫，并用宽带固定骨盆及下肢。

（6）必要时改变手术台面角度，以改变手术切口位置，利于暴露。

4.3.3.3 切口

（1）一般选在第4、5肋间。

（2）前自锁骨中线，后至腋后线。

（3）如为女性患者，切口应在乳房下缘绕过，避免损伤乳房。

4.3.3.4 胸壁切开

（1）消毒前标记切口及相应肋间。

（2）使用手术刀切开皮肤。

（3）使用电刀切开皮下组织、胸大肌、前锯肌、相应肋间肌进胸。

（4）如需扩大切口，可将胸廓内血管结扎并切断。

（5）若显露不满意，可以切断第4肋软骨。

4.3.4 腋下开胸切口

4.3.4.1 特点

（1）腋下开胸切口在胸外科手术中是一种特殊的手术方式。

（2）相较于后外侧及前外侧开胸切口，它具有创伤小、出血少、开关胸快、美观以及术后并发症少等优点。

4.3.4.2 体位

与后外侧开胸切口时体位相同，患者侧卧于手术台上，健侧在下，后背与手术台面成90°，确保手术区域充分暴露。

4.3.4.3 切口

（1）起自腋后壁处，沿背阔肌前缘斜向前下方，止于腋中线或腋前线。

（2）为了扩大皮肤切口，可以做弧顶向后的弧形切口。切口长为7～15 cm，具体长度根据手术需要和医师判断确定。

4.3.4.4 胸壁切开

（1）在皮肤消毒前用甲紫或专业画线笔标记手术切口位置及相应的进胸肋间，确保手术操作的准确性。

（2）使用手术刀切开皮肤，随后用电刀切开皮下组织、背阔肌前缘。为了便于关胸时辨认层次，也可以顺背阔肌前缘后方约0.5 cm处切开。

（3）向后牵开背阔肌，显露胸壁外侧血管，在拟切开肋间处结扎剪断。顺前锯肌纤维方向钝性分离、牵开，以便更好地暴露手术区域。

（4）用电刀切开肋间肌进胸，前至肋软骨，后至肋角处。确保手术视野的充分暴露。

（5）使用两个小号开胸器垂直交叉放置牵开肋骨、背部肌肉及胸大肌，范围约10 cm×15 cm，以满足手术暴露需求。

腋下开胸切口时，虽然操作、暴露可能存在一定的不便，但随着医师技术的熟练，这些困难可以逐渐被克服。该切口特别适用于需要保留肩部运动功能、追求美观以及减少术后并发症的患者。

4.3.5 胸骨正中开胸切口

4.3.5.1 特点

胸骨正中开胸切口在胸外科手术中有其独特的优势，如能满足同期行双侧肺部手术或清扫对侧纵隔淋巴结的需求，术后疼痛较轻，对肺功能影响也较小。但需要注意的是，胸骨正中切口对后下部分胸腔的显露可能不良，特别是左下肺区域。因此，在选择使用该切口时需仔细评估手术需求与患者情况。

4.3.5.2 体位

患者取仰卧位，背部垫软垫，以确保手术区域的充分暴露与患者的舒适度。

4.3.5.3 切口

一般自胸骨上切迹上方1～2 cm处开始，沿正中线向下至剑突下方进行切口。切口的长度根据手术需要确定。

4.3.5.4 胸壁切开

（1）在消毒前使用甲紫或专业画线笔标记手术切口位置，确保手术的准确性。

（2）使用手术刀沿标记线切开皮肤，随后用电刀切开皮下组织。

（3）用电刀沿胸骨正中线将胸骨骨膜切开，作为锯开胸骨的标志线。

（4）使用血管钳或手指在胸上切迹处，紧贴胸骨后面向下进行钝性分离。然后切除剑突，沿胸骨下端后方向上分离，直至分离间隙相通。

（5）使用电锯提起胸骨，由上向下沿胸骨正中线锯开胸骨。在锯开胸骨的同时，请麻醉师注意切勿胀肺，以避免不必要的风险。

（6）骨膜出血使用电凝止血，胸骨骨髓出血则使用骨蜡止血，确保手术视野清晰。

（7）使用胸骨牵开器撑开胸骨，根据手术需要切开纵隔胸膜，进入胸膜腔。

4.3.6 胸骨部分劈开切口

4.3.6.1 特点

胸骨部分劈开切口主要用于肺上叶顶部癌的手术，对于一般肺切除手术则较少采用此切口方式。

4.3.6.2 体位

患者体位与胸骨正中开胸切口相同，即取仰卧位，背部垫软垫，以确保手术区域充分暴露与患者舒适度。

4.3.6.3 切口

从锁骨上缘至胸骨上切迹开始，沿胸骨正中线向下至第3、4肋间，然后向右（或左）侧沿此肋间至锁骨中线稍外侧。

4.3.6.4 胸壁切开

（1）在消毒前使用甲紫或专业画线笔标记手术切口位置，确保手术的准确性。

（2）使用手术刀沿标记线切开皮肤，随后用电刀切开皮下组织。

（3）用电凝沿胸骨正中线将胸骨骨膜切开至相应肋间，作为锯开胸骨的标志线。

（4）使用血管钳或手指在胸上切迹处，紧贴胸骨后面向下进行钝性分离。

（5）用电锯锯开胸骨至相应肋间，沿相应肋间用电刀切开进入胸腔。在锯开胸骨时，请麻醉师注意切勿胀肺，以免造成肺组织损伤。

（6）骨膜出血使用电凝止血，胸骨骨髓出血则使用骨蜡止血，确保手术视野清晰。

（7）使用胸骨牵开器撑开劈开的胸骨，为手术操作提供足够的视野和空间。

4.3.7 横断胸骨双侧开胸切口

4.3.7.1 特点

横断胸骨双侧开胸切口主要用于治疗双侧肺部肿瘤病变。然而，由于该手术创伤大、不美观、术后疼痛较重以及对呼吸功能影响较大，现已较少用于肺切除术。但在特定情况下，如需要同时处理双侧肺部病变时，仍是一种可行的手术方式。

4.3.7.2 体位

患者取仰卧位，两上肢外展并固定于托架上。在肩胛间部垫软垫，使胸部稍向前突，这有助于更好地显露胸腔切口。

4.3.7.3 切口

沿两侧乳房下缘做弧形切口，两侧切口至腋前线，中部则对应于相应肋间处横断胸骨。

4.3.7.4 胸壁切开

（1）在消毒前使用甲紫或专业画线笔标记手术切口位置，确保手术的准确性。

（2）使用手术刀沿标记线切开皮肤，随后用电刀切开皮下组织。如果是女性患者，要特别注意将乳房和皮肤向上翻起，切勿横切乳房，以保护乳房组织。

（3）继续向下牵拉，直至达到胸大肌筋膜。在双侧第4肋间隙处，切开肋间肌进入胸膜腔。

（4）在胸骨左右两侧约2cm处解剖胸廓内动静脉，结扎其上下端后离断，以确保手术视野的清晰和减少出血。

（5）使用线锯在预定的位置横断胸骨。这一步骤需要谨慎操作，以避免损伤胸骨后的重要结构。

（6）使用两把开胸器分别撑开左右两侧的胸腔，为手术操作提供足够的视野和空间。

4.3.8 胸腔镜手术切口

胸腔镜手术是一种微创的手术方式，其切口设计旨在最大程度地减少手术创伤，同时确保手术视野和操作空间。以下是一般胸腔镜手术的切口描述：

（1）观察孔：通常选择腋中线第7或第8肋间，做一个1.5 cm的切口，用于放置胸腔镜进行观察。这个切口位置便于观察胸腔内的情况，并且不会对胸壁造成过大损伤。

（2）主操作孔：在腋前线与锁骨中线之间，选择第4或第5肋间，做一个3～5 cm的切口作为主操作孔。这个切口用于放置主要的手术器械，如抓钳、剪刀、电刀等，进行手术操作。

（3）副操作孔：在腋后线第6或第7肋间，做一个1.5 cm的切口作为副操作孔。这个切口用于辅助主操作孔进行手术操作，如牵拉、暴露手术视野等。

（4）额外副操作孔（可选）：根据手术需要，可在听诊三角处和（或）锁骨中线第3肋间增加额外的副操作孔。这些额外的切口可以提供更多的操作空间，但也会增加手术创伤。

（5）女性患者注意事项：对于女性患者，应特别注意保护乳房，避免切口对乳房造成不必要的损伤。

（6）切口数量：切口的位置和数量因病变部位和医师的操作习惯而定。一般来说，胸腔镜手术需要1～5个切口。近年来，随着技术的进步和医师操作水平的提高，单操作孔、单孔胸腔镜及剑突下切口等微创手术方式的应用越来越多，这些手术方式通常只需要3～5个切口。

4.4 肺癌外科的基本操作

4.4.1 手术探查

手术探查在胸外科手术中扮演着至关重要的角色。它基于术前影像资料对病变范围和手术方式的评估，通过直接观察、触摸和适当的局部解剖分离，对病灶进行实际评估，从而决定手术的可行性和具体方式。以下是手术探查时应遵循的主要原则：

4.4.1.1 顺序探查

（1）手术探查应按一定的顺序进行，通常首先探查胸膜、肺、肺门及纵隔淋巴结的情况。

（2）确定肿瘤的大小、位置、形态，及其与支气管、血管、纵隔脏器的关系。

（3）检查淋巴结有无转移及转移范围，以及胸腔和心包有无积液等。

（4）基于这些发现，医师可以决定手术是否可行及具体的手术方式。

4.4.1.2 避免不必要的触摸

如果术前已有病理证实或有能够通过直视识别的肺部肿瘤，应尽量避免用手直接触摸，以防瘤细胞脱落、转移。

4.4.1.3 轻柔操作

对于需要用手触摸的病变，医师的动作应尽量轻柔，避免过度牵拉和挤压，防止肿瘤医源性扩散或将病变部位撕裂引起出血或漏气。

4.4.1.4 术中快速病理检查

（1）对于术前没有病理诊断或术中难以判断病变性质的情况，术中快速病理检查是必要的。

（2）这可以帮助手术医师更准确地判断病变性质，从而决定最佳手术方案，以达到理想的手术效果。

（3）病理取材应选择具有代表性的病变部位，避免从病变周边的炎性反应区、瘢痕区、坏死区等部位取材。

4.4.1.5 综合考虑

在明确病变的实际情况后，手术医师需要根据自己的技术熟练程度、现有手术器械条件等因素，综合考虑，决定最佳的手术方式及范围。

总之，手术探查是确保胸外科手术成功的重要环节。通过遵循上述原则，医师可以更准确地判断病变情况，选择最佳手术方式，为患者提供更安全、更有效的治疗。

4.4.2 血管的处理

在肺切除手术中，肺血管的解剖、结扎和离断是至关重要的步骤。与体循环的动静脉相比，肺动静脉的血管壁更为薄弱，韧性较差，因此处理时需特别小心，特别是在老年患者中，以防止血管破裂出血。关于先处理肺动脉还是肺静脉的问题，医学界存在不同的观点。有观点认为先处理肺静脉可以减少手术引起的血行转移风险，而另一些观点则担忧阻断肺静脉后可能导致的肺淤血和淋巴回流增加，从而增加淋巴转移的风险。在实际操作中，医师通常根据个人习惯和手术便利性来决定处理顺序，但首要原则是尽量减少对肿瘤的挤压和翻动。肺血管的分离主要采用锐性分离技术，特别是肺动脉，需要沿其主干进行鞘内分离，并逐一结扎其分支。由于肺动脉分支存在变异，特别是在左肺上叶，医师必须仔细解剖分离，避免遗漏任何分支导致出血。在处理肺静脉时，医师必须特别注意防止上、下肺静脉共干的情况，以避免肺切除后余肺血液无静脉回流，引发肺淤血、咯血甚至肺坏死。如果发生这种情况，在肺功能允许的情况下，可能需要切除余肺；如果肺功能无法耐受全肺切除，医师需要设法重新建立肺静脉回流。此外，在处理肺静脉时，还需要注意防止静脉滑脱回缩至心包内，这可能导致心脏压塞和难以控制的大出血。如果心包外的肺静脉受到累及，医师应立即打开心包，在心包内处理肺静脉。通过细致操作和精确判断，医师可以确保肺切除手术成功，并为患者带来更好的治疗效果。

4.4.3 支气管的处理

支气管处理有多种方法，不论采用哪种方法，目的都是使支气管闭合牢靠，防止支气管胸膜瘘的发生，同时要操作简便易行。

4.4.3.1 处理原则

（1）支气管游离后必须先证实是要切除肺的支气管。可让麻醉师吸痰后，用无创伤血管钳轻轻夹闭该支气管，加压膨肺，这时可见病肺萎陷，健肺膨胀。

（2）支气管周围组织不要游离太多，以免破坏支气管血供，影响支气管残端愈合。

（3）在肺功能许可的前提下，确保支气管残端无癌残留。病灶距切缘最好在1cm以上。如果肉眼难以判断，最好做快速病理切片帮助判断。

（4）支气管残留端不宜超过1 cm，一般为0.5 cm左右，残端过长易形成盲袋，导致痰液积存、感染。

（5）支气管最好夹闭后再切断，以防止支气管内分泌物流出，污染胸腔，支气管切缘用碘伏消毒。也可以先用纱布绕垫在支气管周围加以保护，再切断支气管。

4.4.3.2 处理方法

（1）开放缝合法：此法的优点是手术野暴露良好、切缘整齐、操作方便、缝合准确；缺点是可能造成支气管内分泌物对胸腔的污染；而且如果麻醉用的是单腔气管插管，在缝合前会造成残端漏气，引起通气不足。为了防止漏气导致的通气不足，也可以在支气管切缘近心端距切缘2～3 mm用无创伤血管钳夹闭支气管后再行缝合。因此，采用这种缝合法时最好应用双腔气管插管。具体操作是在支气管远端用直角钳或无创伤血管钳夹闭支气管，于拟切断支气管切线的近心端2～3 mm处两侧用4号丝线各缝一针牵引线，切断支气管，移除病肺，吸净支气管内分泌物，用碘伏消毒。在支气管软骨部和膜部的中点先全层缝合一针打结后，再在缝线与牵引线之间全层缝合，针距为2～3 mm，缝合支气管残端。

（2）边切边缝法：此法的优点是尽可能避免了支气管内分泌物对胸腔的污染，减少了支气管断端漏气的影响，降低了对双腔气管插管的依赖；缺点是病肺不能及时移除，影响手术暴露和操作，支气管切缘不够整齐，容易影响愈合。具体操作是在支气管切线的近心端2～3 mm处两侧用4号丝线各缝一针牵引线，在切线处剪开3～5 mm，用4号丝线全层缝合一针，结扎、闭合切开的支气管残端。用同法边切边缝，直到完全切断支气管。

（3）黏膜外缝合法：此法优点是缝线不穿透支气管黏膜层，减少缝线对支气管的刺激及支气管黏膜肉芽形成引起的刺激性咳嗽；缺点是可因黏膜或黏膜下出血引起咯血，而且非全层缝合有可能导致缝合不牢靠引起撕裂漏气。目前，该方法已经较少应用。具体操作与开放缝合法相似，只是缝线在黏膜外缝合，不经过黏膜层。

（4）潜行缝扎法：此法优点是操作简单，省时，可减少因缝合支气管引起的并发症；缺点是有引起支气管残端血供不良的可能。具体操作是于支气管切线的近心端3～5 mm处用双7号丝线间断潜行缝合（缝线不穿透支气管壁）支气管一周，结扎支气管，剪断支气管，移除病肺。专家认为，这种方法只适合支气管较长者，间断潜行，尽可能保证了支气管残端的血液供应。

（5）器械闭合法：此法优点是操作简单、切缘整齐、对合良好、组织反应轻，可减少支气管残端并发症；缺点是费用较高、影响肉眼观察支气管残端。具体操作是在支气管拟切断处用支气管残端闭合器闭合，在其远端离断支气管。由于胸腔镜微创手术的普及，目前该方法应用较多。

4.4.4 淋巴结的清扫

纵隔淋巴结转移在肺癌的病情评估中占据举足轻重的地位，被视为肺癌患者预后不佳的重要因素之一。对于肺癌患者而言，术前准确评估淋巴结转移情况对于制定治疗策略和判断预后至关重要。胸部CT检查，作为一种无创的影像学检查方法，在术前评估中扮演了重要角色。然而，其对于小于1 cm的淋巴结的识别能力有限，假阴性率较高，可能遗漏部分转移性淋巴结。为了更精确地评估淋巴结状态，PET-CT作为一种先进的影像学检查方法逐渐受到重视。它通过检测细胞代谢活跃程度来判断淋巴结的良恶性，准确率较高，但相应的检查费用也较高。尽管如此，对于疑似淋巴结转移的患者，PET-CT检查仍然是一种有价值的诊断工具。在肺癌手术治疗中，淋巴结清扫是一项至关重要的步骤。通过彻底清扫淋巴结，不仅可以确保手术的根治性，还有助于术后准确进行病理分期，从而指导后续治疗方案的制定。淋巴结清扫的方式包括系统性淋巴结清扫、区域淋巴结清扫和淋巴结采样等，具体的清扫范围需根据患者的病情和手术需求来确定。对于不同分期的肺癌患者，淋巴结清扫的策略也有所不同。对于ⅠA期患者，由于淋巴结转移的风险较低，一般采取淋巴结采样的方式进行检查；对于ⅠB期、ⅡA期患者，则建议行区域淋巴结清扫；而对于ⅡB期及以上的患者，由于淋巴结转移的风险较高，通常建议行系统性淋巴结清扫。在右侧纵隔淋巴结清扫术中，医师需要打开气管与上腔静脉之间的纵隔胸膜，暴露出需要清扫的淋巴结区域。在清扫过程中，医师需要特别注意避免损伤喉返神经、膈神经、血管等重要结构。对于左侧纵隔淋巴结清扫术，由于主动脉弓及其分支的影响，清扫难度较大，医师需要更加仔细地操作，避免损伤大血管和左侧喉返神经。一般而言，右肺上叶的区域淋巴结主要包括右侧2～4组及7组淋巴结，而右肺中下叶的区域淋巴结则包括7～9组及4组淋巴结。左肺上叶的区域淋巴结则包括4、5、6、7组淋巴结，左肺下叶的区域淋巴结则包括4、7、8、9组淋巴结。这些淋巴结区域在肺癌的淋巴结转移中具有重要意义，医师在手术中需要特别关注这些区域的淋巴结情况。

4.4.5 放置胸腔引流管

在肺切除术后，胸腔闭式引流管的正确放置对于患者的康复至关重要。这一步骤不仅确保了术后胸腔内的渗液和气体能够顺利排出，有效预防了胸腔积液、积气以及肺不张等并发症的发生，而且便于医师实时观察患者的病情变化。为确保引流效果，在放置胸腔引流管后必须保持通畅无阻。医师需要密切关注引流管的状态，防止其因脱出、折叠或阻塞而失去引流作用。引流管的位置选择同样关键，通常，下胸管会被放置在腋后线的第7肋间，但对于胸腔较长的患者，也可考虑放在第8肋间；而对于胸腔较短的患者，第6肋间则是一个合适的选择。值得注意的是，专家建议根据患者的呼气末膈肌位置来确定引流管的具体位置，这样可以最大程度地减少引流管对膈肌的刺激，减轻患者的疼痛感受，并有助于术后呼吸功能的恢复。同时，引流管的最外一个侧孔与壁层胸膜之间的距离应保持在2～3 cm之间，以确保引流效果的同时，减少对患者的不适感。在放置引流管时，医师还会特别注意避免在拔除引流管后形成窦道，这可能导致交通性气胸或渗液流出。因此，医师会在固有胸壁外潜行约2 cm的距离来放置引流管，尤其是对于体形瘦、胸壁薄的患者，这一步骤尤为重要。为了防止拔管后胸壁闭合不严密，医师会在手术时预先在引流管皮肤切口的中点处缝上一根缝线，拔管后立即打结闭合切口。此外，引流管还需要用缝线牢固地固定在皮肤上，以防止其脱落。对于上叶切除的患者，除了下胸管外，还需要放置上胸管，通常位于锁骨中线的第2肋间。在全肺切除的情况下，一些医师主张放置下胸管并夹闭，通过定时开放来调整胸腔压力和纵隔位置，同时观察引流情况。另一种观点是，在锁骨中线的第2肋间放置一根较细的引流管（管径2～3 mm），术后根据气管位置每2～4小时决定是否开放引流管以减压。专家们的做法是，在全肺切除后放置下胸管并夹闭部分引流管，直到引流管水柱波动不超过10 cm为止。这种做法能够动态地观察胸腔引流情况，及时发现并处理可能出现的活动性出血，避免因观察不及时而导致的纵隔移位、心肺功能受损、皮下气肿或纵隔气肿等严重并发症。在患者恢复良好的情况下，全肺切除的胸腔引流管一般在术后72小时以后才可以拔除。这一步骤标志着患者肺切除术后恢复的一个重要里程碑。

4.4.6 止血

在手术过程中，确保止血的彻底性和细致性对于预防术后血胸以及避免二次开胸止血至关重要。术后出血往往源于多种原因，包括血管结扎不牢固导致的脱落、焦痂的自然脱落、肋间血管的意外损伤，以及支气管动脉、食管、胸主动脉滋养血管、肺创面的出血等。这些因素均可能导致手术后的不良出血状况，从而增加患者的风险和不适。为了预防这些情况的发生，医师在处理肺血管时必须格外小心和细致。对于血管的近心端，通常会采取结扎及缝扎的双重处理措施，以确保血管的完全封闭。结扎的力度需要适中，既不可过紧以免切割血管，也不可过松导致结脱落。同时，两线结之间的距离应保持在2 mm左右，避免重叠，以减少切割或滑脱的风险。当近心端距离主干过短，无法进行双重处理时，医师应优先考虑缝扎或血管成形处理，以确保血管的封闭性和安全性。此外，医师还需仔细检查纵隔面、支气管残端、胸壁粘连处等关键部位，确保没有活动性出血。在冲洗胸腔时，医师应特别留意水中是否有血线出现，这通常是出血的明显迹象，一旦发现，应立即寻找并处理出血点。在关闭胸腔和放置胸腔引流管的过程中，医师也需要格外小心，避免损伤肋间血管。在关闭胸腔时，医师应仔细观察缝线、胸壁、胸腔引流管内侧端等区域，确保没有活动性血流或血滴出现。如果发现有肋间血管损伤，应立即进行缝扎或电凝止血，以确保出血被及时控制。此外，胸壁肌肉及皮下组织的止血也同样重要。医师应确保这些区域的止血严密，以防止形成血肿，从而影响患者的伤口愈合和增加感染的风险。通过细致入微的止血操作，医师可以显著降低术后出血风险，提高手术的成功率和患者的满意度。

4.4.7 关胸

关胸作为肺切除术的最后一个环节，其重要性不容忽视。尽管胸腔内的主要操作已经完成，但关胸过程的精细程度直接关系到患者的术后恢复。在关胸前，医师需要进行一系列的检查和准备工作，以确保手术的安全和成功。首先，医师必须仔细检查胸腔，确保没有活动性出血、支气管残端漏气或肺表面严重漏气的情况。这一步骤至关重要，因为任何未被发现的出血或漏气都可能影响患者的术后恢复，甚至导致二次手术。接下来，医师应使用温生理盐水对胸腔进行冲洗，以清除残留的血液、组织和碎屑。冲洗过程通常需要进行三遍，以确保胸腔的清洁和无菌。在冲洗完成后，医师需要认真清点手术器械和用品，确保没有遗漏或错误。同时，他们还需再次检查血管结扎处，确保结扎牢固可靠，以防止术后出血。为了确保余肺能够充分膨胀，医师还需请麻醉师协助进行吸痰和张肺操作。对于打开心包的患者，医师还需特别注意确保心脏不会疝出心包切口，以免造成不必要的损伤。在确定胸腔引流管已经放置妥当，且胸腔内无异常后，医师便可以开始关胸过程；他们会逐层缝合胸部切口，确保缝合的紧密和稳固。对于切除肋骨的患者，医师应使用7号丝线进行间断缝合肋床；而从肋间进胸的患者，医师则应使用3～4针双10号丝线缝合上下肋骨，肋间肌肉则通常无须缝合。随后，医师应使用7号丝线分层缝合切开的胸壁肌肉，以确保胸壁的稳定性和完整性。接下来，医师应使用1号或4号丝线缝合皮下组织，以及4号丝线缝合皮肤。在某些情况下，医师还可以使用无创可吸收线缝合胸壁切口，或者使用无创皮肤对合器和医用胶来黏合皮肤，以减少患者的术后不适和瘢痕。最后，医师应对切口进行无菌敷料包扎，以保护伤口免受外部感染。整个关胸过程需要医师具备高度的专业技能和细致的工作态度，以确保患者的安全和康复。

4.5 特殊情况的处理技术

4.5.1 胸膜腔粘连

胸膜腔粘连在肺切除手术中确实是一大挑战。当胸膜腔存在粘连时，手术过程会变得更为复杂和困难。为了充分暴露手术野并应对可能的术中出血，医师必须小心地将粘连从肺门处逐一分离。在开胸手术开始时，当切口达到壁胸膜时，医师会首先切开一个小口进行探查。如果胸膜腔没有粘连，肺组织会自然萎陷，这时医师可以安全地扩大切口并放置开胸器。然而，如果发现有粘连存在，医师就需要采取更为细致的操作。在处理粘连时，医师应先尝试分离切口上下约4～5 cm的粘连区域，然后放置开胸器并逐渐撑开，以进一步分离剩余的粘连。对于疏松的粘连，医师可以使用钝性分离的方法，即用手指或小纱布球轻轻分离，或者使用电凝来同时实现分离和止血。对于条索状粘连，由于其中可能含有新生的血管，医师应使用血管钳夹闭后切断，并进行结扎或电凝止血。而面对胼胝样粘连，这种粘连通常紧密且难以直接分离，强行分离可能会意外进入肺组织或病灶，导致出血、漏气等不良后果。此时，医师应选择胸膜外入路的策略，使用电刀切开粘连边缘的壁胸膜，从胸内筋膜层开始将壁胸膜连同肺组织和病灶一起分离，直至超过粘连处再回到胸膜腔内。如果粘连情况广泛，医师应持续分离直到肺门处。在胸膜外分离过程中，由于胸壁可能会有广泛渗血，医师应使用电凝仔细止血。根据经验，分离粘连直至肺叶周围完全游离是非常重要的。这样，医师的手指可以绕过肺门控制肺根部血管，一旦在术中解剖血管时发生意外大出血，就能迅速采取有效的止血措施。这一步骤对于手术安全至关重要，因为它能确保医师在紧急情况下有足够的控制和反应时间。

4.5.2 肺裂发育不全

肺裂发育不全在肺切除手术中确实是一个挑战。由于多种原因，如胸膜的炎症反应或先天性的发育不良，肺裂往往难以如预期那样清晰地呈现，它们可能与邻近的肺叶发生粘连或融合，这大大增加了手术操作的复杂性。在进行肺叶切除手术时，首要任务是明确并分离肺裂。对于粘连的情况，医师可以采用钝性或锐性的分离技术，根据粘连的紧密程度选择最合适的方法。而对于融合的肺组织，手术过程则更为复杂。这通常需要精确地切开融合的肺组织，并对肺创面进行细致缝合，以确保术后不会出现出血或漏气的情况。在众多的肺裂中，水平裂发育不全的情况最为常见。在处理这种情况时，医师应先打开前后肺门的胸膜，然后在特定的位置，如中叶静脉和上叶静脉之间，沿着肺动脉干的走向，逐步向后肺门处进行分离。在分离过程中，医师会特别小心，以确保不会损伤重要的血管或神经。一旦打通隧道，医师应利用丝线进行牵引，并使用止血管钳在上叶和中叶的分界处夹闭肺组织，随后进行切开和缝合操作。除了使用传统的手术器械进行切开和缝合外，现代医疗技术还提供了直线切割缝合器等更先进的工具。这些工具不仅操作简便，而且缝合效果更加牢靠，能够大大缩短手术时间。然而，这些先进工具的使用成本也相对较高，需要患者和医院在手术前进行充分的沟通和考虑。在处理右侧斜裂发育不全的情况时，医师应根据具体的病情和手术需要，选择合适的手术策略。如果斜裂发育不全对手术操作影响不大，医师应选择先处理其他重要的血管和支气管，然后再处理斜裂。而对于左侧斜裂发育不全的情况，医师则应根据具体的手术需要，选择合适的方法进行处理。

4.5.3 血管变异

在肺切除手术中，肺血管的变异是一个需要高度重视的因素。因为任何对变异血管的忽视或损伤，都可能导致术中大出血，这不仅会危及患者的生命安全，还会对手术的顺利进行和操作精度产生严重影响。特别是在处理左肺上叶时，由于肺动脉的变异情况较多，其分支数量可以从2支到7支不等，这使得手术过程变得更加复杂。因此，在进行左肺上叶切除手术时，医师必须仔细辨认并准确处理这些变异的肺动脉，以确保手术的安全和成功。对于右肺上叶尖前段动脉，虽然它通常是心包外共干，但也有一些患者的动脉分支在心包内或刚出心包处，这就要求医师在解剖过程中要特别小心，避免损伤这些变异血管。此外，还有一些患者的中叶内、外侧段动脉存在共干现象，这也需要医师在手术过程中加以注意。相比之下，双侧肺下叶动脉的变异情况较少，但仍然需要保持警惕。在右肺中、上叶肺静脉的处理上，医师需要知道这些静脉均经上肺静脉回流至左心房。部分患者的分支可能较晚或在进入肺裂后才分支，这就要求在进行右肺上叶切除时特别注意保护中叶静脉，在进行中叶切除时也要保护上叶静脉。如果疏忽切断这些静脉，可能需要将整个肺叶切除，而不能保留无肺静脉回流的肺叶。在少数情况下，患者还可能出现上下肺静脉共干的情况，尤其是在肺裂发育重度不全的患者中更为常见。因此，医师在手术中要特别注意避免误扎这些共干的肺静脉。最后，对于双上腔静脉畸形的患者，由于左上腔静脉在进入右心房前往往经过左肺门，医师在解剖过程中也要特别注意避免误伤这条血管。

4.5.4 心包内处理血管

在复杂的肺切除手术中，当遇到肿瘤或肿大的淋巴结在心包外累及或包绕肺动脉和（或）肺静脉时，手术难度会大大增加。在这种情况下，由于心包外难以游离足够长度的血管进行结扎，或者心包外解剖存在困难，许多医师可能会考虑放弃手术。然而，这并不意味着手术无法进行。一种有效的策略是打开心包，在心包内处理肺动脉和（或）肺静脉，从而提高手术切除率。为了在心包内成功处理这些血管，医师需要在肺门前、膈神经后，沿着神经平行方向小心地切开心包。这个切口需要精确且细致，确保上达肺动脉上缘，下至下肺静脉下缘。一旦心包被切开并牵开，医师就可以在心包内游离肺动脉。此时，医师需要特别小心，因为血管周围的肿瘤或肿大淋巴结可能会使操作变得复杂。在游离肺动脉的过程中，医师可以选择在上腔静脉的右侧或左侧结扎右肺动脉或动脉导管韧带，并在相应的位置结扎左肺动脉。这个过程需要极高的精度和注意力，因为一旦血管被撕裂、切割或损伤肺动脉圆锥处，将会导致难以控制的出血，甚至可能威胁到患者的生命。同样地，在游离肺静脉时，医师也需要特别小心。如果心包内某条肺静脉的长度不足以进行结扎，医师可以先处理完肺动脉和支气管，然后将肺提起。在肺静脉的根部，医师可以使用无创伤的血管钳夹闭血管，然后切断并移除肺组织。在血管钳的近侧，医师需要进行间断水平褥式缝合，以确保没有出血。之后，再加上一层间断或连续缝合，以进一步确保血管的安全性。此外，医师还可以使用血管闭合器来闭合切断的血管。这种工具可以迅速、有效地闭合血管，减少出血的风险。然而，当仅剩下一支血管需要处理时，医师需要格外小心，避免过度牵拉血管，以免撕裂血管或心房。在剪断血管之前，医师必须确保血管钳夹牢靠，以防止剪断后血管滑脱、回缩，进而引发大出血。

4.5.5 意外大出血

在手术过程中，意外大出血无疑是医师面临的最大挑战之一，它不仅考验着术者的心理素质和技术水平，更是对患者生命安全构成的直接威胁。术中大出血的诱因复杂多样，包括但不限于血管与周围组织间的紧密粘连、炎症或年龄因素导致的血管壁脆弱、血管解剖位置的变异、手术操作技术的不当，以及术前对手术难度的估计不足等。面对术中突发的大出血，保持冷静和清晰的头脑至关重要。盲目地钳夹或止血往往会适得其反，导致出血口扩大，形成难以控制的局面。正确的做法是迅速而准确地用手指捏住或压住出血的血管部位，同时清理周围的积血，以便更清晰地观察出血点。在确认出血点后，应使用无创血管钳或无创缝线来夹闭或缝合出血口，以达到止血的目的。如果血管破口的位置特殊或损伤严重，无法直接夹闭或缝合，那么打开心包、游离患侧肺动脉干或相应的肺静脉成了一个可行的选择。通过暂时阻断这些血管，可以有效地控制出血，为进一步的手术操作争取时间。在处理肺动脉时，若遇到难以分离的情况，切勿强行操作，以免造成更大的损伤。可以先在心包外或心包内解剖肺动脉干，并解剖难以分离的远端肺动脉，分别套上阻断带。一旦肺动脉发生损伤，可以立即阻断破口上下的肺动脉，从而避免大出血的发生。此外，对于上腔静脉的损伤，也需要采取紧急措施来控制出血。在必要时，可以使用无创血管钳暂时阻断上腔静脉破口处的远、近心端，但阻断时间应控制在0.5小时以内，以避免对患者造成不良影响。在手术过程中，如果胸部顶部的粘连情况严重且广泛，分离时需要特别小心和仔细。因为这一区域可能涉及锁骨下动静脉或无名静脉等重要血管，一旦损伤这些血管，后果将不堪设想。因此，在分离时务必保持谨慎，避免不必要的损伤。如果发生损伤，应尽快、尽量地显露手术视野，看清损伤部位，以便进行止血操作。如果无法直接显露出血部位，可以先进行压迫止血，然后尽快分离周围的粘连组织，显露出血部位，最后进行缝扎血管破口以彻底止血。

4.5.6 漏气

漏气是肺切除术后一个常见的并发症，它可能导致一系列的严重问题，如肺不张、皮下气肿、纵隔气肿以及胸腔感染等。因此，在手术结束前的关胸阶段，医师必须进行细致的检查，确保尽可能地减少肺漏气的发生。肺漏气的原因多种多样，但通常可以归结为几大类。首先，胸膜腔粘连是一个常见的原因。在手术过程中，为了暴露手术视野，医师可能需要分离这些粘连，这有时会导致肺表面的破裂，进而引发漏气。其次，肺裂发育不全也是一个重要的因素。当医师切开肺裂时，如果肺创面的缝合不完整或缝合针眼处存在漏气，就会导致肺漏气。再次，支气管残端缝合不全或膜部损伤也是常见的漏气原因。在手术过程中，如果支气管残端或膜部受到损伤或缝合不严密，就会导致气体从这些部位泄漏。除了上述原因外，钳夹、牵拉肺组织也可能导致肺组织损伤，进而引发漏气。在手术过程中，医师需要使用器械来操作和固定肺组织，但如果操作不当，就可能造成肺组织损伤。最后，肺大疱破裂也是肺漏气的一个常见原因。肺大疱是肺组织内的一种异常结构，其内部充满了气体。在手术过程中，如果肺大疱受到挤压或牵拉，就可能破裂，导致气体泄漏。对于不同类型的肺漏气，医师需要采取不同的处理措施。对于支气管残端、肺大疱破裂以及较大的肺表面漏气，必须进行缝合或修补。这些操作需要精细的技巧和丰富的经验，以确保缝合处严密、牢固。对于小的肺表面漏气，医师可以应用生物胶进行喷涂，以封闭漏气点。生物胶具有黏附性强、封闭效果好等特点，能够有效地防止漏气。对于细微的漏气点，如果不会对患者的健康造成严重影响，医师可以选择不进行特殊处理，让其自行愈合。

4.6 肺癌的常规术式

4.6.1 肺楔形切除

肺楔形切除是一种针对特定肺部病灶的手术方式，它的主要特点是仅在病灶两侧进行尖端指向肺门的三角形或扇形肺组织切除，而无须深入解剖肺血管及支气管。这种手术方式的选择有其明确的适应证和严格的手术流程。

4.6.1.1 适应证

（1）肿瘤位于肺的周边：当肿瘤直径小于3 cm，且患者肺功能不足以耐受肺叶切除时，肺楔形切除成了一个可行的选择。

（2）孤立转移性病灶：对于某些孤立的转移性病灶，肺楔形切除可以作为一个局部治疗的方法，有助于控制病情。

（3）肺内多发病灶或弥散性病灶：在需要明确诊断的情况下，若患者不适合进行更广泛的切除手术，肺楔形切除可以作为手术活检的手段，帮助医师了解病情。

4.6.1.2 手术

在进入胸腔后，医师首先应轻柔地探查病变部位，明确其具体位置。随后，在病变的两侧1～2 cm处，从肺的边缘向中心斜行使用两把长血管钳夹闭肺组织。夹闭完成后，医师应使用剪刀或电刀切除这部分夹闭的肺组织。为了确保切除后的肺组织边缘稳定，医师应在血管钳的近侧进行全层间断水平褥式缝合。在缝合过程中，医师应特别小心，使用小血管钳分别夹住每根缝线，以防止缝线混乱、缠绕。当缝合完成后，医师应边松血管钳边逐一结扎，以确保缝合的牢靠性。此外，为了防止漏气和出血，医师还应在肺切缘再加一层连续缝合。除了传统的缝合方法外，现代医学也提供了更为便捷的工具——直线切割缝合器。这种工具可以在距病变两侧1～2 cm处直接切除病灶组织，不仅操作简便、省时，而且切除缝合严密、牢靠。但需要注意的是，直线切割缝合器的价格相对较高。

4.6.1.3 注意事项

在夹闭肺组织时，医师需要特别注意尽量保持肺萎陷状态。如果是单腔气管插管的患者，医师可以请麻醉师暂停通气或改为小潮气量通气，以防止肺组织在夹闭过程中因通气过度而撕裂。在手术结束前的关胸阶段，医师应膨肺、试漏气，并彻底结扎肺切面的出血点或漏气点，以确保手术的安全性和有效性。

4.6.2 肺段切除

肺段切除是指根据解剖学肺组织分段，解剖相应的肺段动脉、静脉、支气管，沿肺段边缘切除。由于解剖特点不同，通常情况下只做下叶背段、左肺上叶舌段、左肺上叶尖后段、左肺上叶尖后前段。

4.6.2.1 适应证

（1）肺部良性病变：肿块较大、位置较深或局限于肺段的良性病变，如炎性假瘤、结核球、肺囊肿、硬化性血管瘤、支气管扩张、先天性囊性腺瘤样畸形等。

（2）肺部恶性病变：对于部分特定情况的恶性病变，如肺癌，肺段切除可以作为一种治疗选择。这通常适用于肺功能差或有其他严重并发症，禁忌行肺叶切除术的患者；或者外周结节≤2 cm，且符合一定条件（如组织学为纯原位癌、CT显示结节的磨玻璃成分≥50%、放射检测证实结节倍增时间≥400天）的患者。

4.6.2.2 手术

（1）下叶背段切除手术：进入胸腔后，医师首要任务是精细地分离斜裂，确保能够清晰地显露下叶背段动脉和基底段动脉。医师需要特别留意并准确地结扎切断背段动脉，同时确保基底段动脉得到保护。在右侧手术时，必须特别小心不要误伤上叶后段动脉和中叶动脉；而在左侧，则需避免误扎上叶舌段动脉以及下叶背段动脉和基底段动脉。接着，医师应将肺向前牵拉，以充分显露后肺门；随后，需要打开肺下韧带及后肺门处的纵隔胸膜，以便进行下肺静脉的解剖。医师需要准确地识别并结扎、剪断背段静脉，该静脉通常位于最上方分支处。在背段静脉的上方是背段支气管，而前方则是基底段支气管。在夹闭背段支气管后，麻醉师应进行膨肺操作，以确保支气管夹闭无误后，医师才可以安全地离断支气管，并使用缝合或支气管闭合器来闭合近端支气管切缘。传统上，医师可能会采用钝性剥离背段的方法，并逐一结扎出血和漏气点。然而，现代专家更倾向于使用血管钳沿背段边缘夹闭，随后使用电刀切除或剪除下叶背段肺组织。这种方法能够显著减少出血和漏气的风险，同时也有助于减少术后因创面渗出导致的引流量增加。在完成上述步骤后，麻醉师应再次进行吸痰和膨肺操作，以检查手术区域是否有出血和漏气。如果一切正常，医师应放置胸腔引流管，并按照常规方法关闭胸腔。

（2）左肺上叶舌段切除手术：在斜裂中段打开脏胸膜后，医师应仔细显露舌段动脉。舌段动脉的数量可能因个体差异而有所不同，通常为2支，但也可能出现1支或3、4支的变异情况。医师需要确保准确地结扎并剪断舌段动脉，同时避免误扎上叶前段动脉，以及损伤下叶背段动脉和基底段动脉。随后，医师应将肺向后牵拉，并打开前肺门处的脏胸膜，以显露上肺静脉。上肺静脉的下方分支即为舌段静脉，通常为1～2支。医师需要准确地结扎并剪断舌段静脉。接着，医师应向上牵拉肺组织，以显露舌段支气管。在舌段支气管的分叉处夹闭后，医师应使用缝合或支气管闭合器来闭合近端支气管切缘。其余的处理步骤与下叶背段切除类似。

（3）左肺上叶尖后段切除手术：在手术过程中，医师应将肺组织向下牵拉，并在主动脉弓下方打开脏胸膜，以显露尖后段动脉及其分支。通过仔细辨认和确认后，医师应准确地结扎并剪断尖后段动脉。接着，医师应解剖上肺静脉，并找到位于尖后段动脉前下方及段支气管前方的尖后段静脉。在辨认清楚后，医师应结扎并剪断该静脉。尖后段支气管位于静脉的后方和动脉的下方，医师需要小心地解剖分离并夹闭该支气管。在麻醉师进行膨肺操作并确认无误后，医师应离断支气管。其余的处理步骤与下叶背段切除术类似。

（4）左肺上叶尖后前段切除手术：与尖后段切除相似，医师首先应将肺组织向下牵拉，并在主动脉弓下方打开脏胸膜以显露尖后段动脉及其分支。同时，医师还需要打开斜裂脏胸膜以显露舌段动脉和前段动脉。通过仔细分离和辨认这些血管后，医师应准确地结扎并剪断它们。接着，医师应向后牵拉肺组织并打开前肺门处的脏胸膜以显露上肺静脉。在解剖分离其分支时，医师应特别注意保护其下方的舌段静脉，并准确地结扎并剪断尖后前段静脉。在斜裂中段解剖上叶支气管及其分支时，医师应保留舌段支气管并夹闭尖后前段支气管。在麻醉师进行膨肺操作并确认无误后，医师应离断支气管。其余的处理步骤与下叶背段切除类似。

4.6.2.3 注意事项

（1）保持呼吸道通畅：术后患者需保证呼吸道通畅，充分咳痰，将气道内的分泌物咳出。

（2）肺部复张：患者需通过下床活动促进肺部复张，防止形成下肢静脉血栓和急性肺动脉栓塞。

（3）饮食注意：术后饮食应清淡、均衡，适量摄入高蛋白、低脂肪、低糖食物，如鱼肉、牛肉、鸡肉等，同时保证蔬菜、水果的摄入，以摄取足够的纤维素和维生素。

（4）术后监测：术后需密切观察患者的生命体征，如血压、心率、脉搏等，防止出现急性失血或急性呼吸循环衰竭。

4.6.3 肺叶切除

肺叶切除手术在肺癌的外科治疗中占据着举足轻重的地位，被公认为治疗肺癌的首选方法，同时也是最常用的手术方式之一。这种手术特别适用于那些病变明确局限在一个肺叶内的肺癌患者，无论是周围型肺癌还是部分中心型肺癌。周围型肺癌是指肿瘤主要位于肺实质内，距离主支气管和肺门有一定距离的肺癌。对于这类患者，如果病变没有侵犯到肺叶支气管、动静脉等关键结构，或者虽然有所累及，但医师能够确保在切除时保持足够的切缘阴性，即切除的边缘没有癌细胞残留，那么肺叶切除手术就是一个非常合适的选择。此外，即使肿瘤位于叶支气管内或右肺中间支气管内，只要肿瘤距离该支气管开口有足够的距离，医师能够确保切除后的切缘为阴性，并且该肺叶的动静脉能够顺利游离，那么肺叶切除手术也是可行的。然而，在肺癌的病例中，有时病变可能会累及相邻的肺叶。特别是在右侧肺部，由于肺叶的解剖结构较为特殊，有时肿瘤可能会同时影响到中、下叶或上、中叶。对于这类患者，医师可以考虑进行双叶切除手术，即一次性切除两个相邻的肺叶。这种手术方式虽然较为复杂，但能够更加彻底地去除病变组织，提高治疗效果。在决定进行肺叶切除手术之前，医师应对患者的病情进行全面评估，包括肿瘤的大小、位置、分期以及患者的身体状况等。同时，医师还应与患者进行充分沟通，解释手术的必要性、风险以及可能的并发症等，确保患者能够充分了解并接受手术。总之，肺叶切除手术是治疗肺癌的重要方法之一，适用于大多数局限在一个肺叶内的肺癌患者。对于病变累及相邻肺叶的患者，医师也可以考虑进行双叶切除手术。在手术前，医师应对患者进行全面的评估，并与患者进行充分的沟通，确保手术的安全性和有效性。

4.6.3.1 适应证

肺叶切除手术的适应证涵盖了多种情况，确保了手术的有效性和安全性。对于局限于一个肺叶的周围型肺癌患者，如果肿瘤和淋巴结尚未侵犯到该肺叶的支气管、动静脉等重要结构，那么肺叶切除手术是首选的治疗方案。这种手术方式能够直接切除病变组织，有效防止癌症的进一步扩散。然而，在某些情况下，肿瘤可能已经累及肺叶的支气管或动静脉。但这并不意味着肺叶切除手术就不可行。只要医师能够确保在切除过程中，有足够的切缘阴性长度，即切除的边缘没有癌细胞残留，同时该肺叶的动静脉能够顺利游离，那么肺叶切除手术仍然是可行的。此外，如果肿瘤位于叶支气管内或右肺中间支气管内，但距离该支气管开口有一定的距离，医师同样可以考虑进行肺叶切除手术。关键在于，医师需要确保切除后的切缘为阴性，同时该肺叶的动静脉能够成功游离，以确保手术的成功率和患者的安全。总之，肺叶切除手术的适应证包括多种情况，但核心在于确保手术的有效性和安全性。医师会根据患者的具体情况和病变特点，综合考虑多种因素，制定最合适的手术方案，以期达到最佳的治疗效果。

4.6.3.2 手术

（1）右肺上叶切除：手术开始时，医师首先进入胸腔，将右肺上叶轻柔地向后下方牵拉，以便更清晰地暴露手术区域。随后，在奇静脉弓的下方，医师应打开纵隔胸膜，并逐步扩大至肺门的前上方。在这个区域，医师可以清晰地看到上肺静脉位于肺门的前方。接下来，医师需要细致地找到并处理肺动脉。在奇静脉弓下方、上腔静脉后方和上肺静脉后上方，可以观察到右肺动脉干。肺动脉的第一个分支是尖前段动脉，医师需要谨慎地解剖游离这个动脉，然后安全地结扎并切断它。之后，医师在水平裂与斜裂的交界处打开脏胸膜，进一步解剖至肺动脉鞘。在这里，从肺动脉干向上叶的分支是上叶后段动脉，医师需要仔细地分离并结扎这个动脉，然后剪断。接下来，医师将注意力转向上叶静脉，进行解剖游离，并安全地结扎、剪断。然后，医师提起上叶肺组织，开始解剖上叶支气管。在距上叶支气管开口约0.5 cm处，医师夹闭上叶支气管，随后离断支气管。移除病肺后，医师应仔细检查支气管的切缘，确保其正常。为了确保手术区域的无菌和防止感染，医师应用碘伏对支气管切缘进行消毒。然后，医师可以选择间断全层缝合支气管，或者使用专门的支气管残端闭合器进行闭合和切断。如果患者的水平裂发育不全，医师可能会选择先处理上叶尖前段动脉、上叶静脉和上叶支气管。之后，医师应向下牵拉上叶肺组织，以便显露肺动脉干。从肺动脉干向后上方的分支是上叶后段动脉，医师需要结扎并剪断这个动脉。接着，麻醉师应膨肺以显示上叶边缘，医师则根据肺裂发育不全的情况进行相应处理。在某些情况下，医师应选择先打开肺裂，然后再按照常规的顺序切除肺叶。在手术的最后阶段，医师应松解肺下韧带，以促进中、下叶肺组织的上移，从而减少残腔的形成。完成肺叶切除后，医师应进行常规的淋巴结清扫、止血和修补任何可能的漏气处。最后，医师应冲洗胸腔，放置胸腔引流管，并仔细清点手术器械，确保无误后关闭胸腔。

在整个手术过程中，需要特别注意以下几点：首先，在分离尖前段动脉时，要特别小心其后方上叶支气管周围有无肿大淋巴结，以避免损伤血管后壁；其次，在解剖上叶肺静脉时，要特别保护中叶静脉，防止其受损；再次，在解剖上叶后段动脉时，要仔细辨认下叶背段动脉和中叶动脉，避免误伤；最后，在打开发育不全的水平裂时，要注意避免损伤动脉干、中叶动脉和上叶后段动脉。

（2）右肺中叶切除：手术开始时，医师进入胸腔，将肺部组织轻轻地向后牵拉，以充分显露前肺门区域。接着，医师开始解剖上肺静脉，并细致地游离中叶静脉。这个步骤对于手术的成功至关重要，因为它为后续步骤提供了清晰的视野和安全的操作空间。接下来，医师应根据患者的具体情况选择合适的手术策略。如果患者的水平裂发育良好，医师应在水平裂与斜裂的交界处打开脏胸膜，进一步解剖肺动脉。在这个过程中，医师应特别留意向前下方进入中叶的分支，这被称为中叶动脉，它通常分为两支，但也可能只有一支。医师需要精确地识别并结扎、剪断中叶动脉，以确保手术区域的血液供应被切断。完成中叶动脉的处理后，医师应提起中叶肺组织，开始解剖游离中叶支气管。这个步骤与右肺上叶切除手术中处理支气管的方法类似，需要确保支气管的完整性和安全性。医师应使用专门的器械和技巧来夹闭、离断中叶支气管，并仔细检查切缘的完整性。如果患者的水平裂发育不全，医师可能会选择先打开肺裂，然后再按照上述步骤进行处理。或者，医师也可以先处理中叶静脉和中叶支气管，将中叶向后上方牵拉，以显露肺动脉干。然后，医师应找到向前下方进入中叶的分支，即中叶动脉，并结扎、剪断。完成这些步骤后，麻醉师应膨肺以显示中叶边缘，医师则根据肺裂发育不全的情况进行相应处理。在移除病肺后，医师应按照与右肺上叶切除手术相似的步骤进行后续处理。这包括清扫淋巴结、止血、修补漏气处、冲洗胸腔、放置胸腔引流管等。医师还应仔细清点手术器械，确保无误后关闭胸腔。

在右肺中叶切除手术中，需要特别注意以下几点：首先，在解剖肺裂时，要特别小心不要损伤上叶后段及下叶背段动脉，以避免影响其他肺叶的血液供应；其次，在结扎中叶静脉时，要避免损伤上叶静脉，以确保上叶肺组织的血液回流不受影响；最后，医师还需要注意上肺静脉有无变异，以便在手术过程中作出正确的判断和处理。

（3）右肺下叶切除：首先，医师进入胸腔后，应迅速而准确地定位到斜裂与水平裂的交界处，这里是手术开始的关键点。接下来，医师打开脏胸膜，开始解剖肺动脉下干及其分支。在这个过程中，医师应特别留意向后外侧的分支，即下叶背段动脉，它与中叶动脉相对，是手术中的重点之一。同时，医师还应注意到下叶背段动脉下方的动脉干终末支，即下叶基底段动脉。这两根动脉需要被精确地识别出来，并分别进行结扎和剪断，以确保手术区域的血液供应被切断。完成动脉的处理后，医师应将下叶肺组织向上牵拉，以便更好地暴露手术区域。接着，医师应打开肺下韧带，这是连接下叶肺与中纵隔的结缔组织。通过向上分离韧带至韧带内淋巴结，医师可以清晰地看到上方的下肺静脉。此时，医师应小心地进行游离解剖，结扎并剪断下肺静脉，以确保静脉回流的通畅。接下来，医师应提起下叶肺组织，开始游离下叶支气管。这个步骤需要谨慎操作，以确保支气管的完整性和安全性。医师应使用专门的器械和技巧来夹闭、离断下叶支气管，并仔细检查切缘的完整性。完成以上步骤后，医师将按照“右肺上叶切除”手术的处理方法继续进行后续步骤。这包括清扫淋巴结、止血、修补漏气处、冲洗胸腔、放置胸腔引流管等。在整个手术过程中，医师应时刻关注患者的生命体征，确保手术的安全和顺利。

关于右肺下叶切除手术的注意事项，需要特别关注以下几点：在结扎下叶背段动脉前，医师应尽量向远端游离，以充分暴露血管结构。同时，医师需要特别注意是否有通向上叶后段的分支，以避免误伤。在处理下叶背段动脉和基底段动脉时，医师需要分别处理这两根动脉，以确保手术区域的血液供应被完全切断。同时，医师需要特别小心，避免影响中叶动脉的血流。如果患者的下叶与中叶或上叶之间存在肺裂发育不全的情况，医师可以采用钳夹后剪开、缝合切面的方法进行处理。另外，医师也可以使用直线切割缝合器来切开肺裂，以提高手术效率。

（4）左肺上叶切除：手术开始时，医师首先进入胸腔，然后将左肺上叶向前下方轻轻牵拉，以便更好地暴露手术区域。接着，在主动脉弓的下缘，医师打开纵隔胸膜，这是手术的关键步骤之一。随后，医师应切断并结扎位于肺门上方的迷走神经分支及其伴随的血管，以确保手术区域的清晰和手术过程的安全。接下来，医师开始解剖左肺动脉干。左肺动脉干的第一分支是上叶尖后段动脉，医师需要顺着动脉干向后下方解剖分离，直至到达后肺门的斜裂处。在这个过程中，医师需要特别小心，以确保不会损伤到周围的其他血管和神经。当到达斜裂处时，医师应打开斜裂，进一步分离和解剖血管。从尖后段动脉的下方开始，医师应依次分离上叶前段动脉和舌段动脉，并对这些动脉进行结扎和切断。这个步骤需要极高的精确度，因为血管之间的结构复杂，稍有不慎就可能造成损伤。完成血管的处理后，医师应将肺向后牵拉，以显露前肺门。在这里，医师应解剖上肺静脉，并进行结扎和剪断。这个步骤同样需要小心谨慎，以避免损伤到其他血管或神经。随后，医师应提起上叶肺组织，开始解剖游离上叶支气管。这是手术的关键步骤之一，需要确保支气管的完整性和安全性。医师应使用专门的器械和技巧来夹闭、离断上叶支气管，并仔细检查切缘的完整性。完成以上步骤后，医师将按照与右肺上叶切除手术相似的步骤进行后续处理。这包括清扫淋巴结、止血、修补漏气处、冲洗胸腔、放置胸腔引流管等。在整个手术过程中，医师应时刻关注患者的生命体征，确保手术的安全和顺利。

对于左肺上叶切除手术，需要特别注意以下几点：左肺上叶动脉的变异较多，因此医师在解剖分离时需要特别仔细，避免遗漏或损伤任何重要的血管分支。在解剖游离上叶尖后段动脉和上叶静脉时，由于这两根血管相邻且交叉，医师需要特别小心，避免相互损伤。尤其是在肺门或上叶支气管淋巴结肿大时，更需要谨慎操作。下叶背段动脉多数高于舌段动脉，有时舌段动脉可能发自下叶基底段动脉。因此，医师在处理这些血管时需要特别注意，避免误伤。

（5）左肺下叶切除：手术开始时，医师首先进入胸腔，并精确地打开斜裂的叶间胸膜，以便更清晰地显露肺动脉干。在舌段动脉的水平位置，医师会发现肺动脉干向后下方的分支，这就是下叶背段动脉。同时，肺动脉干的终末支即为基底段动脉。为了确保手术的安全和成功，医师需要分别对这些动脉进行结扎和切断。接下来，医师应将下叶肺组织向上牵拉，并打开肺下韧带。通过向上分离至韧带内淋巴结，医师可以清晰地看到上方的下肺静脉。此时，医师需要小心谨慎地进行游离解剖，并结扎、剪断下肺静脉，以确保静脉回流的通畅。完成静脉的处理后，医师应提起下叶肺组织，开始游离下叶支气管。这是手术的关键步骤之一，医师需要使用专门的器械和技巧来夹闭、离断下叶支气管，并仔细检查切缘的完整性。在后续的处理中，医师将按照与右肺上叶切除手术相似的步骤进行。这包括清扫淋巴结、止血、修补漏气处、冲洗胸腔、放置胸腔引流管等。每一步都需要医师精心操作，以确保手术的成功和患者的安全。然而，在某些情况下，患者的肺裂发育可能不全。在这种情况下，医师可以选择先打开肺裂，再按照顺序进行切除。另一种方法是先处理下肺静脉和下叶支气管，然后将肺向前上方牵拉，解剖基底段及下叶背段动脉，并进行结扎和切断。最后，医师应处理肺裂。

4.6.3.3 注意事项

在左肺下叶切除手术中，需要特别注意以下几点：在结扎基底段动脉时，医师需要特别小心，避免损伤到舌段动脉。因为舌段动脉是肺部的重要血管之一，一旦受损可能会导致严重的后果。在打开发育不全的肺裂时，医师也需要特别注意不要损伤到舌段动脉及下叶背段动脉。这些血管同样对肺部功能至关重要，一旦受损可能会影响到患者的康复。

4.6.4 全肺切除

全肺切除是指一侧肺全部切除，即左侧全肺或右侧全肺切除术；适于健侧肺功能良好，术后可满足日常生活的65岁以下患者。

4.6.4.1 适应证

（1）主支气管肿瘤：当肿瘤位于主支气管，且距离支气管开口有足够的切除长度，以确保切缘为阴性（即无癌细胞残留）时，全肺切除是一个可行的选择。

（2）肺动脉干受累：若一侧的肺动脉干受到肿瘤或转移淋巴结的累及，全肺切除手术可能是必要的，以彻底清除病变区域，减少复发风险。

（3）跨肺叶肿瘤累及血管：当肿瘤位于一个肺叶，但已经累及其他肺叶的血管，且无法通过血管成形术（即重建血管）来保留部分肺功能时，全肺切除可能是最佳的治疗方案。

（4）跨肺叶肿瘤伴淋巴结转移：如果肿瘤跨肺叶生长，并伴有淋巴结转移，且一叶或双叶肺切除无法达到根治效果时，全肺切除手术可能是必要的。

（5）支气管受累且无法成形：当肿瘤位于一叶支气管，且已经累及另一肺叶的支气管，使得支气管成形术无法实施时，全肺切除手术可能是唯一可行的治疗方法。

4.6.4.2 手术

4.6.4.2.1 左全肺切除

（1）初步操作：手术开始，医师首先进入胸腔，轻柔地将肺组织向后下方牵拉，以充分暴露手术区域。随后，医师应在主动脉弓的下方打开纵隔胸膜，这是为了提供足够的操作空间，并确保手术视野的清晰。在打开纵隔胸膜后，医师应仔细切断并结扎肺门上方的迷走神经分支及其伴随的血管，以减轻手术对神经和血管的影响。

（2）肺动脉处理：接下来，医师应在主动脉弓下方、膈神经后方和左主支气管前方的区域，进行精细的解剖操作，以游离左肺动脉干。在游离过程中，医师应特别注意保护周围的神经和血管结构。一旦左肺动脉干被充分游离，医师应使用双7号或双10号丝线进行结扎，确保近心端缝扎紧密，远心端则采用结扎或缝扎的方式进行处理。

（3）上肺静脉处理：在处理好肺动脉后，医师应将肺组织向后牵拉，以显露并游离上肺静脉。同样，医师应使用双7号或双10号丝线对上肺静脉进行结扎和剪断，确保近心端缝扎牢固，远心端则进行结扎或缝扎。这一步骤需要医师具备高超的手术技巧和丰富的临床经验，以确保手术的安全和成功。

（4）下肺静脉处理：接下来，医师应向上牵拉肺组织，打开肺下韧带，以游离并结扎下肺静脉。在游离过程中，医师应特别注意保护周围的神经和血管结构，并确保下肺静脉的结扎和剪断操作准确无误。

（5）支气管处理：在完成了对血管的处理后，医师应开始解剖左主支气管。在距隆突约0.5 cm的位置，医师应夹闭并离断左主支气管，然后移除病肺。为了确保支气管残端的严密性，医师应使用4号丝线或支气管残端闭合器进行缝合。

（6）检查和止血：在完成了对支气管的缝合后，医师应仔细检查支气管残端是否漏气。如果发现漏气现象，医师应立即进行修补缝合。随后，医师应彻底止血，冲洗胸腔，并放置胸腔引流管，以确保胸腔内的清洁和引流。

（7）心包内处理血管左全肺切除：在某些情况下，如果肿瘤或淋巴结侵犯了心包或肺血管，医师需要在心包内处理血管。在这种情况下，医师应打开心包，仔细解剖并结扎血管。如果血管长度不足，医师可以从动脉导管韧带内侧分离或切断韧带后结扎。当肿瘤累及左心房时，医师可以切除部分左心房（不超过1/3），并使用无创伤缝线进行缝合。这一步骤需要医师具备极高的手术技巧和丰富的临床经验，以确保手术的安全和成功。

（8）注意事项：在整个手术过程中，医师需要特别注意避免损伤左侧喉返神经，以确保患者的术后恢复。在心包内处理血管时，医师需要确保操作安全，防止发生致命性出血。医师需要特别注意肺静脉的共干情况，以避免在手术过程中损伤其他血管。在切除部分左心房时，医师需要确保钳夹牢靠，防止心房壁回缩或滑脱。在可能的情况下，医师应尽可能在心包外处理未受累的血管，以减少手术对心脏的影响。

4.6.4.2.2 右全肺切除

（1）初步操作：手术开始，医师首先应进入胸腔，轻柔而稳定地将肺组织向后下方牵拉。这样做的目的是充分显露前肺门及奇静脉弓，确保手术视野的清晰和操作的准确性。随后，在奇静脉弓的下缘，医师应仔细打开胸膜，并向前下方延续至肺门的下缘。如果在这一过程中发现有淋巴结存在，医师应特别小心地剥离并去除，以避免对周围组织的损伤。

（2）肺动脉处理：在处理肺动脉时，医师应在奇静脉弓下方、上肺静脉上缘和上腔静脉外侧，精细地解剖游离右肺动脉干。这个步骤要求医师具备高度的专注力和精确的手术技巧，因为肺动脉是连接心脏和肺部的关键血管，其位置深且结构复杂。使用双7号或双10号丝线对近心端进行结扎，确保结扎牢固，防止术后出血。接着，医师应游离肺动脉的远端，并在距结扎线约0.5 cm处，用两把无创血管钳夹闭血管。随后，从钳间剪断肺动脉，并对近心端进行缝扎，远心端则选择结扎或缝扎，以确保血管完全闭合。如果肺动脉干较短，医师可能会先处理上叶尖前段动脉，再游离并结扎右肺动脉干，以确保手术的安全性和彻底性。

（3）上肺静脉处理：在处理上肺静脉时，医师应将肺向后牵拉，以充分显露并游离上肺静脉。同样地，使用双7号或双10号丝线对上肺静脉的近心端进行结扎，并游离其远端。在距结扎线约0.5 cm处，用两把无创血管钳夹闭上肺静脉，并从钳间剪断。近心端进行缝扎，远心端则进行结扎或缝扎。如果上肺静脉分支较早，医师应在结扎近心端后，分别结扎上叶静脉和中叶静脉，以确保血管完全闭合并防止术后出血。

（4）下肺静脉处理：接下来，医师应将肺向上牵拉，以显露下肺韧带。通过打开肺下韧带，医师将向上分离至韧带内的淋巴结。其上方即为下肺静脉，医师应小心地游离并解剖该静脉，进行结扎和剪断。结扎方法与上肺静脉相同，确保血管完全闭合并防止术后出血。

（5）支气管处理：在处理支气管时，医师应提起肺组织，解剖右主支气管，并分离至隆突附近。在距隆突约0.5 cm处，医师应夹闭右主支气管，并进行离断。随后，医师应移除病肺，并使用4号丝线或支气管残端闭合器对支气管残端进行缝合。这一步骤要求医师具备高超的手术技巧和丰富的临床经验，以确保支气管残端的严密性和患者的术后恢复。

（6）检查和止血：完成上述步骤后，医师应仔细检查支气管残端是否漏气，并进行必要的修补。然后，医师应彻底止血，冲洗胸腔，并放置胸腔引流管，以确保胸腔内的清洁和引流。这一步骤对于预防术后感染和并发症至关重要。

（7）心包内处理血管右全肺切除：当肿瘤或肿大的淋巴结侵犯心包或肺血管时，医师应在心包内处理血管。首先，医师应打开心包，并在上腔静脉外侧分离并解剖动脉干。如果血管长度不够，医师应从上腔静脉内侧分离结扎，或将上腔静脉向内侧牵拉，显露其后方的右肺动脉干。随后，医师应进行夹闭、剪断和结扎或缝扎操作，以确保血管完全闭合并防止术后出血。这一步骤要求医师具备高超的手术技巧和丰富的临床经验，以确保手术的安全性和成功率。

（8）注意事项：右全肺切除手术需慎重考虑，术前需充分评估患者的心肺功能，以确保患者能够耐受手术并顺利恢复。在解剖肺动脉时，医师需特别注意避免损伤上腔静脉和奇静脉弓，因为这些血管结构复杂且位置重要，一旦受损可能导致严重后果。其他注意事项与左全肺切除手术相似，包括避免损伤重要神经、注意止血和防止感染等。医师需要在整个手术过程中保持高度的警惕性和专注力，确保手术的安全性和成功性。

4.7 肺癌的特殊术式

4.7.1 支气管袖式肺叶切除

肺癌手术治疗的核心原则在于优化病变肺组织的切除与健康肺组织的保留之间的平衡。对于主支气管受累的特定病例，支气管袖式肺叶切除术成了一种理想的选择。这种手术方式不仅有效地去除了肿瘤组织，还最大限度地保留了健康肺组织，从而避免了全肺切除的需要。对于心肺功能较弱的患者来说，这种手术方式尤为适用，因为它显著降低了手术风险，避免了全肺切除可能带来的并发症，确保了更好的手术效果和患者的术后恢复。

4.7.1.1 右肺上叶袖式切除

4.7.1.1.1 适应证

右肺上叶袖式切除术主要适用于以下两种情况：①当右肺上叶出现肿瘤，且该肿瘤已经累及右肺上叶支气管的开口处，导致上叶支气管没有足够的切除和缝合长度时，采用右肺上叶袖式切除术可以确保病变组织的彻底清除，同时尽可能保留健康肺组织。②当右肺上叶的肿瘤已经蔓延至右主支气管远端或中间支气管近端时，这种手术方式也尤为适用。通过精细的手术操作，可以在保证肿瘤完整切除的同时，最大程度地保留患者的肺功能。

4.7.1.1.2 手术

手术开始，医师首先应进入胸腔，仔细探查病灶的具体位置和范围。在确认可以进行右肺上叶袖式切除术后，医师应开始逐步进行手术操作。首先，医师应将肺组织向上牵拉，以充分显露手术区域。接着，医师应松解下肺韧带，直至下肺静脉，为后续的手术操作创造足够的空间。在处理肺动脉和静脉时，医师应按照常规的肺叶切除方法进行操作，确保血管的完整性和安全性。接下来，医师应在奇静脉弓下方充分游离右主支气管，并沿后肺门向下游离中间支气管。在必要的情况下，医师可能会选择切断奇静脉弓，以便更好地显露支气管，确保手术的顺利进行。在切除上叶肺组织及受累支气管之前，医师应先用细线绳在上叶支气管的两侧牵引右主支气管和中间支气管，以便更好地掌握切除的位置和长度。在预计切除部位的上、下方，医师应各缝一针牵引线，以确保切除的准确性和安全性。完成切除后，医师应吸净支气管内的分泌物，并对残端进行消毒处理。随后，医师应使用3-0无创缝线或4号丝线对吻合口进行缝合。缝合时，医师应先缝合术者对侧的3针，并一起打结，然后从两侧进行间断缝合。缝合过程中，医师应注意针距一般为2 mm，并将线结均打在吻合口的外面，以确保缝合的牢固性和美观性。完成缝合后，医师应再次吸痰，并进行膨肺操作，以检查吻合口是否存在漏气现象。如有漏气，医师应及时进行修补缝合。最后，医师应使用周围组织或胸膜覆盖吻合口，以进一步保护吻合口并促进愈合。在完成止血、冲洗胸腔等步骤后，医师应放置胸腔引流管，并清点器械无误后逐层关胸。最后，医师应包扎切口，结束手术。

4.7.1.1.3 注意事项

在进行此类手术时，需要特别注意以下几点：①如果病肺的体积较大或存在实变、过度充气等情况，导致无法顺利萎陷并影响手术操作，医师应选择先切除病肺组织，然后再处理受累的支气管。②在切断支气管后，必须防止手术野内的血液灌入支气管，以免引发感染或其他并发症。③麻醉师在吸痰时需要保持轻柔，以减少对吻合口的刺激，并确保吸痰的彻底性，防止痰液和血凝块阻塞气道。④医师需要确保吻合口的张力适中，避免过大或过小，并在吻合后避免过度牵拉。⑤为了更好地保护吻合口，医师通常应选择使用周围的健康组织进行覆盖。

4.7.1.2 右肺中、下叶袖式切除

4.7.1.2.1 适应证

右肺中、下叶袖式切除术适用于以下情况：①当肿瘤位于中间支气管开口处，且已经对中间支气管造成了一定程度的侵犯时，此手术能够确保病变组织被完全切除。②如果肿瘤位于中叶支气管开口处，并且已经累及到中间支气管，这种手术方式同样适用。③当下叶支气管的肿瘤沿黏膜或黏膜下浸润至中间支气管开口或主支气管远端时，为避免更广泛的全肺切除，该手术方式也是一个理想的选择。

4.7.1.2.2 手术

手术开始时，医师应首先进入胸腔，对病灶进行仔细地探查。如果决定进行中、下叶袖式切除，操作步骤如下。首先，医师应按照常规的肺叶切除方法，处理中叶及下叶的肺动脉和静脉，确保这些血管被安全、有效地切除。随后，医师应游离中下叶支气管，直至右主支气管远端，并同时游离上叶支气管。为了更好地显露手术区域，医师应从右主支气管远端和上叶支气管分别用细线绳进行牵引，确保手术的准确性。在预计的切除部位的上、下方，医师应各缝一针牵引线，以便精确地掌握切除的范围和长度。然后，医师应切除中、下叶肺组织及受累的支气管。完成上述步骤后，其余的操作与“右肺上叶袖式切除”相同，包括残端消毒、缝合、吸痰、膨肺检查、止血、冲洗胸腔、放置胸腔引流管等。最后，医师应清点器械，确保无误后逐层关闭胸腔，并包扎切口。

4.7.1.2.3 注意事项

在进行此类手术时，需要特别注意以下几点：①如果病肺的体积较大或存在实变、过度充气等情况，导致无法顺利萎陷并影响手术操作，医师应选择先切除病肺组织，然后再处理受累的支气管。②在切断支气管后，必须防止手术野内的血液灌入支气管，以免引发感染或其他并发症。③麻醉师在吸痰时需要保持轻柔，以减少对吻合口的刺激，并确保吸痰的彻底性，防止痰液和血凝块阻塞气道。④医师需要确保吻合口的张力适中，避免过大或过小，并在吻合后避免过度牵拉。⑤为了更好地保护吻合口，医师通常应选择使用周围的健康组织进行覆盖。

4.7.1.3 右肺上、中叶袖式切除

4.7.1.3.1 适应证

右肺上、中叶袖式切除术通常适用于以下情况：①当右肺上叶的肿瘤已经累及到中叶支气管的开口处时，需要同时切除上叶和中叶，以确保病变组织的完全清除。②如果中叶的肿瘤已经侵犯到上叶支气管的开口处，同样需要采用这种手术方式。③当中间支气管的肿瘤累及到上叶和中叶支气管的开口时，为了避免更广泛的全肺切除，该手术方式也是一个合理的选择。

4.7.1.3.2 手术

手术开始，医师进入胸腔后，应首先仔细探查病灶的位置和范围。如果决定进行上、中叶袖式切除，操作步骤如下。首先，医师应将肺组织向上牵拉，并松解下肺韧带至下肺静脉，以便更好地显露手术区域。接着，医师应按照常规的肺叶切除方法，处理上叶及中叶的肺动脉和静脉，确保这些血管被安全、有效地切除。然后，医师应游离上叶支气管、中叶支气管、下叶支气管及右主支气管远端，以便为后续的切除操作做好准备。为了更好地显露手术区域，医师应从右主支气管远端和下叶支气管分别用细线绳进行牵引，以便更好地掌握切除的位置和长度。在预计的切除部位的上、下方，医师应各缝一针牵引线，确保切除的准确性和安全性。随后，医师应切除上、中叶的肺组织及受累的支气管。完成上述步骤后，其余的操作与“右肺上叶袖式切除”相同，包括残端消毒、缝合、吸痰、膨肺检查、止血、冲洗胸腔、放置胸腔引流管等。最后，医师应清点器械，确保无误后逐层关闭胸腔，并包扎切口。

4.7.1.3.3 注意事项

在进行此类手术时，需要特别注意以下几点：①如果病肺的体积较大或存在实变、过度充气等情况，导致无法顺利萎陷并影响手术操作，医师应选择先切除病肺组织，然后再处理受累的支气管。②在切断支气管后，必须防止手术野内的血液灌入支气管，以免引发感染或其他并发症。③麻醉师在吸痰时需要保持轻柔，以减少对吻合口的刺激，并确保吸痰的彻底性，防止痰液和血凝块阻塞气道。④医师需要确保吻合口的张力适中，避免过大或过小，并在吻合后避免过度牵拉。⑤为了更好地保护吻合口，医师通常应选择使用周围的健康组织进行覆盖。

4.7.1.4 左肺上叶袖式切除

4.7.1.4.1 适应证

左肺上叶袖式切除术主要适用于左肺上叶肿瘤已经累及上叶支气管开口或左主支气管远端的情况。这种手术方式旨在确保病变组织的完全切除，同时尽可能保留健康的肺组织。

4.7.1.4.2 手术

手术开始时，医师首先应进入胸腔，对病灶进行仔细地探查。如果确定可以进行左肺上叶袖式切除，操作步骤如下。首先，医师应将肺组织向上牵拉，并松解下肺韧带至下肺静脉，以便更好地显露手术区域。接着，医师应按照常规的肺叶切除方法，

处理左肺上叶的肺动脉和静脉，确保这些血管被安全、有效地切除。随后，医师应于主动脉弓下方充分游离左主支气管，并沿后肺门向下游离至下叶支气管，以便为后续的切除操作做好准备。为了更好地掌握切除的位置和长度，医师应用细线绳在上叶支气管的两侧分别牵引左主支气管和下叶支气管。在预计的切除部位的上、下方，医师应各缝一针牵引线，以确保切除的准确性和安全性。完成上述准备后，医师应切除上叶的肺组织及受累的支气管。接下来，医师应吸净支气管内的分泌物，并对残端进行消毒处理。然后，使用3-0无创缝线或4号丝线对吻合口进行缝合。缝合时，医师应先缝合术者对侧的3针，并一起打结，然后从两侧进行间断缝合，确保缝合的牢固性和美观性。针距一般控制在2 mm，线结均打在吻合口的外面。完成缝合后，医师应再次吸痰，并进行膨肺操作，以检查吻合口是否存在漏气现象。如有漏气，医师应及时进行修补缝合。最后，医师应确保彻底止血，冲洗胸腔，并放置胸腔引流管。在清点器械无误后，医师应逐层关闭胸腔，并包扎切口。

4.7.1.4.3 注意事项

在进行此类手术时，需要特别注意以下几点：①如果病肺的体积较大或存在实变、过度充气等情况，导致无法顺利萎陷并影响手术操作，医师应选择先切除病肺组织，然后再处理受累的支气管。②在切断支气管后，必须防止手术野内的血液灌入支气管，以免引发感染或其他并发症。③麻醉师在吸痰时需要保持轻柔，以减少对吻合口的刺激，并确保吸痰的彻底性，防止痰液和血凝块阻塞气道。④医师需要确保吻合口的张力适中，避免过大或过小，并在吻合后避免过度牵拉。⑤为了更好地保护吻合口，医师通常应选择使用周围的健康组织进行覆盖。

4.7.1.5 左肺下叶袖式切除

4.7.1.5.1 适应证

在临床医学中，对于特定的肺部疾病，尤其是涉及肿瘤的情况，手术常常是必要的治疗手段。对于左肺下叶的肿瘤，当肿瘤已经累及到该叶的下叶支气管开口，或者肿瘤已经沿着黏膜浸润至左主气管的远端时，通常需要进行手术治疗。这两种情况都是手术的主要适应证，旨在通过切除病变组织来阻止疾病的进一步发展和扩散。

4.7.1.5.2 手术

在手术开始前，医师应仔细探查患者的病灶位置，确保手术的准确性和安全性。如果决定进行右肺下叶的袖式切除手术，医师应首先按照常规的肺叶切除方法处理下叶的肺动、静脉。接着，医师应游离下叶支气管直至左主支气管的远端，并游离左肺上叶支气管。为了便于操作，医师应使用细线绳分别从左主支气管远端和上叶支气管进行牵引。在预计切除的部位上方和下方，医师应各缝一针牵引线，以确保切除的准确性和安全性。在切除下叶肺组织及受累的支气管后，医师应按照“右肺上叶袖式切除”的操作方法继续完成手术。

4.7.1.5.3 注意事项

在进行此类手术时，需要特别注意以下几点：①如果病肺的体积较大或存在实变、过度充气等情况，导致无法顺利萎陷并影响手术操作，医师可能会选择先切除病肺组织，然后再处理受累的支气管。②在切断支气管后，必须防止手术野内的血液灌入支气管，以免引发感染或其他并发症。③麻醉师在吸痰时需要保持轻柔，以减少对吻合口的刺激，并确保吸痰的彻底性，防止痰液和血凝块阻塞气道。④医师需要确保吻合口的张力适中，避免过大或过小，并在吻合后避免过度牵拉。⑤为了更好地保护吻合口，医师通常会选择使用周围的健康组织进行覆盖。

4.7.2 肺动脉袖式肺叶切除

4.7.2.1 左肺上叶肺动脉袖式切除

4.7.2.1.1 适应证

左肺上叶肺动脉袖式切除手术，主要适用于左肺上叶出现肿瘤或淋巴结，且这些病变已经累及到左肺上叶肺动脉的某一分支起始部或上叶部分肺动脉干的情况。这种手术方式能够有效地切除病变组织，同时保留尽可能多的健康肺组织，有助于患者术后的恢复和生活质量的提高。

4.7.2.1.2 手术

在手术开始时，医师应首先进入胸腔并仔细探查病灶，以确定病变的范围和位置。如果决定进行左肺上叶肺动脉袖式切除，医师应先松解下肺韧带以及前后肺门，为后续的手术操作创造条件。接下来，医师应打开心包，并在动脉导管韧带左侧游离左肺动脉。这一步骤需要极高的精度和细心，以确保不会损伤到周围的健康组织。游离完成后，医师应进一步游离受累的肺动脉近、远心端，并常规结扎切断未受累的肺动脉分支，以减少术中的出血和术后的并发症。在处理完肺动脉后，医师应在心包内用阻断带暂时阻断左肺动脉干，以确保手术过程中的安全性。同时，医师还应用阻断带或无创伤血管钳夹闭受累的肺动脉远心端，防止血液流失。接下来，医师应按常规方法解剖处理左上肺静脉，并游离左肺上叶支气管。在距离上叶支气管开口约0.5 cm处，医师应使用支气管残端闭合器闭合切断支气管，或者选择剪断并缝合支气管残端。这一步骤完成后，医师应切除受累的肺动脉，并移除病肺。在切除完成后，医师会使用无创伤不可吸收的4-0缝合线连续吻合肺动脉断端。当吻合至最后两针时，医师应暂不收紧缝线，而是稍微放开近心端阻断带或血管钳，使血液充盈肺动脉吻合处。这一步骤的目的是排出肺动脉内的气体，防止气栓的形成。待气体排尽后，医师应收紧缝线并打结，完成肺动脉的吻合。最后，医师应松开近心端阻断带或血管钳，并检查肺动脉吻合口是否有出血情况。如有出血，医师应及时进行修补缝合。当吻合口无出血后，医师应开放远心端阻断带或血管钳，恢复肺动脉的正常血流。其他操作则与常规的“左肺上叶切除”手术相同。通过这一系列的精细操作，左肺上叶肺动脉袖式切除手术能够有效地切除病变组织并重建肺动脉的血流通道，为患者的康复创造有利条件。

4.7.2.1.3 注意事项

在进行此类手术时，需要特别注意以下几点：①解剖过程一定要仔细，避免损伤到周围的血管和神经。②在处理受累肺动脉前，一定要先解剖好肺动脉的近心端和远端，并使用阻断带或血管钳进行暂时阻断，以防止在手术过程中发生大出血。③医师一定要确保在吻合前将肺动脉内的气体排净，防止发生气栓。④吻合口的尺寸一定要适中，不能过小以免影响远端血供。通过注意这些事项，医师可以确保手术的顺利进行和患者的安全。

4.7.2.2 右肺上叶肺动脉袖式切除

4.7.2.2.1 适应证

当右肺上叶出现肿瘤或淋巴结，且这些病变已经扩散至右肺上叶肺动脉的某一分支起始部或上叶部分肺动脉干时，医师可能会考虑进行右肺上叶肺动脉袖式切除手术。这种手术旨在通过精细的操作，将病变组织彻底切除，同时保留尽可能多的健康肺组织，从而最大限度地保证患者的术后生活质量。

4.7.2.2.2 手术

首先，医师应在进胸后仔细探查病灶，确定病变的范围和位置。如果决定进行右肺上叶肺动脉袖式切除手术，医师应先松解下肺韧带及前后肺门，为后续的手术操作创造便利。接着，医师应打开心包，并在上腔静脉的右侧区域游离右肺动脉干。在游离过程中，医师应特别注意保护周围的健康组织，避免不必要的损伤。然后，医师应进一步游离受累的肺动脉近、远心端，并常规结扎切断未受累的上叶肺动脉分支。如果病变累及上叶后段动脉，医师可能还需要结扎中叶外侧段动脉或下叶背段动脉，以确保手术的彻底性。在游离和结扎完成后，医师应在心包内使用阻断带暂时阻断右肺动脉干，以防止在手术过程中发生大出血。同时，医师还应使用阻断带或无创伤血管钳夹闭受累的肺动脉远心端，以确保手术的安全性。随后，医师应按照常规方法解剖处理右上肺静脉，并游离右肺上叶支气管。在距离上叶支气管开口约0.5cm处，医师应使用支气管残端闭合器闭合切断支气管，或者选择剪断并缝合支气管残端。这一步骤完成后，医师应切除受累的肺动脉，并移除病肺。在切除完成后，医师应使用无创伤不可吸收的4-0缝合线连续吻合肺动脉断端。在吻合过程中，医师应特别注意吻合口的尺寸，确保其不会过小而影响远端血供。当吻合至最后两针时，医师应暂不收紧缝线，而是稍微放开近心端阻断带或血管钳，使血液充盈肺动脉吻合处。这一步骤的目的是排出肺动脉内的气体，防止气栓的形成。待气体排尽后，医师应收紧缝线并打结，完成肺动脉的吻合。最后，医师应松开近心端阻断带或血管钳，并仔细检查肺动脉吻合口是否有出血情况。如有出血，医师应及时进行修补缝合。当吻合口无出血后，医师应开放远心端阻断带或血管钳，恢复肺动脉的正常血流。其他操作则与常规的“右肺上叶切除”手术相同。

4.7.2.2.3 注意事项

在进行此类手术时，需要特别注意以下几点：①解剖过程一定要仔细，避免损伤到周围的血管和神经。②在处理受累肺动脉前，一定要先解剖好肺动脉的近心端和远端，并使用阻断带或血管钳进行暂时阻断，以防止在手术过程中发生大出血。③医师一定要确保在吻合前将肺动脉内的气体排净，防止发生气栓。④吻合口的尺寸一定要适中，不能过小以免影响远端血供。通过注意这些事项，医师可以确保手术的顺利进行和患者的安全。

4.7.3 隆突切除成形或重建术

隆突切除重建手术是一项高度复杂的肺外科手术，旨在处理那些受肿瘤累及的隆突、左右部分主支气管以及下段气管。手术过程中，这些受累的部位会被精确切除，随后通过气管与主支气管的端-端或端-侧吻合技术，重新构建气道，确保患者能够恢复正常的呼吸功能。由于隆突在呼吸道中的特殊位置，它不仅是连接左右主支气管的关键部位，还在维持气道通畅方面起着至关重要的作用。因此，隆突切除重建手术相较于一般的肺切除手术，在麻醉配合和术后呼吸道管理方面都面临着更大的挑战。手术难度高，对医师的技术和经验要求也更为严格。在进行隆突切除重建手术时，充分的术前准备至关重要。这包括确保手术团队拥有足够的人员、技术和器械支持，以及患者和家属对手术过程的理解和全力配合。通过全面的术前评估、周密的手术计划和精心的术后护理，我们可以最大程度地降低手术风险，提高手术成功率，并减少术后并发症的发生。总之，隆突切除成形重建手术是一项复杂而精细的手术，需要医护人员和患者家属共同努力，以确保手术的成功和患者的顺利康复。

4.7.3.1 右全肺切除隆突成形术

4.7.3.1.1 适应证

右全肺切除隆突成形术是一项针对特定病情的复杂手术，其适用情况主要包括两种：一是当右肺肿瘤累及右主支气管，距离隆突0.5～1 cm，且中、下叶肺组织因病情原因无法保留时；二是当右肺肿瘤累及气管下段右主支气管开口处，同样中、下叶肺组织无法保留。在这两种情况下，该手术能够为患者提供有效的治疗方案。

4.7.3.1.2 手术

手术开始，医师首先应仔细探查胸腔，评估病情，确定是否适合进行右全肺切除隆突成形术。一旦决定手术，医师应按照常规右全肺切除的步骤，处理右肺动脉、上肺静脉和下肺静脉，必要时还会在心包内处理相关血管。接下来，医师应结扎并剪断奇静脉弓，解剖游离右主支气管、气管下段以及左主支气管开口处。在准备切除的部位，医师应分别缝上牵引线，这些线会被缝在气管下段和左主支气管开口的下方，确保缝合在软骨部分且不穿透黏膜。随后，医师应调整气管插管的位置，退至气管切口上方，沿着气管右侧壁和左主支气管开口处迅速进行楔形切除。这个切除过程需要确保切缘距离病变部位至少5毫米，以确保病变组织的完全清除。切除完成后，医师应移除病肺，引导气管插管进入左主支气管内，以维持患者的通气。接着，医师应使用3-0无创伤缝线对气管下段与左主支气管切口进行间断缝合，针距控制在约2 mm，线结则打在外面。完成缝合后，麻醉师应将气管插管退至切口以上，进行吸痰膨肺操作，以检查切口是否漏气。如有漏气，医师应立即进行缝合修补，确保吻合口无出血、无漏气。最后，医师应用周围组织覆盖吻合口，完成手术的主要步骤。

4.7.3.1.3 注意事项

在进行右全肺切除隆突成形术时，医师需要特别注意以下几点：①在切除肿瘤或缝合切口时，要特别小心，切勿损伤气管插管或将缝线误缝在气管插管上。②要防止血液灌入支气管，以减少术后并发症的风险。③要尽量减少吻合口的张力，以确保愈合质量。④要特别保护上腔静脉，避免在手术过程中对其造成损伤。通过遵循这些注意事项，医师能够降低手术风险，提高手术成功率，为患者提供更好的治疗效果。

4.7.3.2 左全肺切除隆突成形术

4.7.3.2.1 适应证

左全肺切除隆突成形术通常适用于以下两种情况：一是当左肺肿瘤累及左主支气管，距离隆突0.5～1 cm，且下叶肺组织因病情原因无法保留时；二是当左肺肿瘤累及气管下段左主支气管开口处，同时下叶肺组织无法保留。在这些情况下，该手术成了一种有效的治疗手段。

4.7.3.2.2 手术

进入胸腔后，医师应进行详细的探查，以确定是否适合进行左全肺切除隆突成形术。一旦决定手术，医师应按照常规左全肺切除的步骤进行。首先，医师应处理左肺动脉、上肺静脉和下肺静脉，并根据需要，在心包内处理相关血管。接着，医师应轻轻牵拉主动脉弓，以充分显露左主支气管及隆突，然后解剖游离左主支气管、气管下段和右主支气管开口处。在准备切除的部位，医师应分别缝上牵引线，这些线将被固定在气管下段和右主支气管开口的下方。随后，医师应调整气管插管的位置，退至气管切口上方，然后沿气管左侧壁和右主支气管开口处迅速进行楔形切除。在切除过程中，医师应确保切缘距离病变部位至少5 mm，以确保病变组织的完全清除。切除完成后，医师应移除病肺，并将气管插管引导至右主支气管内，以维持患者的通气。接着，医师应使用3-0无创伤缝线对气管下段与左主支气管切口进行间断缝合。在缝合过程中，医师应控制针距约为2 mm，并将线结打在外面。完成缝合后，麻醉师应将气管插管退至切口以上，进行吸痰膨肺操作，以检查切口是否漏气。如有漏气，医师应立即进行缝合修补，确保吻合口无出血、无漏气。最后，医师应用周围组织覆盖吻合口，完成手术的主要步骤。

4.7.3.2.3 注意事项

在左全肺切除隆突成形术中，医师需要特别注意以下几点：①在切除肿瘤或缝合切口时，医师需要格外小心，切勿损伤气管插管或将缝线误缝在气管插管上。②医师需要采取措施防止血液灌入支气管，以减少术后并发症的风险。③医师需要特别注意保护左侧喉返神经，以避免对其造成损伤。④医师需要小心操作，切勿损伤主动脉弓，以确保手术的安全性。通过遵循这些注意事项，医师可以降低手术风险，提高手术成功率，为患者提供更好的治疗效果。

4.7.3.3 右全肺及隆突袖式切除重建术

4.7.3.3.1 适应证

该手术主要适用于右肺或右主支气管的肿瘤已经累及隆突，并且伴随全肺不张，同时中、下叶的肺组织因病情已无法保留的情况。

4.7.3.3.2 手术

在仔细进行胸腔探查后，如果医师决定执行右全肺及隆突袖式切除术，那么应首先按照常规右全肺切除的步骤来处理右肺动脉、上肺静脉和下肺静脉。在必要时，还应在心包内处理相关血管。接下来，医师应结扎并剪断奇静脉弓，然后解剖并游离右主支气管、气管下段以及左主支气管的开口处。为了更好地暴露手术部位，医师应在气管下段和左支气管近端分别套上细线绳作为牵引带。之后，在气管下段和左主支气管的拟定切断部位，分别进行黏膜外的牵引线缝合。随后，医师应调整气管插管的位置，退至气管切口上方，并迅速切除气管右侧壁和左主支气管开口处的病变部分，确保切缘距离病变至少5 mm以上。完成切除后，病肺应被移除。紧接着，医师应牵拉左主支气管，并将消毒好的气管插管插入左主支气管内，连接到另一台准备好的麻醉机上，以维持患者的通气。在此过程中，气管插管需要被牢牢固定，以防滑脱。使用3-0无创伤缝线对气管下段与左主支气管的切口进行间断缝合，针距控制在约2 mm，并确保线结打在外面。缝合过程从后壁开始，然后再进行前壁的缝合。在完成前壁的缝合后，医师应先不打结，而是用小血管钳夹住，然后按顺序放好。接着，医师应拔除左主支气管内的插管，并协助麻醉师将气管插管送入左主支气管内，以确保不会损伤吻合口。之后，医师应逐一为前壁的缝合线打结。完成缝合后，麻醉师应将气管插管退至切口以上，进行吸痰膨肺操作，以检查切口是否漏气。如有漏气，医师应立即进行缝合修补，确保吻合口无出血、无漏气。最后，用周围组织覆盖吻合口，并完成手术的其他步骤，这些步骤与常规的右全肺切除手术相似。

4.7.3.3.3 注意事项

在右全肺及隆突袖式切除重建术中，医师需要特别注意以下几点：①在切除肿瘤或缝合切口时，需特别小心，避免损伤气管插管或误将缝线缝在气管插管上。②要采取措施防止血液灌入支气管。③左主支气管的牵引线必须牢靠，以防左主支气管回缩。④为了避免吻合口张力过大，应充分游离气管下段和左主支气管。⑤术后，患者应保持颈前屈位，避免因后仰而导致吻合口撕裂。

4.7.3.4 左全肺及隆突袖式切除重建术

4.7.3.4.1 适应证

当左肺或左主支气管的肿瘤已累及隆突，并伴随全肺不张，且下叶肺组织无法保留时，左全肺及隆突袖式切除重建术便成了一种有效的治疗方法。

4.7.3.4.2 手术

在胸腔内仔细探查后，若确定进行左全肺及隆突袖式切除重建术，医师应首先按照常规左全肺切除的步骤处理左肺动脉、上肺静脉和下肺静脉，并在必要时于心包内处理相关血管。随后，医师应轻轻牵拉主动脉弓，以便充分显露左主支气管、气管下段及右主支气管开口处。为了更好地暴露手术部位，医师应在气管下段和右主支气管近端分别套上细线绳作为牵引带。在气管下段和右主支气管的拟定切断部位，医师应在黏膜外分别缝合2至3针牵引线。准备就绪后，医师应调整气管插管的位置，退至气管切口上方，并沿气管左侧壁和右主支气管开口处迅速切除病变部分，确保切缘距离病变至少5 mm以上。完成切除后，病肺应被移除。紧接着，医师应牵拉右主支气管，并将已消毒的气管插管插入右主支气管内，连接至另一台准备好的麻醉机，以维持患者的通气。在此过程中，气管插管需被牢固固定，以防止滑脱。由于右主支气管较短，医师需特别注意气管插管的气囊是否可能阻塞右肺上叶支气管开口，从而影响右肺上叶的通气。之后，医师应使用3-0无创伤缝线对气管下段与右主支气管的切口进行间断缝合，针距控制在约2 mm，并确保线结打在外面。缝合过程首先从后壁开始（后壁也可选择连续缝合），完成后壁缝合后再进行前壁的缝合。前壁缝合后，医师应先不立即打结，而是使用小血管钳夹住缝合线，按顺序放好。随后，医师应拔除右主支气管内的插管，并协助麻醉师将气管插管送入右主支气管内，确保不会损伤吻合口。之后，医师应逐一为前壁的缝合线打结。完成缝合后，麻醉师应将气管插管退至切口以上，进行吸痰膨肺操作，以检查切口是否漏气。如有漏气，医师应立即进行缝合修补，确保吻合口无出血、无漏气。最后，医师应用周围组织覆盖吻合口，并完成手术的其他步骤，这些步骤与常规的左全肺切除手术相似。

4.7.3.4.3　注意事项

在左全肺及隆突袖式切除重建术，医师需要特别注意以下几点：①在手术过程中，医师需特别注意避免损伤左侧喉返神经。②其他注意事项与右全肺及隆突袖式切除重建术相似，包括避免损伤气管插管、防止血液灌入支气管、确保牵引线牢靠等。

4.7.3.5　右肺上叶及隆突袖式切除重建术

4.7.3.5.1　适应证

右肺上叶及隆突袖式切除重建术通常适用于那些右肺上叶肿瘤已明显累及右主支气管和隆突，但中间支气管以及中下叶肺组织尚保持正常的患者。在这种情况下，为了彻底切除肿瘤并保留尽可能多的健康肺组织，该手术成了一种有效的治疗选择。

4.7.3.5.2　手术

手术开始前，医师应进行详细的胸部探查，以确定肿瘤的具体位置和范围。一旦决定进行右肺上叶及隆突袖式切除重建术，手术将按照预定的步骤进行。首先，医师应按照常规的右肺上叶切除方法，处理右肺上叶尖前段动脉、后段动脉和上叶肺静脉。在必要时，医师还应在心包内处理相关血管，以确保手术的顺利进行。接下来，医师应结扎并剪断奇静脉弓，然后解剖游离出右主支气管、右肺上叶支气管、中间支气管、气管下段以及左主支气管开口处。这些步骤对于后续切除和重建手术至关重要。为了更好地暴露手术部位，医师应在气管下段和左主支气管近端分别套上细线绳作为牵引带。同时，在气管下段拟切断部位的上方以及左主支气管和中间支气管拟切断部位的远端，医师应分别进行黏膜外的牵引线缝合。然后，医师应将气管插管退至气管切口上方，沿着气管右侧壁和左主支气管开口处以及中间支气管的拟切除部位迅速切除病变部分。在切除过程中，医师应确保切缘距离病变至少5 mm以上，以最大程度地减少肿瘤残留。切除完成后，医师应立即牵拉左主支气管，并将消毒好的气管插管插入其中。同时，连接另一台准备好的麻醉机以维持患者的通气功能，并固定好气管插管以防止其滑脱。为了辅助左肺的通气功能，医师还应在中间支气管内放入一无菌尿管或无菌吸痰管，并连接高频呼吸机或氧气管。在吻合环节，根据患者的具体情况和手术需要，医师应选择不同的吻合方法。这些方法主要包括中间支气管与左主支气管的侧-侧吻合后再与气管进行端-端吻合；左主支气管与气管的端-端吻合以及中间支气管与气管的端-侧吻合；左主支气管与气管的端-端吻合以及中间支气管与左主支气管的端-侧吻合；气管与中间支气管的端-端吻合以及左主支气管与中间支气管的端-侧吻合。在进行吻合时，医师应使用3-0无创伤缝线进行细致的缝合。缝合过程中，医师应特别注意保持吻合口的紧密性和平整性，以确保术后不会出现漏气或出血的情况。同时，医师还应进行必要的修补和加固工作，以确保吻合口的稳定性和安全性。完成吻合后，麻醉师应将气管插管退至切口以上，并进行吸痰膨肺操作以检查切口是否漏气。如有漏气现象，医师应立即进行缝合修补直到确保吻合口无出血、无漏气为止。最后，医师会用周围组织覆盖吻合口并完成手术的其他步骤。

4.7.3.5.3 注意事项

右肺上叶及隆突袖式切除重建术，医师需要特别注意以下几点：①在整个手术过程中，医师要特别注意避免损伤重要结构如喉返神经和血管等。②医师还要密切关注患者的生命体征和病情变化，并根据需要及时调整手术方案。③在术后护理和康复阶段，医师需要给予患者详细的指导和建议，以帮助其尽快恢复健康。

4.7.3.6 隆突袖式切除重建术

4.7.3.6.1 适应证

隆突袖式切除重建术通常适用于那些肿瘤位于隆突部或累及左、右主支气管开口的情况。满足手术的条件是左、右主支气管远端能保留足够的长度进行吻合，一般要求长度足够以进行端端或侧-侧吻合。左、右肺组织正常，以确保术后患者能够维持足够的肺功能。

4.7.3.6.2 手术

在手术之前，手术医师应进行详细的胸部探查，以确定肿瘤的具体位置和范围。一旦决定进行隆突袖式切除重建术，手术将按照预定的步骤进行。首先手术入路选择经右胸后外侧切口进入，便于暴露手术区域。接着结扎切断奇静脉弓，以暴露气管隆突。在距离肿瘤至少0.5 cm（或根据肿瘤大小和位置适当调整）处，切除气管及隆突部分。下一步就是进行隆突的重建。根据吻合方式，进行中间支气管、左主支气管侧-侧吻合后与气管端-端吻合。吻合过程中需注意，使用3-0无创伤缝线，确保吻合口紧密、平整，防止术后漏气或出血。吻合完成之后，常规进行吸痰膨肺操作，检查吻合口是否漏气。如有漏气，及时进行修补。最后，医师应用周围组织覆盖吻合口并完成手术的其他步骤。

4.7.3.6.3 注意事项

在进行隆突袖式切除重建术时，医师需要注意以下几点：①手术过程中，需特别注意避免损伤重要结构，如喉返神经、血管等。②术中需密切关注患者生命体征，确保手术安全进行。③术后需给予患者详细的护理和康复指导，帮助患者尽快恢复健康。

4.7.3.7 全胸膜肺切除术

4.7.3.7.1 适应证

全胸膜肺切除是指肺癌引起同侧胸膜转移或各种原因导致的胸膜腔闭锁，需要行同侧全壁层胸膜及全肺切除的手术。手术创伤大、难度高，尤其是胸膜转移者预后差，现在较少应用。

全胸膜肺切除术适用于由各种原因引起的胸膜腔闭锁，导致脏胸膜和壁胸膜无法分离，需要进行壁胸膜外分离的患者。此外，对于肺癌患者伴有同侧胸膜转移，肺部肿瘤及胸内转移淋巴结可以同期切除，且无其他部位转移，全身状况可以耐受手术的患者也可采用该术式。

4.7.3.7.2 手术

在手术之前，手术医师应进行详细的胸部探查，以确定肿瘤的具体位置和范围。一旦决定进行隆突袖式切除重建术，手术将按照预定的步骤进行。首先，进入胸腔后，如果发现脏胸膜和壁胸膜广泛粘连无法分离，首先进行壁胸膜外分离。接着将肋骨牵开与分离，在切口上下放置肋骨牵开器，边分离边撑开，同时用干纱布压迫止血。然后进行游离与切除步骤，由远侧逐渐向肺门游离，在肺门处切除纵隔胸膜，解剖出肺动脉干及上、下肺静脉，如有需要，可在心包内处理血管。在术中发现肺癌继发了胸膜转移，需进行如下处理。如果肺癌并胸膜转移而无广泛粘连，首先按“全肺切除”方法切除全肺，然后剥离壁胸膜。如果心包有转移，可以进行大部分心包切除。膈肌转移灶不易切除干净，可采用电灼或冷冻方法处理。最后进行止血与冲洗，仔细彻底止血，反复冲洗胸腔，必要时在胸腔内放入抗癌药物进行局部化疗。其余步骤与“全肺切除”相同。

4.7.3.7.3 注意事项

全胸膜肺切除术创伤大，难度高，医师需要注意以下几点：①进行漏气检查，在胸腔内注入液体，鼓肺来确认残端气管没有漏气，手术要依次缝合切口，放置胸腔引流管定期。②术后进行呼吸功能训练，以促进肺部的恢复。③目前全胸膜肺切除的中位生存期仅为12个月，尚无术后5年生存率报道。④对于肺癌并胸膜转移的患者，如果手术难以达到根治，现在多采用病灶局部切除及胸膜转移灶电灼或冷冻灭活的方法，以减少肿瘤负荷，达到减症手术的目的。。

4.8 电视辅助胸腔镜在肺癌外科中的应用

电视辅助胸腔镜手术（video-assisted thoracoscopic surgery，VATS）自1991年由Lewis和Wakabayashi分别报道用于治疗肺大疱和恶性胸腔积液以来，在胸外科领域得到了飞速的发展和普及。近年来，随着数字高清胸腔镜的问世以及手术器械的不断改进，VATS在肺癌外科治疗中的应用也日益广泛。

以下是VATS相较于传统开胸手术的主要特点和优势：

（1）手术切口小且美观：VATS手术通过胸腔镜进行，只需要在胸壁上开几个小的切口（通常1.5 cm左右），避免了传统开胸手术需要的大切口。这使得手术创伤更小，术后恢复更快，同时也更加美观。

（2）不切断胸壁大块肌肉和神经：由于VATS手术不需要像传统开胸手术那样打开胸腔，因此避免了切断胸壁大块肌肉和神经，减少了手术对身体的损伤。

（3）术后疼痛轻：由于手术创伤小，不切断胸壁肌肉和神经，VATS术后患者的疼痛感明显轻于传统开胸手术，这有助于患者更早得下床活动，加速康复。

（4）恢复快：VATS手术的患者通常术后恢复速度更快，可以更早地恢复正常生活和工作。

（5）并发症少：VATS手术由于创伤小，对心肺功能的影响也较小，因此术后并发症的发生率相对较低。

（6）淋巴结清扫效果佳：虽然VATS手术是一种微创手术，但其对淋巴结的清扫能力却能达到甚至超过开放手术。这使得VATS在肺癌等胸部肿瘤的治疗中具有重要的应用价值。

4.8.1 术前准备

在准备进行VATS时，除了常规肺切除手术的必需检查外，还需要特别关注以下几个方面，以确保手术的顺利进行和患者的安全。

4.8.1.1 肺功能评估

评估患者的肺功能，特别是能否耐受术中单肺通气。由于VATS手术过程中，通常需要单肺通气以提供手术操作空间，因此患者的肺功能状态至关重要。

4.8.1.2 仪器设备检查

（1）确保所有手术仪器设备运行正常，包括高清胸腔镜、显示器、光源、摄像系统、吸引器、电刀等。

（2）除了准备胸腔镜手术必备的器械外，还要充分准备术中可能用到的器械，如止血设备、缝合器械、吻合器等，以备应急之用。

4.8.1.3 开胸器械准备

虽然VATS是微创手术，但仍需常规准备开胸器械。这是因为在某些情况下，如胸腔内粘连严重、出血难以控制等，可能需要中转开胸手术。

4.8.1.4 病史询问

详细询问患侧有无肺结核、胸膜炎、液气胸、胸外伤及手术病史。这些病史可能影响到手术操作的难度和安全性，如胸腔粘连、胸膜增厚等。

4.8.1.5 胸膜腔粘连评估

评估患者是否存在胸膜腔粘连。胸膜腔粘连可能增加手术难度和并发症的风险，如术中出血、肺组织损伤等。

在准备过程中，医师需要与麻醉师、护士团队等紧密合作，确保手术前的各项准备工作充分、到位。同时，医师还需要根据患者的具体情况，制定个性化的手术方案，以最大程度地保证手术的安全性和有效性。

4.8.2 体位与切口

4.8.2.1 体位

（1）患者一般取健侧卧位，与常规开胸手术体位相似。

（2）根据手术需要，可以调整手术床使患者前倾或后仰，以增大肋间隙，便于手术操作。

（3）有时可以将手术床调整到大约30°的角度，以进一步增加肋间隙的宽度。

4.8.2.2 切口

（1）观察孔，通常选在腋中线第7或第8肋间，大小为1.5 cm，用于放置胸腔镜。

（2）主操作孔，位于腋前线与锁骨中线之间，第4或第5肋间，大小为3～5 cm，供医师主要操作器械使用。

（3）副操作孔，位于腋后线第6或第7肋间，大小为1.5 cm，用于辅助操作或器械的进出。

（4）根据手术需要，可以在听诊三角处和（或）锁骨中线第3肋间增加额外的副操作孔。

（5）切口位置和数量因病变部位和医师的操作习惯而定，但一般切口数量为3～5个。

4.8.2.3 麻醉

（1）需要采用双腔气管插管全麻，以允许术中进行单肺通气，从而提供清晰的手术视野。

（2）其他麻醉步骤和药物使用与常规开胸手术相似。

4.8.2.4 注意事项

在准备和操作电视辅助胸腔镜手术时，还需要注意以下几点：①手术团队配合：医师、麻醉师、护士等手术团队成员需要密切合作，确保手术顺利进行。②术中监测：需要密切监测患者的生命体征，如心率、血压、血氧饱和度等，确保患者安全。③无菌操作：在整个手术过程中，需要严格遵守无菌操作原则，防止感染。④术后护理：手术后需要密切观察患者的恢复情况，及时处理可能出现的并发症。

4.8.3 电视辅助胸腔镜常用手术

4.8.3.1 恶性胸腔积液手术治疗

4.8.3.1.1 适应证

（1）原发性或转移性胸膜肿瘤引起的恶性胸腔积液。

（2）患侧肺可以完全复张或经肺纤维板剥脱术后可基本复张者。

4.8.3.1.2 手术

（1）准备切口：在腋中线第7或第8肋间做约1.5 cm的切口，并分离至胸膜腔。

（2）探查与置管：探查局部有无粘连，放入10 mm套管，并通过此套管将胸腔积液吸净。

（3）胸腔镜探查与操作孔建立：放入胸腔镜进行探查，并在胸腔镜引导下，于腋前线第4或第5肋间及腋后线第6或第7肋间各做1.5 cm的切口，作为操作孔，放入相应的操作器械。

（4）处理胸膜转移灶与肺纤维板：如有粘连尽量分离，尽可能切除或电凝灭活胸膜转移灶，剥脱肺纤维板。将病灶送病理。

（5）止血与冲洗：止血、冲洗胸腔，修补漏气严重的肺粗面。

（6）滑石粉喷撒与引流：喷撒无菌滑石粉（5～10 g），尽量使其分布均匀。放置1～2根胸腔引流管。

（7）结束手术：清点器械无误后，缝合切口。

4.8.3.1.3 注意事项

（1）剥离胸膜：剥离胸膜时需在胸内筋膜以内进行，防止损伤肋间血管和神经。

（2）保留胸膜：应尽量保留胸壁后方脊肋角以内的胸膜，以免损伤交感神经干。

（3）仔细操作：剥离时要仔细防止出血、漏气。

（4）滑石粉喷撒：滑石粉喷撒应尽量均匀，以达到最佳的胸膜固定效果。

4.8.3.2 肺楔形切除

4.8.3.2.1 适应证

（1）早期周围型肺癌不能耐受常规肺叶切除或术中病理提示为原位癌者。

（2）性质不明的肺肿瘤需行肺活检者。

（3）单发肺周围型转移灶或多发转移灶需进一步确诊者。

（4）为了明确诊断，为以后治疗提供依据。

4.8.3.2.2 手术

（1）准备切口：在腋中线第7或第8肋间做约1.5 cm的切口，分离至胸膜腔，探查局部有无粘连，置入10 mm套管。

（2）胸腔镜探查与操作孔建立：放入胸腔镜进行探查，并在胸腔镜引导下，于腋前线第4或第5肋间及腋后线第6或第7肋间各做1.5 cm的切口，作为操作孔，放入相应的操作器械。

（3）处理粘连：如有粘连，可采用电凝或超声刀切断分离，如果粘连带内有较粗的血管，可以用钛夹、Hemlock夹闭切断，也可用腔内切割缝合器切断。

（4）寻找与切除病灶：仔细探查寻找病灶，距肿瘤约1 cm用腔内切割缝合器切除肿瘤，将肿瘤取出放入标本袋内。

（5）止血与冲洗：止血、冲洗胸腔，检查肺创面有无漏气、出血。

（6）放置引流管：放置1～2根胸腔引流管。

（7）结束手术：清点器械无误后，缝合切口。

4.8.3.2.3 注意事项

（1）肿瘤定位：肿瘤如果位于周边，可见局部胸膜凹陷、皱缩，或肺萎陷后局部凸出，易于定位。如果肿瘤位于深部，可以根据CT片显示部位，用卵圆钳轻轻挤压探查。也可以将肿瘤所在肺叶托至操作孔处用手指探查。对于估计术中难以寻找的肿瘤，也可在术前经CT定位穿刺标记。

（2）切口位置：切口位置选择应适当，便于操作。

4.8.3.3 肺段切除

4.8.3.3.1 适应证

（1）早期周边型肺癌或肺部毛玻璃病变无法排除为肺癌者。

（2）良性中央型病灶。

（3）转移性肺癌，偏中央型。

（4）多发性早期肺癌或毛玻璃病灶，非实质化病灶。

（5）肺功能不佳，无法接受肺叶切除者。

（6）希望保留较佳肺功能患者。

（7）病灶小于2 cm，且病灶位置必须在要切除的肺段内，切缘必须为阴性，距离肿瘤有一定安全距离。

4.8.3.3.2 术手

（1）麻醉与体位：患者通常采取全身复合麻醉，并取健侧卧位。

（2）选择切口：胸腔镜切口分为单孔、双孔、三孔和四孔，具体应根据术者个人习惯和疾病位置选择。

（3）探查与分离：经过探查如果患者适合胸腔镜手术切除肺段，则可按静脉、动脉、支气管顺序将肺萎组织游离，进而使用特殊腔镜器械将血管和气管切断。

（4）切除肺段：在明确肺段边界后，使用腔镜切割缝合器进行肺段切除。

（5）淋巴结清扫：依据肿瘤病理、类型及大小、范围等，判断患者是否需要进行淋巴结采样或系统性淋巴结清扫。

（6）关闭胸腔：止血、冲洗胸腔后，放置胸腔引流管，并关闭切口。

4.8.3.3.3 注意事项

（1）技术要求高：胸腔镜肺段切除术对术者的技术水平有较高的要求，需要在熟练掌握胸腔镜肺叶切除术的基础上进行。

（2）仔细操作：在手术过程中，应仔细分离血管、气管，并确保肺段边界的清晰。

（3）术后护理：术后患者需要注意卧床休息，避免剧烈运动，保持伤口清洁干燥，避免感染。

（4）饮食与营养：术后患者应保持清淡的饮食，并摄入足够的营养以促进身体的恢复。

4.8.3.4 肺叶切除

4.8.3.4.1 适应证

（1）Ⅰ期、ⅡA期肺癌患者。

（2）部分ⅡB期、ⅢA期肺癌患者。

4.8.3.4.2 手术

（1）粘连处理：与“肺楔形切除”中的方法相同，处理可能存在的胸膜粘连。

（2）肺裂发育不全：若肺裂发育不全，可通过特定的解剖技术如打通隧道等方式来处理，确保手术顺利进行。

（3）肺动脉处理：仔细解剖和分离相应肺动脉，采用电凝钩、超声刀或腔内切割缝合器等方法进行切断，注意避免损伤血管。

（4）肺静脉处理：肺静脉的解剖和处理同样需要仔细，由于其粗短、壁薄，更容易损伤，一般采用腔内切割缝合器切断。

（5）支气管处理：在处理好肺动脉和肺静脉后，显露支气管，游离周围组织，用腔内切割缝合器切断或用其他方法处理支气管残端。

（6）淋巴结清扫：根据手术需要，进行淋巴结清扫，方法与常规开放手术类似，但需在胸腔镜下仔细辨认和分离。

（7）由于不同肺叶的解剖特点不同，不同术者的操作特点和习惯也不相同。因此，不同肺叶的切除方法有以下不同之处：

①右肺上叶切除：右肺上叶尖前段动脉分离有一定困难。将肺向后牵拉，先解剖处理上叶肺静脉，然后解剖处理上叶尖前段动脉。将肺向前牵拉，于水平裂、斜裂交界处解剖处理上叶后段动脉。将上叶肺提起，解剖上叶支气管，确定无误后用腔内切割缝合器切断，将上叶肺组织从主操作孔取出放入标本袋。麻醉师张肺，检查有无漏气。清扫淋巴结，止血，冲洗胸腔，放置2根引流管。清点器械无误，缝合切口。也有学者采用先解剖处理上叶后段动脉，然后处理上叶支气管，再处理上叶尖前段动

脉，最后处理上叶静脉，其优点是易于处理尖前段动脉。还有学者主张采用单向式肺叶切除，按上叶静脉、尖前段动脉、上叶支气管、上叶后段动脉、叶间裂的顺序处理。如果水平裂发育不全，可以采用单向式肺叶切除，也可以先处理肺裂。

②右肺中叶切除：先打开水平裂，解剖处理中叶内、外侧段动脉，解剖处理中叶静脉，将中叶提起，解剖中叶支气管，用腔内切割缝合器切断，将肺组织放入标本袋取出。如果水平裂发育不全，可以先处理肺裂；也可以采用单项式肺叶切除，按中叶静脉、中叶支气管、中叶动脉、肺裂的顺序处理。其余同“右肺上叶切除”。

③右肺下叶切除：先打开前后肺门处胸膜至下肺韧带，松解下肺韧带，解剖下肺静脉。然后打开斜裂，解剖下叶背段动脉及基底段动脉，常规处理，注意保护中叶动脉及上叶后段动脉。将下叶肺组织向上提起，处理下肺静脉。将下叶肺提起，解剖处理下叶支气管。其余同“右肺上叶切除”。

④左肺上叶切除：将上叶肺向前上方牵拉，打开斜裂，分别解剖处理舌段动脉、前段动脉、尖后段动脉。将上叶肺组织向后牵拉，解剖处理上肺静脉。提起上叶肺组织，解剖处理上叶支气管。其余同“右肺上叶切除”。

⑤左肺下叶切除：基本同“右肺下叶切除”。因左肺上叶动脉变异较多，注意舌段动脉，避免误伤。

（8）术后处理

与开放肺叶切除手术的术后处理相似，包括早期下床活动、保持伤口干燥、定期复查、补充营养等。

4.8.3.4.3 注意事项

①仔细辨认解剖结构及毗邻关系，避免误伤周围组织、器官。

②使用电凝钩或超声刀时，最好将其挑起，避免热传导损伤血管。

③术中出现意外出血时，切忌慌乱，先明确出血点，根据情况选择适当的止血方法。

④清扫淋巴结时，注意避免损伤支气管膜部、喉返神经、上腔静脉等重要结构。

4.8.4 胸腔镜肺袖式切除术、全肺切除术及隆突切除重建术

4.8.4.1 胸腔镜肺袖式切除术

（1）定义：肺袖式切除通常指通过胸腔镜微创手术的方式进行肺叶切除，是一种微创的手术方式。

（2）适应证：主要用于治疗肺部良性疾病，如肺脓肿、肺大泡等。

（3）手术步骤：医师通过胸腔镜操作器械，在胸腔镜下找到并切除病变的肺叶或组织，然后进行肺创面的止血和冲洗。

（4）注意事项：胸腔镜肺袖式切除术是一种微创手术，具有创伤小、恢复快等优点。但术后仍需注意观察病情，如出现胸闷、呼吸困难等症状，并及时告知医师。

4.8.4.2 全肺切除术

（1）定义：全肺切除术是将一侧病肺完全切除的手术，分为右全肺切除术和左全肺切除术。

（2）适应证：常用于肺癌、支气管肿瘤、支气管扩张、肺囊肿、毁损肺等。

（3）手术步骤：手术过程中将肺动脉总干、上下肺静脉总干及支气管分别进行解剖、缝扎、切断处理。手术后遗留的残腔通过穿刺方法或放置闭式引流管钳闭，以调整压力并保持纵隔居中。

（4）注意事项：术后需注意保持呼吸道通畅，防止对侧肺出现炎症等并发症。同时，全肺切除术对患者影响较大，需要患者有良好的心肺代偿能力和营养状况。

4.8.4.3 隆突切除重建术

（1）定义：隆突切除重建术主要用于治疗隆突及近隆突处的气管或主支气管肿瘤，以及中心性肺癌侵及隆突的情况。

（2）适应证：隆突及近隆突处的气管或主支气管肿瘤；中心性肺癌侵及隆突。

（3）手术步骤：手术通常包括切口、结扎切断奇静脉弓、暴露气管隆突、切除气管及隆突、隆突重建等多个步骤。具体的重建方式包括气管与两侧主支气管端-端吻合、气管与右主支气管端-端吻合并左主支气管与右中间气管端-侧吻合等多种方式。

（4）注意事项：隆突切除重建术对手术技术要求较高，需要术者有丰富的经验和技巧。同时，手术风险较大，可能出现大量出血等并发症，因此需要严格掌握手术适应证和禁忌证。

4.8.5 机器人手术

肺癌机器人手术，即采用达芬奇机器人外科手术系统进行的肺癌切除手术，近年来在肺癌治疗领域得到了广泛应用。

4.8.5.1 定义

肺癌机器人手术主要利用达芬奇机器人系统，通过医生在控制台上的操作，驱动机械臂在患者体内进行精细的手术操作。这种手术方式结合了微创外科的精准性和机器人技术的先进性，为肺癌患者提供了更为安全、高效的治疗选择。

4.8.5.2 特点与优势

（1）微创性：机器人手术通过小切口进入胸腔，减少了手术创伤，有利于患者术后恢复。

（2）精确性：达芬奇机器人系统提供了高清的三维立体视野，使医师能够更清晰地观察手术区域，实现更精细的手术操作。此外，机器人的机械臂可以灵活旋转和弯曲，到达传统手术难以触及的区域。

（3）淋巴结清扫彻底：对于需要进行淋巴结清扫的患者，机器人手术可以更加彻底地清除淋巴结，降低术后复发的风险。

（4）患者恢复快：由于手术创伤小、精度高，患者通常能够在较短时间内恢复，缩短住院时间，提高生活质量。

4.8.5.3 适用范围

肺癌机器人手术适用于临床上所有类型的肺癌手术，尤其是对于需要进行肺癌根治术、支气管或血管袖状切除术的患者，使用达芬奇机器人进行手术具有一定优势。然而，对于肿瘤较小、位置较浅的患者，简单的局部楔形切除术可能更为合适，无须使用机器人手术。

4.8.5.4 发展现状

随着科技的进步和医疗水平的提高，肺癌机器人手术在国内外得到了快速发展。目前，越来越多的医院开始引进和应用达芬奇机器人系统，为患者提供更加优质的医疗服务。同时，随着技术的不断完善和创新，未来肺癌机器人手术将在肺癌治疗领域发挥更加重要的作用。

4.8.5.5 注意事项

虽然肺癌机器人手术具有诸多优势，但在实际应用中仍需注意以下几点：

（1）手术团队的专业性：机器人手术需要由经过专业培训的医师团队进行操作，以确保手术的安全和效果。

（2）患者的选择：并非所有肺癌患者都适合进行机器人手术，医师需要根据患者的具体情况进行评估和选择。

（3）设备的维护和保养：机器人手术系统需要定期进行维护和保养，以确保其正常运行和延长使用寿命。

4.9 局部晚期非小细胞肺癌的手术治疗

4.9.1 概述

在当今医学领域，非小细胞肺癌（NSCLC）的治疗原则依然以早期患者的手术治疗为核心。对于中期及局部晚期患者，则强调以手术为主导的综合治疗策略，以最大限度地提高治疗效果。而晚期患者则主要采用放疗和化疗的模式，以控制病情发展，提高患者的生活质量。随着医疗技术的不断进步，手术技能的提升以及监护设备的完善，使得肺癌的切除率得到了显著提高，而手术相关的并发症发生率及病死率则呈现出下降趋势。这一进步使得肺癌患者的术后总5年生存率已经达到了30%至42%，为肺癌患者带来了更多的希望。在NSCLC的各类患者中，局部晚期肺癌（locally advanced non-small cell lung cancer，LANSCLC）占据了相当大的比例，约为NSCLC的60%至70%，占全部肺癌的50%左右。这些患者的肿瘤虽然尚未发生远处血道转移，但已侵犯邻近的组织或器官，或伴有纵隔淋巴结或颈部淋巴结转移，病情相对复杂。对于LANSCLC患者的治疗，手术往往成为一种重要的治疗手段。然而，由于肿瘤已侵犯邻近器官，常规的手术方式可能无法满足治疗需求。因此，肺癌的扩大切除术应运而生。这种手术方式不仅要求切除病变及受累组织，还需要进行必要的器官重建，以确保患者的生理功能得到恢复。肺癌的扩大切除术通常涉及心包内处理肺血管、肺动脉成形、上腔静脉修补或置换、心房部分切除、隆突切除重建、主动脉修补和置换、体外循环辅助肺癌切除等复杂操作。同时，根据肿瘤侵犯的具体部位，可能还需要进行食管、膈肌、胸壁等组织的切除和重建。这些操作不仅要求医师具备高超的手术技能，还需要医院具备完善的监护设备和抢救措施，以确保手术安全进行。

总之，非小细胞肺癌的治疗原则强调了早期手术的重要性，同时也注重中期和局部晚期患者的综合治疗。而肺癌的扩大切除术则为那些病情复杂的患者提供了一种有效的治疗手段。随着医疗技术的不断进步，相信未来非小细胞肺癌的治疗效果将会得到进一步提高。

4.9.2 心包内扩大切除

在Ⅲ期中心型肺癌的治疗中，心包内扩大切除术占有相当重要的地位。对于肺门局部呈“冰冻”状态或心包外无法处理肺血管的患者，心包内扩大切除术提供了一种可能的解决方案，旨在实现更彻底的肿瘤切除，并提高手术的安全性。长期来看，接受心包内肺切除的患者生存率通常令人满意。

4.9.2.1 适应证

（1）中心型肺癌侵及并包绕心包外血管干，导致在心包外无法常规处理血管。

（2）肺门淋巴结发生广泛转移，形成“肺门冻结”现象。

（3）肺癌侵及心包或沿肺血管侵至肺血管根部或心房。

（4）术中意外损伤肺血管，且无法在心包外进行有效处理。

4.9.2.2 手术要点

（1）在心包内游离血管时，若血管较长，可直接进行结扎。若血管较短或肿瘤沿血管侵至心包内，应先在近端血管或心房夹上无创伤钳，然后切断血管或部分心房，并进行连续缝合。

（2）对于肿瘤较大或即使进行心包内处理血管仍较困难的患者，可采用逆行切除的方法。即先处理其他血管及支气管，最后充分暴露该血管后再进行处理。

（3）在游离血管时，尤其是游离肺动脉后壁时，操作一定要轻柔，避免粗暴操作导致的损伤。右肺动脉若游离长度不够，可将上腔静脉近心端及右心房进行锐性解剖，同时将上腔静脉及右心房向前推，这样可使右肺动脉暴露增长约2 cm，便于进一步操作。

（4）手术后一般应对心包进行修补，以防心脏疝的发生。修补心包时，要确保缝合牢固，防止术后心包漏液或心脏移位。

4.9.3 扩大上腔静脉切除

肺癌合并上腔静脉综合征是晚期肺癌的严重并发症，患者多在短时间内面临生命危险。近年来，国内外学者尝试通过扩大上腔静脉切除手术来直接去除肿瘤，并辅以修补或置换术，取得了显著的治疗效果，显著提高了患者的生存率和生活质量。

4.9.3.1 适应证

（1）肺癌本身或淋巴结侵及上腔静脉，属于Ⅲ期（ⅢA期或ⅢB期）局部晚期肺癌。

（2）单纯非手术治疗预后不佳，需采用手术参与的综合治疗。

4.9.3.2 手术要点

（1）上腔静脉切除置换：包括单纯上腔切除置换及分别左右无名血管置换。对于切除较多的病例，考虑使用人造血管置换，如Gore-Tex或巴德IMPRA人造血管。

（2）上腔静脉修补：切除肿瘤侵及的上腔静脉后，如果直接缝合后管腔直径不小于原直径的1/2，则可直接缝合。否则，使用自体心包片进行修补。上腔静脉壁部分切除直接缝合，适用于部分切除后管腔直径仍能满足需求的情况。

（3）抗凝：关于术中及术后抗凝治疗，存在不同观点。部分学者建议术中肝素化，术后华法林抗凝终身。也有学者建议术后抗凝3至6个月或仅在应用特定人造血管时无须抗凝。术后抗凝治疗需根据具体情况和医师建议进行。

（4）术后并发症及处理：吻合口出血，胸腔引流量较多时，应及时开胸探查并缝合出血部位。血管栓塞表现为头面部水肿等上腔静脉综合征症状，应及时开胸再次切除人造血管、取出血栓并重新吻合，也可尝试全身肝素化治疗。

4.9.4 扩大左心房切除

肺癌在进展过程中，有时会侵及肺静脉根部甚至左心房，这标志着肺癌已进入局部晚期阶段。在这一阶段，单纯的非手术治疗，如化疗或放疗，往往难以取得理想的疗效。然而，通过扩大左心房切除手术，并结合放疗和化疗的综合治疗策略，许多患者能够获得长期生存的希望。这种手术方法已经得到了国内外众多学者的认可和应用。

4.9.4.1 适应证

（1）无远处转移：经过CT、ECT等详细检查，确认患者未出现颅脑、腹腔、骨骼等部位的远处转移。

（2）淋巴结转移情况：确保患者无锁骨上、颈部、对侧纵隔及肺门的淋巴结转移，或仅存在非广泛成团的纵隔淋巴结转移。

（3）手术可行性：预估手术能够彻底切除病灶及受累组织，且受累器官主要限于肺静脉或左心房。

（4）患者身体状况：患者整体状况良好，能够耐受手术，且确诊为非小细胞肺癌

(对于无淋巴结转移的小细胞肺癌患者，在诱导化疗后也可考虑手术)。

(5) 心房切除范围：预计心房切除范围小于左心房的1/3，以避免对血流动力学产生过大影响。

(6) 新辅助化疗：对于存在淋巴结转移或肿瘤较大的患者，建议在手术前进行新辅助化疗，以缩小肿瘤体积，提高手术成功率。

4.9.4.2 手术要点

(1) 术前评估：术前应进行全面检查，包括胸部螺旋CT血管强化扫描等，以准确评估肿瘤与周围组织的关系，以及手术切除的可行性。

(2) 心脏检查：对于肺静脉有癌栓可疑的患者，应进行心脏多普勒检查，以排除心房内癌栓的存在。若心房内存在癌栓，为确保手术安全，应在体外循环下进行手术。

(3) 肺动脉处理：若肿瘤同时侵及肺动脉主干，尤其是近左右肺动脉分叉处时，可在体外循环下处理肺动脉，并同时切除受累的心房。

(4) 无瘤原则：术中应严格遵守无瘤原则，首先处理肺静脉，以避免因手术操作挤压导致癌栓脱落或转移。

(5) 逆行切除法：当肿瘤较大，肺静脉暴露困难时，可采用逆行切除法，即先处理动脉及支气管，再切除肺及肿瘤。

(6) 淋巴结清扫：手术过程中应彻底清扫各组淋巴结，以确保肿瘤得到全面清除。

(7) 术后处理：手术后常规用43℃蒸馏水浸泡胸腔及心包腔，以减少肿瘤播散的可能性。对于肺静脉有癌栓的患者，缝合心房前应用蒸馏水冲洗残端，以防肿瘤播散。对于切除范围较大的患者，术中及术后应严格控制输液速度和输液量，并加强心电监护，以预防心功能不全的发生。

4.9.5 隆突切除成形

隆突切除成形手术是一种用于治疗肿瘤侵犯隆突及其邻近区域的复杂手术方法。由于肿瘤的存在，手术的切除和重建难度较大，但经过充分的麻醉准备和手术团队的配合，能够彻底切除肿瘤并重建隆突，为患者带来较好的生存率。

4.9.5.1 适应证

(1) 非小细胞肺癌 (NSCLC) 累及隆突肿瘤侵犯隆突或主支气管起始部，需联合肺叶或全肺切除。术前评估需排除远处转移 (N2/N3期淋巴结转移为相对禁忌)。

(2) 低度恶性或良性肿瘤：如腺样囊性癌、类癌等，需彻底切除以避免气道阻塞。

(3) 其他中央气道病变：炎性狭窄、创伤后瘢痕等导致的气道梗阻，保守治疗无效时。

4.9.5.2 手术要点

(1) 在麻醉管理方面：需高频通气或跨区通气技术，术中密切配合。

(2) 手术入路选择：右侧开胸 (暴露更佳) 或左侧开胸 (需主动脉弓松解)。

（3）吻合技术：以无张力吻合为核心，常需心包内肺门松解或颈部屈曲固定。优先端端吻合，必要时端侧吻合（如右主支气管植入气管侧面）。对于较复杂的气管、隆突和支气管重建手术，可应用体外循环辅助技术。这种辅助方法允许在手术过程中不进行换气，使气管和支气管可以任意开放，为手术操作提供了便利。这种技术有助于获得更好的近、远期效果。在术后管理上，应早期拔管避免吻合口压力，纤维支气管镜清理分泌物。监测吻合口瘘、狭窄及肺部感染。

需要强调的是要成功开展隆突切除成形手术不仅取决于手术团队的技术水平，还与患者的具体病情、手术前的准备以及术后的护理等因素密切相关。因此，在手术前需要进行全面的评估和准备，确保手术能够顺利进行并达到最佳的治疗效果。隆突切除成形手术是一种复杂但有效的治疗方法，该手术的应用对于肿瘤侵犯隆突及其邻近区域的患者具有重要意义，手术效果好但手术操作复杂。通过不断地技术发展和手术团队的配合，可以为患者带来更好的治疗效果和生存率。

4.9.6 肺动脉成形术

中央型肺恶性肿瘤若累及肺动脉通常需要全肺切除术。肺动脉成形术是为了保护肺功不佳患者拥有更多的肺实质，进一步提高生活质量而发展而来的。研究证实肺动脉成形术是安全的，其应用于全肺切除术中后，患者围手术期的并发症率和死亡率随着时间的推移逐渐下降。

4.9.6.1 适应证

（1）当左肺癌细胞侵犯到左下叶肺动脉干或其下叶基底动脉干的起始部位时，这通常意味着肺癌已经发展到了较为严重的阶段。由于肺动脉负责为肺部输送氧气和营养物质，这种侵犯会严重影响患者的呼吸功能，因此需要采取及时且有效的手术治疗措施。

（2）左肺癌细胞若进一步侵犯到心包内的左肺动脉干或肺动脉圆锥，则病情更为复杂。心包是包裹心脏和肺动脉的重要结构，一旦发生肺癌的侵犯，可能不仅影响患者的呼吸功能，还会对心脏造成压迫，增加手术难度和风险。

（3）类似地，当右肺癌细胞侵犯到右肺下叶肺动脉干或其下叶基底干起始部时，也需要引起高度重视。这种侵犯同样会严重影响患者的呼吸功能，并可能伴随其他并发症，如肺部感染、呼吸困难等。

（4）右肺癌细胞若侵犯到心包内的右肺动脉干，则病情同样严重。这种侵犯不仅会影响患者的呼吸功能，还可能对心脏造成直接压迫，增加手术难度和风险。

（5）对于经临床检查、胸部CT、MRI、全身放射性核素骨扫描等多种检查手段确认的肺癌病例，若肿瘤局限于一侧胸腔，且没有发生对侧胸腔和远处转移，那么这类患者通常被认为是手术的适应证。这意味着，通过手术治疗，有望完全切除肿瘤，提高患者的生存率和生活质量。在决定手术治疗前，医师通常会综合考虑患者的年龄、身体状况、肿瘤分期和位置等因素，制定个性化的治疗方案。

4.9.6.2 手术方式

（1）标准左肺动脉成形术：在进行标准左肺动脉成形术时，医师首先应切除一段受肺癌细胞影响的左肺动脉。这一过程中，为了获得更好的手术视野，往往需要打开心包。同时，医师需要格外关注患者的循环系统稳定性，因为手术涉及对血管的操作。缝合时，医师应使用精细的6-0血管缝线进行精确的缝合。如果手术过程中需要切除一部分心包，那么缺损的部分可以用患者的胸膜进行修补，或者采用冻存的人体硬脑膜进行修补。值得一提的是，随着医疗技术的发展，现在已经有了众多可用于修补心包缺损的材料。

（2）扩大左肺动脉成形术：当肺癌细胞侵犯肺动脉的近端或远端时，需要进行扩大左肺动脉成形术。这一手术相对于标准成形术而言更为复杂，因为切除的肺动脉部分更多，可能会导致吻合时的困难。为了解决这一问题，医师可能需要打开心包，并分离动脉导管。在整个手术过程中，医师需要更加密切地关注患者的循环系统反应，确保手术安全进行。

（3）标准右肺动脉成形术：标准右肺动脉成形术通常涉及上叶三段中第一段的切除。这样的操作会使肺动脉出现较短的缺损。医师需要精确地操作，确保手术不会对患者的呼吸功能造成过大影响。

（4）扩大右肺动脉成形术：扩大右肺动脉成形术需要切除更多的肺动脉组织。由于手术区域受到上腔静脉的阻挡，使得接近动脉端变得非常困难。因此，医师可能需要同时切除部分中叶组织，并小心避开下肺静脉到上肺静脉的位置。这样的手术操作对医师的技术要求非常高。

（5）支气管与肺动脉联合成形术：支气管与肺动脉联合成形术主要应用于肺恶性肿瘤的治疗，极少用于良性病变。这一手术通常先进行支气管成形术，然后进行肺动脉的吻合。在吻合完成后，医师会使用心包或胸膜覆盖手术区域。如果需要进行淋巴结清除，这一步骤也应在血管吻合前进行。对于细小的血管吻合，医师需要特别小心，确保不损伤血管。这一手术应由经验丰富的医师进行。手术结束后，医师会放置两个胸管，一个位于前侧，一个位于后侧，以利于肺部的膨胀。

4.9.7 扩大主动脉切除

晚期肺癌容易侵犯邻近的胸主动脉，以左侧肺癌多见，姑息性的手术切除因复发和转移导致术后死亡率较高，被侵犯的动脉血管脆性下降，单纯采取放化疗不仅疗效不佳，更要面临着主动脉贯穿破裂引起致死性大出血的风险。在严格把握手术指征的基础上，协同体外循环技术，多数患者采取肺切除扩大部分胸主动脉切除术合并人工血管置换术，能够获得较长的生存期。

4.9.7.1 适应证

（1）术前评估各脏器功能可以耐受手术。

（2）局部晚期T4非小细胞肺癌（NSCLC）侵犯主动脉弓或降主动脉的患者。

（3）排除对侧胸腔和远处转移者。

（4）侵犯的胸主动脉可切除并易于重建者。

（5）术前评估可实现R0根治性切除者。

4.9.7.2 手术要点

（1）主动脉外膜切除：若肿瘤仅侵犯外膜，可剥离外膜保留主动脉完整性。

（2）全层切除重建：若侵犯中膜或更深，需切除受累主动脉段并重建。

（3）人工补片/血管置换：使用涤纶补片或人工血管（如牛心包、Marlex聚乙烯）。

（4）胸主动脉内支架植入：术前或术中放置支架避免体外循环。

（5）体外循环（CPB）：用于主动脉弓或复杂重建，但可能增加并发症风险（如出血、炎症反应）。

（6）替代方案：左心旁路、静脉-动脉ECMO（体外膜氧合）或Gott分流术，减少肝素用量。

（7）非体外循环技术：直接交叉钳夹主动脉弓/锁骨下动脉，缩短缺血时间（平均阻断时间约28分钟）。

（8）围术期管理：行增强CT/MRI进行术前评估，明确肿瘤与血管关系，排除N2/N3淋巴结转移；心脑血管评估（如Willis环完整性、脊髓动脉定位）。

（9）术后并发症的处理：常见的包括肺部感染（37.5%）、房颤（18.8%）、乳糜胸（需禁食处理）。

（10）术后抗凝管理：人工血管重建后需抗血小板治疗。

4.9.8 扩大食管切除

肺癌累及食管又是另一局部晚期的表现，总的来讲，食管受累的手术治疗效果似不如上腔静脉或左心房受累。但对于单纯食管受累，并无多器官受累及其他转移灶的情况，手术治疗应优于非手术治疗，在综合治疗的前提下，可有选择地实施手术。

4.9.8.1 适应证

（1）当晚期非小细胞肺癌已经累及食管，而传统的非手术治疗方法效果不佳时，手术治疗可能成为一个有效的选择。

（2）患者年轻、体质较好，且经过充分检查确认没有远处转移（非M期）、远处淋巴结转移（非N3期）以及纵隔淋巴结并未广泛融合的情况下，手术治疗的价值更为凸显。

（3）在术前放、化疗的基础上，无论肿瘤是否缩小，对于单纯肿瘤侵及食管的患者，手术指征可以适当放宽。

4.9.8.2 手术要点

肺癌累及食管时往往已属晚期，手术难度和风险相应增加。对于食管肌层受累较轻，尤其是因隆突下淋巴结压迫导致食管外膜或少许肌层受累，且患者体质较差的情况，可以考虑仅切除受累部分食管，并辅以放化疗。若术中发现剩余肌层薄弱，可以使用相邻的胸膜或心包进行包盖加固，以防止术后进食时食管黏膜破裂。对于食管肌层受累广泛且深入的情况，若患者体质允许且肺肿瘤及淋巴结均可切除，则应优先考虑一期行肺癌扩大切除术，并使用胃作为食管的替代物。此外，为了节省手术时间，可以采用机械吻合技术。对于仅切除部分食管肌层而未进行食管全切除的患者，术后早期可以给予流质饮食，并逐渐过渡到普通饮食。而对于进行食管全切除并使用胃作为替代物的患者，术后管理应按照食管癌术后的常规处理进行。对于全肺切除的患者，应特别注意食管黏膜的保护，可以适当推迟进食时间或多给予几天的流质饮食，以防止食管黏膜破裂或吻合口瘘的发生。术后还需密切监测患者的恢复情况，及时发现并处理可能出现的并发症。

4.9.9 扩大胸壁切除

近10%的周围型肺癌侵及胸膜及胸壁，国际分期属T3（区别于肿瘤胸膜广泛转移播散的T4），尤其是侵及骨性胸壁的患者，以往多采用局部放疗并化疗，近年来该类患者行肺切除并扩大胸壁切除的报道日渐增多，且效果满意。

4.9.9.1 适应症

（1）周围型肺癌，肿瘤已侵犯胸壁。

（2）肺癌与壁层胸膜紧密粘连者，应行肺切除加整块胸壁切除术。

4.9.9.2 手术要点

（1）手术范围：当肺癌累及壁层胸膜以外的区域，尤其是达到肋骨时，整块胸壁切除成为必要。这一手术的范围要求超过受累的肋骨上、下各一根正常肋骨，以确保肿瘤及其可能涉及的区域被完全切除。同时，在前后缘，整块切除应包括肋骨全长或超过病变边缘5 cm以上的区域，以彻底清除可能存在的癌细胞。这一过程通常涉及肋骨、胸膜、肋间肌以及必要时的浅层胸壁肌的切除。虽然Akay等人认为，对于仅部分累及胸膜的肿瘤，进行胸膜扩大切除也是可行的，并且其生存率与胸壁切除相近，但专家们普遍认为，只要患者情况允许，均应争取进行肺切除加整块胸壁切除术，以避免可能的胸膜外肺切除。然而，对于年老体弱的患者，应当适当缩小切除范围，以减少手术风险和并发症的发生率。

（2）胸壁重建：在胸壁部分切除后，重建缺损的胸壁成为必要步骤。通常认为，当胸壁缺损超过6 cm×6 cm时，应考虑进行胸壁重建。然而，在后胸壁区域，由于肩胛骨及厚肌层的保护，即使缺损达到10 cm×10 cm以下，也可能无须重建。但肩胛角处的缺损需要特别关注，以防止肩胛骨嵌入胸腔，这时应进行重建修补，并在必要时切除肩胛下角。在进行胸壁重建时，修补材料的选择至关重要。常用的修补方法包括使用肌瓣（如胸大肌、腹直肌、背阔肌等）进行覆盖，以及植入硬质人造材料。其中，一种较为理想的修补方法是采用“三明治”修补法，即Marlex网＋骨水泥＋Marlex网的结构，这种结构能够提供良好的支撑和稳定性，有助于胸壁的快速恢复。

（3）辅助治疗：对于侵犯胸壁的肺癌患者，术前放疗是一种有效的辅助治疗手段。对于侵犯范围广的患者，术前放疗的总量通常为30Gy，分10次进行。放疗结束后2周进行手术，可以进一步提高手术的成功率和患者的生存率。此外，术后放疗也是必要的治疗措施之一，它可以进一步清除残留的癌细胞，提高患者的生存率和生活质量。对于侵犯胸壁的肺癌，术前放疗适于侵犯范围广的患者，总量30Gy，分10次进行，放疗结束后2周手术。术后放疗能提高生存率，所有该类患者手术后均应放疗。

4.9.10 体外循环的应用

体外循环技术在肺癌手术中的应用对于提高局部晚期非小细胞肺癌患者的治疗效果具有重要意义。这类肺癌往往因为累及心脏大血管或隆突等关键部位，使得常规手术难以彻底切除病灶。在这种情况下，传统的放、化疗模式虽然能在一定程度上控制病情，但由于肿瘤耐药性的存在，许多患者的预后并不理想。

对于那些肿瘤已经侵及周围器官但手术评估认为可以切除的患者，尤其是无纵隔淋巴结肿大的患者，采用手术切除并辅以放、化疗的综合治疗模式通常能取得较为满意的效果。然而，这类手术往往难度大、风险高，需要借助体外循环技术来辅助完成。

4.9.10.1 适应症

（1）肿瘤侵犯肺动脉至近左、右肺动脉分叉处，常规手术方式难以处理或手术风险较大，体外循环技术可以在直视下剪开肺动脉切除肿瘤，并连续缝合肺动脉残端，达到根治的目的。

（2）肺静脉左心房受侵，尤其是左心房有瘤栓时，体外循环技术能帮助术者在切开心房时取出血栓。

（3）主动脉受侵时，体外循环也能辅助进行主动脉的切除和修补或置换。

（4）体外循环技术应用于肺癌气管全隆突成形术。由于体外循环的应用，术者在手术过程中无须担心肺的交换问题，从而能够更加从容地进行手术操作。

4.9.10.1 注意事项

（1）体外循环的介入主要是为了解决肺动脉处理困难的问题，其介入不仅使肺动脉处理更加安全，还能扩大切除范围。

（2）术中因手术意外导致肺动脉干破裂的情况，可以先进行压迫止血并建立体外循环再进一步处理。

（3）体外循环因操作复杂且远期效果与淋巴结状态密切相关，最好限于无淋巴结转移的患者。

（4）为了减少体外循环对患者的影响，应尽量缩短转机时间，重要操作完成后即可停机。无须心脏停搏可以避免相应的操作及并发症。

（5）手术过程中应注意无瘤操作，区别对待心内吸引器及普通吸引器，以最大限度减少术中瘤细胞的播散。术后用温热蒸馏水浸泡胸腔也有助于减少肿瘤细胞的残留。

（6）体外循环有其复杂性和相关并发症，其应用应谨慎，并在必要时由心外科医师协助完成手术。

（7）对于上腔静脉受累的手术，一般认为无须常规使用体外循环辅助，而是可以通过其他方式如人造血管吻合等来解决。

（8）在术后管理中，应特别关注体外循环相关并发症的预防和处理。

4.9.11 小结

局部晚期非小细胞肺癌（NSCLC）的手术处理确实是一项复杂且极具挑战性的任务。这类手术不仅技术难度大，对患者造成的创伤也较为严重，且术后并发症的风险相对较高。因此，在决定是否开展此类手术时，我们必须保持极高的审慎态度。首先，准确评估患者的病情分期至关重要，特别是淋巴结的状态。这要求医师进行详尽的检查和评估，以便为手术提供准确的数据支持。同时，我们还需要综合考虑患者的整体健康状况，包括年龄、心肺功能、营养状况等，以确保患者能够耐受手术带来的压力。在选择手术时机时，我们需要结合患者的具体情况和其他治疗手段，如放疗、化疗等，制定个性化的治疗方案。这不仅可以减少手术的不利因素，还能最大限度地发挥手术在综合治疗中的优势。对于身体状况较好，尤其是T3或T4N0M0的患者，我们应当果断采取手术治疗，通过扩大切除相应器官来争取更好的治疗效果。然而，我们也不能因为惧怕手术风险而错过最佳手术时机。值得注意的是，尽管手术是提高NSCLC患者生存率的重要手段，但由于手术医师的个体差异及医院条件的限制，手术效果可能并不总是如我们所愿。因此，我们需要不断探索和改进手术技术，提高手术质量。此外，术前辅助放疗和化疗的周期以及手术时机的选择也是影响手术效果的重要因素。合理的术前辅助治疗可以缩小肿瘤体积，降低手术难度，提高手术成功率。同时，选择适当的手术时机也可以减少手术风险，提高患者的生存率。

4.10 术后并发症

肺部手术后由于患者自身因素、手术刺激、创伤应激、手术操作等原因，不可避免地产生一些并发症，如不能及时发现及处理，往往产生严重后果，造成不良影响。常见的主要有心血管、肺部、胸膜腔等脏器的并发症。

4.10.1 心血管并发症

4.10.1.1 术后大出血

手术过程中，对重要血管进行结扎时，如果结扎线不牢固或操作不当，可能导致术后血管重新开放，引发大出血。手术过程中，尤其是在关闭胸腔时，如果不慎损伤肋间血管，也可能导致术后出血。对于之前接受过手术或存在炎症粘连的患者，手术过程中可能难以完全避免对粘连组织的损伤，导致术后创面出血。患者本身的凝血功能异常，如血小板减少、凝血因子缺乏等，都可能导致术后出血不止。某些血液病，如血友病、白血病等，也可能导致术后出血。

术后胸腔引流每小时超过200 ml，连续3小时或每小时100 ml，连续5小时，提示可能存在大出血。胸腔引流液的血红蛋白含量及红细胞计数与外周血相近，说明引流液为血液，而非渗出液或漏出液。血压持续下降，红细胞计数、血细胞比容持续降低，经输血、输液不见好转或不能维持，是出血导致循环衰竭的表现。X线检查显示患侧胸腔内大片高密度影，余肺受压，纵隔向健侧移位，说明胸腔内有较多血凝块，进一步证实大出血的诊断。

术后大出血时，应首先使用止血药物，如注射用蛇毒血凝酶、维生素K_3、维生素K_1、氨甲苯酸、氨甲环酸等，以促进血液凝固。通过输血、补液来稳定患者的血液循环，确保重要器官的血液供应。如果经过止血、输液等治疗不见好转，应立即沿原切口二次开胸止血。开胸后应仔细检查出血点，避免遗漏或匆忙关胸，防止术后引流量仍较多，甚至仍有出血。对于大血管损伤或难以控制的出血点，可能需要进行血管修补或结扎。

4.10.1.2 术后心律失常

术后心律失常是肺切除术后患者常常面临的一个严重挑战。这种并发症的出现，通常与多种因素紧密相关，包括但不限于水电解质平衡的紊乱、手术和麻醉带来的创伤、术后的疼痛感受、患者术前已有的心脏疾病、术后的发热症状、患者的心理状态如紧张焦虑，以及可能的缺氧状态等。为了确保患者的生命安全，肺切除术后，所有患者都会被送入监护病房，并在接下来的24至48小时内接受常规的心电监护。通过心电监护仪上显示的波形，医护人员能够初步判断患者是否出现了心律失常，以及心律失常的具体类型。如有需要，还会进行常规的心电图检查，以获取更详细的信息，并同时观察是否存在心肌缺血的迹象。

对于窦性心动过速这种常见的心律失常，其诱因多样，可能包括疼痛、发热、紧张、缺氧以及血容量不足等。在大多数情况下，只要给予患者适当的对症处理，如缓解疼痛、降低体温、缓解紧张情绪、改善氧合状况或补充血容量等，多数窦性心动过速都能得到纠正。对于偶发的房性期前收缩和室性期前收缩，如果患者没有其他严重的症状，一般不需要特殊的处理，只需密切观察即可。然而，对于频发的房性期前收缩和室性期前收缩，则需要给予相应的治疗，如使用毛花苷C、维拉帕米、盐酸胺碘酮等药物来控制心律失常。如果患者出现心房颤动，尤其是快速性心房颤动，这可能会严重影响心脏的射血功能，需要立即进行干预。常用的药物包括毛花苷C、盐酸胺碘酮、心律平等，如果药物治疗无效，还可以考虑使用电复律。对于室上性心动过速，治疗主要针对其病因进行。如果心率超过160次/分钟，可能会引发血流动力学改变，此时应给予毛花苷C或维拉帕米缓慢静脉注射。而室性心动过速则是一种更为严重的心律失常，如果不能得到及时有效的处理，可能会导致患者死亡。一旦发生室性心动过速，应立即给予利多卡因静脉注射；如果利多卡因无效，则应立即采用电复律。复律后，还需要严密观察患者的病情变化，并通过静脉滴注利多卡因来维持治疗效果。另外，心肌梗死是肺切除术后另一个严重且危险的并发症。如果患者术后出现心前区疼痛、胸闷、血压下降等症状，同时心电监护或心电图显示ST-T改变，应立即进行心肌酶谱检查。一旦确诊心肌梗死，应立即给予镇静、止痛、扩张冠状动脉、保护心肌、控制心律失常等治疗措施，并请心内科医师进行会诊，协助诊治。在病情允许的情况下，还可以考虑急症行冠状动脉支架置入术，以尽快恢复心脏的血液供应。

4.10.1.3 心功能不全

肺切除术后出现心功能不全，是一项需要高度重视的严重并发症。其发生的原因复杂多样，包括但不限于患者术前已存在的心功能减退、手术后的心律失常、可能的心肌梗死、体内电解质平衡的紊乱、输液速度过快导致的液体负荷过重，以及肺切除后肺动脉压力升高等。当心功能不全发生时，患者的临床表现通常十分明显；他们可能会出现氧饱和度显著下降，心率异常增快，静脉压显著增高，脉压则可能缩小。在呼吸系统方面，患者可能会出现咳粉红色泡沫性痰的症状，肺部听诊时可能出现湿啰音。此外，颈静脉怒张、肝大以及下肢水肿等症状也可能出现，这些都是左心或右心功能不全的典型表现。对于肺切除术后心功能不全的治疗，首要原则是立即给予强心、利尿以及血管扩张的药物，以改善心脏功能，减轻心脏负担。同时，需要严格控制输液的速度和总量，避免液体负荷过重。在整个治疗过程中，都要密切监测患者的血流动力学状态，确保其稳定。如果经过上述治疗，患者的心功能仍然没有得到明显改善，可以考虑使用吗啡等药物进行进一步的治疗。对于病情特别严重的患者，可能需要使用呼吸机辅助呼吸，以确保患者的呼吸功能正常，为心脏提供足够的氧气供应。

4.10.1.4 肺栓塞

肺栓塞作为肺切除术后的一种紧急、危重且可能致命的并发症，其潜在风险不容忽视。其常见诱因多样，包括但不限于患者长期卧床导致的血液循环不畅、下肢血管病变引发的血栓形成、手术过程中可能造成的血管损伤、患者体内的高凝状态、心房颤动引发的血流动力学改变，以及心房附壁血栓的形成等。当肺切除术后患者突然出现呼吸困难、胸痛、缺氧等症状时，医师需要迅速排除心源性疾病和手术引起的疼痛，转而考虑肺栓塞的可能性。为了明确诊断，胸部强化CT和肺动脉造影检查是两种有效的诊断手段，它们能够提供详尽的肺部和血管图像，帮助医师准确判断病情。一旦肺栓塞被明确诊断，治疗必须迅速而精准。溶栓治疗是常用的方法，通过应用肝素、链激酶、尿激酶等药物，帮助溶解已形成的血栓，恢复血管的通畅。然而，在某些情况下，如血栓较大或位置特殊，可能需要采取手术的方式直接取出血栓，以减轻患者的痛苦和危险。值得注意的是，较大的肺动脉栓塞病死率较高，医师和患者都需要有充分的思想准备和应对措施。肺栓塞的预防工作同样至关重要。患者在术后应尽可能多地进行主动和被动活动下肢，促进血液循环，预防血栓形成。尽早下床活动也是预防肺栓塞的有效手段之一。对于具有高危因素的患者，术后应用低分子肝素钙等药物进行预防性治疗，可以显著降低肺栓塞的发生率。

4.10.1.5 心疝

一种较为罕见但极为严重的手术并发症，主要发生在心脏手术过程中，特别是涉及心包内血管处理或心包部分切除的病例。当心脏经心包切口异常突出，形成所谓的“疝”时，我们称之为心疝。这一并发症的发生，主要受到心包缺损大小这一关键因素的影响。心疝的临床表现往往突然且严重，患者可能会突然出现心率异常加快、血压急剧下降导致的休克、心搏骤停等危急状况。同时，患者还可能出现发绀，即皮肤和黏膜的异常蓝紫色，以及颈静脉怒张等体征。在体格检查时，医师通过叩诊或听诊的方式，可以观察到或听到心疝带来的心脏位置或功能的异常改变。一旦怀疑患者出现了心疝，必须立即进行进一步的检查以明确诊断。胸部X线片或CT扫描可以清晰地显示心脏的位置和形态，有助于确认心疝的诊断。而心脏彩超检查则能够更直接地观察心脏的结构和功能，为医师提供更为详细的诊断信息。如果确诊患者确实发生了心疝，那么手术治疗是首选的治疗方法。手术的主要目的是将突出的心包切口内的心脏复位到其正常的位置。如果心包切口无法直接缝合，医师可能会使用涤纶片等材料来修补缺损。在某些情况下，如果心包切口足够大，心脏虽然有时会跳出切口，但也可能在一段时间后自行恢复到正常位置。然而，值得注意的是，心疝的病死率高达50%，这意味着即使进行了及时的治疗，患者的生命仍然面临着极大的威胁。因此，预防心疝的发生至关重要。在手术过程中，医师需要仔细操作，避免对心包造成过大的损伤。同时，对于存在高危因素的患者，术前应进行充分的评估和准备，以减少心疝等严重并发症的发生。

4.10.2 肺部并发症

4.10.2.1 呼吸衰竭

呼吸衰竭是肺切除术后常见的严重并发症之一。它通常与多种因素有关，包括胸廓的压迫（如包扎过紧或胸痛）、呼吸道问题（如分泌物增多、黏稠、咳嗽无力或呼吸道异物）、肺组织本身的病变（如肺炎或肺不张）、动静脉分流以及心功能不全等。当血气分析显示动脉血氧分压（PaO_2）低于60 mmHg时，可诊断为呼吸衰竭。根据是否伴有二氧化碳分压（partial pressure of carbon dioxide，$PaCO_2$）升高，呼吸衰竭可分为Ⅰ型和Ⅱ型。治疗呼吸衰竭的关键在于纠正缺氧、控制感染、增加通气量、辅助呼吸以及确保呼吸道畅通。

4.10.2.2 肺不张

肺切除会限制患者呼吸和排痰等，患者可能出现缺氧症状、患侧呼吸音降低、胸腔引流管内水柱波动增大以及胸部X线片显示肺不张。治疗肺不张的关键在于清除阻塞支气管的分泌物、缓解疼痛、确保胸腔引流畅通。在必要时，可应用呼吸末正压机械通气。临床常用的排痰方法包括雾化吸入、协助患者排痰（如叩背、刺激气管、深呼吸）、鼻导管吸痰、环甲膜穿刺刺激咳嗽排痰以及纤维支气管镜吸痰并行冲洗。在严重情况下，可能需要气管切开。同时，应用有效的抗生素以控制肺部炎症，减少分泌物的产生。

4.10.2.3 肺炎

肺炎是肺切除术后常见的感染性并发症。其发生与多种因素有关，包括口腔细菌下行感染、呼吸器械污染、交叉感染以及肺不张等。患者可能出现体温升高、咳黄痰、肺部湿啰音以及胸部X线片或CT显示肺部炎症。治疗肺炎的关键在于选用有效的抗生素进行抗炎治疗，同时协助患者排痰以促进肺复张。

4.10.2.4 余肺扭转

余肺扭转是肺切除术后较少见的并发症，但一旦发生可能导致严重后果。它最常见于中叶肺组织扭转，通常由于上叶或下叶切除后中叶相对游离以及关胸前未将肺组织摆正位置等因素引起。余肺扭转可能导致肺组织坏死。治疗方法包括先请麻醉师加压张肺以尝试复位，如不能复位则需手术复位。复位后可与相邻肺叶缝合固定以防止再次发生扭转。为预防术后肺扭转，关胸前应摆正肺组织位置并缝合固定相邻肺叶，同时麻醉师应充分张肺。

4.10.2.5 余肺坏死

余肺坏死是肺叶切除术后较少见的严重并发症之一。它通常发生在支气管血管与肺血管侧支循环不健全的病例中，主要是由于误扎供应余肺的血管引起。误扎肺动脉可导致肺干性坏死，而结扎肺静脉则可能导致湿性坏死。余肺坏死的临床表现包括严重的全身中毒症状（如高热、咳嗽、咯血、呼吸急促、心率加快、白细胞计数升高等）、血性或脓性胸腔引流液以及胸部X线片显示的肺不张。一旦确诊余肺坏死，应立即手术切除坏死肺组织以防止病情进一步恶化。

4.10.3 胸膜腔并发症

4.10.3.1 胸腔积液

胸腔积液是肺切除术后常见的并发症之一，多数由于胸腔引流管位置不当或拔除过早导致引流不畅。术后应密切关注胸腔引流管的状态，确保通畅，及时调整引流管位置，必要时通过B超或CT定位进行胸腔穿刺。对于少量胸腔积液，通常可自行吸收；中量以上积液则需要进行胸腔穿刺或引流等相应处理，以防止形成脓胸或引起肺不张。

4.10.3.2 余肺漏气

余肺漏气通常由多种因素引起，如胸膜腔广泛粘连、肺剥离面未完全愈合、肺裂发育不全、支气管残端缝合不严等。其表现为胸腔引流管内持续有气体漏出。处理原则为促进肺复张、防止胸腔感染，具体措施包括鼓励患者咳嗽、咳痰，持续胸腔内负压吸引，胸腔内注射粘连剂，以及预防感染等。如果漏气超过2周仍不见好转，可能需要手术治疗。食管损伤引起的漏气则需要禁食、胃肠减压、加强营养、畅通胸腔引流等处。

4.10.3.3 局限性气胸（胸膜腔残腔）

局限性气胸多发生在上叶切除术后，与余肺胸膜粘连未充分分离、下肺韧带未松解或术后早期余肺复张不良有关。预防关键在于术中充分分离粘连、松解下肺韧带，术后鼓励患者咳嗽张肺，促进肺复张，并保持引流管通畅。

4.10.3.4 脓胸

脓胸的发生与胸腔污染、胸腔积液或积血、持续漏气等因素密切相关。术后如出现胸腔引流液或胸腔积液为脓性、胸液中查到细菌或脓细胞，即可诊断为脓胸。治疗应畅通引流、促进肺复张、进行细菌培养及药敏检查、使用有效抗生素、胸腔冲洗等，必要时需手术治疗。

4.10.3.5 支气管胸膜瘘

支气管胸膜瘘是肺切除术后严重的并发症之一，主要由支气管残端缝合不当、感染、过分剥离等因素影响。临床表现为脓气胸，确诊后应立即行胸腔闭式引流、应用有效抗生素。对于较小的瘘口，有可能自行愈合；较大的瘘口则需要手术或支气管封堵治疗。

4.10.3.6 食管胸膜瘘

食管胸膜瘘是肺切除手术少见但非常严重的并发症，主要由肺与纵隔粘连、肿瘤侵及食管导致解剖关系不清、误伤食管或游离粘连时切断破坏食管营养血管引起。一旦确诊，应立即进行畅通胸腔引流、促进肺复张、使用有效抗生素、胃肠减压、营养支持等处理。对于较大的瘘口，一般需手术治疗。

4.10.4 神经损伤并发症

4.10.4.1 喉返神经损伤

喉返神经是控制声带运动的重要神经。在清扫纵隔淋巴结的过程中，如果操作不慎，可能会损伤到喉返神经或其分支。一旦喉返神经受损，患者可能会出现术后声音嘶哑、声音低沉或完全失声的症状。此外，由于声带无法正常关闭，患者还可能出现呛咳或吞咽困难等问题。

4.10.4.2 交感神经链损伤

交感神经链是由一系列交感神经节组成的神经网络，它控制着人体的多种生理功能，包括头面部及上肢的汗腺分泌。在分离脊柱旁粘连时，如果操作不当，可能会损伤到交感神经链或其分支。这种损伤通常会导致霍纳综合征，表现为患侧瞳孔缩小、眼裂变小、眼球内陷、同侧面部无汗等症状。同时，由于交感神经链控制着头面部及上肢的汗腺分泌，损伤后患者还可能出现这些区域的无汗症状。

4.10.4.3 膈神经损伤

膈神经是控制膈肌运动的主要神经。在打开心包或清扫纵隔淋巴结的过程中，如果操作不慎，可能会损伤到膈神经或其分支。一旦膈神经受损，患者可能会出现膈肌麻痹的症状，表现为呼吸困难、咳嗽无力等。此外，由于膈肌麻痹，患者在呼吸时可能会出现反常呼吸（即吸气时胸壁内陷，呼气时胸壁外凸）的现象，这可能会进一步加重呼吸困难的症状。

4.11 呼吸机的临床应用

呼吸机作为一种先进的生命支持性治疗工具，通过精密的机械装置来精确改变患者气道或胸腔的压力，进而实现对患者呼吸运动的维持、控制或辅助。这一设备特别适用于那些因各种原因导致呼吸停止或呼吸衰竭的患者，旨在通过有效的治疗来保障他们的生命健康。呼吸机的主要治疗对象是呼吸衰竭的患者。呼吸衰竭，作为一种复杂的医学现象，其发生机制通常涵盖以下三个方面：首先，呼吸中枢衰竭，这通常是由各种中枢神经系统的病变导致的，使得患者的呼吸停止或通气功能出现障碍；其次，呼吸泵衰竭，这涉及呼吸肌及其支配神经的功能障碍，导致呼吸泵的工作能力下降；最后，肺衰竭，这通常是由各种肺部疾病引起的，导致患者血液中氧含量降低而二氧化碳含量升高。对于上述各种呼吸衰竭的患者，呼吸机都能提供必要的呼吸支持或治疗。值得注意的是，正常人在进行呼吸时，其呼吸做功所消耗的氧气仅占全身耗氧的4%～5%，但对于那些伴有严重呼吸困难的循环衰竭患者来说，他们的呼吸做功所消耗的氧气则高达全身耗氧的40%以上。这进一步凸显了呼吸支持在循环支持中的重要性，而呼吸机正是实现这一支持的关键工具。

4.11.1 紧急呼吸支持的指征

在紧急情况下，需要立即给予呼吸支持的指征主要包括两种情况。首先是呼吸停止，当患者的呼吸完全停止，无法自主呼吸时，必须立即采取紧急措施进行呼吸支持，以确保患者生命安全。其次，急性呼吸衰竭也是紧急呼吸支持的指征之一，当患者出现急性呼吸衰竭，呼吸功能急剧下降，无法满足身体需求时，需要迅速采取呼吸支持措施，以改善患者的呼吸状况。

4.11.2 预防性呼吸支持的指征

在呼吸衰竭发生之前，患者的呼吸功能和血气分析指标通常会出现明显的变化。为了预防呼吸衰竭的进一步发展，可以在出现以下情况时应用呼吸机进行预防性呼吸支持和治疗：①当患者的呼吸频率过快，超过35次/分钟，或过慢，低于6次/分钟时；②潮气量低于5 ml/kg，表明患者的肺通气功能下降；③肺活量低于15 ml/kg，进一步说明肺功能受损；④当动脉血氧分压（PaO_2）低于60 mmHg，或动脉血二氧化碳分压

（$PaCO_2$）高于50 mmHg时，表明患者存在缺氧或二氧化碳潴留的情况；⑤最大吸气负压低于25 cmH_2O，提示呼吸肌力量减弱；⑥生理无效腔与潮气量的比值大于60%，说明肺部通气效率低下；⑦肺内分流比例大于15%，表明肺部存在严重的气体交换障碍。在以上情况下，应用呼吸机进行呼吸支持和治疗，有助于防止病情进一步恶化。

4.11.3 呼吸机应用的相对禁忌证

虽然呼吸机在大多数情况下都能为患者提供有效的呼吸支持，但在某些特定情况下，使用呼吸机可能存在一定的风险。以下是一些相对禁忌证：①对于气胸、纵隔气肿患者，在应用呼吸机前或同时必须行胸腔闭式引流、纵隔引流，以降低胸腔内压力，防止呼吸机进一步加重病情；②对于肺大疱患者，在应用呼吸机时应预防性行胸腔闭式引流，以预防肺大疱破裂导致的气胸。

4.11.4 呼吸机应用的禁忌证

在某些特定情况下，使用呼吸机是禁忌的。这些禁忌证包括：①大咯血患者，因为呼吸机可能加重咯血症状，甚至导致窒息；②活动性肺结核患者，因为呼吸机可能促进结核分枝杆菌的传播和感染；③低血容量性休克患者，因为此时使用呼吸机可能加重休克症状，不利于病情恢复；④急性心肌梗死伴心功能不全患者，因为此时使用呼吸机可能加重心脏负担，导致心功能进一步恶化。

4.11.5 常用的呼吸机通气模式

4.11.5.1 自主呼吸

这是患者在自然状态下的呼吸过程，无须外界干预。在自主呼吸模式下，患者的呼吸频率、潮气量等均由自己调节和控制。

4.11.5.2 控制通气

适用于无自主呼吸或自主呼吸极弱的患者。在此模式下，呼吸机完全控制患者的呼吸频率、潮气量和吸气时间。但需要注意的是，在自主呼吸较强的患者中使用控制通气模式可能引起呼吸机对抗。

4.11.5.3 辅助通气

适用于有较弱但稳定的自主呼吸的患者。在此模式下，患者能自主控制呼吸频率，而潮气量则由呼吸机预先设定。由于患者能自主调节呼吸频率，因此一般不会引起通气不足、过度换气及酸碱平衡紊乱。

4.11.5.4 辅助/控制通气

这是辅助通气和控制通气的结合。当患者的自主呼吸频率高于呼吸机设定频率且能触发呼吸机送气时，为辅助通气模式；如果患者自主呼吸太弱或频率低于呼吸机设定频率时，呼吸机自动转换为控制通气模式。

4.11.5.5 间歇强制性通气

适用于有较强且稳定的自主呼吸但通气量不足的患者。在此模式下，呼吸机在患者自主呼吸的基础上按一定时间间隔给予间断的控制性呼吸机通气支持。

4.11.5.6 同步间歇强制性通气

为解决同步间歇强制性通气时呼吸机与患者呼吸不同步的问题而设计。当呼吸机感知到患者吸气动作产生的负压或低于PEEP的压力时即启动送气。如果患者自主呼吸停止或呼吸机未感知到患者吸气动作，则按设定频率进行控制通气。

4.11.5.7 呼吸末正压通气

在呼吸机通气时通过设置使呼气末气道内保持正压状态以改善肺功能，常用于成人呼吸窘迫综合征和低氧血症的治疗。

4.11.5.8 持续气道正压通气

患者在自主呼吸状态下由呼吸机向气道内输送恒定的正压气流，使气道内保持正压状态。其作用与PEEP相似但更强调持续性。

4.11.5.9 压力支持通气

患者的自主呼吸触发呼吸机按设定压力向气道内输送气流以辅助呼吸，使患者能自行掌握呼吸频率、潮气量和气流速度感觉较为舒适，主要用于长期呼吸支持患者的脱机过程。

4.11.5.10 深呼吸/叹气呼吸

呼吸机每隔一定时间给予患者一次深吸气以预防肺不张，送气量为正常潮气量的2倍左右适用于长期呼吸支持的患者。

4.11.5.11 吸气末停顿

在呼吸机的操作过程中，当吸气相结束后，进入呼气相之前，存在一个特定的短暂停顿阶段，我们称之为“吸气末停顿”。这一阶段的持续时间大约占整个呼吸周期的10%～20%，具体时长可根据患者的具体状况和治疗需求进行调整。对于存在小气道病变的患者来说，这一吸气末的短暂停顿尤为重要。由于小气道疾病可能导致气体在肺部的不均匀分布，这种停顿为气体提供了更多的时间进入气道的末端和肺泡内部，从而促进了潮气量在肺内的均匀和有效分布。这不仅有助于提高肺部通气效率，还能有效改善气体交换的质量。

4.11.6 呼吸机的设置

4.11.6.1 通气模式选择

在选择呼吸机的通气模式时，必须充分考虑患者的具体病情。对于无自主呼吸的患者，控制通气（control mechanical ventilation，CMV）是首选；而对于自主呼吸较弱的患者，辅助通气（assisted mechanical ventilation，AMV）则更为合适。对于长期需要呼吸支持并准备撤离呼吸机的患者，间歇性强制通气（intermittent mandatory ventilation，IMV）、同步间歇性强制通气（synchronous intermittent mandatory ventilation，SIMV）或压力支持通气（pressure support ventilation，PSV）是较好的选择。对于因肺内分流导致氧合不佳的患者，可以考虑加用呼吸末正压通气（positive end-expiratory pressure，PEEP）。心肺功能差、需要完全性呼吸支持的患者，应选用CMV或AMV；而心肺功能较好、仅需部分呼吸支持的患者，则SIMV、PSV或自主呼吸加持续气道正压通气（continuous positive airway pressure，CPAP）是更佳选择。在某些情况下，同一患者可能需要同时使用多种通气模式，如辅助/控制通气（A/CMV）结合PEEP和吸气末停顿（end-inspiratory pause，EIP）、SIMV加PEEP、SIMV加PSV、自主呼吸加PSV等。

4.11.6.2 参数设置

呼吸机参数的设置应根据患者的具体情况进行调整。一般来说，潮气量通常设定为10～12 mL/kg；呼吸频率对于成人一般为12～16次/分钟。对于慢性阻塞性通气障碍的患者，应设定较大的潮气量和较慢的通气频率，而对于限制性通气障碍和急性呼吸窘迫综合征（acute respiratory distress syndrome，ARDS）的患者，应设定较小的潮气量和较快的呼吸频率。每分通气量通常设定在6～10 L/分钟；吸呼比（I：E）则通常为1：1.5～1：2。心肺功能差的患者，吸气时间不宜过长，以免降低心排血量；阻塞性通气障碍的患者，呼气时间应稍长，I：E可以设定为1：2～1：2.5；而限制性通气障碍的患者，吸气时间可稍长，I：E可以为1：1～1：1.5。吸入氧浓度（FiO_2）一般应设定在50%以下，但在严重缺氧、心源性休克、心肺复苏过程中，吸入氧浓度（fraction of inspiration O_2，FiO_2）可设定在70%以上，病情允许的情况下应逐渐降低FiO_2，在撤离呼吸机前应降至30%左右。如果FiO_2在60%以上时患者的低氧血症仍不能纠正，说明肺内存在分流，此时不宜继续提高FiO_2，而应加用PEEP，PEEP一般设定在5～10 cmH_2O，在不影响血压的情况下，可以逐渐增加至有效，但不宜超过20 cmH_2O。无阻塞性通气障碍的患者可以不使用EIP，需要者一般EIP设定为每个呼吸周期的10%～15%，通常不超过20%。

4.11.6.3 报警设定

为确保患者安全，呼吸机通常设置有报警系统。报警的上下限一般设定在工作参数的±20%范围内。报警音是提醒医护人员注意患者呼吸状况的重要信号，因此切不可将报警音关闭或将报警值设定得偏离工作参数太远，以免发生意外。

4.11.7 呼吸机的撤离

在使用呼吸机时，尽管设备先进，但仍需确保通气方式符合患者的生理需求。一旦患者病情允许，应尽早考虑撤离呼吸机。

4.11.7.1 呼吸机撤离原则

保证患者安全，避免撤离过程中的任何潜在风险。最小化撤离过程对患者体内环境的干扰和影响。迅速有效地完成撤离过程，避免不必要的延迟。

4.11.7.2 呼吸机撤离的条件

患者意识清晰，能够自主呼吸。自主呼吸稳定且有力，呼吸频率控制在每分钟25次以下。肺功能良好，肺活量大于15 mL/kg，潮气量超过5 mL/kg，最大吸气负压超过20 cmH_2O。肌力至少达到4级，具备足够的呼吸肌肉力量。血液循环稳定，无明显缺氧或低血压。在吸入氧浓度（FiO_2）低于40%时，血气分析结果显示正常。肺部和胸腔无严重病变或异常。血红蛋白水平基本正常。

对于短期使用呼吸机且心肺功能良好的患者，可直接停机并给予氧气吸入，逐渐增加氧气浓度以观察患者反应。若患者呼吸和循环状态稳定，可拔除气管插管，并改为面罩或鼻导管吸氧。

对于长期使用呼吸机且心肺功能较差的患者，撤离过程可能更为复杂。可以先进行间断性脱机尝试，逐步延长脱机时间和次数，直至患者能够完全脱离呼吸机。

4.11.7.3 注意事项

检查气管插管位置是否正确，确保两侧胸廓动度和呼吸音均等。密切监测患者呼吸与呼吸机的同步性，以及是否有缺氧迹象。注意观察血压变化，必要时调整呼吸机参数或给予补液和升压药物。如遇呼吸机对抗，检查参数设置及患者状态，采取相应措施消除对抗。呼吸机使用超过三天后，考虑行气管切开或经鼻气管插管以减轻患者不适。呼吸机使用后30～60分钟内进行血气分析检查，并根据结果调整呼吸机参数。后续根据患者病情决定检查频率和参数调整。

【参考文献】

[1]赵珩，付世杰.中晚期非小细胞肺癌外科治疗现状[J].上海医学.2005,28(6):447-450.

[2]刘向阳.肺癌外科治疗的现状与进展[J].中国医刊.2003,28(6):15-17.

[3]毛伟敏.肺癌外科治疗现状[J].浙江医学.2003,25(11):695-697.

[4]周清华，刘伦旭，杨俊杰，等.肺及部分左心房切除术治疗中心型肺癌[J].中华胸心血管外科杂志.1997,13(1):34-36.

[5]肖高明，周石林，谭正，等.肺癌侵犯胸壁的外科治疗[J].中华胸心血管外科杂志.1997,13(5):296-297.

[6]赵波，付向宁，韩东吉，等.上腔静脉成形术在胸部恶性肿瘤治疗中的应用[J].临床外科杂志，2007,15(9):615-617.

[7]吴英恺.国际心胸外科实践[M].上海：科学技术出版社，1988.

[8]Pitz C C, Brutel de la Rivière A, van Swieten H A, et al. Results of surgical treatment of T4 non-small cell lung cancer[J]. Eur J Cardiothorac Surg. 2003,(6):1013-1008.

[9]Smith I E, Walsh G, Jones A, et al. High complete remission rates with primary neoadjuvant infusional chemotherapy for large early breast cancer[J]. J Clin Oncol. 1995(2):424-9.

[10]韩毅,于大平,周世杰,等.全胸腔镜袖式支气管肺叶切除治疗中心型肺癌临床分析[J].中华医学杂志,2013,93(23):1836-1837

[11]魏益平,彭金华,喻东亮,等.肺动脉成形术对非小细胞肺癌患者预后的影响[J].广东医学,2010,31(3):361-363.

[12]初向阳,薛志强,张连斌,等.单操作孔胸腔镜肺叶切除术的初步报道[J].中国肺癌杂志,2010,13(1):19-21.

[13]刘伦旭,梅建东,蒲强,等.全胸腔镜支气管袖式成形肺癌切除的初步探讨[J].中国胸心血管外科临床杂志,2011,18(5):387-389.

[14]王光锁,王正,王健,等.单孔全胸腔镜解剖性肺段切除术:技术细节和初步结果[J].中国内镜杂志,2014,20(6):594-598.

[15]Billeter A T, Druen D, Franklin G A, et al. Video-assisted thoracoscopy as an important tool for trauma surgeons: a systematic review[J]. Langenbecks Arch Surg. 2013, 398(4):515-23.

[16]Yu D P, Han Y, Zhao Q Y, et al. Pulmonary lobectomy combined with pulmonary arterioplasty by complete video-assisted thoracic surgery in patients with lung cancer[J]. Asian Pac J Cancer Prev. 2013;14(10):6061-4.

[17]Park B J, Melfi F, Mussi A, et al. Robotic lobectomy for non-small cell lung cancer (NSCLC): long-term oncologic results[J]. J Thorac Cardiovasc Surg. 2012, 143(2):383-389.

[18]Gonzalez-Rivas D, de la Torre M, Fernandez R, et al. Single-port video-assisted thoracoscopic left upper lobectomy[J]. Interact Cardiovasc Thorac Surg. 2011,(5):539-541.

[19]Park J S, Kim K, Choi M S, et al. Video-Assisted Thoracic Surgery (VATS) Lobectomy for Pathologic Stage I Non-Small Cell Lung Cancer: A Comparative Study with Thoracotomy Lobectomy[J]. Korean J Thorac Cardiovasc Surg. 2011 Feb;44(1):32-8.

[20]Schmid T, Augustin F, Kainz G, et al. Hybrid video-assisted thoracic surgery-robotic minimally invasive right upper lobe sleeve lobectomy[J]. Ann Thorac Surg. 2011 Jun;91(6):1961-5.

[21]Liu L, Che G, Pu Q, et al. A new concept of endoscopic lung cancer resection: Single-direction thoracoscopic lobectomy[J]. Surg Oncol. 2010 Jun;19(2):e71-7.

[22]Rami Porta R, Wittekind C, Goldstraw P. Complete resection in lung cancer surgery: proposed definition[J]. Lung cancer: Journal of the International Association for the Study of Lung Cancer. 2005, 49(1).

[23]Ohtsuka T, Nomori H, Horio H, et al. Is major pulmonary resection by video-assisted thoracic surgery an adequate procedure in clinical stage I lung cancer? [J]Chest. 2004 May;125(5):1742-6.

[24]Förster R, Storck M, Schäfer J R, et al. Thoracoscopy versus thoracotomy: a prospective comparison of trauma and quality of life[J]. Langenbecks Arch Surg. 2002 Apr;387(1):32-6.

[25]Itaru Nagahiro, Akio Andou, Motoi Aoe, et al.Pulmonary function, postoperative pain, and serum cytokine level after lobectomy: a comparison of VATS and conventional procedure[J].The Annals of Thoracic Surgery.2001,72(2).362-365.

[26]刘伟,周银银.微创手术与开放手术治疗非小细胞肺癌临床效果对比分析[J].中国继续医学教育,2019,11(1):108-109.

[27]肖叶,易飞.胸腔镜微创手术治疗老年肺癌的疗效分析[J].中国现代药物应用,2019,13(22):40-41.

[28]冯锐,冯競,邹宗望,等.快速康复外科在早期非小细胞肺癌微创手术中临床应用[J].中华肿瘤防治杂志,2020,27(8):653-657.

[29]张炳太,张雷,刘军,等.胸腔镜下肺叶与肺段切除术治疗早期非小细胞肺癌的临床效果观察[J].中华全科医学,2022,20(3):399-402.

[30]Shargall Y, de Perrot M, Keshavjee S, et al.15 years single center experience with surgical resection of the superior vena cava for non-small cell lung cance[J]r. Lung Cancer. 2004 Sep;45(3):357-63.

[31]Spaggiari L, Magdeleinat P, Kondo H, et al. Results of superior vena cava resection for lung cancer. Analysis of prognostic factors[J]. Lung Cancer. 2004 Jun;44(3):339-46.

[32]Jemal A, Murray T, Samuels A, et al. Cancer statistics, 2003. CA Cancer J Clin. 2003 Jan-Feb;53(1):5-26.

[33]Pitz C C, Brutel de la Rivière A, van Swieten H A, et al. Results of surgical treatment of T4 non-small cell lung cancer. Eur J Cardiothorac Surg. 2003 Dec;24(6):1013-8.

[34]Shimizu J, Ishida Y, Kinoshita T, et al. Left upper division sleeve segmentectomy for early stage squamous cell carcinoma of the segmental bronchus: report of two cases. Ann Thorac Cardiovasc Surg. 2003 Feb;9(1):62-7.

[35]Junzo, Shimizu, Yoshinori, et al.Left upper division sleeve segmentectomy for early stage squamous cell carcinoma of the segmental bronchus: report of two cases[J].Annals of thoracic and cardiovascular surgery : official journal of the Association of Thoracic and Cardiovascular Surgeons of Asia.2003,9(1)62-7.

[36]Ou W, Wang S, Huang Z, et al.A randomized trial of systematic nodal dissection in resectable non-small cell lung cancer.[J].Lung cancer: Journal of the International Association for the Study of Lung Cancer.2002,36(1).

[37]Riquet M, Lang-Lazdunski L. Results of surgical treatment of lung cancer involving the

diaphragm[J]. J Thorac Cardiovasc Surg. 2001 Jun;121(6):1224-6.

[38]Misthos P, Papagiannakis G, Kokotsakis J, et al. Surgical management of lung cancer invading the aorta or the superior vena cava. Lung Cancer. 2007 May;56(2):223-7.

[39]Matsuoka H, Nishio W, Okada M, et al. Resection of chest wall invasion in patients with non-small cell lung cancer. Eur J Cardiothorac Surg. 2004 Dec;26(6):1200-4.

[40]李晓辉,李勇,施巩宁,等.单侧肺循环短暂阻断术应用于局限性T4期肺癌外科治疗中的临床分析[J].中国老年学杂志,2013,33(16):4005-4007.

[41]周清华,刘斌,杨俊杰,等.隆突合并心脏大血管切除重建术治疗局部晚期中心型支气管肺癌[J].中国肺癌杂志,2006,9(1):2-8.

[42]付向宁.肺癌的外科治疗进展[J].华中医学杂志,2006,30(5):351-352.

[43]付圣灵,付向宁,廖永德.T4期局部晚期非小细胞肺癌以手术为主的综合治疗进展[J].临床外科杂志,2009,17(5):346-348.

[44]郭永庆,刘德若,梁朝阳,等.肺癌侵犯大血管的外科处理[J].北京医学,2005,27(7):395-397.

[45]周清华.局部晚期肺癌扩大性手术的应用指征及进展[J].中国癌症杂志,2003,13(5):411-415.

[46] 周清华,刘伦旭,杨俊杰,等.支气管肺动脉袖状成形术治疗侵犯肺动脉干的Ⅲ期肺癌[J].中国肺癌杂志,2002,5(6):403-407.

[47]Kycler W, Laski P. Surgical approach to pulmonary metastases from breast cancer[J]. Breast J. 2012 Jan-Feb;18(1):52-7.

[48]Hornbech K, Ravn J, Steinbrüchel D A. Current status of pulmonary metastasectomy. Eur J Cardiothorac Surg[J]. 2011 Jun;39(6):955-62.

[49]Kaifi J T, Gusani N J, Deshaies I, et al. Indications and approach to surgical resection of lung metastases. J Surg Oncol[J]. 2010 Aug 1;102(2):187-95.

[50]Zheng Y, Fernando H C. Surgical and nonresectional therapies for pulmonary metastasis. Surg Clin North Am. 2010 Oct;90(5):1041-51.

[51]Lim E, Belcher E, Yap Y K, et al. The role of surgery in the treatment of limited disease small cell lung cancer: time to reevaluate. J Thorac Oncol. 2008 Nov;3(11):1267-71.

[52]Rusch V W, Giroux D J, Kraut M J, et al. Induction chemoradiation and surgical resection for non-small cell lung carcinomas of the superior sulcus: Initial results of Southwest Oncology Group Trial 9416 (Intergroup Trial 0160)[J]. J Thorac Cardiovasc Surg. 2001 Mar;121(3):472-83.

[53]Davidson R S, Nwogu C E, Brentjens M J, et al. The surgical management of pulmonary metastasis:current concepts[J]. Surg Oncol. 2001 Jul-Aug;10(1-2):35-42.

[54]王峰,王伟,尚立群,等.局限期小细胞肺癌手术治疗与放化疗疗效比较[J].实用临床医药杂志,2012,16(9):115-117.

[55]张丰，郑民华.手术机器人在普通外科的应用[J]. 中国微创外志，2007，7(6)：570-572.

[56]贾科，付茂勇，赵晓菁.完全胸腔镜与传统开放手术治疗非小细胞肺癌的感染对照研究[J]. 中华医院感染学杂志，2012，22(4)：721-723.

[57]于裕，陈亮，潘世扬，等.完全胸腔镜与传统开放肺叶切除术对非小细胞肺癌患者围手术期影响的比较[J].南京医科大学学报(自然科学版)，2010，30(6)：810-813.

[58]刘彦国，王俊，李运，等. 内镜用直线切割缝合器在全胸腔镜肺叶切除术中的应用[J]. 中国胸心血管外科临床杂志，2008，15(5)：321-324.

[59]尹彦，韩涛，李宏芹，等. 单孔胸腔镜肺癌根治术对血清炎症因子及免疫 功能的影响研究[J]. 腹腔镜外科杂志，2019，24(11)：814-818.

[60]朱江，李强，何金涛，等.电视胸腔镜手术治疗老年肺癌151例临床分析[J].现代肿瘤医学，2012，20(2)：314-315.

[61]朱委，杨战坤，黎志辉，等.非小细胞肺癌的微创手术治疗[J].临床肺科杂志，2012，17(1)：160-162.

[62]钟琰，何建行，杨运有.从清扫淋巴结角度看胸腔镜辅助手术在肺癌治疗中的应用[J]. 中国癌症杂志，2006，16(8)：631-634.

[63]Terra R M, Lauricella L L, Haddad R, et al. Robotic anatomic pulmonary segmentectomy: technical approach and outcomes[J]. Rev Col Bras Cir. 2019 Sep 30; 46(4): e20192210.

[64] Pardolesi A, Park B, Petrella F, et al. Robotic anatomic segmentectomy of the lung: technical aspects and initial results[J]. Ann Thorac Surg. 2012 Sep;94(3):929-34.

[65]Wang B Y, Tu C C, Liu C Y, et al. Single-incision thoracoscopic lobectomy and segmentectomy with radical lymph node dissection[J]. Ann Thorac Surg. 2013 Sep;96(3): 977-82.

[66]Mattiuzzi C, Lippi G. Current Cancer Epidemiology[J]. J Epidemiol Glob Health. 2019 Dec;9(4):217-222.

[67]Camilla, Mattiuzzi, Giuseppe, et al.Current Cancer Epidemiology[J].Journal of epidemiology & global health.2019, 9(4).217-222.

[68]Jiao W, Zhao Y, Qiu T, et al. Robotic Bronchial Sleeve Lobectomy for Central Lung Tumors: Technique and Outcome[J]. Ann Thorac Surg. 2019 Jul;108(1):211-218.

[69]Casiraghi M, Galetta D, Borri A, et al. Ten Years' Experience in Robotic-Assisted Thoracic Surgery for Early Stage Lung Cancer. Thorac Cardiovasc Surg. 2019 Oct;67(7): 564-572.

[70]Cerfolio R J, Ghanim A F, Dylewski M, et al. The long-term survival of robotic lobectomy for non-small cell lung cancer: A multi-institutional study[J]. J Thorac Cardiovasc Surg. 2018 Feb;155(2):778-786.

[71]Veronesi G, Park B, Cerfolio R, et al. Robotic resection of Stage III lung cancer: an in-

ternational retrospective study[J]. Eur J Cardiothorac Surg. 2018 Nov 1;54(5):912-919.

[72]Casiraghi M, Galetta D, Borri A, et al. Ten Years' Experience in Robotic-Assisted Thoracic Surgery for Early Stage Lung Cancer[J]. Thorac Cardiovasc Surg. 2019 Oct; 67(7):564-572.

[73]Geraci T C, Ferrari-Light D, Kent A, et al. Technique, Outcomes With Navigational Bronchoscopy Using Indocyanine Green for Robotic Segmentectomy[J]. Ann Thorac Surg. 2019 Aug;108(2):363-369.

[74]Kneuertz P J, Cheufou D H, D'Souza D M, et al. Propensity-score adjusted comparison of pathologic nodal upstaging by robotic, video-assisted thoracoscopic, and open lobectomy for non-small cell lung cancer[J]. J Thorac Cardiovasc Surg. 2019 Nov;158(5):1457-1466.e2.

[75]Guo F, Ma D, Li S. Compare the prognosis of Da Vinci robot-assisted thoracic surgery (RATS) with video-assisted thoracic surgery (VATS) for non-small cell lung cancer: A Meta-analysis[J]. Medicine (Baltimore). 2019 Sep;98(39):e17089.

[76] Ma J, Li X, Zhao S, et al. Robot-assisted thoracic surgery versus video-assisted thoracic surgery for lung lobectomy or segmentectomy in patients with non-small cell lung cancer: a meta-analysis[J]. BMC Cancer. 2021 May 3;21(1):498.

[77] Li C, Han Y, Han D, et al. Robotic Approach to Combined Anatomic Pulmonary Subsegmentectomy: Technical Aspects and Early Results[J]. Ann Thorac Surg. 2019 May;107(5):1480-1486.

[78]Yang S, Guo W, Chen X, et al. Early outcomes of robotic versus uniportal video-assisted thoracic surgery for lung cancer: a propensity score-matched study[J]. Eur J Cardiothorac Surg. 2018 Feb 1;53(2):348-352.

[79]Cerfolio, Robert J, Asem F, et al.The long-term survival of robotic lobectomy for non-small cell lung cancer: A multi-institutional study[J].The Journal of Thoracic and Cardiovascular Surgery.2018,155(2).778-786.

[80]Wei B, Eldaif S M, Cerfolio R J. Robotic Lung Resection for Non-Small Cell Lung Cancer[J]. Surg Oncol Clin N Am. 2016 Jul;25(3):515-31.

[81]Gu C, Pan X, Chen Y, et al. Short-term and mid-term survival in bronchial sleeve resection by robotic system versus thoracotomy for centrally located lung cancer[J]. Eur J Cardiothorac Surg. 2018 Mar 1;53(3):648-655.

[82]Xie D, Deng J, Gonzalez-Rivas D, et al. Comparison of video-assisted thoracoscopic surgery with thoracotomy in bronchial sleeve lobectomy for centrally located non-small cell lung cancer[J]. J Thorac Cardiovasc Surg. 2021 Feb;161(2):403-413.e2.

[83]Qiu T, Zhao Y, Xuan Y, et al. Robotic sleeve lobectomy for centrally located non-small cell lung cancer: A propensity score-weighted comparison with thoracoscopic and open

surgery[J]. J Thorac Cardiovasc Surg. 2020 Sep;160(3):838-846.e2.

[84]Zhou Z, Wang Z, Zheng Z, et al. An "alternative finger" in robotic-assisted thoracic surgery: intraoperative ultrasound localization of pulmonary nodules[J]. Med Ultrason. 2017 Nov 29;19(4):374-379.

[85]Rinieri P, Peillon C, Salaün M, et al. Perioperative outcomes of video- and robot-assisted segmentectomies[J]. Asian Cardiovasc Thorac Ann. 2016 Feb;24(2):145-51.

[86]Velez-Cubian FO, Rodriguez K L, Thau M R, et al. Efficacy of lymph node dissection during robotic-assisted lobectomy for non-small cell lung cancer: retrospective review of 159 consecutive cases[J]. J Thorac Dis. 2016 Sep;8(9):2454-2463.

[87]Cerfolio R J, Watson C, Minnich D J, et al. One Hundred Planned Robotic Segmentectomies: Early Results, Technical Details, and Preferred Port Placement[J]. Ann Thorac Surg. 2016 Mar;101(3):1089-95

[88]Zhang Y, Liu S, Han Y, et al. Robotic Anatomical Segmentectomy: An Analysis of the Learning Curve[J]. Ann Thorac Surg. 2019 May;107(5):1515-1522.

[89]Ettinger D S, Aisner D L, Wood D E, et al. NCCN Guidelines Insights: Non-Small Cell Lung Cancer, Version 5.2018[J]. J Natl Compr Canc Netw. 2018 Jul;16(7):807-821.

[90]Li C, Zhou B, Han Y, et al. Robotic sleeve resection for pulmonary disease[J]. World J Surg Oncol. 2018 Apr 2;16(1):74.

（薛继军）

5 肺癌内科治疗

肺癌内科治疗主要包括化疗、靶向治疗、免疫治疗及支持治疗等综合手段，根据肺癌病理类型、分期和分子特征个体化选择。对于小细胞肺癌，化疗（如依托泊苷联合铂类）是局限期和广泛期的基础方案，常联合放疗；免疫治疗（如PD-1/PD-L1抑制剂）在广泛期中逐步应用。非小细胞肺癌的治疗更为多样：晚期或转移性患者若驱动基因阳性（如EGFR、ALK、ROS1等），首选靶向药物（如奥希替尼、克唑替尼等），显著延长生存期；无驱动基因者可采用含铂双药化疗（如培美曲塞联合顺铂）联合免疫检查点抑制剂（如帕博利珠单抗）。免疫治疗已成为PD-L1高表达患者的一线选择，并通过生物标志物（如TMB）优化人群。此外，抗血管生成药物（如贝伐珠单抗）也可用于非小细胞肺癌。支持治疗包括止吐、镇痛、营养支持及心理干预，以改善生活质量。内科治疗强调多学科协作和动态基因检测，以应对耐药问题并调整策略。未来方向包括新型靶点药物（如KRAS G12C抑制剂）、双免疫疗法及更精准的联合模式探索。

5.1 非小细胞肺癌内科治疗

5.1.1 概述

肺癌作为一种恶性肿瘤，其病理学分类对于制定有效的治疗方案至关重要。基于显微镜下肺癌细胞的形态特征，世界卫生组织（World Health Organization，WHO）将肺癌主要分为两大类：小细胞肺癌（SCLC）和非小细胞肺癌（NSCLC）。NSCLC则包括腺癌、鳞状细胞癌（鳞癌）、大细胞癌等三个主要亚型（表5-1），以及一些罕见的亚型，如典型类癌、不典型类癌、腺鳞癌、肉瘤样癌等。这种分型的系统性有助于更准确地了解肺癌的特征，为个体化治疗提供指导。SCLC占肺癌总例数的15%，其独特表现为年轻群体发病、中央型生长、早期转移、对放化疗敏感。相较之下，NSCLC占据肺癌大多数，主要类型从鳞癌向腺癌倾斜。这种分类不仅反映了肺癌的多样性，也指导着治疗策略的选择。在过去的二十年中，腺癌逐渐成为NSCLC的主导类型，是肺癌的发病和死亡主要类型。深入了解肺癌的分型不仅有助于科学家更好地理解肿瘤的发展机制，也为医生提供了更精准的治疗方案，从而提高治疗效果，延长患者生存时间。

表5-1 肺癌分类及特征

分类	非小细胞肺癌			小细胞肺癌
	腺癌	鳞癌	大细胞癌	
发病率	约50%	约30%	约5%	约15%
特征	最常见的肺癌类型，尤其针对不吸烟患者。中国多数患者适合靶向治疗。	鳞癌的生长通常较慢。早期发现可以选择手术治疗。	较为少见，但恶性程度一般较高，容易发生转移	具有低分化、高侵袭性。癌细胞生长迅速，易转移到肝、脑等器官，预后差

如今，随着医学技术和研究的不断发展，NSCLC的分类已经从传统的病理组织分型进化为更为精细的分子基因分型。分子基因分型是根据肺癌的基因突变类型划分的多种亚型，为个体化治疗提供了更为精准的依据。美国国立综合癌症网络（National Comprehensive Cancer Network，NCCN）的非小细胞肺癌临床实践指南强调“分子诊断与靶向治疗原则”，其中规定肺癌基因检测至关重要，特别是包括EGFR、ALK、ROS1、RET、BRAFV600以及MET14外显子跳跃突变、KRAS、NTRK等八种基因靶点。在亚裔人群中，肺腺癌EGFR基因突变的阳性率约为50%。EGFR基因突变在肺腺癌中尤为显著，占据该类型肺癌患者的80%左右，而在吸烟者中，占肺腺癌患者的72%。相比之下，在吸烟的肺鳞癌患者中，EGFR基因突变的发生率为21%。因此，对于肺鳞癌患者，强烈建议进行EGFR基因突变检测。EGFR突变的检测方法多样，包括国家药品监督管理局（National Medical Products Administration，NMPA）批准的扩增阻滞突变系统（amplification refractory mutation system，ARMS）、Super ARMS、Cobas以及下一代测序（Next-generation sequencing，NGS）等。这些方法应当涵盖EGFR的18、19、20、21号外显子，以全面检测其主要的突变类型，包括19号外显子缺失突变、21号外显子点突变（如L858R、L861Q）、18号外显子点突变（如G719X），以及20号外显子插入突变（20ins）和点突变（如T790M、S768I）。这一精细化的基因检测为NSCLC的治疗提供了更为精确的靶向信息，有望改善患者的治疗效果和提高生存率。

肺癌的早期症状常隐匿，导致诊断困难，通常在X线检查中被无意发现。症状的出现受多方面因素影响，包括肿瘤的发生部位、大小、对周围器官的影响，以及是否发生转移等。中央型肺癌的症状出现较早，而周围型出现较晚。症状包括原发肿瘤表现、肿瘤局部扩展表现，以及远处转移表现。大多数患者在发现时病变已经进展，这强调了早期检测和诊断的重要性。

肺癌的主要诊断手段是影像学，其中胸部X线被广泛应用于肺癌筛查，因其经济、低射线剂量和无创等优点，但其漏诊率较高，仅能检测到直径大于1 cm的肺部结节。相比之下，胸部CT能够发现X线隐藏的肿瘤结节，提高了对于肺门、纵隔淋巴结转移判断的准确性，有助于肺癌的分期。其他影像学技术，如核磁共振（MRI）可更好地了解肿瘤与血管的关系，纵隔淋巴结转移和颅内病变等情况。核医学技术，包括正电子发射断层显像－计算机断层显像（PET-CT）和骨扫描（emission computed tomography，ECT），对检测肺癌的转移灶有着独特的诊断价值。此外，内窥镜检查，如支气管镜、纵隔镜等，是肺癌辅助诊断的有效手段。近年来，肺癌筛查取得了显著的进展，特别是低剂量CT筛查。大量中心和大样本量的研究，如美国NLST试验，证实了低剂量螺旋CT筛查相较于X线筛查，在高危人群中，尤其是吸烟者和曾经吸烟者，可以显著降低肺癌死亡率，降幅约20%（P=0.004）。这一研究结果推动了越来越多的临床医生接受低剂量CT作为肺癌筛查的首选方法，尤其是用于高危人群。然而，值得注意的是，低剂量螺旋CT筛查的应用范围主要局限于肺癌高危人群。

影像学在肺癌的早期筛查中有着显著的优势，但确诊仍然依赖于病理检查。肺癌的定性诊断方法包括细胞学、组织病理学、原发灶活检和淋巴结活检等。尽管组织病理学对肺癌的病理分型提供了基础，但在某些情况下可能无法提供足够信息，此时免疫组织化学（immunohistochemistry，IHC）成为必要，它能够鉴别不同癌种的组织学类型。2017年中国临床肿瘤学会（Chinese Society of Clinical Oncology，CSCO）肺癌诊疗指南明确指出，对于晚期非鳞癌患者，在病理分型的同时还应进行NSCLC分子诊断，这有助于指导个体化治疗方案的制定。这一措施在临床实践中得到了广泛应用，为医生提供了更精准的治疗选择。通过深入研究病理学和分子水平的信息，可以更好地理解肺癌的病理生物学特征，从而提高治疗的针对性和效果。

肺癌确诊后，紧随其后的临床分期成为至关重要的步骤，直接关系到患者的预后和治疗决策。肺癌的临床分期主要包括肿瘤大小（Tumor，T）、淋巴结转移情况（Node，N）以及是否有远处转移（Metastasis，M）三个方面。第8版TNM分期的核心在于依据肿瘤不同大小划分的5年生存率，这为医生提供了更准确的患者预后信息。通过确定T、N、M的具体情况，可以进一步得出总的分期，如Ⅰ期、Ⅱ期、Ⅲ期和Ⅳ期等。不同分期的患者具有截然不同的治疗目标和预后。早期分期（Ⅰ期和Ⅱ期）可能更有利于手术治疗，而晚期分期（Ⅲ期和Ⅳ期）可能需要综合运用放疗、化疗等多种手段。因此，精准的肺癌临床分期有助于医生为每位患者制定个性化的治疗计划，提高治疗效果，延长患者的生存期。

在NSCLC的治疗中，手术是主要的治疗手段之一。手术适用于Ⅰ期和Ⅱ期的NSCLC患者，或是对于经过选择的Ⅲ期NSCLC患者。手术方式包括完全切除和不完全切除，肺叶切除术是标准的手术方式，因为相较于楔形切除术和肺段切除术，它具有更低的局部复发率。标准手术流程应包括纵隔淋巴结清扫和送病理检查，这对于确切的临床分期判断至关重要。对于不能进行手术切除的局部晚期NSCLC患者，放疗是主要的治疗手段。立体定向放疗（stereotactic body radiation therapy，SBRT）适用于不可手术的早期患者，以及晚期患者的姑息治疗。放疗技术包括常规分割放疗、三维适形放疗（three-dimensional conformal radiation therapy，3D-CRT）、调强放疗（intensity-modulated radiation therapy，IMRT）/旋转调强（rapidArc intensity modulated radiation therapy ，RapidArc）、图像引导放疗（image-guided radiation therapy，IGRT）/呼吸门控技术，这些技术的选择取决于患者的具体情况和病变特点。放疗的目标是通过精确照射肿瘤组织，最大限度地杀灭癌细胞，同时最小化对周围正常组织的损害，以提高治疗效果和生存率。在制定治疗计划时，医生需要全面评估患者的身体状况、病变特点以及治疗期望，以确定最佳的治疗方案。

肺癌的内科治疗在早期NSCLC患者的辅助或新辅助治疗，以及晚期NSCLC患者的姑息性治疗中担当关键角色，占有重要地位。内科治疗方式多样，包括经典的化疗，这一方法在肺癌治疗历史上有着超过半个世纪的应用。此外，抗肿瘤血管生成药物，如贝伐珠单抗、厄洛替尼、阿帕替尼等，同样在治疗中发挥着至关重要的作用。分子靶向治疗作为一种精准的治疗手段，以及近年来兴起的免疫治疗更是在肺癌治疗领域取得了重大突破。传统化疗虽然历史悠久，但其部分副作用令人担忧，然而在某些情况下仍然是有效的治疗手段。抗肿瘤血管生成药物通过抑制肿瘤新生血管的形成，阻断其营养供应，对肿瘤生长起到抑制作用。分子靶向药物能够精准干预肿瘤发展的关键信号通路，对特定的分子或蛋白进行精准靶向治疗，可减少对正常细胞的负面影响。在靶向治疗中，对ALK融合的靶向治疗近年来有了迅猛的发展，从一代到二代的塞瑞替尼，显著延长了晚期患者的生存期。免疫治疗则通过激活患者自身的免疫系统，发动对肿瘤细胞的攻击，为肺癌患者提供了一种创新的治疗途径。总体而言，肺癌的内科治疗正处于一个丰富多彩且充满活力的时代，新兴治疗手段的不断涌现为患者带来了更为广泛的治疗选择，为提高患者生存率和生活质量打开了新的局面。

在治疗早期可切除的Ⅰ～Ⅲ期NSCLC时，最关键的目标是预防复发。辅助治疗能够清除手术可能未完全清除的微小残留和潜在的远处转移，从而提高患者远期生存的机会。临床研究证实，辅助化疗在随机Ⅲ期NSCLC患者中具有显著效果，为预防复发和提高生存率提供了有效依据。

综上所述，肺癌整体治疗流程图如下（图5-1）：

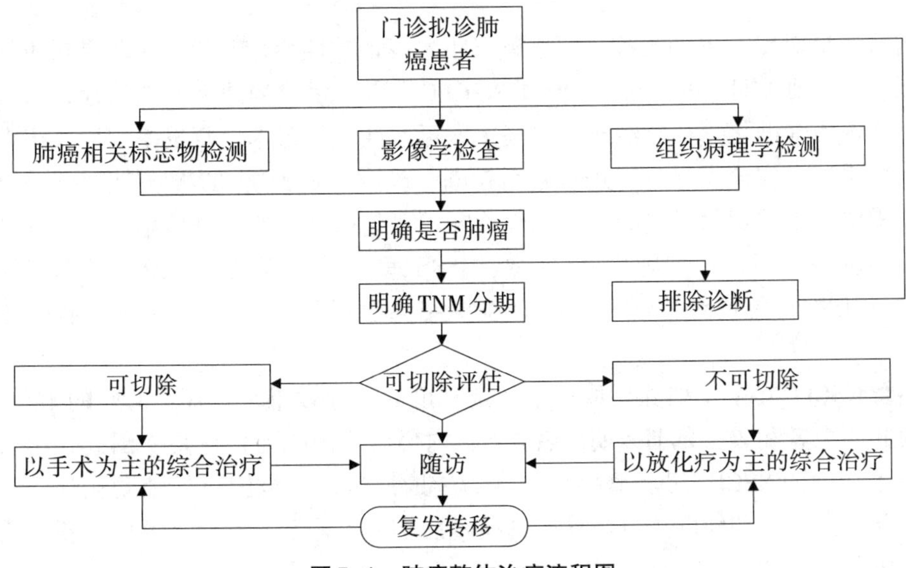

图5-1 肺癌整体治疗流程图

如上图所示，不可切除的局部晚期NSCLC的标准治疗模式为同步放化疗。这是因为对于这类患者，同步放化疗的中位生存期可达17个月，明显优于序贯放化疗。Ⅰ～Ⅲ期的NSCLC患者因分期不同，需采用多学科的治疗方案。早期，手术治疗是主要手段；Ⅱ期，以手术为主，辅以化疗；而对于可切除的Ⅲ期NSCLC患者，新辅助化疗或放化疗可在手术前进行，手术后再进行辅助化疗；对于不可切除的Ⅲ期患者，同步放化疗是首选治疗方案。

然而，大多数肺癌患者是晚期（转移性NSCLC），治疗策略主要基于癌症的分子特征和病理分型。对于驱动基因阳性的患者，靶向治疗是标准选择。对于PD-L1高表达的患者，帕博利珠单抗（Pembrolizumab，K药）单药治疗是一种选择。而对于驱动基因阴性的非鳞非小细胞肺癌，可以考虑采用贝伐珠单抗联合化疗和免疫治疗等手段。对于肺鳞癌，化疗仍然是主要的治疗手段。

这种个体化治疗策略的制定，不仅考虑到肿瘤的组织学类型，还深入挖掘了癌症分子水平的信息。这样的治疗方案更加精准，提高了治疗效果，减轻了患者的不适，为提高肺癌患者的生存率和生活质量带来了希望。在这个多元化和精细化治疗的时代，医学科技的不断进步为肺癌患者的治疗带来了新的曙光。

NSCLC的内科治疗在各分期治疗中扮演着关键角色。近十年来，早期、局部晚期和晚期NSCLC的治疗领域都取得了显著的进步。然而，面临的挑战是如何精确选定靶向治疗和免疫治疗的适用人群，确定治疗的最佳时机和策略，并降低不良反应的发生。截至2023年，该领域的重要进展已在本篇中得到简要概括。随着精准治疗时代的来临，本文还对患者治疗策略的选择进行了深入讨论，为医学界提供了有益的参考。这些进步不仅为NSCLC患者带来了更多治疗选择，也为提高治疗效果和改善患者生活质量开辟了新的方向。

5.1.2 早期非小细胞肺癌的术后辅助治疗

当前，早期NSCLC的治疗主要依赖于手术等根治性治疗手段，尤其是对于初诊时为早期（Ⅰ～ⅢA期）的20%～30%的NSCLC患者。手术的围手术期治疗，包括术前新辅助和术后辅助化疗，已经成为提高手术可行性、降低术后复发率、延长患者生存期的有效手段。完全切除后，进行术后诊断、检测以及肿瘤pTNM分期对于治疗和随访至关重要。手术切除标本的良好病理诊断不仅包括基本的肿瘤信息，还需详细描述切除标本的各项指标，如肿瘤部位、组织学亚型、分化程度、累及范围、切缘情况等。特殊染色、免疫组化或分子病理检测结果也应纳入考虑，以满足临床分期的需求。

尽管NSCLC在手术切除后取得了一定程度的治疗效果，然而，40%的Ⅰ期患者、60%的Ⅱ期患者和75%的ⅢA期患者在5年内仍可能面临死亡风险。因此，绝大多数接受手术切除的NSCLC患者需要接受术后辅助治疗，其范围包括辅助化疗、辅助放疗、辅助靶向治疗和辅助免疫治疗。这些术后辅助治疗手段在肺癌治疗中扮演着至关重要的角色。

本章综述了肺癌术后各种辅助治疗的历史演进、治疗方案和前沿进展。这不仅有助于了解各种治疗手段的发展历程，也为医学界提供了早期NSCLC患者术后综合治疗的科学依据。在不断探索新疗法的过程中，术后综合治疗将继续为提高患者的生存率和改善其生活质量做出积极贡献。

5.1.2.1 术后辅助化疗

辅助化疗是ⅠB（肿瘤≥4cm或高危）～Ⅲ期NSCLC患者进行根治性手术后的标准治疗手段，特别是推荐顺铂为基础的辅助化疗。这种治疗方案的选择是出于手术后，仍可能存在肿瘤微小残留或潜在肿瘤远处转移的考虑。然而，尽管手术后接受辅助化疗，仍有30%～70%的NSCLC患者面临复发和死亡的风险。相比之下，在Ⅰ期和Ⅱ期患者中，辅助放疗并没有展现出显著的长期生存获益。这凸显了对于不同分期的患者，治疗决策需要更为精确的个体化策略。

在1995年，NSCLC协作组进行了一项纳入52个随机样本的总计9387例NSCLC术后患者的对照试验，旨在评估NSCLC患者术后辅助含铂化疗的有效性。这项研究表明，与单纯手术组相比，以手术加铂类为基础的化疗组患者的2年和5年生存率分别提高了3%和5%。尽管总生存期（overall survival，OS）的差异在统计学上不具备显著性（P=0.08），但两组的生存曲线始终呈分离趋势，提示术后辅助化疗可能带来潜在的益处。这一发现为探索NSCL术后辅助化疗的有效性奠定了基础，为后续该项研究的发展指明了方向。

自2006年以来，肺癌术后辅助化疗研究蓬勃发展，五项关键的临床研究（ALPI、BLT、ANITA、IALT和JBR10）相继启动。尽管ALPI和BLT研究未能达到预期目标，但ANITA、IALT和JBR10研究却取得了显著成功。这一时期见证了对肺癌术后化疗的探索和进步，为患者提供了更多治疗选择。

ANITA研究是一项里程碑式的多中心、大样本研究，涉及来自14个国家的101个中心的840例ⅠB～ⅢA期NSCLC患者。该研究以长春瑞滨联合顺铂（NP组）辅助治疗与不接受辅助治疗（观察组）进行比较，主要研究终点包括意向治疗（intention to treat，ITT）人群的OS和无病生存期（disease free survival，DFS）。研究结果表明，NP组的中位OS明显优于观察组，分别为65.7个月和43.7个月，OS的风险比（hazard ratio，HR）为0.80，具有显著的统计学差异。此外，NP组的DFS也显著优于观察组，中位DFS分别为36.3个月和20.7个月，DFS的HR为0.76。1年、2年、5年和7年的OS率和DFS率均呈现NP组的显著优势。在安全性方面，NP辅助化疗引起的最常见的3～4级血液学毒性包括中性粒细胞减少、贫血和发热性中性粒细胞减少（febrile neutropenia，FN）。此外，乏力、恶心、呕吐、厌食和感染等非血液学毒性也被观察到。ANITA研究结果强调了对于ⅠB～ⅢA期NSCLC患者，接受NP辅助治疗相较于单纯手术有着显著的生存获益，并且相对可控的毒性反应使其成为一种相对安全有效的治疗策略。

IALT研究是一项对1867例Ⅰ、Ⅱ和Ⅲ期NSCLC患者进行的大型随机对照研究，其中932例接受了术后辅助化疗，而935例则未接受辅助化疗。主要研究终点是OS，次要研究终点包括无病生存期（DFS）和治疗的安全性。研究结果表明，在所有随机的1867例患者中，辅助化疗组的2年OS率为70.3%，5年OS率为44.5%，较对照组（2年OS率66.7%，5年OS率40.4%）有显著提高，差异有统计学意义，HR为0.86。此外，辅助化疗组的2年DFS率为61.0%，5年DFS率为39.4%，较对照组（2年DFS率55.5%，5年DFS率34.3%）显著提高（HR=0.83，P=0.003）。研究强调，对于完全切除术后的I、II和III期NSCLC患者，接受3～4个周期的含顺铂辅助化疗与未接受辅助化疗相比，明显提高了5年OS率和DFS率。这一发现支持了术后辅助化疗在提高NSCLC患者长期生存方面的有效性，为该患者群体的治疗提供了有力的证据。

JBR.10研究是一项探讨Ⅲ期NSCLC患者的随机对照临床研究，同时纳入了ⅠB～Ⅱ期（根据1986年版TNM分期标准的T2N0、T1N1、T2N1）的患者。在手术治疗后的6周内，患者被随机分配至辅助化疗组或观察组，其中辅助化疗组采用长春瑞滨和顺铂的联合治疗方案（顺铂：50 mg/m^2，每4周1次，共4个周期；长春瑞滨：25 mg/m^2，每周1次，共16次）。该研究的主要研究终点包括OS，次要研究终点涵盖无复发生存期（relapse free survival，RFS）、安全性以及生活质量（quality of life，QoL）等。研究结果提示，辅助化疗组的中位总生存期为94个月，而观察组为73个月，HR为0.69，这种差异在统计学上是显著的。此外，辅助化疗组的5年生存率为69%，较观察组的54%显著提高，该差异具有统计学意义。在无复发生存期方面，辅助化疗组的中位RFS尚未达到，而观察组为46.7个月，HR为0.60，这种差异也是显著的。然而，尽管5年RFS率方面的趋势明显，但并未达到统计学上的显著差异。总体而言，该研究得出结论，对于ⅠB～Ⅱ期完全切除的NSCLC患者，接受长春瑞滨和顺铂的辅助治疗显著延长了总生存期和无复发生存期，同时保持了较好的安全性。这一研究成果为迄今为止关于辅助化疗提高生存率的最显著报道之一，为这一特定患者群体的治疗提供了有力依据。

此外，还有两项研究未能体现辅助化疗带来的显著生存益处。这两项研究分别是BLT研究和ALPI研究。BLT研究的失败可能主要源于其相对较小的样本量、采用多种含顺铂的联合辅助化疗方案、中位随访时间仅为29个月，以及其中约15%的患者并非完全切除。至于ALPI研究，其失败可能主要是由于采用相对陈旧的丝裂霉素和长春地辛与顺铂（MVP方案）的三药联合化疗，导致较高的早期死亡率和较差的治疗依从性。

2008年，NSCLC顺铂辅助协作组（Lung Adjuvant Cisplatin-based Chemotherapy Collaborative Group，LACECG）通过对IALT、JBR10、ANITA、ALPI和BLT等五项大型含铂（卡铂或顺铂，不包括奈达铂、乐铂、奥沙利铂）化疗方案的随机研究进行了荟萃分析。结果表明，对于EGFR突变阴性的ⅠA期NSCLC患者，化疗组与观察组相比在OS方面并未获益，其HR为1.40。这也意味着不建议对这类患者进行辅助化疗。LACE荟萃分析为辅助化疗确立了其历史地位。2015年，NSCLC协作组进行的Cochrane荟萃分析结果显示，手术加化疗组的5年OS率提高了4%。从1995年的荟萃分析5年OS率提高5%到2015年Cochrane荟萃分析5年OS率提高4%，这20年间术后辅助化疗的疗效并未显著提升。术后接受辅助化疗后，复发或死亡的风险仍然较高，ⅠB期患者的5年疾病复发或死亡风险为45%，Ⅱ期为62%，Ⅲ期为76%。由于化疗的毒性，实际世界中仅有约50%的患者接受了辅助化疗。肺癌术后患者的辅助治疗仍需要进一步探索，包括寻找低毒的辅助化疗方案、联合抗血管生成药物、术后辅助放疗、抗肿瘤疫苗、辅助靶向治疗，以及辅助免疫治疗等方向。

在2019年美国临床肿瘤学会（American Society of Clinical Oncology，ASCO）发布的JIPANG研究中，研究探讨了更低毒性的辅助化疗方案。这项Ⅲ期的随机对照和开放标签的临床研究包括了来自50个日本机构的804例病理Ⅱ～ⅢA期（第7版TNM分期）的非鳞NSCLC患者，这些患者接受了肺叶或全肺切除手术。术后3～8周内，患者被1∶1随机分为两组，分别接受长春瑞滨联合顺铂（25 mg/m^2，D1和8；80 mg/m^2，D1；Q3W，4个周期，n=402）或培美曲塞联合顺铂（500mg/m^2，D1；75mg/m2，D1；Q3W，4个周期，n=402）辅助治疗。主要研究终点是改良意向治疗人群（modified intention-to-treat，mITT）人群的RFS。结果显示，在mITT人群中，长春瑞滨联合顺铂组和培美曲塞联合顺铂组的中位RFS分别是37.3个月和38.9个月（HR=0.98；95% CI：0.81～1.20，P=0.474），差异无统计学意义。2年的RFS率分别是60.7%和58.3%；3年的RFS率分别是50.2%和51.1%；中位OS分别是NR和NR，（HR=0.98；95% CI：0.71～1.35，P=0.434）；3年OS率分别是83.5%和87.2%。在安全性方面，培美曲塞联合顺铂组显示更佳的耐受性，发热性中性粒细胞降低、白细胞计数降低、中性粒细胞降低、贫血的发生率有显著的统计学差异。完成全部4个周期辅助化疗的患者在长春瑞滨联合顺铂组和培美曲塞联合顺铂组中分别是87.9%（389例）和72.7%（395例），P<0.001，有显著的统计学差异。虽然JIPANG研究未达到主要研究终点，但培美曲塞联合顺铂方案在安全性和耐受性方面表现更佳。

E1505研究深入研究了术后辅助化疗结合贝伐珠单抗的效果。这个试验涵盖了1501例术后的NSCLC患者，随机分为两组：化疗加贝伐珠单抗组（n=752）和单纯化疗组（n=749），比例为1：1。研究结果表明，两组在OS方面没有显著差异（HR=0.98；95% CI：0.81～1.21，P=0.93），而且两组的中位OS均超过了72个月。同样地，次要终点的无病生存期（DFS）也呈现出相似的结果（HR=0.98；95% CI：0.84～1.14，P=0.50）。该研究的结论是，在接受肺癌切除术后的早期NSCLC患者中，后续辅助化疗中加入贝伐珠单抗并不能改善总生存期。

低毒的辅助化疗方案和联合抗血管生成药物均以失败告终，使得术后辅助治疗面临瓶颈，最新的进展较少。术后治疗的希望逐渐集中在术后靶向治疗和免疫治疗方面。在这个领域的最新研究中，辅助化疗的效果已经受到限制，而希望通过术后的靶向治疗和免疫治疗来实现更多的突破。关于ⅠB期NSCLC患者是否需要术后辅助化疗的问题，多项研究（如IALT研究、JBR10研究和ANITA研究）未能证明辅助化疗在ⅠB期NSCLC患者中能带来显著的生存获益。即使在大规模的Meta分析中（如LACE研究），也未观察到在ⅠB期患者中的明显生存获益。然而，CALGB9633研究的亚组分析揭示了一个例外，即化疗在肿瘤直径≥4cm的患者中能够显著延长总生存期（P=

0.043)。这强调了对于不同子群体的患者，治疗策略可能需要更为个体化和差异化的考虑。

基于上述研究和最近几年术后靶向治疗的进展，截至2021年，对于Ⅰ～ⅢB期非小细胞肺癌完全切除后的辅助治疗，最新的指南作了一系列规范。指南中明确了不同阶段患者的辅助治疗策略。在指南中，对于ⅠA期患者，通常不需要术后辅助治疗，尤其是EGFR突变阴性的ⅠB期NSCLC患者，对于其完全切除的肿瘤，一般不推荐术后辅助化疗。然而，对于存在高危因素的患者，推荐进行多学科综合评估，结合评估意见和患者意愿，可以考虑术后辅助化疗。这为治疗决策提供了个体化的方向。在指南中，对于ⅠA期患者，通常不需要术后辅助治疗，尤其是EGFR突变阴性的ⅠB期NSCLC患者，对于其完全切除的肿瘤，一般不推荐术后辅助化疗。然而，对于存在高危因素的患者，推荐进行多学科综合评估，结合评估意见和患者意愿，可以考虑术后辅助化疗。这为治疗决策提供了个体化的方向。关于术后辅助化疗的实施，指南建议患者在术后4～6周内开始治疗，最晚不超过手术后3个月，这一时间窗口是为了确保患者的体能状况基本恢复正常。此外，指南一致推荐常规进行4个周期的术后辅助化疗，认为更多的化疗周期并不能提高患者获益，反而可能增加不良反应的风险。这一方案提供了更为具体和实用的治疗建议，为医生和患者在术后治疗的决策提供了明确的指导。

5.1.2.2 术后辅助靶向治疗

5.1.2.2.1 EGFR突变阳性的NSCLC肿瘤完全切除术后辅助治疗

过去的研究结果指出，在ⅠA期患者中，接受辅助化疗并未带来显著获益，因此不推荐对ⅠA期NSCLC患者进行术后辅助化疗。此外，大多数关于表皮生长因子受体酪氨酸激酶抑制剂（epidermal growth factor receptor-tyrosine kinase inhibitor, EGFR-TKI）作为辅助靶向治疗的研究未涉及ⅠA期NSCLC患者，因此目前缺乏充分的循证依据来支持在EGFR突变阳性的ⅠA期NSCLC患者中使用辅助靶向治疗。

ADAURA研究是一项全球多中心的Ⅲ期研究，纳入了ⅠB～ⅢA期（根据IASLC/UICC第7版分期标准确定）的非小细胞肺癌患者，这些患者在手术后是否接受辅助化疗的决定是基于医生的判断。该研究结果表明，在EGFR突变阳性的ⅠB期患者中，进行肿瘤完全切除术后，如果采用奥希替尼作为辅助治疗，疾病复发或死亡的风险可降低61%。因此，对于这一特定的患者群体，可以考虑使用奥希替尼进行术后辅助治疗。

针对EGFR突变阳性的Ⅱ～ⅢB期非小细胞肺癌患者，ADAURA研究揭示了奥希替尼辅助治疗的显著优势。该研究结果显示，对于EGFR突变阳性的Ⅱ～ⅢA期患者，采用奥希替尼进行术后辅助治疗3年，可使疾病复发或死亡风险降低83%～88%，同时显著降低了局部和远处复发的风险。ADJUVANT研究则证实，对于这一患者群体，术后使用吉非替尼治疗2年，可以降低疾病复发或死亡的风险44%，且中位总生存期延长至75.5个月。EVIDENCE研究进一步支持了这一结论，显示埃克替尼辅助治疗2

年可使Ⅱ～ⅢA期患者的疾病复发或死亡风险降低64%。至于EVAN研究，尽管其仅涉及ⅢA期患者，但也表明厄洛替尼辅助治疗2年能够显著降低疾病复发或死亡风险73%。因此，针对EGFR突变阳性的Ⅱ～ⅢB期非小细胞肺癌患者，推荐在完全切除术后进行EGFR-TKI（如奥希替尼、吉非替尼或埃克替尼）辅助治疗。特别需要注意的是，Ⅲ期患者存在较高的脑转移风险，而奥希替尼辅助治疗可显著减少这一风险，达到降低脑转移或死亡风险82%的效果，因此在Ⅲ期患者中更推荐采用奥希替尼进行术后辅助治疗。

《Ⅰ～ⅢB期非小细胞肺癌完全切除术后辅助治疗指南（2021版）》综合了最新研究成果，为EGFR突变阳性的NSCLC患者术后提供了明晰的治疗方案。对于ⅠA期患者，指南明确推荐进行定期随访，而不推荐进行术后辅助化疗。这一建议基于大量证据，旨在避免患者被过度治疗。对于ⅠB期患者，指南提出术后可考虑应用奥希替尼进行辅助治疗。这一建议充分考虑了患者病情及药物安全性等多方面因素，旨在为患者提供更为个体化的治疗选择。此推荐基于充足的一流证据，建议以奥希替尼为首选药物。在ⅡA、ⅡB期患者中，指南强调在完全切除术后，一致推荐采用EGFR-TKI辅助治疗，包括奥希替尼、吉非替尼或埃克替尼。这一建议基于全球范围内的一流研究成果，为临床实践提供了坚实的科学依据。对于ⅢA、ⅢB期患者，指南同样推荐使用EGFR-TKI进行辅助治疗，包括奥希替尼、吉非替尼、埃克替尼或厄洛替尼等药物。并且，在这一患者群体中，指南明确了奥希替尼作为首选药物的地位。这一推荐结合了多项临床研究结果，强调了EGFR-TKI在提高患者生存率和降低复发风险方面的显著优势。总体而言，该指南为EGFR突变阳性的NSCLC患者提供了详实的治疗建议，旨在促进患者的个体化治疗，最大限度地提高治疗效果。这一综合而明晰的指南为临床医生在制定治疗方案时提供了有力的依据。

5.1.2.2.2 EGFR突变阴性的NSCLC肿瘤完全切除术后辅助治疗

根据LACE荟萃分析结果，ⅠA期NSCLC患者化疗组与观察组比较，在OS指标上并不能获益，HR=1.40。对于EGFR突变阴性的ⅠA期NSCLC患者，同样不推荐进行辅助化疗。

对于EGFR突变阴性的ⅠB期NSCLC患者，已进行的一系列随机对照临床试验（如CALGB9633、JBR10），以及LACECG的荟萃分析均显示，术后化疗并未带来明显的生存获益。因此，在这一患者群体中，通常不推荐进行常规的辅助化疗。然而，需要指出的是，CALGB9633试验及2013年的一项回顾性研究提出了一种不同的观点，即部分ⅠB期NSCLC患者可能从术后辅助化疗中获益。鉴于存在这一特殊情况，即存在高危险因素的ⅠB期NSCLC患者，建议进行多学科综合评估。这种评估应综合考虑患者的整体健康状况、术后病理特征等多方面的因素。在评估的基础上，结合患者个体意愿，可以进一步考虑是否进行术后辅助化疗。这一综合性的评估和决策过程旨在确保治疗方案的最大化和患者的最大获益，并避免过度治疗。

另一方面，CALGB9633临床试验的数据显示，对于N0 NSCLC患者，其肿瘤大小超过4 cm的情况，进行术后化疗能够显著降低31%的死亡风险。值得注意的是，在该研究的随访时间从74个月延长至9.3年时，尽管差异并未达到统计学上的显著性，但死亡风险仍然保持了23%的下降趋势。类似地，在JBR10研究中，对于ⅡA期NSCLC患者，术后辅助化疗表现出降低34%的死亡风险，虽然中位随访时间为9.3年，但统计学上未显示显著性差异。综上所述，对于EGFR突变阴性的ⅡA期NSCLC患者，在完成肿瘤完全切除术后，当前仍然推崇进行术后辅助化疗。这一建议基于CALGB9633和JBR10等研究结果，强调了对于特定亚组患者，即肿瘤较大的N0阶段和ⅡA期患者，术后化疗可能带来潜在的生存益处。

针对ⅡB～ⅢB期EGFR突变阴性的NSCLC患者，2008年LACECG的综合分析揭示，进行术后化疗能够降低死亡风险17%。同年，该研究组的亚组分析也强调，采用"长春瑞滨+顺铂"方案的辅助化疗在Ⅲ期NSCLC患者中显著提高了5年生存率，提升达14.7%。同时，2010年的一项综合分析集结了26项临床研究的结果，进一步证实对于Ⅱ～Ⅲ期NSCLC患者，术后化疗可使5年生存率提高5%。在同年的JBR10临床研究中，对于Ⅱ期NSCLC患者，术后化疗明显降低了32%的死亡风险。因此，对于这一患者群体，即ⅡB～ⅢB期且EGFR突变阴性的NSCLC患者，在完成肿瘤完全切除手术后，强烈推荐采用常规的术后辅助化疗。这一建议基于多项研究的一致性结论，强调了术后化疗对提高患者生存率的潜在益处。

5.1.2.3 术后辅助免疫治疗

近年来，NSCLC完全切除术后的辅助治疗取得了迅猛发展。在靶向药物涉足之前，多项随机对照研究确证了术后辅助化疗对完全切除的NSCLC患者的生存益处，确立了含铂双药作为ⅠB～ⅢA期患者的标准治疗方案。然而，这些获益仅略显，总的5年生存率仅提高了约5%，而对于Ⅱ～Ⅲ期患者，仅提高了14%～30%。随着靶向药物的问世，特别是EGFR-TKIs在术后治疗中的积极探索，为EGFR突变的NSCLC患者提供了新的治疗选择。其他术后辅助治疗仍在临床研究中不断尝试。免疫检查点抑制剂作为晚期肺癌免疫治疗的成功案例，其在NSCLC术后辅助治疗中的应用成为急需解决的临床问题。这一领域的发展不仅拓展了治疗方案，还提升了患者的生存率，成为肺癌研究领域的关键发展方向。

我们了解到，肺癌主要通过淋巴道和血道两种途径转移。因此，免疫细胞在循环系统中很容易接触到体积较小的肿瘤病灶。此外，根据对晚期NSCLC患者免疫治疗实践的观察，我们可以看出，患者的肿瘤负荷越小、身体素质越好，就越有可能从免疫治疗中获益。早期NSCLC患者的肿瘤体积通常较小，大多数患者具有较好的身体状况。

关于术后辅助免疫治疗，IMpower 010研究以阿替利珠单抗（Atezolizumab）为代表，已获得美国食品药品监督管理局（FDA）和中国国家药品监督管理局（NMPA）的适应证批准。此外，PD-1抑制剂Keytruda的KEYNOTE-091研究数据也在2022年3月的ESMO大会上发布。IMpower 010是一项随机、开放标签的全球多中心Ⅲ期研究，涵盖了1280例完全切除的ⅠB～ⅢA期（按UICC/AJCC第7版分期）NSCLC患者。这些患者在术后接受了1～4个周期以顺铂为基础的化疗，然后符合要求的1005例患者按1∶1随机分配接受了16个周期的阿替利珠单抗（每3周一次，剂量为1200 mg）或最佳支持治疗（best supportive care，BSC）。研究的目标是比较阿替利珠单抗和当前最佳支持治疗手段的疗效和安全性。PD-L1/PD-1的治疗数据显示，PD-L1表达与免疫治疗的临床疗效呈正相关。因此，IMpower 010首先在PD-L1阳性的NSCLC患者中进行检验，然后扩展到任何PD-L1表达水平的患者。对于早期非小细胞肺癌的化疗研究表明，分期越晚的患者在术后治疗中获益越多。因此，IMpower 010采用了分层设计，首先考虑了临床Ⅱ～ⅢA期NSCLC（根据AJCC第7版分期），然后包括了ⅠB期的ITT人群。这个设计有助于更全面地评估阿替利珠单抗在不同病期患者中的疗效和安全性。

KEYNOTE-091是一项具有显著临床意义的随机对照临床试验，旨在评估帕博利珠单抗与安慰剂联合或独立作为手术切除后ⅠB～ⅢA期NSCLC患者辅助治疗的疗效和安全性。这项研究的设计主要关注总体人群和PD-L1高表达患者的DFS，其次是OS和肺癌特异性生存期（lung cancer specific survival，LCSS）。在ESMO大会上，KEYNOTE-091的初步结果表明Keytruda在总体人群中相较于安慰剂，显著提高了DFS中位（DFS 53.6个月 vs. 42.0个月）（HR=0.76；95% CI：0.63～0.91，P=0.01］。这个发现对于PD-L1高表达患者［肿瘤细胞阳性比例分数（tumor cell proportion score，TPS）≥50%］同样得到了支持，虽然在这一亚组中DFS的改善未达到统计学上的显著性差异（HR=0.82；95% CI：0.57～1.18，P=0.14），但趋势仍然是向正面发展的。该研究共有1177例患者参与，他们按照1∶1的比例接受了帕博利珠单抗或安慰剂。帕博利珠单抗辅助治疗显著改善了DFS，这对于手术切除后的NSCLC患者具有重要的临床启示。然而，值得注意的是，针对PD-L1高表达患者的DFS改善尚未达到统计学意义，可能需要进一步的研究和更多的数据积累来确认这一发现。这一研究为术后辅助免疫治疗在NSCLC患者中的地位提供了新的见解，为未来的治疗方向提供了重要的参考。

5.1.3 围手术期非小细胞肺癌的内科治疗

术前新辅助治疗的目标是在手术前通过药物治疗来达到缩小肿瘤、减轻症状、提高手术切除率的效果。这种治疗策略的核心目的在于缩瘤降期，降低手术难度，清除微残留或微转移病灶，以降低术后复发风险，最终提高患者的总体生存率。虽然在2018年之前，含铂的新辅助和辅助化疗被认为是部分ⅠB期和Ⅱ～ⅢA期非小细胞肺癌患者的推荐治疗方案，但这些治疗方案的毒副作用较大，而且研究表明，患者在5年生存方率面只有5%的获益。辅助治疗的最佳化疗方式目前尚无共识，但NCCN指南表明，顺铂和长春瑞滨的联合应用可能是一种辅助治疗的最佳选择。然而，由于辅助化疗的设立已成为护理标准，这限制了新辅助化疗的广泛应用。尽管关于新辅助化疗和单纯手术的可靠头部对比数据尚未公布，但NSCLC Meta分析协作小组建议新辅助化疗相较于单纯手术，总生存获益率可提高4%。为了提升非小细胞肺癌围手术期治疗的获益率，专家们围绕着治疗策略的优化和生存周期的延长展开了一系列综合治疗研究。这表明肺癌领域正致力于发展更有效、更个体化的治疗方案，以更好地提升治疗效果满足患者的需求。这种探索也为未来治疗方向的选择提供了有益参考。

随着靶向治疗和免疫治疗的崛起，NSCLC围手术期治疗方案正在经历变革和调整，形成了新的治疗格局。依据各大指南和NSCLC围手术期治疗专家的共识，目前NSCLC围手术期的治疗格局概括如下：Ⅰ期患者进行单纯手术切除；对于ⅠB期患者和具有高危因素的Ⅱ期患者，在手术切除后进行辅助治疗，包括化疗、靶向治疗（如奥希替尼、埃克替尼）、免疫治疗或它们的组合；Ⅲ期患者情况较为复杂，通过肺癌多学科团队讨论划分为可切除、潜在可切除和不可切除三类；对于可切除且伴有EGFR敏感突变的患者，建议优先进行手术治疗，术后进行靶向治疗；对于潜在可切除且伴有EGFR敏感突变的患者，可以考虑进行新辅助靶向治疗，治疗后再评估是否需要手术治疗；对于可切除或潜在可切除且为野生型的患者，可以实施新辅助免疫治疗与化疗的联合治疗，然后再进行手术治疗，随后进行免疫维持治疗；对于不可切除的患者，可选择进行PACIFIC治疗模式（根治性同步放化疗后接受度伐利尤单抗维持治疗）或采用GEMSTONE-301治疗模式（化疗与放疗的序贯治疗后接受舒格利单抗维持治疗）。

5.1.3.1 驱动基因阳性NSCLC围手术期靶向治疗

NSCLC的治疗总体策略为由模糊过渡到精准、由晚期向早期转变。靶向治疗已经显著改善了晚期驱动基因阳性的NSCLC患者的生存状况。近年来，随着EGFR通路在围手术期靶向治疗方面的初步成功，其他如ALK、RET、MET等靶点也表现出“蓄势待发”的趋势。

5.1.3.1.1 EGFR基因突变

EGFR基因突变已被证实与癌细胞增殖和肿瘤血管生成密切相关。作为最强的预测生物标志物，EGFR突变在白人中高达20%、在亚洲人中高达50%的患者中被检测到，尤其在女性和非吸烟者中患病率更高。典型的EGFR突变，包括外显子19的Leu-Arg-Glu-Ala（LREA）残基周围的框内缺失和EGFR外显子21的L858R替代，占约90%的晚期NSCLC患者。这些典型的激活性EGFR突变使得患者对第一代EGFR TKI（如埃克替尼和吉非替尼）以及第二代（如阿法替尼、达克替尼）和第三代TKI（如奥希替尼、阿美替尼和伏美替尼）敏感。第一代埃克替尼和吉非替尼以及第三代奥希替尼主要在EGFR突变NSCLC的辅助治疗方面进行了研究。此外，非经典EGFR突变，包括外显子18、20和21的变异（如L861X、G719X和S768I），已被确认为NSCLC的致癌驱动因素，约占已记录EGFR突变的10%左右。阿法替尼已被FDA批准用于EGFR L861Q、G719X和S768I突变的患者治疗，而EGFR/MET双特异性抗体amivantamab已被批准用于外显子20插入的病例。Mobocertinib（TAK-788）已获批准，特别是用于携带外显子20插入的晚期NSCLC患者。然而，对于非典型EGFR突变，目前尚缺乏使用TKI的相关数据，这部分患者通常需要接受化疗。因此，对这一患者群体的靶向辅助治疗前景备受期待。

（1）辅助靶向治疗

这方面早期较为熟悉的是一代EGFR-TKI的三个辅助研究：ADJUVANT、EVAN、EVIDENCE。然而，在中位随访80.0个月后，ADJUVANT试验带来的明显DFS益处并未转化为OS优势。类似的结果也在IMPACT试验中被观察到。由于这是两个具有代表性的III期试验，随访5年以上的阴性OS结果提出了一个具体问题，即第一代EGFR-TKI辅助治疗是否可能只是延迟复发而不是治愈疾病。在早期NSCLC试验中，后续治疗线，以及与TKI治疗的交叉治疗肯定会对OS产生影响。接受后续EGFR-TKI辅助吉非替尼组治疗的患者在疾病复发时的中位OS相比接受其他治疗或未接受后续治疗的患者更长，这表明TKI再挑战/测序在该治疗中具有重要意义。

2024年ASCO会议上，一项关于第三代EGFR-TKI奥希替尼的Ⅲ期辅助研究，即ADAURA试验，在OS方面获得了积极的结果，标志着NSCLC辅助靶向治疗新纪元的开始。ADAURA研究的OS数据公布后，呈现积极结果，为术后辅助靶向治疗提供了强有力的支持，奥希替尼也成为首个获批用于辅助治疗的第三代EGFR-TKI。然而，其他第三代TKI是否能够获得类似的益处，仍需要更多的临床研究来回答。此外，针对分期越晚的可手术患者，TKI辅助治疗的益处更为显著。不论是与EVAN研究的横向对比、ADAURA研究的亚组分析，还是我们中心进行的Meta分析，都一致发现，分期越晚的可手术患者在术后进行TKI辅助治疗时获益越大。

（2）新辅助靶向治疗

围手术期的EMERGING-CTONG1103试验旨在评估新辅助EGFR-TKI的可行性和安全性。TKI组接受42天的新辅助治疗和1年的厄洛替尼辅助治疗。相对于吉西他滨联合顺铂化疗，新辅助厄洛替尼在ⅢA-N2期EGFR突变NSCLC患者中表现出显著延长的无进展生存期（progression-free survival，PFS），为21.5个月对11.4个月，显著改善患者生存状况（HR=0.39）。这一发现为新辅助EGFR-TKI在NSCLC围手术期治疗中的前景提供了有力的支持。

近年来，肺癌围手术期治疗领域涌现出多项重要研究，如CTONG1103、NEOS等，为新辅助靶向治疗在肺癌治疗中的应用指明了方向，尽管仍需更多研究来确立其最终效果。ADJUVANT、EVAN、EVIDENCE、ADAURA等研究为EGFR敏感突变的患者敞开了辅助靶向治疗的大门。在2022年ASCO会议上，ADAURA2研究的OS数据呈现积极结果，为术后辅助靶向治疗划上了圆满的句号。LCMC3、CheckMate-1596、CheckMate-8163等研究验证了新辅助免疫治疗的显著临床应用价值，而IMpower010、Keynote091等研究则展示了术后辅助免疫治疗的潜在优势。Keynote671、Neotorch等研究则标志着围手术期免疫治疗的新纪元的开启。这些研究为肺癌患者提供了更多治疗选择，并为围手术期治疗的未来描绘了令人期待的图景。

5.1.3.1.2 ALK基因突变

ALK通路是当前肺癌领域中靶向治疗效果最佳的方向之一。阿来替尼以其卓越的疗效和安全性跻身NCCN、ESMO、CSCO等国际权威指南的首选推荐行列。在新辅助治疗中，由于阿来替尼的出色表现，其疗效令人十分期待。这一选择为肺癌患者提供了有力的治疗手段，为未来肺癌治疗的发展指明了方向。

正在进行的Ⅲ期随机ALINA试验（NCT03456076）设计独特，涉及ALK阳性ⅠB～ⅢA期NSCLC患者，术后立即接受24个月的阿来替尼辅助治疗或基于铂的辅助化疗。该试验已完成注册，首批结果将在1年或2年内揭晓。此外，国产ALK-TKI恩沙替尼也在ⅠB～ⅢA期NSCLC的辅助治疗中进行了探索（NCT05241028）。这一系列研究有望为ALK阳性肺癌患者的术后治疗提供新的、创新性的选择，期待这些实验结果的公布。

新辅助治疗领域前景广阔，回顾性研究揭示了克唑替尼和阿来替尼的潜在活性。ALNEO试验，一项以MPR为主要终点的Ⅱ期研究，专注于评估新辅助阿来替尼在可能可切除的Ⅲ期ALK+ NSCLC中的活性。在这个试验中，患者在新辅助阶段将接受为期56天的口服阿来替尼治疗，随后在手术后进行为期96周的辅助阿来替尼治疗。考虑到转移性疾病的中位反应时间为8周，这个前瞻性试验有望深入了解阿来替尼在新辅助治疗中的潜在应用，为ALK+ NSCLC患者的全新治疗模式提供可能性。

5.1.3.1.3 其他驱动基因阳性患者

EGFR外显子19缺失、L858R突变和ALK重排的靶向治疗得到了广泛验证。不断扩大的批准靶向治疗方法涵盖了KRAS G12C突变、ROS1、BRAF V600E、MET外显子14改变、HER2外显子20插入、NTRK和RET重排，为晚期NSCLC的精准医学领域注入了更多丰富的选择。

然而，关于围手术期靶向治疗的数据仍未见报道。新一代的靶向酪氨酸激酶抑制剂（TKI）可能为那些存在上述致癌驱动基因变异的NSCLC患者提供新的治疗机会。目前正在进行的Ⅲ期随机双盲研究专注于评估在ⅠB～ⅢA RET融合阳性NSCLC患者中，经过明确的局部治疗（手术或放疗）后，以辅助塞尔帕替尼的疗效和提高用药安全性（NCT04819100）。此外，一项Ⅱ期试验正在探索在MET外显子14突变和/或MET高扩增（Geometry-N）的NSCLC中，进行卡马替尼新辅助和辅助治疗的疗效（NCT04926831）。这些研究将有望为围手术期靶向治疗提供更全面的了解。

考虑到与EGFR突变或ALK融合相比，基因突变发的生率显著降低，为评估不同TKI在各种突变下的疗效，伞形试验设计是最佳选择之一。癌症突变联盟（LCMC）在这方面进行了PROMISE伞形试验，首先筛查出可切除Ⅰ～Ⅲ期癌症患者的致癌因素，然后在手术前给予匹配的靶向治疗。目前进行中的NAUTIKA1研究致力于调查ALK、ROS1、NTRK、BRAF V600或RET分子改变的Ⅱ～Ⅲ期可切除NSCLC患者。这项研究将采用新辅助和辅助的阿来替尼（Alectinib）、恩曲替尼（Entrectinib）加考比替尼（Cobimetinib）或普拉替尼（Pralsetinib），辅助治疗将包括4个化疗周期，然后进行长达2年的辅助TKI治疗（NCT04302025）。这些试验的目的都是为了更全面地了解不同突变病例中各种TKI的疗效和安全性。

5.1.3.1.4 围手术期靶向治疗相关临床试验尚存在的不足

（1）辅助化疗在EGFR突变NSCLC中的作用

在已发表的Ⅲ期临床试验中，探讨TKI辅助治疗的两种模型为“ADD”和“OR”。

ADD模型中，患者首先接受铂类化疗，随后使用EGFR-TKI，相关试验包括BR.19、RADIANT、ADAURA和ALCHEMIST。而在OR模型中，患者术后即随机接受TKI或基于顺铂的化疗，相关试验有CTONG1104、IMPACT、EVIDENCE和ALINA。ICAN试验的真实世界数据表明，对于EGFR突变NSCLC患者，辅助化疗未在所有术后阶段显著影响生存结果（NCT01106781）。关于驱动基因阳性非小细胞肺癌，是否绝对需要辅助化疗仍存在争议。这些研究提供了多视角的认识，为围手术期NSCLC的治疗方案提供了更多的思考和探索空间。

（2）替代终点DFS或其他

OS一直以来都是评估治疗效果的主要指标，被认为是黄金标准终点。然而，在早期NSCLC的临床试验中，肿瘤复发后OS受到多线治疗的影响，不能完全代表围手术期治疗的益处。长期随访的大型临床试验确定OS益处的需求在一定程度上妨碍了新型围手术期治疗策略的发展。因此，寻找替代终点显得尤为重要。

DFS是OS的适当替代终点。DFS作为监管终点可以直接表明临床益处，并且已在多种肿瘤类型中得到批准用于辅助治疗。尽管OS获益通常被认为是改变临床实践的关键指标，但在某些情况下，DFS数据可能更容易获得，更早显示出治疗效果。

新辅助靶向治疗的一个主要优势是能够通过放射学和病理学反应评估肿瘤对全身治疗的反应。肿瘤消退的评估与NSCLC的生存率之间存在关联，这为治疗效果的早期评估提供了依据。在此背景下，主要病理学反应（major pathologic response，MPR）作为一个终点显得尤为重要。

2014年的一项新辅助治疗研究就提出将MPR作为OS的替代终点。进一步的研究，如NATCH试验，显示MPR与改善OS益处之间存在正相关。最近，IASLC发布了新辅助治疗后肺癌切除标本病理评估的标准化方法，明确了MPR的定义及其在临床试验中的作用。

综上所述，DFS和MPR作为替代终点，对于评估新型围手术期治疗策略的有效性至关重要。这些终点的选择应基于其能否更早、更直接地反映治疗的临床效果，从而更好地指导早期NSCLC的治疗决策。

5.1.3.1.5 未来围手术期靶向治疗方向

（1）遗传改变的常规评估

MINERVA评分结合5个预测性生物标志物，对EGFR突变患者进行分类，发现有RB1改变者在辅助化疗中获益。肿瘤微环境（tumor microenvironment，TME）的探索性分析表明，基于CTONG1104试验的TCRVβ-Jβ重排与辅助吉非替尼关联，为更有利的DFS和OS提供了新视角。这一多基因指数为个体化治疗提供了有力工具，帮助确定早期NSCLC患者对吉非替尼或化疗的相对益处。

（2）病理评估的标准化

尽管IASLC已经提供了详细的肺癌切除标本评估建议，但这一方案适用于各种全身治疗，包括化疗、靶向治疗和免疫治疗。未来的新辅助试验，特别是涉及靶向治疗的，应更充分地描述基线和手术标本的病理特征。这包括详细记录肿瘤的组织学特征、纤维化程度、坏死面积的百分比、肿瘤细胞结构，以及炎症细胞的分级和浸润程度。

（3）循环肿瘤DNA（ctDNA）/分子残留病（MRD）的应用

在进行免疫治疗时，循环肿瘤DNA（circulating tumor DNA，ctDNA）/分子残留病（minimal residual disease，MRD）的检测，能够识别那些不需要辅助治疗的患者，预测复发，并指导围手术期治疗的医疗时机。然而，在涉及早期非小细胞肺癌具有致癌驱动因素的情况下，进行准确和精确的ctDNA/MRD检测可能更为复杂，因为目前仍然缺乏可靠的标准。在进行中的CTONG1602研究（晚期NSCLC患者EGFR-TKI治疗后局部巩固治疗后基于ctDNA检测的治疗假期）中，MRD阴性的定义是未检测到驱动基因或最多检测到一个与癌症相关的基因。满足4个阴性指标的患者将停止EGFR-TKI治疗。

5.1.3.2 驱动基因阴性NSCLC围手术期免疫及免疫联合治疗

多项研究结果的最新进展提供了更多围手术期治疗选择，强调了免疫和靶向治疗在这一阶段的重要性。对于围手术期驱动基因阴性的NSCLC患者，免疫联合化疗提供了更为优越的治疗方案。当前的围手术期免疫治疗临床研究探索了多种治疗模式，包括：模式1，即单纯的新辅助免疫联合化疗（CheckMate8164）；模式2，即单纯的辅助免疫治疗（IMpower0105、KEYNOTE-0916）；模式3，被称为“夹心饼”模式，即术前新辅助免疫治疗+术后辅助免疫治疗（AEGEAN7、KEYNOTE-6718、NEOTORCH9、CheckMate 77T10、IMpower03011、RATIONALE 31512等）。

5.1.3.2.1 单纯新辅助免疫联合化疗

2023年欧洲肺癌大会（European Lung Cancer Congress，ELCC）上CheckMate 816研究3年随访更新，中位随访41.4个月时，与单独化疗相比，新辅助纳武利尤单抗（Nivolumab，O药）＋铂类双药化疗延长了EFS。纳武利尤单抗+化疗组的中位EFS尚未达到（95% CI：31.6～NR），化疗组为21.1个月（95% CI：14.8～42.1）。联合组和化疗组的中位OS均未达到，但两组的OS曲线已明显分离，3年OS分别为78%和64%。

基于Checkmate816研究结果，纳武利尤单抗已在美国FDA和我国获批用于联合铂类双药化疗作为可切除的非小细胞肺癌成年患者的新辅助治疗。

5.1.3.2.2 单纯辅助免疫治疗

Checkmate816是一项重要的Ⅲ期临床研究，致力于研究免疫治疗联合化疗在新辅助治疗中对可切除NSCLC患者的疗效和安全性。该研究于2022年在《新英格兰医学杂志》上发表，共纳入773例患者，其中505例被随机分组，358例分配到纳武利尤单抗+化疗组或单独化疗组。研究主要关注无事件生存期（event free survival，EFS）和病理学完全缓解（pathological complete response，pCR）。研究结果显示，纳武利尤单抗+化疗组的中位EFS为31.6个月，显著优于单独化疗组的20.8个月，［HR=0.63，95% CI：（0.43～0.91），P=0.005］，表明纳武利尤单抗联合治疗显著延长了无事件生存期。纳武利尤单抗+化疗组在总生存期上也显示出较好的趋势，虽然未达到中位值。

亚组分析进一步凸显了纳武利尤单抗联合治疗在不同疗法方案上的优越性，特别是卡铂比顺铂更有优势。至死亡或远处转移的时间以及EFS的结果都表明，纳武利尤单抗+化疗组相对于单独化疗组具有更低的风险，进一步印证了联合治疗的疗效。而OS的结果尚未达到统计学显著水平，需要更多的观察和分析。Checkmate816的研究结果为NSCLC患者的新辅助治疗提供了重要的临床证据，特别是在免疫治疗领域的应用。研究的创新性在于探索了纳武利尤单抗联合化疗的疗效，为优化治疗方案提供了重要线索。然而，需要进一步研究以确认这一联合治疗是否适用于更广泛的患者群体，并了解其长期效果。

IMpower010是一项具有里程碑意义的Ⅲ期临床研究，首次证实在早期NSCLC患者中，辅助免疫治疗的阳性效果。研究目的在于评估化疗后接受阿替利珠单抗维持16周期或BSC对患者OS的影响。该研究入组完全切除的ⅠB～ⅢA期NSCLC患者，经过1～4周期含铂辅助化疗后，随机分配为阿替利珠单抗组或BSC组。初步结果于2021年在ASCO上公布，随后发表在《柳叶刀》杂志上。研究发现，在PD-L1≥1%的Ⅱ～ⅢA期NSCLC中，阿替利珠单抗组显示出显著的DFS获益［HR=0.66，（95% CI）：（0.50～0.88），P=0.0039］。而在Ⅱ～ⅢA期NSCLC中，无论PD-L1表达79水平如何，都观察到类似的趋势［HR=0.79，（95% CI）：（0.64～0.96），P=0.020］，尤其在PD-L1≥50%的患者中DFS获益最为显著。这一积极结果促使美国FDA于2021年10月15日批准阿替利珠单抗用于手术切除和辅助化疗后PD-L1≥1%的Ⅱ～ⅢA期NSCLC患者。随后，2022年3月16日，中国国家药品监督管理局（National Medical Products Administration，NMPA）也正式批准了阿替利珠单抗单药用于PD-L1≥1%的Ⅱ～ⅢA期NSCLC患者的辅助治疗。然而，最新的数据更新表明，在中位随访时间为45.3个月后，总体生存期分析结果尚未显示在ITT人群和Ⅱ～ⅢA期人群中有显著的总生存期获益。但在PD-L1≥1%的Ⅱ至ⅢA期人群中，阿替利珠单抗显示出OS存在获益的趋势［HR=0.71，（95% CI）：（0.49～1.03），P=0.067］。最引人注目的是，在PD-L1≥50%的Ⅱ～ⅢAA期人群中，阿替利珠单抗组呈现出明显的总生存期获益［HR=0.43，（95% CI）：（0.24～0.78），P=0.0045］。

IMpower010研究的总体分析结果表明，阿替利珠单抗辅助治疗在NSCLC患者中展现出一定的优势，尤其是在PD-L1表达≥50%的患者中。然而，对于阿替利珠单抗的获益人群的争议仍然存在，因此欧洲药监局（European Medicines Agency，EMA）更为谨慎，仅批准其用于PD-L1表达≥50%的患者，且不合并EGFR突变或ALK改变的患者。此外，IMpower010的总体生存期分析仍需更多时间来确定其长期疗效。

5.1.3.2.3 新辅助免疫与辅助免疫的联合

新辅助免疫（模式1）或辅助免疫（模式2）的证实改善了患者的EFS及DFS，那么新辅助免疫与辅助免疫的联合（模式3）是否能够进一步实现协同效应。一方面，在“夹心饼”模式中，新辅助免疫治疗阶段提高了病理缓解率和R0切除率；另一方面，新辅助免疫治疗结合术后辅助免疫治疗也带来了EFS获益，甚至呈现出转化为OS获益的趋势。LCMC3研究同样证实，在接受新辅助及手术治疗后，进一步接受辅助免疫治疗相比未接受者，DFS及OS均呈现更为显著的获益。目前，新辅助免疫（模式1）及辅助免疫（模式2）治疗模式，都已经基于Ⅲ期注册临床研究获得了相应的适应证。而“夹心饼”模式的探讨仍在进行中，多个临床研究正在进行中，包括AEGEAN、KEYNOTE-671、NEOTORCH、CheckMate 77T、IMpower 030及RATIONALE 315。这些研究的积极结果将进一步巩固围术期免疫“夹心饼”模式的治疗地位。

（1）帕博利珠单抗-KEYNOTE-671试验

KEYNOTE-671是一项旨在评估围手术期应用帕博利珠单抗对早期NSCLC患者疗效的随机、双盲、3期试验。Ⅱ、ⅢA、ⅢB（N2期）可手术切除的NSCLC参与者按1：1比例分配，接受帕博利珠单抗（200 mg）或安慰剂新辅助治疗，每3周一次，两组均联合使用4个周期基于顺铂的化疗，然后进行手术。术后，患者接受帕博利珠单抗（200 mg）或安慰剂辅助治疗，每3周一次，最多13个周期。双重主要终点为EFS和OS。次要终点包括客观缓解率（objective response rate，ORR）、pCR，以及安全性。2023年ASCO年会报告了KEYNOTE-671研究的期中分析数据，并在《新英格兰医学杂志》同步在线发表了该研究的全文。

这项研究纳入了397名接受帕博利珠单抗治疗和400名接受安慰剂治疗的早期NSCLC患者。研究从2018年4月至2021年12月进行，共344名患者（43.2%）产生了疾病发展、复发或死亡。在帕博利珠单抗组，估计24个月的无事件生存率为62.4%，而在安慰剂组为40.6%。帕博利珠单抗组的中位无事件生存期尚未达到，而安慰剂组为17.0个月，帕博利珠单抗组相较于安慰剂组表现出明显的生存期获益（HR=0.58，P＜0.001）。EFS获益在研究的各亚组中表现一致，尽管一些亚组的规模较小，事件数量有限。在OS方面，估计24个月的生存率分别为帕博利珠单抗组80.9%和安慰剂组77.6%，尽管在中位OS方面帕博利珠单抗组未达到，但在首次期中分析时P值为0.02。在48个月时，帕博利珠单抗组的限制平均生存时间为39.7个月，而安慰剂组为36.6个月。在pCR缓解方面，帕博利珠单抗组达到pCR的患者占30.2%，而安慰剂组为11.0%；帕博利珠单抗组的ORR为18.1%，而安慰剂组为4.0%。探索性分析表明，无论患者是否达到pCR或ORR，帕博利珠单抗组均表现出EFS的获益。这些结果支持了帕博利珠单抗在早期NSCLC患者中作为辅助治疗的潜在有效性，尤其是在提高病理学缓解率、延长无事件生存期等方面取得了显著成果。

帕博利珠单抗在NSCLC早期患者中的辅助治疗表现得到了全球多个中心的KEYNOTE-091研究证实。该研究涵盖了完全切除的ⅠB～ⅢA期NSCLC患者，通过随机、三盲的Ⅲ期临床试验评估帕博利珠单抗辅助治疗的疗效。主要终点为整体人群DFS及PD-L1≥50%患者的DFS。KEYNOTE-091研究结果表明，帕博利珠单抗辅助治疗显著延长了ⅠB～ⅢA期NSCLC患者的DFS。然而，对PD-L1 TPS≥50%的患者，帕博利珠单抗并未带来显著的DFS获益（HR=0.82，P=0.14）。尽管美国FDA已批准帕博利珠单抗用于完全切除并经铂类化疗后的ⅠB～ⅢA期NSCLC患者的辅助治疗，但截至2023年版的NCCN诊疗指南尚未纳入该建议，这反映了学界对此存在疑虑。KEYNOTE-671研究成功和在NEJM上的发布，为帕博利珠单抗在NSCLC围手术期免疫治疗方面注入了重要的信息，为进一步了解该治疗在不同患者群体中的效果提供了有益的见解。

（2）度伐利尤单抗——AEGEAN试验

AEGEAN研究是一项国际多中心、随机、对照、双盲的Ⅲ期临床试验，旨在评估在无EGFR和ALK突变的可切除ⅡA～ⅢB（N2）期NSCLC患者中，采用度伐利尤单抗（Durvalumab，O药）进行“新辅助免疫治疗+手术切除+术后辅助免疫治疗”方案的疗效和安全性。该研究纳入了802名患者，以1：1的比例随机分配到试验组和对照组。试验组接受新辅助治疗，包括Durvalumab 1500 mg与含铂双药化疗，每3周一次，共4个疗程，随后进行手术切除，术后辅助治疗为度伐利尤单抗1500 mg，每4周一次，共12个疗程。对照组则接受新辅助治疗的安慰剂加化疗，术后辅助治疗为安慰剂。分层因素包括疾病分期（Ⅱ期 vs.Ⅲ期）和PD-L1表达情况（<1% vs. ≥1%）。主要研究终点为pCR和EFS，关键次要终点包括主要病理学缓解（major pathological response，MPR）、OS、DFS、安全性和生活质量。

2023年美国癌症研究协会（American Association for Cancer Research，AACR）报道的结果显示，试验组展现出显著的EFS改善，中位EFS未达到，而对照组为25.9个月［HR=0.68，（95% CI）：（0.53-0.88），P=0.0039）］。不论PD-L1表达水平如何，各亚组均显示试验组在EFS上获益。试验组的pCR率为17.2%，显著高于对照组的4.3%（P=0.000036），MPR率也明显提高，为33.3%对比对照组的12.3%（P=0.000002），各亚组在pCR方面均有显著获益。

（3）特瑞普利单抗——Neotorch试验

Neotorch研究是一项Ⅲ期随机、双盲、安慰剂对照的临床研究，专注于比较在可手术的Ⅱ/Ⅲ期NSCLC患者中，特瑞普利单抗（Toripalimab）与安慰剂结合化疗在围手术期治疗中的疗效和安全性。这项研究引入创新的“3+1+13”围手术期免疫治疗新模式，包括术前3个周期的“特瑞普利单抗+化疗”新辅助治疗、术后继续1个周期的“特瑞普利单抗+化疗”辅助治疗，以及1～3个周期的特瑞普利单抗巩固治疗。主要研究终点包括EFS和MPR，关键次要终点涵盖OS、pCR、DFS、安全性和生活质量。

在2024年的ASCO会议上，陆舜教授报告了Neotorch研究的中期分析结果。该分析显示，特瑞普利单抗围手术期治疗相比于单纯化疗，在主要研究终点EFS方面取得显著的正面结果，不论是由研究者评估的中位EFS（特瑞普利单抗组未达中位，对照组为15.1个月，HR=0.40，95% CI：（0.277～0.565），P<0.0001），还是由独立评审委员会（Independent Review Committee，IRC）评估的中位EFS（特瑞普利单抗未达中位，对照组为15.5个月，HR=0.40，95%CI：（0.271～0.572），P<0.0001）。特瑞普利单抗联合化疗组的疾病复发、疾病进展或死亡风险降低了60%。关键的亚组分析结果显示，在所有关键亚组中，特瑞普利单抗联合化疗组都显示出EFS的获益。在PD-L1表达亚组中，PD-L1 1%～49%与PD-L1≥50%的患者均表现出相似的EFS获益（HR=0.31），降低了约70%的疾病复发、疾病进展或死亡风险。在MRP和pCR方面，特瑞普利单抗联合化疗组也表现出明显的优势，MRP率为48.5%对比对照组的8.4%（95%CI：32.2～48.1，P<0.0001），pCR率为28.2%对比对照组的1.0%（95% CI：17.6～29.8，

P<0.0001)。

在短短的两年内，CheckMate-816、IMpower010、KEYNOTE-091等新辅助免疫治疗试验，以及Neotorch、AEGEAN和KEYNOTE-671等辅助治疗和围手术期免疫治疗研究均呈现积极的结果。这六项针对早期NSCLC的Ⅲ期临床研究充分证实了免疫治疗在早期NSCLC患者中的重要性，为基因阴性患者提供了成功实践的典范。这些研究为其他肿瘤的早期治疗树立了榜样，引领免疫治疗进入新时代，为患者带来新的希望。同时，对于免疫治疗的模式，包括纯新辅助、术前新辅助+术后辅助、术后辅助，如何选择仍需深入研究。

5.1.4 晚期非小细胞肺癌的内科治疗

每年有超过一百万人被确诊为晚期NSCLC，晚期肺癌治疗的演进体现了治疗模式的巨大变革，从过去的非选择性细胞毒性化疗为主逐渐向个性化精准治疗模式转变。特别是小分子靶向TKI受体抑制剂和免疫检查点抑制剂的广泛应用，使得晚期转移性NSCLC的治疗在本世纪初取得了显著进展，患者的生存期显著延长。目前，晚期NSCLC已经进入精准治疗的新时代，这一时代标志着化疗、靶向治疗和免疫治疗等多种治疗策略的协同。在这个新时代中，抗肿瘤血管生成治疗发挥了重要作用，无论是独立应用还是与化疗、免疫治疗以及靶向治疗相结合，都取得了令人鼓舞的临床效果。这表明，治疗策略的多元化和组合疗法的应用为晚期NSCLC患者带来了更为广泛和有效的治疗选择，为肺癌患者提供了更有希望的未来。

5.1.4.1 驱动基因阳性NSCLC治疗

在中国，约有61.4%的肺腺癌患者和13%的肺鳞癌患者为驱动基因阳性。过去几十年中，含铂双药化疗一直是晚期NSCLC的一线标准治疗，但其对生存期的改善非常有限。然而，近年来分子靶向治疗的迅速发展为驱动基因阳性NSCLC患者提供了新的治疗选择，尽管患者面临原发和继发性耐药的挑战。靶向治疗耐药后的治疗策略需要全面考虑患者的进展模式和可能的耐药机制。对于发生寡进展或中枢神经系统病灶进展的患者，可以考虑继续应用原靶向药物并联合局部治疗；而对于发生广泛进展的患者，只有部分患者可以选择针对特定继发耐药突变的靶向治疗，其余患者仍需使用以含铂化疗为主的治疗方案，其疗效亟待改善。近年来，免疫检查点抑制剂（immune checkpoint inhibitors，ICIs）为驱动基因阴性晚期NSCLC治疗带来了显著突破，已成为该类型患者的标准治疗。然而，过去驱动基因阳性NSCLC被认为是免疫治疗的“禁区”，特别是以EGFR基因突变患者为代表。随着对靶向药物免疫调节作用认识的深入和临床证据的不断积累，免疫治疗也有望为驱动基因阳性NSCLC患者带来新的治疗希望，这标志着肺癌治疗开启了新的阶段。

5.1.4.1.1 经典突变

EGFR基因突变是非鳞状NSCLC中常见的遗传变异之一，其在高加索人群中的阳性率约为10%，而在东亚人群中则高达50%，属于NSCLC的典型遗传突变。NSCLC的遗传变化主要牵涉到受体酪氨酸激酶通路、氧化还原通路、mTOR信号通路以及细胞周期调控通路。目前，酪氨酸激酶受体通路的多数基因突变发生在肺腺癌患者中，包括但不限于EGFR突变，以及ALK与ROS1基因的重排。与此不同，肺鳞状细胞癌的遗传变异更为复杂，主要涉及肿瘤抑制基因（tumor protein P53 gene，TP53）、细胞周期调控基因（cyclin - dependent kinase inhibitor 2A gene / retinoblastoma 1 gene， CDKN2A/RB1）以及凋亡信号通路基因（phosphatidylinositol 3-kinase / protein kinase B gene，PI3K/AKT）。在肺鳞癌中，仅有少数基因的拷贝数变异可能成为潜在的药物治疗靶点，其中包括EGFR编码基因、成纤维细胞生长因子受体1（fibroblast growth factor receptor 1 gene，FGFR1）或盘状结构域受体酪氨酸激酶2基因（discoidin domain receptor tyrosine kinase 2 Gene， DDR2）突变。相对而言，肺腺癌患者中的驱动性突变往往相互冲突，这使得肺腺癌患者的分子靶向治疗策略相对更为复杂。

（1）EGFR基因突变NSCLC一线治疗

对于非鳞状细胞癌患者，特别是驱动基因呈阳性而未伴随耐药基因突变的个体，治疗选择的建议涵盖多个EGFR-TKI，如奥希替尼、阿美替尼、伏美替尼、吉非替尼、厄洛替尼、埃克替尼以及阿法替尼（1类推荐证据），或者达克替尼（2A类推荐证据）。此外，对于该患者群体，还可以考虑采用厄洛替尼与贝伐珠单抗的联合治疗（2A类推荐证据），或者吉非替尼与化疗的联合治疗，特别是对于PS评分为2分以下的患者。

在面对非经典基因突变（如G719X、L861Q、S768I等）的患者时，首选的治疗药物是阿法替尼。对于已经开始一线化疗的患者，推荐在完成常规化疗（包括维持治疗）后转用EGFR-TKI，或者在中断化疗后启动EGFR-TKI的靶向治疗（2A类推荐证据）。这种治疗策略的选择旨在最大限度地利用EGFR-TKI的疗效，并在患者完成一线化疗后或中断化疗时平衡疗效和耐受性。

对于鳞状细胞癌驱动基因阳性的患者，尽管EGFR突变在腺癌中更为普遍，但仍然推荐对所有非小细胞肺癌患者进行EGFR检测，尤其是不吸烟、有小标本或混合型的鳞状细胞癌患者。建议进行EGFR、ALK、ROS1、BRAFV600和MET14外显子跳跃检测（2A类推荐证据）。对于鳞状细胞癌驱动基因阳性患者，治疗建议可参考非鳞状细胞癌驱动基因阳性患者的治疗方法。

（2）EGFR基因突变NSCLC二线及后线治疗

对于非鳞状NSCLC驱动基因阳性患者的二线及后线治疗，治疗策略需根据一线治疗使用情况、EGFR突变类型和疾病进展模式来制定。如果一线未使用EGFR-TKI，二线治疗时强烈建议首选EGFR-TKI（1类推荐证据）。EGFR第20号外显子插入突变的患者，在含铂化疗期间或之后出现进展，可考虑使用莫博赛替尼（2A类推荐证据）。对于一线使用EGFR-TKI后疾病进展的患者，根据进展的类型可分为寡进展型和广泛进展型。对于寡进展型，推荐继续使用原EGFR-TKI治疗，可考虑联合局部治疗（2A类推荐证据）。治疗后再次进展的患者，推荐进行二次活组织检查，以检测T790M突变状态。对于广泛进展型，一代/二代TKI耐药后，应进行T790M状态检测。

对于T790M阳性患者，推荐使用奥希替尼、阿美替尼或伏美替尼治疗（1类推荐证据）。对于T790M阴性患者，推荐使用含铂双药化疗，可联合使用贝伐珠单抗（非鳞癌患者）（1类推荐证据）。若未进行T790M状态检测，也推荐使用含铂双药化疗，非鳞癌患者可联合使用贝伐珠单抗。在三线治疗中，对于PS评分为0～2分的患者，可接受单药化疗，或在无禁忌证的情况下考虑使用安罗替尼（2A类推荐证据）。

5.1.4.1.2 非经典突变

（1）非经典突变NSCLC的一线治疗

1）对于非鳞状细胞癌驱动基因阳性且不伴有耐药基因突变患者的治疗：

①ALK融合基因阳性的患者，可选择洛拉替尼、恩沙替尼、阿来替尼、塞瑞替尼、布格替尼、克唑替尼（1类推荐证据）。一线已经开始化疗的过程中发现ALK融合基因阳性的患者，推荐可完成常规化疗，包括维持治疗后换用靶向治疗或者中断化疗后开始靶向治疗（2A类推荐证据）。

②ROS1融合基因阳性的患者，推荐选择克唑替尼（1类推荐证据）或恩曲替尼（1类推荐证据），也可接受含铂双药化疗或者含铂双药化疗+贝伐珠单抗（2A类证据）。

③MET14外显子跳突的局部晚期或转移性NSCLC患者，可使用谷美替尼（2A类推荐证据），无法耐受化疗或含铂化疗后疾病进展可使用赛沃替尼（2A类推荐证据）。

④BRAF V600突变阳性的晚期NSCLC患者，可使用达拉非尼联合曲美替尼（2A类推荐证据）。

⑤RET融合基因阳性的局部晚期或转移性NSCLC患者，可使用塞普替尼（2A类推荐证据）。

⑥其他少见突变的患者，可接受含铂双药化疗或参加临床试验。

2）鳞状细胞癌驱动基因阳性患者的治疗：

①对不吸烟、小标本或混合型的鳞状细胞癌患者，进行EGFR、ALK、ROS1、BRAFV600和MET14外显子跳跃检测（2A类推荐证据）。

②鳞状细胞癌驱动基因阳性患者的治疗，参照非鳞状细胞癌驱动基因阳性患者的治疗方法。

（2）非经典突变NSCLC的二线及后线治疗

首先，积极鼓励后线患者参与新药临床试验。对于非鳞状细胞癌驱动基因阳性患者的二线及后线治疗，针对ALK融合基因阳性的Ⅳ期非鳞状细胞癌患者，如果一线未采用ALK-TKI，建议在二线治疗中优先考虑ALK-TKI，也可考虑含铂双药化疗（1类推荐证据）。一线使用克唑替尼治疗后发生疾病进展的患者，对于寡进展者，推荐继续口服克唑替尼±局部治疗（2A类推荐证据）；对于快速进展者，建议使用洛拉替尼、阿来替尼、塞瑞替尼、恩沙替尼（1类推荐证据）或布格替尼（2A类推荐证据），同时也可以考虑含铂双药化疗（2A类推荐证据）。在无禁忌证的情况下，可在三线治疗中使用安罗替尼（2A类推荐证据）。对于ROS1基因重排阳性的Ⅳ期非鳞状细胞癌患者，一线接受克唑替尼治疗后出现进展的患者，推荐使用恩曲替尼（2A类推荐证据）

或含铂双药化疗（2A类推荐证据）。在无禁忌证的情况下，三线治疗时推荐使用安罗替尼（2A类推荐证据）。对于RET融合基因阳性的Ⅳ期非鳞状细胞癌患者，在铂类化疗后出现进展的情况下，建议使用普拉替尼、赛普替尼（2A类推荐证据）。对于NTRK融合的局部晚期或转移性非鳞状细胞癌，在初始治疗后出现进展的患者，推荐使用恩曲替尼（2A类推荐证据）、拉罗替尼（2A类推荐证据）。对于鳞状细胞癌驱动基因阳性患者的二线及后线治疗，建议采用单药化疗，或在无禁忌证的情况下推荐使用安罗替尼（2A类推荐证据）。

5.1.4.2 驱动基因阴性NSCLC治疗

5.1.4.2.1 化疗（一线、二线、三线）

含铂双药化疗一直是驱动基因阴性NSCLC患者的标准治疗，ECOG1594研究表明，顺铂与紫杉醇、吉西他滨、多西他赛或卡铂与紫杉醇联合治疗的疗效相近，患者中位OS为7.9个月，2年OS率为11%。近年来，随着维持治疗的兴起，尤其是培美曲塞的引入，为患者提供了一种更为温和的治疗模式。PARAMOUNT研究验证了在接受顺铂联合培美曲塞四个周期后，无进展的患者继续接受培美曲塞维持治疗的益处，延长了PS评分为0～1分患者的中位PFS（4.1个月vs.2.8个月）和中位OS（13.9个月vs.11.0个月）。引入了新型给药系统——紫杉醇聚合物胶束，这是一种纳米粒子包裹的紫杉醇胶束，相对于传统的白蛋白结合型紫杉醇，它具有更高的渗透性和更长时间的停留效应。该系统可以在肿瘤组织中形成更高的药物浓度，而在正常组织中维持较低的浓度，以提高疗效并降低不良反应的发生率。一项国内Ⅲ期随机对照临床试验对紫杉醇聚合物胶束进行了评估，将448例ⅢB～Ⅳ期NSCLC患者随机分为300例试验组（紫杉醇聚合物胶束+顺铂组）和148例对照组（紫杉醇+顺铂组）。试验结果显示，与对照组相比，试验组未延长OS，但提高了ORR（50% vs.26%，P＜0.01），并使中位PFS增加（6.4个月vs.5.3个月，HR=0.63，P=0.0001），同时相关的严重不良事件发生率降低（9% vs.18%，P=0.0090）。在此背景下，NMPA于2021年10月批准紫杉醇聚合物胶束联合铂类药物用于驱动基因阴性晚期NSCLC患者的一线治疗。因此，2023年CSCO指南将该方案列为一线治疗并作为Ⅰ级推荐。这一变革丰富了NSCLC的治疗选择，为患者带来了新的治疗机会。

2023年CSCO指南推荐PD-L1＜1%且无驱动基因的非鳞NSCLC一线治疗方案为：对PS=0～1的患者，培美曲塞联合铂类+培美曲塞单药维持治疗；贝伐珠单抗联合含铂双药化疗+贝伐珠单抗维持治疗；含顺铂或卡铂双药方案（包括顺铂/卡铂+吉西他滨/多西他赛/紫杉醇/紫杉醇脂质体/长春瑞滨/培美曲塞/紫杉醇聚合物胶束）；培美曲塞+铂类+帕博利珠/卡瑞利珠/信迪利/替雷利珠/阿替利珠/舒格利/特瑞普利；对基本情况差、PS=2的患者，建议单药化疗（吉西他滨，紫杉醇，长春瑞滨，多西他赛，培美曲塞）；如若一线治疗无效，二线治疗推荐PS=0～2患者采用纳武利尤单抗；替雷利珠单抗；多西他赛；培美曲塞（如一线未使用上述同一药物）单药治疗，PS=3～4，进行最佳支持治疗。

Ⅳ期PD-L1<1%且无驱动基因，鳞癌NSCLC一线治疗中PS=0～1，推荐含顺铂或卡铂双药方案（顺铂/卡铂+吉西他滨/多西他赛/紫杉醇/脂质体紫杉醇/紫杉醇聚合物胶束）；含奈达铂双药方案（奈达铂+多西他赛）；紫杉醇/白蛋白紫杉醇+铂类+帕博利珠/替雷利珠单抗；紫杉醇+卡铂+卡瑞利珠/舒格利单抗/派安普利；吉西他滨+铂类+信迪利单抗；白蛋白紫杉醇+铂类+斯鲁利；PS=2，推荐吉西他滨、紫杉醇、长春瑞滨、多西他赛单药化疗。二线治疗时，PS=0～2，推荐纳武利尤单抗、替雷利珠单抗、多西他赛；PS=3～4，最佳支持治疗；三线治疗PS=0～2，推荐纳武利尤单抗、多西他赛单药治疗，或安罗替尼（限外周型鳞癌）单药治疗。

5.1.4.2.2 免疫治疗

目前我国已批准的免疫治疗药物有两个主要类型，即抗PD-1单抗和抗PD-L1单抗。用于驱动基因阴性Ⅳ期NSCLC治疗的抗PD-1单抗包括帕博利珠单抗、纳武利尤单抗和卡瑞利珠单抗（Camrelizumab），以及抗PD-L1单抗阿替利珠单抗。它们可以单药或联合化疗（和抗血管生成药物）用于驱动基因阴性Ⅳ期NSCLC的一线及后线治疗。

（1）免疫单药治疗

在免疫单药治疗方面，阿替利珠单抗单药和帕博利珠单抗单药治疗已被2022年CSCO指南列为驱动基因阴性NSCLC一线治疗Ⅰ级推荐。2023年CSCO指南没有对免疫单药治疗部分进行更新。IMpower110和KEYNOTE-024研究发现，免疫单药可使PD-L1高表达［PD-L1在肿瘤细胞上表达（PD-L1 expression on tumour cells，PD-L1 TC）≥50%或PD-L1在免疫细胞上表达（PD-L1 expression on immune Cells，PD-L1 IC）≥10%］的EGFR/间变性淋巴瘤激酶（anaplastic lymphoma kinase，ALK）阴性NSCLC的患者明显获益。基于上述研究结果，KEYNOTE-042研究进一步将入组人群标准扩大至PD-L1 TPS≥1%。结果显示，与化疗比较，帕博利珠单抗降低19%的死亡风险，但亚组分析提示，主要获益人群为PD-L1 TPS≥50%的患者。对于EGFR/ALK阴性的转移性NSCLC，NMPA分别于2021年和2019年批准阿替利珠单抗（限PD-L1 TC≥50%或IC≥10%）和帕博利珠单抗（PD-L1 TPS≥1%）一线单药治疗适应证。2023年CSCO指南推荐帕博利珠单抗PD-L1 TPS≥50%为1A类证据，PD-L1 TPS≥1%为2A类证据。除单药化疗外，PD-1/PD-L1抑制剂免疫治疗已成为驱动基因阴性NSCLC二线治疗新标准。中国人群开展的CheckMate 078研究和多中心的全球Ⅲ期RATIONALE 303研究分别显示，纳武利尤单抗、替雷利珠单抗（Tislelizumab）对比多西他赛延长OS，这2种药物均为二线治疗Ⅰ级推荐。此外，KEYNOTE-010研究显示，在PD-L1表达阳性（PD-L1 TPS≥1%）晚期NSCLC中，帕博利珠单抗较多西他赛具有更好的OS生存获益；OAK研究亚组分析显示，阿替利珠单抗二线治疗晚期NSCLC患者较多西他赛可以延长OS。帕博利珠单抗和阿替利珠单抗均获得美国FDA批准，但国内尚未批准肺癌二线治疗适应证，被2023年CSCO指南列为二线治疗Ⅱ级推荐方案。

（2）免疫联合化疗

肿瘤细胞被化疗药物杀伤后可释放肿瘤抗原，激活免疫系统，诱导肿瘤细胞PD-

L1表达，化疗的基础上添加免疫治疗能取得更好的疗效。KEYNOTE-189、CAMEL、ORIENT-11、RATIONALE 304、IMpower132和GEMSTONE 302研究分别证实，在化疗基础上联用帕博利珠单抗、卡瑞利珠单抗、信迪利单抗（Sintilimab）、替雷利珠单抗、阿替利珠单抗或舒格利单抗（Sugemalimab）给非鳞NSCLC患者带来生存获益。CHOICE-01研究在非鳞NSCLC患者中显示，经研究者评估的特瑞普利单抗组中位PFS优于单纯标准化疗组（9.7个月vs.5.5个月，HR=0.48，P<0.01），延长患者中位OS（未达到vs.17.0个月，HR=0.48，P=0.0002），且获益不受限于PD-L1表达状态。NMPA于2022年9月批准特瑞普利单抗联合标准化疗用于EGFR基因突变阴性和ALK阴性、不可手术切除的局部晚期或转移性非鳞NSCLC的一线治疗，2023年CSCO指南将其上升为Ⅰ级推荐。

KEYNOTE-407和RATIONALE 307研究分别证实，紫杉醇/白蛋白结合型紫杉醇联合帕博利珠单抗或替雷利珠单抗能延长晚期NSCLC患者的PFS。CameL-sq研究结果显示，卡瑞利珠单抗联合紫杉醇和卡铂与单纯化疗比较，PFS获益（中位PFS：8.5个月 vs. 4.9个月，P< 0.01）。2022年ELCC上公布的CameL-sq研究更新随访的结果显示，卡瑞丽珠单抗联合化疗组对比单纯化疗组，中位OS延长接近1年（27.4个月 vs. 15.5个月，HR=0.57，P<0.01）。此外，基于GEMSTONE-302研究结果，NMPA于2021年12月批准舒格利单抗联合培美曲塞和卡铂用于EGFR/ALK阴性的转移性非鳞NSCLC的一线治疗，联合紫杉醇和卡铂用于转移性鳞癌患者的一线治疗，成为全球首个联合化疗同时获批鳞状和非鳞状Ⅳ期NSCLC一线治疗双适应证的PD-L1抑制剂，也是国内首个联合化疗获批用于Ⅳ期鳞状NSCLC的PD-L1抑制剂。AK105-302研究显示，派安普利单抗联合紫杉醇和铂类治疗鳞状NSCLC，延长中位PFS 2.8个月（7.0个月vs.4.2个月，HR=0.40，P<0.01）。基于此研究结果，2023年1月10日NMPA批准Penpulimab联合化疗用于一线治疗晚期肺鳞癌患者，故2023年CSCO指南将其从Ⅱ级推荐上升为Ⅰ级推荐。另外一项国产PD-1单抗联合化疗的随机对照Ⅲ期研究ASTRUM-004探索了斯鲁利单抗（Serplulimab）联合化疗在局部晚期转移性肺鳞癌患者中的疗效。研究发现，与单纯化疗组比较，联用斯鲁利单抗可延长PFS（8.28个月vs.5.72个月，HR=0.55，P<0.01），进展风险下降45%。基于此研究结果，NMPA于2022年10月批准斯鲁利单抗联合化疗用于局部晚期或转移性鳞状NSCLC的一线治疗适应证，2023年CSCO指南也将其列入一线治疗Ⅰ级推荐。

（3）双免疫联合化疗

双免疫联合化疗（PD-1抑制剂联合CTLA-4抑制剂）一线治疗也报道了阳性结果。CheckMate-9LA研究探索了在2个周期的化疗的基础上应用纳武利尤单抗和伊匹木单抗（Ipilimumab）对比单纯化疗治疗未曾接受系统治疗的晚期NSCLC的疗效和安全性。结果显示，双免疫联合化疗治疗组较化疗组延长中位PFS（6.7个月vs.5.0个月，HR=0.68）和中位OS（15.6个月vs.10.9个月，HR=0.66），与PD-L1表达水平无关。2020年，美国FDA据此研究批准纳武利尤单抗+伊匹木单抗+化疗（2个周期）一线用于晚期或复发的NSCLC，但中国暂未批准其适应证，该方案被2023年CSCO指南作为一线治疗的Ⅲ级推荐。CheckMate-227研究也发现与化疗比较，纳武利尤单抗联合伊匹木单抗治疗在PD-L1 TPS≥1%的患者中中位DOR获益（24.5个月vs.6.7个月），在PD-L1 TPS＜1%的患者中中位DOR也获益（19.4个月vs.4.8个月）。但该研究在2019年时主要研究终点为PD-L1 TPS≥1%人群的OS，因此2020年美国FDA仅批准纳武利尤单抗联合伊匹木单抗用于PD-L1 TPS≥1%的EGFR/ALK阴性的转移性NSCLC的一线治疗，未来需要更多证据支持CheckMate-227研究方案的疗效。

（4）免疫联合抗血管生成和化疗

2023年CSCO指南对此部分没有改动。ICIs与抗血管生成药物具有协同作用。抗血管生成药物不仅能逆转血管内皮生长因子（vascular endothelial growth factor，VEGF）导致的免疫抑制效应，还可使肿瘤血管系统正常化，增加免疫活性细胞的转运，促进 $CD8^+$ T淋巴细胞的杀伤作用。ICIs可以恢复免疫活性微环境，通过激活效应T细胞、上调γ干扰素（interferon-gamma，IFN-γ）的分泌，增加效应T细胞的浸润及杀伤功能，并且有利于药物的传递，减少ICIs的用药剂量，降低不良事件的发生风险。IMpower150研究是首个证实免疫治疗联合抗血管治疗和化疗一线治疗晚期NSCLC患者PFS及OS均获益的Ⅲ期临床研究。该研究结果显示，与化疗联合抗血管治疗比较，阿替利珠单抗的加入延长中位PFS 1.5个月（8.3个月vs.6.8个月，HR=0.62，P＜0.01），延长中位OS 4.5个月（19.2个月vs.14.7个月，HR=0.78，P=0.02）；ORR提升至63.5%（63.5% vs.48.0%）。此研究中的阿替利珠单抗+贝伐珠单抗+卡铂+紫杉醇的四药联合方案已分别于2018年12月和2019年3月获美国FDA和欧洲药品管理局（European Medicines Agency，EMA）批准用于晚期非鳞NSCLC的一线治疗。目前，多个Ⅲ期临床研究正在探索免疫联合抗血管新生治疗的疗效，期待其研究结果能改变当前的临床实践。

5.1.4.2.3 抗血管生成治疗

肿瘤血管生成是肿瘤发生、生长、浸润与转移的重要条件。抗血管生成药物贝伐珠单抗、重组人血管内皮抑制素和安罗替尼可改善NSCLC患者的生存和预后。抗血管生成药物最早开展的研究是与化疗联合。2006年发表的Ⅲ期E4599研究对878例非鳞NSCLC患者分析显示，贝伐珠单抗联合卡铂＋紫杉醇较单纯化疗可延长患者中位OS（12.3个月vs.10.3个月，HR=0.79，P=0.003）。基于此研究，美国食品药品管理局批准贝伐珠单抗联合标准化疗一线治疗晚期非鳞NSCLC。为了探索这一治疗模式在中国人群中的效果，BEYONG研究显示，贝伐珠单抗联合化疗较单纯化疗延长非鳞NSCLC患者PFS，中位OS延长至24.3个月，并提高了ORR和疾病控制率（disease control rate，DCR），不良反应可以接受。2018年NMPA批准贝伐珠单抗联合化疗作为一线治疗方案，2023年CSCO指南也将其作为Ⅰ级推荐。重组人血管内皮抑制素是中国首个自主研发的抗肿瘤血管生成靶向药物，联合长春瑞滨和顺铂一线治疗晚期非鳞NSCLC患者能提高ORR并延长疾病进展时间。安罗替尼是一种口服的新型小分子多靶点TKI，可强效抑制血管内皮生长因子受体（vascular endothelial growth factor receptor，VEGFR）、血小板源性生长因子受体（platelet-derived growth factor receptor，PDGFR）、成纤维细胞生长因子受体（fibroblast growth factor receptor，FGFR）和c-Kit等多个靶点，具有抗肿瘤血管生成和抑制肿瘤生长的双重作用。Ⅲ期临床研究ALTER0303纳入437例至少经二线治疗的ⅢB/Ⅳ期NSCLC患者，结果显示，与安慰剂组比较，安罗替尼能够延长中位PFS（5.4个月 vs.1.4个月，HR=0.25，P<0.01）和中位OS（9.6个月 vs.6.3个月，HR=0.68，P=0.002）。NMPA已于2018年5月批准安罗替尼的三线适应证，用于既往至少接受过2种系统化疗后出现进展或复发的局部晚期或转移性NSCLC患者的治疗。对于PS评分为0～2分的患者，积极的三线治疗或可带来获益，但需综合评估潜在的治疗风险与获益。

新型化疗药物的出现、新免疫靶点的探索及药物研发给驱动基因阴性NSCLC带来了更多有希望的治疗方式。目前抗血管生成药物的耐药机制仍然不明确，需要基础研究和临床实践来探索细胞外基质改变等耐药因素，以减缓耐药的发生。抗肿瘤血管生成诱导的肿瘤血管正常化具有窗口期，在与免疫联合应用的治疗中需进一步优化抗血管生成药物的剂量和频次，避免过度抑制血管生成，以实现药物联合应用的最大效果。免疫治疗在驱动基因阴性的NSCLC中占据着越来越重要的地位，在不断取得突破的同时，目前尚需要对免疫治疗领域进行更深层次的探索，包括用药模式的优化、新靶点的探索、药物研发和克服耐药等方面。临床治疗模式的发展需要基础研究对新靶点的探索及转化研究的推动，如多个研究表明，新靶点T细胞免疫球蛋白和免疫受体酪氨酸抑制基序结构域（T cell imunoglobulin and iunoreceptor trosine-based ihibitory motif domain， TIGIT）在免疫细胞上高表达，能够导致其功能障碍，与肿瘤进展和预后不良相关，通过阻断TIGIT可以逆转免疫细胞功能衰竭，发挥抗肿瘤效应。目前，TIGIT抑制剂的临床研究多处于Ⅰ～Ⅱ期临床研究阶段，未来驱动基因阴性NSCLC的治疗前景值得期待。

5.2 小细胞肺癌内科治疗

5.2.1 概述

小细胞肺癌（SCLC）这一亚型占肺癌总数的13%～17%。SCLC是一种严重的神经内分泌癌，它的分类有3种：燕麦细胞型、梭形及多角形或者更复杂的混合形。SCLC具有极强的致死性，因此在临床诊断时应当格外谨慎。它的发病机制复杂，可能会导致患者出现早期症状，并可能会出现严重的治疗反应，从而影响患者的生存期。SCLC具有较高的危险性，大多数患者在诊断时都出现了转移性病灶，转移性播散的常见部位包括淋巴管播散至肺门和纵隔淋巴结，以及血源性播散至对侧肺、脑、肝、肾上腺和骨骼等。因此，早期发现可以显著改善预后。尽管如此，目前尚未开展专门针对SCLC筛选的临床实践。

2023年11月，美国癌症协会（American Cancer Society， ACS）更新了肺癌筛查指南，旨在指导肺癌高风险人群的筛查。根据最新指南，对于那些年龄在50～80岁之间现在正在吸烟、既往吸烟且吸烟指数≥20包年［吸烟指数（包年）=每日吸烟量（包）×吸烟时间（年），1包=20支］的无症状个体，强烈建议他们每年接受一次低剂量CT筛查，以明确是否患有肺癌，进行一级预防。肺癌筛查的主要益处在于可降低肺癌的特异性死亡率，使用低剂量CT筛查肺癌被证明是有效的，其诊断准确性得到相关随机对照研究结果的支持。美国国立卫生研究院（National Institutes of Health，NIH）开展的一项重要的国家肺癌筛查试验（National Lung Screening Trial， NLST），共有53454名重度吸烟患者参与，该试验旨在探讨采取低剂量螺旋CT筛查的有效性及其潜在的危害。实践证实，采取3次CT筛查的治疗方案，可显著降低肺癌的死亡率，其中95% CI：（6.8%～26.7%），P=0.004，这一发现为临床治疗提供了重要的参考依据。在8%的SCLC患者中，通过6.5年的长期跟踪研究发现，CT扫描筛查的患者在5.5年和6.0年的死亡风险要小于X射线胸片检测的患者。其他较大的肺癌筛查试验诊断的肺癌患者中SCLC的比例为4%～9%。研究证实，低剂量CT筛查可显著降低肺癌的死亡率。2020年，经过10年的欧洲NELSON试验随访发现，相比于对照组，低剂量CT筛查可显著降低男性高风险人群肺癌死亡率，虽然女性肺癌死亡率降低幅度更大，但无显著性意义。对于因有吸烟史而被纳入肺癌高风险人群进行的早期筛查发现，低剂量CT具有高灵敏度和可接受的特点。然而，这种筛查方式也可能存在危害，如患者因检查结果而焦虑、电离辐射暴露、过度诊疗等，因此，我们需严格把握筛查标准。

SCLC分期和诊断的主要方法有胸部增强CT、腹部和盆腔增强CT、头部增强MRI或增强CT、全身骨显像等。正电子发射计算机断层成像（positron emission tomography-computed tomography，PET-CT）是一项诞生于21世纪的分子影像学检查新技术，通过一次检查可以同时获得PET的代谢显像、CT的解剖学信息和PET-CT两者的融合显像结果，实现“1+1=3”的附加效果。目前临床上最常用的是^{18}F-FDG PET-CT检查，用于评估患者的全身肿瘤负荷，术前分期，放化疗疗效评价，良、恶性鉴别，以及为不明原因发热或原发灶不明的转移性肿瘤患者寻找原发灶、辅助放疗定位等。如果要进行肺癌全身评估，建议使用PET-CT。这种方法能够更准确地诊断淋巴结转移和胸膜外转移（除了脑转移）。此外，它还可以帮助识别那些常规CT无法检测到的肿瘤术后麻痹痕迹和复发情况。当PET-CT的摄取量增加时，还需要通过活检来进一步确认。肿瘤纤维化和肿瘤残留、复发的分化用常规CT无法判断时，若PET-CT摄取，需要通过活检确认等。^{18}FDG PET-CT在分期诊断领域取得了显著的成果，最新的研究结果表明，它能够显著改善SCLC患者的临床诊断和治疗策略。

此外，临床试验和随机对照试验表明，^{18}FDG PET-CT扫描可使肺癌患者的胸部手术率降低17%～20%。Seute等研究，SCLC的脑部转移发生率仅为10%～18%，其中大多数患者并未出现任何明显的症状。与此同时，MRI与CT技术也可以帮助更准确地识别出SCLC的脑部转移，其中MRI的准确性可以提供更精确的结果，从而更好地预防SCLC的复发。结果显示，超过11%的患者没有明显的神经系统疾病表现，而同时存在多重神经系统疾病的患者比例更高。

纵隔淋巴结和胸腔积液影响治疗决策时，若可用检测手段难以确认时，推荐使用经支气管内镜超声波检查法（endobroncheal ultrasonography，EBUS）、胸腔穿刺等方法明确纵隔淋巴结或胸腔积液性质。除了采用传统的超声检查技术（endobronchial ultrasound-guided transbronchial needle aspiration，EBUS-TBNA）来确定气管和支气管周围的肿瘤，这种技术不仅能够准确地识别肿瘤的良恶性，而且作为一种重要的肺癌分类标准，它能够更加精准地识别肿瘤的发展阶段，从而更好地预防和治疗肿瘤。通过细针穿刺针吸活检，可以准确地检测出纵隔及其淋巴结的情况，从而帮助医生准确诊断肺癌。这种方法的优点是可以通过全麻的方式，从颈部或者胸骨旁的小孔中进行，清楚地观察到淋巴结的变化，从而准确地判断是否存在淋巴结转移。纵隔镜取材量大，诊断准确率高，如临床需要，也应积极采用。当患者的胸壁上出现一些不易被常规检测发现的疾病，比如邻近的肿瘤，而传统的细胞学检测和支气管镜检测又难以实施时，建议采用胸壁穿刺针吸活检来检测。然而，由于该检测过程中存在气胸、出血的风险，少数情况甚至还可能发生针道种植性转移，因此，该检测仅适合无明显手术指征的肺癌患者，并作为辅助治疗和化学治疗的依据。若存在肺癌相关的临床表现，应考虑进行胸腔积液细胞学涂片检测肿瘤细胞。若存在关联性结节，比如锁骨上淋巴结，应采用病理学方法分析，从而更准确地判定是否患有疾病。当患者经常规检测无法获得准确病理结果，但被高度怀疑为肺癌时，胸腔镜手术是一种有效的选择。它可深入肺部探查弥散肿瘤、小结节和纵隔淋巴结，从而准确实施病因学诊断和分期，最终实现有效治疗。通过痰细胞学检查，肺部的癌细胞往往能够被发现，从而得出准确诊断。尤其是中央型肺癌且伴血痰的患者，更易在痰液中找到癌细胞。因此，对疑似肺癌患者建议连续进行3次或3次以上的细胞学检查。然而，鉴于存在痰细胞学检查准确性的局限，即便采用有效的组织学技术，也应尽量避免对其过度依赖。

SCLC的分类最早1973年依赖于美国退伍军人肺癌协会（Veterans Administration Lung Cancer Group，VALG）的标准，这些标准包括两个阶段：局部阶段（limited stage，LS）、广泛阶段（extensive stage，ES）。由于放射线是ES治疗的主要手段，因此这些阶段通常是基于X线检查来确定的。ES的定义可以概括为：当某个肿瘤只出现在某个部位时，它就处在该部位的SCLC范围之内，此时，该部位的肿瘤可能会发生扩展，并导致更多的扩展。通常来说，SCLC的范围可以覆盖整个部位，但如果出现了恶性的心包和胸腔积液，那么这个范围就会受到影响。30多年后，2009国际肺癌研究协会（IASLC）建议采取第7版肺癌分期分类标准（tumor node metastasis，TNM）来评估小细胞肺癌，这一技术不仅可以有效地检查肿瘤的发展情况，还可以帮助医生根据肿瘤的特征、临床表现，以及其他相关指征来评估其预后，从而给出最佳的治疗策略。SCLC的两种分期概念是相辅相成的：一种是局限期，即Ⅰ～Ⅲ期，它能够提供更加安全的根除肿瘤的方案；另一种是广泛期，即Ⅳ期，它的肿瘤/淋巴结的体积较大，但仍能够纳入可接受的放疗方案；还有一种是由于肺结节数量较多，导致肿瘤发展至T3～T4的情况。SCLC的诊断应该采用VALG与TNM的综合模式，以便提供精细的预后判断，从而有效改善患者的治疗效果。

SCLC被认定为与烟草有着密切关联的癌症，它的发病率可以追溯至30年前，这种情况通常在抽烟的人群中被发现。特别是在低收入国家和地区，肺癌（包括所有组织学亚型）的发生比例较低，这表明当前的抽烟习惯正在改变。但是，SCLC的实际发生率仍有待进一步研究。SCLC是一种常见的慢性呼吸道癌症，通常发生于成年人。然而，过去50年来，由于吸食香烟的女性比例增加，女性患者患病率出现了增长。因此，戒烟是SCLC患者首要的治疗方法，如果患者不能自己戒烟，可进入医院戒烟科寻求帮助。

近年来研究表明，SCLC具有明显的分子水平异质性，其基因组图谱显示广泛的染色体重排和高突变负担，绝大部分SCLC存在抑癌基因TP53和RB1功能性失活，Notch信号通路改变及体细胞基因拷贝数变异等。p53和RB分别由TP53和RB1编码，RB和p53都在调节细胞周期进程中发挥关键作用，RB是S期进入的主要抑制蛋白，而p53对多个细胞周期检查点而言都是不可或缺的，可以触发细胞周期阻滞或诱导细胞凋亡以应对各种细胞应激，例如异常复制。p107或p130的缺失、MYC家族成员的扩增、PTEN通路的改变，以及BCL-2的高表达都与促进SCLC细胞的生长、增殖和存活有关。Notch信号通路在调控细胞进程、调节细胞命运方面起着至关重要的作用，该通路高度依赖于上下游分子的调控，在不同的细胞环境中功能大相径庭。Notch信号是造血、免疫细胞分化的关键调节因子之一，与多种自身免疫性疾病、肿瘤的发生和肿瘤诱导的免疫抑制有关。另外，基于谱系转录因子（lineage-defining transcription factors，LDTFs）定义的分子分型概念，按照4个亚型特异性转录因子蛋白ASCL1、NEUROD1、POU2F3和YAP1的相对高表达将小细胞肺癌分为4个分子亚型（SCLC-A，SCLC -N，SCLC -P，SCLC -Y）。

ASCL1高表达肿瘤和神经内分泌（neuroendocrine，NE）标志物表达升高相关。NEUROD1高表达肿瘤具有较少的NE表型。POU2F3高表达的亚型可能来自独特细胞来源，可能代表SCLC的特异性丛细胞变异。YAP1可能优先在非NE SCLC亚型中表达。SCLC-A和SCLC-N为神经内分泌表型，伴有神经内分泌分化驱动基因INSM1及TTF-1等高表达；SCLC-P和SCLC-Y亚型为非神经内分泌表型，伴有上皮间质转化、Notch和Hippo信号通路激活等。Hippo信号通路，也称为Salvador/Warts/Hippo（SWH）通路，命名主要源于果蝇中的蛋白激酶Hippo（Hpo），它是通路中的关键调控因子。该通路由一系列保守的激酶组成，在多种生物体中通过调控细胞增殖、凋亡、干细胞自我更新，参与组织发育、组织稳态维持以及再生修复等多项生物学功能。而Hippo通路的失调则会导致肿瘤细胞的发生、侵袭、迁移、治疗耐药，以及心脏病、肝病、肺病和免疫功能障碍等疾病。

体外实验研究及部分小样本临床试验观察到不同分子亚型对治疗的敏感性不同。在免疫治疗方面，各亚型的不同免疫环境状态提示它们对免疫治疗有不同的敏感性。SCLC-P和SCLC-Y亚型的肿瘤间质浸润淋巴细胞较多，坏死也比较明显，称为免疫绿洲，而SCLC-A和SCLC-N亚型肿瘤间质浸润淋巴细胞较少，称为免疫沙漠，这种免疫微环境异质性特征为解释化疗联合免疫治疗方案的敏感性/耐药性机制及药物研发提供了新的思路。然而，某一SCLC患者的分子亚型并非一成不变，遗传学、起源细胞和肿瘤细胞的可塑性共同影响着SCLC分子亚型，例如，Notch通路激活或可导致亚型转化。有学者探索了基于循环肿瘤细胞进行分子分型的方法，为亚型转化的动态监测带来了希望。未来随着对SCLC异质性的深入认识，可能会产生以分子生物学为指导的临床新兴疗法。

SCLC患者的分子标志物胃泌素释放脑前体（precursor of gastrin-releasing peptide，proGRP）和神经元特异性烯醇化酶（neuron specifc enolase，NSE）是SCLC诊断以及治疗效果监测的重要肿瘤标志物。研究证实，proGRP是SCLC组织的重要产物，其在血清里的前体可被稳定检测到。SCLC可表现为神经内分泌细胞的特性，因此NSE往往会有过量表达。联合检测proGPR和NSE可以提高SCLC的诊断率，在局限期SCLC治疗有效的情况下，这两个值会随之下降。

通过使用多基因组分析，我们有望评估肿瘤突变负荷（tumor mutation burden，TMB），从而预测抗肿瘤药物的疗效。此外，当缺乏有关肿瘤的实验样品时，使用二代测序（next-generation sequencing，NGS）来评价循环肿瘤DNA（circulating tumor DNA，ctDNA）也有望成为有效的治疗策略。多项临床试验证实，TMB具备了抗肿瘤活性，因此帕博利珠单抗（Pembrolizumab）被允许应用于各种TMB-H肿块，不管其是何种组织结构。Shao等人开展了一项关于少见实体瘤的大型研究。该研究包括305个SCLC样本，其中37%为TMB-H（定义为≥10个突变/兆碱基）。2018年，Hellmann等人的研究涉及401名ES-SCLC患者，其中211名（53%）进行了全面的分子检测。研究发现，27%的受测样本TMB-H，对ICI治疗获益有显著影响，尤其是纳武利尤单抗（Nivolumab）和伊匹木单抗（Ipilimumab）联合治疗。Zhou等人探索了小队列SCLC患者的NGS结果。中位TMB为21.7个突变/Mb（范围9.～55.9），TMB-H（定义为＞21个突变/Mb）是OS的良好预后因素。2023年，Li等人的研究纳入了小队列SCLC（n=18），使用7个突变/Mb作为阈值，78%的患者为TMB-H。根据目前的证据，相当大比例的SCLC患者可能为TMB-H（无论定义的阈值如何）。该特征或可用于ICI治疗。

微卫星高度不稳定（microsatellite instability-high，MSI-H）是一种特定的分子表现，突变多，由受损的DNA错配修复机制（mismatch repair，MMR）导致。MSI-H在结直肠癌、部分子宫内膜癌、胃癌和上尿路尿路上皮癌中较常见，而其他癌症很少为MSI-H/dMMR。从临床角度来看，MSI-H/dMMR状态可预测对免疫检查点抑制剂（ICI）的反应，其是帕博利珠单抗治疗的获批生物标志物，无论组织学类型如何。Merlo等人最早报告了SCLC中MSI状态，发现在原发性SCLC中MSI-H发生率较高。然而，后来的研究并未证实此观察结果，而是显示MSI-H在肺癌中较为罕见.不过，与NSCLC相比，SCLC中MSI-H的发生率仍然更高（3% vs. 0.1%）。同一研究显示，MSI-H SCLC也存在TMB-H。对21个SCLC细胞系的综合分子分析显示，dMMR在SCLC的发生中没有显著作用。2021年，Yanagawa等人的研究显示，SCLC样本中

MSI-H的发生率较低（1.1%）。对大队列中国SCLC患者进行全面基因组分析，在111例受检的SCLC中未发现MSI-H。根据现有数据，SCLC的特点是MSI-H发生率低，然而，也存在极少部分MSI-H SCLC，可能伴随TMB-H，从免疫治疗中获益的可能性更高。

目前针对SCLC尚无批准的靶向药物或指导治疗的标志物。替莫唑胺（Temozolomide）在复发性SCLC中有一定的疗效，脑转移、MGMT（06-甲基鸟嘌呤-DNA-甲基转移酶）基因甲基化阳性患者可能疗效更好。我国国家药品监督管理局（NMPA）已于2019年批准人类MGMT基因甲基化检测试剂盒（荧光PCR法）用于定性检测石蜡切片样本中MGMT的甲基化状态。Schlafen 11（SLFN11）是一种DNA/RNA解旋酶，可使癌细胞对DNA损伤药物敏感。Shlafen-11（SLFN11）调控DNA损伤应答和复制应激，可在多种癌症中预测DNA损伤机制，以及化疗药物和PARP抑制剂的敏感性。SLFN11蛋白表达与替莫唑胺联合veliparib治疗患者的PFS和OS显著相关，因此，它具备潜力作为PARP抑制剂治疗SCLC的临床指示。循环肿瘤细胞（circulating tumor cells，CTCs）作为一种代表原发肿瘤的“液态活检标本”，可实时、动态、无创性地对SCLC患者病情进行监测，研究证实SCLC细胞分裂周期短、增殖快，易进入血液循环继而发生远处转移，CTCs在SCLC人群中检出率为67%～86%，检测CTCs有助于正确判断疾病临床分期，以便选择合适的治疗方案、指导SCLC患者的个体化治疗、监测肿瘤复发与转移、判定治疗疗效及预测预后生存，同时也是分析耐药分子机制及解决肿瘤异质性的一种手段。此外，对细胞外囊泡（如外泌体）的分析似乎也很有希望，可作为液体活检中各种分析物的替代来源。该方法有可能为识别用于SCLC患者诊断和监测的新生物标志物以及开发有希望的预后模型做出重大贡献。SCLC患者的预后评估和生物标志物的应用是至关重要的，以确定最佳的治疗策略，这一点不容忽视。

复合型SCLC（combined small-cell lung cancer，C-SCLC），即SCLC中混合其他不同病理类型，如非小细胞肺癌（non-small cell lung cancer，NSCLC）、变异体或至少含有10%的大细胞癌（large cell carcinoma，LCC）成分。C-SCLC占所有SCLC的5%～20%，作为SCLC的一种特殊类型，其起源和生物学特征仍不清楚，最常见的混合病理类型是LCC、鳞状细胞癌（SCC）和腺癌（AD）。对于混有NSCLC成分的复合型SCLC，推荐对不吸烟的广泛期患者进行分子检测，以协助明确诊断和评估潜在的靶向治疗方案。低钠血症（血Na<135 mmol/L）是SCLC常见并发症之一。回顾性研究发现，伴有低钠血症的SCLC患者OS显著低于血钠正常的患者，纠正低钠血症可能增大SCLC患者的生存获益。有研究表明，对于局限期SCLC患者，放疗前血小板/淋巴细胞比（platelet-to-lymphocyteratio ratio，PLR）与其OS显著相关，PLR数值每增加1，HR随之上升1.001，但仍需进一步在临床中验证。

SCLC因其异质性、侵袭性强等特点，诊治过程中更应重视多学科团队（multi disciplinary team，MDT）的作用，建议有条件的单位尽可能对SCLC进行MDT诊治，对患者进行全程管理。在MDT的执行过程中，多学科专业人士将会综合考虑患者的个人状况、症状、预后、健康风险等因素，综合运用当前国际上最新的治疗方法，以及有效的检测技术，以确定最佳的个性化治疗方案，使患者达到最佳健康状态。MDT团队会随着病人身心健康情况的发展而不断优化其治疗策略，以实现更好地延长病人寿命、更快地达到康复标准、更有利于病人恢复健康。

在被诊断为SCLC的患者中，只有三分之一处于疾病早期，可以接受潜在的多模式治疗。初始治疗对化疗高度敏感，但易复发，复发后缺少有效治疗方法。SCLC的初始治疗方法因分期而异。在局限期SCLC中，治疗的目标包括实现胸部疾病的持久控制和降低转移的风险。联合治疗可达到25%～30%的5年生存率。控制胸部疾病的局部治疗选择包括手术和放疗。化疗既能增强局部放疗的疗效，又能治疗微转移性疾病。在这种情况下，标准的化疗方案是顺铂-依托泊苷，在过去的30年中没有改变。预防性颅脑照射（prophylactic cranial irradiation，PCI）也是大多数对初始治疗有反应的非转移性SCLC患者标准治疗的一部分，因为它可显著降低脑转移的风险并提高生存率。

5.2.2 局限期小细胞肺癌（Ⅰ～ⅢC期）的初始治疗

临床分期为Ⅰ～ⅡA期的患者以根治性手术切除为标准治疗，有研究表明，病变仅限于单侧肺叶，基本状况良好的早期LS-SCLC更适合手术切除，且经肺叶切除术的早期患者5年生存率可达30%～58%，证实了手术在早期LS-SCLC患者治疗中的不可替代的地位。术前应进行病理性纵隔分期，包括纵隔镜检查、纵隔切开术、EBUS引导下活检，以及胸腔镜检查等。若内镜下淋巴结活检结果为阳性，则不需要其他纵隔分期检查。如果患者不适合手术或者不希望手术治疗，则不需要进行病理纵隔分期。对SCLC，PET-CT是比常规影像检查更好的分期手段，据报道，常规影像方法分期为局限期的患者经PET-CT检查有19%的患者转变为广泛期，也有8%的广泛期SCLC转为局限期。Ⅰ～ⅡA期的SCLC患者可能从手术中获益。现有的数据显示，手术组和非手术组患者5年生存率分别为27%～73%和4%～44%。有研究基于NCDB数据库的倾向匹配分析发现，手术治疗能显著提高5年生存率（47.6% vs.29.8%，$P<0.01$）。关于手术方式，多项回顾性研究和Meta分析的亚组分析均显示，肺叶切除组的生存率优于楔形切除组。当前，手术治疗在SCLC领域的作用逐步削弱的原因主要在于许多患者初次就诊时就已发生远处转移。

ⅡB～ⅢA期SCLC，手术的作用存在争议。尽管一些回顾性研究获得了阳性结果，但这些研究中已经获得的中位生存期范围为17～31.7个月，与同步放化疗的CONVERT研究的25个月相比并未有突破性提升，因此，手术是否能够达到有效的治疗效果，以及适合哪些患者，仍然是一个未知数；然而，随着肺癌二级预防的不断深入，手术治疗在ⅡB～ⅢA期患者中的重要性也将得到更准确的评估。ⅢB～ⅢC期SCLC，因缺乏有效证据证明手术有效，故不推荐进行手术治疗。

英国医学研究委员会（Medical Research Council，MRC）的一项多中心随机试验纳入144例病理确诊为SCLC的患者，结果表明放疗组较手术组平均生存期延长（300

天 vs. 199天，P=0.04）。从此，放射治疗作为SCLC的一种主要治疗方式进入大众视野。局限期SCLC胸部放疗，首先是辅助放疗，研究发现，术后N2患者辅助放疗能够提高OS（22个月vs.16个月），因此推荐术后N2患者接受辅助放疗。一项基于NCDB的回顾性分析显示，与未行辅助放疗相比，我们可以看出，N1患者辅助胸部放疗的5年生存率在数值上提高5.6%，但没有获得统计学上显著差异（P=0.22），基于两组样本量不均衡，且缺少局部复发数据，建议术后N1的患者行辅助放疗，同步或序贯均可。目前辅助放疗推荐采用三维适形技术（3D-CRT）调强技术（IMRT）或容积旋转调强技术（VMAT），靶区主要包括同侧肺门、同侧纵隔和突下等局部复发高危区域，总剂量50 Gy。不适宜手术或拒绝行手术的Ⅰ～ⅡA期SCLC，除了同步放化疗外，对原发肿瘤行立体定向放射治疗（stereotactic body radiation therapy，SBRT）/立体定向消融放疗（stereotactic ablative radiotherapy，SABR），然后进行全身化疗是可选治疗。SBRT/SABR具有高分次剂量和疗程短的优势，在不可手术切除的Ⅰ～ⅡA期SCLC患者中，SBRT/SABR能否代替标准胸部放疗（thoracic radiotherapy，TRT）带来更好的局部控制，美国的一项多中心队列研究分析了74例接受SABR（50 Gy/5 f）的Ⅰ期SCLC患者，结果表明1年和3年局部控制率高达97.4%和96.1%，仅2%的患者发生了肺炎。SBRT/SABR是手术高危患者的合适选择，尽管未证明其疗效等同于肺叶切除术，但一些研究表明总生存期（OS）和肺癌特异性生存无明显差异。SBRT/SABR的治疗原则同非小细胞肺癌。SBRT/SABR生物学等效剂量≥100 Gy可以取得更好的局部控制和生存率。RTOG0813研究显示50 Gy/5 f没有发生严重的毒性反应。对于SBRT/SABR设备要求具备图像引导放射治疗（image guided radiation therapy，IGRT）功能、TPS支持多模态图像（融合）和复杂设计计划功能。应用SBRT/SABR时能够应用CT/4D-CT模拟定位精确勾画定位CT图像，扫描层厚1～3 mm，通过慢速CT、屏气技术、门控技术、4D-CT等实现对运动靶区数据的获取和呼吸运动的管理。对于治疗中的影像引导需要有锥形束CT（cone beam CT，CBCT）配准体内标记、体表标记及追踪技术支持。用于做SBRT/SABR的设备各项参数精度如等中心激光灯、图像引导、图像质量等，要高于常规调强放射治疗技术（intensity-modulated radiation therapy，IMRT）治疗所用设备的要求。超过T（1～2）N0的局限期SCLC患者，同步放化疗为标准治疗。如果患者不能耐受，也可行序贯化放疗。经Ⅲ期随机对照研究验证，实行同步放化疗优于序贯放化疗。加拿大一项研究比较在化疗第2周期与第6周期开始放疗的疗效，发现早期放疗可提高局部和全身控制率，获得更长的生存期。所以胸部放疗应在化疗的第1～2个周期尽早介入。对于特殊的临床情况，如肿瘤巨大、合并肺功能损害、阻塞性肺不张等，可考虑2个周期化疗后进行放疗。同步化疗方案推荐使用顺铂（Cisplatin，CDDP）/依托泊苷（Etoposide），每周期21～28天。放疗总剂量和分割方案目前尚未确定最佳的放疗剂量和分割方案。根据INT 0096研究，45 Gy/1.5 Gy、bid./3周方案优于45 Gy/1.8 Gy、q.d/5周方案。而两项Ⅲ期研究CONVERT研究和RTOG0538研究均未能证明66 Gy或70 Gy（每天1次）方案优于45 Gy（bid）方案，但前者的总生存率和毒性均与后者相似，因此推荐局限期SCLC患者胸部放疗总剂量为45 Gy/1.5 G、 bid./3周或总剂量为60～70 Gy，1.8～2.0 Gy、q.d/6～8周。回顾性和随机Ⅱ期研究表明，加速大分割方案总剂量为40～42 Gy每天治疗一次，3周完成，可产生与45 Gy/1.5 Gy，每日2次相似的结果；放疗靶区勾画原则为原发灶靶区应按照化疗后残留肿瘤勾画，对于诱导化疗后完全缓解的淋巴结，也应该照射淋巴结所在的整个引流区；有明确的纵隔淋巴结转移者即使同侧肺门未发现肿大淋巴结，靶区包括同侧肺门也是合理的。一项前瞻性非劣效性随机对照研究显示，化疗前和化疗后对肿瘤范围进行放疗的局部复发率、孤立性淋巴结失败率和OS均无显著性差异。放疗至少要采用CT模拟定位和三维适形技术。当需要达到足够的肿瘤剂量而又要顾及正常组织的限量时，则需要采用更先进的技术，包括（但不仅限于）四维CT（4DCT）和/或PET-CT模拟定位，IMRT/VMAT图像引导放疗技术及呼吸门控技术。局限期SCLC，前期经过根治性化疗和胸部放疗，获得较好疗效，部分缓解（partial response，PR）/完全缓解（complete response，CR）的患者，行PCI可以降低颅内转移的概率并提高整体生存率。而接受根治性手术和系统化疗的Ⅰ期SCLC患者，因后期脑转移率较低（＜10%），脑预防放疗可能获益较小。全脑预防放疗的建议剂量为25 Gy/10 f，开始时机建议在完成放化疗后3～4周。具体放疗技术可选择常规放疗、适形放疗，海马保护的全脑放疗可显著改善神经认知功能受损，但在PCI照射中的保护作用尚存在争议，有条件的前提下可考虑行海马保护的调强放疗（IMRT），更大规模的3期研究NRG003正在进行。对于高龄（大于65岁），PS＞2分，有神经认知功能受损的患者不建议行PCI。依托泊苷联合铂类是局限期SCLC一线治疗的经典方案。依托泊苷，是一种有机化合物，化学式为$C_{29}H_{32}O_{13}$，是一种细胞周期特异性抗肿瘤药物，作用于DNA拓扑异构酶Ⅱ，形成药物-酶-DNA稳定的可逆性复合物，阻碍DNA修复。实验发现，这一复合物可随药物的清除而逆转，使损伤的DNA得到修复，从而降低了细胞毒作用。顺铂作为一代铂类药物，在治疗过程中对胃肠道的反应较大，为一种高致吐性的化疗药物，治疗中常引起比较严重的恶心、呕吐等胃肠道反应。此外，对肾脏的损害也相对比较大，所以既往存在肾基础疾病的患者，用顺铂要高度警惕，或者可以避免使用这类肾毒性比较强的药物；卡铂相比于顺铂而言更为温和，主要副作用是骨髓抑制，对血小板的降低作用相对比较明显，对胃肠道的反应相比顺铂要轻少许，但是也会引起恶心、呕吐等中毒情况。

在一项基于卡铂或顺铂的化疗在小细胞肺癌一线治疗中的应用的Meta分析中，比较了SCLC患者采用顺铂为基础和卡铂为基础的方案，两组客观缓解率（objective response rate，ORR）无差异（67% vs.66%），无进展生存期（progression free survival，PFS）和OS也无差异（分别为5.5个月 vs.5.3个月；9.6个月 vs. 9.4个月），从而证实了顺铂和卡铂在SCLC一线治疗中的疗效没有差异。其次，SCLC患者术后均应接受含铂方案的辅助化疗。美国国家癌症数据库（National Cancer Database，NCDB）分析显示，对于pT（1～2）N0M0的患者，辅助化疗（无论是否联合放疗）均能够降低22%的死亡风险（HR=0.78，95% CI：0.63～0.95）。辅助化疗采用依托泊苷联合顺铂（EP）方案或依托泊苷联合卡铂（EC）方案（图5-2）。

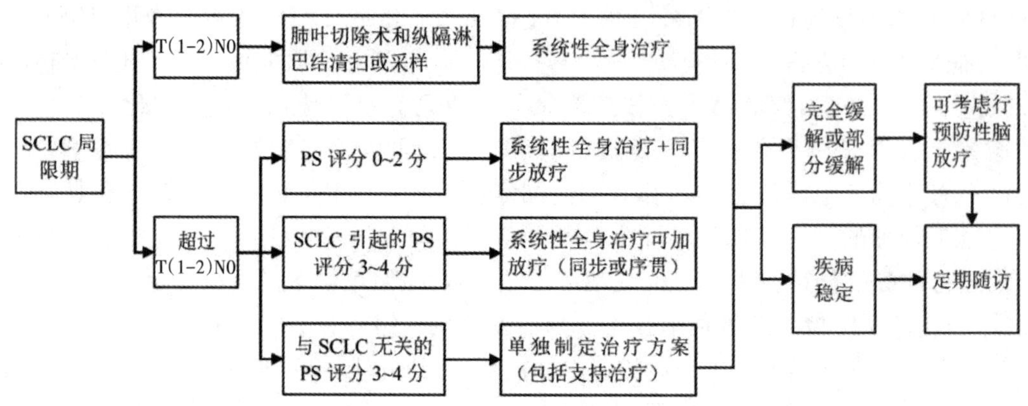

图5-2 SCLC局限期治疗流程图

5.2.2.1 可手术局限期SCLC［T(1-2)N0］患者（ⅠA1期、ⅠA2期、ⅠA3期、ⅠB期、ⅡA期）的治疗

（1）适合手术的患者

推荐根治性手术，术式为肺叶切除术+肺门、纵隔淋巴结清扫术。术后病理提示N0的患者推荐辅助化疗，方案包括EP或EC。术后病理提示N_1的患者，推荐辅助化疗合并或不合并纵隔淋巴结放疗。术后病理提示N2的患者，推荐行辅助化疗合并胸部放疗。其辅助化疗方案推荐EP方案。接受根治性手术和系统化疗的Ⅰ期SCLC患者，因为后期发生的脑转移率较低（<10%），根据患者的实际情况决定是否行PCI。

（2）不适合手术患者或不愿意手术患者

立体定向放射治疗（SBRT/SABR）后放疗。化疗+同步/序贯放疗。CR或PR的患者行PCI。

5.2.2.2 不可手术局限期SCLC［超过T(1-2)N0］（ⅡB期、ⅢA期、ⅢB期、ⅢC期）的治疗

（1）功能状态评分（PS）0～2分（非SCLC所致）

化疗同步胸部放疗为标准治疗，化疗方案为依托泊苷+顺铂/卡铂，胸部放疗应在化疗的第1～2个周期尽早介入，如果患者不能耐受也可行序贯放化疗。放疗最佳剂量和方案尚未确定，推荐胸部放疗总剂量为45 Gy，1.5 Gy/次，2次/3周；或总剂量为60～70 Gy，1.8～2.0 Gy/次，1次/ 6～8周。对于特殊的临床情况，如巨大肿瘤、合并肺功能损害、阻塞性肺不张等，可考虑2个周期化疗后进行放疗。放化疗后疗效达CR或PR的患者，可考虑行PCI。

（2）PS评分为3～4分（由SCLC所致）

建议应充分综合考虑各种因素，谨慎选择治疗方案，如化疗（单药方案或减量联合方案），如果治疗后PS评分能达到0～2分，可考虑给予同步或序贯放疗；如果PS评分仍无法恢复至2分以下，则根据具体情况决定是否采用胸部放疗。放化疗后疗效达CR或PR的患者，可考虑行PCI。

（3）PS评分为3～4分（非SCLC所致）

经给予对症支持治疗后，如果体力状况得到改善，PS评分能够达到0～2分，可按照PS评分为0～2分组的患者的治疗策略进行治疗；如果PS评分仍无法恢复至2分以下，则继续给予最佳对症支持治疗。

其中需注意的是老年SCLC患者，不能仅根据年龄确定治疗方案，根据机体功能状态指导治疗更有意义。如果老年患者日常生活自理能力、体力状况良好、器官功能相对较好，应当接受标准联合化疗（如果有指征也可放疗），但因老年患者可能有更高的概率出现骨髓抑制乏力和器官功能储备较差，所以在治疗过程中应谨慎观察，以避免出现过高的风险。

目前，免疫治疗在局限期SCLC也进行了初步探索。STIMULI研究是一项1：1入组的随机Ⅱ期临床试验，旨在表明免疫联合巩固治疗对比观察治疗接受同步放化疗及PCI后LD-SCLC患者的优越性。在入组的222名患者中，153名被随机分配（78例随机至试验组，75例随机至观察组）分为免疫双药维持组和临床观察组。免疫巩固组治疗方案为纳武利尤单抗（1 mg/kg，每3周输注一次）及伊匹木单抗（3 mg/kg，每3周输注一次）联合治疗4个周期后序贯纳武利尤单抗（240 mg，每2周输注一次）巩固治疗，且纳武利尤单抗的最长巩固治疗时间上限为12个月。结果显示，免疫巩固组和支持治疗组的PFS分别为10.7个月和14.5个月，P=0.93，12个月PFS率分别为48.1%和52.8%，24个月PFS率分别为43.2%和40.3%，免疫巩固组中有55.1%的患者因AEs终止治疗，≥3级AEs患者比例为61.5%（治疗相关AEs为51.3%），对照组为25.3%，短期积极治疗后出现无法耐受的毒性反应致治疗终止可能影响了整个试验的疗效评价。该试验后因入组速度慢，样本含量为预设样本含量的一半而提前终止，且未达到主要终点；但值得注意的是，目前这项研究双免疫治疗组的OS还没有达到，尽管两组OS尚未发现有统计学差异，但从OS曲线看到两组在30个月后，免疫维持治疗组的OS曲线逐渐超过观察组，免疫治疗组36个月的OS率超过观察组近13%，看到免疫治疗持久的获益。

现在，仍有许多实验在积极探索。ADRIATIC试验是度伐利尤单抗（Durvalumab）在局限期小细胞肺癌同步放化疗后的维持治疗的探索。目前该研究入组已结束，让我们期待这项试验的研究成果。ML41257研究是诱导放化疗后，接受阿替利珠单抗（Atezolizumab）+TIGIT（T cell immunoglobulin and ITIM domains）抑制剂进行巩固治疗的Ⅱ期研究。SHR-1316是一种人源化抗PD-L1单克隆抗体，SHR-1316-Ⅲ-302是SHR-1316或安慰剂联合同步化放疗一线治疗局限期小细胞肺癌Ⅲ期临床研究。MK7339-013/KEYLYNK-013的Ⅲ期研究，以及NRG-LU005试验中对于阿替利珠单抗应用的Ⅱ、Ⅲ期研究等其他免疫治疗在局限期SCLC中的研究结果值得期待。

5.2.3 广泛期小细胞肺癌（Ⅳ期）的内科治疗

5.2.3.1 一线治疗（初始治疗）

依托泊苷联合顺铂或卡铂是广泛期SCLC一线治疗的标准方案。此外，在一项关于伊立替康（Irinotecan）联合顺铂与依托泊苷联合顺铂治疗广泛期SCLC的比较中，伊立替康联合铂类方案也是一线治疗的可选方案。由于顺铂有剂量限制性肾毒性、耳毒性、神经毒性和消化道毒性，以及治疗诱导性耐药等缺点，对于不适用顺铂的患者，也可以选择依托泊苷联合洛铂方案。洛铂与顺铂的抑制肿瘤作用相似且较强，对耐顺铂的细胞株，仍有一定的细胞毒作用。其毒性与卡铂相似，主要毒性为骨髓造血抑制，但其肾毒性较低。根据中国学者开展的依托泊苷联合洛铂（Lobaplatin）对比EP一线治疗广泛期SCLC的Ⅲ期研究结果，推荐洛铂作为中国广泛期SCLC可选的一线化疗药物。该研究共入组234例患者，EL组和EP组中位PFS分别为5.17个月vs.5.79个月（P=0.1821），中位OS分别为12.52个月vs.11.56个月（P=0.3383），DCR为82.64% vs.83.78%（P=0.8618）。肾毒性、恶心呕吐的发生率在EL组也显著降低。

免疫检查点抑制剂作为一种具有“后程发力”特征的治疗手段，后续治疗模式也可能对总生存产生影响。既往有回顾性研究表明，ES-SCLC在免疫治疗进展后继续使用免疫治疗，可能延长生存获益，对比进展后停用免疫治疗的患者可以显著降低疾病进展或死亡风险高达55%和61%。靶向PD-1和PD-L1的免疫检查点抑制剂在SCLC治疗中显示了良好的临床活性。

随着阿替利珠单抗的问世及IMpower133研究的突破性结果，ES-SCLC的治疗一扫阴霾，总生存期（OS）及无进展生存期（PFS）双终点的获益顺利引领ES-SCLC进入一线免疫联合化疗治疗时代。阿替利珠单抗是首个获批的PD-L1抗体，通过阻断一条PD-1/PD-L1的信号通路来发挥抗癌的作用。PD-1是机体免疫T细胞表达在细胞膜上的一个标志，能够与它结合的配体就是PD-L1，它们结合后，就会向T细胞发送“现在免疫力已经足够强大，不用再工作了”的信号，使T细胞进入休眠状态，防止身体发生自身免疫疾病。而肿瘤细胞正是钻了这么一个空子，通过自身高表达PD-L1来“迷惑”免疫细胞，使其丧失正常识别、杀伤肿瘤的能力。阿替利珠单抗通过结合肿瘤细胞和肿瘤浸润免疫细胞上的PD-L1，阻断负性调控的来源，从而全面地重新激活T细胞功能，杀灭癌细胞。2020年2月，我国国家药品监督管理局（NMPA）基于IMpower133研究的结果，正式批准PD-L1抑制剂阿替利珠单抗+依托泊苷/卡铂作为广泛期SCLC一线治疗的适应证。IMpower133是一项全球、双盲、安慰剂对照的Ⅲ期研究。研究纳入403例未经治疗的ES-SCLC患者，按1∶1随机分配接受4个周期阿替利珠单抗+依托泊苷/卡铂或安慰剂+依托泊苷/卡铂诱导治疗，之后继续使用阿替利珠单抗或安慰剂维持治疗，直到出现不可耐受的毒性、疾病进展或没有临床获益。值得一提的是，该研究采用了PFS、OS双终点设计。结果显示，与标准治疗相比，阿替利珠单抗联合依托泊苷/卡铂可将中位OS延长2个月（12.3个月 vs.10.3个月，P=0.0154），并显著提高了12个月（51.9% vs. 30.9%）和18个月（34.0% vs. 21.0%）的OS率；中位PFS也由4.3个月延长到5.2个月，疾病进展风险降低了23%。两组患者3/4级AE的发生率相似。虽然阿替利珠单抗1 680 mg q. 4w.维持用药与1 200 mg q. 3 w.维持用药的疗效和安全性相同，NCCN指南也推荐选择1 680 mg q.4w.维持治疗，但我国阿替利珠单抗获批的适应证仅有1 200 mg一种剂型，仅推荐1 200 mg q. 3w.维持治疗。IMpower133

研究是30年来首个达到双终点阳性结果的免疫联合化疗用于ES-SCLC一线治疗的Ⅲ期临床研究，将ES-SCLC的治疗推到了一个新的高峰，重塑了ES-SCLC的治疗格局，为患者带来更好的生存获益。此外，IMpower133模式也在真实世界中得到验证，首个大规模真实世界数据补充了阿替利珠单抗在中国人群的证据。该回顾性对照研究筛选了2019年1月——2022年4月期间在中国6家肿瘤中心接受治疗的ES-SCLC患者，最终纳入225例一线接受依托泊苷+铂类（EP）±阿替利珠单抗至少一个周期治疗的患者。结果显示，真实世界中阿替利珠单抗组中位PFS为7.1个月（6.5～9.0），明显高于对照组，进一步验证了IMpower133研究中PFS的获益结果，目前OS仍在随访中。

CASPIAN是一项多中心、随机、开放的Ⅲ期试验，评估PD-L1抑制剂度伐利尤单抗联合化疗对比单纯化疗一线治疗ES-SCLC的疗效与安全性，主要终点为OS。度伐利尤单抗是一种人源化的PD-L1单克隆抗体，能够阻断PD-L1与PD-1和CD80的结合，从而阻断肿瘤免疫逃逸并解除对免疫反应的抑制。研究证明，度伐利尤单抗+依托泊苷/顺铂或卡铂组的中位OS显著优于化疗组（13.0个月vs. 10.3个月，P＝0.0047），死亡风险降低27%（HR＝0.73，95% CI：0.59～0.91），两组AE的发生率也相似(98.1% vs.97%)。CASPIAN方案在真实世界中的疗效与安全性也逐步得到验证，一项来自山东省肿瘤医院的真实世界回顾性研究显示，中国ES-SCLC患者中，接受PD-L1抑制剂联合化疗与PFS获益提升相关。100例接受PD-L1抑制剂联合化疗（其中61%为度伐利尤单抗联合方案）的ES-SCLC患者，对比单纯化疗治疗的中位PFS为7.9个月对比6.4个月；另一项中国的真实世界回顾性研究也取得类似结果，PD-L1抑制剂联合化疗对比单纯化疗显著提高生存获益，mOS达到19.0个月（OS HR=0.60，P=0.0054），3/4级AE无明显升高，PD-L1联合化疗组和单纯化疗组的3/4级AE发生率分别为45.9%和41.7%。2019年11月FDA授予度伐利尤单抗在先前未接受过治疗的广泛期SCLC的优先审评资格，NCCN指南也将其作为一线治疗的优先推荐。2021年7月，NMPA批准度伐利尤单抗联合依托泊苷/卡铂或顺铂方案一线治疗广泛期SCLC的适应证，CSCO指南也将其作为Ⅰ级推荐。

阿得贝利单抗（Adebrelimab）是国产的人源化PD-L1抑制剂，能通过特异性结合PD-L1分子，从而阻断导致肿瘤免疫耐受的PD-1/PD-L1通路，重新激活免疫系统的抗肿瘤活性，从而达到治疗肿瘤的目的。SHR-1316-Ⅲ-301研究是一项随机、双盲、Ⅲ期研究，评估了阿得贝利单抗或安慰剂联合依托泊苷和卡铂用于广泛期SCLC一线治疗的有效性和安全性，主要研究终点是OS，次要研究终点包括无进展生存期(PFS)、客观缓解率（objective response rate，ORR）、缓解持续时间（duration of overall response，DOR）、疾病控制率（disease control rate，DCR）和安全性等。研究共入组462例受试者，按照1∶1随机入组，分别接受阿得贝利单抗或安慰剂联合依托泊苷和卡铂，每3周给药1次，完成4～6个周期联合治疗后，进入阿得贝利单抗或安慰剂维持治疗，直至疾病进展、毒性不可耐受或其他需要终止治疗的情况。结果显示，阿得贝利单抗联合化疗组中位OS达到了15.3个月，与安慰剂联合化疗相比延长2.5个月，可以降低28%的死亡风险。此外，阿得贝利单抗组在PFS、ORR、DOR方面也获得了优异的结果，同时具有良好的安全性。2023年2月，NMPA批准了阿得贝利单抗联合化疗一线治疗广泛期小细胞肺癌的适应证。

斯鲁利单抗（Serplulimab）是国产的PD-1抑制剂，主要通过靶向CD20抗原来发挥作用。这个抗原在B细胞表面广泛表达，斯鲁利单抗结合到CD20抗原上，激活免疫系统攻击恶性B细胞，从而起到治疗作用。ASTRUM-005研究是一项随机、双盲、安慰剂对照的Ⅲ期临床试验，由来自6个国家的114家中心共同参与。纳入标准的人群主要包括：①经组织学/细胞学确诊的ES-SCLC患者；②之前没有接受过系统性治疗的患者；③至少有一个可测量病灶的患者；④ECOG活动状态（PS）评分为0或1分的患者。患者按照2：1的比例随机分配至实验组和对照组，两组治疗方案分别为斯鲁利单抗或安慰剂联合卡铂+依托泊苷，静脉输注，每3周一次，最多4个治疗周期，序贯斯鲁利单抗维持治疗，直至疾病进展或不可耐受的毒性。研究的主要终点为OS，次要终点包括PFS、ORR、DoR和安全性等，其中分析结果显示，中位随访12.3个月显示，斯鲁利单抗组和安慰剂组的总人群中位OS分别为15.4个月和10.9个月，延长4.5个月，显著降低死亡风险37%（HR＝0.63，95% Cl：0.49～0.82；P<0.001），24个月总生存率分别为43.1%和7.9%，中位PFS分别为5.7个月和4.3个月，降低52%的疾病进展风险（HR＝0.48，95% CI：0.38～0.59），而且具有良好的安全性。2023年1月17日，NMPA批准斯鲁利单抗与EC方案一线治疗广泛期小细胞肺癌。

此外，TQB2450-Ⅲ-04研究［TQB2450联合安罗替尼（Anlotinib）联合化疗］、JUPITER028研究［特瑞普利单抗（Toripalimab）联合化疗］、BGB-A317-312研究［替雷利珠单抗（Tislelizumab）联合化疗］等免疫检查点抑制剂联合化疗的Ⅲ期研究已经结束入组，期待结果公布。

广泛期SCLC患者对一线化疗敏感者，疗效判定CR或PR，且一般状态良好，加用胸部放疗可有所获益，尤其对于胸部有残余病灶和远处转移病灶体积较小者。研究证明，低剂量胸部放疗耐受性良好，可降低症状性胸部复发风险，在一部分患者中可延长生存。CREST研究结果显示全身化疗后达到缓解（CR和PR）的广泛期SCLC患者，给予胸部原发病灶放疗（30 Gy/10次）联合预防性脑放疗，可降低50%胸部复发风险，提高2年总体生存率（13% vs. 3%，P=0.004）。对于放射治疗技术，至少应给予患者基于CT定位的三维适形放疗（3D-CRT），在满足足够的肿瘤剂量并保证正常组织限量在安全范围内时，推荐使用更为先进的技术，包括（但不限于）4D-CT和/或PET/CT模拟定位、调强适形放疗（IMRT）/容积弧形调强放疗（VMAT）、图像引导放疗（IGRT）和呼吸运动管理策略。胸部放疗的总剂量和分割次数在30 Gy/10次到60Gy/30次范围内，或选择在此范围内的等效方案。

含铂类＋依托泊苷±免疫检查点抑制剂治疗时，曲拉西利（Trilaciclib）或人粒细胞集落刺激因子（granulocyte colony-stimulating factor，G-CSF）可作为预防骨髓抑制支持治疗的选择。曲拉西利是全球首个在化疗前给药、拥有全系骨髓保护作用的创新药物，是一种高效、选择性、可逆的细胞周期蛋白依赖性激酶4和6（CDK4/6）抑制剂，促进骨髓中的造血干细胞和祖细胞（hydrogenated soybean phosphtidylcholine，

HSPC）产生循环中性粒细胞、红细胞和血小板。HSPC的增殖依赖于CDK4/6的活性。在化疗前经过静脉滴注给药，曲拉西利可通过短暂阻滞骨髓中造血干细胞和祖细胞处于细胞周期的G1期，从而保护骨髓细胞免受细胞毒性化疗的损害。在广泛期SCLC一线治疗的随机对照临床研究（G1T28-02、G1T28-05）中，患者被随机分配接受曲拉西利或安慰剂治疗，结果显示曲拉西利较安慰剂组可显著改善患者化疗体验，降低疲劳、中性粒细胞减少、贫血和血小板减少的发生率，并减少G-CSF的使用和输血的次数。另外，曲拉西利组和安慰剂组的OS和PFS相似。2021年2月，FDA加速批准曲拉西利上市，NCCN指南中也推荐其作为一种预防选择，以降低化疗诱导的髓抑制发生率。中国多家单位共同开展的曲拉西利在接受卡铂联合依托泊苷或拓扑替康治疗广泛期SCLC患者的Ⅲ期研究已经完成入组，2021年12月，曲拉西利被国家药品监督管理局纳入优先审评审批程序，2022年2月23日该研究宣布达到主要研究终点，即在中国SCLC患者中证实曲拉西利可以显著缩短第一周期严重中性粒细胞降低的持续时间。曲拉西利的推荐剂量为240 mg/m²，在当日化疗给药前4小时内经静脉（Ⅳ）滴注30分钟，连续多日给予曲拉西利时，两次给药的间隔时间应不超过28小时。（图5-3）

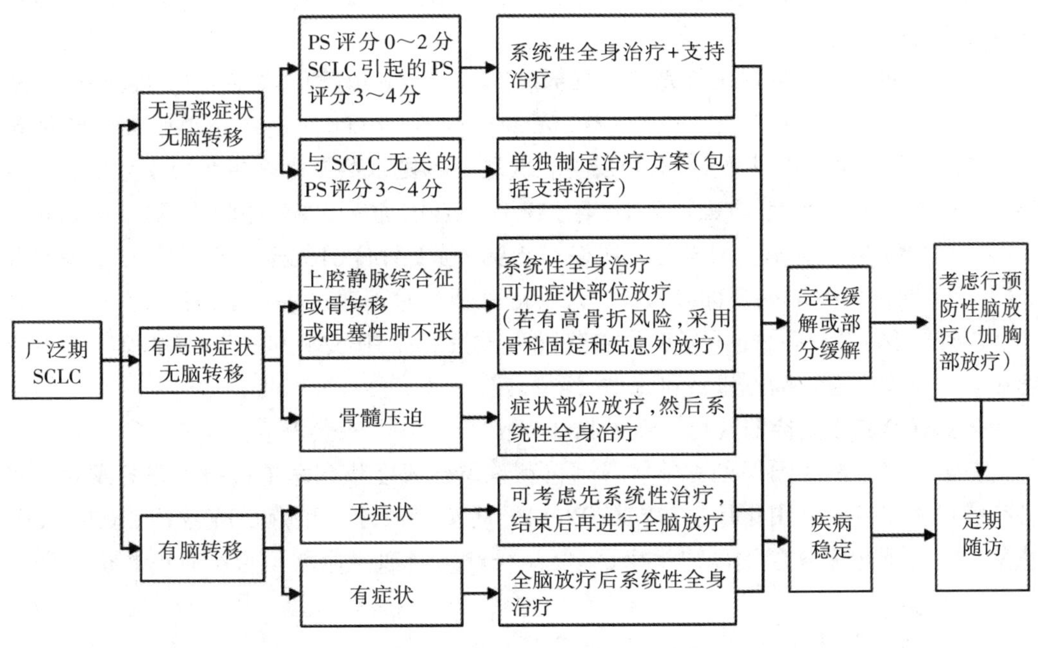

图5-3 SCLC广泛期治疗流程图

（1）无局部症状且无脑转移（PS平分0～2分）

推荐依托泊苷和卡铂联合阿替利珠单抗或度伐利尤单抗或斯鲁利单抗或阿得贝利单抗4周治疗后免疫单药维持治疗或单用化疗。化疗后疗效达CR或PR的患者如果远处转移灶得到控制，且一般状态较好可以加用胸部放疗或PCI。含铂化疗±免疫检查点抑制剂治疗前预防性应用曲拉西利或G-CSF支持治疗。

（2）无局部症状且无脑转移（PS评分3～4分中由SCLC所致）

对于由SCLC所致的PS为3～4分的广泛期SCLC患者，应充分综合考虑各种因素，谨慎选择治疗方案，如化疗（单药方案或减量联合方案），治疗后若PS评分能达到2分以上，可给予胸部放疗。

（3）无局部症状且无脑转移（PS评分3～4分中非SCLC所致）

若为非SCLC所致PS为3～4分的广泛期SCLC患者，经对症支持治疗后，如果体力状况得到改善，PS评分能够达到2分以上，可按照PS为0～2分组患者的治疗策略进行治疗。

（4）有局部症状且无脑转移

①上腔静脉综合征（superior vena cava syndrome，SVCS）：临床症状严重者推荐先放疗后化疗，临床症状较轻者推荐先化疗后放疗；此外，还需注意给予吸氧、激素、利尿（放疗初期可能出现局部水肿加重）及碱化尿液、镇静、止痛等处理。局部放疗的放射野应包括原发灶、整个纵隔区（包含上腔静脉区）及两锁骨上区；但广泛期SCLC患者靶区画应遵从个体化姑息局部放疗原则，对PS评分差（≥3分）的患者，不推荐常规采用同步放化疗，且首次化疗应具有冲击性。放化疗结束后，根据患者的具体情况决定是否行PCI。

②压迫症：这类患者应首先接受局部放疗，控制和解除压迫症状，缓解疼痛，改善生活质量，常用放疗方案是30 Gy/10 f/2周或40 Gy/20 f/4周；对于单个椎体转移导致脊髓压迫的患者，PS评分差不能耐受多次放疗者可以给予大剂量少分次放疗20 Gy/5 f～8 Gy/1 f，并给予EP方案、EC方案、IP方案或IC方案化疗。由于脊髓压迫症的患者生存时间较短，生命质量较差，所以对于胸部放疗和PCI的选择需综合考量多方因素，慎重选择（如CR或PR的患者可以放疗），但通常不建议手术减压治疗。

③骨转移：推荐化疗＋局部姑息外照射放疗，常用放疗方案是30 Gy/10 f/2周或40 Gy/20 f/4周；骨折高危患者可采取骨科固定。

（5）有局部症状伴脑转移，但无脑部症状

先斯鲁利单抗或阿得贝利单抗或阿替利珠单抗或度伐利尤单抗+EC方案或度伐利尤单抗+EP方案或单用化疗（EP/EC/IP/IC），后全脑放疗。治疗后疗效达CR或PR的患者，可给予胸部放疗。含铂化疗±免疫检查点抑制剂治疗前预防性应用曲拉西利或G-CSF支持治疗。

（6）有局部症状伴脑转移且有脑部症状

先全脑放疗，疾病稳定后，用斯鲁利单抗或阿得贝利单抗或阿替利珠单抗或度伐利尤单抗+EC方案或度伐利尤单抗+EP方案或单用化疗（EP/EC/IP/IC）。治疗后疗效达CR或PR的患者，可给予胸部放疗。

5.2.3.2 二线治疗

尽管SCLC对于初始治疗非常敏感，但大多数的SCLC患者在初始治疗后出现复发及耐药；这些患者在接受进一步的化疗后中位OS只有4～5个月。尽管治疗的有效率很大程度上取决于初始治疗结束至复发的时间间隔，但多数患者二线治疗也能显著缓解症状。

（1）≤6个月复发

距离一线治疗结束≤6个月内复发或进展的患者，推荐二线治疗选择拓扑替康（Topotecan）、伊立替康（Irinotecan）、吉西他滨（Gemcitabine）、紫杉醇（Paclitaxel）或长春瑞滨（Vinorelbine）等药物治疗，同时也推荐患者进入临床试验。拓扑替康为喜树碱半合成衍生物，是一种抑制拓扑异构酶Ⅰ的药物，能与拓扑异构酶Ⅰ-DNA复合物结合，从而阻碍断裂DNA单链的重新链接。形成的拓扑替康-拓扑异构酶Ⅰ-DNA三元复合物与复制酶相互作用，造成双链DNA的损伤，达到抗肿瘤的作用。拓扑替康有静脉和口服两种给药方式。一项Ⅲ期研究证实在化疗敏感的SCLC患者中，口服拓扑替康的疗效及耐受性与静脉给药相似，ORR分别为18.3%和21.9%，OS分别为33周和35周；口服拓扑替康的1年和2年生存率分别为32.6%和12.4%，静脉注射拓扑替康分别为29.2%和7.1%。口服用药更方便，为患者提供了一种方便的静脉治疗替代方案。粒细胞减少是拓扑替康主要的剂量限制性毒性，有研究证实拓扑替康1.25mg/m^{2}与1.5mg/m^{2}静脉给药的疗效相当，且3、4级血液学毒性明显降低19%。在中国，静脉给药拓扑替康获批的用药剂量为1.25 mg/m^2，连续5天，每21天为一个周期。在多个Ⅱ期研究中证实了该方案在中国的疗效和安全性。在一项采用多中心开放式研究方法的研究中，100例病例中有97例符合入组条件，其中采用拓扑替康单药治疗的复发SCLC病例38例，用药方法为拓扑替康1.25 mg/（m^2·d），连用5天，每3周为一疗程；拓扑替康与顺铂联合用于初治SCLC病例59例，顺铂80 mg/（m^2·d），d1，拓扑替康1 mg/（m^2·d），连用5天，每3周为一疗程。结果显示，拓扑替康单药用于复发SCLC有效率为37.5%，其中CR为3.1%，PR为34.4%；与顺铂联合用于初治SCLC有效率为79.6%，其中CR为22.4%，PR达57.1%。主要的毒副作用为骨髓抑制，单药组39.9%出现Ⅲ～Ⅳ度中性粒细胞缺乏，Ⅲ～Ⅳ度血小板下降31.6%；而联合用药组Ⅲ～Ⅳ度中性粒细胞缺乏61.0%，Ⅲ～Ⅳ度血小板下降39.0%。非血液学毒性较轻。证实拓扑替康是治疗SCLC的有效药物之一，联合顺铂后可提高疗效。还有一项拓扑替康治疗小细胞肺癌Ⅱ期临床试验，其入组小细胞肺癌47例，随机分为拓扑替康单药组32例和对照组15例（卡铂加依托泊苷）。单药组用拓扑替康1.25 mg/m^2，d1，静滴>30min，d1～d5；每3周重复1次。对照组用卡铂300 mg/m^{2}静滴d1；依托泊苷60mg/m^2，d1，静滴>60 min，d1～d5；每3周重复1次。治疗2个周期后评价疗效，有效病例4周后确认疗效。结果显示，单药组有效率37.9%，对照组有效率66.7%，对照组高于单药组，但无显著性差异（P>0.05）。主要不良反应为中性粒细胞减少，二者Ⅲ/Ⅳ度毒性单药组为43.8%，对照组为20.0%，无显著性差异（P>0.05），两组非血液学毒性均轻微。得出结论，国产注射用拓扑替康单药治疗和卡铂加依托泊苷比较，治疗小细胞肺癌疗效相似，特别对复发小细胞肺癌疗效较好，耐受性良好。

然而，拓扑替康的副作用主要为骨髓抑制，包括中性粒细胞减少（97%）、白细胞总数减少（97%）、贫血（95%）和血小板减少（63%）。其中重度（4度）中性粒细胞减少（计数低于0.5×10⁹/L）最常发生在第一个疗程。因此，广泛期SCLC患者接受拓扑替康治疗时，曲拉西利或G-CSF可作为预防用药选择。在GIT2803研究中，接受拓扑替康治疗的广泛期SCLC患者被随机分配接受曲拉西利或安慰剂治疗，结果显示曲拉西利组较安慰剂组可显著降低第1周期严重中性粒细胞减少持续时间（2天vs.7天，P<0.0001）和严重中性粒细胞减少（40.6% vs.75.95%，P=0.016）。曲拉西利组和安慰剂组ORR、DOR、PFS和OS均相似。因此，与安慰剂组相比，在拓扑替康之前加用曲拉西利治疗既往接受过治疗的ES-SCLC患者可改善患者接受化疗的体验，如减少化疗诱导的骨髓抑制、改善安全性、提高生活质量，以及增强对抗肿瘤疗效。

（2）>6个月复发

离一线治疗结束>6个月复发或进展者，可选择初始治疗方案；但对于既往接受阿替利珠单抗或度伐利尤单抗维持治疗>6个月后复发的患者，不推荐重新使用PD-L1抑制剂＋化疗的联合方案；建议可使用卡铂+依托泊苷或顺铂+依托泊苷的方案。后续治疗的最佳周期数仍无定论，由于细胞毒药物的毒性，建议在患者接受化疗取得最佳疗效后再用药2个周期。

复发SCLC二线治疗的新探索中，PASSION研究是一项多中心、两阶段Ⅱ期研究，主要目的是评估卡瑞利珠单抗（Camrelizumab）+阿帕替尼（Apatinib）用于铂类化疗后ED-SCLC的疗效。该研究招募了一线含铂化疗后进展的广泛期小细胞肺癌患者，ECOG评分为0或1，按照一线铂类化疗后的进展时间是否≥90天，分为铂类耐药型和铂类敏感型。在第1阶段，符合条件的患者被随机分配（1∶1∶1），分别接受：①静脉注射卡瑞利珠单抗200 mg/2周+口服阿帕替尼375 mg/天（QD队列）；②静脉注射卡瑞利珠单抗200mg/2周+阿帕替尼375 mg（5天服药/2天停药）（5 days on/2 days off cohort）；③静脉注射卡瑞利珠单抗200 mg/2周+阿帕替尼375mg（7天服药/7天停药）（7 days on/7 days off cohort）。每组6名患者，基于Ⅰ期研究选择一个最佳用药剂量，扩大到第2阶段的45名患者。肿瘤评估每8周通过放射影像进行一次，直到疾病进展或研究中止，评估完全和部分反应的患者必须在4周后确认，监测不良反应，直到最后一次给药后90天。主要疗效评价标准是RECIST v1.1的客观缓解率，次要疗效指标包括OS、6个月和12个月OS率、无进展生存期（PFS）、反应时间（TTR）、反应持续时间（DoR）和疾病控制率（DCR）。在2018年4月20日至2019年3月12日期间，59例患者筛查入组，47例患者在QD队列中，6例患者在5 days on/2 days off队列中，6例患者在7 days on/7 days off队列中。截止到2019年12月12日的数据，随访时间中位数为9.6个月（1.4～17.0个月）。纳入的59例患者中，ORR达到34.0%，其中QD队列中的47名患者中，16例患者达到部分缓解，客观缓解率为34%。疾病控制率为68.1%；吃5天歇2天组，有效率为33.3%，疾病控制率为100%；吃7天歇7天组，有效率为33.3%，疾病控制率为50%；所有患者的ORR和DCR与QD队列相似：分别为33.9%和69.5%。在QD队列研究中，中位PFS为3.6个月，在所有患者中为2.8个月。数据截止，QD队列中有30例患者（63.8%）死亡，OS中位值为8.4个月（95%Cl：4.7～12.3），6个月和12个月的OS率分别为63.3%（95%Cl：47.7～75.3）和36.3%

(95% Cl：21.9～50.7)，所有患者的OS和6个月、12个月OS率与QD队列相似。在化疗敏感和化疗耐药亚组中，ORR与QD队列的初步分析一致（化疗敏感亚组：6/16患者，37.5%；化疗耐药亚组：10/31例，32.3%)。化疗敏感亚组和化疗耐药亚组的PFS中值分别为3.6个月和2.7个月。OS均值分别为9.6个月和8.0个月。安全性方面：在所有59例患者中，有56例（94.9%）报告了TRAEs。43例患者（72.9%）出现≥3级的TRAEs，其中25例患者（42.4%）出现由卡瑞利珠单抗引起的≥3级TRAEs，42例患者（71.2%）出现由阿帕替尼引起的≥3级TRAES。最多报告的≥3级TRAEs为高血压（25.4%)、血小板计数下降（13.6%）和手足综合征（13.6%)。

卡瑞利珠单抗联合阿帕替尼二线治疗广泛期小细胞肺癌患者，创造了34%的有效率，中位PFS为3.6个月，中位OS为8.4个月，远高于拓扑替康传统二线药物20%的有效率水平，且提供了一种无化疗方案，对于患者骨髓功能起到了很好的缓解作用。靶向联合免疫方案弥补了既往化疗的不足。铂类耐药的小细胞肺癌患者在二线化疗时表现出较大的临床治疗难度，拓扑替康的ORR仅在6.4%至9.4%之间，中位OS在4.7至5.7个月。而在铂类敏感疾病患者中，ORR在23.1%至37.8%之间，中位OS在6.9至9.9个月。但是这两个亚组都可以从联合应用卡瑞利珠单抗和阿帕替尼中获益。

另外，在索凡替尼（Surufatinib）联合特瑞普利单抗（Toripalimab）二线治疗晚期SCLC的Ⅱ期单臂、多中心研究中，入组患者每21天为1个周期，接受索凡替尼（250mg，QD）+特瑞普利单抗（240mg，Q3W）联合治疗。研究共纳入20例患者，19例可评估，ORR为10.5%，PFS为2.96个月，OS为10.94个月。整个治疗期间，联合方案总体安全可耐受，未发生与治疗相关的永久停药或死亡事件；常见的≥3级治疗相关不良事件主要包括高甘油三酯血症、高血压、低钠血症，这与既往研究结果保持一致。索凡替尼联合特瑞普利单抗二线治疗复发SCLC尤其在OS、DCR以及DoR上显示出临床可期的治疗效果，成为复发SCLC二线治疗的新选择。

这些研究为进一步探索免疫联合抗血管治疗复发SCLC提供了依据。SCLC二线治疗又一重要探索是，在一项Ⅱ期研究中纳入105例患者，ORR为35.2%，PFS 3.5个月，OS为9.3个月，20例无化疗间隔（CTFI）≥180天的患者，芦比替丁（Lurbinectedin）单药治疗的ORR为60%，OS达到16.2个月，对于适合铂类再治疗的SCLC患者，芦比替丁略优于既往铂类再治疗的疗效。芦比替丁是一种新型化疗药物，为RNA聚合酶Ⅱ的抑制剂，能够诱导DNA双链断裂和调节肿瘤微环境，在铂类耐药细胞和SCLC移植瘤模型中观察到很好的活性。然而，在芦比替丁联合化疗吡柔比星与CAV或者拓扑替康作为对照二线治疗SCLC的3期ATLANTIS研究并没有达到主要研究终点，但研究显示芦比替丁联合化疗药物吡柔比星与CAV或者拓扑替康方案疗效相当。

LY01017/CT-CHN-101研究是一项芦比替丁治疗中国晚期实体瘤（包括复发性SCLC）患者的剂量递增和剂量扩增的1期研究，也是国际2期篮子研究在中国的桥接研究。在剂量递增阶段分为两个剂量组，一个是2.5 mg/m^{2}组，一个是3.2 mg/m^{2}组，采用传统3+3设计，如果能够达到3.2 mg/m^{2}的话，将在此剂量上进行扩展。第一阶段共纳入10例患者，1例患者为无效病例，1例患者发生了剂量限制性毒性（DLT)，是在

3.2 mg/m²剂量组，为4级的中性粒细胞减少持续超过3天，最后确定在3.2 mg/m²进行剂量扩增。在剂量扩增阶段一共纳入22例复发性SCLC患者，其中63.6%的患者既往接受过免疫治疗。21例患者可评估，无论是研究者还是IRC评估的ORR均为45.5%，在数值上高于国际2期篮子研究35.2%的ORR。中位PFS为5.6个月，中位OS为11.0个月。在安全性方面，最常见的3～4级治疗相关不良反应包括中性粒细胞减少（72.7%）、白细胞减少（59.1%）、血小板减少40.9%）。研究发现3.2 mg/m²的芦比替丁在一线含铂化疗失败的中国复发性SCLC中的疗效，与国际2期篮子研究SCLC队列的疗效结果具有可比性，获得了更好的ORR，同时芦比替丁在中国人群中的安全性、耐受性总体可接受。

双特异性T细胞衔接蛋白（bispecific T cell engaging，BiTE）是近几年广受关注的一类双特异性抗体类型，它利用两端将两种不同细胞连接在一起，使它们之间产生相互作用。如果其中一端与T细胞表面的受体（如CD3或CD28）结合，另一端连接肿瘤细胞，则有助于将T细胞募集到肿瘤细胞附近，从而杀伤肿瘤细胞。Tarlatamab是一款靶向DLL3和CD3的潜在“first-in-class”BiTE药物。其中，DLL3（delta样典型Notch配体3）在大约85%的小细胞肺癌和大细胞神经内分泌癌患者的肿瘤细胞表面表达，另外还在多形性胶质母细胞瘤、黑色素瘤、胰腺癌和直肠癌等癌细胞中高表达，但在健康组织中表达较少。作为一款BiTE，Tarlatamab可以将T细胞募集到小细胞肺癌细胞附近，激活T细胞杀伤肿瘤细胞。Tarlatamab是第一个在临床试验中被评估的DLL3靶向免疫疗法。Notch信号通路的调控参与了许多细胞的发育过程，包括肺神经内分泌细胞的分化过程。DLL3是Notch信号通路的跨膜抑制剂，在健康成人组织中仅局限于包括高尔基体在内的胞内小室。DLL3基因是ASCL1的直接靶点，ASCL1是一种诱导神经内分泌细胞增殖的转录因子，对SCLC的发生发展具有重要意义。在表达ASCL1的SCLC中，DLL3显著上调并被异常转运到细胞表面，这为肿瘤选择性靶向治疗确定了一个有吸引力的候选物。相对于其他已被用于肿瘤治疗靶点的细胞表面蛋白，DLL3在SCLC中的表达量较低，每个细胞约有10 000个分子。但是，基于细胞表面暴露的这种独特的肿瘤特异性，促使各种DLL3靶向药物的发展。

在关于塔拉妥单抗（Tarlatamab）的研究中（NCT03319940），纳入107例晚期SCLC患者，49.5%的患者既往接受过PD-1/PD-L1治疗。虽然ORR为23.4%，与用于复发性SCLC的许多标准细胞毒性治疗方案相近，但DOR为12.3个月，44%的应答患者在数据截止时仍有持续的缓解。大多数具有持久肿瘤缓解的患者接受了更高剂量的研究药物：10mg、30mg或100 mg每2周1次（注：试验剂量从0.003～100 mg不等）。中位OS为13.2个月（95%CI：10.5～NA）也令人鼓舞。细胞因子释放综合征（cytokine release syndrome，CRS）是本研究观察到的最严重的不良事件（adverse event，AE），主要发生在首次给药后。8例CRS患者接受托珠单抗（Tocilizumab）治疗，其他患者通常接受类固醇、退烧药和液体的联合治疗。所有CRS相关的毒性都是可逆的，有12名患者（11.2%）经历了3级神经系统AE，但没有患者因托珠单抗而停药。CRS的病理生理和症状机制尚不完全清楚。免疫效应细胞相关神经毒性综合征和CRS都与免疫调节疗法的有效应答有关。高水平的循环细胞因子似乎会触发内皮细胞激活和血脑屏障破坏，导致炎症级联反应，造成弥漫性脑水肿。CRS的管理将对未来研究托珠单抗和其他新兴的下一代免疫疗法具有重要作用。这项试验有几个局限性。几乎所有患者一般情况良好（PS为0～1分），无脑转移，该药在转移性SCLC的典型患者群体中的应用仍有待确定。该研究对潜在预测性生物标志物的分析非常有限，仅限于对有肿瘤活检组织的一部分患者进行免疫组化（immunohistochemistry，IHC）DLL3的评估。不可否认的是，对所有患者进行活检可能并不可行。一种可替代的方法是分析循环肿瘤细胞。另一种方法是使用放射免疫偶联物进行定量抗DLL3正电子发射断层扫描，其临床可行性评估正在进行中。2023年ASCO会议公布了托珠单抗这项Ⅰ期研究根据基线脑转移（brain metastases，BM）情况进行安全性和疗效评估的数据。基线BM患者更多接受过＞3线治疗（BM，29%；无BM，9%），既往更多接受过脑部放射治疗（BM，85%；无BM，40%）。除此之外，两组患者的基本特征相似，其中分析有效性数据显示，BM和无BM患者的ORR分别为19.6%和25.0%，DOR分别为14.9个月和13.0个月，OS分别为13.2个月和15.5个月。塔拉妥单抗是已经或正在进行人体临床试验的几种DLL3靶向治疗药物之一。既往还报道过ADC药物Rova-T（Rovalpituzumab Tesirine）的结果。Rova-T在SCLC患者中显示出临床缓解，但包括胸腔积液在内的毒性作用明显，在复发性SCLC患者的中位OS为1～6个月，较标准化疗未显示出获益。提示开发具有更好耐受性载荷的抗DLL3-ADC仍然是一种可行的策略。

B7-H3，又名CD276，是一种Ⅰ型跨膜蛋白，是B7免疫共刺激和共抑制家族的重要成员，其配体尚不明确。早期研究认为，B7-H3是共刺激受体，促进$CD4^+$和$CD8^+$ T细胞的增殖，在T细胞受体信号传导的情况下选择性刺激干扰素γ（IFN-γ）的生成，从而产生免疫刺激功能。近年来，越来越多的证据表明，B7-H3为共抑制受体，通过抑制T细胞，在肿瘤免疫逃逸中发挥作用。B7-H3在肺癌、前列腺癌、乳腺癌、食管鳞癌等多种肿瘤表面过表达，与肿瘤的生长、转移、复发和预后不良密切相关。因此，B7-H3成为近年来新兴的研发靶点，目前针对B7-H3靶点的开发涉及单抗、双抗、ADC、CAR-T等药物。CAR-T细胞免疫疗法是一种治疗肿瘤的新型精准靶向治疗方法。使用基因工程技术激活的T淋巴细胞特异性识别体内肿瘤细胞表面抗原，通过免疫作用释放多种效应因子，从而杀灭肿瘤细胞。目前CAR-T疗法主要用于血液系统肿瘤、自身免疫性疾病，以及肝癌、前列腺癌、卵巢癌等实体肿瘤的治疗。研究发现，39%的SCLC可表达双唾液酸神经节苷脂（Disialoganglioside，GD2），而CAR-T可在表达GD2的肺肿瘤异种移植模型体内外表现出抗原依赖性毒性，研究人员使用ZEH2抑制剂他泽司他（Tazemetostat）上调GD2的表达后可触发CAR-T细胞活性，表明GD2有望成为肺癌CAR-T疗法的一个研究靶点。目前在研的AMG119和AMG757是针对靶点Delta样配体3（DLL3）的CAR-T疗法，期待上述研究结果能够进一步指导SCLC的治疗。

DS-7300是一种靶向B7-H3的ADC，通过可切割的四肽连接子，将拓扑异构酶Ⅰ抑制剂（DXd）连接到人源化抗B7-H3单克隆抗体上。DS-7300具有七大关键特性：

①有效载荷（Payload）：拓扑异构酶I抑制剂；②高效的有效载荷；③优化的药物抗体比（DAR）≈4；④有效载荷的系统半衰期短；⑤稳定的连接子-载荷；⑥具有肿瘤选择性的可切割连接子；⑦旁观者抗肿瘤效应。Ⅰ/Ⅱ期DS7300-A-J101研究设计如下，入组未经B7-H3表达筛选的晚期实体瘤患者，以剂量递增阶段确定的12.0mg/kg进行剂量扩展阶段的治疗。剂量递增阶段的主要终点为剂量限制性毒性（DLT）和严重不良事件（SAE）等，剂量扩展阶段的主要终点为ORR、DOR、DCR、PFS和OS。SCLC亚组共纳入了20例患者，中位既往治疗线数为2，DS-7300高效缓解，经确认的ORR为53%，所有患者的靶病灶在基线后均有不同程度的缩小。DS-7300起效迅速，中位起效时间为1.2个月。中位随访4.9个月，DS-7300的中位DOR为5.5个月，目前4例缓解患者仍在接受治疗。DS-7300具有良好的耐受性，在复发性SCLC中也观察到早期的抗肿瘤活性。

基于DS7300-A-J101研究SCLC亚组的良好疗效，关于DS-7300的另外一项研究设计为治疗经治ES-SCLC患者的Ⅱ期、多中心、随机、开放标签研究（NCT05280470）的研究设计（1550TiP）。纳入既往接受≥1线含铂化疗且≤3线系统治疗的ES-SCLC患者，随机接受DS-7300 8.0 mg/kg和12.0 mg/kg治疗，以确定其最佳优化剂量。主要研究终点为ORR，次要终点包括整体安全性、PFS、DOR、OS、中位起效时间、DCR、药代动力学等。目前研究正在美国进行入组，2022年8月3日，中国国家药监局药品审评中心（Center for Drug Evaluation，CDE）官网公示，DS-7300a（DS-7300）已在中国获批临床，并已启动Ⅱ期临床试验，拟开发用于治疗既往接受过一线或以上治疗的ES-SCLC，期待研究顺利进行，并为我们提供更具临床意义的中国患者数据，早日丰富SCLC患者的治疗选择。

5.2.3.3 三线及以上治疗

二线治疗失败的SCLC患者，如果PS评分为0～2分，可以考虑后续的三线及以上治疗。

安罗替尼是我国自主研发的一种新型小分子多靶点酪氨酸激酶抑制剂，能有效抑制血管内皮生长因子受体（vascular endothelial growth factor receptor，VEGFR）、血小板衍生生长因子（platelet-derived growth factor，PDGF）、成纤维细胞生长因子受体（fibroblast growth factor receptor，FGFR）、c-kit等激酶，具有抗肿瘤血管生成和抑制肿瘤生长的双重作用，由程颖教授牵头、国内11家中心共同参与完成的一项安罗替尼对比安慰剂治疗三线及以上SCLC的随机、双盲、安慰剂对照的多中心II期研究（ALTER1202研究），研究的主要终点是PFS。2018年世界肺癌大会（World Conference on Lung Cancer，WCLC）上首次公布研究结果。研究发现，与安慰剂相比，安罗替尼用于SCLC三线及以上治疗能够延长PFS达3.4个月（4.1个月vs.0.7个月），降低81%的疾病进展风险。数据截至2019年4月4日，中位随访14.7个月（95% CI：11.8～17.5），约78.2%的患者观察到OS事件，安罗替尼组为60例，安慰剂组为33例。安罗替尼组和安慰剂组中位的OS分别为7.3个月（95% CI：6.1～10.3）和4.9个月（95% CI：2.7～6.0），安罗替尼治疗能够显著延长三线及三线以上的SCLC患者生存，降低死亡风险达47%（HR=0.53，95%CI：0.34～0.81；P=0.0029）。安罗替尼和安慰剂组6个月OS率分别为63.9%和32.7%，12个月OS率分别为30.6%和13.1%，6个月和12个月的OS率安罗替尼治疗组也优于安慰剂治疗组。亚组分析中，脑转察患者的PFS延长了3个月（3.8个月vs.0.8个月，HR＝0.15），OS延长了3.7个月（6.3个月vs.2.6个月，HR=0.23）。安罗替尼组的6个月和12个月OS率分别为55.7%和15.2%；安罗替尼组用于合并脑转移SCLC患者的三线及三线以上治疗同样能够延长患者生存（P=0.0009），降低死亡风险达77%（HR=0.23，95% CI：0.09～0.59）。总的来说，与安慰剂组相比，安罗替尼治疗不仅能延长三线及以上SCLC患者的PFS，还能显著改善OS，即使是基线期存在脑转移的患者同样可以获益。安罗替尼的安全性易于管理，并且具有口服用药的便利优势，更容易被患者接受。2019年9月，NMPA批准了安罗替尼三线及以上治疗SCLC的适应证，CSCO指南也推荐安罗替尼作为SCLC三线及以上治疗的药物。

安罗替尼联合PD-LI抑制剂TQB2450治疗实体瘤的ⅠB期研究中也观察到了初步疗效，在纳入的6例多线治疗的SCLC中有4例获得了PR。

纳武利尤单抗是一个全人源化的抗PD-1单抗，目前已经在多个瘤种中获批。CheckMate 032研究是一个多中心、开放的Ⅰ/Ⅱ期研究，评估纳武利尤单抗单药或联合伊匹木单抗治疗经治晚期实体瘤的疗效。在本研究的中期分析中，观察到纳武利尤单抗在既往接受过≥1线治疗的SCLC非随机队列中，有可管理的安全性和持久的疗效。研究证实，复治SCLC患者接受纳武利尤单抗3 mg/kg单药治疗的ORR为10%，接受纳武利尤单抗1 mg/kg+伊匹木单抗3 mg/kg治疗患者的ORR为23%，接受纳武利尤单抗3 mg/kg+伊匹木单抗1 mg/kg治疗患者的ORR为19%。在TMB人群的探索性分析中，纳武利尤单抗+伊匹木单抗治疗高TMB患者的有效率可达46.2%，1年PFS率为30.0%，显著优于低、中TMB亚组，在该研究纳武利尤单抗单药三线治疗的亚组分析中，ORR为11.9%，中位缓解持续时间（DoR）为17.9个月，中位PFS为1.4个月（95% CI：1.3～1.6个月），6个月PFS 17.2%（95% CI：10.7%～25.1%），中位OS为5.6个月（95% CI：3.1～6.8个月），12个月OS为28.3%（95% CI：20.0%～37.2%），18个月OS为20.0%（95% CI：12.7%～28.6%）。基于此结果，FDA批准纳武利尤单抗单药用于治疗既往接受过含铂方案化疗以及至少一种其他疗法后疾病进展的转移性SCLC患者。由于纳武利尤单抗在中国未获批SCLC适应证，因此CSCO指南将其作为复发SCLC的三线及以上治疗。但是纳武利尤单抗在SCLC二线治疗的亚期研究CheckMate-331和一线治疗后维持治疗的亚期研究CheckMate-451研究均以失败告终，2020年12月30日，纳武利尤单抗在美国获批的SCLC的适应证被撤回。

帕博利珠单抗（Pembrolizumab）作为程序性死亡受体1（PD-1）阻断剂，能结合PD-1并解除PD-1对T细胞的抑制作用，从而杀伤肿瘤细胞。KEYNOTE-028是一项多队列、非随机、ⅠB期“篮子”研究，在横跨20种不同类型肿瘤、超过450例PD-L1阳性实体瘤患者中开展，评估了帕博利珠单抗单药疗法（每2周一次10mg/kg）的安全性、耐受性和抗肿瘤活性。SCLC队列入组24例既往已过度预治疗的晚期SCLC患者。数据显示，该队列ORR为33.3%（n=8/24），CR为4.2%（1例），PR为29.2%（7例）。1例患者病情稳定，13例患者病情进展。缓解具有持久性，中位DoR为19.4个月。此外，中位PFS为1.9个月，中位OS为9.7个月。KEYNOTE-158试验研究纳入了包括小细胞肺癌在内的晚期肿瘤患者，所有患者均接受至少一种化疗方案。入组后给予帕博利珠单抗200mg静脉注射，每3周一次，时间为2年。最终结果分析显示，107例患者平均随访9.3个月后，帕博利珠单抗治疗的疾病缓解率（ORR）为18.7%，其中3例完全缓解（CRs），17例部分缓解（PRs），12例疾病稳定，62例疾病进展。疾病控制率为30%，中位PFS为2.0个月，中位OS为8.7个月，在PD-L1表达阳性的人群中，ORR达到35.7%，而阴性人群中为6.0%，PFS分别为2.1个月和1.9个月；尤其应注意的是，中位总生存时间PD-L1阳性人群显著高于阴性组（14.9个月vs. 5.9个月）；不良反应方面，60%的患者发生了不良反应。10%的患者主要表现为疲劳（14%）、瘙痒（12%）、甲状腺功能减退（12%）、食欲下降（10%），恶心（10%），安全性尚可。EYNOTE028/158研究汇总分析结果显示，帕博利珠单抗三线及以上治疗SCLC的ORR为19.3%（95%CI：11.4%～29.4%）。DoR未达到（4.1～35.8个月）过12个月的DOR率为67.7%，超过18个月DOR率为60.9%。PFS为2.0个月（95%CI：1.9～3.4个月），12个月和24个月PFS率分别为16.9%和13.1%。中位OS为7.7个月（95%CI：5.2～10.1个月），12个月和24个月OS率分别为34.2%和20.7%。基于此结果，美国FDA批准帕博利珠单抗单药用于治疗既往接受过含铂方案化疗及至少一种其他疗法后疾病进展的转移性SCLC患者。由于帕博利珠单抗在我国未获批SCLC适应证，因此CSCO指南将其作为Ⅰ级推荐用于复发SCLC的三线及以上治疗。

KEYNOTE-604研究比较的是帕博利珠单抗联合标准化疗（卡铂或者顺铂/依托泊苷）与安慰剂联合标准化疗一线治疗ES-SCLC的疗效和安全性，这项研究进行了两次中期分析，第二次中期分析时，在意向治疗人群中，帕博利珠单抗联合化疗组和化疗组的中位PFS分别为4.5个月和4.3个月（HR=0.75，P=0.0023），达到了预设的单边的P=0.0048；在最终分析时，帕博利珠单抗联合化疗组和化疗组中位的PFS分别为4.8个月和4.3个月（HR=0.75）；中位的OS分别为10.8和9.7个月（HR=0.80，P=0.0164），但是最终的OS没有满足预设的P=0.0128，因此，2021年3月帕博利珠单抗在SCLC的适应证撤回。

5.2.4 复合型小细胞肺癌的治疗

C-SCLC，即SCLC中混合其他不同病理类型，如NSCLC、变异体或至少含有10%的大细胞癌成分。C-SCLC占所有SCLC的5%～20%，作为SCLC的一种特殊类型，其起源和生物学特征仍不清楚，最常见的混合病理类型是大细胞癌、鳞状细胞癌和腺癌，其预后较纯SCLC（pure small cell lung cancer，P-SCLC），即不混合有NSCLC成分的SCLC更差。C-SCLC的治疗至今尚缺乏大样本前瞻性随机对照临床研究数据，绝大多数为小样本回顾性分析和个案报道，因此目前各大指南仍将C-SCLC归为SCLC范围，缺乏更个体化和具体的治疗策略。

（1）手术治疗

如系统分期检查后无纵隔淋巴结转移的T1～2N0局限期患者可考虑手术切除，手术方式首选肺叶切除术+肺门、纵隔淋巴结清扫术。一项小样本回顾性分析显示，Ⅰ期C-SCLC患者术后5年生存率为31%；另一项回顾性分析显示，LD期C-SCLC患者接受手术切除者的5年生存率显著高于未手术者（48.9% vs.36.6%）。手术不仅有助于C-SCLC的诊断，并且与P-SCLC相比，C-SCLC接受手术切除的获益更显著。术后进行依托泊苷+顺铂（EP）或依托泊苷+卡铂（EC）方案辅助化疗能够改善C-SCLC患者的预后。对于术后N1～2的患者，推荐进行术后辅助放疗，预防性脑放疗作为可选策略。

（2）化疗和放疗

对于超过T（1～2）N0且PS评分为0～2分的局限期患者，基本治疗策略为化疗联合放疗（同步或序贯），化疗方案可选择EP或EC方案。疗效达到CR或PR者可考虑行预防性PCI。PS评分为3～4分的局限期患者，基本策略为化疗或最佳支持治疗，放疗和PCI作为可选策略。广泛期患者的基本治疗策略为EP/EC或伊立替康联合顺铂/卡铂（IP/IC）的化疗方案。对于达到CR或PR的患者可行胸部放疗和预防性PCI。

C-SCLC化疗敏感性较P-SCLC低，有效率在50%左右，可能与混杂了NSCLC细胞成分有关。然而，C-SCLC的优选化疗方案尚未明确，需要将SCLC和NSCLC均纳入考虑的个体化治疗方案。一项回顾性研究比较了“长春瑞滨+异环磷酰胺+顺铂（NIP）”三药联合方案与EP方案在167例Ⅲ～Ⅳ期C-SCLC一线治疗中的疗效，结果显示NIP组和EP组的ORR分别为30.0%和38.5%，中位PFS分别为6.0个月和6.5个月，MST分别为10.4个月和10.8个月，无统计学差异；并且NIP组不良反应发生率和程度更高。另一项回顾性研究在62例C-SCLC中比较了“紫杉醇+依托泊苷+顺铂/卡铂（TEP/TCE）”三药联合方案与“EP/EC”方案一线治疗的疗效，TEP/TCE组的ORR高于EP/CE组，具有统计学差异（90% vs. 53%，P=0.033），而DCR无统计学差异（100% vs. 86%，P=0.212）；TEP/TCE组在中位PFS和MST方面均略有延长，但未达到统计学差异（10.5个月vs.8.9个月，P=0.484；24.0个月vs.17.5个月，P=0.457）。三药联合组不良反应发生率和程度更高。以上研究表明，三药联合方案的疗效并未优于两药方案且耐受性更差，仍不能取代“EP/EC”标准方案。目前评估放疗在C-SCLC中作用的研究尚未见报道，但多数观点认为，C-SCLC对于放疗敏感性可能同样低于P-SCLC，放疗能否改善C-SCLC患者的OS仍有待于更深入的研究。

（3）靶向和免疫治疗

驱动基因突变在SCLC中非常少见，据报道EGFR突变在纯SCLC中发生率约为4%，而C-SCLC可达到15%～20%，多发生在无或有轻度吸烟史且有混合腺癌成分的C-SCLC中。由于临床上并未对SCLC进行常规基因检测，实际突变率可能更高。目前已经报道多例携带EGFR突变的SCLC和混杂腺癌成分的C-SCLC接受EGFR氨激酶抑制剂治疗有效的个案。这提示靶向治疗可能在混杂腺癌成分且合并驱动基因突变的C-SCLC的治疗中具有潜在获益，对于合并腺癌成分的C-SCLC进行基因检测和重复活检或许可作为实现C-SCLC个体化治疗的策略。此外，有报道抗血管生成小分子酪氨酸激酶抑制剂对于C-SCLC有一定作用。SCLC多存在基因组和染色体的高度不稳定性，造成突变频率增加，理论上可能对免疫治疗更敏感。据报道，C-SCLC同样存在TP53、RB1、PTEN等大量高频突变，RUNXIT1扩增、YAPI表达具有一定特异性。免疫治疗已在SCLC治疗中取得突破，然而免疫治疗对于C-SCLC仍是未来需要深入探索的全新领域。病例报道显示，合并鳞癌成分的C-SCLC对免疫治疗有一定疗效。综上所述，C-SCLC作为SCLC的特殊类型，其来源、生物学特性等问题仍不十分清楚，以往研究多以回顾性分析和病例报道为主，缺乏以大样本前瞻性研究数据为支持的高级别循证医学证据。因此，对于C-SCLC的治疗还有很多争议和未知，尚未形成全面和广泛的临床指南和专家共识，有待于未来更为深入的研究来进行修正和补充。

SCLC是所有肺癌中恶性程度最高的病理类型，吸烟与其密切相关。男性的发病率较高，而在过去三十年里，男女性发病率差距正在缩小。SCLC对放化疗较敏感，一线标准EP（依托泊苷+铂类）方案化疗有效率为60%～70%，缓解时间为5～6个月，但是停了化疗或者化疗期间就会进展，耐药性出现得非常快，生存率低，中位总生存期10个月，2年存活率不到5%，广泛期SCLC患者的5年生存率仅1%。含铂化疗是局限期小细胞肺癌（LS-SCLC）和广泛期小细胞肺癌（ES-SCLC）的标准治疗方案，“铂类+依托泊苷”是治疗基石。

近年来，随着免疫治疗的兴起，SCLC终于迎来了希望。SCLC具有强大的免疫异质性，且肿瘤免疫微环境中存在多种免疫细胞浸润。SCLC是肿瘤突变负荷较高的实体瘤，而高突变可致肿瘤相关抗原高表达及效应T细胞浸润，提示SCLC有望受益于免疫检查点抑制剂。细胞毒性T淋巴细胞相关蛋白4（cytotoxic T lymphocyte-associated antigen-4，CTLA-4）抑制剂是SCLC领域首个探索的ICIs，主要代表为伊匹木单抗。CTLA-4抑制剂主要作用于抗原呈递细胞和T细胞的活化途径后，间接激活抗肿瘤免疫反应，从而达到清除癌细胞的目的；程序性死亡受体1（programmed cell death protein-1，PD-1）及其配体（programmed cell death 1-ligand 1，PD-L1）结合后发生协同抑制作用，介导负性免疫调控，最终导致肿瘤免疫逃逸和促进肿瘤生长。而PD-1和PD-L1的ICIs可以阻断免疫检查点通路，重新激活T细胞增殖活化，从而发挥抗肿瘤效应。Impower133研究证明了PD-1/PD-L1抑制剂在ES-SCLC中免疫治疗的疗效。既往已有研究证明，放疗可上调PD-L1的表达，改善微肿瘤环境，使更多的免疫细胞聚集在肿瘤免疫微环境中。但免疫治疗时代下，免疫治疗联合放疗所带来的毒副作用不可忽视。TIGIT是继CTLA-4和PD-1/PD-L1后新的一种免疫治疗靶点，表达于NK细胞和肿瘤浸润T细胞，常与PD-1共表达于同一细胞，使用抗体可同时阻断TIGIT和PD-L1可能增强NK细胞的抗肿瘤活性并激活T细胞，获得原发性或获得性抗肿瘤免疫效应，并增强PD-L1单抗疗效。此外，还有淋巴细胞激活基因-3（lymphocyte-activation gene-3，LAG-3）、嵌合抗原受体T细胞（chimeric antigen receptor T cell，CAR-T）等，已在前文中介绍。T细胞受体基因工程T细胞（T cell receptorengineered T cell，TCR-T）是将具有肿瘤抗原特异性的T细胞受体（T cell receptor，TCR）通过基因工程技术导入普通T细胞，来提高特异性识别肿瘤相关抗原TCR的亲和力和杀伤力。部分研究认为，与CAR-T相比，TCR-T在实体肿瘤中可能疗效更佳。因为CAR-T只能识别肿瘤细胞表面抗原，实体瘤治疗靶点受限；但TCR-T可以识别所有能被人白细胞抗原递呈的抗原，包括细胞内和细胞膜上的肿瘤相关抗原，具有更宽泛的靶标范围。TCR-T主要用于黑色素瘤、多发性骨髓瘤、滑膜肉瘤、结直肠癌等实体瘤。在肺癌领域，正在进行中的NCT03029273试验（靶向抗原为NYESO-1）和NCT03247309试验（靶向抗原为MAGE）均是针对非小细胞肺癌，尚无针对SCLC的探索。期待TCR-T细胞免疫疗法能够早日开启SCLC领域的新篇章。

LS-SCLC以同期放化疗为主，ES-SCLC则是以化疗为主的综合治疗，但传统治疗方式并未明显改善SCLC患者的生存状况。近年来，靶向治疗发展迅猛，但在SCLC领域，尚无获批的靶向治疗药物。随着免疫治疗的快速发展，为生存率低、复发率高、易转移的SCLC患者提供了更多治疗的可能性，但是在应用过程中不能忽略免疫疗法所带来的毒性反应，比如CAR-T细胞免疫疗法可能会引起肿瘤溶解综合征和CAR-T相关脑病综合征。免疫细胞疗法的疗效和安全性值得更多的临床研究探讨。不可否认的是，免疫治疗已经撼动了过去30年来SCLC一线标准传统化疗方案的地位，期待靶向及免疫治疗等新兴治疗手段联合手术、放化疗等传统治疗方式，以及不同的免疫抑制剂和靶向药物相互之间的不同联合。

5.3 肺癌内科治疗的不良反应

内科治疗在肺癌治疗中占有重要地位，在很大程度上提高了患者的生存质量、延长了总生存期，被临床广泛应用，成为肺癌综合治疗不可或缺的重要组成部分。然而，无论是化学药物治疗（简称化疗）、靶向治疗，还是免疫治疗，在发挥治疗作用的同时，常伴有不同程度的不良反应（adverse drug reaction ， ADR），导致机体不能耐受，影响药物使用剂量或导致患者对治疗的依从性降低，严重者甚至危及生命，成为治疗过程中的重大障碍。因此，如何在提高肿瘤治疗效果的同时合理预防及治疗不良反应是临床工作者必须不断探索的课题。

目前，临床使用的化疗药物均为细胞毒性药物，即直接破坏细胞结构从而发挥抗肿瘤作用，但肿瘤细胞与正常细胞间并没有根本性的代谢差异，所以抗肿瘤药物在杀伤或抑制肿瘤细胞的同时，也会损伤机体的正常细胞，尤其是增殖活跃的组织或器官，如胃肠道、骨髓造血组织等，这是化疗药物共有的不良反应。此外，某些化疗药物对特定的组织细胞有亲和性，会对特定的组织器官造成损伤，如与药物代谢、排泄有关的铂类药物的肾毒性、异环磷酰胺引起的出血性膀胱炎等。再者，各种器官对毒性物质的解毒能力不同也会导致不同程度的不良反应。

不良反应的发生及其程度与药物种类、药物剂量、血浆峰值浓度、联合用药、患者心理及身体状态等因素密切相关。如何在减少不良反应的同时达到最佳的治疗效果，是临床迫切需要解决的问题。

5.3.1 全身反应

5.3.1.1 发热

肿瘤患者出现发热，可能因免疫力降低导致感染引起，也可能由肿瘤本身引起，还可能由放化疗等抗肿瘤治疗引起。可引起发热的抗肿瘤药物有氮芥、放线菌素D、多柔比星、大剂量甲氨蝶呤、阿糖胞苷、普卡霉素、达卡巴嗪、门冬酰胺酶、细胞因子、双膦酸盐和单克隆抗体等。博来霉素可引起约1/3的患者发热，严重者体温可达40℃以上，可能因敏感个体直接释放致热源所致，可在用药前1天使用小剂量（1mg）博来霉素做预防试验。如果患者用药后出现高热，则在下次用药前30分钟用50mg吲哚美辛栓剂直肠给药预防。

在化疗过程中及化疗结束后，应监测患者生命体征，及时补液以维持机体液体平衡。体温较高时可使用退热药及激素，避免发生严重后果。此外，抗肿瘤药物可引起骨髓抑制，发生粒细胞减少性发热，需高度重视，此部分内容在本篇第四章第一节中叙述。

5.3.1.2 疲乏

疲乏在肿瘤患者中的发生率高达70%～100%，表现为与活动不相符的、持续时间较长的、影响正常生活的疲惫感。其发生除与肿瘤本身及抗肿瘤治疗有关外，还与患者情绪、疼痛、睡眠障碍、贫血、营养不良、其他合并症等因素有关。

疲乏的发生机制尚不清楚，放疗、化疗、内分泌治疗、靶向治疗等均可引起疲乏，一般化疗引起的疲乏发生较快，而靶向治疗和内分泌治疗引起的疲乏发生相对较慢，大剂量化疗或剂量密集化疗可加重疲乏。舒非替尼引起的疲乏一般出现在用药后2～3周，3～4周后可加重，治疗期间可消失，再次用药时可出现，不同治疗周期情况不同。

目前，对疲乏的治疗主要集中在其合并症，如纠正贫血、改善心功能、增强营养、改善睡眠、疏导情绪等。接受舒非替尼治疗的患者，应检查其甲状腺功能。中枢神经系统兴奋剂莫达非尼对基线重度疲乏患者有一定疗效，但对基线轻、中度乏力患者无效。此外，应鼓励患者保持正常的生活及社交，分散注意力，加强营养摄入，适当运动，注意休息。

5.3.1.3 过敏反应

抗肿瘤药物引起的过敏反应临床症状轻重不一，严重者甚至可危及生命。有效预防、早期识别、及时处理，可减少过敏反应的发生，提高抗肿瘤治疗的疗效，降低非肿瘤性死亡的发生。

（1）过敏反应的临床表现

过敏反应包括全身性过敏反应和局部过敏反应。全身过敏反应一般在用药开始后15分钟内出现。局部过敏反应常见于多柔比星和表柔比星，表现为沿静脉出现的风

团、荨麻疹或红斑，发生后应静脉给予氢化可的松或生理盐水，若消退则可继续缓慢给药。（表5-2）

表5-2 过敏反应临床表现

	临床表现
皮肤黏膜	面部潮红、面部水肿、皮肤瘙痒、荨麻疹、皮疹、掌部红斑、出汗、黄斑性病变、输液侧手臂水肿等
循环系统	心绞痛、心动过速、高血压、低血压、晕厥、过敏性休克等
呼吸系统	胸闷、咳嗽、气喘、打喷嚏、流鼻涕、鼻塞、喉头水肿、呼吸困难、呼吸骤停、支气管痉挛、哮喘、血氧饱和度降低、发绀等
化系统	恶心、呕吐、腹痛、腹泻等
神经系统	由于大脑缺氧导致意识丧失、昏迷、抽搐、大小便失禁、言语困难、眩晕、失聪等。可伴有焦虑情绪。

其他原因也可能出现上述症状和体征，应根据出现时间及其他伴随症状，判断是否是药物引起的过敏反应。药疹一般在全身呈对称性分布，色泽鲜艳，常伴有瘙痒和烧灼感。药物过敏引起的支气管痉挛常伴有其他系统的过敏症状，而呼吸系统原因导致的支气管痉挛多表现为呼吸系统症状。

（2）引起过敏反应的药物

较易引起过敏反应的药物有紫杉醇、依托泊苷、替尼泊苷、多柔比星、表柔比星、博来霉素、多西他赛、门冬酰胺酶、奥沙利铂等。

紫杉醇注射液引起过敏反应的发生率高达30%～41%，其中严重超敏反应的发生率为2%～5%，绝大部分患者的过敏反应发生在前两次用药期间，如果前两次没有发生过敏反应，则后续用药时发生过敏反应的概率约为3%。通常在开始用药后10～15分钟内出现，少数患者在用药后几天或1周内出现皮肤反应。

顺铂引起的过敏反应较少见，一般发生在给药数分钟内，表现为颜面水肿、喘鸣、心动过速等。卡铂引起的过敏反应发生率及严重程度与化疗疗程、药物累积剂量、化疗周期时间间隔等因素相关。单克隆抗体滴注时可发生滴注相关反应，表现为胸闷、呼吸困难、潮红等。

（3）过敏反应的治疗

评估过敏反应的严重程度，采取相应的措施。症状轻微时，可减慢输液速度，使用抗组胺药，对症处理。当出现较严重的过敏反应时，应立即停止输液，对症支持治疗，大量补充液体加速药物排泄，并酌情给予抗组胺药、短效β_2受体激动剂、肾上腺素或糖皮质激素等药物治疗。

当发生严重不良反应危及生命时，应采取急救措施。出现心跳呼吸骤停，立即启动心肺复苏；循环系统不稳定时，使用肾上腺素增加心输出量、升高血压，液体复苏维持有效循环容量，血管活性药物升高血压；气道水肿或支气管痉挛导致严重呼吸困难，行气管插管或气管切开，紧急情况下可行环甲膜穿刺；并密切监测呼吸、心率、血压、氧饱和度、心电图等指标。

（4）过敏反应的预防

使用可能引起过敏反应的药物时，应严密监测患者情况，用药前评估患者发生过敏反应的风险，并做好急救准备。既往有药物过敏史的患者发生药物过敏反应的风险显著增加。在用药前可进行皮试，皮试结果为阴性并不排除用药过程中发生过敏反应的可能，皮试结果为阳性建议更换药物，若不可更换药物则在后续给药前进行脱敏治疗。减慢药物输注速度可有效预防部分药物引起的过敏反应，如卡铂输注时间超过3小时，其过敏反应发生率低于4%。单克隆抗体在滴注时应严格控制滴速，并给予地塞米松、异丙嗪、吲哚美辛等，可减轻滴注相关反应。

用药前及用药过程中预防性使用H_1受体拮抗剂（苯海拉明）、H_2受体拮抗剂（西咪替丁、雷尼替丁）和糖皮质激素（地塞米松），可降低药物过敏反应发生率。推荐在使用多西他赛和紫杉醇之前使用上述药物进行过敏反应预处理。多西他赛过敏反应预处理方案：用药前1天、当天、后1天，口服地塞米松7.5mg，每日2次。

紫杉醇过敏反应预处理方案有两种：①给药前12小时和6小时分别口服地塞米松20 mg，给药前30分钟肌肉注射或静脉滴注苯海拉明50 mg，给药前30分钟静脉注射西咪替丁300 mg；②给药前30～60分钟，静脉滴注地塞米松20 mg，肌肉注射或静脉滴注苯海拉明50 mg，静脉注射西咪替丁300 mg。有研究显示，方案①比方案②的有效率更高，因此在药物输注前优先选用口服地塞米松的预处理方案。

但由于长期使用地塞米松可能出现激素相关不良反应，有学者提出了两种简化预处理方案。①地塞米松减量预处理方案：用药前2个周期使用常规预处理方案，若未发生过敏反应，则第3个周期地塞米松剂量减半，之后每个周期地塞米松减量2 mg，最低减至2 mg，H_1和H_2受体拮抗剂的用法用量不变。②地塞米松停药预处理方案：用药前2个周期使用常规方案预处理，若未发生过敏反应，则从第3个周期开始停止使用地塞米松，H_1和H_2受体拮抗剂用法用量不变。该方案缺乏有力的研究证据支持，一般推荐用于存在激素用药禁忌或对激素用药出现严重不良反应的患者。此外，有研究显示，脂质体紫杉醇和白蛋白结合型紫杉醇的过敏反应发生率较紫杉醇低，且疗效不受影响。

5.3.2 其他不良反应

5.3.2.1 致癌性

长期接受化疗的患者第二肿瘤的发生率显著升高，以接受烷化剂治疗的患者最显著，多发生于初次治疗2年后，5～10年达高峰。常见的有白血病、淋巴瘤和膀胱癌等。有报道称，放化疗联合治疗的患者第二肿瘤的发生率进一步升高。

5.3.2.2 水电解质平衡紊乱

多西他赛、吉西他滨、伊马替尼、吉非替尼、白介素-2、白介素-11等抗肿瘤药物可能会引起水肿。可使用利尿消肿药物减轻症状。

顺铂可导致少数病人血钙降低，出现低钙血症，临床表现为手足抽搐、肌肉痉挛、心电图异常等。

顺铂也可能引起低镁血症，患者表现为乏力、厌食、恶心、精神过度兴奋、腱反射亢进、粗震颤、抽搐等。可以口服葡萄糖酸镁1.5 g/次，3次/日；或静脉滴注硫酸镁1 g/次，2次/日。

5.3.2.3 高血压

铂类、紫杉醇类药物，可能会导致高血压。高血压及抗肿瘤药物会损伤肾功能，进一步升高血压。一般情况下，使用常规降压药可以控制血压，不会影响化疗药物的正常使用。如果出现难以控制的血压升高，则需要加用降压药，甚至需减量或停用化疗药物。抗血管生成的分子靶向药物，如贝伐单抗、舒尼替尼等，可引起血压升高，此部分内容在后文详细叙述。

5.3.2.4 生殖毒性

生殖毒性主要包括致畸性和导致不育症。部分抗肿瘤药物可影响细胞染色体，导致胎儿畸形。烷化剂等药物可以直接损伤性腺，导致不育，男性患者表现为精子减少、精子活力降低、阳痿等，女性患者表现为月经不调、闭经等。有报道称部分不育患者在停用化疗药物一段时间后，可恢复正常的生育能力，并且不影响子女健康。

5.3.3 抗肿瘤药物局部反应

部分抗肿瘤药物刺激性较强，使用不当时可能会产生严重的局部反应，包括抗肿瘤药物局部渗漏、引起局部组织坏死以及栓塞性静脉炎，主要以预防为主，要尽早识别，及时处理。

按照药物对组织刺激性的不同，可将抗肿瘤药物分为三类：①强刺激性药物，如长春碱类、蒽环类、丝裂霉素、氮芥等；②刺激性明显的药物，如紫杉醇、依托泊苷、替尼泊苷、卡莫司汀、达卡巴嗪、多西他赛、米托蒽醌等；③刺激性不强的药物。

5.3.3.1 局部渗漏

抗肿瘤药物外渗或浸润到皮下组织，引起局部组织化学性炎症，表现为局部红肿、疼痛，可持续2～3周。若情况严重或处理不及时，可导致局部组织坏死、形成溃疡。

按照外渗后对组织损伤的严重程度，可将抗肿瘤药物分为三类：①发泡性药物，外渗后引起局部组织坏死；②刺激性药物，外渗后引起灼伤和轻度炎症，但不导致组织坏死；③非发泡性药物，无明显刺激性。

（1）药物外渗的治疗

一旦疑有外渗发生，应立即停止输液，并采取有效处理措施，以限制药物扩散，减少永久性损害。①外渗部位局部回抽，尽可能清除局部残留药物；②按照药物种类，局部使用相应的解毒剂；③局部皮下注射生理盐水，以稀释药物；④抬高患肢，依据药物种类、局部反应时间长短选择冷敷或热敷；⑤限制肢体活动，避免外压；⑥

局部用中药/硫酸镁外敷；⑦疼痛明显者可用0.25%～0.5%普鲁卡因加糖皮质激素局部封闭；⑧局部破溃者，外科常规换药，清除坏死组织；⑨局部组织严重损伤或坏死者，可考虑外科手术治疗。同时，对整个过程作记录，包括药物外渗发生时间、发生部位、外渗药量、针头大小、处理方法、患者症状及体征等。

（2）药物外渗的预防

药物外渗的处理以预防为主。①在用药前明确药物刺激性强弱；②适当稀释药物；③调节好药物输注速度；④联合用药时应先输注刺激性较小的药物；⑤输注结束后先用生理盐水或葡萄糖溶液冲洗管道和针头，然后再拔管；⑥药物注射部位选择前臂，避免在肘窝和手腕处注射药物，因前臂静脉表浅，有软组织保护，可避免损伤肌腱和神经，而肘窝处发生药物外渗时不易察觉，手腕处神经和肌腱较多，可能导致永久性损伤；⑦药物输注时应注意观察给药部位有无红肿，询问患者有无疼痛或烧灼感；⑧已经发生过药物外渗的静脉，其远心端不可再次输注药物，应选择其近心端或对侧上肢静脉；⑨可选择深静脉或中心静脉置管；⑩老年患者、上腔静脉压迫或阻塞的患者，药物外渗的风险增高，应注意预防。

5.3.3.2 栓塞性静脉炎

氮芥和长春瑞滨较易引起栓塞性静脉炎，此外多柔比星、放线菌素D、氟尿嘧啶、阿糖胞苷、替尼泊苷、达卡巴嗪、长春酰胺等也会引起栓塞性静脉炎。临床表现主要是注射部位疼痛、皮肤发红，然后出现沿静脉的皮肤色素沉着、脉管条索状变硬，最终导致静脉栓塞。

经外周静脉穿刺中心静脉置管（peripherally inserted central catheter，PICC）可有效减小化疗药物对外周血管的刺激，减少栓塞性静脉炎的发生。PICC是指将导管由手臂外周静脉（贵要静脉、肘正中静脉、头静脉）穿刺，沿着血管走行，依次穿过腋静脉、锁骨下静脉和无名静脉，最终到达上腔静脉。也可采用锁骨下静脉穿刺术将导管插入上腔静脉。总之，大静脉血流流速快，可以迅速稀释化疗药物，并可避免化疗药物与外周静脉直接接触，从而减轻药物对血管的刺激。

PICC也存在一些潜在的风险：①血栓形成，管腔外附壁血栓脱落可导致肺栓塞；管腔内血栓会造成导管堵塞；②感染，长期体内置管会增加感染的风险；③导管断裂；④拔管困难。

5.3.4 胃肠道反应

胃肠道反应是化疗最常见的不良反应。部分病人反应严重，甚至使化疗难以进行。为患者减轻胃肠道负担，可增强患者对化疗的耐受性以及对治疗的依从性，提高患者生活质量，延长总生存期。

5.3.5 恶心呕吐

化疗导致的恶心呕吐（chemotherapy-induced nausea and vomiting，CINV）是化疗

过程中最常见的胃肠道不良反应，有资料显示，如果在化疗过程中不给予止吐药物，70%～80%的患者会出现恶心呕吐。大量呕吐易造成脱水、代谢紊乱、营养缺乏、体重减轻、厌食、伤口裂开及食管黏膜撕裂等不良后果。

化疗药物的致吐风险通常分为高度（急性呕吐发生率>90%）、中度（急性呕吐发生率30%～90%）、低度（急性呕吐发生率10%～30%）和轻微（急性呕吐发生率<10%）4个等级。抗肿瘤治疗过程中，应结合化疗方案的致吐风险以及患者的自身情况，制定合理的防治方案，积极防控CINV。免疫治疗和靶向治疗所致的恶心呕吐也可参考CINV的处理原则。

5.3.5.1 CINV的病理生理机制

呕吐反射有外周和中枢两条通路。其外周通路起源于胃肠道，胃肠道黏膜受化疗药物刺激，释放多种神经递质，如5-羟色胺（5-hydroxytryptamine，5-HT），它结合并激活5-HT3受体，经迷走神经传导刺激呕吐中枢，引起呕吐反射，这主要与急性期呕吐相关；其中枢机制为化疗药物直接刺激延髓化学感受器触发区，引发多种神经递质释放并与受体结合，如P物质（substance P，SP）和神经激肽-1（neurokinin-1，NK-1）、多巴胺与其受体等，进而刺激呕吐中枢，这主要与延迟期呕吐相关。恶心的机制尚不完全清楚。

CINV的发生及程度与一些影响因素有关，包括既往CINV经历、年龄、性别、饮酒史、晕动症史、严重妊娠呕吐史、焦虑以及可导致或加重恶心呕吐的身体因素，如肿瘤脑转移、肠梗阻、前庭功能障碍、电解质紊乱等。

5.3.5.2 CINV的分类

CINV按发生时间可分为3类。急性恶心呕吐发生在化疗后24小时内，多在化疗后5～6小时达高峰；延迟性恶心呕吐发生在化疗24小时之后，一般48～72小时达最高峰，可持续6～7天；预期性恶心呕吐发生在化疗前24小时内，患者多在之前化疗过程中发生过难以控制的CINV，由心理因素引起。

爆发性恶心呕吐可发生在化疗后的任意时间，即使事先充分预防，患者仍会出现需解救性止吐治疗的恶心呕吐症状。难治性恶心呕吐是指以往预防性和（或）解救性止吐治疗失败，而在后续化疗周期中仍然出现的恶心呕吐。

5.3.5.3 临床常用止吐药物及方案

临床上常用的止吐药物有5-HT_3受体拮抗剂、NK-1受体拮抗剂、多巴胺受体拮抗剂和糖皮质激素等。目前常用5-HT_3受体拮抗剂单用或与地塞米松联合，必要时可加用地西泮、异丙嗪等镇静药。有资料表明，目前，所有5-HT_3受体拮抗剂的效果基本相同，止吐药物口服与静脉滴注效果相当，但不同化疗药物给药方式的致吐风险不同，所以应采用不同的预防措施。

因目前尚未发现诱发呕吐反射的共同通路，而多数药物主要阻断某一类受体，只有奥氮平可作用于呕吐通路的多个受体，所以无法单用一种药物完全阻断各种类型的恶心呕吐。接受高致吐风险化疗方案的患者需要多药联合防治CINV，常用5-HT_3受体拮抗剂、神经激肽-1受体拮抗剂和地塞米松的三联止吐方案，或联合奥氮平的四联止吐方案。

临床常用的止吐药物：①5-HT_3受体拮抗剂，如昂丹司琼、阿扎司琼、多拉司琼、格拉司琼、莫雷司琼、帕洛诺司琼、托烷司琼等；②NK-1受体拮抗剂，如阿瑞匹坦、福沙匹坦、复方奈妥匹坦/帕洛诺司琼等；③糖皮质激素类药物，如地塞米松、甲基泼尼松龙；④非典型抗精神病类药物，如奥氮平等；⑤苯二氮卓类药物，如劳拉西泮、氯氢西泮、地西泮等；⑥吩噻嗪类药物，如丙氯拉嗪、甲哌氯丙嗪、氯丙嗪、硫乙哌丙嗪等；⑦M胆碱受体阻滞剂，如东莨菪碱；⑧丁酰苯类药物，如氟哌啶醇、氟哌啶等；⑨多巴胺拮抗剂，如甲氧氯普胺、多潘立酮；⑩抗组织胺类药物，如苯海拉明等。

止吐药物的不良反应包括便秘、头痛、心律失常、椎体外系反应、过度镇静和代谢综合征等。在使用过程中应关注患者，当患者出现严重临床症状时给予对症治疗。有研究表明，在CINV的防治中，中医药治疗有一定效果，如针灸、穴位按摩、艾灸以及六君子汤等，可在肺癌患者接受高致吐风险药物化疗时与三联或四联止吐方案联用。

针对预期性恶心呕吐，应注意对患者进行心理疏导，必要时加用抗焦虑或抗抑郁药。预期性恶心呕吐一旦发生，治疗较为困难，应在第一个化疗周期时就选用最佳止吐方案，从而预防预期性恶心呕吐的发生。

对于暴发性或难治性恶心呕吐，可使用奥氮平止吐。若已使用过奥氮平，可使用其他作用机制的药物，如神经激肽-1受体拮抗剂、氟哌啶醇、甲氧氯普胺、地塞米松或劳拉西泮等。应关注可能导致患者反射暴发性或难治性恶心呕吐的非化疗性影响因素，如肿瘤脑转移、肠梗阻、电解质平衡紊乱等。

5.3.6 腹泻

抗肿瘤药物损伤肠道黏膜，增加肠蠕动，导致肠道吸收与分泌失衡，引起腹泻。最常见于抗代谢类药物，如氟尿嘧啶、甲氨蝶呤、阿糖胞苷等，也可见于其他化疗药物或生物制剂。

应鼓励腹泻患者进食粗纤维、高蛋白食物，避免刺激性食物或油腻食物；注意补充水、电解质，避免脱水；教育患者观察排便次数、性状以及有无黏液或脓血；告知患者及家属，当出现发热、极度口渴、头晕、心悸、便血或水样便等症状时应立即就医。对于有腹泻的患者应查粪便常规，明确有无感染。无明显严重感染时，可使用阿片类药物或抗胆碱能药物，如洛哌丁胺。有感染时，加用抗感染治疗。腹泻患者应关注外周血白细胞计数，对于白细胞严重降低者，感染性腹泻可导致严重后果。

发生于化疗用药24小时后至下一化疗周期之间任意时间的，类似霍乱的分泌性腹泻，称为迟发性腹泻。应在出现稀便、水样便或异常肠蠕动时，立即给予洛哌丁胺治疗，同时补充水及电解质。对于发生迟发性腹泻超过24小时，或伴有发热，或Ⅲ～Ⅳ度中性粒细胞减少的患者，应给予口服广谱抗生素治疗至少7天。若治疗不当，可能危及生命，应予以重视。

5.3.7 便秘

部分化疗药物的神经毒性作用于胃肠道平滑肌，使之蠕动减弱，出现便秘。常见于长春花生物碱、依托泊苷、顺铂等，尤其是长春新碱，甚至可引起麻痹性肠梗阻。

鼓励患者多进食粗纤维食物，多食用水果蔬菜，多饮水，多运动；必要时可给予缓泻药；控制5-HT_3受体拮抗剂的使用次数；老年患者可减量使用导致便秘的化疗药物。

5.3.8 食欲减退

食欲减退是仅次于恶心呕吐的胃肠道反应，影响患者营养摄入，可能导致患者营养不良，降低患者对肿瘤治疗的耐受性。

鼓励患者少食多餐，进食高蛋白、易消化、富含维生素的食物；维持水电解质平衡；减轻其他胃肠道不良反应可改善患者食欲；检测血浆蛋白水平，必要时可给予肠内或肠外营养支持；对于营养不良的患者可适当减少抗肿瘤药物的使用剂量；甲地孕酮或甲孕酮，可改善晚期肿瘤患者的厌食和恶病质。

5.3.9 黏膜炎

抗肿瘤内科治疗药物损伤分裂旺盛的消化道黏膜细胞，导致消化道黏膜变薄，易继发感染，引起从口腔到肛门整个消化道黏膜的炎症，如口腔炎、舌炎、肠炎、直肠炎等。可引起上消化道溃疡与出血。出血性或假膜性腹泻，以及因营养吸收障碍导致的消化功能低下。

口腔黏膜炎包括舌黏膜炎、上颚黏膜炎、牙龈黏膜炎。口腔炎、口腔溃疡的发生率高达66%，其中半数患者需要治疗。抗肿瘤药物对口腔黏膜的直接毒性作用一般发生于化疗后5～7天；抗肿瘤药物引起的骨髓抑制会间接引起口腔黏膜炎，一般发生于用药后12～14天。一般首见于颊黏膜与口唇交接处，早期表现出对酸性刺激敏感。肿瘤病人营养不良会减缓黏膜再生，影响恢复；龋齿和牙周病可加重口腔黏膜炎及感染程度；体质弱或有免疫抑制的患者易继发真菌感染。当食管黏膜受累发生黏膜炎时，可表现为吞咽困难。

黏膜炎严重程度与药物种类、给药方式、药物累积剂量有关。常见引起黏膜炎的药物有顺铂、氟尿嘧啶、甲氨蝶呤等。大剂量氟尿嘧啶可导致严重的黏膜炎，伴出血性腹泻，严重者可危及生命。抗代谢药物动脉给药也易发生明显的黏膜炎。

（1）治疗

①指导患者注意口腔卫生，做好口腔护理，保持口唇湿润。②可用口腔黏膜保护药物或口腔抑菌剂；当有白斑或白膜时，多为真菌感染，应使用制霉菌素漱口；口腔溃疡可用冰硼散、珍珠散等药涂擦。③避免进食刺激性食物；疼痛明显时可在进食前30分钟用抗组胺药物或表面麻醉剂止痛。④加强营养支持，鼓励患者多饮水；注意维

持水、电解质平衡。⑤必要时给予抗炎、抗真菌药物，出血时可局部使用凝血酶止血。

（2）预防

①用药时口含冰块降低口腔温度，可减轻部分药物引起的口腔黏膜炎。②预防性给予谷氨酰胺、角质化细胞生长因子、重组人小肠三叶因子等，经口腔黏膜吸收，可降低口腔黏膜炎的发生率，减轻其严重程度。③若氟尿嘧啶使用早期出现严重的黏膜反应和粒细胞缺乏，患者可能存在二氢嘧啶脱氢酶缺乏症，应立即停药并以后禁用氟尿嘧啶。④叶酸及维生素 B_{12} 可预防培美曲塞引起的口腔溃疡。

5.3.10 骨髓抑制

抗肿瘤药物可诱导骨髓中分裂旺盛的造血细胞凋亡，导致骨髓抑制。骨髓抑制是化疗药物常见的毒副反应及剂量限制性毒性，是增加化疗剂量、提高疗效的主要障碍。部分靶向药物也可引起骨髓抑制。

由于半衰期不同，骨髓抑制首先表现为白细胞减少，尤其是粒细胞减少，然后为血小板减少，严重者红细胞也减少。一般在化疗结束后2～3周恢复正常，部分化疗药物可引起延迟性骨髓抑制，需6周才可恢复。骨髓抑制的严重程度除受化疗药物种类及剂量影响之外，还与患者机体骨髓储备能力有关，有肝病、脾亢进、核素内照射史、放化疗史者更易出现严重的骨髓抑制。化疗前后应定期检查血细胞计数，明确骨髓抑制程度，采取相应措施。

5.3.10.1 粒细胞减少

骨髓抑制主要为粒细胞抑制。化疗导致的中性粒细胞减少（chemotherapy-induced neutropenia，CIN）和粒细胞减少性发热（febrile neutropenia，FN）会增加侵袭性感染的发生风险，严重者可导致感染性休克、脓毒症等，危及患者生命甚至导致死亡。

粒细胞减少的程度和持续时间与化疗药物的种类、剂量、患者自身因素，以及是否联合用药有关。细胞周期特异性化疗药物导致的中性粒细胞减少，一般在化疗后7～14天达高峰，14～21天逐渐恢复；细胞周期非特异性化疗药物引起的中性粒细胞减少，一般在用药后10～14天达高峰，21～24天逐渐恢复。

粒细胞减少患者应在化疗前后每周查1～2次白细胞总数和粒细胞计数，明显减少时可隔日查1次，直至恢复正常。必要时可减少化疗药物的使用剂量或停药。注意预防感染，清除感染源，必要时给予抗生素治疗。激素类升白细胞药物如去氢甲基睾丸素、雌二醇、雌三醇、炔雌醇等，对升高白细胞有一定作用，但会出现性激素紊乱导致的不良反应，并且不能用于性激素相关性肿瘤，必要时应使用粒细胞集落刺激因子（granulocyte colony stimulating factor，G-GSF）。

粒细胞减少性发热是指肿瘤患者接受化疗、放疗或部分靶向药物治疗后，出现中性粒细胞绝对值小于 1.0×10^9/L，同时伴有38.5℃以上的发热。中性粒细胞绝对值下降，继发感染，引起发热伴寒战，最常见的是呼吸道感染，其次为泌尿系统感染，粒细胞<0.5×10^9/L持续1周，感染的发生率为100%，可经验性使用抗生素治疗。

常见可能引起粒细胞减少性发热的化疗方案有针对非小细胞肺癌的顺铂（紫杉醇方案）、顺铂（长春瑞滨方案）、顺铂（多西紫杉醇方案）、卡铂（紫杉醇方案、多西紫杉醇方案）；针对小细胞肺癌的依托泊苷、卡铂。粒细胞减少性发热的发生风险也与患者自身因素有关，如持续中性粒细胞减少大于10天、年龄大于65岁且接受全量化疗、既往有放化疗、近期有手术或开放性外伤、合并其他疾病、慢性免疫抑制状态等。

当发生粒细胞减少性发热时，应立即收治入院，使用广谱抗生素，做血培养及体液分泌物培养，并做药敏试验；之后根据药敏试验结果调整抗生素的使用，并立即使用G-CSF促进白细胞增生；注意机会性感染的发生。对于非根治性化疗方案，应在下一周期时考虑减量。使用粒细胞减少性发热发生率>20%的化疗方案时，应预防性使用G-CSF。

使用有骨髓抑制的化疗方案后24～72小时可使用G-CSF预防粒细胞减少性发热。当前一化疗周期未使用G-CSF出现粒细胞减少性发热或粒细胞减少影响化疗药物剂量时，也可在本次化疗后预防性使用G-CSF。可选择短效重组人粒细胞集落刺激因子（recombinant human granulocyte colony-stimulating factor，rhG-CSF）多次注射，或半衰期更长的聚乙二醇化重组人粒细胞刺激因子（pegylated recombinant human granulocyte colony-stimulating factor，PEG-rhG-GSF）单次注射。对于高FN风险的患者可优先使用PEG-rhG-GSF，有利于提高患者的依从性。

对于发生粒细胞减少性发热的患者，治疗性使用G-CSF，可显著缩短FN的持续时间、抗生素的使用时间及患者的住院时间。但对于严重中性粒细胞减少且不伴发热的患者，不推荐常规治疗性使用G-CSF。治疗性使用G-CSF的方法为rhG-CSF 5ug/(kg·d）皮下注射，持续给药至中性粒细胞恢复正常或接近正常水平，不推荐PEG-rhG-GSF用于治疗性使用G-CSF，需要注意G-CSF的不良反应有骨痛、过敏反应、脾脏破裂等。

5.3.10.2 血小板减少

化疗药物引起骨髓抑制，尤其是抑制巨核系细胞，导致外周血中血小板计数低于正常值，即抑制性血小板减少。靶向药物也可引起血小板减少。血小板减少会增加出血风险，当血小板计数<50×10^9/L时，可引起皮肤或黏膜出血，增加患者手术或有创操作时的出血风险；当血小板计数<20×10^9/L时，有高危的自发性出血风险；当血小板计数<10×10^9/L时，则有极高危的自发性出血风险。血小板减少可能致使化疗药物减量或化疗时间延迟，甚至终止化疗。

处理：①化疗前后每周查1次血小板计数，必要时每周查2次，直至血小板计数恢复正常；②避免使用阿司匹林等抗血小板、抗凝的药物；③注意预防出血，如刷牙时动作要轻柔等；④尽量减少有创操作，注射针孔或静脉穿刺局部紧压；⑤女性患者月经期间应注意观察出血情况，必要时可用药推迟月经；⑥使用止血药预防出血；

⑦对于Ⅳ度血小板减少及伴有出血的Ⅲ度血小板减少患者，应谨防中枢神经系统出血；⑧给予血小板生成素（thrombopoietin，TPO）或白细胞介素-11（interleukin-11，IL-11）以增加血小板；⑨必要时输注血小板。

血小板输注是对严重血小板减少症的最快、最有效的治疗方法。当血小板计数＜10×10^9/L时，需预防性输注血小板；当需要进行有创操作时，应使血小板计数＞50×10^9/L；进行颅脑手术时，血小板计数应＞100×10^9/L。但是血小板输注会增加疾病传染风险，或因免疫反应使血小板输注无效。

促血小板生长因子，如重组人血小板生成素（recombinant human thrombopoietin，rh TPO）、重组人白细胞介素11（recombinant human interleukin-11，rh IL-11），可减轻患者化疗后血小板减少程度及持续时间，减少血小板输注次数。对于不符合血小板输注指征的患者，血小板计数<75×10^9/L时，在化疗后6～24小时皮下注射rh TPO 300 U/kg，一日一次，连用14天；也可皮下注射rh IL-11 25～50 ug/kg，一日一次，连用7～10天。在使用过程中应检测血小板计数，当外周血血小板>100×10^9/L或较用药前升高50×10^9/L时，应及时停药。需注意，Rh TPO较rh IL-11不良反应少，症状轻且不会诱发心脏问题。rh IL-11可能出现过敏反应；肾功能不全者应减量；老年患者尤其是有心脏病史者慎用；使用过程中应监测患者体重和心、肺、肾功能。

咖啡酸片可刺激巨核细胞成熟，增加巨核细胞总数，有效防治血小板减少，具有抗氧化和抗细胞凋亡的作用，可升高血小板计数，并且咖啡酸片可预防并减轻化疗引起的骨髓抑制，利于血小板和白细胞恢复。有实验研究表明，服用咖啡酸片后血小板计数降低趋势减弱且减少程度减轻，血小板计数恢复时间缩短。

肿瘤患者血液处于高凝状态，易发生静脉血栓栓塞，包括深静脉血栓和肺血栓栓塞症，因此在治疗抗肿瘤药物引起的血小板减少时，应密切监测血小板计数，适时减量或停药，以免发生静脉血栓栓塞。放化疗联合抗肿瘤者，血小板开始下降的时间较早，谷值提前，下降程度更明显，且恢复更慢，应密切注意。

5.3.11 贫血

肿瘤化疗相关贫血（cancer-and chemotherapy related anemia，CRA）是指肿瘤患者在疾病进展和治疗过程中出现的贫血。其发生率及严重程度与多种因素有关，如患者年龄、肿瘤类型、肿瘤分期、病程长短、治疗方案、药物剂量、化疗周期、是否感染等。贫血会导致多脏器缺血缺氧、机体免疫力降低，加重疾病进展，可能会导致化疗药物减量、化疗事件延迟，影响预后。

CRA可能由多种原因造成：出血，溶血，肾功能不全，内分泌紊乱，营养不良，铁利用障碍，广泛肿瘤骨转移和肿瘤分泌的因子导致骨髓功能低下，顺铂减少肾脏分泌的促红细胞生成素（erythropoietin，EPO），肿瘤侵犯血管或器官导致慢性失血，化疗药物通过阻断红系前体细胞的合成直接影响骨髓造血功能等。化疗药物的骨髓抑制作用蓄积导致贫血的发生率及严重程度随化疗周期的增加而加重。此外，免疫治疗也可能导致贫血。

CRA的治疗主要包括输注红细胞、使用促红细胞生成素、补充铁剂和对症支持治疗等。肿瘤治疗过程中定期检查红细胞、血红蛋白、血细胞比容；有乏力、眩晕等症状时注意休息，必要时吸氧，使血氧饱和度保持在90%以上；预防或处理出血，防止血液丢失过多。

输注红细胞或全血是临床治疗CRA的主要方法，可迅速升高血红蛋白浓度。当血红蛋白<85g/L且患者有重度乏力、头疼、头晕、心动过速、呼吸急促、晕厥、低血压及心脏缺血等临床表现时，可输注浓缩红细胞；当血红蛋白<70g/L时，需输注浓缩红细胞；当出现活动性出血且血红蛋白进行性下降，需要同时补充血容量和红细胞时，可输入全血。输血存在一定风险，应严格掌握指征。

EPO可促进红细胞生成，改善贫血症状，降低对输血的需求。但又有研究显示，部分肿瘤表达EPO受体，使用EPO可能会促使肿瘤生长，导致预后不良，因此要严格把握EPO使用指征。

持续使用EPO可消耗体内储存铁，引起功能性缺铁（铁蛋白≤500 μg/L，且转铁蛋白饱和度<50%），或绝对性缺铁（铁蛋白≤30 μg/L且转铁蛋白饱和度< 20%）的患者，须进行补铁治疗。口服铁剂使用方便，但吸收率较低，且胃肠道反应较重，部分患者对口服铁剂过敏，常用的有硫酸亚铁和富马酸亚铁。餐后口服可减轻胃肠道反应，维生素 C 可增加铁剂吸收，而磷酸盐可影响铁剂吸收。对口服铁剂不耐受或达不到治疗效果的患者，可以使用肠道外铁剂，其可被人体完全吸收，起效快且无胃肠道刺激症状，推荐使用蔗糖铁。低分子量右旋糖酐铁需试验给药剂量。

输注浓缩红细胞的风险包括输血相关性反应、循环超负荷、传播疾病、细菌污染、动静脉血栓栓塞、红细胞同种异体免疫反应及血小板同种异体免疫反应等。频繁输注浓缩红细胞会导致铁过载，多余的铁沉积在肝脏、心脏、皮肤和内分泌器官内，患者可能出现乏力、皮肤色素沉着、关节痛、肝大、心肌病或内分泌障碍等症状，应给予铁螯合剂去铁治疗。促红细胞生成素除了可能促使肿瘤生长外，还有增加血栓形成、高血压、癫痫、纯红细胞再生障碍性贫血的风险。

5.3.12 神经毒性

抗肿瘤药物引起的神经毒性包括中枢神经毒性和外周神经毒性，呈剂量依赖性，通常在停药后可自行恢复。神经毒性的治疗方法有限，一般对症处理，无特殊治疗方法，属于化疗药物剂量限制性不良反应，常因神经毒性而减药或停药，从而影响治疗效果。

5.3.12.1 中枢神经系统毒性

虽有血脑屏障的存在，但仍有部分药物可损伤中枢神经系统，常表现为急性非细菌性脑膜炎，以及慢性进展的偏瘫、失语、认知功能障碍和痴呆等。顺铂可引起癫痫，异环磷酰胺和氟尿嘧啶可引起小脑共济失调，一旦发现应立即停药，并给予相应解毒处理和对症支持治疗。

5.3.12.2 周围神经毒性

化疗诱导的周围神经病变（chemotherapy-induced peripheral neuropathy，CIPN）是一种剂量限制性化疗不良反应。CIPN的发生率较高，有资料显示约有50%～90%接受化疗的患者会发生CIPN，其中30%～40%会转变为慢性神经毒性。转变为慢性神经毒性后，仅能恢复部分受损神经功能，而且症状将长期存在，严重影响患者的生活质量。

5.3.12.2.1 CIPN的影响因素

CIPN的发病机制尚不完全明确，其发生率及严重程度与药物种类、给药剂量、药物持续暴露时间、药物累积剂量、药物相互作用等有关，也与患者个体因素有关，如肥胖、高龄、吸烟、酗酒，以及糖尿病、肾功能不全、甲状腺功能减退、维生素缺乏、贫血、焦虑、抑郁、已有神经病变等。

5.3.12.2.2 可引起CIPN的药物

不同药物发生CIPN的累积剂量阈值、发生率及临床表现不同。

（1）铂类药物：顺铂、卡铂、奥沙利铂等

①顺铂累积剂量＞350 mg/m^{2}时易发生CIPN，以感觉神经病变为主，表现为痛觉异常、肢体麻木、刺痛、振动感受损、感觉性共济失调、感觉迟钝、味觉消失、视力障碍（视神经乳头水肿和球后视神经炎）、耳鸣、高频听力减退甚至耳聋等；当其导致脊髓脱髓鞘时可出现莱尔米特征（Lhermitte征），表现为突发性麻木样感觉，由颈段脊髓传导至大腿。顺铂引起的神经毒性一般在治疗结束后2～29周内可恢复。②卡铂CIPN的发生率较顺铂低，主要表现为感觉异常、肢体麻木、肢体活动障碍、感觉性共济失调等。③奥沙利铂累积剂量＞（85～130）mg/m^{2}时，急性不良反应发生率较高，一般表现为与寒冷相关的四肢末端感觉异常、咽喉感觉障碍、下颚痉挛、筋膜炎和肌肉痉挛；当奥沙利铂累积剂量＞510 mg/m^{2}时，易发生慢性不良反应，常表现为典型的呈手套和袜套样分布的神经异常感觉。④奥沙利铂的急性神经毒性发生率高达85%～95%，但一般不影响草酸铂的使用，常表现为肢体末端和（或）口周感觉迟钝或异常，偶可见可逆性咽喉感觉障碍，可因寒冷激发或加剧；草酸铂在体内累积剂量达850 mg/m^{2}时，易引发肢体感觉迟钝、感觉异常，越冷越加重，会限制草酸铂的使用剂量，一般在停药数月后可恢复。

（2）长春碱类：长春碱、长春地辛、长春新碱，神经毒性依次递增

长春新碱引起的CIPN表现较复杂，涉及感觉神经病变、运动神经病变、植物神经损伤及颅神经病变。分别表现为手脚麻木和刺痛；肌无力、肌萎缩、四肢瘫痪痉挛；排尿困难、直立性低血压、性功能障碍、肠梗阻；暂时性或永久性失明和听力障碍。一般指（趾）端麻木不影响用药，当出现感觉消失时需停药，以免发生运动神经病变。高龄或肝损伤患者有高风险。

（3）紫杉烷类：紫杉醇、多西紫杉醇

紫杉醇的累积剂量阈值是250～300 mg/m^2，发生率约60%，而多西紫杉醇的发生

率相对较低，约17%。两者多引起感觉神经病变，表现为手脚感觉异常、麻木、神经病理性疼痛或本体感觉改变和活动能力丧失。

（4）血管生成抑制剂：硼替佐米、沙利度胺等

硼替佐米可引起小纤维神经病变，表现为痛感异常、烧灼感；也可出现感觉共济失调、自主神经病变，如直立性低血压等。

需要注意的是，大多数药物引起的CIPN在治疗停止后逐渐恢复，但紫杉醇或奥沙利铂引起的神经不良反应可能在停止化疗后，症状加重或出现新变化，并且持续多年，甚至终生存在。

5.3.12.2.3 CIPN的临床表现

CIPN分为感觉神经病变、运动神经病变、自主神经病变、小纤维神经病变等类型。

（1）感觉神经病变是最常见的CIPN类型，常表现为手套和袜套样分布的感觉异常、刺痛，有时与神经病理性疼痛有关；也可表现为四肢末端麻木、感觉减退，比如触觉、痛觉、本体感觉的减退；可同时伴有运动神经受损和自主神经功能障碍。

（2）运动神经受损可表现为肌无力、肌萎缩、深腱反射减弱或消失、肌震颤、痉挛等，发生风险较感觉神经病变低。

（3）当自主神经受影响时，可出现直立性低血压、膀胱张力减弱、腹痛、胃排空延迟、便秘，甚至出现麻痹性肠梗阻，以及心率变异性下降，反生风险相对较低。

（4）长春花碱、紫杉烷类、沙利度胺和硼替佐米等可能损伤温度觉和痛觉纤维的神经末梢，导致小纤维神经病，可表现为手足灼痛，甚至刺痛，针刺试验阳性；疼痛部位痛觉和温度觉减退。

（5）CIPN按病程可分为急性和慢性。急性CIPN多发生在用药后短时间内，部分可恢复正常，部分会转变成慢性CIPN；慢性CIPN在治疗期间及治疗后持续存在，慢性CIPN的严重程度与急性期CIPN症状的严重程度有关。CIPN的症状常随药物持续暴露时间延长和药物累积剂量增加而加重，化疗结束后CIPN症状迅速减轻，然后逐渐稳定。

5.3.12.2.4 CIPN的诊断

CIPN的发生率和严重程度常被低估，其诊断标准尚未确定，还没有可用于CIPN诊断的生物标志物，一般依据临床评估工具进行评估。小纤维神经病变可通过皮肤活检诊断，识别严重影响患者生活质量的症状，区分神经性疼痛和单纯功能障碍，当疼痛严重影响患者生活质量时，需使用药物治疗；当疼痛不严重而仅有功能障碍时，更适合理疗；两者同时存在时，需药物和理疗联合治疗。

5.3.12.2.5 CIPN的预防和治疗

（1）CIPN的预防

在抗肿瘤用药之前进行全面神经系统检查，可了解患者基础神功能状态，识别CIPN的高危患者。抗惊厥药、抗抑郁药、维生素、矿物质等可用于预防CIPN，但缺少有力的临床研究证据。针灸在预防CIPN中的作用也未被证实。有研究表明，冷冻疗法和外科手套压迫疗法可降低某些化疗药物诱发CIPN的发生率。调整化疗药物剂

量和使用时间也可降低严重CIPN的发生，是预防严重CIPN的有效方法。

（2）CIPN的全身药物治疗

度洛西汀是一种5-羟色胺再摄取抑制剂和去甲肾上腺素再摄取抑制剂，可治疗CIPN神经病理性疼痛，从低剂量起始，缓慢滴定达到最佳疗效和可控不良反应的剂量。普瑞巴林是γ-氨基丁酸受体阻滞剂，可用于治疗紫杉烷类药物引起的周围神经病理性疼痛。非甾体类抗炎药物在治疗神经性疼痛方面的疗效有限，但可减轻慢性静脉功能不全导致的肢体肿胀，从而减轻压迫导致的外周神经损伤和神经性疼痛。阿片类药物，如羟考酮可降低CIPN相关疼痛的发生率。抗抑郁药和抗惊厥药在CIPN治疗方面的数据有限。

（3）CIPN的局部药物治疗

局部周围神经性疼痛应首选局部治疗方案。欧盟批准的辣椒素贴剂（179 mg）可治疗局部周围神经性疼痛，其效果与口服药物相当，不良反应较少，但不推荐使用低剂量制剂（<1%）或用于非疼痛性多发性神经病的治疗。利多卡因贴剂可作为治疗CIPN的局部神经性疼痛的二线药物。有研究显示，局部使用1%薄荷醇凝胶，可降低疼痛敏感性，减轻CIPN相关疼痛。

（4）CIPN的非药物治疗

针灸、冷冻疗法、压迫疗法耐受性好，不良反应发生率低，有临床研究证实其疗效，耳穴贴也能减轻CIPN的症状，可作为辅助疗法。

5.3.13 皮肤毒性

5.3.13.1 皮疹

抗肿瘤药物可引起药疹，一般停药后药疹可自行消退。常见可引起皮疹的抗肿瘤药有博来霉素、苯丁酸氮芥、多西他赛、柔红霉素、去甲柔红霉素、羟基脲、洛莫司汀、放线菌素D、环磷酰胺、氟尿嘧啶、吉西他滨、吉非替尼、埃罗替尼、西妥昔单抗等。靶向药物引起的皮疹常为轻、中度，与药物剂量呈正相关，一般停药或减量后皮疹可被控制，也有些情况下不改变用药皮疹也会缓解。

对于抗肿瘤药物引起的皮疹，目前尚无标准的治疗措施。激素类软膏、局部免疫调节剂、外用视黄酸类软膏对此类皮疹有效。凡士林可用于皮肤干燥者，皮肤瘙痒者可使用抗组胺类药物。如果局部感染，可以局部外用或口服抗生素。如果出现坏死、水疱、瘀点、瘀斑、紫癜或其他皮肤损害，应及时就医。阳光照射可能会加重皮疹，应注意防晒。使用培美曲塞前1天、当天和后1天需服用地塞米松4mg，每天2次，以预防皮肤反应。

5.3.13.2 手足皮肤反应

手足皮肤反应也称手足综合征或手掌-足底红斑性感觉迟钝，是抗肿瘤药物影响到手足皮肤上皮细胞，表现出的一系列手脚皮肤症状和体征。其发生与药物累积剂量和血浆峰浓度均相关。常见引起手足皮肤反应的抗肿瘤药物有卡培他滨、多柔比星脂质体、博来霉素、阿糖胞苷、多西他赛、索拉非尼等。

手足皮肤反应常表现为麻木感、针刺感、烧灼感、敏感性增加，皮肤出现红斑、肿胀，受压部位变硬或起茧、起泡、发干、皲裂、脱屑、皮肤剥脱等。一般身体两侧对称出现，可只出现以述上症状、体征中的一种或几种。

手足皮肤反应可根据症状的严重程度分为3级。Ⅰ级：不影响日常生活，表现为感觉迟钝、麻木、无痛性肿胀和手足红斑等；Ⅱ级：伴疼痛的手足红斑和肿胀，和（或）影响日常生活的手足不适；Ⅲ级：脱屑、溃疡、起泡、疼痛，和（或）影响日常的严重手足不适。

使用抗肿瘤药物时，应注意预防手足皮肤反应。告知患者尽量减少足部受压，避免久站，可将硫酸镁溶液加入温水中浸泡手足，使用含尿素的软膏涂抹，需要时使用祛斑喷剂；使用含水杨酸或尿素的角质溶解软膏减轻过度角化。对于已经出现手足皮肤反应的患者，应立即采取措施，对症处理，必要时考虑减少药物剂量、延长用药周期，甚至停药，防止反应程度加重。

5.3.14 放射反应重现

某些化疗药物会引起放射区域皮肤反应重现或加重皮肤放射反应，包括红斑、水泡、干性或湿性剥脱以及色素沉着等。

发生这种情况时，应使用无刺激性的肥皂水冲洗皮肤，保持皮肤清洁，避免感染；避免接触刺激性物质，避免使用对皮肤有黏着性的带子。

5.3.15 脱发

化疗药物损伤增殖期毛囊细胞，导致暂时性脱发，表现为体毛脱落、头发稀疏、部分脱发或全秃，通常在化疗结束后1～2个月恢复再生。

发生这种情况时，应对患者采取如下措施。①告知患者化疗引起的脱发是可逆的，再生的毛发可恢复至原来的质地、密度和颜色，甚至比原有的更好，以减轻患者的心理负担，提高治疗的依从性；②建议患者做好防护措施，外出时戴帽子，避免阳光直射；③建议患者尽量使用温和的洗发水、护发素，避免洗发次数过多，避免将头发吹得太干；④鼓励患者规律作息、清淡饮食、注意营养摄入、保持心情愉悦；⑤输注化疗药物前，可给病人头戴冰帽或使用头皮止血带，减少药物到达头部毛囊的量，减轻脱发。

5.3.16 泌尿系统毒性

5.3.16.1 肾毒性

多数药物经肾脏排泄，可直接损伤肾小球、肾小管、肾间质以及肾脏微循环，常引起一过性轻度肾损伤，可在用药后立即出现，也可延迟发生。如果患者肾功能正常，则不影响用药。甲氨蝶呤、顺铂、亚硝脲类、链脲霉素、丝裂霉素可引起氮质血症；顺铂、链脲霉素、环磷酰胺可引起肾小管损伤；顺铂、洛莫司汀、丝裂霉素、链佐星可引起不可逆的肾损伤。

可采用水化、利尿等方式预防肾损伤的发生。水化是指补充大量液体，加快药物代谢，同时也能纠正因胃肠道反应导致的脱水。利尿是指使用甘露醇、呋塞米等加强肾脏排泄，减少药物在肾小管中的积聚。顺铂主要是水化利尿，多药联合化疗可减少单药使用剂量；使用甲氨蝶呤时要水化利尿并碱化尿液；环磷酰胺用药时要大量补充水分；限制亚硝脲类药物的使用剂量。用药时要注意水、电解质及酸碱平衡，检测尿素氮、肌酐，监测肾功能。当出现尿素氮轻度升高时，可口服包醛氧淀粉、大黄苏打片；若出现肾功能异常，应及时调整药物剂量，必要时停药；尿蛋白≥3 g/L时也应调整药物剂量；重度尿毒症患者需透析治疗。

大剂量甲氨蝶呤经肾脏排泄时会在肾小管内沉积，阻塞肾小管，引起急性肾损伤甚至肾衰竭。肾功能损伤又使甲氨蝶呤排出延缓，导致药物在体内积蓄，形成恶性循环，引起更严重的毒性反应。用药时需水化利尿，口服或静脉输入碳酸氢钠以碱化尿液，并监测血药浓度，必要时使用亚叶酸钙解救疗法。

亚硝脲类药物会引起肾小球硬化、肾小管萎缩、肾间质纤维化，导致肾衰竭。若出现尿素氮和肌酐缓慢升高，并有肾脏体积缩小，用药时要限制剂量，并监测肾功能和肾脏大小。

肾毒性是顺铂的剂量限制性毒性，是加大剂量提高疗效的主要障碍。顺铂主要损伤近端肾小管，显微镜下可见坏死、间质水肿和肾小管扩张，导致血中尿素氮和肌酐升高。其肾毒性与单次剂量和累积剂量有关，在一般剂量下损伤多可逆，当剂量过大或用药过频时会产生不可逆的损伤，导致肾功能衰竭甚至死亡。

顺铂和丝裂霉素会导致以微血管溶血过程为特点的肾损伤，起病较急，表现为溶血性贫血，可有血尿、蛋白尿、发热、皮疹、高血压、心包炎、间质性肺炎、非心源性肺水肿、中枢神经系统功能障碍，外周血涂片可见红细胞碎片，发病后1～2周出现肾功能不全。停药并采取血浆置换术可使肾功能恢复。但不能输血，因输血会诱发或加重微血管溶血性贫血。

顺铂化疗时要避免同时使用其他肾毒性药物。在顺铂用药前30分钟给予氨磷汀有预防肾毒性的作用，且不会影响顺铂的疗效，但对顺铂引起的肾毒性没有解救作用。氨磷汀的不良反应主要有头晕、恶心、呕吐、乏力及一过性血压降低，大多数患者可耐受。

5.3.16.2 出血性膀胱炎

环磷酰胺和异环磷酰胺的代谢产物丙烯醛会直接刺激膀胱黏膜，引起无菌性化学性膀胱炎。使用时应大量补液，加快排泄速度；长期使用者应定期复查尿常规；发生出血性膀胱炎应停药，并以后避免再使用。

美斯钠作为解毒剂可与丙烯醛结合形成无毒的化合物，从尿中迅速排出体外，减轻这两种药物对膀胱的刺激症状。使用环磷酰胺或异环磷酰胺化疗的同时给予美斯钠，可防该不良反应的发生。

5.3.17 肝毒性

化疗、靶向治疗、免疫治疗、内分泌治疗等均有可能导致药物性肝损伤（drug-induced liver injury，DILI）。DILI是指暴露于药物并排除其他因素所引起的肝功能损伤。

5.3.17.1 DILI分型

依据发病机制不同可将DILI分为3种类型，即固有型、特异质型和间接型。固有型是指药物或其代谢产物直接损伤肝细胞，严重程度与药物剂量呈正相关，常在用药后数天内发生。特异质型与机体代谢或免疫特异质有关，与药物剂量无关，可在用药后数天内发生，也可延迟至数年后发生。间接型是指药物改变患者原有的肝脏基础疾病或免疫状态造成肝损伤，一般延迟发生。多数药物通常以某一种机制为主造成肝损伤，部分药物以多种机制造成肝损伤。

DILI的90%以上为急性肝损伤，参照中华医学会药物性肝病学组发布的《药物性肝损伤诊治指南》，依据病理类型或生物化学特点可将急性肝损伤可分为以下三种。①肝细胞损伤型：ALT≥3×ULN，且R≥5；②胆汁淤积型：ALP≥2×ULN，且R≤2；③混合型：ALT≥3×ULN，ALP≥2×ULN，且2<R<5。轻症的DILI患者一般以某一种病理类型为主，病变局限，累及范围较小；重症者涉及多种病理改变，累及肝叶甚至整个肝脏，往往预后不佳或迁延不愈。[R=（ALT实测值ALT ULN）/（ALP实测值/ALP ULN）；正常上线：upper limit of normal，ULN]

5.3.17.2 风险因素及预防

肝损伤的发生率、严重程度及病死率与药物类型、使用剂型、用药剂量、联合用药、患者基础状态、对药物的易感性等因素有关。合并肝脏基础疾病或其他疾病、既往有药物不良反应和肝功能损害、合并使用免疫抑制剂或其他肝毒性药物、合并肝脏放疗或肝动脉栓塞治疗、输血、器官移植、大量饮酒、肥胖、营养不良、抗肿瘤药物联合使用、所用抗肿瘤药物肝毒性较大或用药剂量较大等都可能增加肝损伤的风险。

抗肿瘤用药期间应密切监测肝功能，一旦出现异常应及时停药并积极护肝治疗。尽量避免肝毒性药物联合使用。肝损伤危险性较高的患者要慎重选用肝毒性药物，必须使用时应适当减量，可酌情合用抗炎、解毒、护肝药物以预防肝损伤的发生。既往治疗过程中出现肝损伤的患者应根据损伤的程度调整用药及剂量。

5.3.17.3 DILI诊断、治疗及预后

DILI没有特异性的诊断方法，属于排他性诊断。

（1）临床表现

DILI的临床表现与其他各种肝病相似，无特异性。多数患者没有明显的临床症

状，仅表现为轻、中度肝酶升高，呈自限性，多在常规肝功能检查时被发现。少数患者表现出黄疸、轻度乏力、食欲减退、肝区胀痛、上腹不适等非特异性症状。胆汁淤积明显的患者可出现黄疸、大便颜色变浅和瘙痒等症状。进展为急性或亚急性肝衰竭时，患者可出现黄疸、腹水、凝血功能障碍、肝性脑病等并发症。药物超敏反应综合征患者临床症状较明显，常在15天内出现肝功能障碍，肝酶上升速度快且程度高，会出现发热、皮疹等肝外症状，这些症状与药物剂量无关。

（2）实验室、影像学和组织学检查

丙氨酸氨基转移酶（alanine aminotransferase，ALT）和天冬氨酸氨基转移酶（aspartate aminotransferase，AST）可反应肝细胞的损伤，但特异性不强，用药期间加强监测，可及时调整用药，减少DILI的发生。碱性磷酸酶（alkaline phosphatase，ALP）可作为胆汁淤积性肝损伤和重症DILI的标志，但易受其他因素影响，常与ALT和AST联合应用。γ-谷氨酰转肽酶（gamma-glutamyl transferase， GGT/γ-GT）多与ALP变化一致，但恢复较转氨酶晚，其他指标恢复正常而GGT尚未恢复提示肝内可能有残存病变，肝炎尚未痊愈，如果GGT长时间维持较高水平或反复波动，可能提示肝炎有慢性化趋势。由于机体对胆红素的清除完全依赖于肝脏，所以总胆红素（total bilirubin，TBIL）比其他指标更能反映肝功能，但需排除其他可能引起TBIL升高的因素；直接胆红素（direct bilirubin，DBIL）、白蛋白也是反应肝功能的良好指标。大部分凝血因子在肝脏合成，所以凝血功能异常可能提示存在严重的肝功能损伤。

超声可作为初步排查手段，X线计算机断层摄影术（CT）、磁共振成像（MRI）、超声内镜是诊断和鉴别诊断肝脏疾病的常用检查，必要时可行内镜下逆行胰胆管造影术（endoscopic retrograde cholangio pancreatography，ERCP）或磁共振胰胆管造影（magnetic resonance cholangiopancreatography，MRCP）。

肝脏活检有助于病理分型、判断预后、鉴别其他肝脏疾病，但对于DILI的确诊无意义，因为DILI患者缺乏特征性的病理学表现。

（3）诊断

详细采集患者信息，包括用药类型、用药剂量、用药时间、停药时间、停药后的反应、既往用药情况、其他合并用药信息及反应、疑似肝损伤的时间、既往肝损伤史、基础肝病和基础疾病等。

多数药物引起的肝损伤出现在用药后5～90天内。用药后ALT、AST、ALP、TBil显著升高，或基础肝酶异常者肝酶较基线水平升高1倍，用药后出现明显肝病相关症状；并且停药或减量后肝功能显著改善；如果出现“胆酶分离”的现象，则提示肝功能严重损害，是肝衰竭的前兆。所用药物肝毒性明确，可作为诊断的重要依据。排除肝损伤的其他原因，如长期大量饮酒、既往肝炎或其他肝病史、自身免疫性疾病等；疑似胆汁淤积型者，需排除胆道结石、胰胆管肿瘤、原发性胆汁性胆管炎、原发性硬化性胆管炎等。再激发，即再次用药后肝损伤再次出现，且ALT > 3×ULN；再激发阳性是诊断DILI的有力证据，但可能导致严重的肝损伤甚至肝衰竭，只适用于对患者疗效显著且无可替代，并且没有潜在严重肝损害风险的药物，该过程中要严密监测肝功能，并取得患者的知情同意。

（4）鉴别诊断

血清病毒学检查可以排除病毒性肝炎。急性酒精性肝炎多发生于长期大量饮酒的患者，且易复发。自身免疫性肝病多见于女性，血清中一般可检测到自身抗体，对激素和免疫抑制剂治疗有效，但停药后易复发。超声、CT、MRI等影像学检查可以发现脂肪肝、肝硬化等病变。还需要与原发性或继发性肝癌导致的肝酶升高、肝细胞性黄疸，以及胆道肿瘤、胰头肿瘤压迫胆道导致的梗阻性黄疸及其胆汁淤积型肝炎相鉴别。血清抗线粒体抗体（antimitocondrial antibody，AMA），特别是AMA-M2亚型阳性可以作为原发性胆汁性肝硬化的特异性诊断指标；心血管疾病，特别是右心衰可以导致缺氧性肝炎；血色病、α1-抗胰蛋白酶缺乏症、肝豆状核变性、胆道系统寄生虫病、EB病毒感染、巨细胞病毒感染等也可引起肝功能异常。

5.3.17.4 肝炎病毒再激活

DILI在合并乙型肝炎病毒（hepatitis B virus，HBV）感染的肿瘤患者中发生率较高，这些患者接受抗肿瘤内科治疗后可能出现HBV再激活，即HBV从潜伏状态进入活跃复制的状态。HBV再激活风险较高的药物有蒽环类、糖皮质激素、抗CD20单克隆抗体、高效力抗肿瘤坏死因子（tumor necrosis factor，TNF）药物、免疫检查点抑制剂、酪氨酸激酶抑制剂等。活动性HBV感染患者用药后，慢性活动性肝病易恶化为暴发性肝炎甚至肝衰竭，因此要在治疗前常规筛查乙型肝炎表面抗原（hepatitis B surface antigen，HBsAg）和乙肝核心抗体（hepatitis B core antibody，HBcAb），若为阳性，则须检测HBV DNA。对于HBV携带者，建议在开始抗肿瘤治疗的同时给予预防性抗病毒治疗。

也有部分抗肿瘤药物会引起丙型肝炎病毒（hepatitis C virus，HCV）再激活，如博来霉素、环磷酰胺、环孢素、依托泊苷、吉西他滨、甲氨蝶呤、长春新碱、阿仑单抗、糖皮质激素等。HCV再激活的发生率相对较低，预后也比HBV再激活者好。发生病毒再激活时应积极进行抗病毒治疗，同时使用护肝药物。

5.3.17.5 治疗

DILI的主要治疗目标是保护未受损伤的肝细胞并促进肝细胞再生，防止慢性肝损伤或肝衰竭的发生，减小肝损伤对抗肿瘤疗效的影响。

（1）及时停用可能导致肝损伤的药物。原则上，确诊DILI后应立即停用可疑药物，并避免再次使用该类药物，这是DILI最基本的治疗原则。如果不能停药且肝损伤较轻微，则在密切监控下减少药物用量。

（2）合理使用保肝、解毒、抗炎药，以保护肝功能、促进肝细胞再生。①对于药物导致的急性肝衰竭或亚急性肝衰竭的成年患者，推荐静脉注射N-乙酰半胱氨酸（N-acetylcysteine，NAC）。②糖皮质激素不推荐作为DILI的常规治疗药物，可用于ICIs肝毒性或免疫介导的伴有超敏和自身免疫特征的DILI的治疗，但存在病毒再激活时应禁用。③异甘草酸镁和双环醇可有效降低急性DILI患者的ALT和AST水平，促进肝损伤的恢复，可用于ALT明显升高的急性肝细胞损伤型或混合型DILI的治疗。④复方甘草酸苷、甘草酸二铵、水飞蓟素类、多烯磷脂酰胆碱、谷胱甘肽等药物可降低ALT水平，可用于ALT/AST升高的轻、中症肝细胞损伤型DILI患者，但不推荐2种以上该类药物联合使用。⑤熊去氧胆酸或S-腺苷蛋氨酸可降低ALP水平，可用于胆汁淤积型或混合型DILI患者。

（3）对于有宿主或药物高风险因素的患者，如伴有基础肝病、首次暴露后导致肝损伤、所用药物有肝损伤高风险等，可预防性使用肝保护药物。

（4）肝功能衰竭的患者宜尽早进行人工肝支持，以快速排出体内药物及有毒物质，直至肝功能部分恢复正常。若人工肝治疗失败，需考虑肝移植。

（5）积极治疗原有的基础肝病；维持水电解质及酸碱平衡，对症支持治疗，预防其他并发症的发生；戒酒、控制体重、加强体育锻炼。

5.3.17.6 预后

可按国际DILI专家工作组的标准对急性DILI严重程度进行评估。

1级（轻度）：ALT ≥ 5×ULN或ALP ≥ 2×ULN且TBil ＜ 2×ULN；

2级（中度）：ALT ≥ 5×ULN或ALP ≥ 2×ULN且TBil ≥ 2×ULN，或有症状性肝炎；

3级（重度）：ALT ≥ 5×ULN或ALP ≥ 2×ULN且TBil ≥ 2×ULN，或有症状性肝炎并达到下述任何1项：①INR ≥ 1.5；②腹水和/或肝性脑病，病程＜ 26周，且无肝硬化；③DILI导致的其他器官功能衰竭；

4级（致命）：因DILI死亡，或需接受肝移植才能生存。

多数没有基础肝病的轻症肝损伤患者，停药并护肝治疗2周～3个月肝功能可恢复正常，预后良好。如果肝功能指标超过12个月仍不能恢复，提示可能转变为慢性肝损伤或肝损伤延迟恢复，胆汁淤积型患者的慢性化或延迟恢复的风险更高。有基础肝病的患者肝脏储备功能较差，肝细胞修复再生能力较弱，应予以重视积极治疗，否则可能继发急性重症肝炎，导致死亡。诊断DILI前已使用肝毒性药物超过6个月的患者，可能会有迁延不愈或不可逆的肝损伤。如果肝损伤患者出现肝性脑病、电解质紊乱、腹腔积液等严重并发症，超过半数内科治疗无效，一旦出现急性肝功能衰竭，需尽早行人工肝支持，若无效则需肝移植。

慢性DILI部分是由急性DILI演变而来的，部分是一些特殊表型，如药物导致的肝纤维化/肝硬化、结节性再生性增生、药物相关脂肪性肝病、药物诱导的自身免疫样肝炎等。药物导致的并存在慢性肝炎、肝纤维化、肝硬化或门静脉高压的证据，可作为临床诊断慢性DILI的依据。部分慢性DILI患者可进展为不同程度的肝纤维化，甚至肝硬化。要对慢性DILI患者进行长期随访，并用肝脏瞬时弹性成像等无创技术定期评估肝纤维化进展。

5.3.18 肺毒性

部分抗肿瘤药物可损伤肺脏、气道、胸膜和肺循环系统，最常见的药物性肺损伤为间质性肺炎和肺纤维化。应与肺部感染、肺原发肿瘤、肺转移瘤、放射性肺炎、心源性肺疾病等相鉴别。

肺毒性是博来霉素的常见不良反应，临床上可表现为肺炎样症状或肺间质纤维化，首先出现肺活量减退和弥散功能减退，后出现肺底弥散性或粟粒性间质渗出的症状。以下情况使用博来霉素易出现肺毒性：累积剂量超过300mg；患者年龄在70岁以上；伴有慢性肺部疾病；有肺部或纵隔放疗史；与有肺毒性协同作用的药物联合使用。应在用药期间每3个月检查1次肺功能及拍摄1次胸部X线片。

卡莫司汀的肺毒性与剂量有关，可出现远期慢性损害或急性可逆的症状，临床上以肺水肿及成人呼吸窘迫综合征为特征。白消安可导致症状性肺病和肺泡内纤维化。甲氨蝶呤的肺毒性为急性、自限性过敏反应。伊立替康、白细胞介素-2、丝裂霉素、埃罗替尼、吉非替尼、环磷酰胺、亚硝脲类等都可能出现肺毒性。

肺毒性的处理以预防为主，控制药物累积剂量，一旦明确为药物导致的肺毒性，应立即停药，积极对症治疗，如吸氧，给予皮质类固醇和抗生素等。

5.3.19 心血管毒性

几乎所有的抗肿瘤治疗都可损伤心脏和血管，而恶性肿瘤又与心血管疾病有很多共同的危险因素，因此心血管疾病严重影响肿瘤治疗的疗效及患者预后。

肿瘤治疗相关心脏功能不全（cancer therapy-related cardiac dysfunction，CTRCD）是指化疗、靶向治疗、免疫治疗以及放疗等抗肿瘤治疗导致的心脏表现，包括心脏损伤、心力衰竭和心肌病。肿瘤治疗相关心血管毒性（cancer therapy-related cardiovascular toxicity，CTR-CVT）包括CTRCD、心肌炎、心脏瓣膜病、冠心病、高血压、心律失常、QT间期延长、心包疾病、血管毒性、肺动脉高压等。

临床常用抗肿瘤药物中，以蒽环类药物的心血管毒性最为明显，尤其是阿霉素和柔红霉素。曲妥珠单抗可引起心肌损害，先后影响心脏舒张功能和收缩功能，最终导致心力衰竭，其心脏毒性与剂量无关。舒尼替尼可延长QT间期、导致室性心律失常、引起左室射血分数（left ventricular ejection fraction， LVEF）下降、左心室功能不全，甚至发生充血性心力衰竭，这些都与其剂量相关。拉帕替尼可导致LVEF下降，出现心功能不全。卡培他滨可引起心绞痛和心肌病。吉西他滨可引起急性ST段抬高型心肌梗死。氟尿嘧啶可引起冠状血管收缩，导致心前区疼痛、ST-T改变、心律失常、心肌梗死、心功能不全，甚至猝死。大剂量顺铂、环磷酰胺、异环磷酰胺等也可导致少数患者发生心肌损伤，表现为心绞痛、心房颤动、ST-T改变。其他多种抗肿瘤药物亦有心血管毒性。

5.3.19.1 预防

在开始肿瘤治疗之前，结合病史、体格检查及辅助检查（包括心电图、实验室检查和影像学检查）对患者的心血管风险进行评估，依据评估结果选择合适的治疗方案，并制定合理的监测及随访策略。对患者进行宣教，建议患者戒烟限酒，适当进行体育锻炼，保持良好的生活习惯。接受具有潜在心血管毒性药物治疗的患者以及已患有心血管疾病的患者应严密监测，并积极治疗基础疾病。

蒽环类药物的心血管毒性与药物累积剂量和血浆峰值浓度有关。通过限制累积剂量、改变给药方式，以及给予心脏保护药物预防蒽环类药物的心血管毒性。建议多柔比星的累积剂量≤360 mg/m^2。持续静脉输注可降低药物血浆峰值浓度，减少其心血管毒性。右雷佐生是一种心脏保护药物，且不影响蒽环类药物的治疗效果，对于使用蒽环类药物化疗且心血管毒性风险为中高危的患者，建议合用右雷佐生。他汀类药物可作为蒽环类药物化疗患者心血管毒性的一级预防药物，降低心力衰竭的发生风险。蒽环类药物与紫杉醇联用时应分开输注，先输注蒽环类药物，因紫杉醇可降低蒽环类药物的清除，增加其心血管毒性。对于心血管毒性风险较高或需接受大剂量蒽环类药物化疗的患者，可使用右丙亚胺或脂质体蒽环类药物，经过结构改良后，药物在肿瘤组织中的浓度较高而在骨髓或心脏组织中的浓度较低，可降低心血管毒性的发生。

氟尿嘧啶类药物因心血管毒性不可继续使用时，可用雷替曲塞替代，雷替曲塞是一种特异性胸苷酸合成酶抑制剂，其心血管安全性较好。

抗肿瘤药物与心血管药物合用时，可能因药物间复杂的相互作用降低治疗的有效性和安全性，因此要了解药物间的相互作用，避免影响疗效或产生毒性。

5.3.19.2 *治疗*

在肿瘤治疗过程中，如果出现CTR-CVT，推荐进行多学科诊疗（MDT），结合心血管症状、肿瘤类型及分期、肿瘤治疗和预后、患者身体状态及患者意愿等因素，综合评估风险与获益后决定是否调整肿瘤治疗方案，一般按照相应指南治疗心血管疾病。

（1）CTRCD：依据相关指南对患者出现的CTRCD进行管理。蒽环类药物治疗相关的CTRCD，建议多学科诊疗评估风险获益比决定是否停药。人表皮受体2引起的CTRCD根据患者的症状和LVEF考虑是否停药。发生ICIs相关的心肌炎时应暂时停药，出现血流动力学不稳定时需早期使用大剂量甲强龙冲击治疗，后根据病情缓解情况逐渐减少甲强龙使用剂量，出现激素抵抗性心肌炎时考虑使用二线免疫抑制剂治疗。待心功能恢复后行进行MDT，决定是否再次使用因CTRCD中断的肿瘤治疗药物。

对于蒽环类药物治疗相关的症状性心脏毒性患者，建议所有LVEF降低的心力衰竭患者使用血管紧张素转化酶抑制剂（angiotensin-converting enzyme inhibitors，ACEI）类药物，不能耐受者使用血管紧张素受体拮抗剂（angiotensin receptor blocker，ARB）。β受体阻滞剂长期使用可改善患者的症状，降低死亡率和住院风险。对于无症状性心脏毒性患者，卡维地洛可预防蒽环类药物化疗相关的肌酐蛋白I（cardiac troponin I，cTnI）升高。如果cTnI升高，使用血管紧张素酶抑制剂ACEI类药物可降低CTRCD的发生风险。当LVEF降低时，ACEI类药物（或合并卡维地洛）可增加LVEF部分恢复的概率。沙库巴曲/缬沙坦钠可改善因蒽环类药物导致心肌损害患者的心功能。钠-葡萄糖共转运体蛋白2（sodium glucose co-transporter 2，SGLT-2）抑制剂与蒽环类药物联用可降低心血管毒性的发生，恩格列净可减轻多柔比星治疗相关的心肌损伤，预防心力衰竭的发生。

（2）冠心病：发生急性冠状动脉综合征（acute coronary syndrome，ACS）需暂停肿瘤治疗药物。如果预计生存期≥6个月的患者出现ACS相关急性并发症，建议立即行经皮冠状动脉介入（percutaneous coronary intervention，PCI）治疗，支架植入后使用阿司匹林联合氯吡格雷短期（1～3个月）抗血小板治疗。对于预计生存期>12个月且无法行PCI的患者，可行冠状动脉旁路移植术。患者冠状动脉血运重建后停止使用引起ACS的抗肿瘤药物，恢复其他药物。

（3）心律失常：发生心房颤动的肿瘤患者参照相关指南管理，优先选用β受体阻滞剂控制心室率，不推荐使用复律药物，进行长期抗凝治疗。对于缓慢性心律失常的患者，考虑是否需要更换药物，必要时需植入心脏起搏器。对于QTc间期延长或有室性心律失常的患者，参照相关指南进行治疗，有症状者使用β受体阻滞剂，对于结构性心脏病或血流动力学不稳定的患者可使用胺碘酮治疗。

（4）高血压：ACEI /ARB类药物是肿瘤患者的一线降压药物，可减少CTRCD的风险，可联用二氢吡啶类钙通道拮抗剂以增强降压效果。

（5）心脏瓣膜病：存在心脏瓣膜病的肿瘤患者一般选用微创干预手段，如经导管主动脉瓣置换等。

（6）血栓形成与血栓栓塞事件：肿瘤患者发生血栓形成和血栓栓塞的风险显著增高。发生深静脉血栓时，若不存在禁忌证，则推荐使用低分子肝素或新型口服抗凝药。导管相关血栓形成的抗凝治疗需延长至影像学检查血栓消失且导管移除后3个月。

（7）出血并发症：使用质子泵抑制剂可预防消化道出血。根据出血原因制定出血的应对策略。

（8）肺动脉高压：酪氨酸激酶抑制剂类药物发生肺动脉高压的风险较高，使用时应严密监测。肿瘤患者治疗期间首选超声作为肺动脉高压的评估方法，治疗参照相关指南。

（9）周围血管疾病（peripheral artery disease，PAD）：发生雷诺现象时需去除低温等诱因，可长期使用二氢吡啶类钙通道拮抗剂，综合评估是否停用引起PDA的抗肿瘤药物。

（10）心包疾病：心包疾病的管理参照相关指南，其诊断主要依赖经胸超声心动图（transthoracic echocardiography，TTE）。推荐使用非甾体类抗炎药治疗由抗肿瘤药物引起的心包炎。对于免疫治疗引起的心包炎，应尽早使用大剂量糖皮质激素。出现心包压塞导致血流动力学不稳定时，应立即行心包穿刺。对于反复发生心包渗出的患者，可考虑行外科手术治疗。

5.3.20 其他器官毒性

5.3.20.1 听力减退

顺铂可损伤内耳的外毛细胞，引起耳鸣和听力减退，严重者可致耳聋。卡铂可使少数患者出现轻度的听力减退。

5.3.20.2 甲状腺功能变化

舒尼替尼可引起甲状腺功能减退，其发生率随疗程延长而逐渐增高。少数患者使用舒尼替尼后可出现甲状腺功能亢进，一般无临床症状，可自行缓解，通常会转化为甲状腺功能减退。

对于出现甲状腺功能减退的患者，可使用甲状腺激素进行替代治疗。出现甲状腺功能亢进的患者一般无需治疗，因其可能转化为甲状腺功能减退，但出现甲状腺危象时需暂时停用舒尼替尼。

5.3.21 靶向治疗的不良反应

靶向药物可导致机体多个系统发生不良反应，其中以胃肠道不良反应最为常见，肺损伤及心脏毒性较为严重。

临床表现为：①胃肠道不良反应，如恶心、呕吐、腹泻、食欲下降等；②皮肤损害，如皮疹、光敏反应、手足综合征等；③腔口和鼻黏膜反应，如口腔溃疡、口腔黏膜炎、鼻出血、鼻腔黏膜破溃等；④肝毒性，如肝功能异常、胆红素升高、药物性肝损害等；⑤肾毒性，如蛋白尿；⑥肺毒性，如间质性肺炎、间断性胸痛、药物性肺炎、痰中带血等；⑦心血管毒性，如高血压、间断性心前区不适等；⑧血液系统毒性，如血小板减少、尿潜血等；⑨其他，如乏力、头晕、水肿等。

5.3.21.1 EGFR-TKI药物不良反应

有研究显示，EGFR-TKI相比于抗血管类药物、ALK、MET抑制剂，药物不良反应的发生率更高。

（1）皮肤不良反应：EGFR-TKI类药物的作用靶点为EGFR，后者是HER家族成员之一，除在肿瘤组织中表达外，也广泛存在于正常的皮肤组织中，具有促进表皮细胞分化增殖、抑制机体炎症反应、促进伤口愈合的作用。EGFR-TKI抑制EGFR相关信号通路，导致正常细胞凋亡加快、表皮细胞增殖分化减缓、机体炎症反应无法得到EGFR的有效抑制，最终发生皮肤系统相关的不良反应。

（2）呼吸系统不良反应：EGFR-TKI类药物也会抑制气管上皮细胞的增殖、分化，导致受损的气道无法得到及时修复，引起严重的肺损害，发生间质性肺炎。因此在使用EGFR-TKI类药物时应做好防护，加强监测及随访。

（3）消化系统不良反应：多数靶向药物是口服给药，会引起恶心、呕吐、腹泻等一系列消化道不良反应，其发生机制尚不十分明确，建议在使用靶向药物治疗的过程中进食低脂、低纤维饮食，避免刺激性较强的食物摄入，以降低严重胃肠道不良反应的发生率。使用对消化道刺激较大的药物时，随餐服用或餐后服用可降低对胃肠道的刺激。

EGFR-TKI药物使用过程中应做好监测及随访。多数不良反应在停药或减量后症状缓解或消失，部分患者停药后症状不见好转，需药物干预。

5.3.21.2 赛沃替尼不良反应

赛沃替尼是一种特异性靶向MET蛋白的酪氨酸激酶抑制剂（TKI），可明显抑制MET异常的肿瘤生长，可用于治疗MET14外显子跳跃突变的晚期非小细胞肺癌，赛沃替尼常见的不良反应有恶心、呕吐、发热、外周水肿、肝毒性、过敏反应等。

（1）恶心呕吐：餐前减少饮水、少食多餐、饭后活动、进食易消化的食物、避免辛辣刺激或过冷过热的食物；对于有高危因素、既往有恶心、呕吐史的患者可使用止吐药物预防。

处理原则：轻度恶心、呕吐可通过进食缓解，结合临床情况可给予止吐药物或中医药治疗；1～2级恶心、呕吐时不需要停药，3～4级恶心、呕吐需暂停赛沃替尼，待恢复至1级或以下，下调1个剂量水平恢复用药，如果不能恢复至1级以下则需要永久停药。

（2）外周水肿：外周水肿在使用MET抑制剂治疗的患者中较为常见，赛沃替尼可引起颜面、四肢等外周组织的水肿，其确切机制尚不清楚。应与其他原因引起的水肿相鉴别，如心脏疾病、肝肾疾病、内分泌疾病和静脉栓塞等。一般用药前无水肿而用药后出现水肿，或用药后原有水肿明显加重时，可考虑为赛沃替尼所致。

外周水肿程度可依据不良事件通用术语评价标准（common terminology criteria for adverse events，CTCAE）5.0版分级标准分为：1级（肢体体积或围径差异最大处比较）：肢体间差异为5%～10%，查体可见轻度浮肿或肿胀；2级：肢体间差异>10%～30%，查体可见明显浮肿或肿胀，影响工具性日常生活活动；3级：肢体间差异>30%，查体可见明显浮肿或肿胀，影响个人基本日常生活活动。

处理原则：在赛沃替尼治疗过程中监测体重并进行体格检查，有助于早期诊断和及时处理外周水肿，有利于减少因外周水肿引起的肢体肿胀、感觉异常、疼痛及皮肤感染等不良反应。对于1～2级外周水肿，可通过低盐饮食、适度锻炼等生活方式干预，及抬高患肢、穿弹力袜或淋巴按摩等物理治疗方法缓解症状，一般无须停药或减量。对于3级水肿，需暂时停药，待水肿恢复至1级或以下后，下调1个剂量水平恢复用药，如水肿不能恢复至1级或以下，则需永久停药。3级水肿需结合临床情况进行药物干预，使用利尿剂或糖皮质激素（糖皮质激素使用不宜超过2周），严重外周水肿的患者可能存在循环血容量不足的情况，使用利尿剂过量可引起肾脏灌注不足，导致急性肾衰竭，以每日体重下降不超过0.5 kg为宜。存在肾脏基础疾病的患者一般不推荐使用保钾利尿剂（如螺内酯）或渗透性利尿剂（如甘露醇）。使用利尿剂时需注意维持水、电解质、酸碱平衡，警惕低血压、低钠血症、低钾血症等不良反应的发生。

（3）发热：赛沃替尼相关性发热多为1～2级。每天至少一次体温>37.5 ℃，且体温一般不超过38.5 ℃；发热病程持续数周；实验室检查无感染征象；使用抗生素、退烧药效果不理想；可能伴有食欲下降、体重减轻和乏力等症状。多数发生赛沃替尼相关性发热的患者，在出现发热前可检测到淋巴细胞显著减少，同时伴或不伴有白细胞、中性粒细胞、血红蛋白或血小板的减少；发热当天可检测到淋巴细胞减少和C反应蛋白水平升高。

赛沃替尼相关性发热需与其他原因引起的发热相鉴别。①粒细胞减少性发热：肿瘤患者在接受化疗、放疗、靶向治疗后，短期内可能出现中性粒细胞绝对值下降（<0.5×10^9/L），继发感染，引起发热，体温通常>38.5 ℃且伴寒战，经验性使用抗生素治疗可减轻症状，降低体温。②单纯感染性发热：肿瘤患者免疫力低，化疗期间免疫力进一步下降，病原菌侵入体内导致感染；肺癌患者肿瘤阻塞支气管引起阻塞性肺炎；导管相关性感染。③肿瘤脑转移引起发热：临床上较罕见，肿瘤转移至下丘脑，影响体温调节中枢引起发热，临床表现为突发持续性高热，体温直线上升达40～41℃，可见皮肤干燥、四肢发冷，无颜面潮红，头颅CT或MRI检查有助于鉴别诊断。④肿瘤热：晚期肿瘤患者肿瘤生长迅速，肿瘤负荷较大，肿瘤细胞产生肿瘤坏死因子、白细胞介素-6（interleukin，IL-6）、IL-8、IL-10、铁蛋白等内源性致热源，引起发热。⑤其他药物或治疗引起的发热。

处理原则：使用赛沃替尼过程中定期监测体温，以期早期诊断并及时治疗。1～2级发热无需减量或停药，3～4级发热需暂时停药，待发热恢复至1级或以下后，下调1个剂量水平恢复用药，若不能恢复至1级或以下，则需永久停药。嘱患者多喝水以加快药物排泄，减少体内药物蓄积，物理降温，必要时使用药物降温，并预防性使用抗过敏药物。

发热是赛沃替尼过敏反应或肝脏不良反应的前驱症状，出现发热后应密切监测过敏反应和肝损伤。在开始使用赛沃替尼治疗的前9周，需密切监测血常规及C反应蛋白水平，当出现血常规指标（特别是淋巴细胞计数）明显降低，伴或不伴C反应蛋白水平升高时，需考虑发热原因是否与过敏相关。

（4）肝毒性：赛沃替尼肝脏不良反应的临床表现较隐匿，可出现乏力、食欲下降、厌油、上腹部不适、肝区胀痛等症状。胆汁淤积者可出现全身皮肤黏膜黄染、皮肤瘙痒、大便颜色变浅等表现。少数患者可出现皮疹、发热、嗜酸性粒细胞增多、关节酸痛等过敏反应。实验室检查可出现转氨酶升高、碱性磷酸酶升高、胆红素升高、凝血功能检查异常、低白蛋白血症等结果。

处理原则：赛沃替尼治疗过程中患者应定期检查肝功能，出现肝功能异常时需与以下原因相鉴别，即病毒性肝炎、酒精性肝炎、非酒精性脂肪性肝病、自身免疫性肝病、胆汁淤积性疾病、感染、血管闭塞性疾病等。使用赛沃替尼时应慎用肝酶诱导剂或肝酶抑制剂。多数患者经保肝治疗后病情好转，注意参照赛沃替尼药品说明书对剂量进行调整。治疗原则同前文药物性肝损伤章节所述。

（5）过敏反应：①一般过敏反应，表现为用药后6周内出现的皮肤过敏反应（斑丘疹、皮肤片状剥脱、多形性红斑等）、发热、肝酶升高等；需注意部分患者发生一般性过敏反应短期停药后，再次使用赛沃替尼可能会出现严重速发型超敏反应。②严重速发型超敏反应，主要为Ⅰ型超敏反应，表现为用药后数分钟至1小时内出现支气管哮喘发作、喉头水肿、过敏性休克、急性荨麻疹等症状。

处理原则：用药前充分了解患者的过敏史，告知患者一旦出现疑似过敏症状需立即就医。发生严重速发型超敏反应需永久停用赛沃替尼，并立即进行医学干预，给予抗过敏药物、监测生命体征、建立静脉通路、对症处理及生命支持。发生一般过敏反应，应尽早开始抗过敏治疗，并暂时停用赛沃替尼，待症状恢复后充分评估风险获益比，恢复用药前预防性使用抗过敏药至少24小时，之后下调一个剂量水平恢复用药，并同时使用抗过敏药至少1周。

5.3.22 免疫治疗特殊毒性

以ICIs为代表的肿瘤免疫治疗为恶性肿瘤的综合治疗带来了重大进展，然而，其伴随的免疫相关性不良反应（immune-related adverse events， irAEs）也严重影响临床治疗效果，甚至威胁患者生命，需谨慎处理。

5.3.22.1 发生机制

irAEs的发生与ICIs改变了机体的免疫状态有关，ICIs增强自身免疫系统活性，对机体正常的组织细胞产生自生免疫反应，导致irAEs的发生。因CTLA-4抗体与PD-1/PD-L1抑制剂作用阶段不同，所产生的irAEs具有不同的特点，CTLA-4抗体作用于T细胞反应的启动阶段，激活淋巴结内T细胞并影响Treg等细胞的功能，其irAEs发生率较高、特异性较小、范围较广、毒性较强；而PD-1/PD-L1抑制剂作用于T细胞效应阶段，主要激活外周组织中的T细胞，其irAEs发生率相对较低、特异性较强。联合使用CTLA-4抗体和PD-1/PD-L1抑制剂，不良反应明显增加。

5.3.22.2 临床表现

irAEs可发生在接受免疫治疗的任何时间，一般发生于用药后数周至数月，也可发生于ICIs治疗结束后。使用ICIs治疗前检查患者身体基线水平，以利于irAEs的早期识别和及时处理。当用药后出现新发症状或原有症状加重时，完善相关检验检查，明确是否与irAEs有关。

临床常见的irAEs累及内分泌系统（甲状腺功能减退/亢进、垂体和肾上腺功能障碍）、消化系统（恶心、腹泻、结肠炎、肝炎）、呼吸系统（免疫相关性肺炎）、皮肤（皮疹、瘙痒、白癜风）、骨骼肌肉系统（关节痛、肌肉疼痛）等。肺恶性肿瘤患者较其他肿瘤患者更易发生肺炎等肺部irAEs，这可能与肺恶性肿瘤患者合并慢性阻塞性肺疾病等基础肺病或接受肺部放疗有关。

5.3.22.3 治疗原则

irAEs的治疗原则与其严重程度相关，1级irAEs一般不影响ICIs的正常使用，需严密监测；2级irAEs需暂停ICIs治疗，直至症状或检查指标恢复至1级或以下，可适当给予糖皮质激素［初始计量泼尼松0.5～1 mg/（kg·d）］；3级irAEs需暂停ICIs治疗，并立即给予糖皮质激素［泼尼松1～2 mg/（kg·d）］，直至症状或检查指标恢复至1级或以下，可考虑在严密监测下恢复治疗，当使用糖皮质激素48～72小时后症状仍未缓解，可使用英夫利昔单抗或其他免疫抑制剂；4级irAEs，除可用激素替代疗法控制的内分泌不良反应外，其他均需永久停药。

5.3.22.4 ICIs相关甲状腺危象

甲状腺功能紊乱多发生在ICIs用药后2～6周，最多见于接受PD-1抑制剂治疗的患者，多数患者无临床症状或症状很轻微。甲状腺功能减退较甲状腺功能亢进更常见，部分甲状腺功能亢进患者2～12周后转为甲状腺功能减退。有甲状腺基础疾病的患者用药后可能会出现原有疾病加重的情况。部分患者可能发生ICIs相关甲状腺危象，包括甲亢危象和甲减危象，需暂时停止抗肿瘤治疗。

甲亢危象临床表现：免疫治疗过程中短期内出现心动过速、心律失常、充血性心衰、低血压、高热、谵妄、昏迷、恶心、呕吐、腹泻和肝衰竭等。

处理原则：①阻止甲状腺激素释放，碘/碘化钾口服（首剂量30～60滴，此后5～10滴，每8小时1次）或碘化钠（0.5～1.0 g加于500 mL的5%葡萄糖盐水中，静脉缓慢滴注12～24小时，病情好转逐渐减量，危象消除后停药）；②抑制总三碘甲状原氨酸（total-triiodothyronine，TT3）、总甲状腺素（total thyroxine，TT4）的合成，首选丙硫氧嘧啶口服（首剂量600 mg，此后200 mg，一日3次），也可使用相应剂量的甲巯咪唑，待危象解除后改用常规剂量；③降低周围组织对甲状腺激素的反应，肾上腺素能受体阻滞剂；④糖皮质激素：氢化可的松（100mg加入500 mL的5%葡萄糖盐水中静脉滴注，2～3次/日）或相应剂量的泼尼松；⑤血液滤过、血浆置换等血液净化治疗用于甲亢危象的急性期；⑥抗感染、维持水电解质酸碱平衡、吸氧、镇静、对症支持治疗。

甲减黏液性水肿危象的临床表现：出现嗜睡、神志不清、昏迷等神志改变，合并低体温、心动过缓、全身黏液性水肿等。

处理原则：①保持呼吸道通畅，积极保温；②甲状腺激素替代治疗：左甲状腺素（首次200～400 μg，此后每日1.6 μg/kg，静脉注射），待临床症状改善后改为口服；③注意治疗低钠血症及肾上腺功能不全；④对症支持治疗

5.4 肺癌急症

肺癌急症是指肺癌患者在疾病进展过程中出现的危及生命或严重影响生活质量的紧急情况，如上腔静脉阻塞综合征、恶性心包积液、恶性胸腔积液、气管支气管压

迫、肺不张、肺大出血、肺癌脑转移等。肺癌急症的发生率与肺癌的类型、分期和治疗方式有关，一般在晚期肺癌中更为常见。肺癌急症的发生不仅会加重患者的痛苦，还会增加医疗费用和造成医源性损伤，甚至导致患者死亡。

5.4.1 上腔静脉综合征

上腔静脉综合征（superior vena cava syndrome，SVCS）包括由于上腔静脉本身或排入上腔静脉或上腔-心房交界处的大静脉受到外部压迫（或内在阻塞）而导致血流减少引起的各种临床症状和体征。临床表现包括发绀、充血、皮下血管扩张，以及上肢、头部和颈部的水肿。水肿可能影响喉或咽部的功能，引起呼吸困难、喘鸣、咳嗽、声音嘶哑和吞咽困难；更严重时可导致脑水肿，引起头痛、意识混乱，甚至可能导致昏迷。

5.4.1.1 解剖和病理生理

上腔静脉（superior vena cava，SVC），是一条粗而短的静脉干，在右侧第1胸肋关节的后方由左、右无名（头臂）静脉汇合而成。沿升主动脉的右侧垂直下降，至右侧第3胸肋关节下缘高度注入右心房上部。上腔静脉全长约7厘米，无瓣膜，略向右凸。主要负责将头颈部、上肢和胸壁的静脉血输送回心脏。其输送的血液占心脏静脉回流总量的三分之一。中纵隔或前纵隔的肿瘤或肿块（中线右侧常见）可导致SVC受压。由于SVC急性阻塞，心输出量可能会短暂减少，但通常在几小时内，增加的静脉压力和侧支血管会实现新的稳定血液回流状态，通常非SVC直接受压所致。上腔静脉与主动脉或气管相比，其管壁相对较薄，静脉压力较低，因此是纵隔结构中最先发生阻塞的结构之一。如果上腔静脉受到阻塞，通常在数周内会建立侧支循环，血液会经侧支流向奇静脉或下腔静脉，因此上半身的静脉压力在最初会显著升高，但随着时间的推移会逐渐降低。

5.4.1.2 病因

SVCS的常见病因包括恶性肿瘤（如肺癌、淋巴瘤）、感染性疾病（如结核、梅毒）、良性肿瘤（如囊肿、胸内甲状腺肿、胸腺囊肿以及畸胎瘤等）、心脏疾病（如心包炎、先天畸形）、肺部疾病（纵隔气肿、气胸）等，另外肉芽肿、矽肺也可能会导致上腔静脉阻塞。

据统计，在几个世纪以来，SVCS主要由传染病（梅毒和肺结核）引起，但现在SVCS的主要病因是恶性肿瘤，目前恶性肿瘤占所有SVCS的90%。在非恶性疾病中，上腔静脉血栓形成是其主要原因。胸内恶性肿瘤占据SVCS的60%～85%。其中高达60%的病例中，SVCS梗阻是此前未被诊断的肿瘤的首发症状。非小细胞肺癌（NSCLC）是SVCS最常见的恶性原因，占所有病例的50%，其次是小细胞肺癌（SCLC）（25%）和非霍奇金淋巴瘤（10%）。肺癌和非霍奇金淋巴瘤约占所有恶性SVCS病例的95%。在肺部恶性肿瘤中，如果原发肿瘤阻塞了血管，或者由于纵隔淋巴结肿大压迫血管，就可能导致SVCS。此外，直接侵犯上腔静脉的情况在小细胞肺癌中较为常见。

SCVS在不同年龄的人群中疾病谱有所区别，即在成人中，导致SCVS的最常见的疾病主要是肿瘤，包括各种组织学类型的肺部肿瘤，其次是淋巴瘤和转移至纵隔的一些实体瘤；在儿童和青少年中，引起SCVS的主要是一些心血管疾病。

5.4.1.3　临床表现

SCVC的临床表现各异，不仅取决于血管梗阻的程度，还取决于疾病进展速度，其典型症状主要由于上腔静脉梗阻导致上半身静脉压增加。通常，颈静脉的压力范围是2～8 mmHg；然而，当上腔静脉梗阻时，压力可增加10倍（20～40 mmHg），从而导致异常静脉高压，引起头颈部、眼睑、上半身及上肢的水肿，可见明显扩张的静脉。由于静脉回流受阻，压迫心脏水平以上的静脉时，静脉不会发生塌陷，这是SCVC的一个特征性体征。此外，喉咽部水肿会引起声音嘶哑、咳嗽、喘鸣以及呼吸和吞咽困难等一系列体征。

SCVC患者很少出现危及生命的并发症，如脑水肿或呼吸道阻塞。由于SCV梗阻导致右心房静脉回流受阻，同样会引起血流动力学改变，这需要与纵隔肿瘤直接压迫心脏导致的血流动力学改变相鉴别。若患者出现视力模糊或结膜充血等症状，需要考虑视乳头水肿的可能。SCVC的一个罕见并发症是食管静脉曲张，会引起静脉曲张出血，常见于慢性SVCS。尽管SCVC患者的临床表现可能十分痛苦，但SCVC本身很少危及生命，临床需要警惕脑水肿或血液动力学的严重并发症的出现，这些并发症患者的主要死因。

5.4.1.4　诊断与鉴别诊断

SCVC的临床诊断主要基于患者的病史、临床症状和体征，以及体格检查。SCVC患者的临床症状与体征通常会随着梗阻时间的延长而进行性加重，但侧支循环的建立可能会改善某些典型临床表现。体格检查时，需同时评估患者中枢神经的功能，警惕出现脑水肿等严重并发症，并结合患者呼吸功能和血液动力学状态，评估患者的风险和预后。另外，SCVC需要与充血性心衰、库欣综合征等疾病相鉴别。可行影像学检查来进一步明确诊断：（1）X线胸片，可显示巨大纵隔肿块；（2）CT检查，可详细显示上腔静脉及其周围结构；（3）MRI造影，可明确SCVC静脉内造影。CT和MRI均可用于诊断潜在病理情况，包括肿瘤大小和位置，还可确定上腔静脉直径和上腔静脉狭窄/闭塞的严重程度，有利于评估疗效和预后。

5.4.1.5　治疗

SCVC的主要治疗原则包括缓解患者症状与原发疾病的治疗。

（1）一般处理：抬高患者头部，以降低静水压和减轻头颈部水肿；水肿严重者可考虑使用利尿剂减轻水肿；症状管理，缓解疼痛；营养支持。

（2）血管内治疗：主要是上腔静脉支架植入，血管支架植入通常采用股动脉途径进行，有时结合颈静脉或锁骨下动脉途径。通常推荐单侧上腔静脉支架植入，它在临床上已经取得较好的效果，且成本较低，放置更容易，手术时间较短，并发症和复发率较低等。

（3）溶栓治疗：SCVC导致血流动力学改变，容易引发血栓，因此伴有上腔静脉阻塞的广泛血栓形成患者推荐进行溶栓治疗。

（4）抗凝治疗：通常情况下，推荐对接受上腔静脉支架植入术的患者进行短期抗凝治疗，但上腔静脉综合征患者是否受益于长期抗凝治疗仍然不清楚，是否继续长期抗凝治疗应该根据患者的整体状况、风险因素等来个体化决定；应该仔细权衡其与出血和其他并发症的风险。

（5）外科手术干预：通常用于肿瘤根治性切除，用于单纯解除梗阻则较少见。

（6）病因治疗：详见小细胞肺癌和非小细胞肺癌的治疗部分。

5.4.1.6 预后

患者预后主要取决于SVCS的病因。在SCLC中，有77%的患者可经化疗和/或放疗缓解；在接受治疗的患者中，有17%的人复发。在NSCLC中，60%患者的上腔静脉阻塞在化疗和/或放疗后得到了缓解；然而，在接受治疗的患者中，有19%的人出现了SVCS的复发。95%的SCVS患者经上腔静脉支架植入术后可缓解。然而，在接受治疗的患者中，有11%出现了SVCS进一步加重的情况，但大多数患者可以再通，长期通畅率可达92%。

5.4.2 颅内高压

肺癌是最常见脑转移的原发癌种之一，其脑转移率相较于黑色素瘤、乳腺癌、肾癌和结直肠癌等明显更高，可达20%～65%。而肺癌合并颅内高压的原因主要与肺癌的脑转移和颅内占位效应有关。不同的肺癌组织学类型有不同的脑转移风险。根据SEER数据库的长期研究，非小细胞肺癌中，肺腺癌、鳞癌和大细胞癌的脑转移风险分别为11%、6%和12%。而小细胞肺癌在初次诊断时的脑转移率为10%，在治疗过程中可达40%～50%，而在生存超过两年的患者中，这一比例可高达60%～80%。这也成为影响小细胞肺癌患者生存质量的主要因素。

5.4.2.1 临床表现

根据脑转移部位的不同可以分为脑实质转移和脑膜转移，虽然累及的部位不同，但两种转移方式的共同临床症状是颅内高压。颅内压升高的临床表现主要为头痛、呕吐和视神经盘水肿。除此之外，患者可能还会经历复视、视觉模糊、视力下降、头昏、情感淡漠、意识受损、大小便失控、脉率减缓，以及血压上升等症状。这些症状往往逐渐恶化，当转移性肿瘤出现囊性改变或肿瘤内部发生卒中时，可能突然出现急性颅内压增高的表现，严重危及患者的生命。

5.4.2.2 辅助检查

（1）头颅磁共振成像（MRI）：肺癌脑转移的首选影像学检查。在头颅MRI的常规平扫中，典型的肺癌脑转移瘤在T1序列上呈现为中至低信号，而在T2序列上呈现为中至高信号，伴随病灶周围的水肿。在进行增强扫描后，病灶会显示出明显的增强。相较于增强CT，增强MRI对于微小病变、水肿和脑膜转移的检测更为敏感。在肺癌脑转移的确诊、效果评估以及治疗后的随访中，增强MRI都发挥着关键作用。

（2）头颅计算机断层扫描（CT）：在CT平扫中，脑转移瘤通常表现为等密度或低密度，少数可能表现为高密度。经典的脑转移瘤在增强CT中会明显强化，并在其周围显示有水肿。对于肺癌脑转移的确诊、效果评估及后续随访，CT都是关键工具。对于存在MRI检查禁忌的患者，应优先考虑进行CT检查。

（3）正电子发射计算机断层扫描（PET-CT）：PET-CT能够区分肿瘤与正常组织的代谢活性，从而有助于对肿瘤进行定性分析，并可能帮助确定原发病灶。由于正常的脑组织对^{18}F-脱氧葡萄糖（FDG）有高度摄取，因此FDG PET-CT对于检测脑转移，特别是微小转移灶的敏感性较低。为提高脑转移瘤的检出率，建议与头颅MRI或增强CT结合使用。

（4）腰椎穿刺和脑脊液检查：可以通过腰椎穿刺抽取脑脊液，评估其压力并获取样本以进行常规、生化和细胞学检查。脑转移，特别是脑膜转移的患者，可能会出现脑脊液压力升高和蛋白质升高。当细胞学检查检测到肿瘤细胞时，才可以确诊。

（5）血清肿瘤标志物：与肺癌相关的血清标志物有癌胚抗原（carcinoembryonic antigen，CEA）、细胞角蛋白片段19（cytokeratin fragment，CYFRA21-1）、鳞状上皮细胞癌抗原（squamous cell carcinoma antigen，SCCA）等。SCLC因其神经内分泌特性，可能会出现促胃泌素释放肽前体（progastrin-releasing peptide，ProGRP）、神经元特异性烯醇化酶（neuron-specific enolase，NSE）、肌酸激酶BB（Creatine KinaseBB，CK-BB）以及嗜铬蛋白A（ChromograninA，CgA）等的升高。这些标志物可以作为评估治疗效果和疾病进展的参考。

（6）分子病理学分析：对于肺腺癌或其他含有腺癌成分的肺癌，应同时进行EGFR基因突变、ALK融合基因和ROS1融合基因的检测。如有需要，还可以进行RET融合基因、KRAS和BRAF基因V600E突变、HER-2基因突变、NTRK融合基因、MET基因扩增及MET基因第14号外显子跳跃缺失突变等分子检测。当脑脊液样本经过细胞病理学诊断并检测到肿瘤细胞时，可以使用脑脊液中的肿瘤细胞或无细胞脑脊液上清液进行基因检测。

5.4.2.3 治疗

针对肺癌脑转移的病人，应在全身综合治疗的前提下，实施特定的脑部治疗策略。包括外科干预、全脑放疗（whole brain radiotherapy，WBRT）、立体定向放疗（stereotactic radiotherapy，SRT），以及包括内科疗法的跨学科治疗。旨在管理转移病变，改善病人的生活状态和质量，并尽可能地延长生存期。

5.4.2.3.1 NSCLC脑转移治疗原则

（1）无症状患者：EGFR基因突变阳性，首选第三代和第一代EGFR-TKIs，如奥希替尼、吉非替尼等。ALK基因阳性，首选第二代ALK-TKIs，如阿来替尼、塞瑞替尼。第一代ALK-TKIs，如克唑替尼为备选。ROS1阳性，推荐克唑替尼。若三者均阴性或未知，参照《Ⅳ期原发性肺癌中国治疗指南（2021年版）》。

（2）有症状患者且颅外病灶稳定：

脑转移瘤≤3个可选手术、SRT或SRT+WBRT。脑转移瘤＞3个推荐WBRT或SRT。

5.4.2.3.2 SCLC脑转移治疗原则

（1）初治无症状患者：先进行全身化疗，再进行WBRT。

（2）有症状患者：首选WBRT，若预期生存＞4个月，可考虑SRT或增强放疗。

（3）曾接受PCI或WBRT的复发患者：再次WBRT需谨慎评估，或推荐SRT。

5.4.2.3.3 对症治疗

肺癌脑转移的患者经常出现由颅内压增高引起的头痛、恶心和呕吐。颅内高压属于肺癌急症，首要任务是迅速采用脱水和利尿疗法来降低颅内压。常用的药物有甘露醇、甘油果糖和呋塞米等。地塞米松等糖皮质激素能够缓解脑水肿，提高患者的生活质量，但对预后无明显改善。接下来的治疗重点是缓解症状，如抗癫痫和止痛治疗。对于未出现癫痫症状的NSCLC脑转移患者，由于抗癫痫药物不能降低癫痫发作的风险，因此通常只针对有癫痫症状的患者使用，不作为预防措施。对于头痛严重的患者，应给予适当的止痛治疗。

（1）甘露醇：20%甘露醇125～250 ml静脉注射，依据症状每6～8 h/次，同时严密监测血浆电解质和尿量。甘露醇通过增加血浆的渗透性，使得脑组织和脑脊液中的水分移向血管，从而缓解脑水肿。这有助于降低颅内压和脑脊液的压力，为脑转移瘤引起的颅内高压提供治疗手段。此外，甘露醇还可以预防脑疝的发生。

（2）糖皮质激素：糖皮质激素，尤其是地塞米松，是治疗脑转移瘤相关水肿的主要药物，能有效缓解由此引发的颅内压增高和相关症状。通常，地塞米松与甘露醇联合应用以增强疗效。对于无明显症状的脑转移患者，激素治疗的必要性尚无明确证据。轻度症状的患者可考虑小剂量地塞米松（如4～8 mg/d）以减轻症状。而对于有明显症状的患者，建议增加地塞米松剂量至16 mg/d或更高。在进行脑转移瘤手术前，使用糖皮质激素可以降低术前和术后的脑水肿风险，同时在放疗期间也有助于减少放疗引起的早期不良反应。然而，长期或大剂量使用糖皮质激素可能导致不良反应，如消化性溃疡和血糖升高，尤其对糖尿病患者，使用时需特别小心。

（3）利尿剂：使用呋塞米，初始剂量为20～40 mg，静脉给药。根据颅内压的变化、临床表现以及24小时尿量来调整药物剂量和给药频率。在治疗过程中，需要密切监测患者的电解质平衡，特别是钠和钾的水平，以防止低钠血症和低钾血症的发生。

（4）抗癫痫：部分肺癌脑转移的患者在被确诊之前或疾病进展期间可能会出现癫痫发作的症状。针对这些患者，应适时开始抗癫痫药物治疗。在使用这些药物时，医生和患者都应注意其可能的副作用，例如肝功能受损、认知功能障碍以及协调能力受损等。

5.4.2.3.4　放射治疗

（1）WBRT：WBRT是针对脑转移瘤的关键治疗方法，它有助于缓解由肺癌引起的神经症状并增强对肿瘤的局部控制。尽管WBRT能够对颅内潜在病变产生影响，但其治疗效果受到正常脑组织的剂量限制。WBRT的主要适应证包括体定向放射外科治疗（stereotactic radiosurgery， SRS）失败后的补救措施、多个病灶（>3个）的初始治疗、术后辅助治疗等。对于大多数患者，WBRT的推荐剂量为30 Gy（10次）或40 Gy（20次）。但对于预后不佳的患者，可以考虑5次20 Gy的短疗程。值得注意的是，WBRT可能导致神经认知功能下降，因此，如何在WBRT中保护海马区域是目前的研究热点之一。

（2）SRT：包括SRS、分次立体定向放射治疗（fractionated stereotactic radiotherapy，FSRT）和大分割立体定向放射治疗（hypofractionated stereotactic radiotherapy，HSRT），是脑转移瘤治疗的另一关键技术。SRS因其高精度和低毒性已经成为肺癌脑转移的一种重要治疗方法，特别是对于小体积的单发转移瘤。但随着技术的进步，SRT的应用范围已扩展到多个病变。对于大体积病变，FSRT是更合适的选择。手术后，局部放射治疗或FSRT可以进一步提高治疗效果。

（3）同步加量技术：对于那些不适合SRS但预期生存时间较长的患者，可以考虑使用WBRT与IMRT结合的方法。这种方法与单纯WBRT相比，疗效更好，与SRS相当。此外，如果MRI显示脑转移病变与海马的距离足够远，可以考虑使用保护海马的同步加量技术。

5.4.2.3.5　内科治疗

（1）NSCLC脑转移化疗：虽然血脑屏障（blood-brain barrier， BBB）是限制化疗药物对颅内转移病灶发挥抗肿瘤作用的一大难题，但化疗仍是NSCLC脑转移治疗的关键手段。铂类药物，如顺铂和卡铂，结合第三代细胞毒药物，可明显改善NSCLC脑转移患者预后。

①美曲塞：在非鳞NSCLC中表现出色，与铂类药物联合使用，对脑转移病灶有控制效果。

②替莫唑胺：作为一种新型咪唑四嗪系列烷化剂，经体内代谢可生成活性的烷化前体，该物质可穿过血脑屏障，在NSCLC脑转移患者中表现出良好的疗效。对于既往接受全脑放射治疗或全身化疗的NSCLC脑转移患者，引入替莫唑胺可以提高疾病控制率并延长总生存期。替莫唑胺（或与其他抗肿瘤药物结合）与全脑放射治疗同步或序贯使用时，特别是在同步治疗中，可以显著提高对脑内病变的治疗效果。

（2）SLCC脑转移化疗：化疗是SCLC脑转移的一种有效的治疗方式。含铂的依托泊苷或伊立替康是标准一线治疗方案，对脑转移病灶有效。建议对于ES SCLC伴有无症状脑转移患者的一线治疗可优先采用全身化疗，在全身化疗结束后或脑转移进展时再考虑WBRT。

（3）分子靶向治疗：靶向治疗是NSCLC脑转移的关键治疗方法。

①EGFR-TKIs：在治疗EGFR基因突变的晚期NSCLC患者中表现良好。对于

NSCLC脑转移患者，不同EGFR-TKIs的颅内缓解情况存在差异。第一代EGFR-TKIs（吉非替尼和厄洛替尼），虽然厄洛替尼的血脑屏障渗透率和脑脊液浓度明显高于吉非替尼，但有研究显示二者应用于EGFR突变型NSCLC脑转移患者的一线治疗，颅内ORR差异无统计学意义。同为第一代EGFR-TKIs的埃克替尼，一项Ⅲ期临床随机对照研究（BRAIN研究）显示，对于EGFR突变型NSCLC脑转移患者，和WBRT±化疗相比，埃克替尼能够明显改善患者的颅内ORR（65%vs. 37%， P<0.05）和延长颅内中位PFS（10个月vs.4.8个月， HR=0.56， P＜0.05）。第二代EGFR-TKIs（阿法替尼和达克替尼），目前对于SCLC脑转移患者的颅内疗效数据相对较少。在EGFR基因敏感变异型NSCLC脑部转移的后续治疗中，使用阿法替尼可以达到颅内缓解率（ORR）为35%和颅内疾病控制率（DCR）为66%，目前尚无证据表明达克替尼治疗NSCLC脑转移患者有效。第三代EGFR酪氨酸激酶抑制因子（如奥希替尼、阿美替尼和伏美替尼）已在NSCLC患者的脑部转移治疗中展现出卓越效果。实验数据揭示，奥希替尼在脑组织中的浓度，与吉非替尼和阿法替尼相比，显著增高。在FLAURA试验中，奥希替尼作为首选治疗EGFR变异型NSCLC 脑转移患者的药物，其无进展生存时间明显长于第一代EGFR-TKIs（19.1个月vs.10.9个月）。AURA3试验结果显示，使用奥希替尼治疗EGFR T790M阳性NSCLC脑转移患者时，其颅内中位无进展生存时间（PFS）和颅内缓解率（ORR）均优于培美曲塞与铂类化疗组合。在APOLLP试验中，基于我国NSCLC患者的数据，奥希替尼治疗EGFR T790M阳性患者时，颅内缓解率（ORR）和疾病控制率（DCR）分别达到68.8%和90.9%。BLOOM试验进一步确认，奥希替尼对脑膜转移型NSCLC患者同样具有良好的疗效（颅内ORR为62%），AURA系列的总结分析也支持了这一结论（颅内ORR为55%），另有研究表明，奥希替尼治疗软脑膜转移患者的生存期显著长于其他治疗组（如免疫治疗、放疗或其他EGFR-TKIs）。国内研发的第三代EGFR-TKIs，阿美替尼和伏美替尼，也在Ⅱ期试验中展现了对脑转移患者的良好疗效。一项Meta分析显示，EGFR-TKI联合放疗治疗EGFR突变型NSCLC脑转移患者，其无进展生存时间和总生存期均优于单独EGFR-TKI治疗。但是，关于EGFR-TKIs与放疗是否联合使用的研究结论仍不统一，需要进一步的研究来验证。在实际治疗中，部分NSCLC患者在接受EGFR-TKIs治疗后，原发病灶和脑转移病灶均得到了缓解，这些患者可能还需接受放疗。

②间变性淋巴瘤激酶酪氨酸激酶抑制剂（anaplastic lymphoma-tyrosine kinase inhibitors，ALK-TKIs）：ALK-TKIs是针对NSCLC的明确治疗靶点，特别是对于携带ALK融合基因的患者。在中国，此基因阳性的NSCLC患者比例大约为3%～11%。目前，我国已批准的ALK-TKIs药物有克唑替尼、阿来替尼、塞瑞替尼和恩莎替尼。克唑替尼在治疗ALK融合基因阳性的NSCLC脑转移患者时，与化疗相比，其颅内转移瘤控制效果更佳。但与二代ALK-TKIs相比，其效果略显不足。在一项阿来替尼与克唑替尼对比一线治疗ALK基因阳性NSCLC的Ⅲ期临床试验中，其颅内缓解率和持续时间均优于克唑替尼。塞瑞替尼（ASCEND系列研究）与恩莎替尼（ Ⅲ期临床试验）在治疗NSCLC脑转移患者中均表现出较好的疗效。布加替尼在Ⅱ期临床试验中，对于

克唑替尼治疗后的脑转移患者，其颅内缓解率与剂量相关（90 mg组为42%，而180 mg组为67%）。劳拉替尼与克唑替尼的比较中，劳拉替尼的颅内缓解率和完全缓解率均显著优于克唑替尼（颅内ORR：82% vs. 71%；颅内DCR：23% vs. 8%）。

③c-ros原癌基因-1受体酪氨酸激酶抑制剂（c-ros oncogene-1 receptor tyrosine kinase inhibitors，ROS1-TKIs）：是针对NSCLC患者中的ROS1融合基因的治疗药物。在NSCLC患者中，大约有1%至2%的患者携带此基因。在我国，克唑替尼是唯一获批的ROS1-TKI，它为NSCLC脑转移患者提供了一个新的治疗选择。根据ALKA-372-001、STARTRK-1和STARTRK-2的临床研究数据，恩曲替尼在治疗ROS1融合基因阳性的NSCLC脑转移患者时，其颅内缓解率达到了55.0%。

（4）抗血管生成药物：主要是针对血管内皮生长因子（vascular endothelial growth factor，VEGF）的人源化单克隆抗体即贝伐珠单抗。在非鳞NSCLC脑转移的治疗中，贝伐珠单抗与化疗的联合应用已被证明是安全且有效的。贝伐珠单抗不仅对颅内病变显示出良好的疗效，而且对于因放疗引发的脑坏死和脑水肿，也显示出一定的治疗效果，能够减轻脑水肿的症状。

（5）免疫治疗：主要是PD-1和PD-L1，如纳武利尤单抗、帕博利珠单抗和阿特珠单抗等，虽然目前缺乏前瞻性研究支持，但是多项回顾性研究结果显示对于肺癌的脑部转移，确实存在一些治疗效果。

（6）鞘内注射：是指通过向蛛网膜下腔直接注射药物，从而增加脑脊液药物浓度以有效消灭肿瘤细胞。常用于鞘内注射的化疗药物有甲氨蝶呤、阿糖胞苷和塞替派。鞘内注射联合糖皮质激素可有效降低化疗药物的毒性并缓解症状。尽管鞘内化疗是治疗NSCLC脑膜转移的关键策略，但对于脑实质转移，目前还缺乏明确的支持性证据。

5.4.3 脊髓压迫综合征

脊髓压迫综合征是一种常见的肺癌并发症，是一组具有占位性特征的椎管内病变，发生率约为10%～15%，发生机制是肺癌细胞转移到脊柱骨或椎管内，导致脊髓或神经根受到压迫或损伤，从而引起不同程度的神经功能障碍。该病有明显进展性的脊髓受压临床表现，随着病因的发展和扩大，脊髓、脊神经根及其供应血管遭受压迫并日趋严重，造成脊髓水肿、变性、坏死等病理变化，最终导致脊髓功能丧失，出现受压平面以下的肢体运动、反射、感觉、括约肌功能以及皮肤营养障碍等症状，严重影响患者的生活和劳动能力。如果不及时诊断和治疗，可能导致瘫痪甚至死亡。

5.4.3.1 病理生理

脊髓位于椎管腔内，其组织结构与脑部组织相似，特点是高含水量、柔软且易损伤、不可压缩，并对氧供应不足极为敏感。这些生物学特性导致脊髓对压迫和缺血损伤的反应具有特定的病理和临床表现。脊髓受压的临床症状取决于压迫的原因和速度。通常，脊髓压迫的影响主要有两个方面，即机械性压迫和血流障碍。机械压迫导致的症状迅速出现，损伤程度较大，解除压迫后恢复较慢，可能需要数小时或数天才能恢复。另外，脊髓的不同组织对压力的敏感度各异，其中灰质通常高于白质。在传导束中，较粗的神经纤维比较细的神经纤维更容易受损。当触觉和本体感觉的神经纤维（直径12～15 μm）与痛觉和温觉的纤维（直径2～5 μm）同时受压时，前者的症状出现更早，但恢复也更快。长时间的脊髓压迫导致的功能障碍，解除后的恢复速度会更快。相较于机械性压迫，血流障碍的影响较慢，完全阻断血供后1～5分钟才出现症状，但恢复速度较快。如果血供完全阻断超过10分钟，脊髓会严重缺血，功能恢复困难。脊髓早期受压时，血循环障碍是可逆的，但随着时间的推移，这种障碍将会不可逆转。动脉受压导致供血不足，引发脊髓退变和软化；而静脉受压导致淤血，进一步引发脊髓水肿，加重压迫和损伤。在缺血耐受性方面，白质的耐受性强于灰质，细纤维的耐受性强于粗纤维。脊髓压迫症根据其病变的速度可分为3个类型即急性、亚急性和慢性。

（1）急性脊髓压迫：这种压迫是肺癌转移到脊髓的主要类型，其他还可见于外部伤害（特指椎管内血肿或骨折导致的脊髓受压）、急性硬脊膜外感染和椎管出血等。其特点是，在短时期内（1～3天），占位效应迅速增大，超出了脊髓空间的容纳能力，从而引发一系列病理反应。首先，静脉回流受到阻碍，导致细胞间的液体积聚，神经和胶质细胞出现水肿，进一步增强了压迫。随后，由于动脉的供血受到限制，细胞开始缺氧，代谢紊乱，细胞膜上离子泵异常，细胞内外的离子交换失衡，膜通透性改变，细胞器出现损伤。另外，研究发现，脊髓缺血和损伤的程度与轴突的功能障碍有关，这可能最终导致脊髓功能完全丧失。镜下可见，细胞及其组件显示出水肿、变性、断裂和坏死的迹象。最终，出现纤维性修复，形成瘢痕样结构，与蛛网膜和硬脊膜粘连，导致脑脊液的流动受到限制。在受压部位以下的脊髓，由于与中枢神经系统的连接中断，其细胞开始表现出退行性萎缩，同时神经纤维病变，导致脊髓体积减少，并与蛛网膜形成不同程度的粘连，最终导致脊髓功能丧失。根据压迫的强度和发展阶段，病变的表现会有所不同。例如，当压迫相对较轻或处于早期阶段，如果及时解除病因，损伤通常是可逆的，细胞可能仅出现轻微的水肿。然而，一旦细胞结构（如细胞器）已经开始溶解，或细胞与其轴突断裂，即使消除了病因，也难以恢复。通常情况下，受压的中心区域受到的损害最为严重。

（2）慢性脊髓压迫：这种压迫通常是由椎管内的良性肿瘤、脊柱结核或某些先天性脊柱畸形引起的。慢性脊髓压迫的临床特征包括代偿性、波动性、节段性和多发性。由于病变进展缓慢，脊髓有时间逐渐适应并获得代偿。与急性压迫相比，慢性压迫的病理变化有所不同，脊髓可能会萎缩，与蛛网膜形成广泛粘连。神经根可能被拉伸或受到压迫，导致神经痛和感觉或运动功能障碍。

（3）亚急性脊髓压迫：其特征介于急性和慢性之间，因此不再详细描述。

5.4.3.2 临床表现

当疾病进展缓慢时，早期可能无任何症状或仅表现为轻微的不适或短暂的疼痛，很容易被忽视。大部分患者仅疼痛加剧或出现肌肉无力、感觉异常时才会就诊。经过初步治疗，症状可能会有所缓解，这可能被误诊为其他疾病，如心脏病、胆囊炎、关节炎、脊柱病变或神经疾患等；如果在此阶段没有得到正确的诊断和治疗，脊髓的压迫状况可能会继续恶化，症状也会逐渐加重。脊髓压迫症状的发展可以大致分为三个阶段即早期（神经根痛期）、脊髓部分压迫期和脊髓完全压迫期。

（1）早期（神经根痛期）：也称为神经根刺激阶段，由于病变范围较小，仅对脊神经根和硬脊膜产生轻微刺激还没有累及脊髓，因此主要临床症状表现为神经根痛和部分运动功能障碍。疼痛具有突发性和局限性，持续时间较短，主要位于受累部位，呈电击感或针刺感。可因咳嗽或体位改变而加剧，疼痛间歇期，患者可能完全正常，或出现异常感觉（如麻木、刺痛或蚁走感）。随着病变的进一步发展，疼痛可能变得更加持续和广泛。

（2）脊髓部分受压期：随着病变进展，脊髓受累，传导束出现异常，导致受压部位以下的运动和感觉功能障碍，表现为受压平面以下的肢体运动、感觉和括约肌功能减弱或消失。由于不同神经纤维对缺血和受压的敏感性不同（运动神经纤维大于感觉神经传导纤维），运动功能障碍可能先于感觉功能障碍出现。受压部位可能出现深感觉障碍，如关节运动和位置感觉受损。这些症状的出现和分布有利于定位诊断。

（3）脊髓完全压迫阶段：这是脊髓压迫症的晚期，也称为麻痹或横断阶段。此时，压迫已经影响到脊髓的整个横断面，导致受压部位以下的所有功能，包括运动、感觉和膀胱、肛门功能都受到影响。这些临床过程是脊髓压迫性病变的典型表现，虽然每个阶段都有其独特的临床特点，但它们之间可能存在一定的重叠。

值得注意的是，上述临床表现通常出现在病程较长的疾病中，如良性肿瘤、脊柱结核等，但肺癌脊髓转移后导致的脊髓压迫通常表现为急性压迫症状，通常并不会出现上述典型的三个阶段。其主要表现为起病急骤，进展迅速，在数小时至数天内脊髓功能便可完全丧失，通常背部伴有根性疼痛、运动障碍、感觉改变和括约肌功能障碍（大小便功能障碍）。背部和根性疼痛是最早出现的症状，常进行性加重且难以缓解。运动障碍和感觉改变通常呈节段性分布，与受累脊髓节段相对应。括约肌功能障碍是脊髓压迫综合征的晚期表现，提示脊髓损伤严重，预后不良。

5.4.3.3 诊断与鉴别诊断

5.4.3.3.1 脊髓压迫综合征的诊断主要依靠影像学检查

（1）MRI：是诊断肺癌脊髓转移的首选方法，对于早期脊髓转移病灶具有高敏感性。其多平面和多序列成像能够更精确地确定转移的位置、扩展范围，以及是否侵犯到周边的软组织。增强MRI可以揭示更多的转移病灶，可以显示脊柱骨、椎管内和脊髓的异常情况，判断压迫程度和范围。此外，MRI还有助于区分肺癌脊髓转移和其他脊髓相关疾病，如感染、结核等。

（2）X线：对于早期脊髓转移的灵敏度较低，对早期诊断没有帮助，但可显示晚期的骨质破坏或塌陷。

（3）CT/增强CT：相较于X平片，CT/增强CT检测脊髓转移灶更敏感，是评估转移及其骨质损害程度的可靠手段，能够详细显示骨质损伤及其附近软组织肿瘤的情况；增强CT可以显示骨转移瘤的血流特性，以及病变与邻近神经和血管的相对位置。此外，它还能判断脊柱转移瘤是否侵入椎管，对硬膜囊和神经根产生压迫。然而，对于早期骨皮质转移和骨髓内转移的浸润，CT的诊断敏感性相对较低。尽管CT能显示脊柱的变化，但无法详细显示脊髓的具体状况，适用于全身骨显像结果为阳性、X线结果为阴性、存在局部症状、疑似脊髓转移、MRI检查受限的患者。

（4）放射性核素显像（骨扫描）：放射性核素显像对于骨转移，包括脊髓转移，具有很高的敏感性。它可以在早期检测到微小的骨转移病变，尤其是在其他影像学检查，如X线平片可能尚未显示出明显异常时。同时也可以进行骨骼评估，这对于确定肺癌是否已经转移到脊柱或其他骨骼部位具有重要意义。另外，可以用于疗效监测，在治疗后，可以通过骨扫描来评估治疗的效果，监测转移病变是否有所减少或稳定。但是，尽管骨扫描对于骨转移具有高敏感性，但其特异性有限。这意味着其他非转移性的骨病变，如骨折、感染或关节炎，也可能导致阳性的骨扫描结果。另外，与MRI相比，骨扫描在显示脊髓转移的解剖细节上存在局限性。尤其是当需要评估转移病变是否压迫脊髓或神经根时，MRI提供的信息更为详细。

（5）病理学诊断：肺癌脊髓转移确诊的金标准，但侵入性强，时间和成本较高，因此其应用受到限制。适用于影像学检查提示可能的骨转移，但诊断尚不确定时，骨组织活检可以提供明确的病理学证据，确认是否为肺癌的转移。另外，通过活检，可以进一步分析肿瘤的分子生物学特征，如基因突变、表型等，可用于个体化治疗选择、预后评估和疗效。

5.4.3.3.2　肺癌导致的脊髓压迫综合征需要与以下疾病相鉴别

（1）其他肿瘤的脊髓转移：除肺癌外，乳腺癌、前列腺癌、肾癌等其他恶性肿瘤也可能导致脊髓转移。原发性脊髓肿瘤，如星形细胞瘤、脊髓膜瘤、神经鞘瘤等。

（2）脊柱结核：如脊柱结核可以导致脊柱骨破坏，进而引起脊髓压迫。

（3）脊柱感染：如脊髓脓肿、硬膜外脓肿等。

（4）脊柱退行性疾病：如椎间盘突出、脊柱滑脱、椎管狭窄等。

（5）脊柱外伤：如骨折、脱位等。

（6）脊髓炎：包括细菌性、病毒性、自身免疫性等原因引起的脊髓炎。

（7）脊髓缺血或梗死：可能由于脊髓血供不足或突然中断导致。

（8）其他脊柱疾病：如骨折、骨质疏松性骨折、脊柱畸形等。

（9）其他神经系统疾病：如多发性硬化、脊髓空洞症、遗传性脊髓病等。

在进行鉴别诊断时，需要结合患者的病史、体格检查、影像学检查（如MRI、CT、X线）以及其他相关检查。

5.4.3.4　*治疗*

肺癌所致脊髓压迫综合征是危及患者生命的严重并发症。其治疗关键是及时诊断和紧急治疗，以最大限度地减少神经损伤并改善患者的生活质量。一旦出现疑似脊髓压迫的症状，如背痛、下肢无力、感觉异常或排尿障碍，应立即进行影像学检查，如MRI、CT等，以便确诊。

（1）紧急处理：皮质类固醇治疗，为减少脊髓水肿和炎症，通常首先给予高剂量的皮质类固醇，如地塞米松。手术减压，对于某些患者，尤其是那些因为脊髓压迫而迅速出现症状的患者，可能需要紧急手术来减轻压迫。手术还可以用于固定不稳定的脊柱、减少疼痛或获取活检样本。通常情况下，手术与放疗结合使用，以获得最佳治疗效果。

（2）放疗：局部放疗，是脊髓转移的首选治疗方法，尤其对于有症状的患者，放疗可以迅速缓解症状，如疼痛、神经功能障碍等。全脊髓放疗，在多发性脊髓转移或难以确定转移病灶的位置时，可以考虑全脊髓放疗。

（3）化疗和靶向治疗：根据原发肺癌的类型和分子生物学特征，化疗和/或靶向治疗可能是一个有效的治疗选择。可以控制肺癌的全身进展，从而减少新的转移病灶的发生。

（4）免疫治疗：近年来，免疫疗法，如PD-1和PD-L1抑制剂，已经在肺癌治疗中显示出潜在的效果。对于某些患者，免疫疗法可能是一个有效的治疗选择。

（5）骨护理：为了减少骨转移相关的并发症，如骨折、高钙血症等，可以使用骨护理药物，如双膦酸盐或RANKL抑制剂。

（6）支持性治疗：疼痛管理，使用镇痛药物，如非处方药、阿片类药物或神经干阻滞等方法来控制疼痛。物理治疗，帮助患者恢复力量、平衡和功能。康复治疗，帮助患者适应身体变化和提高其生活质量。

（7）密切监测：定期进行神经功能评估和影像学检查，以监测病情进展和评估治疗效果。

（8）多学科团队合作：治疗肺癌导致的脊髓压迫综合征需要多学科团队的合作，包括肿瘤科医生、放射科医生、神经外科医生、康复医生等。

5.4.3.5 肺癌脊髓转移预后的影响因素

（1）原发肺癌的类型和分期：SCLC通常比NSCLC有更差的预后，尤其是在晚期。肺癌的分期也是一个重要的预后因素，脊髓转移通常意味着疾病已经进展到晚期。

（2）转移病灶的数量和位置：多发性脊髓转移或者转移至脊髓的关键部位（如颈髓）可能与预后较差有关。

（3）症状的严重性和持续时间：急性或进行性的神经功能障碍，如截瘫，可能与较差的预后有关。

（4）治疗反应：对治疗有良好反应的患者，如放疗后症状迅速缓解，可能有更好的预后。

（5）其他身体健康状况：患者的整体健康状况、年龄、是否合并其他疾病等都可能影响预后。

（6）分子生物学特征：某些肺癌的分子标志物，如EGFR突变、ALK重排等，可能与更好的预后相关，因为这些患者可以接受靶向治疗。

（7）治疗选择：及时、适当的治疗，如手术、放疗、化疗、靶向治疗和免疫疗法，可以改善预后。

5.4.4 急性代谢紊乱

肺癌患者除了常见的咳嗽、咳血、气短、胸痛等常见的临床症状外，通常还会导致各种内分泌和代谢紊乱的发生，如高钙血症、低钠血症、低血糖、抗利尿激素分泌异常综合征（syndrome of inappropriate secretion of antidiuretic hormone，SIADH）、异位促肾上腺皮质激素综合征（ectopic ACTH syndrome，EAS）和库欣综合征等一系列代谢异常的表现。这些疾病是由肿瘤分泌的各种物质（例如激素、抗体）所引起，而非由原发肿瘤的直接生长和浸润或远处转移所导致。肺癌（尤其是小细胞肺癌）是一种神经内分泌肿瘤，具有产生和分泌肽和激素的能力，从而导致各种内分泌和代谢紊乱，引起内分泌副肿瘤综合征。这些综合征通常标志着预后不良，对这些疾病的早期识别与治疗有利于肺癌的早期诊断并改善患者预后。

5.4.4.1 高钙血症

高钙血症是肺癌患者最常见的离子代谢紊乱。初步诊断时，其发病率介于2%～6%，而在疾病进展期间，这一比例上升至8%～12%。鳞癌是与高钙血症关联程度最高的肺癌组织学亚型，其中约23%的患者可能会出现钙离子异常。

（1）病理生理：高钙血症的主要成因包括肺癌骨转移导致的骨溶解活性增强，以及恶性肿瘤体液性高钙血症（humoral hypercalcemia of malignancy，HHM）），后者被视为一种与肿瘤相关的综合征，患者并无肿瘤骨转移的证据，占肺癌患者高钙血症的46%～76%。HHM通常是由多种不同的体液机制介导的，但最主要的机制和与癌细胞直接产生的甲状旁腺激素样物质，如甲状旁腺激素相关蛋白和甲状旁腺激素有关，二者在结构上具有高度相似性，它们都与同一受体结合，并在调节破骨细胞骨吸收、增加肾钙重吸收、减少肾磷重吸收等方面起到相似的作用，从而导致血钙升高。另外癌细胞还可能分泌许多细胞因子，如PG-E、TNF、IL-1、IL-6、TGF-α、TNF-α和G-CSF，可以通过刺激破骨细胞来增加骨吸收。

（2）诊断标准：诊断高钙血症的最直接指标是血清离子钙水平。一些医院仅能检测总钙浓度。正常范围为4.5～5.6 mg/dL（1.12～1.4 mmol/L），但需要专门的仪器和方法来测量。目前临床多检测血清总钙浓度：轻度增高为2.75～3.0 mmol/L，中度增高为3.1～3.4 mmol/L，＞3.5 mmol/L可能引起高钙血症危象。值得注意的是，由于血钙（约40%）多与白蛋白结合，对于某些血清白蛋白降低的患者，即使血清钙下降，但实际上减少的是结合钙，故不会表现出低钙血症的相关症状，因此血清总钙测量值应根据血清白蛋白水平进行校正，计算公式如下：校正后的血清Ca=血清Ca+［0.8×（4-血清白蛋白）］。另外，可同时测定患者血清甲状旁腺激素、血清PTH相关肽、血清维生素D、尿钙排泄量等指标来判断高钙血症的原因。

（3）临床表现：患者的症状与血钙浓度相关，通常表现为恶心、呕吐、脱水和体重下降，其主要临床表现有神经、肾脏和胃肠功能失调三大症状，以神经系统症状最为严重。当血钙浓度为3.1～3.4 mmol/L（中度高钙血症）时，患者可能会出现循环系统异常（如多饮、多尿、脱水和急性肾损伤）、消化系统症状（如食欲不振、恶心、呕吐、腹部疼痛、便秘和严重的胰腺炎）、神经肌肉相关症状（如肌无力和疲劳），以及可能的神经精神症状（如焦虑、抑郁和精神混乱）。当血钙浓度超过3.5（严重高钙血症）时，患者可能会出现认知功能障碍、精神混乱、昏睡、昏迷、心脏传导异常、心动过缓和低血压等症状，甚至死亡。

（4）治疗：肺癌导致的高钙血症的治疗原则主要包括有效治疗基础恶性肿瘤、纠正低血容量、抑制骨吸收、促进肾排钙、阻止肠道吸收钙等避免高钙血症的急性并发症的措施。具体的治疗方法包括：

①病因治疗：积极治疗原发恶性肿瘤以及骨转移；

②降低血钙：包括水化、利尿、早期应用降钙药物（增加肾脏钙排泄、抑制肠道钙吸收、减少骨吸收），停用可能减少尿钙排泄的药物（如乙噻嗪）和可能减少肾血流的药物（如非甾体抗炎药和H2受体阻滞剂）以及维生素A和维生素D，并鼓励患者增加活动，以减少骨中钙的释放。

·水化策略：建议患者多饮水，静脉滴注2 L以上的生理盐水，以增加钙的排泄，确保24小时的尿量在3～4 L。

·利尿治疗：使用排钠利尿药，如袢利尿剂（呋塞米）80～100 mg/d，以增加钙的排泄。但不应作为常规选择，尽管它们会抑制钙的重吸收并增加肾排泄。仅适用于患者血容量充足时，否则，存在脱水和高钙血症恶化的风险，同时应注意补充钾和镁，以预防电解质失衡。

·双膦酸盐（唑来膦酸和帕米膦酸盐）：可抑制破骨细胞活性和骨吸收而有效控制血钙浓度，已成为治疗高钙血症的首选药物。静脉注射双膦酸盐后，血清钙水平通常会在24小时内降低，并在4～7天后恢复到正常值，持续作用3周。达到正常血清钙水平的时间与双膦酸盐治疗前的基线PTHrP水平直接相关。已证明双膦酸盐是治疗HHM最安全、最有效的药物。还有一些证据表明，它们可以提高骨转移患者的生存率。

·降钙素：适用于严重高钙血症患者，通过抑制骨吸收并增加肾钙清除率，迅速降低血钙，但是作用时间较短。通常与双磷酸盐一起静脉注射，每6～12小时给药4～8 IU/kg，持续2天。

·糖皮质激素：如泼尼松，主要用于对化疗药物敏感的高钙血症患者。

·光辉霉素：降钙作用强烈且持久，但由于可能导致血小板减少、出血和肾功能衰竭，因此使用时需谨慎。

5.4.4.2 SIADH与低钠血症

低钠血症是肺癌中一种常见代谢紊乱性并发症，肺癌数据登记表明，高达15%的低钠血症病例是由SIADH导致的。其他原因还包括血容量过多性（稀释性）低钠血症（如充血性心力衰竭）、利尿剂治疗（尤其是噻嗪类利尿剂）导致的低钠血症。SIADH是由于抗利尿激素（antidiuretic hormone，ADH）分泌障碍而导致的一种综合症征，在肺癌患者（尤其是小细胞肺癌）中，30%至70%表现出血清ADH水平升高。低钠血症会严重影响患者的预后，SIADH背景下的低钠血症目前已被确立为肺癌患者的重要预后因素。

（1）病理生理：SIADH的生化定义为血清钠浓度降低、血浆渗透压降低、尿渗透压升高、不适当以及持续的钠排泄。ADH在生理上由垂体后叶（神经垂体）分泌。在副肿瘤性SIADH中，肿瘤细胞不仅可以直接释放ADH，还可能通过外周压力感受器异常刺激下丘脑释放ADH（也称为加压素）导致SIADH的发生。ADH与位于肾集合管上皮细胞基底外侧的加压素V2受体结合，结果表明，诱导水通道蛋白表达增加和水通道蛋白重吸收引起的水潴留。SIADH通常表现为血容量正常的低渗性低钠血症，其特征是低血清渗透压和尿渗透压增高。除ADH外，大多数SCLC细胞系产生的心房钠尿肽（atrial natriuretic peptide，ANP），也被认为是低钠血症发病机制中的可能因素之一。此外，当用高渗盐水输注血浆治疗低钠血症时，ANP水平通常会升高 。由于ADH和ANP分泌增加，水分重吸收增加，排出减少，同时尿排钠增加，引起稀释性低钠血症。

（2）诊断与鉴别诊断：低钠血症的诊断：血清钠浓度低于正常范围（<135 mmol/L）可诊断为低钠血症。肺癌导致的低钠血症的诊断应首先排除钠摄入不足、与使用肾毒性药物相关的钠丢失以及静脉注射低渗溶液等原因。另外，由于肺癌患者的低钠血症通常为稀释性低钠血症，因此需要与其他类型的低钠血症相鉴别（表5-6）。

表5-6 低钠血症鉴别诊断的要点

鉴别要点	失钠性低钠血症	稀释性低钠血症
病史	失钠病史	慢性心、肝、肾疾病史，急性外伤、大手术、失血史
体重	减轻	增加
皮肤	弹性消失、苍白、湿冷	正常或水肿
血压	低，脉压差减小	正常或升高
脉搏	快而弱，静脉塌陷	正常或静脉充盈
尿比重	高	低
红细胞压积	高	降低
BUN	升高	降低
血浆蛋白	增高	降低
血清钾离子	多增高	正常或减低

SIADH的诊断标准：

- 低钠血症< 135 mmol/L
- 血浆低渗透压< 275 mOsm/Kg

- 尿液渗透压过高 > 500 mOsm/Kg
- 尿钠浓度过高>20 mmol/L
- 没有低血容量
- 无肾上腺功能不全
- 无甲状腺功能减退症

（3）临床表现：患者主要表现为水中毒，可出现厌食、恶心、呕吐，意识不清与精神错乱，甚至抽搐、嗜睡和昏迷。临床症状的严重程度主要取决于ADH水平、水潴留的程度以及血钠浓度。血清钠浓度迅速下降可引起脑水肿。当血清钠浓度低于125 mmol/l时，可出现神志模糊，当血清钠浓度进一步降低（＜110 mmol/L），可有延髓麻痹症状阳性、锥体束征阳性，甚至死亡。

（4）治疗：对于肺癌导致的低钠血症，既要重视原发肿瘤的治疗，又要同时改善患者的低钠血症相关症状。对于SIADH，最有效的治疗方法是通过手术切除、化疗、放疗或这些疗法的组合来治疗肺癌。对于SCLC患者，化疗通常可以解决80%以上的病例的综合征，但60%～70%的患者可能复发，治疗包括：

①积极治疗原发病：控制肺癌的生长和分泌，使用化疗、放疗、靶向治疗或免疫治疗等方法。

②轻度或中度无症状SIADH患者：应严格限制水的摄入量，通常＜1 L/天。

③对于重度SIADH患者：应纠正低钠血症，补充钠盐，使用高渗盐水或口服盐水等方法；当血清钠<120 mmol/L的症状性低钠血症危及生命时，需要在最初的几个小时内以1 mL/（kg·h）的速率静脉注射3 mg/mL的高渗盐水溶液。应逐渐纠正钠水平。注意速度不可过快，否则可导致不可逆的脱髓鞘病变。对于过去48小时内发生的低钠血症，给药速率通常为1～2 mmol/（L·h），慢性低钠血症为0.5～1 mmol/（L·h）。

④抑制ADH的分泌或作用：使用ADH受体拮抗剂托伐普坦（Tolvaptan）可通过抑制ADH与尿路受体的结合来治疗低钠血症，但由于其严重的肝毒性和恶心、呕吐和腹泻等其他副作用，需要谨慎使用，另外地美环素已被证明可通过降低肾小管对ADH的反应性来有效治疗SIADH，其他还包括托伐普坦、去氧皮质醇或利鲁唑等药物。

⑤另外，也可选用20%甘露醇（250 mL，4～6 h/次）或血液超滤去除多余水分。

5.4.4.3 异源性库欣综合征

异源性库欣综合征（ectopic cushing syndrome，ECS）也叫异位库欣综合征，是一种由于肿瘤或其他病变分泌过多促肾上腺皮质激素（adrenocorticotropic hormone，ACTH）或其类似物而导致的内分泌紊乱。异位库欣综合征的临床表现包括体重增加、满月脸、高血压、高血糖、全身虚弱等，最常见于神经内分泌来源的肺癌，即肺类癌和小细胞肺癌。

（1）病理生理：目前关于ECS的发病机制尚不清楚，在生理情况下，ACTH通常由腺垂体产生，但肺癌细胞可能会产生和释放ACTH，异位产生的ACTH会刺激肾上腺皮质持续分泌糖皮质激素，导致库欣（Cushing）综合征的出现。这种异位分泌可能是由癌细胞中编码 ACTH 的阿黑皮质素原表达增加引起的，但具体机制仍不明确。

（2）临床表现：ECS的临床表现主要与血清皮质醇浓度升高有关。其临床特征与典型库欣综合征相似，例如满月脸、水牛背、痤疮、紫色皮纹、向心性肥胖、外周水肿和高血压。女性患者通常会出现多毛症（脸上和身体上有浓密的深色毛发），以及月经周期失调。男性患者可表现为性欲下降、生育能力下降、勃起困难等。几乎所有患者均出现低钾血症和低氯性代谢性碱中毒，其中大多数伴有高血糖。此外，高皮质醇血症可能导致人格障碍和精神障碍。另外，可能导致皮肤色素沉着、肌肉萎缩、疲劳、抑郁、注意力下降、头痛、儿童生长受阻以及患者感染的风险增加等。临床上，大致可将异源性ACTH分泌综合征分为显性和隐性两类。①显性ECS，特点：肿瘤恶性程度高，生长快，体积大，病情进展迅速；诊断：影像学检查容易发现肿瘤；生理变化：CRH/ACTH分泌量多，导致双侧肾上腺明显增生，血皮质醇升高；临床表现：由于病情进展快，可能没有典型的Cushing综合征，但由于皮质醇的盐皮质激素样作用，可能出现低血钾、碱中毒、高血压、糖耐量异常、水肿、肌无力和肌萎缩等症状。②隐性ECS，特点：肿瘤恶性程度相对较低，生长慢，体积小；诊断：常规影像学检查可能难以发现肿瘤；临床表现：由于肿瘤的自然病程长，可能出现典型的Cushing综合征，甚至骨坏死；注意事项：隐性肿瘤所致的异源性ACTH分泌综合征与Cushing病的鉴别尤为重要。

（3）诊断与鉴别诊断：异源性ACTH分泌综合征是由于非垂体肿瘤分泌过多的促皮质素释放激素（corticotropin releasing hormone，CRH）或ACTH所引起。其诊断需要综合考虑以下因素（诊断流程图见5–3）。①病史、症状和体征：患者可能有典型的Cushing综合征表现，如月面、水牛背、紫纹、肥胖、高血压、糖尿病等。②实验室检查：基础皮质醇水平升高（>15 pg/mL）。皮质醇分泌对CRH/ACTH刺激有反应。大剂量地塞米松抑制试验后早晨皮质醇未受到抑制，以及 24 小时尿皮质醇水平升高。③影像学检查：可能显示非垂体肿瘤，如肺、胸腺、胰腺等部位的肿瘤。与Cushing病的鉴别，Cushing病是由于垂体肿瘤分泌过多的ACTH所引起的，鉴别异源性ACTH分泌综合征与Cushing病的关键点包括：①在血皮质醇水平下降后，Cushing病患者的ACTH水平会明显升高，而异源性ACTH分泌综合征患者的ACTH反应降低，即ACTH升高不明显。②对CRH或（和）血管升压素（Vasopressin，AVP）刺激无反应，给予CRH或AVP，Cushing病患者的ACTH和皮质醇水平不会显著增加，而异源性ACTH分泌综合征患者则可能有所反应。

（4）治疗：肺癌患者 ECS 的首选是手术治疗，切除原发肿瘤。但当不能手术时，应选用药物治疗，抑制皮质醇合成和（或）分泌，如酮康唑、美替拉酮、依托咪酯、米托坦和米非司酮可降低血液中的皮质醇水平，其中酮康唑具有较好的耐受性，但具有肝毒性并且偶尔会引起恶心和呕吐；此外，奥曲肽可能会阻断ACTH的释放。若在药物治疗无反应，可考虑肾上腺切除。

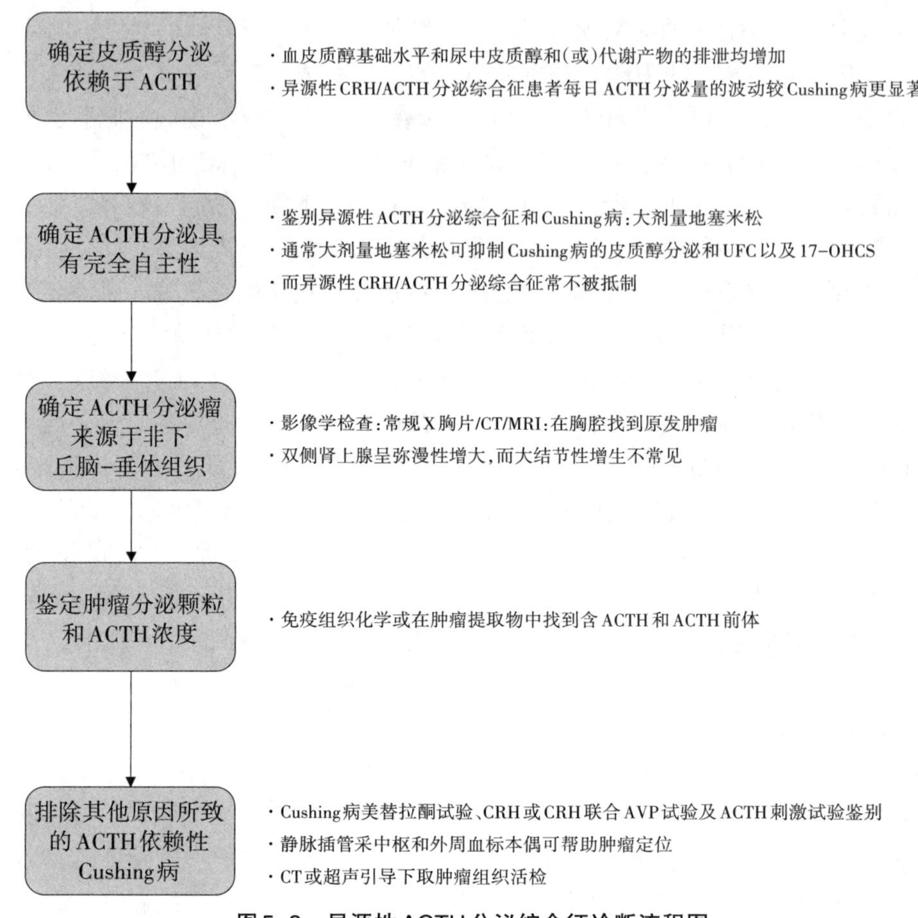

图5-3 异源性ACTH分泌综合征诊断流程图

5.4.4.4 肿瘤相关低血糖

非胰岛细胞瘤低血糖（non-islet cell tumor hypoglycemia，NICTH）是一种罕见的内分泌紊乱，是由于某些肿瘤分泌过多的胰岛素样生长因子（insulin like growth factor，IGF）或其类似物，导致血糖水平过低。NICTH的患者通常有严重的低血糖症状，如头晕、出汗、心慌、意识障碍等。与之相关的肺和胸膜肿瘤包括间皮瘤、孤立性纤维瘤、肺癌和支气管肺泡癌。NICTH的发生多与肿瘤细胞过度产生胰岛素样生长因子-2（IGF-2）有关，但也有少量肿瘤细胞可直接分泌胰岛素。

（1）临床表现：其典型表现为反复的持续性低血糖，尤其在老年人群中更为常见，如心慌、出汗、饥饿或恶心等，以及摄入含糖食物后症状缓解。

（2）实验室检查：空腹或随机测量的血糖低于2.8 mmol/L（50 mg/dL）（男性）或2.5 mmol/L（45 mg/dL）（女性）可诊断为低血糖；需要同时测血胰岛素浓度和C肽水平，如低血糖时血浆胰岛素（uU/mL）/血糖（mg/dL）>0.3，要考虑诊断为胰岛素瘤，若比值<0.3时，可排除低胰岛素血症性低血糖症；在NICTH的急性阶段，患者的血清胰岛素和C肽水平通常较低，而生长激素、IGF-1和IGF-2的水平以及IGF-2

与IGF-1的比值则升高。与此相反，胰岛素瘤患者的血清胰岛素和C肽水平会增高（非胰岛细胞低血糖的鉴别诊断见表5-7）。

（3）影像学检查：胸部CT或PET-CT扫描显示肺部肿瘤或转移灶。

表5-7 非胰岛细胞低血糖的鉴别诊断

•–	胰岛素（3 mcu/mL）	C-肽（0.2 mmol/L）	胰岛素前体（5 pmol/L）	β-羟丁酸（2.7 mmol/L）
胰岛素瘤/磺脲类药物	高	高	高	低
外源性胰岛素	高	低	低	低
非β细胞低血糖	低	低	低	低
胰岛素非依赖性低血糖	低	低	低	高

（4）治疗：病因治疗主要治疗原发肿瘤，根据分期和转移情况选择手术、化疗、放疗或靶向治疗等方法，控制肿瘤的生长和分泌，改善内分泌紊乱。急诊治疗主要目标是维持血糖稳定，主要措施是在低血糖的急性期，可以给予1 amp 50 mL 50% 葡萄糖溶液或口服葡萄糖，以在15～30分钟内增加血糖水平。若需要长期治疗，可以考虑给予胰高血糖素、生长激素和皮质类固醇；在补充葡萄糖的同时，可以使用降低胰岛素分泌或作用的药物，如奥曲肽、二甲双胍、地美环素等，以防止低血糖的反弹。

5.4.5 肿瘤溶解综合征

肿瘤溶解综合征（tumour lysis syndrome，TLS），由Cohen等人在20世纪80年代首次提出，是一种严重的代谢相关的肿瘤急症，它是指在药物介入或自然情况下，大量肿瘤细胞迅速凋亡并解体，其细胞内成分释放到循环中，导致机体出现的一系列严重的代谢异常和电解质紊乱。其典型临床特征是“三高一低”的生化改变，包括高钾血症、高尿酸血症、高磷酸血症和低钙血症，可同时发生肾功能衰竭和心律失常，严重时可导致患者死亡。此综合征尤其常见于血液恶性肿瘤，如B细胞型急性淋巴母细胞白血病（acute lymphoblastic leukemia，ALL）、Burkitt淋巴瘤等，以及某些快速生长的实体瘤（相对少见），例如小细胞肺癌和生殖细胞瘤患者中。根据其表现，TLS可以进一步分类为临床型肿瘤溶解综合征（clinical tumor lysis syndrome，CTLS）和实验室型肿瘤溶解综合征（laboratory tumor lysis syndrome，LTLS）。

5.4.5.1 肺癌其他相关代谢紊乱

（1）骨代谢异常：鼓槌指又称杵状指，和肥厚性肺骨关节病（hypertrophic osteoarthropathy，HOA）是肿瘤性骨骼代谢异常最常见的表现。最常见于肺鳞状细胞癌和腺癌。鼓槌指主要表现为手或脚的末端指骨肿胀。HOA 表现为一种全身性疾病，伴有疼痛性对称性关节病，通常影响踝关节和髋关节，以及四肢远端（胫骨、腓骨、桡骨、尺骨）的骨膜骨形成。其发病机制可能与肺癌导致VGEF和前列腺素（PG），尤其是PG E2的血清浓度异常升高有关。切除原发肿瘤是首选治疗方法，HOA的症状可能会在肿瘤切除后消失。对于无法手术的患者，通常的治疗包括服用非甾体类抗炎药或双膦酸盐。

（2）三大营养素代谢紊乱：碳水化合物、蛋白质和脂肪的代谢紊乱，通常见于肺癌晚期发生恶病质的患者。患者经常表现出葡萄糖相对不耐受和胰岛素抵抗、脂肪生成减少、肌肉蛋白减少以及体重减轻等症状。由于下丘脑无法对能量缺乏信号做出充分反应，患者通常会表现出厌食症状。下丘脑中的血清素能信号具有降低食欲的作用，而在癌症患者中，游离色氨酸（血清素的前体）浓度升高。下丘脑对饥饿刺激作出充分反应的能力受到抑制的另一种可能机制是IL-1和TNF-α等细胞因子对神经肽Y（刺激食物摄入）的抑制。患者脂肪代谢异常主要表现为脂肪生成减少但脂肪分解没有显著增加，这通常与促炎细胞因子（如TNF-α、IL-1、IL-6和IFN-γ）以及睫状神经营养因子（ciliary neurotrophic factor，CNTF）相关。这些细胞因子尤其抑制脂蛋白脂肪酶，阻止脂肪细胞中脂肪酸的储存。除了细胞因子外，肿瘤本身还产生蛋白水解诱导因子和脂质动员因子等介质，进一步导致脂肪代谢异常。目前尚无针对恶性肿瘤相关恶病质的具体有效的治疗方法。由于蛋白质能量不足和“浪费”以及厌食症等，几乎无法通过增加食物摄入量来纠正营养不良。通常需要药物支持治疗，皮质类固醇是最常用的药物，但作用时间短。布洛芬由于其抗炎特性而具有一定的疗效。醋酸甲羟孕酮可以增加食欲、稳定体重。二十碳五烯酸可以减少促炎细胞因子的产生。

（3）疲劳：高达90%的恶性肿瘤患者都报告有疲劳症状。疲劳可分为两种：外周性疲劳和中枢性疲劳。外周性疲劳会影响神经肌肉连接和肌肉，导致周围神经肌肉系统不再对中枢刺激做出反应。中枢性疲劳是由于运动神经元的脉冲传递逐渐减少而引起，导致自愿发起或维持的行动困难。疲劳的发生通常与患者的血浆游离色氨酸水平升高相关，导致中枢神经系统中血清素浓度升高。大脑中血清素（5-HT）水平的增加和/或5-HT受体的增加可能会导致感觉运动活动（“感觉运动驱动”）减少以及体力活动能力下降。在慢性疲劳患者中也观察到皮质醇水平下降，提示下丘脑-垂体轴参与了疲劳的形成。此外，癌症可引起一系列的昼夜节律异常，包括内分泌（例如皮质醇、褪黑激素和催乳素分泌）节律紊乱、代谢过程（例如体温和蛋白质浓度）紊乱、免疫系统（如循环白细胞和嗜神经粒细胞）异常等，还会导致骨骼肌三羧酸循环和氧化磷酸化的异常，即细胞内2′,5′-寡腺苷酸合成酶/RNase L途径失调和ATP（三磷酸腺苷）合成受阻，从而引起运动能力下降。目前，没有针对疲劳的一般治疗建议。治疗应始终基于个体情况和潜在的病理。除了抗抑郁药、皮质类固醇和精神兴奋剂之外，莫达非尼还提供了一种新的治疗选择。

（4）皮肤症状：主要见于肺腺癌、肺鳞状细胞癌和支气管肺泡癌等亚型。癌细胞可产生TGF-α，通过与肿瘤细胞表达的表皮生长因子受体（epidermal growth factor receptor，EGFR）结合导致皮肤变化，通常表现为皮肤色素沉着（如恶性黑棘皮病）主要见于腋窝、关节、颈部或腹股沟和掌跖角化等皮肤异常症状。对于患者的皮肤异常，通常为对症支持治疗，目前尚未有明确的治疗方案。

5.4.5.2 病理生理

TLS的发生机制与肿瘤细胞的溶解有关，虽然TLS可能在治疗前自发发生，但最常见的是在开始细胞毒性化疗后观察到的。细胞溶解过程中，会释放出DNA、磷酸、钾以及各种细胞因子。DNA在体内代谢后，会转化为腺苷和鸟苷。这两种物质进一步转化为黄嘌呤，最终在黄嘌呤氧化酶的作用下生成尿酸，并通过肾脏从体内排出（图5-4）。当磷、钾、黄嘌呤或尿酸在体内累积的速度超过其被排出的速度时，就可能发生TLS。释放的细胞因子可能导致低血压、炎症反应和急性肾脏损伤，这都会增加TLS的风险。当肾脏受损后，其排放尿酸、黄嘌呤、磷酸和钾的能力会降低，从而进一步增加发生TLS的风险。此外，TLS导致的尿酸、黄嘌呤和磷酸钙晶体在肾脏内沉积，可能会进一步加重肾脏损伤。

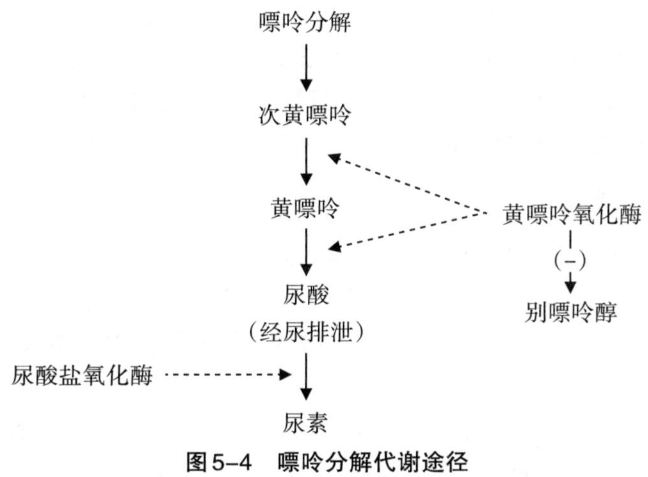

图5-4 嘌呤分解代谢途径

注释：嘌呤分解后生成次黄嘌呤，在黄嘌呤氧化酶的作用下次黄嘌呤生成尿酸，经尿液排泄，最终在尿酸盐氧化酶的作用下生成尿素。别嘌呤醇通过抑制黄嘌呤氧化酶，从而抑制尿酸的生成。

5.4.5.3 临床表现

TLS典型的临床表现为三高一低（高尿酸血症、高磷血症、高钾血症和低钙血症），由于机体电解质紊乱，将进一步导致急性肾衰和严重心律失常。同时可出现恶心、呕吐、嗜睡、水肿、充血性心力衰竭、心律失常、癫痫发作、肌肉痉挛、痉挛、晕厥和猝死等表现。症状可能在细胞毒性治疗开始前出现，但更常见于在进行细胞毒性治疗后12-72小时内出现。

（1）高尿酸血症：是由细胞内核酸的快速释放和分解代谢引起的。嘌呤核酸被分解为次黄嘌呤，然后是黄嘌呤，最后黄嘌呤被氧化酶分解为尿酸。尿酸主要经过肾脏清除，在正常情况下，每天大约有500毫克的尿酸通过肾脏排泄。尿酸的pKa为5.4～5.7，不易溶于水。在正常浓度和生理血液pH值下，超过99%的尿酸以电离形式存在。一旦尿酸浓度超过肾脏的排泄能力，就会引起高尿酸血症。

（2）高磷血症：是由肿瘤细胞快速释放的细胞内磷引起的，肿瘤细胞含有的有机和无机磷量是正常细胞的4倍。最初，肾脏可通过增加尿液排泄和减少肾小管重吸收磷来代偿，若不及时干预，最终会失代偿，血清磷水平上升。另外，与尿酸沉淀或肿瘤治疗的其他并发症相关的急性肾功能不全可能会进一步加重高磷血症。高磷血症在

TLS期间肾小管中沉积磷酸钙后，可导致急性肾衰竭。

（3）高钾血症：是TLS患者死亡的主要原因，由于肾脏无法清除溶解的肿瘤细胞释放的大量钾所致。血钾含量迅速升高，然后因肾衰竭而进一步加剧高钾血症。值得注意的是，高钾血症偶尔会继发于诱导治疗期间过量给药性钾。血清钾的迅速升高可能导致严重的心律失常，甚至猝死。

（4）低钙血症：通常与高磷血症和肾小管中磷酸钙晶体的沉积有关。当钙磷倍数超过70时，肾脏和其他组织中磷酸钙沉积概率将会升高。当血浆白蛋白浓度下降时可能提示低钙血症，此时需予以鉴别。

（5）急性肾衰：是TLS的另一个常见的并发症。在TLS期间，肾衰可继发于多种机制。其最常见的原因是肾小管中尿酸晶体的形成，继发于高尿酸血症。此外还与磷酸钙沉积、肾脏肿瘤浸润、肿瘤相关阻塞性尿病、药物相关肾毒性和/或急性败血症等因素有关。由于TLS发生时，肾衰可继发于多种原因，应注意鉴别。

5.4.5.4 分类和诊断

TLS的诊断主要基于实验室检查异常和患者临床表现。目前多延用Cairo-Bishop分类（表5-8）和分级（表5-9）系统将TLS分为临床型肿瘤溶解综合征（clinical tumour lysis syndrome，CTLS）和实验室型肿瘤溶解综合征（laboratory tumour lysis syndrome，LTLS）。

（1）LTLS被定义为：在患者已经或将补充足够水分（±碱化）和使用降尿酸药物的前提下，在化疗开始前的3天内或化疗开始后的7天内，尿酸、钾、磷和钙中的任何两种或两种以上血清指标的变化幅度超过正常值的25%或低于正常值。

（2）CTLS在基于需要临床干预的代谢变化和实验室证据的基础上，被定义为：LTLS的存在以及（表5-8）中任何一个或多个表现。

表5-8 Cairo-Bishop 实验室 / 临床 TLS 定义

LTLS		CTLS
血清指标	浓度	表现
尿酸	≥ 476 μmol/L或比基线增加25%	CREA≥1.5 ULN(年龄>12岁)（或根据年龄调整）
钾	≥ 6.0 mmol/L或比基线增加25%	心律失常/猝死
磷	≥ 2.1 mmol/L(儿童)，≥1.45 mmol/L(成人)或比基线增加25%	
钙	≤ 1.75 mmol/L或比基线减少25%	癫痫发作

注释：ULN，upper limit of normal正常值上限。CREA，血清肌酐：患者的血清肌酐比正常上限（ULN）大1.5倍，则定义为患者的肌酐升高；若未指定正常上限，年龄/性别ULN肌酐定义为：1～12岁，男性和女性，61.6 μmol/L；12～16岁，男性和女性，88 μmol/L；≥16岁，女性，105.6 μmol/L；≥16岁，男性，114.4 μmol/L。

表5-9 肿瘤溶解综合征Cairo-Bishop分级

	0级	Ⅰ级	Ⅱ级	Ⅲ级	Ⅳ级	Ⅴ级
LTLS	—	+	+	+	+	+
肌酸	≤1.5	1.5	>(1.5-3.0)×ULN	>(3.0-6.0)×ULN	>6.0×ULN	死亡
心律失常	无	无需干预	无紧急临床干预指征	有症状无且无法完全通过药物控制或通过设备(如除颤器)控制	危及生命(如CHF、低血压、休克、晕厥等相关心律失常)	死亡
癫痫	无	—	(1)一次短暂全身性癫痫发作:抗惊厥可控; (2)不影响日常活动的非经常性局灶性运动性癫痫发作	(1)意识改变的癫痫发作; (2)控制不佳的癫痫发作; (3)虽有医疗干预但仍有进行性的全身性癫痫发作	长时间、反复或难以控制的任何类型的癫痫发作(如癫痫状态、难治性癫痫)。	死亡

5.4.5.5 预防与治疗

TLS虽然是一种危及生命的肿瘤急症，但就其治疗方法而言并不复杂，关键在于预防TLS的发生。针对TLS的处理，患者的风险分层至关重要，对于未发生TLS的患者应进行风险评估与分层，尽早识别有TLS风险的患者并进行适当的预防管理；对于已发生TLS的患者应当及时纠正代谢和电解质紊乱，保持尿量和尿液pH值，避免尿酸、黄嘌呤和钙磷沉积导致的肾损伤，积极对症支持治疗，以及对癌症本身的治疗，根据肿瘤的类型、分期和敏感性，选择合适的化疗方案或其他治疗手段，控制肿瘤负荷和增殖速度，减少TLS的发生或复发。

（1）TLS的监测和预防：TLS的风险分类是基于临床TLS的预期发生率，由文献中的报告确定，并定义为低危（<1%）、中危（1%～5%）或高危（>5%）。不同恶性肿瘤以及使用不同高抗肿瘤药物的TLS风险不同，TLS的风险也受个体因素的影响。主要风险因素包括大包块疾病、细胞溶解的可能性（肿瘤类型、增殖速率、化疗敏感性和初始治疗强度的组合）和表现（诊断时实验室TLS、预先存在的急性肾损伤）。个体因素包括患者的年龄、肿瘤的阶段、大包块疾病、骨髓受累、纵隔肿块、高白细胞计数、高乳酸脱氢酶水平、脱水、合并用药（除肿瘤治疗外）、肾损害、肝或脾肿大伴肿瘤累及、肿瘤浸润肾脏等。目前指南推荐无论TLS的风险如何，都应当在首次进行治疗以前监测患者的实验室基线资料（表5-10）。

表5-10 基于共识的预防TLS建议

参数	TLS风险			备注
	低危	中危	高危	
实验室检查	•门诊 •每日一次	•住院或门诊 •次数未达成共识，但62.5%专拣同意每12 h监测一次/每日两次	•住院 •6 h/次	•监测尿量、钾、磷酸盐、尿酸、钙、肌酐、BUN、LDH •只要患者有TLS风险，就应监测
水化	•对于可能使其处于TLS风险的化疗，化疗前开始每日口服2～3 L/m²液体，直至化疗后次日结束	•化疗前（通常在入院时）开始连续静脉输注2～3 L/(m²·d)，直至化疗治疗后次日结束	•化疗前（通常在入院时）开始连续IV输注2～3 L/m²/天，直至化疗治疗后次日结束	•每6～8 h监测一次水化状态 •目标尿量为80～100 mL/m²/h •对于住院患者，建议连续 静脉输注，而而门诊患者将指示饮用口服液 •利尿剂（呋塞米）用于水化过度后尿量较低的患者及液体超负荷（如外周水肿）患者
低钙血症	•无预防	•无预防	•无预防	—
高磷血症	•低磷饮食	•水化	•水化	—
高钾血症	•避免高钾食物	•避免高钾食物	•避免高钾食物 •钾≥6 mmol/L的患者进行连续心脏监测	—
高尿酸血症	•实验室监测 •口服水化 •别嘌呤醇（别嘌呤醇过敏患者使用非布司他）	•实验室监测 •口服水化 •连续静脉水化 •别嘌呤醇（成人和儿童患者；别嘌呤醇过敏患者使用非布司他）	•实验室监测 •口服水化 •连续静脉水化 •别嘌呤醇（成人；别嘌呤醇过敏患者使用非布司他） •拉布立酶（常规用于儿童，仅限于成人特定的部分病例中临床或实验室TLS确诊的患者血清尿酸>7.5 mg/dL（或对应年龄和性别的ULN以上）、TLS高危、血清肌酐升高≥0.3 mg/dL（或较基线升高>50%）、大包块和高WBC计数（急性白血病患者）	•在化疗前2～3天开始别嘌呤醇（别嘌呤醇过敏患者使用非布司他）治疗，但在等待尿酸降低期间不应延迟启动化疗 •根据TLS风险继续别嘌呤醇治疗 •成人或儿童患者可考虑将拉布立酶与别嘌呤醇同时使用 •注：在大多数成人机构中，在拉布立酶治疗之前和之后同时给予别嘌呤醇（如果需要拉布立酶）是标准治疗，而在儿科护理机构中不太常见 •肿瘤负荷大和化疗敏感性肿瘤如Burkitt白血病/淋巴瘤、T细胞ALL和单核细胞白血病的儿科患者，通常接受拉布立海联合或不联合别嘌呤醇作为预防治疗 •对于无法口服别嘌呤醇的患者，由于费用，拉布立酶优于别嘌呤醇 •无需尿液碱化

（2）水化：水化是对TLS防治的基础，可有效稀释因肿瘤溶解而产生的有害物质，水化治疗有以下方案。

①连续静脉输液：对于中高风险的TLS患者，建议从治疗开始前就进行每日2～3 L/m²的连续静脉输液，直至治疗完成的次日。

②口服补水：对于低风险的TLS患者，建议在开始任何可能增加TLS风险的治疗之前，每天口服2～3 L/m²的液体，直至治疗完成的次日。部分专家还建议在治疗完成后的1～2天内继续口服补液。

③监测：对于所有接受治疗的患者，建议定期监测血液中尿酸、钾、磷和钙的水平，以及肾功能。

④药物治疗：根据患者的具体情况，可能需要使用药物来帮助管理尿酸水平或其他相关问题。

⑤其他治疗：对于严重的TLS患者，可能需要进一步的治疗，如透析等。

（3）对症治疗：

①高钾血症的处理：高钾血症是指血清中钾的浓度超出正常范围的上限，通常大于5.0～5.5 mmol/L。在肿瘤溶解综合征（TLS）的背景下，不同的指南对高钾血症的定义有所不同。Cairo-Bishop指南：血清钾水平≥6 mmol/L或与基线相比增加了25%；Howard指南：除非基线值已经超出正常范围，否则与基线相比增加的25%可能无临床意义。另外，血清钾水平与年龄有关，因此与基线相比增加的25%是值得关注的。这意味着，对于某些患者，即使钾水平增加了25%，但仍然在正常范围内，也可能需要进一步的评估和干预。高钾血症一般临床表现包括恶心、厌食、呕吐和腹泻等症状。严重者会出现神经肌肉异常（肌肉无力、抽筋、感觉异常和可能的瘫痪）和心功能异常（心电图上的峰值T波、心搏、室性心动过速或纤颤、晕厥和可能的猝死）等症。专家建议，任何TLS风险组均应避免摄入钾含量高的食物。治疗方法见表5-11。

②高尿酸血症的处理：高尿酸血症定义为尿酸≥476 μmol/L（≥8 mg/dL）或较基线增加25%。高尿酸血症是坏死性恶性细胞大量核酸（嘌呤分解）分解的结果。当肾小管的排泄能力超过时，就会发生高尿酸血症，在酸性pH值存在的情况下，肾小管中形成尿酸晶体，导致腔内肾小管阻塞，并发展为急性肾阻塞性肾病和肾功能障碍。如果高尿酸血症导致急性肾衰，可能会出现血尿、高血压、氮质血症、酸中毒、水肿、少尿、嗜睡等症状。目前常用药物包括别嘌呤醇和拉布立酶（重组尿酸氧化酶）（表5-11）。

别嘌呤醇是一种黄嘌呤类似物，是黄嘌呤氧化酶的竞争性抑制剂，可抑制黄嘌呤和次黄嘌呤代谢为尿酸，从而有效减少新尿酸的形成，并降低有TLS风险的恶性疾病患者的尿酸阻塞性病的发病率。但是别嘌呤醇存在以下局限性。首先，由于别嘌呤醇仅能防止新尿酸形成，因此对已产生的尿酸无效。其次，由于别嘌呤醇的抑制作用会导致嘌呤前体和次黄嘌呤的血清水平增加，又由于黄嘌呤与尿酸相比在尿液中的溶解度较低，因此可能导致急性阻塞性肾病。第三，别嘌呤醇可以减少其他嘌呤的降解，包括6-巯基嘌呤（6-MP）和硫唑嘌呤；在与别嘌呤醇同时使用时，建议将每种嘌呤的剂量减少50%~70%，特别是6-MP。

表5-11　TLS相关代谢紊乱的处理

<table>
<tr><th colspan="2">分级</th><th>处理</th></tr>
<tr><td colspan="3">高钾血症的处理</td></tr>
<tr><td colspan="2">无症状或中度高钾血症(≥ 6.0 mmol/L)</td><td>避免钾离子摄入
连续心电图监测
口服降钾药物(环硅酸锆钠、聚苯乙烯磺酸钠)</td></tr>
<tr><td colspan="2">严重高钾血症(≥7.0 mmol/L)</td><td>同上,加上葡萄糖酸钙和/或普通胰岛素静脉注射透析</td></tr>
<tr><td colspan="3">高尿酸血症的处理</td></tr>
<tr><td>高尿酸血症</td><td>异嘌呤醇</td><td>• 肾衰竭患者酌情减量
• 同时服用别嘌呤醇时,将6-巯基嘌呤和/或硫唑嘌呤的剂量减少 65-75%
• 同时服用别嘌醇时需调节 P450 肝微粒体酶代谢药物的剂量</td></tr>
<tr><td></td><td>拉布立酶</td><td>• 避免用于葡萄糖-6-磷酸脱氢酶缺乏症患者
• 测量尿酸水平时,应将血样放在冰上,以避免体内酶的降解。
• 10% 患者可形成抗体</td></tr>
<tr><td colspan="3">高磷血症的处理</td></tr>
<tr><td colspan="2">中度(≥2·1 mmol/L)</td><td>避免摄入磷酸盐
口服氢氧化铝</td></tr>
<tr><td colspan="2">重度(≥2.5 mmol/L)</td><td>透析、CAVH、CVVH、CAVHD或CVVHD</td></tr>
<tr><td colspan="3">低钙血症的处理(≤1.75 mmol/L)</td></tr>
<tr><td colspan="2">无症状</td><td>无需处理</td></tr>
<tr><td colspan="2">• 有症状或
• 钙≤7mg/dL或
• 离子钙≤0.8mmol/L (≤3.2mg/dL)</td><td>葡萄糖酸钙输注治疗</td></tr>
<tr><td colspan="3">急性肾功能障碍的处理</td></tr>
<tr><td colspan="2">急性肾衰或尿毒症</td><td>液体和电解质管理
尿酸和磷酸盐管理
调整肾脏排泄的药物剂量
透析(血液和/或腹膜透析)
血液过滤(CAVH、CVVH、CAVHD或CVVHD)</td></tr>
</table>

注：CAVH，连续动静脉血液滤过；CVVH，连续性静脉-静脉血液滤过；CAVHD，连续动静脉血液透析；CVVHD，连续静脉-静脉血液透析。

拉布立酶，又称重组尿酸氧化酶，通过抑制黄嘌呤和次黄嘌呤氧化酶的活性来阻止尿酸的生成，并能够将尿酸转化为尿素，尿素是一种更易溶于水的物质，能够被身体更容易地排泄掉。拉布立酶通过将尿酸转化为尿素，有助于快速降低体内的尿酸水平，从而有效治疗高尿酸血症。相较于别嘌呤醇，拉布立酶具有以下优势：一是，可直接转化尿酸，迅速降低尿酸水平；二是，与别嘌呤醇不同，拉布立酶能够处理体内已存在的尿酸，而别嘌呤醇只能阻止新的尿酸生成；三是，拉布立酶将尿酸转化为高度可溶的尿囊素，有助于尿酸更容易地通过尿液排出体外，而别嘌呤醇则无法实现这一转化。但是拉布立酶存在成本较高、不良反应（如过敏、肝功能异常等）以及长期效应未知等一些局限性，在使用时需要注意。

③高磷血症的处理：高磷血症的定义为（Cairo-Bishop准则）：儿童，当血清磷≥2.1 mmol/L（或6.5mg/dL）；对于成年人，血清磷水平≥1.45 mmol/L（或4.5mg/dL）。此外，如果磷水平相较基线上升25%，也可诊断为高磷血症；而Howard指南仅当基线磷水平已超出正常范围，并且从基线上升了25%时，才认为具有临床重要性。严重的高磷酸血症可能导致恶心、呕吐、腹泻、嗜睡和癫痫发作。值得注意的是，高磷血症可能导致磷酸钙的组织沉淀，导致低钙血症、转移钙化、肾内钙化、肾钙化和额外的急性肾衰。目前推荐通过低磷饮食以预防高磷血症的发生，当血清磷浓度≥2.1 mmol/L时提示需要进行临床干预（干预措施见表5-11）

④低钙血症的处理：低钙血症的发生通常与急性TLS期间高磷酸钙血症和组织沉淀有关。低钙血症被定义（Cairo-Bishop指南）为≤1.75 mmol/L（≤7 mg/dL）或较基线降低25%。严重的低钙血症是TLS最关键的临床表现之一，可能导致肌肉、心血管和/或神经系统并发症。肌肉表现包括肌肉痉挛和感觉异常；心脏异常包括室性心律失常、心脏阻滞、低血压；神经系统并发症可能包括混乱、谵妄、幻觉和癫痫发作。由于沉淀转移钙化的风险很高，尤其是在高磷血症的情况下，因此通常不建议治疗无症状的低钙血症。随着肿瘤溶解的改善，低钙血症通常会不经治疗而缓解。在症状性低钙血症患者中，可通过静脉滴注葡萄糖酸钙改善症状；但会导致磷酸钙溶解，增加磷酸钙沉积的风险和急性肾衰的风险（表5-11）。

⑤急性肾功能障碍的处理：在急性TLS期间，肾功能障碍可能是多因素的，包括尿酸晶体阻塞、磷酸钙沉积、肾脏肿瘤浸润、输尿管梗阻、肾毒性药物等。其临床表现包括恶心、呕吐、液体潴留、水肿、高血压、充血性心力衰竭、电解质与代谢紊乱、血尿和严重酸中毒等。

对于急性肾功能障碍的一般处理包括密切监测液体摄入量和输出量、电解质管理和高血压管理。严重时可进行透析（血液透析和/或腹膜透析）、连续性静脉-静脉血液滤过、连续动静脉血液过滤、连续动静脉血液透析或连续静脉血液透析（表5-11）。

【参考文献】

[1] 孔月．低钠血症与小细胞肺癌患者预后关系的研究[D]．苏州：苏州大学，2015.

[2] HANSEN O，SØRENSEN P，HANSEN K H. The occurrence of hyponatremia in SCLC and the influence on prognosis：a retrospective study of 453 patients treated in a single institution in a 10-year period[J]. Lung Cancer，2010，68(1)：111-114.

[3] FILIPPATOS T D，MAKRI A，ELISAF M S，et al. Hyponatremia in the elderly：challenges and solutions[J]. Clin Interv Aging，2017，12：1957-1965.

[4] YU Y，WANG L，CAO S，et al. Pre-radiotherapy lymphocyte count and platelet-to-lymphocyte ratio may improve survival prediction beyond clinical factors in limited stage small cell lung cancer：model development and validation[J]. Transl Lung Cancer Res，2020，9(6)：2315-2327.

[5] LAD T，PIANTADOSi S，THOMAS P，et al. A prospective randomized trial to determine the benefit of surgical resection of residual disease following response of small cell lung cancer to combination chemotherapy[J]. Chest，1994，106(6 Suppl)：320S-323S.

[6] AUPÉRIN A，ARRIAGADA R，PIGNON J P，et al. Prophylactic cranial irradiation for patients with small-cell lung cancer in complete remission[J]. N Engl J Med，1999，341(7)：476-484.

[7] TSUCHIYA R，SUZUKI K，ICHINOSE Y，et al. Phase II trial of postoperative adjuvant cisplatin and etoposide in patients with completely resected stage I-IIIa small cell lung cancer：the Japan Clinical Oncology Lung Cancer Study Group Trial (JCOG9101)[J]. J Thorac Cardiovasc Surg，2005，129(5)：977-983.

[8] SCHREIBER D，RINEER J，WEEDON J，et al. Survival outcomes with the use of surgery in limited-stage small cell lung cancer：should its role be re-evaluated?[J]. Cancer，2010，116(5)：1350-1357.

[9] WONG A T，RINEER J，SCHWARTZ D，et al. Assessing the Impact of Postoperative Radiation Therapy for Completely Resected Limited-Stage Small Cell Lung Cancer Using the National Cancer Database[J]. J Thorac Oncol，2016，11(2)：242-248.

[10] WONG A T，RINEER J，SCHWARTZ D，et al. Assessing the Impact of Postoperative Radiation Therapy for Completely Resected Limited-Stage Small Cell Lung Cancer Using the National Cancer Database[J]. J Thorac Oncol，2016，11(2)：242-248.

[11] SUNDSTRØM S，BREMNES R M，KAASA S，et al. Cisplatin and etoposide regimen is superior to cyclophosphamide，epirubicin，and vincristine regimen in small-cell lung cancer：results from a randomized phase III trial with 5 years' follow-up[J]. J Clin Oncol，2002，20(24)：4665-4672.

[12] ROSSI A，DI MAIO M，CHIODINI P，et al. Carboplatin- or cisplatin-based chemo-

therapy in first-line treatment of small-cell lung cancer: the COCIS meta-analysis of individual patient data[J]. J Clin Oncol, 2012, 30(14): 1692-1698.

[13] TAKADA M, FUKUOKA M, KAWAHARA M, et al. Phase III study of concurrent versus sequential thoracic radiotherapy in combination with cisplatin and etoposide for limited-stage small-cell lung cancer: results of the Japan Clinical Oncology Group Study 9104[J]. J Clin Oncol, 2002, 20(14): 3054-3060.

[14] TURRISI A T 3rd, KIM K, BLUM R, et al. Twice-daily compared with once-daily thoracic radiotherapy in limited small-cell lung cancer treated concurrently with cisplatin and etoposide[J]. N Engl J Med, 1999, 340(4): 265-271.

[15] SCHILD S E, BONNER J A, SHANAHAN T G, et al. Long-term results of a phase III trial comparing once-daily radiotherapy with twice-daily radiotherapy in limited-stage small-cell lung cancer[J]. Int J Radiat Oncol Biol Phys, 2004, 59(4): 943-951.

[16] FAIVRE-FINN C, SNEE M, ASHCROFT L, et al. Concurrent once-daily versus twice-daily chemoradiotherapy in patients with limited-stage small-cell lung cancer (CONVERT): an open-label, phase 3, randomised, superiority trial[J]. Lancet Oncol, 2017, 18(8): 1116-1125.

[17] MILLER K L, MARKS L B, SIBLEY G S, et al. Routine use of approximately 60 Gy once-daily thoracic irradiation for patients with limited-stage small-cell lung cancer [J]. Int J Radiat Oncol Biol Phys, 2003, 56(2): 355-359.

[18] ROOF K S, FIDIAS P, LYNCH T J, et al. Radiation dose escalation in limited-stage small-cell lung cancer[J]. Int J Radiat Oncol Biol Phys, 2003, 57(3): 701-708.

[19] BOGART J A, HERNDON J E 2nd, LYSS A P, et al. 70 Gy thoracic radiotherapy is feasible concurrent with chemotherapy for limited-stage small-cell lung cancer: analysis of Cancer and Leukemia Group B study 39808[J]. Int J Radiat Oncol Biol Phys, 2004, 59(2): 460-468.

[20] YANG C J, CHAN D Y, SHAH S A, et al. Long-term Survival After Surgery Compared With Concurrent Chemoradiation for Node-negative Small Cell Lung Cancer[J]. Ann Surg, 2018, 268(6): 1105-1112.

[21] LIU T, CHEN Z, DANG J, et al. The role of surgery in stage I to III small cell lung cancer: A systematic review and meta-analysis[J]. PLoS One, 2018, 13(12): e0210001.

[22] FAIVRE-FINN C, SNEE M, ASHCROFT L, et al. Concurrent once-daily versus twice-daily chemoradiotherapy in patients with limited-stage small-cell lung cancer (CONVERT): an open-label, phase 3, randomised, superiority trial[J]. Lancet Oncol, 2017, 18(8): 1116-1125.

[23] YANG C J, CHAN D Y, SPEICHER P J, et al. Surgery Versus Optimal Medical Management for N1 Small Cell Lung Cancer[J]. Ann Thorac Surg, 2017, 103(6): 1767-1772.

[24] URUSHIYAMA H, JO T, YASUNAGA H, et al. Adjuvant chemotherapy versus chemoradiotherapy for small cell lung cancer with lymph node metastasis: a retrospective observational study with use of a national database in Japan[J]. BMC Cancer, 2017, 17(1): 613.

[25] ZHANG S, SUN X, SUN L, et al. Benefits of postoperative thoracic radiotherapy for small cell lung cancer subdivided by lymph node stage: a systematic review and meta-analysis[J]. J Thorac Dis, 2017, 9(5): 1257-1264.

[26] ONISHI H, SHIRATO H, NAGATA Y, et al. Hypofractionated stereotactic radiotherapy (HypoFXSRT) for stage I non-small cell lung cancer: updated results of 257 patients in a Japanese multi-institutional study[J]. J Thorac Oncol, 2007, 2(7 Suppl 3): S94-S100.

[27] BEZJAK A, PAULUS R, GASPAR L E, et al. Safety and Efficacy of a Five-Fraction Stereotactic Body Radiotherapy Schedule for Centrally Located Non-Small-Cell Lung Cancer: NRG Oncology/RTOG 0813 Trial[J]. J Clin Oncol, 2019, 37(15): 1316-1325.

[28] MURRAY N, COY P, PATER J L, et al. Importance of timing for thoracic irradiation in the combined modality treatment of limited-stage small-cell lung cancer[J]. J Clin Oncol, 1993, 11(2): 336-344.

[29] FRIED D B, MORRIS D E, POOLE C, et al. Systematic review evaluating the timing of thoracic radiation therapy in combined modality therapy for limited-stage small-cell lung cancer[J]. J Clin Oncol, 2024, 22(23): 4837-4845.

[30] STINCHCOMBE T E, GORE E M. Limited-stage small cell lung cancer: current chemoradiotherapy treatment paradigms[J]. Oncologist, 2010, 15(2): 187-195.

[31] HU X, BAO Y, XU Y J, et al. Final report of a prospective randomized study on thoracic radiotherapy target volume for limited-stage small cell lung cancer with radiation dosimetric analyses[J]. Cancer, 2020, 126(4): 840-849.

[32] GONG L, WANG Q I, ZHAO L, et al. Factors affecting the risk of brain metastasis in small cell lung cancer with surgery: is prophylactic cranial irradiation necessary for stage I-III disease?[J]. Int J Radiat Oncol Biol Phys, 2013, 85(1): 196-200.

[33] BROCK M V, HOOKER C M, SYPHARD J E, et al. Surgical resection of limited disease small cell lung cancer in the new era of platinum chemotherapy: Its time has come[J]. J Thorac Cardiovasc Surg, 2005, 129(1): 64-72.

[34] YANG C F, CHAN D Y, SPEICHER P J, et al. Role of Adjuvant Therapy in a Population-Based Cohort of Patients With Early-Stage Small-Cell Lung Cancer[J]. J Clin Oncol, 2016, 34(10): 1057-1064.

[35] BELDERBOS J S A, DE RUYSSCHER D K M, DE JAEGER K, et al. Phase 3 Randomized Trial of Prophylactic Cranial Irradiation With or Without Hippocampus Avoid-

ance in SCLC (NCT01780675)[J]. J Thorac Oncol, 2021, 16(5): 840–849.

[36] PETERS S, PUJOL J L, DAFNI U, et al. ETOP/IFCT 4–12 STIMULI Collaborators. Consolidation nivolumab and ipilimab versus observation in limited–disease small–cell lung cancer after chemo–radiotherapy – results from the randomised phase II ETOP/IFCT 4–12 STIMULI trial[J]. Ann Oncol, 2022, 33(1): 67–79.

[37] SPIRO S G, JAMES L E, RUDD R M, et al. London Lung Cancer Group. Early compared with late radiotherapy in combined modality treatment for limited disease small–cell lung cancer: a London Lung Cancer Group multicenter randomized clinical trial and meta–analysis[J]. J Clin Oncol, 2006, 24(24): 3823–3830.

[38] GRØNBERG B H, HALVORSEN T O, FLØTTEN Ø, et al. Norwegian Lung Cancer Study Group. Randomized phase II trial comparing twice daily hyperfractionated with once daily hypofractionated thoracic radiotherapy in limited disease small cell lung cancer[J]. Acta Oncol, 2016, 55(5): 591–597.

[39] HORN L, MANSFIELD A S, SZCZĘSNA A, et al. IMpower133 Study Group. First–Line Atezolizumab plus Chemotherapy in Extensive–Stage Small–Cell Lung Cancer[J]. N Engl J Med, 2018, 379(23): 2220–2229.

[40] PAZ–ARES L, DVORKIN M, CHEN Y, et al. CASPIAN investigators. Durvalumab plus platinum–etoposide versus platinum–etoposide in first–line treatment of extensive–stage small–cell lung cancer (CASPIAN): a randomised, controlled, open–label, phase 3 trial[J]. Lancet, 2019, 394(10212): 1929–1939.

[41] SPIGEL D R, TOWNLEY P M, WATERHOUSE D M, et al. Randomized phase II study of bevacizumab in combination with chemotherapy in previously untreated extensive–stage small–cell lung cancer: results from the SALUTE trial[J]. J Clin Oncol, 2011, 29(16): 2215–2222.

[42] OKAMOTO H, WATANABE K, NISHIWAKI Y, et al. Phase II study of area under the plasma–concentration–versus–time curve–based carboplatin plus standard–dose intravenous etoposide in elderly patients with small–cell lung cancer[J]. J Clin Oncol, 1999, 17(11): 3540–3545.

[43] NODA K, NISHIWAKI Y, KAWAHARA M, et al. Japan Clinical Oncology Group. Irinotecan plus cisplatin compared with etoposide plus cisplatin for extensive small–cell lung cancer[J]. N Engl J Med, 2002, 346(2): 85–91.

[44] HANNA N, BUNN P A Jr, LANGER C, et al. Randomized phase III trial comparing irinotecan/cisplatin with etoposide/cisplatin in patients with previously untreated extensive–stage disease small–cell lung cancer[J]. J Clin Oncol, 2006, 24(13): 2038–2043.

[45] SCHMITTEL A, FISCHER VON WEIKERSTHAL L, SEBASTIAN M, et al. A randomized phase II trial of irinotecan plus carboplatin versus etoposide plus carboplatin treatment in patients with extended disease small–cell lung cancer[J]. Ann Oncol, 2006, 17

(4): 663-667.
[46] CHENG Y, FAN Y, LI极 X, et al. Randomized controlled trial of lobaplatin plus etoposide vs. cisplatin plus etoposide as first-line therapy in patients with extensive-stage small cell lung cancer[J]. Oncol Lett, 2019, 17(5): 4701-4709.
[47] LIU S V, RECK M, MANSFIELD A S, et al. Updated Overall Survival and PD-L1 Subgroup Analysis of Patients With Extensive-Stage Small-Cell Lung Cancer Treated With Atezolizumab, Carboplatin, and Etoposide (IMpower133)[极]. J Clin Oncol, 2021, 39(6): 619-630.
[48] JEREMIC B, CASAS F, WANG L, et al. Radiochemotherapy in extensive disease small cell lung cancer ED-SCLC[J]. Front Radiat Ther Oncol, 2010, 42: 180-186.
[49] JEREMIC B, SHIBAMOTO Y, NIKOLIC N, et al. Role of radiation therapy in the combined-modality treatment of patients with extensive disease small-cell lung cancer: A randomized study[J]. J Clin Oncol, 1999, 17(7): 2092-2099.
[50] YEE D, BUTTS C, REIMAN A, et al. Clinical trial of post-chemotherapy consolidation thoracic radiotherapy for extensive-stage small cell lung cancer[J]. Radiother Oncol, 2012, 102(2): 234-238.
[51] SLOTMAN B J, VAN TINTEREN H, PRAAG J O, et al. Use of thoracic radiotherapy for extensive stage small-cell lung cancer: a phase 3 randomised controlled trial[J]. Lancet, 2015, 385(9962): 36-42.
[52] CHAN R H, DAR A R, YU E, et al. Superior vena cava obstruction in small-cell lung cancer[J]. Int J Radiat Oncol Biol Phys, 1997, 38(3): 513-520.
[53] CHOW E, HOSKIN P, MITERA G, et al. International Bone Metastases Consensus Working Party. Update of the international consensus on palliative radiotherapy endpoints for future clinical trials in bone metastases[J]. Int J Radiat Oncol Biol Phys, 2012, 82(5): 1730-1737.
[54] LUTZ S, BERK L, CHANG E, et al. American Society for Radiation Oncology (ASTRO). Palliative radiotherapy for bone metastases: an ASTRO evidence-based guideline [J]. Int J Radiat Oncol Biol Phys, 2011, 79(4): 965-976.
[55] HARRIS S, CHAN M D, LOVATO J F, et al. Gamma knife stereotactic radiosurgery as salvage therapy after failure of whole-brain radiotherapy in patients with small-cell lung cancer[J]. Int J Radiat Oncol Biol Phys, 2012, 83(1): e53-e59.
[56] SADIKOV E, BEZJAK A, YI Q L, et al. Value of whole brain re-irradiation for brain metastases--single centre experience[J]. Clin Oncol (R Coll Radiol), 2007, 19(7): 532-538.
[57] TAKAHASHI T, YAMANAKA T, SETO T, et al. Prophylactic cranial irradiation versus observation in patients with extensive-disease small-cell lung cancer: a multicentre, randomised, open-label, phase 3 trial[J]. Lancet Oncol, 2017, 极(5): 663-671.

[58] OKAMOTO H, WATANABE K, NISHIWAKI Y, et al. Phase II study of area under the plasma-concentration-versus-time curve-based carboplatin plus standard-dose intravenous etoposide in elderly patients with small-cell lung cancer[J]. J Clin Oncol, 1999, 17(11): 3540-3545.

[59] WELSH J W, HEYMACH J V, CHEN D, et al. Phase I Trial of Pembrolizumab and Radiation Therapy after Induction Chemotherapy for Extensive-Stage Small Cell Lung Cancer[J]. J Thorac Oncol, 2020, 15(2): 266-273.

[60] VERMA V, CUSHMAN T R, SELEK U, et al. Safety of Combined Immunotherapy and Thoracic Radiation Therapy: Analysis of 3 Single-Institutional Phase I/II Trials[J]. Int J Radiat Oncol Biol Phys, 2018, 101(5): 1141-1148.

[61] WEISS J M, CSOSZI T, MAGLAKELIDZE M, et al. Myelopreservation with the CDK4/6 inhibitor trilaciclib in patients with small-cell lung cancer receiving first-line chemotherapy: a phase Ib/randomized phase II trial[J]. Ann Oncol, 2019, 30(10): 1613-1621.

[62] DANIEL D, KUCHAVA V, BONDARENKO I, et al. Trilaciclib prior to chemotherapy and atezolizumab in patients with newly diagnosed extensive-stage small cell lung cancer: A multicentre, randomised, double-blind, placebo-controlled Phase II trial[J]. Int J Cancer, 2021, 148(10): 2557-2570.

[63] WANG J, ZHOU C, YAO W, et al. Adebrelimab or placebo plus carboplatin and etoposide as first-line treatment for extensive-stage small-cell lung cancer (CAPSTONE-1): a multicentre, randomised, double-blind, placebo-controlled, phase 3 trial[J]. Lancet Oncol, 2022, 23(6): 739-747.

[64] CHENG Y, HAN L, WU L, et al. Effect of First-Line Serplulimab vs Placebo Added to Chemotherapy on Survival in Patients With Extensive-Stage Small Cell Lung Cancer: The ASTRUM-005 Randomized Clinical Trial[J]. JAMA, 2022, 328(12): 1223-1232.

[65] O'BRIEN M E, CIULEANU T E, TSEKOV H, et al. Phase III trial comparing supportive care alone with supportive care with oral topotecan in patients with relapsed small-cell lung cancer[J]. J Clin Oncol, 2006, 24(34): 5441-5447.

[66] ECKARDT J R, VON PAWEL J, PUJOL J L, et al. Phase III study of oral compared with intravenous topotecan as second-line therapy in small-cell lung cancer[J]. J Clin Oncol, 2007, 25(15): 2086-2092.

[67] VON PAWEL J, SCHILLER J H, SHEPHERD F A, et al. Topotecan versus cyclophosphamide, doxorubicin, and vincristine for the treatment of recurrent small-cell lung cancer[J]. J Clin Oncol, 1999, 17(2): 658-667.

[68] ARDIZZONI A, MANEGOLD C, DEBRUYNE C, et al. European Organisation for Research and Treatment of Cancer (EORTC) Lung Cancer Group. Topotecan versus cyclophosphamide, doxorubicin, and vincristine for the treatment of recurrent small-cell

lung cancer: a phase III study of the EORTC Lung Cancer Group[J]. J Clin Oncol, 1997, 15(5): 2090-2096.

[69] SMIT E F, FOKKEMA E, BIESMA B, et al. A phase II study of paclitaxel in heavily pretreated patients with small-cell lung cancer[J]. Br J Cancer, 1998, 77(2): 347-351.

[70] YAMAMOTO N, TSURUTANI J, YOSHIMURA N, et al. Phase II study of weekly paclitaxel for relapsed and refractory small cell lung cancer[J]. Anticancer Res, 2006, 26 (1B): 777-781.

[71] EINHORN L H, PENNINGTON K, MCCLEAN J. Phase II trial of daily oral VP-16 in refractory small cell lung cancer: a Hoosier Oncology Group study[J]. Semin Oncol, 1990, 17(1 Suppl 2): 32-35.

[72] JOHNSON D H, GRECO F A, STRUPP J, et al. Prolonged administration of oral etoposide in patients with relapsed or refractory small-cell lung cancer: a phase II trial[J]. J Clin Oncol, 199极, 8(10): 1613-1617.

[73] JASSEM J, KARNICKA-MŁODKOWSKA H, VAN POTTELSBERGHE C, et al. Phase II study of vinorelbine (Navelbine) in previously treated small cell lung cancer patients[J]. Eur J Cancer, 1993, 29A(12): 1720-1722.

[74] ZAUDERER M G, DRILON A, KADOTA K, et al. Trial of a 5-day dosing regimen of temozolomide in patients with relapsed small cell lung cancers with assessment of methylguanine-DNA methyltransferase[J]. Lung Cancer, 2014, 86(2): 237-240.

[75] HURWITZ J L, MCCOY F, SCULLIN P, et al. New advances in the second-line treatment of small cell lung cancer[J]. Oncologist, 2009, 14(10): 986-994.

[76] 张力,夏忠军,管忠震,等.拓扑替康治疗小细胞肺癌Ⅱ期临床研究[J].癌症,2001,20(4):419-422.

[77] 程文元,王华庆.国产盐酸拓扑替康治疗小细胞肺癌Ⅱ期临床研究[J].中国肿瘤,2001,10(8):61-62.

[78] FAN Y, ZHAO J, WANG Q, et al. Camrelizumab Plus Apatinib in Extensive-Stage SCLC (PASSION): A Multicenter, Two-Stage, Phase 2 Trial[J]. J Thorac Oncol, 2021, 16(2): 299-309.

[79] TRIGO J, SUBBIAH V, BESSE B, et al. Lurbinectedin as second-line treatment for patients with small-cell lung cancer: a single-arm, open-label, phase 2 basket trial [J]. Lancet Oncol, 2020, 21(5): 645-654.

[80] HART L L, FERRAROTTO R, ANDRIC Z G, et al. Myelopreservation with Trilaciclib in Patients Receiving Topotecan for Small Cell Lung Cancer: Results from a Randomized, Double-Blind, Placebo-Controlled Phase II Study[J]. Adv Ther, 2021, 38(1): 350-365.

[81] PAZ-ARES L, CHAMPIAT S, LAI W V, et al. A First-in-Class DLL3-Targeted Bi-

specific T-Cell Engager, in Recurrent Small-Cell Lung Cancer: An Open-Label, Phase I Study[J]. J Clin Oncol, 2023, 41(16): 2893-2903.

[82] CHENG Y, WANG Q, LI K, et al. Anlotinib vs placebo as third- or further-line treatment for patients with small cell lung cancer: a randomised, double-blind, placebo-controlled Phase 2 study[J]. Br J Cancer, 2021, 125(3): 366-371.

[83] READY N, FARAGO A F, DE BRAUD F, et al. Third-Line Nivolumab Monotherapy in Recurrent SCLC: CheckMate 032[J]. J Thorac Oncol, 2019, 14(2): 237-244.

[84] CHUNG H C, PIHA-PAUL S A, LOPEZ-MARTIN J, et al. Pembrolizumab After Two or More Lines of Previous Therapy in Patients With Recurrent or Metastatic SCLC: Results From the KEYNOTE-028 and KEYNOTE-158 Studies[J]. J Thorac Oncol, 2020, 15(4): 618-627.

[85] ZHOU J, SUN Y, ZHANG W, et al. Phase Ib study of anlotinib combined with TQB2450 in pretreated advanced biliary tract cancer and biomarker analysis[J]. Hepatology, 2023, 77(1): 65-76.

[86] ANTONIA S J, LÓPEZ-MARTIN J A, BENDELL J, et al. Nivolumab alone and nivolumab plus ipilimumab in recurrent small-cell lung cancer (CheckMate 032): a multicentre, open-label, phase 1/2 trial[J]. Lancet Oncol, 2016, 17(7): 883-895.

[87] OKAMOTO I, ARAKI J, SUTO R, et al. EGFR mutation in gefitinib-responsive small-cell lung cancer[J]. Ann Oncol, 2006, 17(6): 1028-1029.

[88] TAKAGI Y, NAKAHARA Y, HOSOMI Y, et al. Small-cell lung cancer with a rare epidermal growth factor receptor gene mutation showing "wax-and-wane" transformation [J]. BMC Cancer, 2013, 13: 529.

[89] RASO M G, BOTA-RABASSEDAS N, WISTUBA I I. Pathology and Classification of SCLC[J]. Cancers (Basel), 2021, 13(4): 820.

[90] LI Y, WANG Y, ZHOU W, et al. Different clinical characteristics and survival between surgically resected pure and combined small cell lung cancer[J]. Thorac Cancer, 2022, 13(19): 2711-2722.

[91] YANG L, ZHOU Y, WANG G, et al. Clinical features and prognostic factors of combined small cell lung cancer: development and validation of a nomogram based on the SEER database[J]. Transl Lung Cancer Res, 2021, 10(11): 4250-4265.

[92] TRAVIS W D, BRAMBILLA E, NICHOLSON A G, et al. The 2015 World Health Organization Classification of Lung Tumors: Impact of Genetic, Clinical and Radiologic Advances Since the 2004 Classification[J]. J Thorac Oncol, 2015, 10(9): 1243-1260.

[93] BABAKOOHI S, FU P, YANG M, et al. Combined SCLC clinical and pathologic characteristics[J]. Clin Lung Cancer, 2013, 14(极): 113-119.

[94] YEE D, BUTTS C, REIMAN A, et al. Clinical trial of post-chemotherapy consolidation thoracic radiotherapy for extensive-stage small cell lung cancer[J]. Radiother On-

col, 2012, 102(2): 234-238.

[95] SLOTMAN B J, VAN TINTEREN H, PRAAG J O, et al. Use of thoracic radiotherapy for extensive stage small-cell lung cancer: a phase 3 randomised controlled trial[J]. Lancet, 2015, 385(9962): 36-42.

[96] RADICE P A, MATTHEWS M J, IHDE D C, et al. The clinical behavior of "mixed" small cell/large cell bronchogenic carcinoma compared to "pure" small cell subtypes[J]. Cancer, 1982, 50(12): 2894-2902.

[97] LU H Y, MAO W M, CHENG Q Y, et al. Mutation status of epidermal growth factor receptor and clinical features of patients with combined small cell lung cancer who received surgical treatment[J]. Oncol Lett, 2012, 3(6): 1288-1292.

[98] LU H Y, SUN W Y, CHEN B, et al. Epidermal growth factor receptor mutations in small cell lung cancer patients who received surgical resection in China[J]. Neoplasma, 2012, 59(1): 100-104.

[99] HAGE R, ELBERS J R, BRUTEL DE LA RIVIÈRE A, et al. Surgery for combined type small cell lung carcinoma[J]. Thorax, 1998, 53(6): 450-453.

[100] MEN Y, HUI Z, LIANG J, et al. Further understanding of an uncommon disease of combined small cell lung cancer: clinical features and prognostic factors of 114 cases [J]. Chin J Cancer Res, 2016, 28(5): 486-494.

[101] GAN Y, LIU P, LUO T. Successful Treatment of an Elderly Patient With Combined Small Cell Lung Cancer Receiving Anlotinib: A Case Report[J]. Front Oncol, 2021, 11: 775201.

[102] WANG X, GUO Y, LIU L, et al. YAP1 protein expression has variant prognostic significance in small cell lung cancer (SCLC) stratified by histological subtypes[J]. Lung Cancer, 2021, 160: 166-174.

[103] DONG Y, LI Q, LI D, et al. Whole-Process Treatment of Combined Small Cell Lung Cancer Initially Diagnosed as "Lung Squamous Cell Carcinoma": A Case Report and Review of the Literature[J]. Front Immunol, 2022, 13: 831698.

[104] 王贤慧，刘丹丹. 小细胞肺癌分子靶向治疗的研究进展[J]. 癌症进展，2021，19(16)：1621-1624.

[105] PIETANZA M C, WAQAR S N, KRUG L M, et al. Randomized, Double-Blind, Phase II Study of Temozolomide in Combination With Either Veliparib or Placebo in Patients With Relapsed-Sensitive or Refractory Small-Cell Lung Cancer[J]. J Clin Oncol, 2018, 36(23): 2386-2394.

[106] 孙强，金宇亭，黄晶. 嵌合抗原受体T细胞(CAR-T)在疾病治疗中的研究进展[J]. 中国免疫学杂志，2021，37(22)：2815-2818.

（乔　慧）

6 肺癌放射治疗

放射治疗是通过电离辐射破坏细胞核中的DNA，使细胞无法增殖从而杀死肿瘤细胞的肿瘤（癌症）治疗手段，被称为隐形的手术刀。目前全球放射治疗技术发展的终极目标是在最大限度杀灭肿瘤细胞的同时不伤害正常组织细胞。在今天，随着影像技术和医学物理学的进步，放疗已经全面进入精准放疗时代。直线加速器是常用的放疗设备，它可以产生X射线和电子线，用于精准照射肿瘤。随着医学技术的不断发展，放射治疗在抗肿瘤治疗中的作用和地位越来越被重视。新的放疗技术，如调强放射治疗（intensity-modulated radiation therapy，IMRT）、图像引导放疗（image-guided radiation therapy，IGRT）、立体定向体部放疗（stereotactic body radiation therapy，SBRT）等层出不穷，各种先进放疗设备都是用来杀灭肿瘤细胞的利器，例如直线加速器、射波刀、速锋刀、螺旋断层放射治疗（tomotherapy，TOMO）等。作为肿瘤三种主要疗法中的重要一环，放射治疗被广泛应用于治疗各种类型的癌症。据世界卫生组织（WHO）的数据分析，当前全球范围内对于各类癌症患者的成功救治率达到了55%左右；而在这之中，大约27%是由手术所带来的效果实现的，22%则归功于放射治疗，另外还有6%来自其他诸如化学药物和其他有关方法作用下产生的效果。在西方国家里，约有超过一半以上的肿瘤患者接受过放射治疗。而且根据一些研究数据来看的话，大概有超过六成到七成的病人会在整个诊疗过程当中使用放射治疗这种抗肿瘤手段，如彻底根治性放疗、姑息放疗、辅助放疗等。根治性的放射治疗是指使用足以杀灭肿瘤细胞，消除肿瘤原发灶及转移灶的照射剂量，适合于对于放射敏感或者中度敏感的肿瘤类型。如果肿瘤生长部位的附近毗邻重要的组织结构或是靠近关键区域，通过外科手段来切除将会导致这些组织的功能受到严重的损害或者是不能完全清除该部分病变，而这些肿瘤对辐射是敏感的。放射对于这些肿瘤的治疗效果较好，如头部与面部的表皮型鳞状上皮癌、鼻咽部肿瘤及其他头颈部肿瘤等都是属于这种情况的一种类型。对于因各种原因未接受手术的早期非小细胞肺癌，立体定向放疗能取得和手术一样的长期效果。对于那些旨在减缓病人痛苦、改善病情与延长生存期的放射治疗，我们称之为“姑息性”放疗。根据患者的具体情况，这种类型的放疗可以被划分为高强度（即给予近似于治愈剂量的）和低强度（即仅仅提供治愈剂量的一半或者三分之一）两类。当患者的身体状态相对良好时，通常会采用高强度的姑息放疗；如果他们的身体状况较为虚弱或是疾病已经进入了晚期阶段，他们可能更倾向于接受低强度的放疗，以期望能够减少痛苦。以下是一些常见的应用场景：通过降低肿瘤引发的疼痛程度，例如由于骨骼转移或软组织侵蚀导致的强烈疼痛不适；缓解对器官的压迫，比如由肺癌造成的大血管阻塞等问题；加速病变部位的恢复，例如某些类型皮肤癌形成的恶化伤口，经过放疗后能使得这些区域变小且有助于痊愈；抑制远程扩散的发生，例如头颈部肿瘤导致颈部淋巴结转移的情况；还有就是防止大出血，像鼻咽癌中的出血问题等。在实际肿瘤治疗中放射治疗常常需要与其他治疗方法相结合，作为综合治疗的一部分。通常情况下，外科手术被视为大部分常见肿瘤的主要局部治疗手段；然而，随着对早期的肿瘤实施减小的手术区域，并将其与放射疗法结合起来用于术前或术后的辅助治疗，这已经成为肿瘤综合治疗的发展方向。此举旨在提升肿瘤的局部控制效果，同时保护患者的器官功能，从而提高患者的生活品质。

6.1 放疗在非小细胞肺癌中的应用

放射治疗是肺癌治疗的重要组成部分，为局部治疗手段。与外科手术治疗相比，其适应证更为广泛，主要用于早期未行手术治疗非小细胞肺癌的立体定向体部放射治疗、局部晚期不可手术非小细胞肺癌根治性放疗、非小细胞肺癌术后辅助放疗，以及肺癌脑转移、骨转移等姑息性治疗。近年来随着放射治疗设备及放射物理的迅速进步，早期不能手术的非小细胞肺癌的SBRT治疗获得很大进步，疗效与手术相当，成为早期肺癌治疗的重要手段。由于放疗在非小细胞肺癌（NSCLC）的所有阶段均具有潜在的作用，因此无论是根治性治疗还是姑息治疗，应在所有 NSCLC 患者的多学科评估或讨论中纳入放射肿瘤科医生（以肺癌放疗作为其临床工作的主要部分）的意见。

NSCLC放疗的原则如下：①局晚期非小细胞肺癌根治性同步放化疗；②用于因各种原因不可手术早期非小细胞肺癌的治疗；③在行手术治疗前后用于新辅助或辅助治疗；④手术后局部复发的治疗；⑤晚期非小细胞肺癌患者的姑息减症治疗。放射治疗的目的是对肿瘤起到局部控制作用，同时尽可能减少相关毒副反应。越来越多的研究结果显示，四维CT（4 dimensional computed tomography，4D-CT）模拟定位、调强放疗（IMRT）、容积旋转调强放疗（volumetric modulated arc therapy，VMAT）、影像引导放疗 （IGRT） 、重离子放疗、质子放疗等先进放疗技术的广泛运用，可以进一步提高放射治疗的疗效并显著降低毒副反应。

对于身体状况不适合手术或拒绝手术的早期非小细胞肺癌患者（即Ⅰ～Ⅱ期，N0），推荐行根治性放疗，首选立体定向放疗。对于因主要合并症和/或肺功能严重受限而无法耐受肺叶切除的高手术风险患者，立体定向放疗也是一种选择。对于根治性放疗后，有高复发风险因素的患者，可考虑放疗后序贯行辅助化疗，降低复发转移概率。对于身体状况不适合手术且不接受立体定向放疗或根治性放疗的特定患者，图像引导热消融治疗也是一种选择。对于身体状况良好的早期非小细胞肺癌患者，推荐手术治疗。对于手术后病理分期为N2+的患者，可行术后化疗，对切缘阳性患者行同步术后放疗，或对具有高危特征的选定患者辅以术后放疗。建议对不适合手术的Ⅱ至Ⅲ 期疾病患者进行根治性放化疗。对于局部晚期非小细胞肺癌（Ⅲ期）患者，常规分割根治性放疗处方剂量为60～70 Gy、2 Gy/f，一般处方剂量不应低于60 Gy。受累野放疗（也称为受累野照射）推荐用于治疗局部晚期非小细胞肺癌患者的放疗（优于选择性淋巴结照射）。潜在可手术的ⅢA（N2）期非小细胞肺癌患者的治疗尚存在争议。在手术切除ⅢA期NSCLC之前，建议进行诱导全身治疗或诱导放化疗，以缩小肿瘤，为手术创造条件。术前全身治疗和术后放疗是可切除ⅢA期NSCLC患者的一种选择。术前同步化放疗推荐用于可切除肺上沟肿瘤，并且也是其他可切除ⅡA至ⅢA期非小细胞肺癌的一种选择。2021年对真实世界临床实践的调查中发现66%的医疗机构使用诱导化疗，而33%的机构对ⅢA-N2期疾病患者术前使用诱导放化疗。术前新辅助放疗处方剂量一般为45～54 Gy，分次剂量为1.8～2 Gy/f，总计约5周时间。术前放化疗的应用安全性可靠，并可获得极佳的淋巴结清除率和生存率。可通过专业的胸外科技术降低高剂量放疗后手术并发症的风险。大约50%的非小细胞肺癌诊疗机构会考虑在术前化疗后行全肺切除，而只有25%的成员机构认为术前诱导放化疗后行全肺切除并非绝对禁忌。在大剂量放疗（如60 Gy）野内，手术的并发症风险可能更大，尤其是支气管残端破裂和支气管胸膜瘘。因此，外科医生往往对既往接受放疗剂量超过45～50 Gy区域的切除术非常小心谨慎，对于术前新辅助放疗剂量较高，特别是剂量超过60 Gy的患者，他们是高危人群。软组织皮瓣覆盖、减少术中输液量以及降低呼吸机压力，可以降低这些并发症的风险。术前放疗剂量小于根治性剂量（例如45 Gy）时，如果患者由于某种原因未行手术，则应预先准备继续行完整根治性剂量放疗而不中断。由于这些原因，当考虑采用放化疗联合手术治疗模式时，在初始治疗时需要详细评估外科手术情况，包括切除可能性、手术方式等。针对非小细胞肺癌的术后放疗，临床靶区（clinical target volume，CTV）设计，一般需要包括支气管残端和高危引流淋巴区。如果是行肺癌完全切除术，术后放疗剂量为50～54 Gy，分次剂量为1.8～2 Gy/f，治疗时间为5～6周。对于一些特别的高危区域，例如淋巴结囊外扩散区域或镜下切缘阳性区域等，可以局部给予推高剂量照射。一般来说术后放疗的患者耐受性不如初诊的根治性放疗，因此对于危及器官的限量应更为严格。LungART和PORT-C试验结果为术后放疗实施的指征提供了高级别的循证医学证据。肺癌放疗首选高度适形技术（例如IMRT或质子治疗）以最大限度地减少肺部和心脏剂量。对于广泛转移的晚期肺癌（即Ⅳ期）患者，推荐全身治疗；姑息性放疗可用于缓解症状，并可能用于原发部位或远处部位的预防（例如疼痛、出血或梗阻）。对于有胸部疾病症状、体力状况评分差和/或预期寿命较短的患者，首选短程姑息性放疗，因其疼痛缓解效果可能与长疗程相似，尽管两程放疗的概率更大。寡转移性疾病为异源性，指有限的转移部位或疾病负担，其治疗在不断发展。对寡转移（包括脑和肺）进行局部根治性治疗，在一小部分经精心选择、体力评分好且胸内疾病接受过根治性治疗的患者中，可延长生存期。如果可以对寡转移灶安全进行根治性放疗（特别是立体定向放疗），则是一种合适的选择。有研究报道，在患者全身治疗期间病情持续缓解无进展，与单纯药物维持治疗或观察相比，利用局部治疗手段（如放疗或手术）对残留可见的原发灶及寡转移灶进行局部强化治疗，可显著改善无进展生存期。各大指南也建议，对于全

身治疗病情持续缓解稳定无进展的患者，建议审慎评估对原发灶或寡转移灶进行局部放疗、手术等治疗

6.1.1 不能手术的早期非小细胞肺癌SBRT

早期非小细胞肺癌患者未能行手术治疗常见原因如下：一般状况差（体力评分、营养状况等）、合并严重的基础疾病（心功能差、肝肾功能不全）、肺功能差（主要见于合并慢性阻塞性肺疾病、肺纤维化、肺气肿等）、高龄等。除此之外，也有患者因对手术抗拒、经济原因等非医学因素而未选择行手术治疗。有研究报道，对于Ⅰ、Ⅱ期NSCLC，在不进行任何治疗的情况下，中位生存期仅为14个月，3年生存率低于10%。

放疗是肺癌治疗的重要手段之一，以往对于早期非小细胞肺癌做放射治疗，剂量分割方式是与局部晚期非小细胞肺癌相似的处理。近些年来，随着放射物理技术的发展，更为精准的大分割立体定向放射治疗越来越多地用于早期肺癌的治疗。相比常规分割治疗，立体定向放射治疗显著提高了放疗生物效应剂量，减少了照射次数，相比传统治疗既提高了疗效，也降低了毒性。立体定向体部放射治疗（SBRT），也称为立体定向消融放射治疗（stereotactic ablative radiotherapy，SABR），是一种先进、精准、高效、低毒的放射治疗技术。利用立体定向装置，通过CT、MRI、PET-CT等影像学检查确定病变位置，勾画出肿瘤靶区，使用计算机治疗系统设计治疗计划。治疗计划要求对肿瘤区域达到目标剂量照射，同时尽可能减少对周围正常组织的照射。计划完成后，使用直线加速器实施照射。相比常规放疗，SBRT具有靶区小、单次剂量高、照射次数少、要求定位精准、4D-CT确定呼吸动度、靶区外剂量快速跌落、周边正常组织受量较低等的特点。肺癌的SBRT相比其他部位肿瘤的治疗，最大的区别在于肺是呼吸器官，自身存在呼吸动度的问题，因此在肺癌的SBRT实施中，呼吸动度的考虑非常重要。腹部加压、屏气、呼吸门控、实时追踪等技术均是为了减少呼吸对肿瘤靶区位置的影响。随着放疗学科的发展、技术设备的更新，利用4D-CT扫描可以获得多时相的即时图像。我们可以较好掌握肿瘤伴随呼吸的位置变化情况，使靶区勾画更全面，尽量避免出现脱靶照射的情况。事实上早在1995年，SBRT就开始尝试应用于不能接受手术治疗的Ⅰ期NSCLC患者，此后大量的临床研究成果不断涌现。多项高级别研究证据显示，SBRT用于治疗因各种原因未能接受手术的早期NSCLC患者有很好的治疗效果，与手术相比并不逊色，局部控制率能够高达90%。对比传统的常规放疗技术，SBRT可以显著提高早期非手术非小细胞肺癌中N分期的局控率和远期生存率。资料显示3年长期生存率可达43%～83%，也有研究显示5年生存率可达40%。对于无法接受手术的早期非小细胞肺癌（NSCLC）患者来说，SBRT已经成了各权威指南所推崇的选择。在美国国家综合癌症网络指南中，于2012年首次明确指出SBRT是这类患者的首选疗法。到了2018年，美国临床肿瘤学会更是把SBRT列为早期的、不能接受手术的NSCLC的标准治疗方案。SBRT治疗早期NSCLC也取得了令人振奋的效果。大量的研究正致力于比较接受SBRT和传统肺癌根治手术治疗的NSCLC患者的生存情

况，我们期望这些结果能为我们带来更多的启示。目前来看，无论是否适合做开放式切除，或者病人是否愿意选择这种方式，SBRT都已经成了一种重要的治疗方法。尤其是对于那些在临床上因各种原因缺乏病理诊断，但需要进一步处理的情况来说更是如此。伴随着人口老龄化的加剧，预计未来会有越来越多的早期的肺癌病例出现，并且一些病人的病情可能不适合采用传统的手术疗法来解决他们的问题。因此，我们可以预见的是，随着中国社会日益走向老龄化，对这类疾病的预防及控制的需求也会随之增加，从而使得使用SBRT方法的重要性更加凸显出来。为了满足这个需求，中国的三个主要的专业协会组织（医学会放射肿瘤学分会、抗癌协会肿瘤放射治疗专业委员会、医师协会放射治疗医师分会）共同编写了一份关于如何实施针对早期非小细胞肺癌SBRT治疗的中国专家共识。

6.1.1.1 SBRT适应证

（1）不可手术的早期NSCLC：分期为T1-T2N0M0期、伴有高龄、严重内科疾病。

（2）可手术但拒绝手术的早期NSCLC。

（3）无法行或拒绝行病理诊断的早期肺癌，在满足下面的条件时，可考虑进行SBRT治疗：明确的影像学诊断病灶在长期随访（>2年）过程中进行性增大，或磨玻璃影的密度增高、比例增大，或伴有血管穿行及边缘毛刺样改变等恶性特征；至少两种影像检查[（如胸部增强薄层CT（1～3 mm）和全身PET-CT）]提示恶性；经肺癌MDT讨论确定；患者及家属充分知情同意。

（4）相对适应证：T3N0M0；同时性多原发NSCLC。

6.1.1.2 SBRT禁忌证

（1）以下情况开展立体定向放射治疗应当慎重。肿瘤直径大于5 cm，侵犯或位于RTOG 0915报告定义的主支气管树范围内，即主支气管树周围2 cm以内的区域。

（2）分期检查提示存在纵隔淋巴结转移或远处转移。

（3）既往肺或纵隔曾接受过手术或放射治疗，以及接受过对肺功能有影响的药物治疗的患者。

（4）计划为患者进行其他的联合治疗，包括手术、化疗、分子靶向、免疫治疗等。

（5）活动性感染未控制的患者。

6.1.1.3 模拟定位

推荐仰卧位、双手置于额前，根据不同医院情况，可选择采用真空垫、腹部加压装置、热塑膜等进行体位固定。定位CT进行扫描的上下界，建议上为包括全颈部，下到达肾脏层面水平，层厚≤3 mm。根据不同医院硬件设施情况，可选择采用4D-CT扫描定位或其他控制呼吸运动的技术，扫描后重建出最大密度投影图像（maximum intensity projection，MIP）和平均密度图像序列（average intensity projection，AIP）。接下来将图像传输至计划系统，利用4D-CT扫描得到的不同时相的肿瘤图像，确定肿瘤的运动边界和范围。如果我们发现肿瘤在任意方向上的运动幅度超过3 mm，那么在进行计划设计时必须考虑肿瘤的动度。将MIP与AIP图像在计划系统进行精确匹配，以利用AIP图像作为规划设计的参考依据，并借助MIP图像协助确定肿瘤的内靶区（internal target volume，ITV）。

此外还要关注的是：①为了保证定位过程中的平稳呼吸，应该提前让患者接受适当的呼吸练习，这样可以确保他们在定位和接下来的治疗中保持稳定的呼吸状态，从而使得设备能获得理想的呼吸波形；②如果选择屏气CT扫描方式，必须确认患者在经过培训后具备足够的屏气能力，足以支撑他们完成包含全部靶区的完整扫描；③为全面评价肺部照射剂量情况，建议靶区周围的层厚不超过3 mm，并且扫描区域最少应当超出靶区5 cm以上，若考虑应用非同轴照射技术，还需要扩大扫描范围。

6.1.1.4 靶区勾画

大体肿瘤体积（gross tumor volume，GTV）应该在CT肺窗下进行勾画，然后参考软组织窗图像区分周边血管、肺不张、纵隔、胸壁等，对肺窗勾画的肿瘤边界进行调整修改。一般的原则是GTV不再外扩形成临床靶区(clinical target volume，CTV)，即GTV = CTV，也就是不考虑所谓亚临床病灶的问题，如前所述当肿瘤运动≥3 mm，需利用4D-CT影像准确评估内靶区（internal target volume，ITV）范围。计划靶区（planning target volume，PTV）主要是考虑摆位系统误差，具体外扩的范围根据各医院实际情况决定。一般来说，需在X、Y方向上外扩不少于0.5cm，Z方向上不少于1.0cm。除了肿瘤靶区外，危及器官的勾画也很重要，针对早期NSCLC的SBRT治疗，需要勾画的危及器官主要为以下几项。

（1）脊髓：在CT扫描的连续断层图像上勾画出椎管的轮廓，上下界的范围必须超出射线穿过的区域，并外扩0.5cm用于治疗计划设计。

（2）肺：对左右肺进行分开勾画，分别评估，全肺的定义是左肺＋右肺-GTV。

（3）心脏和心包：上界从主肺动脉窗下缘水平开始勾画，下界容易识别。

（4）食管：勾画食管的上界，从起始部胸廓入口水平，下到食管胃交界处。

（5）臂丛：臂丛勾画的上界，大致为从头臂干分叉为颈静脉、锁骨下静脉（或颈动脉、锁骨下动脉）处开始，沿着锁骨下静脉及腋静脉走行，下界止于第二肋交叉处。

（6）肋骨：需要勾画的肋骨范围未PTV周围为5cm以内的肋骨。

（7）气管及主支气管树：这里指的范围应包括气管、隆突、左右肺主支气管、左右肺上叶支气管、中段支气管、右肺中叶支气管、舌段支气管、左右肺下叶支气管，并在各个方向上外扩2 cm用于计划设计。

（8）大血管：根据靶区位置，勾画相应的大血管以供评估。推荐应用4D-CT模拟定位或PET-CT定位系统、影像引导的放射治疗、各种呼吸运动控制技术、立体定向放射外科机器人系统（射波刀）、容积旋转调强放射治疗技术（VMAT）等。

需要强调的是所有患者在治疗前必须接受肺功能评估。主要关注的指标数值包括第1秒用力呼气容积（forced expiratory volume in one second，FEV1）、用力肺活量

(forced vital capacity，FVC)、肺一氧化碳弥散量（transfer factor of the lung for CO，DLCO）等，并在治疗及随访过程中进行定期复查监测。

6.1.1.5 剂量分割

关于早期的非小细胞肺癌放射疗法中的SBRT治疗，其剂量分割方式对癌症组织的有效控制及其周围正常结构的影响至关重要。为了实现最优效果同时减少副作用的发生概率，我们应该尽可能地增加针对肿瘤区域内的照射剂量以增强疗效且降低不良反应的风险；此外还需注意的是要确保所施加于靶区的物理剂量能够被转化为足够的生物效应剂量（biologically effective doses，BED）。BED的概念在此处起到了关键性的指导作用。总之，保证足够的BED是实施高效抗瘤策略的基本前提条件。不过由于各医疗机构之间的具体情况不同，所以并没有形成全国范围的标准化的规范流程供参考借鉴，而是鼓励医生们依据患者的实际情况灵活掌握各种参数设置以便更好地满足个体需求从而取得更为理想的效果。总体要求BED超过100 Gy，治疗时间在2周内。这一要求主要源自大量高级别研究证据支持，即对早期非小细胞肺癌行SBRT治疗时，BED≥100 Gy可以获得更好的肿瘤局控和长期生存。我们在实际工作中，需要根据不同患者肿瘤的部位、大小、毗邻周围危及器官的情况，酌情考虑分割方式，确定合适的单次剂量以及总剂量。在欧美国家，它们定义的SBRT治疗，仅为分割照射次数<5次。然而，肺癌病人的情况各异，对于一些特殊病人，在保证BED达到100 Gy基础上，通过减少单次剂量，增加照射次数，也是一种较好的选择。例如：①肿瘤位于主支气管树2 cm内或邻近纵隔胸膜的中央型肺癌，尤其是肿瘤位置邻近或累及主支气管或大血管的超中央型肺癌；②一些肿瘤与胸壁之间的距离<1 cm，非常贴近胸壁，为了降低肋骨骨折的风险，建议单次剂量不要超过12 Gy；③一些再程放疗的患者，对某些危及器官的限量要求较高；④对于开展SBRT较晚，临床经验不多的单位，更加温和的剂量分割方式（比如6～8 Gy/f），也是较好的选择。

结合文献报道和各大指南，目前Ⅰ期非小细胞肺癌SBRT治疗的剂量分割模式包括但不限于以下几种：①对于周围型小肿瘤（<2 cm），离胸壁（>1 cm）距离较远，可采用单次分割照射，总剂量为25～34 Gy；②对于周围型且离胸壁>1 cm的肿瘤，可采取3次分割照射，总剂量为45～60 Gy；③针对中央型或周围型肿瘤直径<4～5 cm，距离胸壁较近（<1 cm），可选用4次分割照射，总剂量为48～50 Gy；④对于中央型或周围型肿瘤，距离胸壁较近（<1 cm），可实施5次分割照射，总剂量为50～55 Gy；⑤对于中央型肿瘤患者，可选用8～10次分割（分割次数更多）照射，总剂量为60～70 Gy。

6.1.1.6 SBRT后随访与疗效评估

对SBRT治疗效果的跟踪和评定：在接受SBRT治疗之后，我们必须对其进行详细追踪，以检测其有效性和潜在的不良影响。第一年的追踪应至少每月一次，第二年则应该每年两次至四次不等，第三年后直至更长时间内，每次追踪间隔最长为六个月。基本的影像学方法是使用CT来监测附近肺门区域的变化情况，对于靠近肺门的病变，推荐采用加强型CT扫描。如果CT复查中发现治疗后病灶呈现出实体状并持续扩大，同时肺门部位也出现明显的增强现象，那么就需要警惕是否存在复发的风险。此时可以考虑提高CT复查的频度或者选择做PET-CT检查。当影像学上疑似出现了复发或是剩余的情况时，建议通过病理切片的方式加以确认。一般来说，PET-CT可以在治疗结束之后的6个月后再进行复查，一些研究表明，治疗结束后的一段时间里，局部肺组织的代谢水平依然较高。若是在治疗完成后再次复查，患者的病灶并未彻底消除，那我们就需要综合运用各种影像学的长期观测方式，审慎地决定下一步的治疗措施。SBRT失败模式的情况：大量循证医学证据提示早期非手术非小细胞肺癌行SBRT治疗的主要失败模式为远处转移，发生率约为20%～30%；另一个常见的失败情况是区域淋巴结的复发。因此在对患者评估实施SBRT治疗前，准确的淋巴结评估分期是非常重要的。对于早期非小细胞肺癌，目前普遍认为PET-CT是最佳的无创检查手段。有学者研究报道，PET应用于诊断早期非小细胞肺癌的阳性预测值、阴性预测值和准确率、特异度、敏感度分别为56%、93%、81%、81%和80%，诊断效能较高。目前，对于明确诊断的早期NSCLC进行SBRT治疗，不建议进行淋巴结预防照射。SBRT治疗相关毒性：在安全的剂量范围内，早期NSCLC实施SBRT安全可控。影响SBRT治疗毒副反应的主要危险因素是肿瘤的大小和部位。简而易见，对于周围型肺癌实施SBRT治疗毒性较低、风险小，周围型肺癌也是临床SBRT应用治疗的主要目标人群。SBRT常见的相关毒副反应主要有血管损伤、食管损伤、中央大气道损伤、神经损伤、胸壁损伤、放射性肺损伤等。在这些毒副反应中，临床最常见关注度最高的就是放射性肺损伤。有研究结果提示，接受SBRT治疗患者3级以上呼吸道相关毒性反应（胸痛、呼吸困难、肺炎）发生率为2.7%～27.0%。尽管如此，这些放射性肺炎的疾病转归过程往往是自限性的，而最严重的的致死性5级肺毒性，在治疗周围型肺癌的过程中是罕见的。放射性肺损伤包括放射性肺炎及放射性肺纤维化。在放疗后的3个月内，常常是放射性肺炎好发的阶段，放疗治疗3个月后逐步形成肺纤维化状态。之所以在临床上诊断放射性肺炎有时有一定困难，主要因为其临床症状没有特异性，也没有特异体征，因为发热、咳嗽、气短是所有呼吸道疾病的共同表现。此外，对于肿瘤靠近胸壁的患者，SBRT治疗导致的胸壁毒性也不可忽视。有报道显示，SBRT治疗后可能引发胸壁疼痛甚至肋骨骨折。临床上大约有10%的患者可能出现胸壁疼痛，症状出现的中位时间为治疗后半年以上。庆幸的是3级以上胸壁毒性的患者仅为2%。引发胸壁毒性的主要风险因素是放疗剂量分割方式和肿瘤靶体积。大气道损伤是另一个值得关注的问题，气管支气管瘘、气道坏死、肺不张、气道狭窄是气道损伤常有的表现。气道损伤主要出现在中央型患者中，有学者报道，SBRT照射剂量为（40～60）Gy/（3～4）f，就会有部分患者发生支气管部分或甚至完全性的狭窄。周围型肺癌的SBRT治疗几乎不会发生大气道损伤，而中央型患者发生这一问题的比例是前者的11倍。一旦发生大气道损伤，患者预后较差，因此应尽量避免这一问题。对于中央型肺癌，因肿瘤常邻近食管，放疗诱发的食管损伤也很常见；主要临床表现为食管狭窄、穿孔、食管气管瘘、食管纵隔瘘、上消化道出血，轻者仅表现为食管炎。食管瘘是临床上严重的并发症，预后极差，生存期短，处理办法不多。这主要与放疗计划中点剂量的分布有关，另有部分患者在放疗后加做辅助化疗也会增加食管毒性。根据食管损伤的情况，常规处理包括糖皮质激素的应用、内窥镜检查、外科治疗等。大血管的损伤也常发生在中央型肺癌患者身上，临床表现轻者有咯血，严重的出现主动脉瘤、主动脉破裂、大出血等。这部分患者预后很差，因此在进行SBRT治疗前，必须审慎评估放疗计划，避免对大血管进行高剂量的照射。

6.1.2 不能手术的局部晚期非小细胞肺癌放射治疗

6.1.2.1 根治性同步放化疗

局部晚期非小细胞肺癌（loc-ally advanced non-sinall cell lung cancer， LA NSCLC）约占全部NSCLC的1/3，其特点是异质性很大。从TNM分期来看，指ⅢA期（包括可手术切除和不可手术切除）、ⅢB期、ⅢC期患者。一般来说，按照是否可切除分为可手术与不可手术。Ⅲ期肺癌诊疗模式为综合治疗，因涉及多学科多种治疗手段的应用，目前是研究的热点，许多医院开设了Ⅲ期肺癌门诊，以期推动肺癌规范化诊疗。研究报道ⅢA期的患者，中位生存时间（median survival time，MST）约为14个月，5年总生存率（OS）19%；ⅢB期的患者MST约为10个月，5年总生存率（OS）为7%。放射治疗是不可手术局部晚期NSCLC的主要治疗手段。较早的一些针对放射治疗的研究提示，对于绝大多数肺癌患者，放射治疗能起到控制病情的作用，这个时期并没有将放化疗进行联合应用，仅证实了放射治疗在肺癌治疗中的作用。早期研究发现，相比最佳支持治疗，单纯胸部根治性放疗可以提高生存率，中位生存时间约10个月，5年生存率为5%，放疗成为不可手术非小细胞肺癌的主要治疗手段。单纯化疗用于非小细胞肺癌并未取得较好的疗效，对于那些不能手术的局部晚期非小细胞肺癌怎样取得更好的疗效是面临的难题。尤其对于Ⅲ期肺癌患者，肿瘤细胞并没有转移，理论上仍然有根治的机会，因此局部治疗非常重要。Kubota报道的对于不可切除的局部晚期NSCLC患者Ⅲ期临床试验的结果显示，放疗的加入使得疗效得到明显提升，相比单纯化疗组，联合治疗这一亚组在生存上有明显优势（放化疗组的2年、3年、5年生存率分别为36%、29%、9.7%，而单纯化疗组的数据仅为9%、3.1%、3.1%）。随着化疗药物的更新，多个大型前瞻性随机对照研究显示同步放化疗的模式能进一步提高局部晚期NSCLC的生存率。这些研究证据级别较高，以此奠定根治性放化疗作为不可手术局部晚期非小细胞肺癌的标准治疗模式。目前临床上局部晚期NSCLC的治疗策略建议应由肺癌多学科会诊（multi-disciplinary treatment，MDT）小组讨论联合决定。MDT小组的成员应至少包括胸外科、肿瘤内科、放疗科、影像科、病理科等科室。根治性放化疗在临床上的实施应灵活掌握。比如对于一些基础肺功能差、肿瘤体积大、正常肺受照射体积过大的患者，如果放疗科医师评估暂不宜行放疗者，可考虑先行化疗，待肿瘤缩小后，后续序贯行根治性胸部放疗。而对于那些一般情况差、合并严重内科疾病（心肺基础疾病）、身体情况评估难以耐受化疗的患者，应考虑行胸部放疗。

非小细胞肺癌肿瘤细胞对X线照射呈中等敏感，且具有明显的剂量-效应关系。当前各大指南推荐，对于不可手术局部晚期非小细胞肺癌的标准治疗模式为根治性同步放化疗。根治性放疗剂量为：总剂量60～70 Gy，单次照射剂量2 Gy/f，1 f/d（每天照射一次）。根治性同步放化疗之所以成为标准治疗方案，是因为对比序贯放化疗，其有明显的疗效上的优势。为了比较同步放化疗和序贯放化疗，RTOG 9410进行了一个Ⅲ期前瞻性随机对照临床研究。该研究结果显示。相比序贯放化疗组5年生存率仅为10%，同步放化疗组的这一数据为16%，明显高于前者。但是在毒副反应方面，同步放化疗组的3级及以上放射性食管炎发生率明显更高。而在晚期毒性方面，两种治疗模式之间并没有显著性差异。此后，越来越多的研究结果也证实，相比序贯放化疗，同步放化疗在疗效上有明显优势，显著提高了患者的长期生存率；同步放化疗的中位生存时间为16.3～18.7个月，而序贯放化疗中位生存时间为12.9～14.6个月。同步放化疗相比序贯放化疗有着明显更高的食管炎发生率，但总体毒性可控。

同步放化疗方案的选择，目前推荐以铂类为主的双药方案，但同步化疗的标准方案的讨论时至今日尚未尘埃落定。在局部晚期非小细胞肺癌同步放化疗的多项临床研究中，多数研究设计是采用在铂类化疗基础上（主要是顺铂或卡铂）再联合另一个药物，形成双药联合方案。常用的联合药物包括丝裂霉素、长春地辛、伊立替康、紫杉醇、多西他赛、培美曲塞、依托泊苷、长春瑞滨等。但遗憾的是鲜有头对头的临床研究比较这些同步化疗方案的疗效。所以，当前没有一个单一的化疗方案能够作为局部晚期非小细胞肺癌同步化疗的标准方案。2017年，王绿化在*Ann Oncol*上发表了一项Ⅲ期临床研究成果，比较了EP（依托泊苷+顺铂）与PC方案（培美曲塞+卡铂）联合放疗治疗局部晚期非小细胞肺癌的疗效。这也是我国肺癌放射治疗领域在重要学术杂志上发表的首个Ⅲ期临床研究成果。2007年至2011年进行的多中心Ⅲ期CAMS临床研究中，总计有191名符合条件的患者纳入组并完成计划的全部治疗，其中培美曲塞+卡铂的PC组纳入了96例，依托泊苷+顺铂的EP组最终纳入了95例，全组患者的中位随访时间为73个月。研究结果显示，依托泊苷+顺铂组的3年生存率明显高于培美曲塞+卡铂组，两组3年总生存率数据分别为41.1% vs. 26.0%，P=0.024。依托泊苷+顺铂组的中位生存时间为23.3个月，相比培美曲塞+卡铂组延长了2.6个月（HR=0.76，95% CI：0.55～1.05，P=0.095）。除了在治疗疗效上依托泊苷+顺铂组显示出优势，在毒副反应方面，培美曲塞+卡铂组2级及以上放射性肺炎发生率也明显高于依托泊苷+顺铂组。两组毒副反应发生率分别为33.3%和18.9%，P=0.036。然而依托泊苷+顺铂组却更容易发生3级以上放射性食管炎，两组食管炎发生率分别为20.0%和6.3%，P=0.009。正因如此，时至今日EP方案在中国仍被奉为局部晚期非小细胞肺癌同步放化疗的标准化疗方案。随后，多项研究旨在探索局部晚期非小细胞肺癌同步放化疗的最佳化疗方案，但结论不一，至今仍无统一共识。局部晚期非小细胞肺癌同步化疗方案的确定，由于缺乏高质量的实证医学证据，很难从现有方案中选出所谓“最佳”或“首选”方案。临床医生在选择化疗方案的时候可能需要根据患者的情况进行个体化的订制，即非鳞非小细胞肺癌可能更倾向于培美曲塞；对肺鳞癌，常使用铂类联合紫杉类化疗；对于肾功能不全的患者应避免使用顺铂，更倾向于选择卡铂；考紫杉醇类药物可能引起的神经毒性，也是临床需要考虑的问题；从卫生经济学的角度来看，培美曲塞价格更高。

6.1.2.2 放化疗与免疫治疗的结合

免疫治疗的出现丰富了非小细胞肺癌的治疗手段。近些年来，大量的研究旨在探索放、化、免综合治疗模式是否能进一步提高局部晚期非小细胞肺癌的疗效。尽管不可切除非小细胞肺癌可采用根治性放化疗模式，然而高达89%的患者会进展为转移性NSCLC，有56%的患者发生复发。有研究报道，对于不可切除的Ⅲ期NSCLC患者采用含铂双药为基础的同步放化疗，中位PFS仅约8个月，5年生存率约15%。增加诱导化疗、增加巩固化疗、提高放疗剂量等，均未改善患者生存。直至2017年PACIFIC研究横空出世，度伐利尤单抗显示出突破性临床疗效，为Ⅲ期不可切除NSCLC带来了治愈希望，其研究结果成功发表在医学顶刊*The New England Journal of Medicine*（《新英格兰医学杂志》）上。PACIFIC试验结果显示，度伐利尤单抗已是全世界首个获得批准的用于Ⅲ期无法手术NSCLC在完成同步放化疗后巩固治疗方案中的免疫检查点抑制剂。在中国临床肿瘤学会（CSCO）的最新版非小细胞肺癌诊疗规范中，对度伐利尤单抗作为同步放化疗后的巩固治疗，作为Ⅰ类证据级别推荐。PACIFIC研究共招募了总计713位接受以铂类药物为基础的同步放化疗后未发生疾病进展的不可切除的Ⅲ期局部晚期NSCLC患者。实验旨在比较度伐利尤单抗及其对照组（安慰剂）对于这类人群所产生的缓解效果及相关副作用的影响情况，共同主要终点为PFS和OS。2017年ESMO大会上，PACIFIC研究首次公布了主要研究终点PFS数据，同年发表在《新英格兰医学杂志》上。度伐利尤单抗组的PFS得到显著改善，为安慰剂组中位PFS的3倍之多（16.8个月 vs.5.6个月，HR=0.52，P<0.001）。关于安全性问题，度伐利尤单抗的维持疗法并没有明显地增加副作用的风险。在接受度伐利尤单抗治疗的人群中，有29.9%的人遭遇了至少三级至四级的副作用；其中也有15.4%的人因为这些副作用而终止了治疗过程，而在使用安慰剂的一群人里，相应的比例是26.1%和9.8%。肺炎和放射性肺炎发生率方面，度伐利尤单抗组出现≥3级的发生率为3.4%，与安慰剂组发生率（2.6%）相当。接着在2018年的全球肺癌会议上，PACIFIC研究初次展示其OS的数据，并再一次被发布在了《新英格兰医学杂志》。经过平均25.2个月的跟踪观察，度伐利尤单抗组的中位OS还未成熟，但对照组已经达到了28.7个月（HR=0.68，P=0.0025）；度伐利尤单抗组的2年OS率为66.3%，相比之下，对照组仅有55.6%（P=0.005）。由于PACIFIC研究中的度伐利尤单抗带来了实质性的生存优势与优秀的安全性能，因此得到了美国的食品药品监督管理局（FDA）突破性疗法认证及优先审查资格，并在2018年2月份快速获得了对无法手术切除且已完成放化疗后的Ⅲ期非小细胞肺癌患者的使用许可。这是首个并且唯一定位于此种病人群体的免疫检查点抑制剂，代表着免疫治疗开始进入到较早期的癌症患者领域，有着划时代的意义。2019年12月6号，我国国家药中监督管理局（NMPA）也正式批准了PD-L1抑制剂度伐利尤单

抗的使用申请，适用于那些在接受以铂基为主的化学治疗同时进行了放射治疗之后没有明显病情恶化的、不能手术切除的Ⅲ期非小细胞肺癌的患者。2019年，该研究组报道其3年随访结果，度伐利尤单抗巩固治疗组的中位OS仍未达到，度伐利尤单抗组vs. 安慰剂组，3年OS率为57.0% vs. 43.5%，降低了31%的死亡风险（HR=0.69），研究结果于2020年在线发表在胸部肿瘤学杂志上。最新的更新数据来自2021年美国临床肿瘤学会（American Society of Clinical Oncology，ASCO），与对照组相比，接受同步放疗和化疗后的患者使用度伐利尤单抗巩固治疗的中位生存时间达到了47.5个月之久，而对照组仅为29.1个月（HR=0.72，95%CI：0.59～0.89），5年OS率42.9% vs.33.4%，中位PFS 16.9个月vs. 5.6个月（HR=0.55，95%CI：0.45～0.68），5年PFS率33.1% vs. 19.0%。PACIFIC研究的出现奠定了局部晚期非小细胞肺癌放化疗+免疫巩固模式作为标准治疗的地位。

尽管如此，许多患者因为同步放化疗较多的副作用而在真实临床工作中难以承受。实际上，在PACIFIC试验结果发布前，仅有约30%的欧洲和美国Ⅲ期NSCLC病人能接受同步放化疗，如今这个比例已经提升至60%～70%。例如，到目前为止，英国接受同步放化疗的人数还不到一半。至于中国，超过七成的医疗机构仍然使用的是序贯放化疗（大部分采用先化疗后放疗的治疗模式）。所以，对那些无法耐受同步放化疗的局部晚期非小细胞肺癌患者来说，他们的治疗策略应该如何制定成了一个亟待解决的问题。此外，PACIFIC研究中缺乏中国人群数据，亚裔人群能否在放免联合治疗模式中获益值得思考，尤其考虑到亚裔人群拥有更高的表皮生长因子受体（epidermal growth factor receptor，EGFR）基因突变几率。考虑到这个情况，由我国专家牵头开展的GEMSTONE-301是一个随机双盲和安慰剂对照的三期试验，其目的是评价舒格利单抗作为强化巩固治疗对那些同步或者序贯经过放化疗且没有出现病症进展的、无法行手术治疗的Ⅲ期非小细胞肺癌患者的有效性和安全性。这项研究共有381名参与者从五十个机构中招募而来，他们中有约三分之一的人接受过序贯放化疗，69.6%是美国东部肿瘤协作组（Eastern Cooperative Oncology Group，ECOG）身体状态评分为1分的个体，其中69.0%的病理类型是鳞状细胞癌。分期方面，ⅢA/ⅢB/ⅢC期患者分别所占的比例为28%、55%、16%。这些被试者按照2：1的比例进行了随机分配来使用舒格利单抗或是安慰剂做强化巩固治疗。实验的结果表明两个小组的平均PFS时间分别为9个月（95%CI：8.1～14.1）和5.8个月，P＜0.0026。这表明了该结果具有统计学意义。两组的12个月PFS率分别为45.4%和25.6%，舒格利单抗组患者的PFS得到显著改善，且在各亚组中皆观察到一致的获益趋势。OS方面，舒格利单抗组的mOS为NR（95%CI：NR～NR），安慰剂组则为24.1个月（95%CI：16.5～NR），HR=0.44（95%CI：0.27～0.73，P=0.0009）。基于这一高级别的研究证据，舒格利单抗已正式于国内获批用于同步放化疗或序贯放化疗后，病情持续缓解或稳定，即未出现进展的不可手术局部晚期非小细胞肺癌的免疫巩固治疗，在中国临床肿瘤学会（Chinese Society of Clinical Oncology，CSCO）非小细胞肺癌诊疗指南2022版中已更新推荐，为临床提供了另一种标准免疫巩固治疗方案。

目前国内外对于局部晚期NSCLC的放射治疗主要采取现代精确放射治疗技术，常见的放疗技术包括三维适形放疗技术（3D comformal radiotherapy，3D-CRT）和调强放射治疗技术（IMRT）等。调强放疗技术是目前主流的肿瘤放射治疗技术，相比三维适形放疗，调强放疗在靶区剂量分布及控制危及器官限量方面都有明显的优势。然而在肺癌的治疗中，调强放疗技术的应用存在一定的争议，主要是因为在调强精确放疗技术下，呼吸运动对脱靶的影响和肺部受照射低剂量区偏高的问题。

肺癌的放射治疗计划设计有一定难度，主要的问题是以下几点。①中央型肺癌患者一般合并有肺不张，鉴别肺不张及肺肿瘤的准确边界并不容易，借助PET-CT、肺部MRI等检查可能有助于区分肿瘤与不张肺组织的边界。②肺、食管、心脏、脊髓危及器官限量问题，在胸部放疗中，放射性肺损伤是常见的不良反应；因年龄、肺功能、基础疾病、一般状态等的差异，不同患者接受肺部放疗是否带来放射性肺损伤目前没有较好的预判机制；对肺组织的限量在基于规范的前提下，根据放疗的目的（根治/姑息），可能需要个性化考虑。③在临床靶区勾画实践中，局部晚期NSCLC的异质性给临床规范带来了挑战，在许多问题上仍存在争议，例如放射治疗过程中是否需要改野以及改野的时机、利用PET-CT勾画的标准和范围等。

6.1.2.3　放疗定位

制定放射治疗计划之前，常规进行胸部增强定位CT扫描（除非有禁忌证），帮助判断肺内原发性肿瘤和转移性巴结和危及器官的边界。患者取仰卧位，当采用胸腹体膜固定时，患者双手姿势为交叉抱肘并上举置于额前；当采用颈肩膜定位时，双手则置于身体两侧。根据不同病情和患者肿瘤位置，选择适当体位和固定装置。无论选取那种固定方式，原则就是保证患者的舒适性、放疗期间较好的体位稳定性和重复性即可。临床上常用的体位固定方式包括真空垫固定、热塑体膜固定、发泡胶固定、热塑膜与真空垫/发泡胶联合固定，以及热塑膜与真空垫（发泡胶）加体架联合固定等。定位CT的技术层面要求是扫描图像应在轴向平面上具有512×512像素的矩阵，扫描的层厚通常为2～5 mm。扫描的范围，上界达下颌骨中部，下界至少为肝脏下缘水平，以确保放疗计划设计中各个照射野的剂量计算。对于一些硬件设施好，技术成熟的单位，可采用深吸气屏气技术，降低呼吸运动对肿瘤靶区和危及器官的影响；也可行4D-CT扫描，通过评估各时相肿瘤随呼吸的运动特点来确定肿瘤的勾画边界。4D-CT由一个呼吸周期内8到10个均匀分布的时相内扫描的CT图像重建而成，可以使用多种图像重建技术来生成用于剂量计算的三维数据集，该数据集包括了患者肺内的肿瘤因呼吸而产生的运动情况，例如最大密度投影图像（MIP）、平均密度投影图像等。对于一些特定的患者，治疗位置的PET-CT/MRI定位是可选的。它可以提高对肿大淋巴结识别的敏感性，并提供有价值的信息来帮助区分肿瘤范围（如肺不张）和邻近组织（如膈肌）

6.1.2.4　靶区定义及勾画

根据ICRU50及ICRU60号报告，GTV、CTV、ITV和PTV分别定义为：GTV指肿

瘤的临床病灶，为诊断手段能够诊断出的、可见的、具有一定形状和大小的恶性病变范围，包括转移淋巴结和其他转移病灶；CTV指GTV基础上包括周围亚临床病灶可能侵犯的范围和淋巴引流区；ITV指人体内部运动所致的CTV体积和形状变化的范围；PTV指包括CTV、ITV、摆位误差、系统误差及疗中靶位置和靶体积变化等因素以后的照射范围。勾画靶区时，CT肺窗为窗宽/窗位850/−750 Hu，纵隔窗为窗宽/窗位400/20 Hu。各单位根据自己的测量数据确定ITV−PTV的外放距离。推荐基于PET−CT的纵隔淋巴结靶区勾画。肺内原发病灶靶区勾画，即GTV在纵隔窗上勾画后应在肺窗上进行适当修改，以包全密集而短小的毛刺和斑片影。原发性肿瘤的临床靶区（CTV）勾画应通过从GTV均匀外扩，即肺腺癌外扩8 mm，肺鳞癌外扩6 mm。纵隔淋巴GTVnd靶区勾画，即应在纵隔窗下进行勾画。淋巴结是否转移的判断在临床上存在一定困难，主要原因在于仅用影像学标准（大小）来判断淋巴结的性质存在漏诊的可能性；而在实际临床工作中，相当一部分患者因经济原因无法接受PET−CT检查。即使行PET−CT检查的患者仍然存在假阴性或假阳性的问题。下列几种情况建议进行勾画：①CT图像上任何肺门或纵隔淋巴结短轴≥1厘米的可见淋巴结；②在支气管镜和/或纵隔镜确诊的异常淋巴结；③任何可见的逐渐增大或有异常结构的淋巴结；④高风险淋巴结站附近成簇存在的淋巴结群；⑤在第一站或接近原发肿瘤1 cm内的可见淋巴结；⑥FDG−PET阳性（SUV＞3）的淋巴结。

纵隔淋巴结CTVnd靶区勾画存在争议，有研究认为因为淋巴结胞膜的存在，淋巴结的动度要明显小于肺原发灶，由GTVnd外扩5 mm为CTVnd即可，但有待很多研究进一步证实。CTV勾画过程中不超过解剖边界，除非有外侵证据，遇椎体、大血管、食管等解剖障碍应修回。目前关于纵隔转移淋巴结的CTV勾画，临床上常见的有两种模式：①淋巴结CTV的勾画，由转移淋巴结的（gross tumor volumenode，GTVnd）直接几何外扩5～8 mm，但这种勾画方法应注意邻近正常器官（如食道）的靶区修改，以免增加毒性；②勾画含转移淋巴结在内的整个受累淋巴结区，包括GTVnd周围至少5～8 mm的边缘。总的来说，一般不建议在CTV中纳入更多的阴性淋巴结区。两项研究表明基于PET−CT的局部晚期NSCLC行累及野照射，原预防性照射区域复发失败率分别为4.3%、6.1%，累及野照射没有增加局部区域复发风险。淋巴结受累野照射（involved−field irradiation，IFI）较预防性照射（elective nodal irradiation，ENI）能明显减少副反应，尤其是依据PET−CT分期的患者，更推荐采用受累野照射。因此，目前对于局部晚期非小细胞肺癌的根治性放疗，不做淋巴引流区预防，仅受累野照射已成为基本共识。

ITV是指CTV由于人体内部器官运动所形成的体积和形状的变化范围，这里的运动包括呼吸运动、形变等。对于肿瘤运动相关不确定性，可以选择不同的策略，即实际临床工作可以通过勾画4D−CT的不同呼吸时相的所有GTV来生成IGTV或者通过最大密度投影（MIP）生成IGTV；在模拟机上测定观察肿瘤运动范围；分别进行吸气末和呼气末屏气快速CT扫描测定肿瘤运动范围。

根据国际辐射单位与测量委员会（International Commission on Radiation Units and

Measurements，ICRU）的建议，计划靶区（PTV）的范围应包含肿瘤位置的几何不确定性。不确定性的来源包括分次间和分次内由于患者体位、肿瘤基线偏移和肿瘤运动相关误差。另外，还有部分剩余定位误差取决于各放疗中心特定的定位和图像引导策略，每个单独的放疗部门应对此类误差进行单独测量。需要指出的是PTV的外放范围，各单位有所不同，大部分机构的PTV外扩范围在3～5 mm。原则上除非外扩后的PTV危及重要器官，否则不应对PTV进行手动修改。

6.1.2.5 纵隔淋巴结分区

要做好肺癌放疗的靶区勾画工作，熟悉掌握纵隔淋巴结的解剖分区是十分必要的。国际肺癌研究协会（The International Association for the Study of Lung Cancer，IASLC）的纵隔淋巴结分区标准被广泛使用。其中1～9区属于纵隔淋巴结范畴（分期的N2范畴），10区为肺门淋巴结（分期为N1），11～14区归属为肺内淋巴结（分期为N1）。具体的分区情况如下。

（1）1区，锁骨上淋巴结。

锁骨上区定义为环状软骨下缘至锁骨、胸骨柄上缘之间的区域。临床意义：锁骨上淋巴结为较远的淋巴结转移，属于N3期淋巴结，预后不良。

（2）2～4区，上纵隔淋巴结。

2R，右侧上气管旁淋巴结，指的是胸骨柄上缘到主动脉弓上缘的区域。

2L，左侧上气管旁淋巴结，指的是胸骨柄上缘到无名静脉右下缘的区域。

3A，血管前淋巴结，比较靠前，位于血管前方，在轴位CT图像上显示较好。

3P，气管后淋巴结，比较靠后，在气管后缘与椎体前缘之间的区域。

4R，右侧下气管旁淋巴结，无名静脉右下缘到奇静脉上缘、气管右缘到左缘之间的区域。

4L，左侧下气管旁淋巴结，主动脉弓上缘到左侧主肺动脉上缘、气管左缘以左的区域。

需要注意的是4区分为4R和4L，以气管左缘为界，能报同侧淋巴结转移，不报对侧转移，以争取手术机会。

（3）5～6区主动脉淋巴结。

5区，主肺动脉窗淋巴结，其范围是肺动脉韧带以左的“窗”内，和4L区同占据主肺动脉窗。

6区，主动脉旁淋巴结，是指升主动脉、主动脉弓前外侧、主动脉弓上下缘之间的区域。

（4）7～9区下纵隔淋巴结。

7区，隆突下淋巴结，隆突以下3 cm范围内。

8区，食管旁淋巴结，上承3P区，自隆突下沿食管延伸至膈肌食管裂孔间的区域。

9区，肺韧带淋巴结，位于下肺韧带区域，即肺门部的纵隔胸膜向下反折延伸的区域。

（5）10区肺门淋巴结。

（6）11～14区肺叶及叶间、肺段淋巴结。

6.1.2.6 危及器官勾画

胸部肿瘤放疗，需要勾画的危及器官较少。对于局部晚期NSCLC的常规分割放射治疗计划，必须进行危及器官勾画，包括肺（两个肺及双肺，计划设计时可减去GTV体积）、心脏（必要时还有心脏亚结构）、食管（从环状软骨到食管-胃连接处）、椎管。如果为上叶的肺肿瘤，可勾画臂丛神经进行评估。气管、近端支气管树、大血管和胸壁等结构不做常规勾画要求。危及器官具体的勾画实施可参考美国肿瘤放射治疗协作组（Radiation Therapy Oncology Group，RTOG）的图谱执行。

6.1.2.7 剂量分割

RTOG 0617是不可切除Ⅲ期非小细胞肺癌根治性放疗剂量研究历史上重要的研究，具有里程碑的意义。该项研究聚焦于对无法接受外科手术的Ⅲ期非小细胞肺癌患者，采用了2×2（放疗与靶向疗法）的方式进行了随机分配。其中，放疗部分被分为常规剂量的60 Gy组及更高剂量的74 Gy组；至于靶向治疗部分则采取了是否加入西妥昔单抗的选择。此研究的主要目标在于期望通过提升放疗剂量、联合不联合使用西妥昔单抗来延长患者的总生存时间。根据有关研究成果，其主要的研究指标即为总体存活率，发现60 Gy组的表现明显好过74 Gy组（5年生存率为32.1% vs. 23%），且两者之间的中位生存期也有明显的差距（分别为28.7个月和20.3个月，P＜0.007）。进一步的多变量分析表明，标准的60 Gy放疗剂量仍然是影响整体存活率的一个重要预测因素。然而，在关于西妥昔单抗的使用方面，结果显示增加了副作用但并未给患者带来更多的生存优势。从安全角度看，60 Gy组出现≥3级吞咽困难、食道炎，以及5级的相关副作用的比例均比74 Gy组低，但是两种剂量下的放射性肺炎的发生比例相当。2015年，RTOG 0617首次公布了一份令人遗憾的数据，相较于60 Gy的标准剂量组，74 Gy的高剂量组不仅没有获得更好的生存效果，而且还带来了更为严重的副作用。随后在2020年其长期随访结果也正式发表在临床肿瘤学杂志上。对于RTOG0617研究结果的“意外”，后续有诸多学者进行了分析和解读。大多数认为高剂量放疗组未能如预期进一步提高疗效的原因主要有以下2个方面：①放疗技术混杂，高剂量组患者中接受3D-CRT放疗技术的患者超过一半，而IMRT已被反复证明物理层面上可获得更好的剂量分布且能显著减少放射性肺炎的发生和心脏受量，是目前的主流放疗技术。②参与单位治疗质控水平有较大差异，RTOG 0617研究共有美国和加拿大185个中心参与，在进一步的分析中发现，大中心治疗的患者与小中心治疗的患者在生存率上有明显差异；参与单位数目太多，不同单位在放疗技术实施质控方面存在较大差异，可能是导致阴性结果产生的原因之一。

因此，目前局部晚期NSCLC同步放化疗的根治放疗剂量推荐（60～66）Gy/（30～33）f，不再追求更高剂量照射，增加放疗剂量并不能带来长期生存获益。对于肺部肿瘤较大，计划设计正常肺组织受量不能满足要求时（V20超量），可以采用中途复位缩野、去CTV（直接照射PGTV）等方案进行处理。治疗中缩野的方式较为常用，一般选在照射剂量40 Gy/20 f时。

6.2.2.8 正常组织剂量限制

放疗计划完成以后，应对靶区剂量及危及器官（organ at risk，OAR）剂量进行评估和优化。以剂量体积直方图（dose and volume histogram，DVH）作为基本工具，并根据三维空间中区域等剂量曲线的分布，评估PTV及OAR的剂量分布。计划评价中OAR受照剂量限制为95%PTV剂量均匀度93%～107%，单纯放疗时双肺V20 Gy<30%（同步放化疗肺的受量需控制更严格，至少V20 Gy<28%），肺叶切除术后放疗V20 Gy<20%（全肺除术后放疗V20 Gy<10%），肺Dmean<17 Gy。在临床工作中，低量区的分布也非常重要，一般要求限制双肺V5 Gy<60%～65%。脊髓危及体积Dmax<45～50 Gy，食管Dmean≤34 Gy、V60 Gy≤17%，心脏Dmean≤20 Gy、V50 Gy≤25%。值得一提的是，与常规分割放疗不同，SBRT治疗危及器官的限量与分割次数有关，不同分割次数限量不同。具体可参照美国国立综合癌症网络（National Comprehensive Cancer Network，NCCN）、中国肺放射治疗指南等规范，结合本单位实际经验，建立自己的剂量限制标准。不同于常规放疗，SBRT治疗对技术设备、医师能力水平的要求较高，各单位可能差异较大。因此，SBRT治疗在做危及器官限量考虑时，尽可能在标准基础上更加严格一些。

6.1.3 非小细胞肺癌术后放射治疗

自20世纪六十年代初开始就有人对非小细胞肺癌术后放疗的价值进行了回顾性的分析并探讨其治疗效果。尽管当时的设计尚不够细致且未按照N分期进一步分类，但已经发现术后放疗（postoperative radiotherapy，PORT）能有效地减少病灶区域内复发率，同时也降低了总生存率。一项由中国医学科学院肿瘤医院所做的366例的大型Ⅲ期临床研究指出，与只做外科切除相比，接受过术后辅助放疗的患者，明显降低了局部复发率。另外一项名为“ANITA”的研究针对Ⅰ～ⅢA期NSCLC术后患者，结果显示对于N2的术后辅助治疗组获得了更好的生存情况，5年生存率提高了13.4%。从2010至2015这五年间的大部分报道是基于历史数据的回顾性分析。尽管所选择的患者群体均为术后N2，且PORT能有效减少区域内的复发率这一观点普遍被认可，但其是否能够提升患者的生命质量仍旧充满争议，主要在于缺乏高级别的循证医学证据。因此，关于这个问题的相关探索也逐渐增多。例如，一项由中国医学科学院肿瘤医院-国家癌症中心所完成并在2019世界肺癌大会（World Conference on Lung Cancer，WCLC）上报道的针对Ⅲ期N2的非小细胞肺癌术后放疗的研究，据悉，该研究历时8年完成，共有364名病理分期为Ⅲ期N2的非小细胞肺癌的患者接受了肺癌根治性手术。在完成术后辅助化疗后，患者随机分为PORT即辅助放疗组（184例）和对照组（180例），两组的3年局部无复发生存率分别为69.8%和62.4%，有统计学差异。然而3年总生存率分别为81.5%和85.4%，中位生存时间分别为未达到和90.9个月，3年的无病生存率分别为42.5%和34.5%，3年无远处转移生存率分别为44.8%和43.5%，均未达到统计学差异。该研究结论认为对于Ⅲ期N2的NSCLC术后化疗后的辅助放疗提高了局部控制率，未转化为无病生存率和总生存率的提高。PORT组中超过九成的死因为癌症恶化，而在对照组则为89.4%。整个实验过程中并未发现任何由治疗引发的不良影响导致的死亡事件。接着，欧洲肿瘤内科学会（European Society for Medical Oncology，ESMO）于2020年发布的关于欧洲开展长达11年之久的多中心Ⅲ期N2的NSCLC PORT Ⅲ期随机对照试验的结果显示，共有502名参与者被分为PORT组（252人）和对照组（249人），其中，PORT组和对照组的三年的总体存活率分别达到66.5%和68.5%，无疾病生存率分别是47.1%和43.8%，两者并无明显差距。然而，纵隔复发的比率却有明显的差别，PORT组仅为25%，对照组则高达46.1%。此外，由于肿瘤恶化造成的死亡占据了所有死亡人数的69.4%和86.1%。该项研究得出的结论表明，PORT并没有对Ⅲ A期N2的NSCLC手术后的复发率及生存情况产生显著影响，但它也带来了更高的心脏和肺部不良反应的风险，因此并不建议使用PORT。两个大规模的前瞻性Ⅲ期随机对照试验的结果已经公布，对于Ⅲ期N2型非小细胞肺癌患者在常规手术和辅助化疗后接受辅助放射治疗并没有显著提升存活率，其结论是类似的。在LungART实验里，PORT有效地降低了纵隔的复发率，而中国的相关研究则表明PORT有力提高了局部控制率。Ⅲ期N2患者的异质性和显著不同特征使得其治疗策略需要个性化的考虑和处理方式。然而近年来关于这一问题的许多深入探究也揭示了某些特定的高危群体可能会从手术后的放疗中受益，获得更好的生活质量及更长生存时间。由于两项重要的Ⅲ期前瞻性随机研究的成果公布，人们意识到，尽管PORT提高了局部控制率，但并未转化为提高总生存率。对于接受规范化根治性手术的Ⅲ期N2肺癌患者，不常规推荐行术后辅助放疗。但值得注意的是，在把握术后放疗指征时，对于患者是否接受了标准规范肺癌根治手术的判断至关重要。对于一个未接受规范肺癌根治术的患者，术后补充放疗仍然有其价值存在。虽然仍有研究在探索PORT对高风险群体的益处；但是，随着靶向治疗、免疫治疗等内科治疗方法的发展，对于肺癌手术后放疗的指标把控需要更加小心，PORT未来的应用空间可能会被压缩。

因肺癌根治手术（R0切除）术后患者并无存在GTV，因此期靶区设定为CTV，以及外扩后生成的PTV。右肺术后放疗CTV的范围包括支气管断端（中央型肺癌）、右侧肺门（不要求包括整个肺门）、隆突下（隆突下阳性时建议包括4R）、同侧纵隔淋巴结（4R、2R）。右肺癌术后病理2R阳性，CTV应包括1R。左肺术后放疗CTV的范围包括支气管断端（中央型肺癌）、左侧肺门（不要求包括整个肺门）、隆突下（隆突下阳性时建议包括4R和4L）、同侧纵隔淋巴结（2L、4L、5、6）。左肺癌术后病理2L阳性，CTV是否包括1L有争议。对左肺癌术后N2患者术后放疗是否包括2R、4R有争议。建议包括术后病理检查示阳性淋巴结所在淋巴结结区及下一站淋巴结结区，非连续阳性淋巴结所在区域之间的全部淋巴结结区。术后放疗的处方剂量及分割方式为总剂量为50～54 Gy、单次剂量为2.0 Gy。对于有淋巴结包膜外侵犯处或有镜下残留的患者（即R1切除）处方剂量可以更高，54～60 Gy，单次照射剂量2.0 Gy。术后大体肿瘤残留（R2切除）推荐剂量为60～70 Gy，分割剂量为2.0 Gy（56～57 Gy）。放疗计划剂量分布要求，在靶区剂量均匀度符合要求，冷热点剂量分布合理的基础上，至少有95%的计划照射体积（PTV）接受处方剂量照射，剂量均匀度为95%～107%。理论上我们希望肿瘤可以接受更高剂量的照射，因此在一些情况下，对于靶区内最大剂量的限制可以灵活掌握，但最大剂量不超过处方剂量的20%。PTV剂量限值为PTV体积接受≥110%处方剂量的体积≤5%，接受≥107%处方剂量的体积≤10%；PTV内最高剂量＜115%处方剂量；高剂量不能分布在食管上；PTV内最低剂量≥93%处方剂量。

6.1.4 Ⅳ期非小细胞肺癌放射治疗

Ⅳ期NSCLC占新诊断NSCLC病例的35%～40%。传统观点认为，局部治疗在Ⅳ期NSCLC中应用及疗效有限。而随着手术和放疗等局部治疗手段的发展和进步，其不仅能够改善患者症状和提高生活质量，还能带来一定的生存获益。近年来，Ⅳ期NSCLC靶向、免疫等内科治疗手段突飞猛进，事实上无论是既往化疗时代，还是靶向、免疫治疗新时代，局部治疗在Ⅳ期NSCLC治疗中都占有十分重要的地位。

在传统认识中，Ⅳ期NSCLC治疗都以全身治疗为主，随着靶向和免疫治疗的问世，显著改善了部分患者的生存，但Ⅳ期NSCLC中的局部治疗（手术、放疗等）的应用与地位仍是国内、外研究的热点。有研究数据统计，64%的Ⅳ期NSCLC一线治疗失败模式是局部进展复发，这提示在药物治疗的基础上，局部治疗在Ⅳ期NSCLC中大有可为。Gomez团队的研究以及SABR-COMET研究等已发现，对于全身系统治疗后未进展的NSCLC寡转移患者，及时应用局部治疗可显著改善患者预后，延长无进展生存期（PFS）近3倍，长期随访数据显示5年生存率提高24.6%，中位生存期增加了22个月，充分证实了局部治疗在Ⅳ期NSCLC治疗中的价值。局部治疗在Ⅳ期NSCLC中不仅作为姑息治疗手段用以缓解症状、改善生存质量，还可延长生存期、改善预后，甚至可临床治愈部分Ⅳ期NSCLC寡转移/寡进展患者。而随着近年来，手术、放疗等局部治疗技术与设备的不断更新，靶向、免疫等全身治疗及影像学检查全方位发展，局部治疗的获益只会更多。此外，放疗与化疗、靶向、免疫药物均具有一定的协同抗肿瘤作用，全身治疗与放疗联合应用甚至可使部分Ⅳ期NSCLC患者达到治愈的目的。

NCCN指南推荐将局部治疗（如手术和放疗）等应用于Ⅳ期NSCLC孤立性转移患者。尤其是调强放疗、图像引导放疗以及国内部分地区逐渐开展的质子重离子等精准放疗的更多应用，增加疗效的同时大大降低不良反应，可用于全身大部分病灶且晚期患者一般都能耐受，而手术对身体的要求则会相应高一些。此外，目前大量研究已经充分证实放疗和化疗、靶向和免疫治疗等联合应用可能是更优的治疗方案，可达到协同抗肿瘤治疗的效果；比如，从机制上来说，放疗在控制局部病灶的同时，还可以释放肿瘤新抗原，激活机体免疫反应，甚至激发“远隔效应”等。

关于化疗方面的进展，根据性别、中性粒细胞绝对值、KPS等预后因素对接受化疗同步原发肿瘤放疗的Ⅳ期NSCLC进行分组，研究显示，化疗联合放疗可为低危和中危Ⅳ期NSCLC患者带来生存获益，而高危患者则无明显获益。在靶向治疗方面，也有前瞻性研究探索了敏感基因突变的Ⅳ期NSCLC经靶向药物治疗后原发肿瘤的退缩规律，发现靶向治疗Ⅳ期NSCLC的原发肿瘤退缩率随时间推移逐渐减缓，40天时退缩最显著，这一研究结果提示靶向治疗后40天开始放疗可能是提高疗效并控制放射损伤的最佳时机。在临床中也有因患者的个体差异、突变类型不同等情况，等到肿瘤退缩至最小即靶向药物达到最佳疗效的时候再介入放射治疗的实践经验；进入免疫治疗时代后，放疗地位更是只增不减。有回顾性研究报道，约69.1%接受免疫检查点抑制剂治疗的Ⅳ期NSCLC患者最主要的治疗失败模式是原有肿瘤部位进展，表明局部放疗在免疫治疗时代具有潜在的应用价值。PEMBRO-RT（2期）和MDACC（1/2期）两项研究的汇总分析提示，在帕博利珠单抗免疫治疗中加入放射治疗可显著改善Ⅳ期NSCLC的反应和预后。免疫联合化疗已成为驱动基因阴性NSCLC的标准治疗方案。2022年世界肺癌大会公布的回顾性研究显示，一线免疫+化疗联合放疗（ICRT组）与免疫+化疗组（ICT）相比，ICRT组中位PFS（16.5 vs.10.4个月，P=0.043）和中位OS（未达到 vs.21.0个月，P=0.030）显著延长，增加放疗是PFS（HR=0.617，P=0.045）和OS（HR=0.512，P=0.033）的唯一预后因素，尤其是对于Ⅳ期NSCLC中预后较差的肝转移患者，肝转移肿瘤病灶放疗可激活全身免疫反应，重塑肿瘤免疫微环境。也有研究指出，对于免疫治疗后出现寡进展的NSCLC，对寡病灶进行立体定向体部放射治疗（SBRT）也可取得较好的局部控制和生存结果，这提示SBRT联合免疫检查点抑制剂可能是克服获得性耐药性的一种潜在治疗策略。

我们需要明确对于Ⅳ期NSCLC患者放疗的目的为姑息缓解症状还是根治病灶，尤其是联合治疗时，需综合考虑多方面因素。尤其是当放疗与其他治疗手段进行联合应用时，不同治疗方式之间的联合方式，时序都需要审慎考虑。比如对于驱动基因阳性的NSCLC患者相对更易发生脑转移。对于这部分患者而言，按目前的临床实践指南来说，一般建议无神经系统症状时先使用靶向治疗，有明确的神经系统症状而颅外病灶稳定的患者则推荐适时加入局部治疗。靶向联合放疗可以进一步提高局部控制率和生存率，但不同情况下的脑转移灶放疗和靶向药物介入时间和顺序等仍缺少大规模Ⅲ期前瞻性研究结果，尚需进一步研究，且同步治疗的副作用问题也需关注。免疫联合放疗时同样面临时序问题，COSINR研究报道，SBRT同步或序贯纳武利尤单抗/伊匹木单抗治疗Ⅳ期NSCLC获益相似。且与常规放疗相比，SBRT可实现对靶病灶高精度和高剂量照射，具有更强的抗肿瘤免疫激活效应，更适合联合免疫治疗。此外，确定对哪些部位进行照射可最大程度地引发局部和全身抗肿瘤反应也至关重要。针对多部位/所有病灶的放疗优于单个病灶的免疫应答。免疫联合治疗背景下，放疗剂量及分割方式也需要进一步优化。高剂量放疗主要导致免疫原性死亡，激活全身免疫反应；低剂量放疗主要是重塑肿瘤局部免疫微环境，逆转肿瘤免疫荒漠化和免疫耐药。在最新的一项研究中，双免+低剂量放疗似乎并未显著改善免疫耐药患者的客观缓解及生存时间，该治疗策略可能会为特定的患者带来获益。对于转移灶局部治疗适应证，一般情况好，预期生存时间＞6个月，转移灶有限，预计原发灶病情稳定。目前肺癌颅内寡转移的根治性局部治疗已被作为标准推荐治疗。对于转移灶可控，NSCLC的胸内原发灶进行局部放疗的应用也越来越多。一系列关于Ⅳ期NSCLC行胸部放疗的研究结果显示，对于接受全身治疗病情持续缓解或稳定的患者，针对仅伴有寡转移的非小细胞肺癌患者，行胸部局部根治性放疗加或不加转移灶局部治疗，研究数据都显示，中位PFS 6.6～16个月，中位生存时间可达10～27个月，3年生存率约为10%～62.5%。从结果来看，放疗的介入明显优于仅进行全身化疗的情况，甚至有部分研究还报告了5年生存率超过20%，以及长期生存结果较好的病例情况。因此，当处理Ⅳ期非小细胞肺癌时，需要意识到除了必要的全身治疗，对部分适宜患者给予局部治疗仍然很重要。随着内科治疗的进展，晚期患者的生存期大大延长，通过局部治疗加强局部控制从而转换为长期生存已在许多研究中得到了印证。此外，放疗对于Ⅳ期患者在姑息减症方面的作用仍然举足轻重，对提高晚期患者的生存质量功不可没。但我们也必须认识到，Ⅳ期患者在以全身治疗为主的同时，与局部放疗联合的方式、时序仍有很多值得探索的问题。

综上所述，Ⅳ期非小细胞肺癌放射治疗适应证包括：①肺部原发灶化疗后的局部放疗；②转移病灶的局部姑息性放疗（脑转移、骨转移、肾上腺转移等）；③化疗、靶向治疗或免疫治疗后进展的局部治疗；④对于仅出现寡转移或寡进展的患者，可以进行原发病灶和转移灶根治性放疗；⑤姑息性放疗也同样适用于对Ⅳ期非小细胞肺癌原发灶和转移灶的减症治疗，以减轻局部压迫、梗阻等症状，或是减轻骨转移导致的疼痛、脑转移导致的神经系统相关临床症状等。

6.2 放疗在肺癌姑息治疗中的应用

姑息治疗是通过早期识别、积极评估、控制疼痛和其他痛苦症状，包括身体、心理、社会和精神困扰，来预防和缓解身心痛苦，从而改善面临威胁生命疾病的患者及家属生活质量的一种方法。我国肺癌新发病例数和死亡数均位列全球第一。肺癌姑息治疗从患者确诊肺癌开始，以患者为中心，通过早期识别、积极评估，有效控制患者疼痛、咳嗽、营养不良、癌因性疲乏等相关症状，可以与抗癌治疗同时进行，以提高患者及照护者生活质量为目的的一种积极且全方位的医疗服务。超过半数的肺癌患者存在不同部位的远端转移，最常见的转移部位是脑、骨骼、肝脏和肾上腺。肺癌脑转移常见体征为共性的颅内压升高和特异性的局灶性症状，应积极鉴别肺癌转移症状，姑息治疗应兼顾转移病灶和相关症状同时进行。

6.2.1 肺癌脑转移放射治疗

6.2.1.1 概述

尽管每年新发癌症病例数目庞大且不断增长，但肺癌仍然是最常见、发病率最高的恶性肿瘤之一。远处转移是恶性肿瘤治疗失败的主要原因，大脑是肺癌最常见的转移器官之一。有报道肺癌脑转移发生率高达50%，有接近一半的肺癌患者在整个病程中或早或晚会发生脑转移。事实上，脑转移瘤在全部脑部肿瘤中，占比约4%～10%。许多实体瘤均可能发生脑转移，但肺癌脑转移是最常见的，约25%～50%脑转移瘤原发灶来自肺。脑转移一般被认为是临床中的重症，在放疗技术、药物治疗尚落后的早些年，1年生存率仅为10%左右。另由于肺癌脑转移往往合并有较多的神经系统症状体征，例如语言障碍、行动功能障碍等，严重影响患者生活质量。一般认为在肺癌各种病理类型中，更容易发生脑转移的病理类型是腺癌和小细胞癌。脑转移癌具体可细分为包括脑实质和脑膜的转移，两者临床表现和预后相差较大。脑实质的转移在临床上更为常见，也容易被发现，脑转移瘤发生的位置常见于大脑半球、小脑和脑干等。脑膜的转移较为少见，但相比脑实质的转移，其预后更差，放疗等局部治疗对脑膜转移疗效不佳。

由于肺癌具备对神经组织的高度偏好性，其对于中央神经系统的亲和力也尤为显著。相较于其他类型的癌症，肺毛细血管床的首次阻滞及滤过是肺癌扩散的关键步骤，其他肿瘤往往首先转移到肺部，然后才发生脑部转移。然而这种现象并不适用于肺癌，肺癌没有这个脑转移形成前的阻碍阶段，所以肺癌发生脑转移的过程会更快。

肺癌脑转移常见的临床症状包括但不仅限于以下几点：①头疼通常较为严重且经常发生在早晨醒来的时候；②恶心与呕吐也可能发生于颅内高压状态之下，这可能是由呼吸中枢受影响所导致的反应现象；③视野模糊也是常见的情况之一，因为眼睛内部血液循环不良而引发的水肿会影响感官功能及认知能力；④精神异常，位于额叶脑转移灶可引起忧郁、压抑、遗忘、兴奋、躁动、等精神症状；⑤单侧肢体感觉异常或无力；⑥嗅觉异常；⑦偏瘫或踉跄步态；⑧耳鸣、耳聋，这一症状往往在打电话时发觉，即一耳能听到，另一耳则听不到。

小脑转移瘤的临床表现：①小脑半球转移瘤，可出现患侧肢体协调动作障碍、同侧肌张力减低、腱反射迟钝等；②小脑蚓部肿瘤，主要表现为行走困难、步态不稳；③肿瘤阻塞第四脑室，可出现脑积水和颅内压增高表现。

脑干转移瘤容易出现交叉性瘫痪，即患侧脑神经周围性瘫痪以及健侧出现肢体中枢性瘫痪和感觉障碍等。

脑膜转移瘤患者的临床表现通常多种多样，这是因为肿瘤细胞侵犯的部位不同，表现缺乏特异性，有时很难与脑实质转移引起的症状和原发肿瘤治疗出现的不良反应相区分。一些患者因颈肩部疼痛逐渐加重而被诊断为脑膜转移。脑膜转移患者主要有以下几个的临床表现：①脑实质受累和脑膜刺激，表现为头痛、呕吐、颈项强直、脑膜刺激征、精神状态改变、意识模糊、认知障碍、癫痫发作和肢体活动障碍等；②颅神经受累，受累脑神经常见的包括视神经、动眼神经、滑车神经、外展神经、面神经、听神经，表现为视力下降、复视、面部麻木、味觉和听觉异常、吞咽和发音困难等；③颅内压增高，表现为头痛、呕吐、视神经乳头水肿，以及由于脑积水压迫脑组织引起的进行性脑功能障碍，表现为智力障碍、步行障碍、尿失禁等。这些症状有助于脑膜转移的诊断，例如神经根性疼痛、节段性感觉缺损、肢体麻木、感觉性共济失调、腱反射减弱或消失、括约肌功能障碍等。

6.2.1.2 脑转移瘤相关辅助检查

（1）头部磁共振成像（MRI）技术可以观察到典型的肿瘤特征，如T1中等至较低信号且T2中等异常信号的图像，此外还可能呈现周围水肿图象。需要强调的是行增强MRI扫描对微小病灶、水肿和脑膜转移的发现相比CT检查有明显的优势。在脑转移的诊断、疗效评价和治疗后随访中均具有至关重要的作用，应作为首选的影像学检查方法。在对脑转移的诊断中，PET-CT不能代替MRI的作用。

（2）颅内计算机断层扫描（CT）显示，脑部转移瘤通常在CT扫描中呈现为等密度或低密度区域。增强CT对于显示典型的脑转移瘤效果较好，往往伴有周围水肿。CT检查在肺癌脑部转移的诊断、治疗反应评估，以及随访中发挥着重要作用，对于存在头部MRI禁忌证的患者应当进行CT检查。

（3）正电子发射计算机断层扫描（PET-CT）能够评估肿瘤与正常组织的代谢差异，有助于肿瘤的诊断，并可寻找原发肿瘤。由于正常脑组织对^{18}F-脱氧葡萄（^{18}F-fluorodeoxyglucose，^{18}F-FDG，简称为FDG）有高摄取率，因此PET-CT对于较小的脑部转移灶的敏感度较低，建议结合头颅MRI或增强CT扫描以提高检出率。

（4）腰椎穿刺和脑脊液检查可用于测量脑脊液压力、收集脑脊液样本并进行常规、生化和细胞学检查，对于脑转移尤其是脑膜转移的患者可发现脑脊液压力升高、蛋白含量增加，通过细胞学检查可明确诊断为肿瘤细胞。

（5）血液中的肿瘤标志物与肺癌相关的指标，细胞角蛋白片段19（Cytokeratin 19 fragment，CYFRA21-1）、鳞状上皮细胞癌抗原（squamous cell carcinoma antigen，SCC）、癌胚抗原（carcinoembryonic antigen，CEA）等。小细胞肺癌表现出明显的神经内分泌特性，因此可能出现神经元特异性烯醇化酶（neuron-specific enolase，NSE）、肌酸激酶BB（creatine kinase BB，CK-BB）、促胃泌素释放肽前体（progastrin-releasing peptide，ProGRP），以及嗜铬蛋白A（chromogranin A，CgA）等数值偏高的情况。这些与肺癌有关的肿瘤标记物可以被用作评估治疗效果及判断疾病进展的重要参考因素之一。

（6）分子病理检测，对于病理提示为肺腺癌或含有腺癌成分的患者，应在进行常规病理诊断的同时常规进行表皮生长因子受体（epidermal growth factor receptor，EG-FR）基因突变、间变性淋巴瘤激酶（anaplastic lymphoma kinase，ALK）融合基因和ROS1融合基因检测，主要是因为，如果患者有驱动基因位点突变，则靶向治疗对脑转移瘤也是有效的方式。临床考虑有脑膜转移可能性，行腰椎穿刺取脑脊液标本经细胞病理学诊断后，如发现肿瘤细胞，可应用脑脊液标本中的肿瘤细胞进一步行基因检测。值得一提的是，脑膜转移的治疗在临床上较为棘手、预后差，局部放疗通常效果不佳，寻找有效的全身治疗方式非常重要。

6.2.1.3 脑转移瘤外科治疗

脑转移治疗方式包括外科手术、放射治疗、药物治疗等。相较于内科疗法和放射治疗，外科手术有以下优势：首先，完整切除转移肿瘤能够立即减轻颅内的压力并消除它们对周边大脑的影响；其次，外科手术提供了获取肿瘤样本的机会，以便我们更准确地确定疾病性质；最后，外科手术可以通过彻底清除所有肿瘤来实现局部痊愈。然而，并非每个脑转移症患者都适合外科手术，需要考虑到诸如肿瘤数量、大小、位置、组织形态，以及患者的整体健康状态等因素，这些都需要独立评估，但是最终的选择还需要结合所有的信息，全面权衡。需要注意的一点是，脑转移症病人通常处于病情末期，因此在决定是否采用外科手术时必须慎重。

（1）外科手术适应证

1）活检术：当患者原发灶不明确或者难以取得活检组织时，外科手术可以获得脑转移瘤的活体组织，帮助明确诊断及后续治疗。

2）手术切除：①对于脑内仅为单发病灶，且病灶位于易于完整切除的部位的，建议积极考虑行手术治疗；②肿瘤及其水肿占位导致脑积水，为了缓解神经系统相关症状，也可考虑采取外科干预；③多发转移瘤是否采用外科治疗必须慎重，建议行多学科讨论，综合评估手术风险、是否能完整切除、颅外病情等；④对位于大脑组织深部，例如丘脑、脑干、基底节区等位置的转移瘤，一般不建议行外科手术治疗，主要原因是认为这些部位的病灶难以做到完整切除。

（2）外科治疗方式

1）当前多种模式的神经成像技术、神经导航系统、手术中的超声和电生理监控设备等都能够有效降低手术带来的并发症，这对处理功能区域内的转移癌具有重要作用。

2）手术路径选择：①大脑皮质下的转移瘤可以采用通过皮质的方式，沿着肿瘤表面的少量脑组织做环状切割，然后完全移除肿瘤；然而如果肿瘤处于功能区域，这种操作是被禁止的，需要从肿瘤表面或者脑沟处进行纵向切口，首先分离出肿瘤的部分结构，然后再全部移除肿瘤，尽可能避免对周围脑组织的破坏。②对于那些位置在脑沟附近或是脑沟深部的转移瘤，可以选择经过脑沟的路径，将其与脑沟分离后，从它的侧边或者是底端去除肿瘤。③对那些深入到脑白质深处的转移瘤，可以通过皮质或脑沟途径来切除它们。④如果是岛叶上的转移瘤，应该采取分开侧裂的方法来切除。⑤中线位置的转移瘤最佳的选择应该是纵裂路径。⑥对于脑室里的肿瘤，可以在胼胝体或皮层上进行切除。⑦小脑上的转移瘤最好的切除方式就是使用最小的穿透小脑实质的通道。

3）对于患有脑膜转移的人来说，可以利用Ommaya囊实施脑室内化学疗法，同时也可以考虑给有交通性脑积水问题的病人施行脑室-腹腔分流术，这样有助于减轻颅内压力，改善病人的状况。但是需要注意的是，这可能会增加肿瘤进入腹腔的可能性。

4）脑转移瘤手术后复发一般有两种情况，即肿瘤在原位复发和原发部位以外的新发脑转移瘤，通过全面评估肿瘤的数量和患者整体健康状况等因素，若适合再次手术切除，则可以提高患者的生活质量和改善预后。

6.2.1.4 脑转移瘤化学药物治疗

一般认为，化疗药物因其较大的分子量、携带电荷，并且容易与白蛋白结合等原因，使得这些药难以通过血脑屏障进入大脑内部来对脑转移瘤产生抗肿瘤作用。但事实上化疗作为抗肿瘤治疗的三大手段之一，对于脑转移瘤的治疗，仍然扮演着重要的角色。培美曲塞是肺癌治疗中常用的一种化疗药物，主要应用于非鳞非小细胞肺癌的全身治疗。培美曲塞对脑转移患者的颅内病灶也有控制作用，临床经验反复证实了其对脑转移瘤的有效性。有研究报道，对于NSCLC脑转移患者，采用培美曲塞联合顺铂方案化疗6个周期，观察到的脑转移病灶的有效率为41.9%。培美曲塞是肺癌常用的化疗药物中少数对脑转移瘤有明确疗效的药物。替莫唑胺在脑胶质瘤治疗中是最常用的口服化疗药物，也有研究报道，替莫唑胺对于治疗肺癌脑转移也有较好的疗效。对于既往接受过全脑放疗（whole brain radiotherapy，WBRT）或全身化疗的NSCLC脑转移患者，替莫唑胺可以提高总生存时间。替莫唑胺与脑部放疗联合应用可提高脑转移灶的局控率，是脑转移患者可以采用的治疗方式。替莫唑胺在脑转移治疗中的应用仍需更多大样本的研究进一步证实。小细胞肺癌脑转移的化疗，以依托泊苷为基础的含铂两药方案是标准化疗方案，二线方案还包括伊立替康、紫杉醇等药物，但这些药物通常对脑转移瘤效果不佳。

肺癌脑转移患者常伴有颅内高压引起的头痛、恶心、呕吐等症状，属于肿瘤急症，首先需积极给予脱水、利尿治疗等以减轻颅内压力，可选用的药物有甘露醇、甘油果糖、呋塞米、糖皮质激素等。糖皮质激素如地塞米松可减轻脑水肿、改善患者生活质量，但对预后无改善作用。糖皮质激素是处理脑转移相关水肿的常用药物，具有改善肿瘤颅内转移症状的功效。地塞米松是应用最广泛的激素，常与甘露醇一起使用。对于无症状脑转移患者，目前尚无足够证据支持使用激素治疗。而对于轻度症状的脑转移患者，则建议使用地塞米松来暂时减轻继发性颅内压增高和脑水肿引起的症状，初始一般从小剂量开始使用，约4～8 mg/d。对于症状较重的脑转移患者，可以进一步提高药物剂量。在手术切除脑转移瘤前使用糖皮质激素可减轻术前和术后的脑水肿，而在放疗时使用糖皮质激素可减轻早期放疗反应。同时需警惕糖皮质激素可能引起的不良反应，如消化性溃疡和血糖升高。糖尿病患者应慎用糖皮质激素。甘露醇通过提高血浆渗透压，减轻组织水肿，降低颅内压，可用于治疗脑转移引起的脑水肿和颅内高压，预防脑疝的发生。既往动物实验和临床研究表明，甘露醇具有开放血脑屏障、促进化疗药物向患者颅脑病灶渗透、提高颅内血药浓度和疾病缓解率的作用。一般的用法为20%甘露醇125～250 ml静脉注射，依据症状每天可给予1～4次，严密监测血浆电解质、尿量、肾功能等变化。利尿剂方面，呋塞米可以静脉推注20～40 mg，剂量和频次应根据颅内压增高情况、临床症状和尿量变化而定，但需密切监测血浆电解质变化，尤其是低钠和低钾血症。至于抗癫痫治疗，部分肺癌脑转移患者可能在确诊前或病情进展过程中出现癫痫发作，应根据患者具体病情及时使用抗癫痫药物，并警惕潜在的副作用，如肝功能异常、认知障碍和共济失调。由于抗癫痫药物并不能降低无癫痫症状脑转移患者的癫痫发作风险，因此一般不做预防性使用。

6.2.1.5　脑转移瘤放射治疗

放射治疗是脑转移瘤的重要治疗方式。目前关于脑转移瘤放疗实施的技术细则方面，仍存在一些争议，有诸多问题未达成共识。针对临床工作中脑转移瘤放疗存在的一些问题，*Practical Radiation Oncology*（《实用放射肿瘤学期刊》于2022年5月6日在线发表了美国Vinai Gondi，Glenn Bauman，Lisa Bradfield等撰写的“放射治疗脑转移瘤：ASTRO临床实践指南”。作为放射肿瘤学的领导组织，美国放射肿瘤学协会（American Society for Radiation Oncology，ASTRO）长期致力于提高医疗质量和患者预后。ASTRO通过召集一个特别工作组，讨论了关于非血液学实体瘤的完整和切除脑转移瘤的放射治疗管理的4个关键问题。该指南是基于医疗保健研究和质量机构提供的系统评价，推荐使用预定义（predefined）的共识建立方法和系统来分级证据质量和推荐强度，结果认为，对于脑转移瘤受限和东部合作肿瘤组表现状态PS评分为0～2分的患者，强烈建议采用立体定向放射治疗（stereotoctic radiosurgery，SRS）治疗。有条件地建议与神经外科进行多学科讨论，考虑对所有产生肿块占位效应和/或大于4 cm的肿瘤进行手术切除。对于有症状性脑转移瘤的患者，强烈建议进行先期局部治疗。对于有无症状脑转移瘤的患者，有条件推荐以多学科和患者为中心的决策来决定是否可以安全推迟局部治疗。对于切除脑转移瘤的患者，强烈建议采用SRS治疗来改善局部控制。对于预后良好且有脑转移瘤的患者接受全脑放疗，强烈建议使用海马回避疗法和美金刚胺治疗。对于预后不良的患者，强烈建议尽早引入姑息治疗以进行症状管理和照顾者支持。该指南对有关脑转移放疗的若干重要问题进行了解答。

（1）脑转移瘤患者需要做哪些检查？

头颅计算机断层扫描（CT）、正电子发射计算机断层扫描（PET-T）、头颅磁共振成像（MRI）、腰椎穿刺和脑脊液检查、血清肿瘤标志物、分子病理检查等。

临床医师常常存在的误区是认为CT可以替代MRI用于脑转移瘤的诊断。答案是不言而喻的，这里重点描述头颅MRI脑转移的影像学表现，平扫序列上典型脑转移瘤可见T1中低、T2中高异常信号，病灶周围水肿，增强扫描后可见较明显的强化。增强MRI对微小病灶、水肿和脑膜转移较增强CT敏感，是首选的影像学检查方法。对于拟行放射治疗的患者，建议行MRI薄层扫描，往往发现平扫检查漏掉的一些小病灶。

（2）哪些脑转移瘤患者适合立体定向放射治疗（SRS）？

1）对于ECOG（PS）评分为0～2分，≤4枚脑转移，推荐SRS（强烈推荐，高级别证据）。

2）对于ECOG（PS）评分为0～2分，5～10枚脑转移，有条件推荐SRS（有条件推荐，低级别证据）。

3）脑转移瘤直径<2 cm，推荐单次SRS，剂量20～24 Gy；正常脑组织V12>10 cc，可考虑分次SRS，剂量27 Gy/3 f或30 Gy/5 f，以期减少放射性坏死的发生（强烈推荐，中等级别证据）。

4）脑转移瘤直径<3 cm，≥2 cm，推荐单次SRS，剂量18 Gy或有条件推荐分次SRS（有条件推荐，低级别证据）。

5）脑转移瘤直径<4 cm，≥3 cm，推荐单次SRS，有条件推荐分次SRS（有条件推荐，低级别证据），即可以给予单次SRS，剂量15 Gy；肿瘤占位效应明显，不论肿瘤直径多大，推荐多学科论证，是否给予手术。

6）脑转移直径≥4 cm，有条件推荐手术，若手术不可行，分次SRS优于单次SRS；直径≥6 cm，不推荐SRS（有条件推荐，低级别证据）。

7）对于有症状脑转移患者，既适合局部治疗，又适合全身治疗，建议优先进行局部治疗（强烈推荐，低级别证据）。

8）对于无症状脑转移患者，推荐多学科，是否推迟局部治疗（有条件推荐，专家观点）。

（3）脑转移瘤切除术后患者是否需要补充放射治疗？

1）对于手术切除脑转移瘤，术后推荐SRS或全脑放射治疗，以期提高局控（强烈推荐，高级别证据）。

2）对于手术切除脑转移瘤，存在颅内其他寡转移瘤，推荐SRS，保护患者的神经功能以及提高生活质量（强烈推荐，中等级别证据）。

3）对于计划行手术切除的脑转移，术前SRS有条件推荐作为术后SRS的替代手段（有条件推荐，低级别证据）。根据术后残腔体积，选择适合的剂量。

（4）哪些脑转移患者适合全脑放疗（WBRT）？

1）对于预后好（使用诊断特异性分级预后评估，diagnosis-specific graded prognostic assessment，DS-GPA），不适合手术或SRS的患者，推荐调强放射治疗为基础的海马保护性全脑放疗（Hippocampal Avoidance Whole Brain Radiotherapy，HA-WBRT），海马区Dmax（最大照射剂量）限制在9～16 Gy（强烈推荐，高级别证据）。特别注意，转移瘤临近海马或位于软脑膜，不推荐海马保护。

2）对于预后好，寡转移患者，不推荐SRS基础上加WBRT，若无法进行密切的影像学检测时，可考虑给予SRS基础上加WBRT（强烈推荐，高级别证据）。

3）对于接受WBRT或HA-WBRT，推荐给予美金刚（Memantine）（强烈推荐，低级别证据）。

4）对于预后不良脑转移患者，建议及早姑息治疗以进行症状管理和最佳支持治疗（强烈推荐，中等级别证据）。

5）全脑放疗的剂量推荐：40 Gy/20 f，37.5 Gy/15 f、30 Gy/10 f、20 Gy/5 f。

（5）放射性脑坏死的相关问题

放射性坏死（radiation necrosis，RN）是脑转移瘤立体定向放射治疗（stereotactic radiotherapy，SRT）后最重要的副作用，据报道发生率为3%～24%。到目前为止，还没有被一致接受的影像学诊断放射性坏死（RN）的标准，也没有与发生这种迟发效应相关的明确的剂量限制。弥散与灌注MRI，弥散MRI中肿瘤组织的高细胞性，弥散限制导致弥散信号增加，而在表观扩散系数（apparent diffusion coefficient，ADC）图像中信号强度降低；放射性坏死由于水分子的运动导致ADC图像中信号强度的增加有弥散信号的衰减。然而，在临床实践中，这个区别并不是那么明确和直接，原因在于如浸润和增殖等混杂因素，相对脑血容量（relative cerebral blood volume， rCBV）是灌注中最常用的参数，它在肿瘤复发中比在RN中有更高的值，因为在肿瘤组织里面有新生血管形成。灌注MRI中肿瘤复发的Cho-Cr和Cho-NAA比值高于RN，虽然坏死和肿瘤共存是一个混杂因素，但升高的脂质-乳酸峰值似乎是更典型的放射性坏死。PET-CT（11C-MET：碳11标记的蛋氨酸）肿瘤的11C-MET浓度一般高于健康脑。它的摄取是通过独立于钠通道之外的主动转运进入肿瘤细胞中，其依赖于反映细胞内氨基酸代谢的浓度梯度。在放射性坏死中，由于血脑屏障的破坏，细胞外空间有11C-MET的被动分离。因此，在肿瘤复发中11C-MET摄取通常高于RN。Glaudemans等人指出11C-MET-PET在鉴别放疗后肿瘤复发方面很有用，诊断准确率在82%～94%之间。为了区分肿瘤复发和RN之间的差异，Garcia等量化了高级别胶质瘤感染并接受术后放疗患者的11C-MET-PET数据（背景SUV max/SUV mean）。他们发现，SUV病变/背景在肿瘤复发中为2.79+1.35，在放射坏死中为1.53+0.39（$P<0.05$）。然而，MET-PET也可能给出假阳性和假阴性。总之，组织病理学检查是鉴别诊断的金标准。与放射性坏死相关的立体定向放射治疗剂量学参数：Ernst-Stecken等分析了5次分割，总剂量为30 Gy的SRS治疗脑转移瘤相关的RN的风险。他们发现，单次分割受照超过4 Gy的正常大脑体积＞23 cc与发生RN有关。计划评估V20＞23 cc，发生RN的风险率为70%；而V20＜23cc，风险率仅为14%；$P=0.001$。V18和V21是在三次分割方案中要考虑的主要的预测放射性坏死的独立危险因素。为了减少放射性坏死的发生，正常大脑的剂量限制：V18＜30.2 cc，V21 ＜20.9 cc。关于SRS，正常大脑V12＜8 cc和V10＜10.5 cc似乎是大多数研究的可靠剂量约束。关于受照射的病变的体积，直径＞2 cm的病灶，以及位于中央位置（脑干、小脑脚、间脑或基底神经节）的转移瘤，可行分次SRS治疗。

（6）脑转移瘤患者放疗后随访

定期随访检查，主要是影像学检查的复查，此外对于疗前伴有神经系统症状体征的患者，要评估症状、体征变化情况。一般为治疗后每2～3个月复查1次，如有病情变化时随时就诊。基线的磁共振检查尤为重要，随访过程中磁共振不可或缺。

（7）脑转移瘤放疗靶区勾画

1）靶区定义和治疗参数：对于脑转移瘤行SRT治疗的靶区定义，同样沿用国际辐射单位与测量委员会（ICRU）50号和62号报告中的定义。包括大体肿瘤体积（GTV）、临床靶体积（CTV）和计划靶体积（PTV）。在对GTV进行勾画时，参考头颅MRI影像，将MRI图像与放疗定位CT进行图像融合以便更好地确定脑转移瘤的位置。对于未手术的脑转移瘤靶区勾画，CTV没有外扩边界的问题，即CTV=GTV。PTV在CTV的基础上进行外扩，主要考虑治疗设备的系统误差和摆位误差，根据各自单位情况确定，一般为1～2 mm。

如果是采用有创头架固定实施SRS或其他达到亚毫米级精度的方法（机器人放射

外科），靶区的定义通常为GTV=CTV=PTV。

2）剂量分割方式：根据脑转移瘤病灶的大小、位置及毗邻危及器官等因素确定SRS治疗的剂量。目前关于SRS剂量的循证医学证据主要来自美国肿瘤放射治疗协作组（RTOG）90-05开展的SRS剂量爬坡试验。该研究结果推荐对最大直径≤40 mm，病灶位于大脑或小脑（非脑干）的孤立性肿瘤实施SRS治疗。初始剂量为直径≤20 mm的肿瘤为18 Gy，可耐受剂量24 Gy；21～30 mm者为15 Gy，可耐受剂量为18 Gy；31～40 mm者为12 Gy，可耐受剂量为15 Gy。处方剂量以50%～90%等剂量曲线覆盖靶区。剂量以3gy为梯度递增。术后SRS手术完全切除的瘤床剂量16 Gy，未完全切除者剂量18 Gy。单个病灶＞40 mm或多发病灶体积较大时，需要进行分次立体定向放疗（fractionated stereotactic radiotherapy，FSRT）照射。FSRT分割剂量仍在探索中，有专家推荐剂量分割模式为9 Gy/f×3 f，另一些研究建议采用5 Gy/f×7 f模式，更温和的分割方式，例如4 Gy/f×10 f也表现出令人满意的局部控制率。与早期肺癌的SBRT治疗类似，肿瘤的生物效应剂量仍然是很重要的一个指标，研究发现，当生物有效剂量（BEDp）≥50 Gy时，局部控制率较高。在实际临床应用中，可根据本单位和患者情况，选择适当的分割方式。

（8）研究进展

关于全脑放疗和立体定向放射治疗在脑转移瘤治疗中的应用，有诸多相关的研究开展。全脑放射治疗一直被用来治疗脑转移瘤数目较多的患者。然而现在针对较少病灶数量的患者来说，立体定向放射外科SRS是更为合适的方案；SRS同样也可应用于数量更多脑转移患者（例如脑转移灶数目在10～15个）。由于目前对于数目较多的脑转移瘤患者，如脑转移瘤个数大于4个，甚至大于10个，是否可以仅行SRS，而不采用WBRT，仍存在较大争议，大量的研究对这一问题展开了探讨。SRS因为其单次剂量较大的特点，可能增加放射性脑坏死的风险。在临床上，分次立体定向放射治疗因为其有着更多的分割次数，更保守的单次剂量，所以越来越多地被使用。也有很多研究指出立体定向放射治疗与免疫检查点抑制剂联合应用，有助于改善脑转移患者的预后。有研究对全脑放疗与立体定向放射治疗进行了比较，并指出SRS可能会增加治疗后放射性坏死以及脑膜转移的风险。目前多数的研究结果认为，WBRT的使用可以提高颅内控制率，但并未转化为长期的总生存获益。此外WBRT还可能造成神经认知功能障碍等不良影响。目前NCCN指南建议，WBRT在脑转移瘤治疗中的应用主要是以下几种情况：广泛的脑转移，脑转移数目较多，一般是4个以上；或者SRS治疗后颅内复发的挽救治疗等。目前WBRT的剂量在20～40 Gy之间，分5～20次分割，常用的剂量分割方式有40 Gy/20 f，30 Gy/10 f，37.5 Gy/15 f等。肿瘤体积较大者，应采用更小的单次剂量；肿瘤体积较小者，可以采用更大的单次剂量照射，减少照射次数。对于预期生存期较短的患者，应采用较少的分割次数。WBRT被诟病的是其造成的神经功能损伤。一项随机对照试验显示，与WBRT联合SRS相比，单独使用SRS的患者在3个月（45.5% vs.94.1%）和12个月（60% vs.94.4%）期间认知能力下降的比例明显更低。也有其他研究显示，接受WBRT治疗的患者在学习、生活质量和记忆功能方面也不同程度地变差。辐射诱导的认知能力下降可能与海马体损伤有关，这可能会导致N-甲基-D-天冬氨酸（NMDA）受体的过度激活。美金刚是一种NMDA受体拮抗剂，已被证明可以改善轻到中度痴呆患者的认知能力。在一项评估美金刚对接受WBRT患者的预防认知功能障碍作用的随机临床试验中，在WBRT期间和之后使用美金刚，可以推迟认知功能衰退出现的时间。

（9）脑部放疗的海马保护问题

全脑放射治疗（WBRT）广泛用于多发性脑转移瘤患者的治疗。对于局限期小细胞肺癌而言，预防性全脑放疗（prophylactic brain irradiation，PCI）是其治疗的重要组成部分。然而越来越多的研究发现，患者行WBRT后容易出现认知功能障碍，主要考虑是射线损伤海马功能引起。人类常见的空间信息处理、学习、记忆等能力均与海马相关，海马受损后会出现认知功能障碍。而关于放疗如何损伤海马的机制则较为复杂，部分研究发现辐射可抑制海马神经元及海马前体细胞的再生，电离作用也可产生自由基，释放炎性因子，引起机体氧化应激与炎症反应，导致海马神经元周围环境的变化。此外，少突胶质细胞可能因放疗受损，从而影响海马神经元产生，而进一步引起神经营养因子的下调。患者行放疗后会破坏脑血管及血脑屏障，也可能导致海马神经元损伤。随着放疗技术和内科治疗的进步，脑转移患者生存期大大延长，有研究结果提示，肺癌脑转移患者如合并有EGFR突变，接受靶向治疗，中位生存期可长达25个月。越来越多的患者要求更高的生活质量，因此WBRT带来的神经毒性受到关注。有报道接受WBRT后患者出现认知功能障碍的概率可高达50%～90%，这造成对患者生活质量的严重不利影响。RTOG 0933是一项Ⅱ期临床研究，旨在评估全脑放疗对海马的影响。研究中，对113例脑转移瘤患者采用了全脑放疗，使用的是调强放疗技术。放疗处方剂量为30 Gy/10 f，在进行计划设计时，特别对海马区域进行了危及器官限量，要求海马部位接受的平均照射剂量不高于9 Gy（Dmean＜9 Gy），最大剂量不高于16 Gy（Dmax＜16 Gy）。结果发现，在放疗后4个月，记忆力下降的发生率为7%，远低于历史对照组（30%）。这说明在全脑放疗时对海马实施保护可以改善患者的认知功能，降低放疗对记忆力的不利影响。安德森癌症治疗中心牵头实施的另一项更新的研究，则探索了美金刚在脑放疗中的应用。研究结论提示，在行全脑放疗时对海马实施保护，联合美金刚治疗有助于保护海马的再生功能，显著减轻患者的认知功能障碍，降低了毒副反应，而且在疗效方面，两组患者生存情况也无明显差别。多项研究结果证实了海马保护技术有助于降低全脑放疗对神经认知功能的影响。事实上，海马保护放疗是否可行，取决于实施海马保护放疗后，被保护的海马区域是否存在肿瘤转移的可能性以及海马区域在临床中是否转移率极低。仅在海马区域脑转移频率较低的情况下，才能确保海马保全技术的应用是安全的。我们所说的HS-WBRT的安全性是指脑部肿瘤出现在海马及其周围5 mm范围内的概率大小。如果这个保护区域内出现大量脑转移，那么HS-WBRT的安全性就会降低。目前，关于肺癌海马区转移瘤发生率的问题，不同单位的研究结果有较大差异。例如，多数研究显示，无论是肺癌患者还是混合肿瘤类型，海马区域转移的概率都较低。这些研究指出，大部分的颅内转移瘤发生在距离海马超过5 mm的区域之外。因此对于海马区域剂量的限定，应在准确勾画海马轮廓的基础上，外放5 mm的范围作为限制区域。海马区的低转移率或许是由于其占整个大脑比例较少，且血液循环不足，并且它周边的环境和其他脑部结构有所不同。使用CT扫描检查，可能会遗漏掉颅内的细微转移点，这可能导致海马区域内转移灶的检出率降低，因此对于颅内转移灶的检查，仍然是首选头颅MRI（平扫+增强）。然而，也有部分研究指出海马区域脑转移发生率较高。一项包含260名患者的研究发现了2595处脑部转移病灶，其中包括79名患有NSCLC的病例（30.4%）以及34名患有的SCLC案例（13.1%），全组患者海马部位总体脑转移发生率高达8%。如果把范围扩大到海马及其周围5 mm，则这一数据为18%。研究该文献，分析纳入患者的基线指标，该组患者脑转移瘤平均数目大约为10个，相当一部分患者首次就诊时就已经确诊有多发脑转移。显然，脑转移数目越多，理论上海马区域的转移率也会更高。我们都知道小细胞肺癌有着与非小细胞肺癌迥然不同的生物学行为，其脑转移发生率更高，发生得更早。例如，一项关于54例小细胞肺癌患者的研究发现446个脑转移病灶，其中32%（17例）出现在海马及海马外放的5 mm范围内。另有研究仅仅纳入10例SCLC患者，发现海马区域脑转移率高达30%，不过，该研究样本量太小，可信度存疑，参考价值不大。更大样本关于180例SCLC分析研究来自GUO的报告，该研究中全队列海马部位脑转移率仅为5%。对于HS-WBRT的可行性，可以在保证治疗剂量足够的情况下，重点限制海马区域的受照剂量。近些年来放疗技术设备发展迅速，有越来越多的研究出炉，运用先进的放疗技术，在脑放疗中对海马实施保护是可行的。例如有学者分别使用TOMO和IMRT技术设计HS-WBRT放疗计划。当采用TOMO技术时，海马器官的平均受照剂量（Dmean）为5.5 Gy，而测量到的最大受照剂量（Dmax）为12.8 Gy；而当运用IMRT技术时，海马器官的Dmean和Dmax分别为7.8、15.3 Gy。从数据上看，无论采用哪种技术，都可以较好地实现对海马的保护。详细比较分别采用IMRT、VMAT和TOMO技术进行海马保护，从剂量分布的角度来考虑，剂量均一性指数最佳的是TOMO计划，其次是VMAT。但VMAT技术的最大优势在于缩短了治疗时间（2.5 min），与之相比，TOMO治疗时间长达18 min，对于大多数患者来说时间太长，耐受性差。也有学者关注定位时头部倾斜角度对海马照射剂量的影响，结果发现，如果让患者头部与治疗床倾斜11°，就可以进一步优化靶区剂量的分布，降低海马部位的受量。综上所述，VMAT、IMRT及TOMO等多种常见的放疗技术均可在行脑部放疗时实现对海马的保护作用。然而全脑放疗总体较低的剂量不可避免会导致脑转移瘤的复发，对于WBRT治疗后复发的处理原则，一般可以考虑行SRS或再次实施WBRT进行挽救治疗。与传统的WBRT疗法不同，SRS能够提供更好的局控率且副作用相对较低，因此可以被视为是应对WBRT无效情况下的补救措施。而对于初诊接受SRS治疗的患者，颅内病情出现进展后，WBRT也可作为挽救手段。也有一些研究报道，通过结合HS-WBRT+同步加量（simultaneous integrated boost，SIB）的技术可以在保证有效打击肿瘤细胞的同时减少针对海马区的照射强度从而尽量减少对神经认知功能的损害。

尽管目前关于HS-WBRT后海马复发率的研究主要基于小样本，但多数研究结果均一致认为采用HS-WBRT治疗安全可靠，海马部位复发风险不高。一项研究对42例经HS-WBRT治疗的脑转移瘤患者进行回顾性分析，其中大部分（70%）病理类型为肺癌，照射剂量为全脑25 Gy/10 f。在全脑基础上，针对转移瘤病灶，同步加推量至35～55 Gy/10 f。经长期随访后发现，42例患者中有13例出现脑内进展，仅有1例患者的复发出现在海马保护区域内，提示海马区域复发风险很低。另一项前瞻性研究，纳入小样本20例合并脑转移的小细胞肺癌患者进行分析，给予预防性脑放疗，处方剂量为25 Gy/10 f，中位随访时间为16.7个月，计划评估海马的Dmean＜8 Gy，结果发现海马区域复发的患者仅有1例。更为经典的RTOG 0933研究纳入了113例脑转移瘤患者，全部行海马保护下的全脑放疗，经过6.8个月的随访后，有67例患者出现颅内复发，但其中只有3例患者复发的位置位于海马保护区内。这些研究的结果均提示，对脑转移患者，行海马保护下的全脑放疗（HS-WBRT）治疗是安全可靠的，海马保护区出现复发是小概率事件。

6.2.2 肺癌骨转移放射治疗

6.2.2.1 概述

骨转移是晚期恶性肿瘤的常见表现，资料显示骨转移瘤的原发灶来源，高达80%的患者为肺癌、乳腺癌和前列腺癌。其主要症状为骨转移病灶处的疼痛、病理性骨折、神经根损伤或脊髓压迫症等，大部分为多发转移灶，约80%发生在中轴骨，如脊柱和盆骨。目前认为血行转移是骨转移（包括骨髓转移）的主要途径。通常，将发生骨转移的癌症定义为临床Ⅳ期进展性肿瘤。多数骨转移按腰椎、胸椎、颈椎、骶骨的顺序转移，四肢骨的转移较少，末梢骨转移罕见。骨转移局部发生纤维化、坏死（凝固坏死或出血坏死），形成骨岛，可发现病灶周围的造骨功能变化。按骨骼的反应点可以将转移病灶分为成骨性转移、溶骨性转移、骨小梁间转移、混合转移4类。局限于脊柱的骨转移按照小梁间转移、成骨转移、溶骨转移、混合转移的次序发生。实际上，成骨和溶骨的混合型转移较多，目前将混合型分为成骨为主、溶骨为主、骨小梁间为主的三种类型。发生了压缩性骨折的脊椎转移和微转移很难归属为以上4个类型中的1个。主要发生成骨性转移的患者中，前列腺癌最多，也常见乳腺癌和胃未分化癌。

资料显示，肿瘤患者继发骨转移后，1年内发生病理性骨折的概率可达22%～52%。乳腺癌的骨转移患者五年存活率只有20%。溶骨性骨转移可以引起高钙血症、脊髓压迫症、局部疼痛、病理性骨折等多种不良事件，而成骨性骨转移的患者则更多表现为骨痛。局部疼痛是大多数骨转移瘤最突出的症状，疼痛可以是钝性痛或间歇性疼痛，这种疼痛往往难以忍受，需要口服高强度阿片类止疼药来缓解症状。骨转移疼痛与普通疼痛的最大区别在于随着病情的进展，疼痛感会远远大于普通的疼痛，以夜间疼痛为主。骨转移进一步恶化可导致病理性骨折、脊髓压迫及周围软组织肿瘤形成等。事实上，在临床中，脊柱转移的情况非常常见，约10%可能会出现脊髓压迫，严重的可能导致截瘫。总之，各种骨不良事件严重影响了肿瘤患者的生存及生活质量。晚期实体肿瘤发生骨转移常引起患者全身多处疼痛，伴有肢体活动障碍，严重者引发高钙血症、病理性骨折等不良事件，对患者生活质量造成较大影响。因此，骨转移瘤的治疗也是抗肿瘤治疗中的重要课题。

6.2.2.2 病理生理

骨转移灶周围会发生成骨细胞增殖、骨岛形成和溶骨。骨岛多形成于骨小梁周围(膜性骨化)，也存在小梁间腔的间质细胞骨化。这种转移在骨折、活检中发现频率都很低，而且活检很难取到充足的组织材料。乳腺癌、肺癌、甲状腺癌、未分化胃癌、各脏器的鳞癌常发生以溶骨为主的转移。因为骨小梁被破坏，骨被吸收，溶骨性转移常发生骨折，常出现骨折、骨小梁被不规则吸收的现象，而且随着骨转移的进展，骨髓间质反应明显，乳腺癌的骨转移最具代表性。与骨髓转移的概念相似，骨小梁间转移是癌症骨转移的初期现象，不发生成骨、骨吸收、破骨，临床很难发现，大多数是微小转移灶，最后转变为其他类型的骨转移。在胃未分化癌和小细胞肺癌中可以看到这种病灶的发展过程。骨间质转移有时会引发弥散性血管内凝血综合征（DIC）。

6.2.2.3 辅查

骨转移瘤的诊断首选MRI检查，其次为CT扫描。MRI扫描能发现早期的骨转移灶，尤其对骨转移导致的脊髓压迫诊断敏感度高，不仅能确定肿瘤病灶范围，更能了解肿瘤压迫脊髓程度。全身骨扫描（ECT ）阳性检出率与病灶内的破骨细胞活性有关，所以对溶骨性转移灶不易检出，其假阳性率或假阴性率为10%～20%。而PET-CT对溶骨性病灶比成骨性敏感，可与ECT互补，但PET-CT检查价格昂贵，人群可及性较差。

6.2.2.4 治疗

骨转移瘤的常见治疗方式包括以下几种。

（1）放疗：放疗用于治疗局限性的骨转移瘤，能达到缓解疼痛的目的，控制局部肿瘤进一步发展，延缓骨质破坏的进程，预防骨转移部位的病理性骨折发生，减轻骨转移灶对脊髓的压迫，预防患者出现严重的截瘫表现。

（2）手术：通过手术治疗可以解除局部肿瘤对身体重要结构的压迫，如脊髓，防止出现截瘫等严重并发症，手术内固定可稳定脊柱、骨盆等，提高患者生存质量。

（3）双膦酸盐类药物：其作用机制是作用于破骨细胞，抑制破骨细胞功能，诱导破骨细胞凋亡，缩短破骨细胞生存期，提高骨密度。本质是焦磷酸盐的类似物，可以降低骨折的发生率。同时双膦酸盐也有影响肿瘤细胞黏附、入侵、增殖等作用。常见药物有伊班膦酸钠、唑来膦酸钠、帕米膦酸钠等。

（4）地舒单抗：是第一个针对RANKL的精准靶向单克隆抗体，通过作用于RANKL通路，可阻止该通路促进破骨细胞激活和肿瘤生长，达到减少骨质破坏、抑制肿瘤生长的目的。同时地舒单抗对肾脏功能无特殊要求，即使是肾功能不全患者，也不需要调整使用剂量。

（5）对症治疗：骨转移瘤患者常常伴有局部疼痛症状，所以，给予相应的对症支持治疗可有效缓解局部疼痛症状，明显改善患者的生活质量。

（6）放射性核素治疗：放射性核素或其标记的化合物具有趋骨性能，使得在骨组织代谢活跃的部位会出现放射性药物浓聚。放射性核素通过产生射线来达到破坏局部肿瘤病灶的目的，并产生抗肿瘤效应。由于正常骨组织代谢少，所以核素浓聚少，正常骨组织反应相对较轻。针对骨转移灶的常见治疗性放射性核素药物有锶-89（^{89}Sr）、镥-177（^{177}Lu）、镭-223（^{223}Ra）等。

（7）介入治疗：针对骨转移病灶行骨水泥手术治疗，主要运用于椎体骨转移，可将骨水泥注入被破坏的骨组织内部，对躯干起支撑作用，防止局部骨被肿瘤破坏后引起对脊髓、神经根的压迫。另外，局部冷冻消融治疗对于部分骨转移瘤、骨合并软组织转移瘤效果良好，有时可达到明显的止痛效果和抗肿瘤疗效。

（8）全身抗肿瘤治疗：部分肿瘤如肺癌、前列腺癌、乳腺癌等常出现多发骨质破坏，若采取积极有效的全身抗肿瘤治疗，骨转移病灶得到有效控制，甚至使病灶减少，骨转移病灶导致的症状也会得到明显缓解。

在肿瘤治疗期间，一旦发现骨转移，应尽早治疗。越早治疗，获得的临床治疗意义越大，可以降低患者致残率，减少相关严重并发症的发生，提高患者总体生存质量。

6.2.2.5 指南与共识

2024年美国放射肿瘤学会（American Society for Radiation Oncology，ASTRO）对骨转移指南进行了更新，新指南是基于证据和专家意见对2011年发布的指南进行的更新。该研究进行了一次系统性的PubMed搜索，从原始指南中的最后日期开始，共得到414篇相关文章。最终，从中选取了20项随机对照试验、32项前瞻性非随机研究以及4项荟萃分析/汇总分析，并将其摘要整理到证据表中。作者们综合了这些证据，并就纳入的建议达成了共识。研究结果显示，现有的文献依旧支持单剂和多剂方案对骨转移疼痛缓解效果的等效性。高质量数据证实，对于脊椎骨转移，单剂放射治疗可以在可接受的晚期毒性范围内进行。一项前瞻性随机试验证实，在遵守已发布的剂量约束条件的前提下，可以通过对复发疼痛进行再治疗，成功且安全地缓解外周和脊椎骨转移疼痛。先进的放射治疗技术，如立体定向体部放疗，缺乏高质量数据，因此在临床试验中使用或在注册表中收集结果时，该专家组更倾向于其应用。该专家组的结论是，手术、放射性核素、二磷酸盐和椎体后凸成形术/椎体成形术不能取代对外照射放射治疗的需求。研究结论显示，更新后的数据分析确认了放射治疗在缓解骨转移疼痛方面的出色效果，并证实了再治疗的安全和有效性。尽管在临床诊疗上遵循循证医学是至关重要的，但放射肿瘤学医师在制定放射治疗计划时，仍需要综合考虑患者的整体健康状况、预期寿命、合并症、肿瘤生物学行为、解剖结构、过往治疗情况、毗邻部位放疗史、对全身治疗的应答情况等因素，审慎评估制定合适且最优的放射治疗计划。

该指南对若干骨转移瘤放疗问题进行了解答和推荐。

（1）哪些放疗剂量方案已被证明对于缓解外周骨转移疼痛和/或预防外周骨转移并发症有效？

一份更新后的高质量数据综述显示，对于先前未接受放疗的患有骨转移疼痛的患者，单次8 Gy分割、5次20 Gy分割、6次24 Gy分割以及10次30 Gy分割的治疗方案在缓解疼痛方面具有相同的疗效。应注意，单次分割放疗与分次分割放疗相比，同一疼痛部位的再治疗发生率较高。（100%同意；推荐强度：强；证据等级：高）

（2）在涉及脊柱或其他重要结构的无并发症骨转移疼痛缓解和/或预防并发症的情况下，何时进行单次分割放疗是适当的？

单次8 Gy分割放疗在脊椎疼痛部位提供的疼痛缓解效果不逊于更长的放疗过程，因此对于预期寿命有限的患者来说，这种治疗可能会更加方便和合理。（100%同意；推荐强度：强；证据等级：高）

（3）是否存在长期副作用风险，是否应限制单次分割放疗的使用？

根据目前可用的高质量数据，没有迹象表明单次分割放疗会产生不可接受的长期副作用，从而限制其在患有骨转移疼痛的患者中的使用。关于单次分割放疗与分次分割放疗之间是否存在更高的病理性骨折风险的证据仍不足。（100%同意；推荐强度：强；证据等级：高）

（4）患者何时应该接受放射治疗外周骨转移？

在对症状性外周骨转移进行外部束放射治疗（external beam radiation therapy，EBRT）后，若患者持续或复发性疼痛超过1个月，应考虑进行再治疗，同时遵守现有文献中的正常组织剂量限制。（100%同意；推荐强度：强；证据等级：高）

（5）对于引起复发性疼痛的脊柱病变，患者应何时接受放射治疗？

在初始治疗后1个月内出现复发性脊椎疼痛的患者，应考虑进行EBRT的再治疗，同时遵守现有文献中的正常组织剂量限制。（100%同意；推荐强度：强；证据等级：高）

（6）高度适形放射治疗（highly conformal radiotherapy，HCRT）作为疼痛性骨转移的原发治疗具有哪些优势？

目前缺乏足够的数据来常规支持将立体定向体部放射治疗（SBRT）等先进放射治疗技术作为疼痛性脊柱骨病变或脊柱压迫的主要治疗方法。因此，在这种情况下，应该将SBRT等先进放射治疗技术作为疼痛性脊柱骨病变或脊柱压迫的主要治疗方法，考虑在临床试验中或通过数据注册的方式下进行实施。（100%同意；推荐强度：强；证据等级：中）

（7）高度顺形放射治疗何时应考虑用于复发性疼痛的脊柱病变的二次治疗？

先进的放射治疗技术，如SBRT，对于复发性脊柱骨病变引起的疼痛的二次治疗可能是可行、有效且安全的。但是，专家小组建议此方法应仅限于参与临床试验或数据注册，因为其常规应用的数据是有限的。（100%同意；推荐强度：强；证据等级：中）

（8）手术、放射性核素、二膦酸盐或椎体成形术/椎体固定术的使用是否避免了姑息性放射治疗对疼痛性骨转移的应用？

专家小组再次强调，手术、放射性核素、双膦酸盐或椎体成形术/椎体固定术的使用并不能消除对患有疼痛性骨转移的患者进行EBRT的需求，尽管最近有两项试验表明，与单次EBRT相比较，前列腺癌患者在注射伊班膦酸盐后可能会有类似但效果缓慢一些的骨痛缓解。（100%同意；推荐强度：强；证据等级：中）

6.2.3 恶性脊髓压迫症放射治疗

6.2.3.1 概述

恶性脊髓压迫症（malignant spinal cord compression，MSCC）是由椎管内或硬膜外肿瘤引起脊髓受压而诱发的神经系统症状和体征。临床上，95%为髓外脊髓转移瘤，最常见的原发肿瘤来源是前列腺癌、肺癌、乳腺癌。恶性脊髓压迫症常见于晚期肿瘤，尤其容易累及胸椎（60%～78%），腰椎（16%～33%）和颈椎（4%～15%）受累也并不罕见，一般以上的患者会出现跳跃性的多段侵犯。其临床表现包括背痛、肌力减退和感觉异常。胸腰部背痛是最常见的初诊症状，可表现为背部局部疼痛、机械性疼痛、根性疼痛。肌力减退和感觉异常是其他常见症状，发生率分别为60%～85%和40%～80%。患者在起病初期可能并未重视这些症状。只有当患者无法正常行走，甚至出现了肌肉无力或者肛门排便困难等问题时才会寻求医疗救助。

6.2.3.2 辅查

MRI被视为当前最常用的MSCC诊断工具，同时也是确诊的标准方法之一，它的整体精确度可达95%（敏感性为93%，特异性为97%）。通过MRI检查，我们可以清楚地观察到椎体的骨骼构造、周边组织的形态以及腰部间的空间分布情况，并且能够形成整个脊柱的详细图片，提供的信息比传统的X光片和CT更为详尽。

6.2.3.3 治疗

对于恶性脊髓压迫症的治疗旨在减缓痛苦感，保护神经功能、维持脊柱稳定性，以防止并发症的出现，从而提升病患的生活质量。常见的疗法包括使用糖皮质激素的药物治疗与放射治疗等。

（1）糖皮质激素：作为一线治疗方法，可以通过减轻脊髓水肿来减缓神经功能的恶化。多项研究证实，高剂量静脉注射地塞米松（96 mg）可改善神经功能，尽管有学者建议根据患者运动功能的丧失程度来调整糖皮质激素的用量，但中等剂量（10mg）地塞米松静脉注射在临床上最常用。

（2）放射治疗：对放射敏感肿瘤所致MSCC的首选治疗。对于大多数病人来说，放疗是一种有效的、低负担的治疗方式。关于放射剂量及分割方式争议较多，一般推荐剂量为30 Gy/10 f，对于原发灶控制较好、预计生存期较长的患者可推量至（40～50）Gy/（20～25）f。对于放射线抗拒或者已经发生严重神经缺损（如直肠或膀胱功能异常）的患者应优先选择行手术治疗。其他治疗方式，例如化疗及康复治疗等，有时也可取得一定的治疗效果。

放射治疗已成为多数脊髓压迫患者的治疗选择，并可联合其他形式的治疗综合进行，如手术治疗或使用激素。放射治疗作为首诊治疗的适应证包括以下几种情况：放射敏感的肿瘤患者；预期生存时间小于3～4个月；不能耐受外科治疗；压迫平面以下完全性神经功能障碍>24～48 h；多平面或弥漫性病变。

放疗可缓解56%～73%患者的疼痛，提高26%～42%患者的运动功能，恢复6%-35%患者的行走能力，仅有9%的患者出现恶化。然而，仅有10%完全性截瘫的患者在放疗后可恢复行走能力。Rades等研究发现，在随访的12个月内有29%的患者出现野内复发。急性毒性反应很小，也未发现晚期毒性反应。放疗剂量分割方案剂量分割模式包括单次8～10 Gy或多次分割总剂量20～30 Gy。尽管放疗已经成为脊髓压迫的主要治疗方式（特别是当患者不能手术治疗时），但是对于放射治疗方案具体如何实施仍存在争论。大量回顾性和前瞻性研究显示，对脊髓压迫采用长时间放疗（超过30 Gy/10 f）的患者获益较小。因此，目前临床实践多采用（20～30）Gy/（5～10）f的模式，尤其适于术后患者或预后较好者。对于预后差和一般状况差的患者，单次8 Gy治疗脊髓压迫就已足够有效。一项276例预期生存期短（<6个月）的患者的随机研究显示，对短程放疗（16 Gy/2 f分割）和分割疗程方案（15 Gy/3 f分割，4日后追加15 Gy/5 f分割）进行了比较，结果表示，在疼痛缓解、运动功能及生存预期上两组间无差异。因此，短程放疗方案应作为预期生存期短的患者的可选方案。对于单纯骨转移疼痛的治疗，单次放疗与多分割方案同样有效。一项包含了303例患者的Ⅲ期随机研究，将单分割8 Gy方案和16 Gy/2 f方案进行了比较，两组间治疗反应无差异。平均治疗反应期与平均总生存期相同。从这些研究来看，对一般情况差的脊髓压迫患者推荐采用单次8 Gy放疗方案，毒性反应更低、更方便。需要注意的是，短程放疗模式的野内复发率高、无病生存及局控率低，因此推荐用于一般情况差的患者。对于非小细胞肺癌和乳腺癌患者，无论采用长程还是短程的放疗方案，都有相似的功能疗效。然而，因NSCLC患者总体预后差，患者的生存时间可能有限且难以出现复发。通常，短程治疗可使治疗时间最小化，使患者获益最大化。相反的，乳腺癌患者总体预后较好，长程方案可以改善功能并降低复发率。对于骨髓瘤患者，长程放疗在改善功能和降低局部复发方面均显著优于短程放疗。单次治疗可减少患者前往放疗中心的次数和在治疗床上摆位的次数，从而可以降低患者的不适感。手术可导致死亡和诸多并发症，治疗花费也可因有限的患者生存时间而降低。因此，需要选择那些可以从联合治疗模式中获益的患者进行治疗。能行走的患者在放疗后较瘫痪患者具有更好的行走能力。多数患者因病情进展而出现椎体压缩，多节段病变可能是手术禁忌。对于此类患者，立即给予局部放疗，在缓解疼痛、维持和恢复神经功能方面具有重要作用。

关于脊髓压迫症放射治疗的预后，已有研究证实，放疗前运动功能障碍进展缓慢的患者治疗后会获得更好的功能和预后。放疗前48 h内的快速恶化提示预后差；较好的原发肿瘤类型，例如乳腺癌、前列腺癌、淋巴瘤和骨髓瘤，明显具有更好的局控率、生存率和功能；治疗前可行走的患者在治疗后有更多的可能可以维持或改善功能；此外，丧失行走功能12 h内接受治疗的患者，恢复行走能力的可能性更大。如患者放疗后运动能力提高，则提示其一年生存率更高。一般状况差的患者，可以从单次8 Gy放射治疗方案中获益。然而，一部分脊髓压迫患者的生存时间较长可能会在原放疗区域内出现脊髓压迫复发。与长程放疗相比，短程放疗的野内复发率更高。局部控制的预后因素包括组织学较好、无内脏转移和使用长程放疗方案。提高生存期的预后因素包括KPS评分高、原发肿瘤类型好、无内脏转移、放疗前可行走、肿瘤确诊与脊髓压迫的时间间隔较长。

总之，恶性脊髓压迫症是胸部肿瘤病区三大急症之一，如未得到及时处理，可能引发进行性感觉丧失、括约肌功能障碍、瘫痪、麻痹等诸多问题，对患者的生活质量有较大的不利影响。因此，当遇到有颈椎或腰椎痛感的肿瘤病人时，应考虑到并发MSCC的可能性，需要对患者进行全面系统的病史采集和体格检查，进行完善的影像学检查，尽早做出诊断及治疗。

6.2.4 上腔静脉综合征放射治疗

6.2.4.1 概述

上腔静脉综合征，定义是指上腔静脉或其周边的病变引起上腔静脉完全或不完全性阻塞，导致经上腔静脉回流到右心房的血液部分或全部受阻，结果产生头面部、颈部和上肢水肿以及前胸壁淤血和静脉曲张等的临床综合征，有时也叫做上腔静脉阻塞综合征。主动脉瘤、胸腔内肿瘤、纵隔肉芽肿（结核等）都是引起上腔静脉综合征的重要原因。在这些原因中，恶性肿瘤是临床最常见的，占比高达70%～90%。从原发肿瘤病理类型来看，肺癌是排名第一的，淋巴瘤也很常见，此外原发于纵隔内的肿瘤、纵隔继发的恶性肿瘤也可以引起。也有一些良性疾病同样可引起上腔静脉综合征，例如非特异性纵隔炎、纵隔淋巴结核、自发性静脉血栓、非特异性纵隔炎、结节病等。医源性因素也是不能被忽略的一部分，如心脏起搏器置入、放疗后的纤维化、长期静脉营养。

6.2.4.2 病理生理

上腔静脉被压力或者堵塞影响造成血液流动不足的时候，就会出现一系列的相关症状：①面部、颈部、双上肢及躯体浮肿；②颈部的静脉扩张，如果存在侧枝循环系统的话，可以观察到明显的胸肌表面的浅静脉怒张，并且皮肤呈现发绀；③由于喉咙、气道和支气管的水肿而引发的咳嗽、呼吸急促、声音沙哑和哮鸣音，这些症状会随着身体姿势的变化加重；④口腔黏膜的水肿会导致进食困难；⑤眼睛周边区域的水肿可能伴随眼球凸出；⑥脑水肿可能会带来头疼、眩晕、癫痫发作以及对视力与认知功能的影响；⑦周围血管压力上升，使得手臂上的静脉血压超过腿部；⑧颅内压增加可能伴随着脑水肿的发生，典型的临床表现是头痛、球结膜水肿、喷射状呕吐、昏迷等症状。

6.2.4.3 辅查

影像学检查包括：①CT、MRI是临床最常用的检查手段，可以清晰显示上腔静脉受阻的具体部位及侧支循环情况，可清楚显示胸内解剖结构，帮助寻找病因；②B超主要用于了解上腔静脉管腔内的情况，判断是否合并有血栓；③X线检查随着CT的普及，已较少用于上腔静脉综合征的诊断，X线检查可发现纵隔及上腔静脉周围占位影；④上腔静脉造影属有创性操作，随着多样化的无创影像学检查技术的出现，已不常用。

据阻塞程度和侧枝血流情况，将上腔静脉阻塞分为四型。Ⅰ型：上腔静脉部分阻塞，狭窄达90%以上，但奇静脉通畅。Ⅱ型：上腔静脉几乎完全阻塞，血流可经奇静脉流入右心房。Ⅲ型：上腔静脉几乎完全阻塞，奇静脉逆流。Ⅳ型：上腔静脉及其重要分支（如奇静脉等）均阻塞。

6.2.4.4 治疗

（1）一般治疗：对于病人的常规医疗处置包括让其采取平躺姿势，并将头部抬起至30°～45°的角度，这样有助于提升静脉循环中的血液流量，减缓心肌泵出压力，从而降低静脉血压，同时也能有效缓解面部与上半身的水肿状况。通过提供氧气可以缓解短暂性的呼吸问题。此外，对于这样的患者我们一般从下肢建立静脉通路输液，并且严格限定他们的钠盐摄取和水分吸收，以调控输液速度。

（2）药物治疗：使用速尿或甘露醇等药物促进排尿，但是需要防止因过度排尿导致脱水和血液黏稠度上升。利用激素如地塞米松（每天20～40 mg，连续服用3～5天），可以遏制正常的炎症反应，减轻压迫感，控制喉咙和大脑的水肿情况，并预防和治疗高颅压的问题。抗肿瘤化疗适合化疗敏感性肿瘤，如淋巴瘤、生殖细胞肿瘤、小细胞肺癌、神经内分泌肿瘤等。化疗前一般必须取得明确的病理学诊断，且输注化疗药物时应避免上肢给药，从下肢建立静脉通道，否则可能会因血容量增加而加重上肢及头面部水肿情况。

（3）放射治疗：使用放射治疗来应对上腔静脉综合征的效果显著，除了针对小细胞肺癌与恶性淋巴瘤之外，它还被视为处理大部分由恶性疾病引发的上腔静脉综合征的主要选择方式，能够让超过70%的病例得到症状减轻。当没有确切的病理学证据但情况紧急的时候，放射疗法是一个重要的治疗策略，可以尽快以高强度的放疗来实现迅速缓解症状的目标。采用高能X线照射肺癌患者肿瘤部位，治疗范围包括原发灶、纵隔区以及肺门区病变等。为快速取得疗效，首次放疗可采用较高的单次剂量照射，300～400 cGy/（f·d），放疗期间配合激素患者化疗以快速缓解症状，待临床症状显著缓解后为减轻放疗毒副作用可将剂量降至每天200 cGy的常规剂量。大约90%的患者在放疗一周内感觉症状得到了缓解，紧急放疗通常被认为是缓解危及生命阻塞患者症状的最快途径。在制定放疗总剂量时需要综合考虑治疗的目的、肿瘤病理类型、病变范围。与患者做好充分病情沟通，要考虑患者的身体耐受性、预期病情转归、有无联合药物治疗机会等多重因素。放疗的局限性在于尽管大约80%的患者症状得到了缓解，但仍有部分患者无效。且放射治疗有着显著不同的特点，其起效较慢，大部分患者需在接受5次治疗后，肿瘤开始逐渐缩小。然而在放疗初期，很多患者因放疗急性水肿，可能导致症状加重，需密切观察，给予药物对症处理帮助患者度过急性反应期。

（4）其他治疗：其他疗法包括对抗凝剂的使用，主要针对由非肿瘤因素引起的血液堵塞情况或者与肿瘤相关的放射和化学治疗中使用，可以有效减轻病情并改善症状，然而其对肿瘤本身并没有直接影响。如果因为输液管道导致的血管堵塞问题发生在上腔静脉，单纯依靠抗凝剂就可以解决这个问题。此外，它还可以促使抗癌药更深入地渗透到肿瘤组织，从而增强抗癌效果。支架置入适合出现呼吸困难等严重症状、需要紧急干预的患者，推荐用于血栓或放化疗不敏感的肿瘤。75%～95%患者症状缓解，其中11%可能还会出现阻塞，但大多数患者能再通。对于那些因过度的血管分流或者已发生内膜撕脱的病人来说，外科治疗是首选。对于那些经过化学疗法和放疗都未达到理想结果的患者而言，如果他们在短期之内出现了如意识障碍及呼吸困难等症状的话，也可以采取手术干预。下列情况可考虑选择手术治疗：良性肿瘤或纵隔纤维化导致的慢性上腔静脉综合征；或者尽管是恶性肿瘤压迫上腔静脉产生上腔静脉综合征，但肿瘤与周围器官分界尚清楚，能被完整切除等。上腔静脉综合征的预后主要取决于两点，一是原发病变的性质及其生物学行为；二是患者对治疗的应答情况。一般来说，恶性肿瘤所致上腔静脉综合征的预后往往不好。

6.3 放疗在小细胞肺癌中的应用

小细胞肺癌（SCLC）是肺癌中侵袭性最强的病理亚型，发病率约占肺癌的15%～20%。需要指出的是尽管小细胞肺癌仅占肺癌15%的病例，但因为肺癌的发病群体很大，按发病总数来看，小细胞肺癌在临床上仍然算是多发病、常见病。在发病原因上，与肺鳞癌相似，大量的研究提示吸烟与SCLC的发生密切相关。有研究报道约85%的小细胞肺癌（SCLC）患者有吸烟史。烟草中的有害物质，如苯并芘、焦油、尼古丁等，不仅会直接损伤呼吸道上皮细胞的DNA，还会影响细胞的修复和免疫功能，从而增加癌变的风险。而且吸烟对小细胞肺癌发病率的影响随着吸烟的年限及频率增加呈正相关，相反戒烟与小细胞肺癌的发病率下降明显相关。要做好小细胞肺癌的防范工作，最重要的预防措施就是远离烟草，避免主动或被动吸烟，如已有吸烟史的高危人群应进行定期筛查。

小细胞癌是一种高度恶性的肿瘤病理类型，属于神经内分泌肿瘤大类。小细胞癌主要发生在肺部，有时也会出现于身体的其他部分如宫颈、前列腺及胃肠道等地方。需要注意的是小细胞肺癌和非小细胞肺癌有着截然不同的生物学行为，其生长速度较快，更容易早期出现远处转移和局部复发。容易出现转移的部位主要为脑、骨、肾上腺、肝等部位。SCLC患者可能表现为呼吸困难、咯血、咳嗽、胸痛或伴有相应局部症状的转移如骨痛或胸膜炎；大约60%的SCLC患者在诊断时可能没有任何症状，胸部影像学检查可能显示中央肺门原发肿瘤和/或纵隔淋巴结肿大、锁骨上淋巴结肿大。

在初诊时，即有约15%的SCLC患者有脑转移，伴有脑转移相关神经系统症状；因为SCLC极其容易出现脑转移，故在初诊时的筛查评估非常重要，建议行头颅MRI平扫+增强检查。进一步可通过活检原发性肺肿块、胸腔淋巴结或转移性病变来确认诊断。

不同于大多数肿瘤适用的TNM分期系统，SCLC有着独特的二分期法分期系统。事实上美国退伍军人医院建立的二分期法是基于放疗在SCLC治疗中的重要地位。早些年的研究提示超过T（1-2）分期以后的SCLC不能从手术中获益，临床分期为早期T（1-2）患者仅占不到5%。且小细胞肺癌肿瘤细胞对放化疗相对敏感，因此目前放化疗仍然是SCLC主要的治疗手段。近些年随着免疫治疗的发展，其在小细胞肺癌中的应用也越来越多。在局限期SCLC中，根治性放化疗后免疫巩固治疗模式的尝试越来越多。在广泛期SCLC中，免疫治疗联合传统化疗已成为标准一线治疗。

随着放射治疗及内科药物治疗的进步，SCLC的疗效虽已有显著的提升，但总体疗效仍不理想。局限期SCLC中位生存期约为18～24个月，而广泛期患者中位生存时间仅为9～11个月；因此，在对小细胞肺癌的诊疗中，仍有较大的提升空间，需要我们不断努力探索。

6.3.1 临床表现

小细胞肺癌的临床表现主要有原发肿瘤靠近肺门和广泛的肺外转移。患者多数在就医时都已经出现症状，且持续时间通常不超过3个月。SCLC患者常出现纵隔肿物，胸腔内肿块会导致咳嗽、喘息、呼吸困难、咯血、上腔静脉受压引发的上半身水肿和潮红，食管受压导致的吞咽困难以及喉返神经受侵导致的声带麻痹等症状。远处转移相关的主要症状包括疲劳、厌食、体重减轻和神经系统问题。SCLC经常伴发副肿瘤综合征，常见的有内分泌异常分泌和库欣综合征，以及自身抗体导致的相关神经综合征；少数患者可能有皮肌炎、高血糖、低血糖和男性乳房肿胀等表现。

6.3.2 辅查

6.3.2.1 影像学检查

主要目标是为了精确地确定分期以便实施针对性的疗法。①X胸片：虽然这是影像学的基础检查，通常用于一般的体检、筛查。②胸部+腹部的CT：能够准确诊断初始肿瘤的扩散范围、纵隔淋巴结的情况，并能观察到重要的内脏器官，比如肾上腺、肝、腹腔后的淋巴结是否有癌细胞的转移；如果没有特殊禁忌，强烈建议初诊时做做强化扫描。③头颅MRI：SCLC容易出现脑转移，需要确认是否存在这种状况；如果病人有MRI检查的禁止因素，那么就应该改为做强化的头部CT来替代。④全身骨扫描：这是一种常见的筛查方法，具有很高的敏感度，然而它的特异度却比较低，一旦发现了疑似的骨转移部位，建议再用其他方式（例如MRI）去详细验证。⑤超声检查：我们建议要做两侧颈部和锁骨区域附近的超音波检查，以此来补充身体检查和CT对于判定这些位置的淋巴结转移能力不足的问题，并且可以通过B超引导下针吸活检的方法来证实是否真的发生了转移。⑥全身PET-CT检查：有助于更精准地识别SCLC的分期，其中大约有15%局限期的SCLC患者经过PET-CT检查会被提升至广泛期，同时也有约5%的广泛期患者可能会被降低到局限期；值得一提的是，PET-CT在发现脑转移方面，仍然不如头颅MRI；此外，全身PET-CT检查对于帮助精确定位放疗靶区范围有重要作用，例如判断纵隔淋巴结的良恶性、区分肺不张及肺肿瘤的边界等。

6.3.2.2 肿瘤标志物检查

肿瘤标志物是指肿瘤细胞自身合成或机体对肿瘤反应异常而产生的物质，比如神经元特异性烯醇化酶、胃泌素释放肽、循环肿瘤细胞、Dickkopf-1分泌型糖蛋白、血浆激肽释放酶、微小核糖核酸等。

神经元特异性烯醇化酶（neuron-specific enolase，NSE）主要存在于神经元和神经内分泌细胞中。小细胞肺癌具有神经内分泌细胞的特点，当组织发生癌变时，细胞内的NSE就会释放到血液中，导致血液中NSE的浓度增高。因此，NSE被认为是目前SCLC中最有价值的肿瘤标志物之一。NSE对SCLC的灵敏度高达80%，特异度为80%～90%，但对其他类型的肺癌不敏感。NSE常用于SCLC的鉴别诊断，对SCLC的治疗监测和复发转移的检测具有重要价值。

胃泌素释放肽（gastrin releasing peptide，GRP）只出现在少量神经内分泌细胞及一部分肺部组织的神经组织中，也可能由肺癌的肿瘤细胞自身生成并释放出来，以此自我调控其增长速度。此外，它还可以透过扩散方式与周边肿瘤细胞表面的相应受体相结合，从而促进肿瘤的发展。然而，因为GRP容易受到肽链端解酶的影响而迅速分解，使得它的生物活性成分在血液中并不稳定，所以直接从血液样本中获取稳定的GRP较为困难。因此，通常会使用胃泌素释放肽前体（Progastrin releasing peptide，ProGRP）作为替代品来测量GRP的含量及其基因表达情况，这已被大量的实验证明可以反映SCLC的情况。ProGRP对SCLC的敏感性为78.5%，特异性为92.3%。ProGRP可用于SCLC的早期诊断、疗效监测、复发诊断和预后评价，与NSE联合应用更好。随着对肺癌研究的不断深入，越来越多新的肿瘤标志物被发现，如循环肿瘤细胞（CTCs）、Dickkopf-1、血浆激肽释放酶和microRNA等。

循环肿瘤细胞是那些从原始肿瘤部位脱离并流入血液系统的肿瘤细胞。它们可以通过观察其在外周血中的数量来确认早期的癌症存在。此外，利用针对肺癌细胞的特定核酸片段的分子诊断方法可以提前确定肺癌的存在。最近的一项由同济大学附属上海市肺科医院及同济大学高等研究院共同完成的研究，包括了来自3798名接受低剂量CT扫描显示出肺部微小结节患者的信息，他们使用叶酸受体循环肿瘤细胞与各种临床参数的相关性进行了比较分析。结果表明，叶酸受体循环肿瘤细胞检测作为一个无创性的检测工具，对于确诊全部阶段的肺癌具有87.05%的高敏感性，这有助于提升肺结节的诊断准确率，进而优化肺结节筛查和诊断的过程。

Dickkopf-1（DKK1）分泌型糖蛋白，是DKKs（Dickkopfs）家族的一员，分子量大约为29 kDa，它的表达受p53、MYCN、β-catenin等基因调控。DKK1在肺癌肿瘤细胞系中高度表达，在肿瘤的发生、发展中起重要作用。研究表明，肺癌患者的血清DKK1水平明显高于其他恶性肿瘤（如胃癌、卵巢癌、宫颈癌）、良性肺疾病和健康对照组。DKK1可作为新兴肺癌标志物，辅助肺癌筛查诊断。

血浆激肽释放酶（KLKB1）的主要功能在于参与血管张力调控与炎症应答的过程中，其作用方式包括生成缓激肽以影响血液凝聚及纤溶进程。H4结构域存在于血浆激肽释放酶的18×10片段内，通常情况下，人体内的这种物质难以被检测到，但在患有肺癌的患者体内却显著增加。血浆激肽释放酶对肺癌的敏感性为90%，特异性为88%，对肺腺癌尤为敏感。

微小核糖核酸（microRNA）是长度约为21～23 bp的单一非编码小型RNA，它能以转录后方式影响基因的表达，从而对癌症细胞的发育、繁衍及消亡产生影响。在肺癌的研究中，其在疾病早期的诊断、预测结果以及治疗反应等方面都起到了关键性的作用。

总之，尽管肺癌的明确诊断主要靠影像、内镜和病理。肿瘤标志物的应用对于肺癌早期的识别、病理分类、治疗效果和预测未来发展具有关键作用。然而，因为肿瘤细胞的多样化特性，仅依赖于一种特定的标记物（如CEA、CYFRA21-1、NSE和ProGRP）无法满足对无症状或者处于肺癌风险中的个体（例如烟民）的筛选需求。在手术之前，我们可以根据病理报告来确定是否需要检查CYFRA21-1、CEA、NSE和/或ProGRP等，如果我们没有获得病理诊断的结果，那么就应该尽量全面检测肿瘤标志物。对于手术不可行并且也未获取到病理诊断的患者，肿瘤标志物的数值能给我们带来一定的提示。NSE特别是ProGRP的上升可能暗示着SCLC的存在，SCC指标如果升高则更可能提示病理类型为鳞状细胞癌。CEA和CYFRA21-1用于非小细胞肺癌患者系统治疗过程中的检测以及NSE和ProGRP用于小细胞肺癌患者系统治疗过程中的检测，都可反映病情的治疗效果和状态。

6.3.3 诊断

6.3.3.1 CT引导下经皮肺穿刺活检

就是在CT图像定位下，活检针经过皮肤、胸壁、胸膜腔以及肺实质到达肺内病灶，并对肺内病灶进行穿刺，抽取肺部病变组织用于临床诊断的一项微创性的检查方法。其方法具有定位精确、检出率高、并发症少等优点。病理专家利用显微镜来分析这些样本，以便找寻到可能存在的癌变细胞。完成手术之后，会安排一次胸片检查，目的是确认是否存在有空气渗透进患者的胸腔内。

6.3.3.2 支气管镜检查

检查气管和肺部大气道内异常病变的手段。支气管镜可以插入气管和肺部，通过鼻子或口腔进行。这种仪器是一个薄的管状设备，内部带有灯光和镜头，用于检查。有时还可以使用工具取下组织样本，并在显微镜下检查是否存在肿瘤迹象。

6.3.3.3 胸腔镜检查

查看胸腔内器官以检查异常区域的方法。通过对两根肋骨间的区域实施切开并引入胸腔镜，我们得以进入胸腔内部。这是一种轻巧且带有多功能设备的管形器具，包括照明装置及摄像头以提供清晰视野，并且还配备了取出组织或者淋巴结样本的专用工具，以便于在显微镜下检测癌细胞的存在。若无法触及特定组织的部位、器官或淋巴结时，则可选择进行开放式外科手术。在这个过程中，在肋骨和胸部之间做一个更大的切口。

6.3.3.4 胸腔穿刺术

用针从胸部内壁和肺部之间的空间清除液体。病理学家在显微镜下观察液体以寻找癌细胞。通过使用纵隔镜检查技术，我们可以对肺部的异质部分如器官、组织及淋巴结等进行深入研究。首先，我们需要在胸骨顶端进行切开以形成入口，然后把纵隔镜置于胸腔内。这是一种细长的管道设备，配备有照明器与摄像头以便观测。此外，该仪器还具备了取出样本的能力，这些样本可以在显微镜下检测是否存在癌细胞的特征。

6.3.3.5 病理诊断

根据世界卫生组织的病理分类，小细胞肺癌被划分为两个子类，其中单纯型小细胞肺癌占所有病例的80%，另一种是混合型小细胞肺癌占据了剩余的20%。该分类的主要组织病理学标准包含以下几点：形态各异的小肿瘤细胞，它们的胞质量相对较低，染色质表现为细颗粒状；没有明显的核仁或者可见，快速的有丝分裂率。常见的细胞凋亡现象，并伴随大规模的坏死区域。因为细胞密度较高，所以常常导致细胞核间的互相压缩。肿瘤细胞以密集的方式聚集在一起形成一片，缺乏明确的结构特点，有时会出现类似于玫瑰花的形状，但是很少出现如巢状、梁状及周边栅栏状（即细胞核沿着巢的外围成线状分布）等形式。而在外科样本中，这种神经内分泌特性可能会更加显著，但在支气管活检样品中的体现并不那么明显。此外，人工物质在处理过程当中有可能进入到样本里。虽然有时候也会发现较大的或是巨型的肿瘤细胞，但是在对纯粹的小细胞肺癌做出判断时，这些细胞的比例不能超过总体细胞数量的10%。在混合型SCLC中，最多见的亚型是大细胞癌或大细胞神经内分泌癌，这两类占SCLC总数的4%～16%。除此之外，其余混合型SCLC仅占所有SCLC肿瘤的1%～3%，临床较为罕见。从病理学角度来说，只有当大细胞神经内分泌癌或大细胞癌包含至少10%以上的肿瘤面积，才可以诊断为混合型SCLC，这是与单纯SCLC区别的要点，因为两者组织学上极为相似。在病理学诊断其他组织亚型时没有特类似的要求。在临床工作中发现，相比活检小标本，手术大标本中更容易诊断出混合型SCLC，原因可能是小活检标本中细胞较少。混合型SCLC与单纯型SCLC患者有着诸多的相似之处，例如对化疗的反应情况、总体生存率以及临床症状等方面。相比单纯型SCLC，混合型SCLC患者出现周围型肿瘤和可切除肿瘤频率更高。混合型SCLC在SCLC-A和SCLC-N亚型疾病中非常罕见。在SCLC合并腺癌或从不吸烟的患者中，应考虑是否存在EGFR突变或ALK重排。治疗后，13%～45%的单纯型SCLC肿瘤出现形态学改变，包括更大的细胞体积和出现混合型的组织学特点，这与获得性化疗耐药背景下的诱导谱系可塑性一致。

（1）免疫组织化学

SCLC的诊断依赖于光镜下的组织病理学，而目前的实践中，免疫组化是用来诊断或鉴别诊断SCLC的重要技术。有关于SCLC，突触素、CD56（又称NCAM）、嗜铬粒蛋白是最常用的神经内分泌类标记物。CD56的诊断特异性较低，但其敏感性最高（90%的SCLC表达呈阳性）。INSM1是另一个新的神经内分泌标记物，其在SCLC-A和SCLC-N中普遍表达呈阳性。免疫组织化学可用于诊断样本有限的SCLC，并将SCLC与NSCLC或其他神经内分泌肿瘤区分开来。几乎所有SCLC都对细胞角蛋白具有免疫反应性；85%～90%的SCLC甲状腺转录因子-1（TTF-1）呈阳性。NapsinA是腺癌的标记物，p40（或p63）是鳞状细胞癌的标记物。NapsinA和p40（或p63）在SCLC中通常为阴性。因此，可用于区分SCLC与低分化NSCLC和复合型SCLC。然而，p40（或p63）在SCLC中可呈局灶阳性表达。如何区分SCLC而不是其他神经内分泌肿瘤非常重要，临床上常见的是需要区分非典型类癌和典型类癌，因为不同病理类型治疗方案有较大差别。神经元特异性烯醇化酶、神经细胞黏附分子（NCAM；CD56）、突触素、胰岛素瘤相关蛋白1（INSM1）及嗜铬粒蛋白A等神经内分泌分化标记物在SCLC的染色中通常也表达呈阳性。低于5%的SCLC为所有神经内分泌标记物表达均为阴性。然而，单独使用这些标记物不能区分SCLC和NSCLC，因为大约10%的NSCLC对这些神经内分泌标记物中至少一种具有免疫反应性。55 Ki-67免疫染色是鉴别SCLC和类癌的有效方法。

（2）细胞学诊断

细胞学证据同样可以作为诊断依据，特别是当组织切片小、破碎或坏死时。细胞学涂片常显示孤立的肿瘤细胞或疏松聚集物。肿瘤细胞染色质深染，保存得当时呈现细小或粗糙颗粒状，并且均匀分布，类似“胡椒盐”。核仁缺乏或不明显，细胞质很少，核质比高。在诊断SCLC时，包括神经内分泌肺肿瘤、NSCLC、基底细胞样癌、肺外小细胞肿瘤和淋巴瘤等均需要注意鉴别。值得一提的是典型和非典型类癌与SCLC常常具有相似的细胞角蛋白和神经内分泌标志物表达。SCLC与典型和非典型类癌在肿瘤细胞形态和有丝分裂率上存在差别，类癌的有丝分裂率低，而SCLC的有丝分裂率非常高。

在Ki67核染色方面，肺类癌的增殖率<30%，而SCLC的增殖率可高达80%～100%。SCLC的细胞质常出现广泛的坏死，细胞质数目比类癌细胞更少，在类癌细胞中通常没有广泛性大面积的坏死。想要鉴别SCLC和LCNEC是更困难的，只凭借肿瘤细胞大小不足以做区分，还要考虑一形态学特征的差异。相比SCLC，LCNEC肿瘤细胞通常具有更丰富的细胞质、明显的细胞边界、泡状核染色质、多边形形状和可见的核仁。与SCLC癌细胞大小类似的基底细胞样癌是鳞状细胞癌中的一种亚型，在小的

或破碎的活检样本中可能被误认为SCLC。p40阳性染色可用于区分基底样癌和SCLC，该标记在SCLC中总是阴性的。腺癌的标记物Napsin A在SCLC中也呈阴性。细胞角蛋白染色有助于区分神经内分泌癌和非上皮肿瘤，如淋巴瘤；SCLC肿瘤通常表现为广谱细胞角蛋白AE1/AE3鸡尾酒抗体染色阳性，但抗CK34βE12抗体染色总是阴性，该抗体识别高分子量细胞角蛋白CK1、CK5、CK10和CK14；淋巴瘤细胞角蛋白阴性，并表达白细胞共同抗原（也称为CD45）。需与SCLC鉴别的罕见疾病包括转移性默克尔细胞癌，其CK20呈阳性，TTF1和CK7呈阴性。尤文氏肉瘤（带有EWSR1重排）和其他小圆细胞肉瘤（除了EWSR1重排）也可能需要鉴别；相比SCLC，这些肿瘤细胞常有异常的聚集，并且分裂率更低，角蛋白阴性或局部阳性，但CD99阳性。必要时可采用FISH进行鉴别。小的未分化的SMARCA4缺陷胸部肿瘤是一种上皮肉瘤样的肿瘤，可供鉴别。

6.3.4 分期

在SCLC中，肿瘤的分期基于两种分期方法进行分类：一种是，由美国癌症联合委员会（American Joint Committee on Cancer，AJCC）和国际肺癌研究协会（IASLC）更新的肿瘤、淋巴结、转移（tumor node metastasis，TNM）分期系统；另一种是，美国退伍军人肺癌研究组（Veterans Administration Lung Study Group，VALG）的分期系统。AJCC-IASLC TNM分期系统在过去几十年中已得到发展，它能够准确定义肿瘤的扩散范围，包含了关于原发肿瘤大小、淋巴结受累程度和远处转移扩散的详细信息。尽管AJCC-IASLC TNM分期系统已经持续不断地进行定期调整，但该系统最初是利用来自NSCLC患者的数据开发并验证的。VALG分期系统是专门针对SCLC患者的，可以为日常临床实践提供一种简单的分期方法。

NCCN治疗小组建议SCLC分期采取两种方法相结合的方法：局限期，即病灶局限于一侧胸腔，可被单一照射野覆盖，对应的TNM分期Ⅰ-Ⅲ期，排除T（3-4），由于肺部多发结节或瘤体过大不可被单一照射野覆盖的情况。广泛期，即病灶范围超过半侧胸腔外，例如恶性胸水，心包积液或血源性转移等均划分为广泛期，TNM分期Ⅳ期。想要做到准确的分期，必须进行病史采集和查体、胸腹部CT增强检查、头颅MRI检查等。

然而，一旦发现患者患有广泛期疾病，除脑成像外，不需要进一步分期。单侧骨髓穿刺和活检可能适用于外周血涂片显示有核红细胞、中性粒细胞减少症或血小板减少症提示骨髓浸润且无其他转移性疾病证据的患者。骨髓受累作为广泛期疾病的唯一部位发生在不到5%的患者中。如果怀疑是局限期疾病，可考虑PET-CT扫描（颅底至大腿中部）评估远处转移。如果PET-CT-不明确或不可用，可进行骨扫描检查；如果骨成像模棱两可，可考虑进行骨活检。PET-CT扫描能增加SCLC患者分期的准确性，因为SCLC是一种高度代谢性疾病。PET-CT优于单独PET。大约19%的患者接受PET扫描后疾病分期从局限期上调为广泛期，而仅8%的患者分期从广泛期下调为局限期。对于大多数的转移部位，PET-CT优于CT成像；然而，PET-CT在发现脑转移方面不如MRI或增强CT。相当一部分的患者报告了基于PET分期治疗方法的改变，主要是由于提高了胸内病变部位的检出，计划的放射野发生了变化。尽管PET-CT似乎提高了SCLC分期的准确性，但PET-CT检测到的可能改变分期的病灶仍需要病理学证实。在手术切除前，需要对临床分期为Ⅰ-ⅡA期的SCLC（T1-T2 N0M0）患者进行病理学纵隔分期，以确认PET-CT扫描结果，排除隐匿性淋巴结转移。如果患者不适合手术切除或计划非手术治疗，则不需要进行纵隔病理分期。有创性的纵隔分期可通过常规纵隔镜检查或经食管内镜超声引导下、支气管内超声引导下经支气管针吸活检或电视辅助胸外科手术等微创技术进行。如果胸腔积液足够多，可通过超声引导安全进入，建议行胸腔穿刺术和细胞学分析。如果胸腔穿刺术未显示恶性细胞，则可考虑胸腔镜检查以记录胸膜受累情况，这将表明疾病为广泛期。如果符合以下条件，应排除积液作为分期要素：①多次胸腔积液的细胞学病理检查结果未见癌症细胞；②积液不是血性的，也不是渗出液；③临床判断提示积液与癌症无直接关系。使用相同的判定标准对心包积液进行分类。分期不应该仅关注有症状的疾病部位或实验室检查建议的部位。约1/3的患者无骨痛或-碱性磷酸酶水平异常但骨扫描呈阳性。如果PET-CT不明确，则可使用X线片或MRI进行骨成像。头颅MRI可在诊断时识别10%～15%的患者中枢神经系统转移，其中大约30%无症状。脑转移瘤的早期治疗可降低慢性神经疾病的发病率，这说明无症状患者早期诊断的有用性。由于SCLC的侵袭性，生长恶化快，分期不应延迟太长时间，以免耽误治疗的开展。否则，很多患者可能在间期病情加重，体能状态显著下降。较差的体力状况评分（PS评分为3～4分）、广泛期疾病、体重减轻和与疾病相关的标志物显著增加如乳酸脱氢酶（LDH）等均为不良预后因素。在局限期患者中，女性，年龄小于70岁，LDH正常和Ⅰ期疾病与更好的预后相关。年龄较小、体力状况评分良好、肌酐水平正常、LDH正常和单个转移部位等都是广泛期患者的有利预后因素。

6.3.5 治疗原则

局限期SCLC的治疗以化疗联合局部治疗的综合治疗为原则，根据不同分期选择化放疗或化疗联合手术治疗。

6.3.5.1 可手术局限期SCLC（T1-T2 N0）的治疗

推荐行根治性手术切除，手术术式为肺叶切除术+肺门、纵隔淋巴结清扫术，根据术后病情汇报情况决定术后治疗策略。病理提示N0的患者推荐行辅助化疗，方案可选择依托泊苷联合顺铂/卡铂；病理提示N1和N2的患者，在辅助化疗基础上需联合胸部放疗，采用同步或序贯的方式均可。与放疗联用是推荐的化疗为依托泊苷+顺铂。Ⅰ期SCLC患者在接受了根治性手术切除和系统化疗后发生脑转移概率较低，根据患者的实际情况决定是否行预防性脑照射（PCI）。但这部分患者一般仅占所有局限期SCLC的5%，超出该分期不能从手术中获益。而对于因高龄、伴随严重内科合并症等不能耐受手术或不愿意接受手术治疗的患者，可予立体定向体部放疗（SBRT或SABR），剂量分割方案以及正常组织剂量限制可参考早期NSCLC的SBRT/ SABR。尽量使生物等效剂量（BED）≥100 Gy，以更好控制肿瘤，获得长期生存。但与接受SBRT/SABR治疗的早期NSCLC不同，早期SCLC接受SBRT/SABR治疗后，辅助化疗仍然不可缺少。这部分早期患者是否能从PCI中获益尚有争议。由于缺乏随机对照试验比较不同分期及手术和非手术的治疗手段，这些患者的最佳治疗方案仍未有定论。对于这些患者，至少有三种局部治疗选择，即手术、分割放疗（将放射的总剂量分为多个小剂量）和立体定向体部放射治疗。在早期SCLC方面，曾经有过两项Ⅲ期研究，分别是19世纪70年代和19世纪90年代完成的。到了2017年，一篇系统的综合分析显示，虽然现有的随机对照试验的数据无法证明手术切除在SCLC治疗中的有效性，但是基于现有质量高的证据不足以得出明确的结论，这个结果的影响力有限。这也使得外科手术治疗在SCLC治疗中的应用一直充满争议。因此，无论是医师还是病人，在手术和非手术疗法之间的抉择都充满了挑战。对于患有临床Ⅰ期或Ⅱ期的SCLC（cT1-T2N0）的患者来说，外科手术一般只适用于他们。手术治疗主要目标是实施R0切除。经过完整R0切除的pT1-T2N0M0 SCLC患者，他们的5年存活率为大约50%。手术切除后，应给予辅助化疗，除非是不完全切除（R1/R2）或病理显示纵隔淋巴结阳性，否则不建议常规对这部分病人行术后辅助放疗。需要指出的是大多数关于手术在SCLC作用中的数据来自回顾性综述。这些研究中Ⅰ期患者的5年生存率为40%～60%。在大多数研究中，更晚一些的伴有淋巴结受累的患者的生存率显著下降，因此一般建议仅在I至ⅡA期（T1-T2 N0M0）的患者推荐手术治疗。这些研究结果的解释受到回顾性研究固有的选择偏倚以及使用了不同的化疗和放疗的限制。有荟萃分析更详细地描述了目前可用的随机试验的证据。数据显示，有淋巴结侵犯（即T1-3、N1-3、M0-1）的SCLC患者不能从手术中获益。值得注意的是，不到5%的SCLC患者为真正的I～ⅡA期疾病。来自SEER数据库的分析也提示，手术可能适用于一些疾病比较局限的患者。然而这些研究受到数据库中缺少化疗使用的相关信息的限制。此外，手术患者与未接受手术患者的生存率比较本身就存在选择偏倚的缺陷。最后，直到在经过严格分期的患者中比较手术加辅助化疗与同步放化疗的试验完成，手术在SCLC中的作用才会完全确定。目前指南建议对经纵隔分期证实的纵隔淋巴结阴性的临床分期为Ⅰ～ⅡA期（T1-T2 N0）的SCLC患者进行手术。根据分期标准肿瘤直径达5 cm（T2b）而无淋巴结受累（N0）的被归类为ⅡA期，手术可纳入临床ⅡA期SCLC患者。如果进行手术切除，建议行肺叶切除术（首选）联合纵隔淋巴结清扫或采样，节段性或楔形切除术可能不适用于SCLC患者者。对于医学上无法手术或不希望进行手术切除的局限期疾病患者，建议进行立体定向体部放疗或放化疗。

临床实践中，有一部分患者手术后才病理证实为SCLC，这部分患者中肺门、纵隔淋巴结阴性者应予依托泊苷联合顺铂/卡铂方案辅助化疗。如果术后病理显示肺门和/或纵隔淋巴结阳性，除化疗外，还应当结合术前影像学检查及术后病理，行肺门、纵隔淋巴结引流区的辅助放疗。R0切除后的SCLC术后辅助放疗靶区范围，应包括阳性淋巴结所在的完整结区。此外原发灶位于左肺时，应包括左肺门（10L组）、双侧上下气管旁（2、4组）、主肺动脉窗（5组）、主动脉弓旁（6组）及隆突下（7组）。当原发灶位于右肺时，应包括右肺门（10R组）、右侧上下气管旁（2R、4R组）、隆突下（7组）。放疗剂量可予2 Gy/次，每天1次，共50 Gy。R1/R2切除后的患者，还应给予残留病灶局部加量。

6.3.5.2 不可手术局限期SCLC（超过T1-T2 N0）的治疗

（1）对于体力状态评分较好的（PS评分为0～2分）：化疗同步胸部放疗为标准治疗。化疗方案为依托泊苷+顺铂/卡铂。胸部放疗应在化疗的第1～2个周期尽早介入。如果患者不能耐受也可行序贯化放疗。放疗最佳剂量和方案尚未确定，推荐胸部放疗总剂量为45 Gy，1.5 Gy/f，2 f/d，3周；或总剂量为60～70 Gy，1.8～2.0 Gy/f，1 f/d，6～8周。对于特殊的临床情况，如巨大肿瘤、合并肺功能损害、阻塞性肺不张等，可考虑2个周期化疗后进行放疗。放化疗后疗效达完全缓解或部分缓解的患者，可考虑行PCI。

（2）对于体力状态评分较差的（PS评分为3～4分）：建议应充分综合考虑各种因素，谨慎选择治疗方案，如化疗（单药方案或减量联合方案），如果治疗后PS评分能达到2分以下，可考虑给予同步或序贯放疗，如果PS评分仍无法恢复至2分以下，则根据具体情况决定是否采用胸部放疗。放化疗后疗效达完全缓解或部分缓解的患者，可考虑行PCI。

6.3.5.3 放疗开始时间

多项Meta分析表明放疗早开始利于改善预后，推荐放疗与第1或第2疗程化疗同步开始。但对于肿瘤巨大，区域淋巴结广泛转移以及伴随肺不张等情况可先予2个疗程化疗，但无论化疗是否有效，在第3个疗程化疗时均应行同步胸部放疗，不宜再推迟放疗。

6.3.6 局限期SCLC胸部放疗

胸部放疗在改善局限期小细胞肺癌（limited-stage small cell lung cancer，LS-SCLC）生存中的地位已由两项Meta分析确定，但最佳的剂量分割方式仍无一致共识。Intergroup 0096的研究结果奠定了目前的标准治疗模式。Andrewa等在1999年的《新英格兰医学杂志》杂志上发表了的一项三期前瞻性临床研究成果，该研究比较了小细胞肺癌一日两次放疗与一日一次常规放疗的疗效。研究共纳入了417例局限期小细胞肺癌患者，随访时间为8年。靶区定义：Daily arm和Bid arm两组靶区定义一致，包括大体肿瘤和双侧纵隔及从侧肺门淋巴结，下缘至隆突下5 cm或同侧肺门水平，如锁骨上淋巴结未受累则不进行常规照射；PTV=CTV+1-1.5 cm。放疗剂量：（Daily arm）45 Gy，1.8 Gy/f × 25 f；（Bid arm）45 Gy，1.5 Gy bid/30 f；对于完成缓解的患者给予PCI：25 Gy/10 f。放疗技术：2D-RT。化疗方案：EP方案DDP60 mg/m^2，d1，VP-16 120 mg/m^2，d(1-3)，Q3w×4周期，一天一次和一天两次均从化疗第1天开始放疗。研究结果：每日一次和每日两次的中位OS分别为19mo vs. 23mo，5y OS分别为16% vs. 26%，3级以上食管炎症发生率分别为27% vs. 11%（P<0.001）；局部失败率分别为52% vs. 36%（P=0.06），局部和远处同时失败分别为23% vs. 6%（P=0.01）。研究认为4周期EP方案化疗联合每日2次总剂量为45 Gy的超分割放疗比常规分割放疗显著提高了小细胞肺癌的5年总生存率（26%）。Intergroup 0096研究为目前小细胞肺癌加速超分割的标准治疗模式提供了重要的循证医学证据（5年OS：26%；mOS：23个月）；直到今天，该研究的放疗模式仍然是各大指南推荐的标准放疗方案。但一直以来饱受争议的是该研究对照组放疗总剂量（45 Gy）偏低。此后，对于提高胸部放疗剂量是否能进一步改善局限期小细胞肺癌的疗效一直存在争议，有许多疑问等待解答。近些年发表了几项高级别证据的大型III期前瞻性随机对照研究，这些研究都在探索局限期小细胞肺癌的最佳剂量分割方式。

CONVERT研究是一个全球，多中心，开放的前瞻性Ⅲ期随机对照研究。在8个国家，73个研究中心入组。纳入准则包括以下几点：通过组织和细胞学的检测确诊SCLC，仅限于局限期SCLC病例，参与者必须年满18周岁以上。根据ECOG评定系统，体力状况评分为0～1分。如果由于肺癌导致的体力状况评分达到2分，需要经过本机构的研究主管谨慎审查并符合条件才能加入。对于存在明显恶性的心脏积液或者胸腔积液的情况应排除在外。放疗的靶区设计需由放疗科医师确认。针对局限期的SCLC病人，我们将他们以1∶1的比例进行随机分配，其中一部分接受每天两次的胸部照射（Bid，总计45 Gy/30 f/3 w），而另外一部分选择每天只做一次（Qd，共计66 Gy/33 f/7 w）。同步进行化疗，化疗在随机后4周内进行，4或6个周期的EP方案。该研究主要的研究终点为生存率（OS），次要研究终点包括近期和远期毒副反应、患者治疗依从性、无进展生存期等。截至2016年3月1日，患者的中位随访时间为45个月。Bid组的中位OS为30 m，Qd组为25 m，两组无统计学差异，P=0.14。2年生存率比较：Bid组为56%vs. Qd组为51%，绝对差值为。两组间5年生存率比较：Bid组34% vs. Qd组31%，P=0.15，无统计学差异。治疗情况比较：Bid组和Qd组中分别有25例（9%，273）和33例（12%，270）未能接受同步放化疗，依从性分别为91%和88%。Bid组和Qd组中分别有7%（20例）和10%（26例）的患者未接受放疗。放疗患者中，Bid组和Qd组接受调强放疗的分别有40例（16%，254）和43例（17%，247）。两组接受PCI的患者分别为229例（84%，274）和220例（81%，273）。至最后随访时间，Bid组和Qd组分别有181例（66%，273）和189例（70%，270）疾病进展（P=0.26），中位PFS分别为15.4 m和14.3 m，P=0.26。中位局部PFS分别为20.7 m和17.9 m，无统计学差异，P=0.20。Bid组和Qd组的中位转移性PFS分别为20.2 m和16.6 m，两组无统计学差异，P=0.24。急性毒性方面，Bid组3～4度中性粒细胞减少较多，其余急性毒性两组无统计学差异。远期毒性两组也相当，3～4度放射性食管炎两组发生率无差别（均为19%），3～4度放射性肺炎两组发生率均较低（Bid组2.5% vs. Qd组2.2%）。结论：Bid组和Qd组的生存无统计学差异，毒性相似，均较预期更低。该研究旨在证明每日一次的常规分割放疗是否相比经典的超分割放疗更优。因此，最终研究者的结论是：每日两次放疗的超分割放疗仍然是局限期SCLC的标准方案。

CALGB 30610/RTOG 0538是一项全球多中心、随机对照研究，由美国、以色列、韩国及波多黎各等地的934家医疗机构参与其中。自2008年3月15日至2019年12月1日的整个时间段内，该项目成功纳入了731名受试者加入。其入选标准包括：年龄需超过18周岁，通过病理检测确定为SCLC，且处于局限期（胸腹部的CT扫描、PET/CT或者骨显象、脑部MRI/CT），体力状况评分为0～2分，存在可以测量的肿瘤病变，血常规、生化等实验室检查指标均在正常范围内。然而，对于已经出现对侧肺门或锁骨上淋巴结转移的患者则被排除在外。最初的研究阶段按照1∶1∶1的比例将入组患者随机分配到常规分割放疗组、超分割放疗组以及后程同步加量放疗组。在期中分析时，后程同步加量放疗组因毒性较大关闭，继续对常规分割放疗组和超分割放疗组进行对比分析。不同研究组的放疗方案如下：超分割放疗组采用45 Gy/30 f，2 f/d；常规分割放疗组采用70 Gy/35 f，1 f/d；后程同步加量放疗组采用61.2 Gy/34 f，前16次为1.8 Gy/f，1 f/d，后18次为1.8 Gy/f，2 f/d。放疗靶区包括CT和/或PET-CT上的可见病灶，并且无论是否受侵均包含同侧肺门区域。常规分割组在放疗22次（即44 Gy）后可行二次定位及计划调整。同步放化疗有效的患者推荐行PCI治疗（25 Gy/10 f）。化疗方案采用依托泊苷联合顺铂或卡铂，每3周重复，共4个疗程。放疗介入时间在第1周期或第2周期化疗时。本研究的主要研究是总生存期，次要研究终点包括客观有效率、无进展生存期、毒副反应等。治疗期间在放疗后或每2周期化疗后评价疗效。在治疗后前的最初2年，复查频率为每3个月一次，2年后每6个月进行一次复查，3年后每12个月进行1次复查。如果肿瘤出现病情复查，则每6个月进行进行随诊。后程同步加量放疗组因毒副反应较大，于2013-3中期分析后停止入组。剩下的638例患者被随机分为两组，分别是超分割放疗组（313例）和常规分割放疗组（325例），两组患者基线特征及治疗具有可比性。研究结果显示，经长期随访后（中位时间4.7年），常规分割组有218例患者（76%）死亡，而超分割放疗组有204例死亡患者（65%）。两组间的总生存期差异无统计学意义，P=0.594。超分割放疗组的中位总生存期为28.5个月，2年和5年总生存率分别为58%和29%。常规分割放疗组上述指标对应数据为30.1个月、57%、32%。常规分割组完全缓解和部分缓解率分别为31.1%、53.5%；超分割放疗组患者上述指标对应数据为27.8%、55.6%，P=0.767。两组之间比较无进展生存期无明显差别（P=0.70）。超分割放疗组和常规分割放疗组3级及以上食管炎发生率相当，分别为16.0%、17.5%，呼吸困难发生率分别为4%、7%。值得一提的是，超分割放疗组出现了1例4级呼吸困难，而常规分割放疗组没有。白细胞和淋巴细胞下降发生率在常规分割放疗组更为多见。该研究结果提示，与经典超分割放疗相比，更高剂量的常规分割照射不能显著改善局限期小细胞肺癌的长期预后。此外该研究还指出，患者对于标准的超分割放疗方案接受度和依从性更好，能更顺利完成全部治疗计划，血液系统方面毒性也更低。虽然本研究未改变目前的标准治疗，但为胸部放疗的不同方案选择提供了强有力的数据支持，有助于临床医师合理选择治疗方案。至此两项高剂量常规分割对比标准超分割放疗的前瞻性Ⅲ期研究结果均提示常规分割方式并不优于超分割放疗，但常规分割可以作为临床的另一个放疗方案供选择。

常规分割放疗的探索似乎难以突破小细胞肺癌疗效的瓶颈。基于这一情况，有北欧学者设计在原标准放疗基础上进一步提高放疗剂量，也就是采用超分割加量的方式，探索是否能进一步提高疗效。北欧多中心的超分割放疗加量局限期小细胞肺癌Ⅱ期随机研究。这项随机Ⅱ期研究是在北欧的挪威、丹麦、瑞典3个国家的22家医院开展的。入组标准为8岁以上的初诊局限期SCLC患者，体能状态评分为0～2分，按实体瘤评价标准有可测量的靶病灶。化疗采用小细胞肺癌常用的EP（依托泊苷+顺铂）或EC方案（依托泊苷+卡铂），共行4个周期。依据ECOG评定等级、分期及是否有胸腔积水被随机分配成两个小组（1∶1），在第1周期化疗后的3～4周开始行胸部放疗，放疗靶区范围包括肿瘤原发灶和PET-CT检出的阳性淋巴结转移灶，总剂量为45 Gy/30 f或60 Gy/40 f，1.5 Gy/f，均为每日2次。对于同步放化疗治疗后获得缓解的患者给予预防性脑放疗。主要研究终点为2年总体生存率。从2014年7月8日至2018年6月6日，成功地纳入了176个病例参与实验；由于其中6人因分期属于广泛期而无法参加试验，另外两人因为撤回知情同意，还有一人曾接受过胸部的放射治疗，因此实际纳入试验的有170个人（89人在高剂量组，81人在标准剂量组）。研究而结果，在经过统计学处理之后发现，使用60 Gy的高剂量方案的患者其两年存活率达到了74.2%，相比之下，采用45 Gy的标准剂量方案患者的两年存活率为48.1%（P=0.0005）。进一步的多因素分析同样表明，60 Gy的两年存活率明显高于45 Gy。此外，根据统计数据显示，60 Gy组的中位存活时间为37.2个月，显著超过45 Gy组的22.6个月（P=0.012）。中位PFS方面，60 Gy组对比45 Gy组为18.6月 vs. 10.9月（P=0.13）。多因素分析显示，两组的PFS之间无统计学差异，P=0.067。高剂量组对比45 Gy组的总反应率无差别（77.5% vs. 76.5%，P=0.88）。两组之间局部控制也无显著差别，为21% vs. 35%，P=0.054，两组之间的远处转移发生率无统计学差异（42% vs. 46%，P=0.59）。毒副反应方面，两组之间没有明显差别。最常见的3级以上毒性反应为中性粒细胞减少（81% vs. 81%，P=0.25），中性粒细胞减少相关的感染（27% vs. 39%，P=0.3），血小板减少（24% vs. 25%，P=0.96），贫血（16% vs. 20%，P=0.85），放射性食管炎（21% vs. 18%，P=0.83）等。每组中均有3例治疗相关的死亡。在60 Gy高剂量组，有1例死于与中性粒细胞减少相关的发热，1例死于主动脉夹层，1例死于血小板减少引起的出血，1例死于放化疗后的放射性肺炎。在45 Gy组，1例死于血小板减少引起的死亡，另外2例分别是脑梗死和心肌梗死。研究结论：使用60 Gy的放疗剂量相较于45 Gy，可以显著改善患者的预后生存，同时不增加毒副反应，可被视为现有治疗方案的另一选择。该研究报道的2年生存率高于其他已报道的研究。与Iutergroup 0096研究相比，本研究中严重食管炎的发生率较低，并且在已有的局限期小细胞肺癌研究中表现最好。原因可能是，基于PET-CT图像对放疗靶区进行精确定位，仅照射阳性区域，减少了放射治疗靶区的体积。值得注意的是，该研究样本量较小，设计为Ⅱ期研究而非Ⅲ期研究，主要是基于对高剂量组实施和毒性的担忧。总的来说，研究结果表明，使用加速超分割60 Gy对大多数患者是可行的，可以在不增加毒性的情况下改善2年生存率。尽管该研究疗效突出，但仍需要大样本Ⅲ期研究进一步研究。而在超分割加量的探索中，也有来自中国学者的声音。2023年ASCO上，北京大学肿瘤医院团队报道了一项Ⅲ期研究。对于局限期小细胞肺癌，54 Gy/36 f（150 cGy/f，2 f/d）vs. 45 Gy/30 f（150 cGy/f，2 f/d）。初步结果显示54 Gy组的中位OS（62.4个月）比45 Gy组的中位OS（43.1个月；P=0.001）显著提高。54 Gy组的中位PFS（30.5个月）比45 Gy组的中位PFS（16.7个月；P=0.044）显著提高。54 Gy的高剂量照射提高了局限期小细胞肺癌的总生存和无进展生存，且不会增加毒性。

大分割放疗目前在各瘤种的放疗中被广泛应用。考虑到小细胞肺癌在治疗上多年来并无突破，研究证明常规分割不优于传统超分割，大分割放疗是否能提高疗效，是临床上思考的问题。诸多放疗学者们也对大分割放疗模式进行了探索，开展了一系列研究。中山大学开展的一项多中心Ⅱ期临床研究。这项研究纳入182名局限期小细胞肺癌患者，所有患者均在放疗期间接受同期依托泊苷+顺铂同期化疗。其中94名患者接受45 Gy/30 f，每日二次超分割放疗，88名患者接受65 Gy/26 f，每日一次适度大分割放疗。大多数患者（80.2%）胸部放疗与第3、4程依托泊苷+顺铂化疗同期进行。接受每日一次适度大分割放疗患者的2年无疾病进展率为42.3%，明显优于接受每日二次超分割的患者（2年无疾病进展率为28.4%，P=0.031）。每日二次超分割组的局部无进展生存期为23.9个月，而每日一次适度大分割组则明显延长（P=0.017）。两组患者在≥3级食道炎（分别为17.4%和15.3%）、肺炎（分别为3.3%和2.4%）以及治疗相关死亡（分别为2.2%和1.2%）的发生率上没有差异，其中每日一次适度大分割组的毒副作用有降低的倾向。该研究结果提示，在局限期小细胞肺癌中，精准适度大分割放疗联合同期依托泊苷+顺铂化疗与常规每日二次超分割放疗相比，明显提高患者疾病控制率，获得良好的治疗效果。在2023年世界肺癌大会上，中国学者分别报道了两项前瞻性研究，旨在探索对于局限期小细胞肺癌，大分割放疗模式能否进一步提高治疗疗效。中国医学科学院肿瘤医院报道了一项3期试验的初步安全性及治疗数据，局限期小细胞肺癌大分割对比常规分割同步放化疗。研究分组为45 Gy/15 f（300 cGy/f，1 f/d）vs. 60 Gy/30 f（200 cGy/f，1 f/d）。初步的分析显示，不良反应谱及发生率两组相近，晚期3～4级不良反应罕见。4例治疗相关死亡（2例常规分割组；2例大分割组）。胸部放疗完成率为常规分割组223人，82.9%；大分割组组249人，95.4%。化疗完成率为常规分割组245人，91.1%；大分割组232人，88.9%。结论认为，局限期小细胞肺癌常规分割和大分割同步放化疗毒性相近且可接受。生存数据仍在随访中。浙江省肿瘤医院报道了一项局限期小细胞肺癌大分割放疗对比超分割放疗的前瞻性试验的初步结果。结果显示，接受大分割放疗的患者的预后趋势更好。两组在3级及以上的血液毒性和放射性肺炎的发生率上没有显著差异，但在大分割放疗组中，3级放射性食管炎的发生率明显较低。需要进一步积累样本量和延长随访时间。

6.3.6.1 局限期SCLC胸部放疗介入时机

有关于局限期小细胞肺癌放疗介入时机的问题，也有相关的研究报道。加拿大的癌症研究所于1993年的随机对比实验表明，早期接受放疗的患者（即在第2个化疗周期的同一天开始放疗）其无疾病进展生存率（P=0.036）和总生存率（P=0.006）都优于那些延迟放疗者（也就是在第6次化疗开始放疗）。此外，早期接受放疗的患者比迟延接受放疗的患者更不容易出现脑部转移（P=0.006）。另外，一项Meta分析显示，如果从治疗开始至放疗结束的时间小于30天，则可以明显提升局限期小细胞肺癌病人的2年和5年的生存率。另有报告指出，对于222名SCLC患者来说，他们在使用EP方案做化疗时，若是在第3周期化疗期间加入放疗与化疗第一周期加入放疗相比，他们的完全缓解率并不会产生明显的差别（分别为38%和36%）。而诸如中位总生存期（26.8月 vs. 24.1月）和中位无进展生存期（11.2月 vs. 12.4月）等评价指标也没有显现出任何统计学的区别。而且，相比较而言，在第3周期化疗阶段加用放疗的一组患者，出现发热性中性粒细胞减少的发生率要低于第一周期化疗阶段就加上放疗的这一组。根据上述的研究成果，自2014年起，美国国立综合癌症网络（NCCN）指南推荐应该在第一个或第二个化疗周期内加入放疗。然而，针对某些特殊的情况，例如肿瘤过大，伴有呼吸系统损伤，或者存在堵塞性的肺不张等问题，2周期化疗结束后再进行放疗也是可行的。这样做有助于清晰地确定病变区域，减小照射体积，从而让患者更好耐受放疗并顺利完成整个治疗过程。

6.3.6.2 局限期SCLC胸部放疗靶区

肺内原发灶的放疗范围，对于接受过诱导化疗的患者，可以仅照射化疗后 的 残留原发灶， 不必照射化疗前原发灶范围。对于纵隔淋巴结引流区的处理，目前多项前瞻性研究表明，不用预防照射未发生淋巴结转移的区域；但转移淋巴结所在的淋巴结区域应予照射，即使该淋巴结化疗后完全缓解也应予放疗。放疗是局限期小细胞肺癌综合治疗中不可缺少的一部分，但胸部放疗靶区的范围长期以来存在争议。特别是在使用基于CT定位的精确放疗技术广泛应用之后，这种争议变得更加突出。一个重要的问题是，经诱导化疗肿瘤体积缩小后，放疗按化疗前还是化疗后的肿瘤范围勾画靶区以及是否需要进行纵隔淋巴引流区的预防照射，一直缺乏可靠的前瞻性研究证据。针对小细胞肺癌放疗靶区范围设定的问题，中山大学肿瘤防治中心陈明教授团队开展了一系列研究，取得了诸多研究成果，修改了指南相应标准，建立了临床实践规范。早在2002年，陈明教授就已开始带领他的团队开展一项针对上述问题的临床随机对照实验，该实验旨在解答关于靶区的设计难题。具体来说，就是把接受过2周期诱导化疗的病人分成两个小组，实验组为按照化疗前的肿瘤范围确定靶区，对照组按照化疗后CT影像资料勾画肿瘤边界。这两组都没有对其纵隔淋巴引流区域采取预防照射。2010中期分析结果显示，按照照射化疗后影像资料勾画肿瘤靶区，仅照射残留肺原发病灶且不进行纵隔淋巴结引流区预防性照射，并不会导致照射野外的更多的复发出现。这一阶段性的分析成果已经成功地发表在了*Cancer*期刊上，并在2012年发布；随后，它也被纳入了2013版的NCCN小细胞肺癌治疗指南之中。该研究最终的结果于2020发表在*Cancer*期刊，并再次被NCCN指南采用。该研究结论主要有以下3点。①对没有出现转移的纵隔和锁骨上的淋巴区域无需采取预防照射；②当纵隔淋巴结发生转移的时候，需照射该淋巴结所在整个淋巴结结区，而不是仅仅局限于这个淋巴结本身，需要指出的是如果淋巴结在诱导化疗之后，临床评价即使已达到完全缓解的标准，也需要照射该淋巴结所在结区；③对于已经接受过诱导化疗的患者，肺内肿瘤靶区可按化疗后CT确定，仅需照射化疗后残留肿瘤即可，不需要参考照射化疗前的肿瘤范围。对于研究结果的思考，陈明教授团队也进一步进行了研究分析。在得到胸外科团队的支持和协助下，开展了针对局限期小细胞肺癌患者手术样本的病理分析。观察结果显示，经过新辅助化疗的小细胞肺癌患者的肺部原始病变周边区域内的微侵袭病灶有95%的比例分布于肿瘤主体边缘1.4 mm范围内。这一结论颠覆了之前对于小细胞肺癌生长的传统认知，可能它并不是一种浸润式生长方式，而实际上更像是占位性的表现，并且在化疗之后呈现出向心性收缩的现象，并没有在原来病灶的退缩位置留下复发的种子。这一现象，可能是仅照射化疗后肿瘤体积并不会带来肿瘤复发的原因。而对于累及野放疗时为什么没有纵隔淋巴结的靶区外复发的问题，我们在放疗物理师的协助下从辐射剂量学的角度进行了研究，结果发现即使没有做纵隔淋巴结区的预防性放疗，各组淋巴结仍然接受了不同程度的“附带照射”，其中最容易发生淋巴结转移的几个区域甚至能受到高达66%以上处方剂量的附带照射，根据放射生物学理论，这个剂量足以消灭淋巴结内微小的转移瘤。

6.3.7 广泛期SCLC胸部放疗

针对广泛期小细胞肺癌（extensive stage-small cell lung cancer，ES-SCLC），放疗既往常用于缓解局部症状和/或远处转移。在临床中，大部分ES-SCL患者常在初次化疗后出现胸内病灶复发或进展。为明确这一现象，Jeremic等人开展了一项的随机对照试验，将109名经3周期EP化疗后出现远处完全缓解且胸内病灶至少部分的患者随机分为继续EP方案化疗联合巩固性胸部放疗和单独EP方案化疗两组。值得注意的是，90%的患者在初始化疗前仅有1～2个胸外转移灶。巩固性胸部放疗（thoracic radiation therapy，TRT）方案为54 Gy/36 f，每日2次，且所有患者接受预防性头颅照射（PCI），剂量为25 Gy/10 f。该研究发现行胸部放疗的患者中位OS得到显著改善（17月 vs. 11月，P=0.041），5年局部无复发生存率有改善趋势（20% vs. 8.1%；P=0.06）。毒副反应分析发现27%TRT的患者出现了急性3级食管炎，但未报告因此出现治疗中断，总体耐受良好。在这项随机对照试验后，尽管其他一些回顾性和非随机前瞻性研究总结了与Jeremic研究类似的潜在益处，但临床上仍未在初次化疗后常规给予巩固性胸部放疗。最近，Slotman等人开展了“CREST”随机对照研究，将495名经4～6个周期EP方案化疗后的ES-SCLC患者随机分为巩固性胸部放疗（30 Gy/10 f）和PCI或单独PCI。该研究结果显示两组1年OS没有显著差异，但在二次分析中，巩固性胸部放疗组患者的2年OS显著改善（13% vs. 3%；P=0.004）；接受巩固性胸部放疗的患者胸内进展减少近50%（43.7 vs. 79.8%；P<0.0001）；两组间无明显毒性反应差异。事实上，247名接受巩固性TRT治疗的患者中只有4名经历了3级或更高级别的食管炎，尽管CREST研究未达到其主要终点，但在对照组登记的患者中，报告的唯一4级毒性是疲劳。因此，

作者得出结论，巩固性胸部放疗可提高长期生存率，对于对初始化疗有任何反应的ES-SCLC患者应予以考虑。CREST试验的亚组分析表明，胸内有残留病灶的（随机时的分层因素）患者从巩固性胸部放疗中获益最多，OS在统计学上与化疗后胸腔内CR患者相比有显著差异（HR=0.81，95%可信区间为0.66～0.98，P=0.03）。在对CREST患者亚组（89%的患者有胸内残留病灶）的单独二次分析中，2个或更少转移的患者有OS和PFS显著改善相关，肝和/或骨转移的存在是OS的负相关预后因素。这些分析表明，有胸内残留病灶的患者最有可能受益于巩固胸部放疗。尽管ES-SCLC在单纯化疗的情况下通常预后较差，但Jeremic等人证实，对有少量胸外转移灶的患者进行PCI和巩固性胸部放疗，可能带来同LS-SCLC差不多的生存结果。另有研究发现接受多学科治疗的患者的疾病复发主要发生在受照射的大脑和胸部之外。这些观察结果开启了新的假设，即胸外巩固性放疗可以控制少量的远处转移并可提高生存率。RTOG 0937是一项Ⅱ期临床试验，该试验将少量转移灶ES-SCLC的患者随机分为单独PCI组（25 Gy/10 f）和胸部转移灶放疗联合PCI组。在初始化疗后对胸部和转移部位采用30～45 Gy/10～15 f进行强化放疗。不幸的是该研究因超过了1年OS的无效分界，只招募了86名患者后结束。考虑到试验的若干注意事项没有完成累积，以及治疗组在年龄、一般情况和疾病负荷方面的不平衡；RTOG 0937仍证实，对疾病残留部位进行强化放疗可将胸内进展风险从83%降低到26%。在对比CREST研究中44%的胸内进展，该研究作者认为较高的辐射剂量（RTOG 0937为45 Gy/15 f的主要剂量，CREST为30 Gy/10 f）可以获得更好的局部控制率，这也导致了生存结果的改善。但另有回顾性研究表明，巩固性胸部放疗剂量>50 Gy与改善胸内局部控制率和OS相关。广泛期SCLC胸部放疗的推荐如下。对于转移数目和部位有限的广泛期SCLC，在接受4～6个周期化疗后，疗效评价为完全缓解或部分缓解的患者中给予胸部巩固放疗能提高总生存期，放疗剂量的选择可根据具体情况考虑，最佳剂量仍无一致共识，剂量选择可在30 Gy/10 f至60 Gy/30 f之间，或鼓励患者积极参与临床研究。胸部放疗靶区范围参考局限期SCLC相关研究结果。可仅照射化疗后残留原发病灶及采用累及野照射化疗前阳性淋巴结所在完整结区。对于多脏器多器官广泛转移的广泛期SCLC，其放疗目的主要为姑息减症。通过放射治疗解除阻塞或压迫，减轻肿瘤转移所致疼痛，提高患者生活质量。

6.3.8 脑预防放疗

脑预防放疗（PCI）是局限期小细胞肺癌治疗的重要组成部分。之所以要对小细胞肺癌患者行PCI，主要是基于SCLC患者脑转移发生率高，1年脑转移发生率为28%，2年脑转移发生率为58%，约3/4的患者会出现脑转移。血脑屏障阻止了化疗药物进入颅内，化疗药物对颅内微转移灶作用有限，而两项Meta分析结果表明预防性脑照射PCI被推荐为化疗有效患者的标准治疗。1999年Auperin A的Meta分析纳入了7项研究中共987例治疗后CR的SCLC患者，探索接受PCI或不接受PCI对生存的影响。结果显示：PCI组3年OS延长，P=0.01；3年生存率，PCI治疗组：对照组为20.7%：15.3%。

DFS也延长，P<0.001。PCI治疗组脑转移发生率下降，P<0.001。更大剂量照射（8 Gy，24～25 Gy；30 Gy，36～40 Gy）降低脑转移率，但不改善生存。2001年Meert AP的Meta分析，纳入了12项研究中共1547例SCLC患者，接受或不接受PCI。PCI前CR者有OS获益，HR=0.82，95% CI：0.71～0.96。脑转移发生率下降，总体HR=0.48，95% CI：0.39～0.60；PCI前CR者HR=0.49，95%CI：0.39～0.62。研究结论：PCI降低脑转移率且改善生存，但这些患者PCI前没有系统的神经影像学检查，且没有很好的评估毒性反应。这些研究结果奠定PCI在LS-SCLC治疗中的地位。指南推荐：PCI成为LS-SCLC标准治疗。PCI最佳时间没有定论，共识是不与全身治疗同时进行，以免增加毒性。中国临床肿瘤学会指南（CSCO）推荐：放化疗结束后3周左右开始，PCI之前行头颅增强MRI检查。PCI作为小细胞肺癌治疗的一部分长期以来被各大指南推荐。但是PCI在临床的应用也带来许多问题。比如对于I期SCLC术后的患者，PCI是否有价值；此外，较早的研究中，病人在PCI前未行颅脑MRI去排除已经脑转移的病人，因此有必要进一步研究MRI对既往研究结果的影响。因为有回顾性分析显示，对于初始治疗后行颅脑MRI确定无脑转移的患者中，PCI未降低脑转移率，2年BM：43.0 vs. 38.4%，P=0.865；PCI未带来生存获益，未降低脑转移率。而对于初诊即分期为广泛期的SCLC患者、老年患者等人群，PCI是否有必要做，为了解答这些问题，放疗界学者开展了许多研究。有研究分析了1691名可手术切除病人，315名病人接受PCI，所有接受PCI病人的生存获益且降低脑转移率。但是，完全切除的病理Ⅰ期SCLC患者，未能从PCI得到OS获益（HR=0.87；95% CI：0.34～2.24）。未接受PCI完全切除的病理Ⅰ期SCLC者5年脑转移发生率较低，为12%（95%CI：0.08～0.17）。另有报道，74例T（1-2）N0M0患者共76个病灶接受SBRT，17例（23%）接受PCI（25 Gy/10 f），PCI未带来OS及DFS获益，P=0.07，P=0.10。因此，目前对于Ⅰ期SCLC无论行手术治疗或SBRT治疗，均无证据支持行PCI。2017年有学者对老年SCLC患者行PCI的价值进行了研究。共658例LS-SCLC患者，接受根治性放化疗。364例（55.3%）接受PCI（25 Gy/10 f）。PCI降低脑转移率（HR=0.54；95%CI：0.39～0.76；P<0.001）。PCI降低死亡率（HR=0.73；95%C1：0.61～0.88；P=0.001）。肺部原发灶≥5 cm增加了脑转移率（HR=1.77；95%CI：1.222.55；P=0.002，但未增加死亡率，（HR=1.16；95%CI：0.96～1.40；P=0.114）。老年（≥70岁）伴原发灶<5 cm者，PCI带来生存获益的趋势，2年OS：62.5% vs. 35.8%，P=0.056，2年无脑转移生存（brain metastases-free survival，BMFS）：88.9% vs. 84.5%，P=0.148。老年（≥70岁）伴原发灶≥5 cm者，PCI未带来生存获益，2年OS：39.4% vs. 40.9%，P=0.739，2年BMFS：92.8% vs. 72.5%，P=0.122。研究结果提示老年LS-SCLC患者PCI无生存获益。关于PCI治疗的剂量，也有回顾性分析报道，739例化疗后SD及以上的SCLC患者，318例广泛期，421例局限期。59例接受PCI，25 Gy/10 f或30 Gy/15 f。结果显示25 Gy/10 f组OS获益更大（HR=0.61；95%CI：0.52～0.72；P<0.0001）；中位OS：14个月 vs. 9个月。25 Gy/10 f组生存期更长（HR=0.67，95%CI：0.49～0.94），P=0.0182。研究结论：对于PCI剂量分割方式，25 Gy/10 f好于30 Gy/15 f。综上所述，基

于目前的询证医学证据，中国小细胞肺癌放射治疗指南关于局限期小细胞肺癌行PCI的推荐如下。现有的许多研究已经证实了在局限期SCLC患者的放化疗之后，如果他们的疗效评估达到完全缓解和部分缓解的话，那么实施PCI有助于降低脑转移的发生概率，并且能够提升长期的存活概率。对于接受手术治疗的SCLC患者，术后病理分期在Ⅱ期以上者推荐行PCI，但术后分期为Ⅰ期的PCI作用尚有争议。我们建议采用25 Gy分10次2周的方式来完成放射治疗，更高强度的照射并没有显著增加收益。至于何时实施PCI，可以在胸部放疗和化疗结束之后的3至4周内进行，只要疗效评估达到了完全缓解或者部分缓解就可以。为防止严重神经不良反应，PCI应避免与化疗同步进行以及避免采用更高剂量的照射。对于Ⅰ期SCLC，如果未行手术治疗，采用放化疗治疗后是否需要进一步行PCI同样存在争议。一般而言，对术后病理分期为Ⅰ期SCLC可以不考虑PCI，但临床分期为Ⅰ期的放化疗患者可根据患者具体情况及治疗意愿来决定是否进行后续的PCI治疗。与NSCLC脑转移治疗类似，对于有条件的单位，行PCI时仍然推荐进行海马保护。广泛期SCLC中PCI的作用目前存在争议。欧洲的前瞻性随机对照研究显示对于化疗有效的广泛期SCLC患者行PCI，可以使1年脑转移率从40%降至15%，生存率从13%提高至27%，但该研究并未在给予PCI前给检查头颅MRI。日本的前瞻性研究在PCI前给予头颅MRI检查除外脑转移，结果显示PCI可以降低脑转移发生率，但没有带来长期生存获益。基于这些富有争议的研究结果，目前各大指南对于广泛期SCLC行PCI的治疗推荐已弱化，对于广泛期患者不需要常规性PCI治疗。建议对广泛期SCLC在化疗及胸部放疗后可密切随访，每3个月复查脑头颅MRI。对于那些初始治疗后一般情况好或无法做到密切随访的患者也可考虑给予PCI，剂量参考局限期SCLC的PCI剂量。SCLC因其生物学特点，脑转移发生概率极大，转移发生早。因此，一般SCLC患者出现脑转移推荐行全脑放疗，一般可予30 Gy分10次照射或40 Gy分20次照射，对应的2周或4周完成。对于脑转移灶个数较少的患者，可以在WBRT的基础上通过SRS或同步加量技术给予转移灶更高剂量，可进一步改善预后。对首次脑放疗的SCLC患者目前不推荐常规行伽马刀治疗或SRS治疗，这一点与NSCLC有不同。但对接受WBRT治疗后再次发生脑转移的患者，可以考虑选择行立体定向放疗。SCLC放疗的危及器官限量可参考非小细胞肺癌执行。

6.3.9 老年SCLC

SCLC的发病率随年龄增长而增加。尽管诊断时的中位年龄大于70岁，但临床试验中老年患者的代表性不足。虽然高龄对治疗的耐受性有不利影响，但与年龄相比，患者的功能状态更有助于指导临床决策。能够进行日常生活活动的老年患者，如有指征应接受全身治疗和RT联合治疗。来自CONVERT试验数据的亚组分析表明，老年局限期SCLC患者同步放化疗的中位生存期与年轻患者相当（29个月 vs. 30个月；P = 0.38）。然而，骨髓抑制、乏力和脏器储备较低在老年患者中更常见；因此，在治疗期间必须仔细观察，以避免过度风险。建议更多地关注老年患者的需求和支持治疗，以提供最佳护理。总之，与和分期匹配的年轻患者相比，老年患者的预后相似。随机试验表明，在体力状况良好（PS评分为0～2分）的老年患者中，低强度单药化疗（如单药依托泊苷）不如联合化疗（如铂类药物+依托泊苷）。此外，对于老年患者中卡铂、顺铂化疗的使用，也应谨慎评估，因铂类药物对肾功影响均较大。高龄患者应慎用PCI。老年患者（≥60岁）接受PCI后认知功能下降的风险增加；因此，需要与老年患者详细讨论PCI与密切监测的风险和获益。荷兰一项对超过5000例患者的分析显示，与年轻患者相比，接受PCI治疗的老年患者无论分期如何，中位生存期均降低。

6.3.10 复发、转移SCLC

尽管SCLC对初始治疗非常敏感，但大多数患者因为耐药出现疾病复发。大多数指南建议在治疗后的前2年内，每2～3个月进行复诊。由于复发风险降低，随后几年的监测频率也降低。如果发生新的肺结节，应及时评价是否为新的原发性肺癌，因为在SCLC治愈的患者中经常发生第二原发性肿瘤。脑转移监测非常重要，可以在潜在的神经系统症状体征出现的早期得到诊断及治疗。建议所有患者每3～4个月进行一次脑部MRI检查，2年后可改为每6个月进行一次，不考虑是否进行了预防性脑放疗。MRI在识别脑转移瘤方面比CT更敏感，优于CT，有条件且没有使用造影剂禁忌的患者，建议行头颅MRI增强扫描。临床实践发现，对于体积较小的转移灶，仅行头颅MRI平扫检查漏诊率较高。常规随访不推荐PET-CT。建议对所有SCLC患者宣教戒烟，因为戒烟与SCLC的发病关系密切。

对于复发或原发性疾病进展的患者，通常局部治疗的价值及意义已不大，全身治疗是重要的治疗方式，包括免疫治疗、后线方案化疗、靶向治疗等。放疗的应用主要用于对转移灶的局部控制，姑息减症，可接受后续全身治疗。这些患者接受原方案治疗时中位生存期仅为4～5个月。一些新的方案与更长的生存期相关，许多患者接受后续全身治疗出现了显著缓解，尽管缓解的可能性高度依赖于从初始治疗至复发的时间。如果间隔≤6个月（难治或耐药复发），则对大多数药物或方案的反应较差（≤10%）。如果间隔超过6个月（敏感复发），预期缓解率大约为25%。需要注意的是，欧洲肿瘤内科学会指南定义敏感性SCLC使用≥3个月的临界值，对耐药性SCLC使用<3个月的临界值。对于接受后续全身治疗的患者，应在每2～3个周期后使用胸部/腹部/盆腔增强CT进行疗效评价。

6.4 放射性肺损伤

放射性肺损伤在临床上有两种表现形式，放射性肺炎（radiation pneumonitis，RP），常发生在早期；放射性肺纤维化（radiation-induced lung fibrosis，RILF），通常出现时间更晚，是晚期表现。我们常说的放射性肺炎（RP）是放射性肺损伤的一种早期表现，是肺组织接受电离辐射后出现的由炎症因子介导的急性自身免疫样反应。放射性肺炎大部分发生于放疗后半年内，更多见于放疗后1～3个月内，化疗后放疗的患者，可能发生在放疗中。因此，凡接受胸部肿瘤放疗的患者（肺癌、食管癌、胸膜间皮瘤、乳腺癌等），均可能出现放射性肺炎。有报道显示RP在胸部肿瘤放疗中发生率可达15%～35%。肺癌治疗中放射性肺炎发生率最高（5%～25%），乳腺癌（1%～5%）和原发于纵隔的淋巴瘤（5%～10%）进行放疗也可能引发放射性肺炎。临床表现为轻症的患者，通常没有明显不适，炎症可随时间自行吸收。重症者，行肺部CT检查可见肺部广泛的纤维化，引起呼吸困难甚至呼吸衰竭。

6.4.1 发生机制

放射性肺损伤的发生机制比较复杂，与多个因素相关。一般认为有以下几个方面。

有研究发现遗传异质性单核苷酸多态性与放射性肺炎的发生有关，例如如果是TGF-β1（rs1982073）的CT/CC基因型的患者，则发生放射性肺炎的可能性较低，其可以作为预测指标。基因组水平上单个核苷酸变异引起的DNA序列的多态性是比较多见的遗传变异类型，它被称为遗传异质性单核苷酸多态性。基因突变导致的疾病也会引起对辐射敏感性的增加。例如，NBS1基因突变引发的Nijmegen断裂综合征（nijmegen breakage syndrome，NBS）与ATM基因突变引发的共济失调毛细血管扩张征（ataxia-telangiectasia，AT）等。拥有这些病症的患者，即使接受照射的剂量较小，也可能引起严重的放射性肺损伤。

氧化应激方面。电离辐射（ionizing radiation， IR）照射肺组织后，会引发水分子离子化反应，形成大量的活性氧（reactive oxygen species，ROS），ROS的出现会对DNA、蛋白质和脂质膜造成损害。这一过程被称作氧化应激。如果体积内的对抗体系，也就是抗氧化体系（谷胱甘肽过氧化物酶、过氧化氢酶、超氧化物歧化酶等）无法抵抗这种伤害时，就会出现氧化应激损伤。值得注意的是，因为机体通过其他途径可持续产生ROS，所以氧化应激的过程并不是短暂的，即便在放疗结束后数月仍然存在。众所周知，缺氧的环境会阻碍线粒体氧化呼吸链功能，而电离辐射会增加机体氧消耗量，从而产生更多的ROS。除此之外，当巨噬细胞被激活后，也会产生更多的ROS，对肺组织造成持续性伤害。

细胞损伤方面。基础研究（动物水平）和临床研究都发现，多种受损细胞相互作用且受到不同细胞因子调控引发的病理生理反应，就是放射性肺损伤发生的原因。血管内皮细胞和肺泡上皮细胞组成的肺泡毛细血管屏障对辐射普遍易感，当其遭受辐射损伤时，成纤维细胞就会逐步转化为肌肉纤维细胞，肺泡腔内也会出现验证细胞和血液渗出物。在辐照后的最初时期，血液内的微循环壁膜开始呈现渗透性的增强及炎症反应物的上升情况。随着暴露时间的延长及辐射强度的增加，则会导致静脉管腔层面的破坏甚至剥离的现象产生，同时也会伴生有红细胞黏连的情况存在，从而引发纤细化过程的发展。放射性肺纤维化的形成过程中，巨噬细胞扮演了重要的角色。巨噬细胞是对抗外来伤害的第一道关卡，在最初的炎症时期，M1巨噬细胞的增加有助于促进炎症的进展并清除病原微生物。而随着病情的迁延，M2巨噬细胞的增加能够促进肺组织纤维化并抑制炎症反应并，这就是肺纤维化的阶段。根据不同的解剖部位，巨噬细胞可区分为肺间质巨噬细胞（interstitial macrophages， IMs）和肺泡巨噬细胞（alveolar macrophages，AMs）。已有文献指出，一次大剂量的胸部辐射导致的肺内巨噬细胞减少主要影响的是AMs，而非IMs。IMs通常位于肺泡隔、支气管附近以及血管周围，并在此区域参与了免疫保护。相比之下，它们的吞噬能力、对补体分子的吸引力以及产生的ROS水平都显著超过AMs。一项研究表明，经过IR后的IMs能更多地表达Arg1，这意味着他们呈现出了更为明显的M2特征。

放射性肺炎的病理过程包括急性放射性炎症反应和慢性的纤维化损伤。其中，急性炎症反应往往出现在放射治疗之后的1至2个月或6个月内。这种疾病的主要症状包括肺部的微血管、小动脉出现充血、扩大和堵塞，血管渗透性增强，肺泡细胞膨胀，Ⅱ型肺泡细胞和肺泡巨噬细胞增多，淋巴管道扩展且肺泡内形成了透明膜。此外，肺泡表面存在着淋巴细胞的浸润，这些情况可能自然消失或者引发结缔组织增生和纤维化的发生。在这个慢性的纤维化病程中，肺组织的转变包括了普遍的肺泡纤维化、肺泡隔膜加厚、肺泡体积减小、血管内层增厚并呈现出玻璃样的形态及硬化现象，这会导致气体的交换能力下降并且引起肺动脉压上升；如果出现肺部的感染情况，会加速辐射引起的肺纤维化的进程，这也是造成死亡的主要原因之一。

6.4.2 病理生理

放疗剂量、照射面积、放疗技术这些因素均与放射性肺炎的出现相关，可造成不同程度的肺损伤。在临床常应用的剂量分割方式中，25 Gy/5 w属于低剂量照射，基本没有安全隐患。20～40 Gy/6 w的治疗疗程通常也不会引起严重的毒副反应，而如果治疗剂量超过60 Gy，则肺部出现放射性损伤的概率大大增加。很好理解的是，放疗照射剂量越大，发生放射性肺损伤的风险就越高，损伤程度越严重。除了治疗因素外，宿主个体如果合并有一些肺部基础疾病（肺气肿、肺间质性疾病、肺炎、慢性支气管炎），也会增加对射线的易感性，即更容易造成放射性损伤。再程放疗或者多程放疗的患者更容易出现放射性肺损伤。从瘤种的角度来看，胸部肿瘤（肺癌、乳腺癌、食管癌等），以及位于胸廓入口以上锁区位置的甲状腺癌、咽喉癌，因为肿瘤的位置原因，容易出现放射性损伤。高龄老人通常肺功能欠佳，也更容易出现放射性肺损伤。化疗药物里的博来霉素有着众所周知的肺部毒性。辐射引起肺组织损害，主要是作用于肺泡Ⅱ型上皮细胞和血管内皮细胞。如果单次的辐射剂量过高，比如达到14 Gy，则几个小时甚至几分钟后，就能观察到Ⅱ型肺泡上皮细胞立即受损的现象。在接受辐射之后的5天内，可以看到血管内皮细胞的死亡导致基底膜的分离和破裂，进而引发血管腔内的碎片和血栓阻塞。在接下来的3到6个月的时间里，肺泡壁会变得坚硬，血管内皮细胞的损害程度加深且数量逐渐减少，最终产生纤维化现象。经过6个月的辐射之后，最为显著的变化就是肺泡间隔中的弹性纤维生成、胶原蛋白沉淀并且持续增加，这被称为“肺纤维化”。另外，身体免疫系统的参与所导致的淋巴细胞肺泡炎症或者细胞因子的释放也在肺部的伤害过程中发挥了一些影响，而一些研究者已经证明了MAP激酶信号通路对辐射诱发的肺部损伤具有关键性的影响力。

放射性肺炎的病理特点是，在急性期阶段，病理上的表现为肺泡与间质渗出，到了进展期阶段主要表现为弥漫性肺泡损伤（肺炎）；进展期阶段，肺泡Ⅱ型细胞和巨噬细胞、蛋白等充满整个肺泡腔，肺泡间隔出现炎症和水肿，出现大面积的毛细血管损伤，在呼吸性支气管和肺泡管内形成透明膜，开始出现胶原纤维的沉积、增生，肺结构明显扭曲。放射性肺炎通常就是指急性期和进展期这两个时期。放射性纤维化属于晚期表现。

6.4.3 临床表现

只要行胸部放射治疗的患者都可能出现放射性肺损伤，但其症状表现差异较大。许多患者完全无任何不适症状，仅有轻微刺激性咳嗽。放疗结束后的2～3个月是重点观察的时期，少数人症状会出现的更晚，在6个月以后。胸痛、心悸、气短、咳嗽都是放射性肺炎常见的临床症状，不发热或伴有低热。放射性肋骨骨折会引起局部疼痛，而放射性食管炎可能导致吞咽困难。肺纤维化的加重会导致呼吸困难，容易感染导致症状恶化并出现发绀。放射性肺炎和肺纤维化会导致肺功能下降，进而出现低氧血症等症状。急性放射性肺损伤一般在治疗后的1～3个月内发生，而慢性放射性肺损伤则在治疗后的3～6个月内出现。这两种情况可能有因果关系，也可能相互独立。急性肺损伤的症状表现多样，常见为放射性肺炎。患者可能会出现刺激性干咳，症状持续时间长短不一，有些人会伴随感染出现痰多、胸闷、气急等症状，也有部分患者可能没有明显的呼吸道症状，但在影像学检查中可发现肺部炎症，这种情况与临床症状不符也是该病的特征之一。除此之外，还可能出现胸膜反应、渗出性胸膜炎、肺部广泛炎症等症状。急性期症状通常会在2～3个月内消退，但患者容易再次发生呼吸道感染，长期的感染会导致肺部病变持续加重，发展为慢性肺纤维化、慢性肺心病、呼吸衰竭等，进而形成慢性肺损伤。放射性肺炎的典型三联征是劳累时呼吸困难、干咳，以及低氧血症。症状性放射性肺炎的发生率估计在15%～40%，致死性的不足2%。

6.4.4 检验检查

放射性肺炎患者的实验室检查表现与常规的细胞感染不同。通常血常规检查中，白细胞的总数并不升高，中性粒细胞比例轻度升高。放射性肺炎在X线平片上典型表现是病变可跨肺叶分布、密度大于普通感染病灶、边缘整齐、呈“刀切征”、可见病变内支气管以扩张、邻近胸膜及纵隔器官有牵拉等。最重要的是表现为与放射野方向吻合的条片状实变阴影。乳腺癌的放疗，主要照射胸壁和锁骨区域，因此第1至第2肋间容易出现肺炎。而肺癌患者放疗后，肺炎出现的位置通常位于原发肿瘤所在部位。食管癌和纵隔淋巴瘤作为纵隔肿瘤，由于射野方向的原因，在脊柱两侧容易检查出放射性肺炎。胸部CT对于放射性肺炎的诊断更为精准。仍然是表现为放射野方向吻合的片状密度增高影，分布规律与肺叶、肺段的解剖划分无关。胸部CT按照发病的时间顺序，可以把放射性肺炎细分为四个类型。第一种最常见的就是“磨玻璃型”，这种类型通常出现在放疗结束后的4到4.5周之内，并在辐射区域内呈现一片片的均匀且模糊不清的云雾状阴影，这些病灶可能会合并多个梅花形状的变化，并且它们与正常的肺组织的边界较为清晰，内部可以看到一些小的空气泡，而外部胸膜并没有明显的变化。第二种类型的“补丁实变型”则罕见，它一般发生在放疗之后的25天至1.3年内，可以在超过辐射区域的地方看到高密度的实质性的阴影，它的形状类似补丁，有些地方的边缘像星星一样，而且周围的胸膜也有被拉扯的感觉。在实质性的阴影中，我们很难发现任何气体影，而在实质性阴影的外围却能观察到磨玻璃样的改变，可以跨越肺段分布。第三种类型的“含气不全型”主要发生在放疗之后的11周至8年期间。在这个阶段，我们会看见位于肺部的长条形的非典型的三角形阴影，它们的边缘非常整洁，里面会显示出支气管充满空气的现象、血管支气管束和小叶间隙的加厚现象，还有围绕着这个阴影的一些长的线条样的东西，随着时间的推移，这些线条有可能造成肺部的容量减少。最后一种类型的“浓密的纤维化型”大约是放疗结束后的5.8周至8年期间。从CT图像来看，这是一种局部的硬化性肺炎或者纤维化的情况，经常会在辐射区域和正常的肺部之间产生一条明确的“刀割式”的分界线，使得肺部的体积继续减小，里面的支气管也会扩大，周围会有更多的纤维化线条，小叶间的距离也在增加，与此同时还会伴随着一侧胸膜的加厚以及支气管、肺门和纵膈部位的移动变形，最终形成疤痕一样的改变。

6.4.5 诊断

发病时间通常是放射治疗开始后半年内且合并有明确的肺部放疗病史。气短、发热、咳嗽等症状及胸部听诊呼吸音异常的体征一般在为放疗后新出现（疗前没有），或者比疗前明显加重。或者经过放疗减轻或消失后，又重新出现或加重。在诊断放射性肺损伤时，本质上是一种排他性诊断。慢性阻塞性肺病急性加重、心源性疾病、肺栓塞、药物性肺炎、肺部感染、肿瘤进展等因素需一一排除。影像学表现不是唯一的诊断依据，必须结合临床病史综合判断。当鉴别诊断困难时，可以提交多学科讨论，由呼吸科、放射科、放疗科医师多学科会诊帮助明确诊断。当肿瘤本身病情进展压迫气管或肺内出现多发转移、癌性淋巴管炎等时也可以引起气短、咳嗽等症状，要注意鉴别。需要做胸部增强CT检查，有条件的可以做PET-CT检查帮助鉴别。辐射会对免疫系统产生抑制作用，肺癌患者常合并有肺部基础疾病，因此更容易出现肺部感染，要注意肺部感染与放射性肺炎的鉴别。病原学检查如痰培养可以寻找致病菌，如能找到致病菌，针对性的抗感染治疗能缓解症状，但也不能排除合并有放射性肺炎的可能。

真菌感染方面，肺孢子菌肺炎是由耶氏肺孢子菌引起，临床表现与放射性肺炎也极为相似。肺部听诊无阳性体征或可闻及散在干湿性啰音。肺孢子菌肺炎在胸部CT上表现为粟粒影、斑片、弥漫玻璃影、间质纤维化；X线平片检查上表现为双肺透亮度降低或以肺门为中心分布的弥漫性玻璃影。通过痰液检查、支气管肺泡灌洗或肺活检组织发现肺孢子菌的包囊或滋养体，是诊断感染的确切手段。此外，肿瘤患者普遍呈高龄状态，容易出现血栓。肺栓塞患者也有气短、咳嗽等症状，但通常病情发展迅速，查D二聚体指标明显升高，肺动脉造影CT检查可以发现血栓，抗凝治疗有效，相对容易鉴别。

药物相关性肺炎方面，使用博来霉素、吉西他滨等细胞毒类药物联合治疗可能导致药物相关性肺炎，应注意与RP鉴别。同时，使用EGFR-TKI等小分子靶向药物或免疫检查点抑制剂药物治疗时，可能引发间质型肺炎的现象也被观察到。这种情况影像学检查显示为肺部的间质性改变，这可能会误导我们认为是RP。

目前，在肺癌诊疗中，最容易和放射性肺炎相混淆是免疫相关性肺炎，两者在临床上鉴别有一定困难。随着免疫治疗在肺癌综合治疗中的广泛应用，通过影像学的各种检查诊断出的免疫相关性肺炎越来越多。有数据显示，免疫治疗后，相关肺炎发生率可达19%。在治疗上，糖皮质激素是免疫相关性肺炎的主要治疗方式。放疗会引起放射性肺炎，如果同时应用了免疫治疗，则需要注意鉴别免疫治疗相关肺炎和放射性肺炎。事实上，最重要的一个鉴别点就是，放射性肺炎的分布与照射野往往具有高度吻合，在两肺内并非均匀分布。而免疫相关性肺炎的病灶分布不具规律，可呈现为肺野内弥漫性分布。

6.4.6 分级

美国肿瘤放射治疗协作组（RTOG）制定的急性放射性肺炎的分级标准是临床上常用的分级标准，放射性肺炎的等级从Ⅰ到Ⅳ级。Ⅰ级通常表现为轻度症状，不需要医疗干预。Ⅳ级代表致命/危及生命的毒性。Ⅱ级和Ⅲ级毒性的定义存在一定的异质性。Ⅱ级通常表示需要一些医疗干预（例如类固醇），对于达到Ⅲ级的患者，氧疗是必须的。放射性肺炎的临床分级标准，目前没有统一。美国国家癌症研究所根据临床表现、影像学表现、所需治疗方式和医疗支持类型，制定的常见不良反应事件评价标准（common terminology criteria for adverse events，CTCAE 5.0）对肺炎按严重程度进行了分级，可供参考。Ⅰ级：无任何症状，临床检查时偶然发现，无需治疗，发生率为20%～24%。Ⅰ级：有临床症状，影响工具性日常生活活动，需要接受治疗，影像学表现为广泛的磨玻璃样改变且超出了射野区域，无或有较小的局灶性实变迹象，肺实质受累面积为25%～50%，发生率为18%～22%。Ⅲ级：有严重症状，影响了个人日常生活活动，需要氧疗；影像学上表现为有明显的局灶性实变迹象，伴或不伴有肺纤维化证据，肺实质受累面积超过50%，发生率为7%～16%。Ⅳ级：出现了危及生命的呼吸障碍，需要行气管切开或插管等紧急处理，影像学表现为大面积肺组织实变、肺不张、牵拉性支气管扩张伴明显肺容量减少，发生率为2%～4%。

6.4.7 治疗

激素治疗应遵循早期、充分、个体化的原则。1级RP患者，通常无需治疗，定期观察复诊即可。对于症状明显的2级RP级患者，建议口服建议口服泼尼松治疗，剂量为0.5～1.0 mg/（kg·d）。治疗2～4周后病情稳定好转，可逐步减量（5～10）mg/2 w，减量期为4～12周。根据患者具体情况调整泼尼松剂量和减量速度，若减量过程中出现病情反复，需重新调整激素用量和减量方案。对于≥3级RP患者，推荐使用地塞米松或甲基泼尼松龙静脉注射，症状好转后逐渐减量。减量应个体化，建议每3天减少原剂量的1/3～1/4，直至最小剂量。若病情稳定至<2级，则可改口服泼尼松并逐渐减量；若仍为3～4级，则需适当增加激素用量。糖皮质激素在用于治疗RP时有一些要注意的地方，如糖皮质激素会造成胃粘膜损伤，质子泵抑制剂可起到保护作用。通过补充维生素和钙剂可以降低骨质疏松的风险。放射性肺炎常合并有肺部细菌感染，可在使用激素基础上联合抗感染治疗，积极行痰培养检查寻找病原菌，检查排外真菌感染。免疫抑制剂方面，在单一病例报道中，硫唑嘌呤和环孢素均可有效治疗放射性肺炎的症状；对于不能耐受糖皮质激素或有糖皮质激素难治性疾病的患者，可考虑应用这些药物。除了应用糖皮质激素和抗生素治疗RP之外，对症治疗也很重要，如吸氧、雾化、止咳、化痰、平喘等常规呼吸疾病治疗方式的运用。

6.4.8 预防

放射性肺炎的发生基本上是不可逆性的，因此预防比治疗更重要且更有效。主要预防措施如下：①放疗前了解患者是否有COPD、间质性肺炎、既往治疗情况等；②对于高龄、肺功能差、病变位于下肺且范围广的患者，尽量不要同步放化疗；③靶区审核严格限制V5、V20、V30等放疗剂量学指标，特别是患侧肺体积的V5、V20；④根据放疗目的及靶区大小选择最佳放疗剂量，降低放射性肺炎的发生率；⑤靶区体积精确，必要时放疗缩小野等；⑥注意放疗中和放疗后的肺功能锻炼，吸烟患者戒烟，避免粉尘、油烟、二手烟等接触；⑦早发现、早诊断、早治疗等。

6.5 放射性心脏损伤

由胸部放疗引起的心脏损害即为放疗相关心脏毒性。胸部放疗主要应用于乳腺癌、肺癌、食管癌和淋巴瘤等疾病，在放射线作用于肿瘤组织的同时，不可避免地会损伤周围正常组织。其中对心脏引起的损伤包括心肌、心包、心脏瓣膜、心内膜、心外膜和心脏传导系统等部位的损害，可出现心肌病、心包炎、瓣膜病、冠心病和心力衰竭等疾病，统称为放射性心脏病（radiation-induced heart disease， RIHD）。

在临床中，RIHD的发生主要分为两种：急性RIHD和慢性RIHD。急性放射性心脏病一般在放射治疗开始后的几分钟至几小时内发生，病变主要表现为急性炎症反应。患者的炎症细胞主要为中性粒细胞，并主要分布在受到直接照射的心脏部位。这些细胞会引发免疫细胞的集聚，加剧炎症反应。慢性放射性心脏病则主要与氧化应激反应和自由基的生成有关。研究发现，炎症细胞的浸润在氧化应激反应和心脏异常结构变化中起重要作用。一些患者可能出现心肌纤维化或心肌肥大，影响心脏功能和血液供应。放射治疗可能对心脏内的各个组织造成损伤，患者的临床症状、治疗和预后将取决于受累组织的具体类型。对医师而言，应特别关注在放射生物学的研究中，心脏被视为并联器官，若一小块心肌受损，可能不会有明显的症状出现于病人身上；然而，如其为冠状动脉或者心脏传导系统的关键一部分受创，则此种伤害可能会导致严重的后果。现阶段，我们通常会根据临床情况将RIHD划分为五类：心包病变，心肌炎症与心肌疾病，瓣膜疾病，冠状动脉相关的问题，以及心脏传导障碍等。而在这几种类别当中，以心包病变最为普遍。

RIHD的诊断相对困难，主要是采用排他性诊断。在进行RIHD的诊断之前，需要排外其他一些疾病比如高血压心脏病。RIHD的有一个特点是心脏外膜和心包之间液体增加，这一点可以用来鉴别。目前，常用的检查方法有以下几种：①实验室检查方面，如肌红蛋白、肌钙蛋白、肌缺血标志物等；②常规心电图检查；③超声心电图检查。

RIHD发生的原因常见的有以下几点：①患者自身有心脏基础疾病，肿瘤位置靠近心包导致心包受照射剂量偏高；②许多化疗药物也有心脏毒性，放化疗联合增加毒副反应。

放射性心脏损伤的预防。虽然癌症患者接受胸部放疗后病灶可得到有效控制，但随着治疗时间和生存期的延长，幸存者面临心脏并发症的风险，生活质量受到影响，因此在目前肿瘤治疗疗效日益提升的情况下，如何防治放疗相关心脏毒性成为焦点问题。由于目前临床上并无有效预防或干预RIHD发展的药物，也缺乏敏感和特异的生物学指标及亚临床损伤检测手段，并且接受胸部放疗本身就是高危因素，因此2023年指南建议对拟接受胸部放疗的患者进行一级预防，以降低发生RIHD的风险。一级预防亦称为病因预防，是在心脏毒性尚未发生时针对致病因素或高危因素采取预防措施，降低有害因素暴露的水平，预防或推迟心脏毒性的发生。由于放疗主要包括模拟定位、勾画靶区、制定放疗计划和实施放疗4个主要步骤，2023年指南推荐RIHD的一级预防措施主要针对以上4个步骤进行优化。第一个步骤，优化模拟定位：采用深吸气屏气或呼吸门控技术有助于减少胸部放疗患者的心脏辐射剂量。第二个步骤，优化心脏勾画：由于胸部放疗时可能损伤心血管和肺部等重要器官，所以尤其需要注意这些危及器官的勾画。美国肿瘤放射治疗协作组织（Radiation Therapy Oncology Group，RTOG）建议心脏的勾画范围如下：心脏的轮廓与心包一致，上界从肺动脉穿过中线的下界水平层面开始，向下延伸至心尖。但是对于勾画危及器官心脏时是勾画全心还是部分心脏结构目前尚无定论，临床工作中多为全心勾画。近年来的研究显示，受胸部放疗影响最大的动脉是LAD和右冠状动脉。第三个步骤，优化放疗计划：心脏是重要的危及器官，在制定胸部放疗计划时需要慎重评估心脏限量，以降低心脏毒性。第四个步骤，优化放疗技术：放疗技术的发展也有利于降低放疗相关心脏毒性的风险。近年来三维适形外照射放疗（three-dimensional conformal external beam radiation therapy，3D-CRT）、调强放疗（intensity-modulated radiation therapy，IMRT）、调强质子治疗（intensity modulated proton therapy，IMPT）等技术蓬勃发展，在提高肿瘤局部控制率的同时降低周围正常组织的剂量，减少放疗后不良反应。先进的放疗技术也是降低放射心脏损伤的有力措施。

6.6 典型病例

6.6.1 早期非小细胞肺癌SBRT病例

患者男，70岁。胸部CT：右肺上叶尖后段占位。活检：中低分化腺癌。诊断分期为肺癌（右，腺癌，cT3N0M0，ⅡB期）。肺功能：肺通气功能正常，存在小气道功能障碍，残气/肺总比增高，肺弥散功能轻度减退。患者就诊于兰州大学第一医院，拒绝行手术治疗，按早期非小细胞肺癌诊疗规范，建议行SBRT治疗。进一步完善行PET-CT检查，纵隔内及胸外未见确切转移证据。

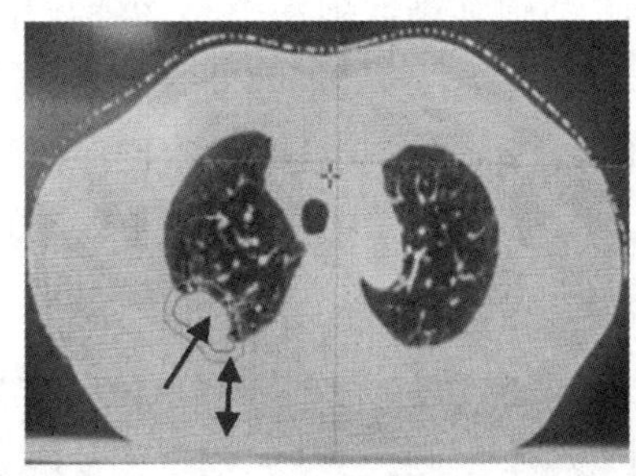

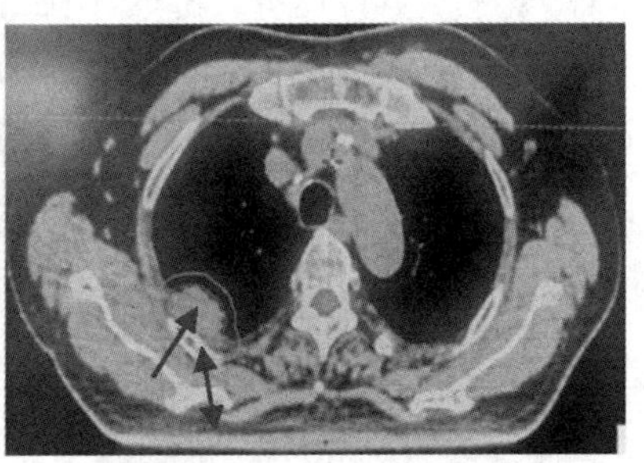

注：IGTV(单箭头所示)，PTV(双箭头所示)

图6-1 靶区勾画示意图（肺窗）　图6-2 靶区勾画示意图（纵隔窗）

采用体网固定，4DCT扫描定位，扫描层厚2.5 mm。按RTOG建议，勾画皮肤、肺、气管、食管、臂丛、心脏大血管、脊髓、近段支气管树、肋骨等危及器官。在MIP图像（最大投影面积）上勾画Ⅰ-GTV（肺原发肿瘤），外放5 mm形成PTV，如图6-1（肺窗）和图6-2（纵隔窗）所示。按照SBRT相关规范，生物效应剂量BED≥100 Gy，且需在2周内完成。我科给予剂量分割方式为，PTV：5600 cGy/7 f，800 cGy/f。在Average图像（平均投影面积）上进行计划设计。采用VMAT（volumetric modulated arc radiotherapy，VMAT，容积旋转调强放疗）技术进行计划设计，剂量分布如图6-3所示。计划评估：参考SBRT中国专家共识，按RTOG临床试验，SBRT剂量限制进行计划评估。

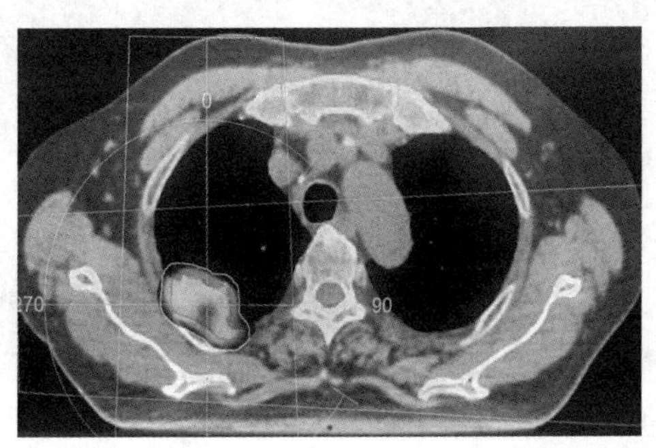

图6-3 处方剂量100%（5600 cGy）剂量分布情况

6.6.2 局部晚期非小细胞肺癌放疗病例

患者男，65岁。胸部增强CT：左肺上叶肺门旁不规则团块影，增强扫描呈不均匀强化，左肺动脉干受侵，左上肺静脉受侵，左肺上叶支气管阻塞，以远局部肺不张。考虑左肺恶性肿瘤。支气管镜活检：鳞状细胞癌。诊断分期为肺癌（左，鳞癌，cT4N2M0，ⅢB期）。已行6周期TC方案（白蛋白紫杉醇+卡铂）化疗。按局部晚期非小细胞肺癌诊疗规范，现拟行根治性放疗。体网固定，大孔径CT扫描定位，扫描层厚2.5 mm。靶区设计：勾画GTV左肺门肿物，GTVnd纵隔肿大淋巴结；CTV包括：GTV外扩0.6 cm，GTVnd外扩0.5 cm，隆突，纵隔肿大淋巴结所在淋巴结结区，左侧支气管管腔。PTV：CTV外扩0.5 cm。靶区勾画情况如图6-4及图6-5所示。处方剂量PTV：6000 cGy/30 f，200 cGy/f。按照中国非小细胞肺癌放射治疗指南建议给予处方剂量限制。针对本例患者，要求至少95% PTV满足靶区剂量6000 cGy，双肺V20 Gy<25%、V5 Gy<45%，脊髓Dmax<45 Gy，食管Dmean≤34 Gy、V60 Gy≤17%，心脏Dmean≤20 Gy、V50 Gy≤25%。评估肺、脊髓、食管等危及器官照射剂量均在可接受范围内，批准计划，开始实施治疗。IMRT技术进行计划设计，剂量分布如图6-6所示。

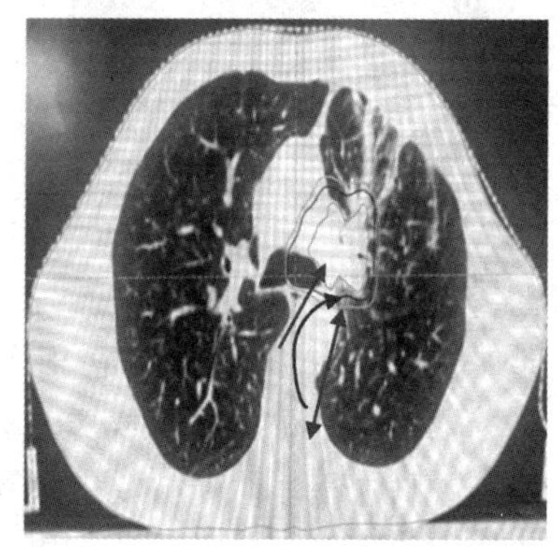

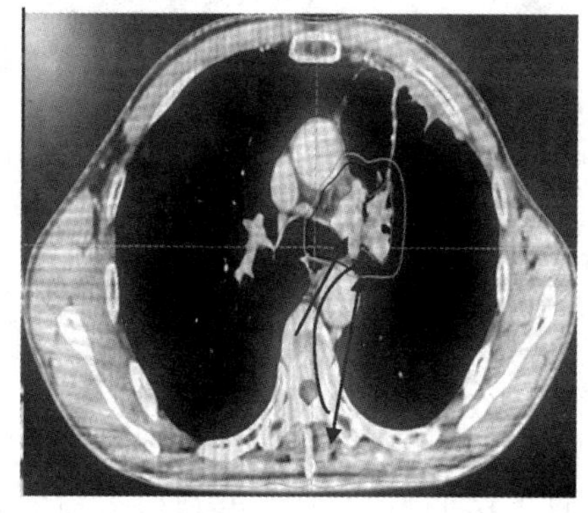

注：GTV（单箭头所示），CTV（曲线箭头所示），PTV（双箭头所示）

图6-4 靶区勾画示意图（肺窗）　　图6-5 靶区勾画示意图（纵隔窗）

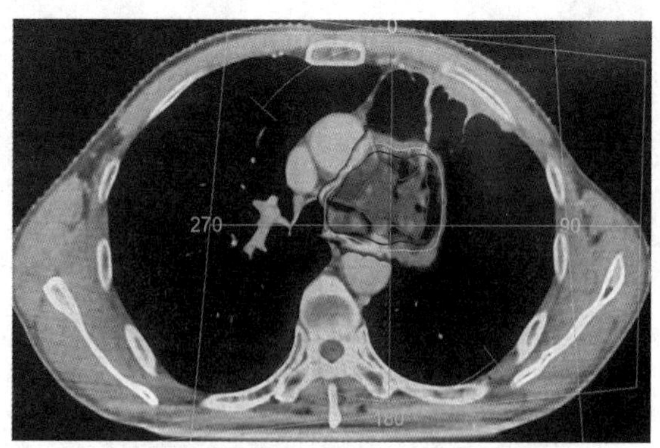

图6-6 95%处方剂量（5700 cGy）剂量分布情况

6.6.3 非小细胞肺癌脑转移放疗病例

患者男，54岁。肺癌相关标志物：NSE为20.40 ng/mL，CYFRA21-1为5.62 ng/mL，SCC为11.50 ng/mL。胸部增强CT扫描：右肺上叶前段异常强化影并胸壁受侵，考虑恶性肿瘤，建议穿刺活检；双肺多发实性、磨玻璃结节及钙化右肺上叶、左肺下叶多发索条；双侧胸膜增厚。颈部、锁骨上淋巴结B超：双侧颈部、腋窝未见异常肿大淋巴结。心脏彩超：左房内径增大，请结合临床；左室收缩功能正常，左室及右室舒张功能减低；彩色血流为二、三尖瓣返流（轻度）。腹部增强CT扫描：肝S3、8动脉期一过性结节状强化，多考虑血管瘤；双肾多发小囊肿；胆囊体部局部狭窄并胆囊壁增厚，请结合超声或MR检查。ECT全身骨显像：全身骨骼未见明显异常；定期复查。MR头颅直接增强：右侧枕叶类圆形异常强化灶，结合病史考虑转移；筛窦及蝶窦炎症。穿刺组织活检检查与诊断（肺）：分化差的高级别恶性肿瘤，形态学及免疫组化结果提示部分细胞伴鳞样分化，部分癌组织无明确分化方向，考虑大细胞癌伴鳞样分化，不除外恶性间皮瘤，活检组织局限，不能代表病变全貌，请结合临床。诊断分期为肺癌（右，大细胞癌伴鳞样分化，cT3N2M1b，IVA期）。患者分期为Ⅳ期，治疗原则以全身治疗为主，已完成多周期化疗+免疫治疗，疗效评价为胸部病情稳定。因患者仅为胸外、颅内寡病灶转移，多学科讨论意见，建议积极给予颅内转移灶局部治疗。按目前非小细胞肺癌脑转移诊疗规范，对于数目较少的脑转移患者，优先选择行立体定向体部放射治疗。针对本例患者，拟行脑转移灶SRT治疗。头框面罩固定，行大孔径CT扫描定位，扫描层厚1.25 mm。行头颅MRI平扫+增强薄层扫描，层厚1 mm。靶区设计：将头颅MRI及定位CT图像融合，实现对脑转病灶的精确勾画。GTV：右枕叶脑转移灶；PTV：GTV外扩3 mm。剂量分割方式为，PTV：2700 cGy/3 f，900

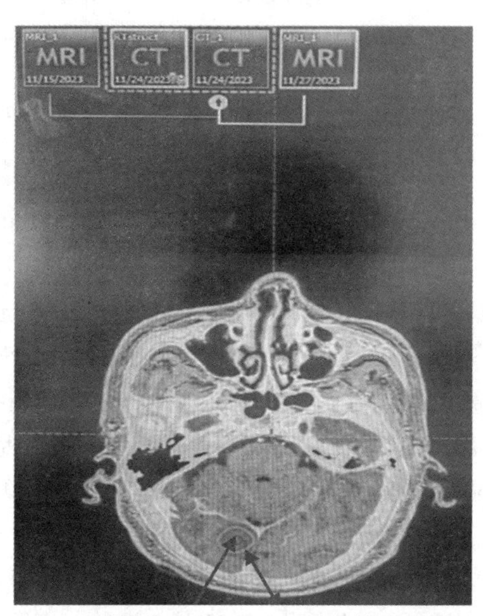

注：GTV(单箭头所示)，PTV(双箭头所示)

图6-7 靶区勾画示意图

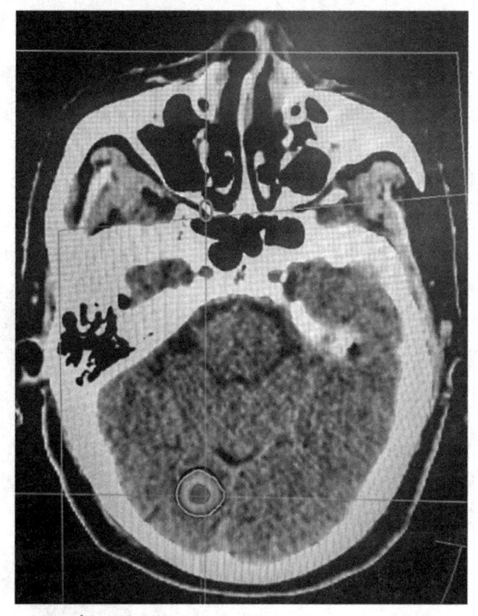

图6-8 100%处方剂量（2700 cGy）剂量分布

cGy/f。勾画脑干、脊髓、眼球、视神经、视交叉、垂体、晶体、颞叶等危及器官。靶区设计、危及器官限量、处方剂量分割方式、计划评估参考脑转移瘤立体定向放射治疗临床指南。靶区勾画如图6-7及剂量分布如图6-8所示。

6.6.4 小细胞肺癌脑转移放疗病例

患者女，65岁。胸部CT增强扫描：对照（2021-02-24CT），新增右肺中叶外段分叶状软组织肿块，考虑肺癌，纵隔多发淋巴结转移。MR头颅增强：对比前片(2024.01.04)，小脑蚓部右侧强化小结节，较前增大；右侧半卵圆中心环形强化灶，较前增大。支气管镜内镜组织活检检查与诊断（肺）：形态学及免疫组化结果支持小细胞肺癌。患者诊断分期为小细胞肺癌广泛期（Ⅳ期）。因小细胞肺癌具有脑转移率高的生物学特点，目前放疗专业协会指南及专家共识对于小细胞肺癌并发脑转移的患者，均建议尽早行放疗，而无需考虑是否合并有神经系统症状。不同于对非小细胞肺癌脑转移的处理，小细胞肺癌脑转移的放疗，一般建议以全脑放疗为主，而不是立体定向放疗。条件和病情允许的情况下，对有限数目的脑转移患者，采取“全脑放疗+病灶局部推量”的放疗方式可取得更好的局部控制。针对本例患者，采用“全脑放疗+局部脑转移病灶同步推量”的放疗模式。头框面罩固定，行大孔径CT扫描定位，扫描层厚1.25 mm。行头颅MRI平扫+增强薄层扫描，层厚1 mm。靶区设计：将头颅MRI及定位CT图像融合，实现对脑转病灶的精确勾画。GTV：小脑蚓部及右侧半卵圆中心转移灶；PGTV：GTV外扩3 mm；CTV：全脑；PCTV：CTV外扩3 mm。采用VMAT技术进行计划设计。剂量分割方式为，PCTV：3000 cGy/10 f，300 cGy/f；PGTV：4000 cGy/10 f，400 cGy/1 f。勾画脑干、脊髓、眼球、视神经、视交叉、垂体、晶体、颞叶等危及器官。靶区勾画及剂量分布如图6-9、图3-10所示。

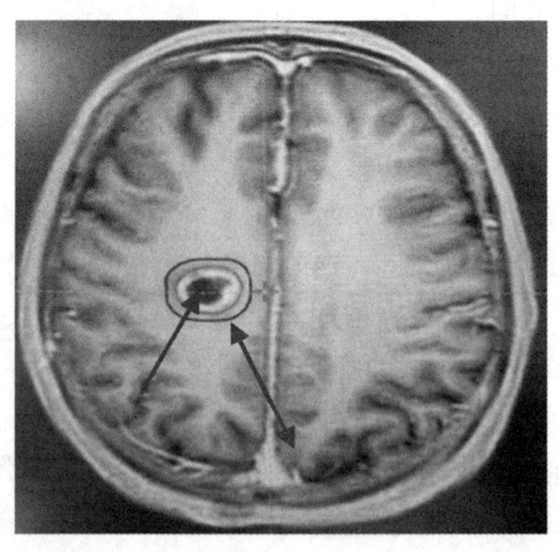

注：GTV(单箭头所示)，PTV(双箭头所示)

图6-9 MRI与定位CT融合勾画示意图

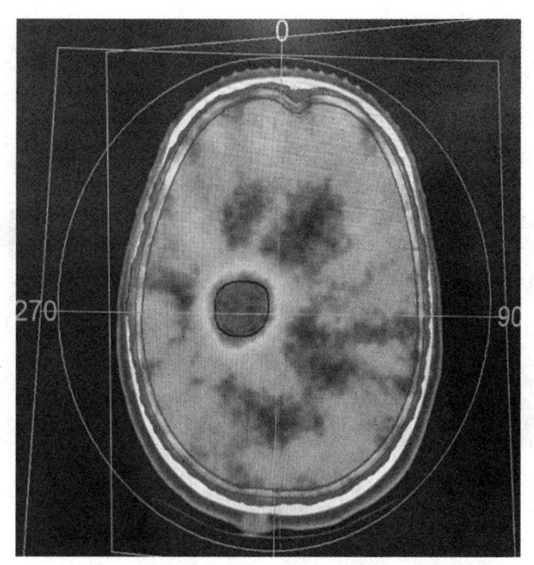

图6-10 全脑及脑转移灶同步推量，剂量分布

6.6.5 肺癌骨转移放疗病例

患者男，64岁。胸部CT平扫：双肺下叶多发结节，考虑转移瘤；胸椎及附件骨、右侧肩胛骨、部分肋骨多发溶骨性骨质破坏，考虑骨转移瘤；双肺支气管管壁增厚，考虑支气管炎；双肺间质性改变；肺气肿征；双肺多发斑片、条缩影，以胸膜下分布为著，考虑慢性炎症；心包少量积液；气管憩室；肝右叶钙化灶。肺部病灶穿刺活检：肺腺癌。脊柱MRI：扫及胸、腰、骶椎体及附件骨多发异常信号结节，考虑转移瘤，请结合临床及病史；腰5～骶1椎间盘突出。头颅MRI：透明间腔及韦氏强增宽；鼻中隔左弯曲，组副鼻窦炎；左侧乳突炎。胸腹部增强CT：胸椎及附件骨、右侧肩胛骨、部分肋骨、腰骶椎体及附件骨、双侧髂骨内多发溶骨性骨质破坏，多考虑肿瘤性病变，多发性骨髓瘤、转移瘤或其他。骨ECT：肋骨、左侧肱骨、胸椎、腰椎、骨盆、双侧股骨及右侧胫骨局部见示踪剂异常分布不均匀浓聚区。以上考虑为骨转移瘤。患者腰背部疼痛明显，NRS疼痛评分为5分，口服盐酸羟考酮缓释片（20mg口服q12h）止痛治疗。查体腰椎及骨盆压痛。患者诊断分期为肺腺癌（Ⅳ期）、骨多发转移瘤。患者检查提示骨多发转移，病变分布广泛，询问病史及查体疼痛主要部位为腰背部。拟给予腰椎及骨盆转移灶姑息放疗。体网固定，行大孔径CT扫描定位，扫描层厚5 mm。靶区设计：CTV为腰椎及髂骨、坐骨、耻骨等；PCTV为CTV外扩5 mm。考虑到患者骨转移瘤病变弥漫分布整个椎体，大多数层面病变累及椎体多个区域，故CTV的靶区范围为勾画环绕脊髓的全椎体。勾画膀胱、小肠、股骨头、直肠、脊髓等危及器官。采用VMAT技术进行计划设计。剂量分割方式为，PCTV：3900 cGy/13 f，300 cGy/f。靶区勾画如下图所示（图6-11）。

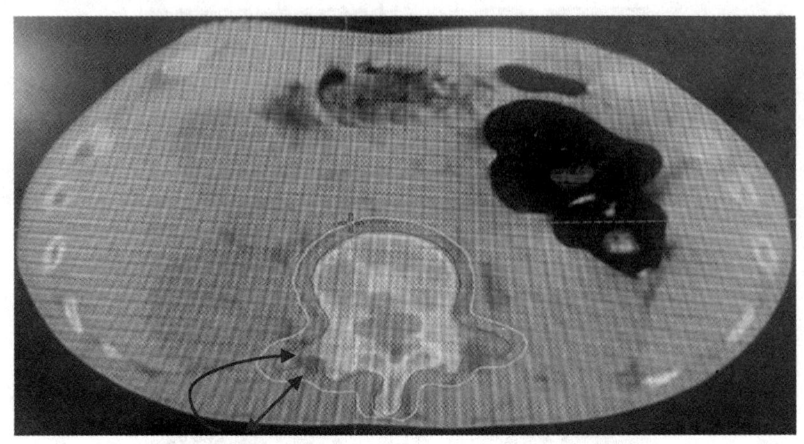

注：CTV（曲线箭头所示），PTV（双箭头所示）

图6-11 全椎体勾画示意图

6.6.6 局限期小细胞肺癌放疗病例

患者男，40岁。胸部CT平扫：左肺门团块，可见分叶，可见部分支气管截断，纵隔及左肺门多发肿大淋巴结，部分融合，考虑转移。支气管镜：左支气管远端，左上叶支气管新生物，左上叶支气管闭塞。肿瘤标记物：神经元特异性烯醇化酶为31.10（ng/mL），胃泌素释放肽前体为3143.0（pg/mL）。颈部+腹部B超、头颅MRI、骨ECT等分期检查结果未见异常。支气管镜病检回报：（左上叶新生物）纤维组织内见巢片状小蓝细胞浸润，挤压变性显著。免疫组化：CD56（+），CgA（+），Syn（+），NAPSINA（-），TTF-1（+++），LCA（-）。结合免疫组化结果支持小细胞肺癌。患者诊断分期为肺癌（左，小细胞癌，cT3N3M0，ⅢC期，局限期）。已行2周期EC方案（依托泊苷+卡铂）化疗，化疗后疗效评价为部分缓解。按局限期SCLC诊疗规范，现拟行根治性胸部放疗。体网固定，行大孔径CT扫描定位，扫描层厚2.5 mm。靶区设计：勾画GTV为左肺门原发灶，GTVnd为纵隔肿大淋巴结。CTV包括：GTV外扩0.8 cm，GTVnd外扩0.5 cm，隆突，纵隔肿大淋巴结所在淋巴结结区，左侧支气管管腔。PTV：CTV外扩0.5 cm。靶区勾画情况如图6-12及图6-13所示。处方剂量PTV：4500 cGy/30 f，150 cGy/f，2 f/d。按照中国小细胞肺癌放射治疗指南建议给予处方剂量限制。针对本例患者，要求至少95%PTV满足靶区剂量4500 cGy，双肺V20 Gy<25%、V30 Gy<20%、V5 Gy<45%，脊髓Dmax< 40 Gy，食管Dmean≤30 Gy、V60 Gy≤17%、Dmax≤60*105%，心脏Dmean≤15 Gy、V30 Gy≤20%。

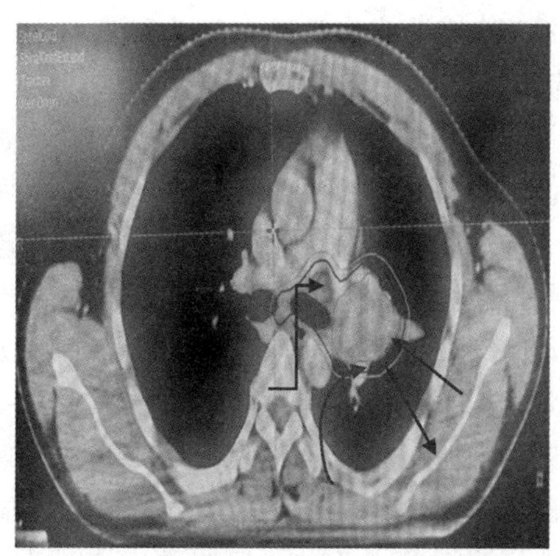

注：GTV（单箭头所示），GTVnd（折线箭头所示），CTV（曲线箭头所示），PTV(双箭头所示)

图6-12 靶区勾画示意图

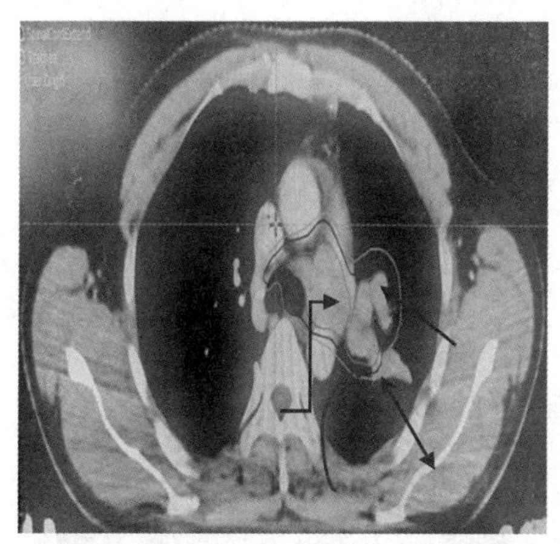

注：GTV（单箭头所示），GTVnd（折线箭头所示），CTV（曲线箭头所示），PTV(双箭头所示)

图6-13 靶区勾画示意图 勾画肺原发灶、隆突、转移淋巴结以及转移淋巴结所在完整结区（4L）

6.6.7 放射性肺炎病例

患者男，64岁。因“发现肺部阴影3月余”就诊。肺癌相关标志物：CEA为1.92 ng/mL，ProGRP为2133.00 pg/mL，NSE为22.90 ng/mL，CYFRA21-1为1.33 ng/mL，ScC为0.39 ng/mL。CT胸部：左肺门旁软组织肿块影，右肺上叶前段及下叶背段钙化灶。MR头颅：脑白质高信号（Fazekas1级）；副鼻窦炎；鼻中隔偏曲；脑实质内未见明确异常强化。CT全腹增强：肝脏多发囊肿；左肾囊肿；左肾血管平滑肌脂肪瘤；右肺下索条影较前（2023-03-21）增多。ECT全身骨显像：颈椎、右侧时关节、双侧膝关节及右侧踝关节良性骨质病变：余未见明显异常，定期复查。2023-06-15 B超：腋窝淋巴结 双侧颈部、腋窝、腹股沟未见明显肿大淋巴结。支气管镜：左肺下叶背段闭塞，于左肺下叶背段活检，病理回报支持小细胞肺癌。患者行4周期EP方案（依托泊苷+

顺铂）化疗后，疗效评价为稳定。患者诊断分期为肺癌（左，小细胞癌，cT2bN3M0，ⅢB期，局限期）。2023年6月至2023年7月期间行肺癌根治性放疗，靶区范围为左肺原发灶+纵隔及锁骨上淋巴引流区（右锁骨上、2、4、7），处方剂量PTV：4500 cGy/30 f，150 cGy/f，2 f/d。靶区勾画范围如图所示（图6-14）。计划评估情况，双肺V20 Gy=23%、V5 Gy=41%，Dmean=10.48 Gy。肺受照剂量在指南规定的限定范围内。2023年8月患者返院复诊，自诉有咳嗽、咳痰、气短，血氧饱和度监测，不吸氧状态下，约90%～92%。复查CT：新增双肺多发支气管扩张伴感染，建议治疗后复查。CT图像如图所示（图6-15）。复习病史，分析病情，患者为放疗后1月，出现与放射野吻合的肺部炎性改变，且无其他引发肺炎的明显诱因，诊断首先考虑为放射性肺炎。按照放射相关性肺炎中国专家诊治共识，本例患者肺炎面积超过全肺25%，分级为Ⅱ级。考虑到患者伴有呼吸道症状，按指南规范给予口服糖皮质激素治疗。治疗后1月，2023年9月复查（图6-16），肺部炎症明显吸收，提示激素治疗有效，血氧饱和度监测，不吸氧状态下，约94%～96%。患者呼吸道症状基本消失，体力状况恢复良好，回归正常生活状态。

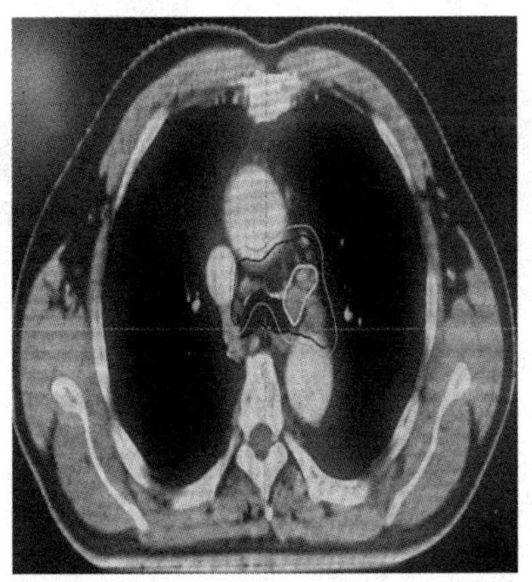

图6-14　靶区勾画范围（气管分叉上缘层面）

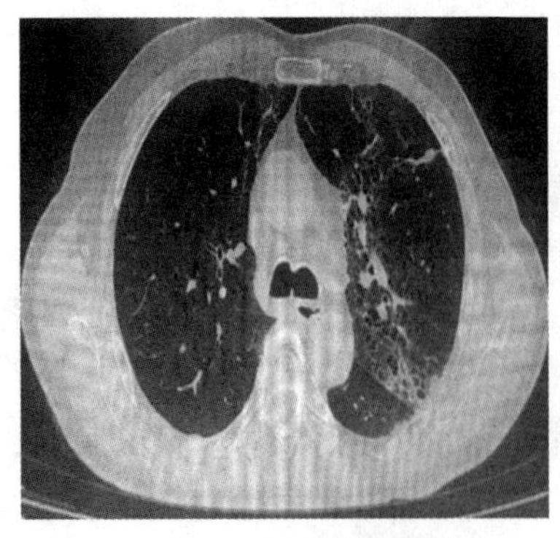

图6-15　2023-8放射性肺炎

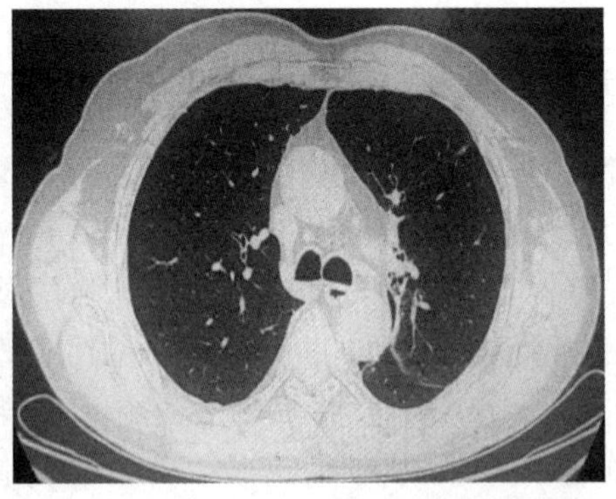

图6-16　2023-9放射性肺炎激素治疗后1月

【参考文献】

[1] Murray P, Franks K, Hanna G G. A systematic review of outcomes following stereotactic ablative radiotherapy in the treatment of early-stage primary lung cancer[J]. Br J Radiol, 2017, 90(1071):20160732.

[2] Modh A, Rimner A, Williams E, et al. Local control and toxicity in a large cohort of central lung tumors treated with stereotactic body radiation therapy[J]. Int J Radiat Oncol Biol Phys, 2014, 90(5):1168–1176.

[3] Mangona V S, Aneese A M, Marina O, et al. Toxicity after central versus peripheral lung stereotactic body radiation therapy: a propensity score matched-pair analysis[J]. Int J Radiat Oncol Biol Phys, 2015, 91(1):124–132.

[4] Chang J Y, Mehran R J, Feng L, et al. Stereotactic ablative radiothe-rapy for operable stage Ⅰ non-small-cell lung cancer (revised STARS):long-term results of a single-arm, prospective trial with prespecified comparison to surgery[J]. Lancet Oncol, 2021, 22(10): 1448–1457.

[5] MoGarry R C, Song G, des Rosiers P, et al. Observation-only management of early stage, medically inoperable lung cancer:poor oItcome[J]. Chest, 2002, 121:8–1155.

[6] Scou W J, Howinglon J, Feigenberg S, et al. Treatmerit of non-small cell lung cancer stage I and stage I:ACCP evi- dence-based clinical practice guidelines(2nd edition)[J]. Chest, 2007, 132:234–242.

[7] Nehmeh S A, Erxdi Y E, Pan T, et al. Four-dimensional(4D) PET/CT imaging of the thorax[J]. Med Phys, 2004, 31:3179–3186.

[8] Timmerman R D, Hu C, Michalski J, et al. Long-term Resulls of RTOG 0236:A Phase II Triıl of Stereolactic Body Ra- diation Therapy(SBRT)in the Treatment of Patienls with Medically Inoperable Stage I Non-Small Cell Lung Cancer[J]. Inter- national Journal Of Radiation Oncology Biology Physics, 2014, 90:30–30.

[9] Taremi M, Hope A, Dahele M, et al. Stereotactic body radiotherapy for medically inoperable lung cancer:prospective, single-center study of 108 consecutive patients[J]. Int J Radiat Oncol Biol Phys, 2012, 82:967–973.

[10] Timmerman R, Paulus R, Galvin J, el al. Stereolactic bod yradiation therapy for inoperable early stage lung cancer[J]. JA-MA, 2010, 303:1070–1076.

[11] Ricardi U, Filippi A R, Guarneri A, el al. Stereolaclic body radiation therapy for early stage non-small cell lung cancer: results of a prospective trial[J]. Lung Cancer, 2010, 68:72–77.

[12] Onishi H, Araki T. Stereolactic bpdy radiation therapy for slage I non-small-cell lung cancer:a historical overview of clinical sludies[J]. Jpn J Clin Oncol;2013, 43:345–350.

[13]Chang J Y, Senan S, Paul M A, et al. Stereotactic ablative radiotherapy versus lobectomy for operable stage I non-small-cell lung cancer:a pooled analysis of two randomised trials [J]. Lancet Oncol 2015, 16(6):630-7.

[14] Kann B H, Verma V, Stahl J M, et al. Multi-institutional analysis of stereotactic body radiation therapy for operable early-stage non-small cell lung carcinoma[J]. Radiother Oncol 2019 May:134:44-49.

[15]邢力刚.早期非小细胞肺癌立体定向放疗中国专家共识.中华肿瘤杂志, 2020, 7 (42):522-530.

[16]Kong F M, Ritter T, Quint D J, et al. Consideration of dose limits for organs at risk of thoracic radiotherapy: atlas for lung, proximal bronchial tree, esophagus, spinal cord, ribs, and brachial plexus[J]. Int J Radiat Oncol Biol Phys. 2011, 81(5):1442-57.

[17]Mayo C S, Moran J M, Bosch W, et al. American Association of Physicists in Medicine Task Group 263: Standardizing Nomenclatures in Radiation Oncology[J]. Int J Radiat Oncol Biol Phys. 2018, 100(4):1057-1066.

[18]Guckenberger M, Wulf J, Mueller G, et al. Dose-response relationship for image-guided stereotactic body radiotherapy of pulmonary tumors:relevance of 4D dose calculation[J]. Int J Radiat Oncol Biol Phys. 2009, 74(1):47-54.

[19] Onishi H, Shirato H, Nagata Y, et al. Hypofractionated stereotactic radiotherapy (HypoFXSRT) for stage I non-small cell lung cancer: updated results of 257 patients in a Japanese multi-institutional study[J]. J Thorac Oncol. 2007, (7 Suppl 3):S94-100.

[20]Atsuya Takeda, Etsuo Kunieda, Hirofumi Fujii, et al. Evaluation for local failure by 18F-FDG PET/CT in comparison with CT findings after stereotactic body radiotherapy (SBRT) for localized non-small-cell lung cancer[J]. Lung Cancer. 2013, 79(3): 248-253.

[21]Woody N M, Stephans K L, Marwaha G, et al. Stereotactic Body Radiation Therapy for Non-Small Cell Lung Cancer TumorsGreater Than 5 cm; Safety and Efficacy[J]. Int J Radiat Oncol Biol Phys, 2015.

[22]Ricardi U, Frezza G, Filippi A R, el al. Stereotactic Ablative Radiotherapy for stage I histologically proven non-small celllung cancer: an Italian multieenter observational study [J]. Lung Cancer, 2014, 84:248-253.

[23]Cerfolio R J, Bryant A S. Survival of patients with lrue pathologic slage I non-small cell lung cancer[J]. Ann Thorac Surg, 2009, 88:917-922;discussion, 922-923.

[24]Murray P, Franks K, Hanna G G. A systematic review of outcomes following stereotactic ablative radiotherapy in the treatment of early-stage primary lung cancer[J]. Br J Radiol, 2017, 90(1071):20160732.

[25]Song S Y, Choi W, Shin S S, et al. Fractionated stereotactic body radiation therapy for medically inoperable stage Ⅰ lung cancer adjacent to central large bronchus[J]. Lung-

Cancer, 2009, 66(1):89–93.

[26]Timmerman R D, Hu C, Michalski J, et al. Long–term results of RTOG 0236:a phase Ⅱ trial of stereotactic body radiation therapy (SBRT) in the treatment of patients with medically inoperable stage Ⅰ non–small cell lung cancer[J]. Int J Radiat Oncol Biol Phys, 2014, 90(suppl_1):S30.

[27]Abelson J A, Murphy J D, Loo B W, et al. Esophageal tolerance to high–dose stereotactic ablative radiotherapy[J]. Dis Esophagus, 2012, 25(7):623–629.

[28]Goldstraw P, Crowley J, Chansky K, et al. The IASLC Lung Cancer Staging Project; proposals for the revision of the TNM stage groupings in theforthcoming (seventh) edition of the TNM Classification of malignant tumours[J]. J Thorac Oncol, 2007, 2 (8):706–714.

[29]Kubota K, Furuse K, Kawahara M, el al. Role of radiotherapy in combined modality treatment of locally advanced non–small–cell lung cancer[J]. J Clin Oncol, 1994, 12(8): 1547–1552.

[30]Curran W J Jr, Paulus R, Langer C J, et al. Sequential vs. concurrent chemoradiation for stage III non–small cell lung cancer:randomized phase III trial RTOG 9410. J Natl Cancer Inst. 2011, 103(19):1452–1460.

[31]Furuse K, Fukuoka M, Kawahara M, el al. Phase III study of concurrent versus sequential thoracic radiotherapy in combination with milomycin, vin–desine and cisplatin in unreseclable slage III non–small–cell lung cancer[J]. J Clin Oncol, 1999, 17(9):2692–2699.

[32]Fournel P, Robinet G, Thomas P, el al. Randomized phase III trial of sequential chemoradiotherapy compared with concurrent chemoradiotherapy in locally advanced non–small–cell lung cancer: Groupe Lyon–Saint–Etienne d'Oncologie Thoracique–Groupe Français de Pneumo–Cancérologie NPC 95–01 Study[J]. J Clin Oncol. 2005, 23(25): 5910–7

[33]Zatloukal P, Petruzelka L, Zemanova M, el al. Concurrent versus sequential chemoradiotherapy with cisplatin and vinorelbine in locally advancednon–small cell lung cancer:a randomized study[J]. Lung Cancer, 2004, 46(1):87–98.

[34] Ling J, Bi N, Wu S, et al. Etoposide and Cisplatin vs Paclitaxel and Carboplatin With Concurrent Thoracic Radiotherapy in Unresectable Stage III Non–Small Cell Lung Cancer:A Multicenter Randomized Phase III Trial[J]. Ann Oncol. 2017, 28(4):777–783.

[35]Yoon S M, Shaikh T, Hallman M. Therapeutic management options for stage III non–small cell lung cancer[J]. World J Clin Oncol. 2017, 8(1):1–20.

[36]Antonia S J, Villegas A, Daniel D, et al. Durvalumab after Chemoradiotherapy in Stage III Non–Small–Cell Lung Cancer[J]. N Engl J Med. 2017, 377(20):1919–1929.

[37]中国临床肿瘤学会(CSCO)非小细胞肺癌诊疗指南 2020.

[38]Antonia S J, Villegas A , Daniel D, et al. Overall Survival with Durvalumab after Chemo-

radiotherapy in Stage III NSCLC[J]. N Engl J Med. 2018, 379(24):2342-2350.

[39]Gray J E, Villegas A, Daniel D, et al. Three-Year Overall Survival with Durvalumab after Chemoradiotherapy in Stage III NSCLC-Update from PACIFIC[J]. J Thorac Oncol. 2020, (2):288-293.

[40]Zhou Q, Chen M, Jiang O, et al. Sugemalimab versus placebo after concurrent or sequential chemoradiotherapy in patients with locally advanced, unresectable, stage III non-small-cell lung cancer in China (GEMSTONE-301): interim results of a randomised, double-blind, multicentre, phase 3 trial. Lancet Oncol. 2022 Feb;23(2):209-219.

[41]局部晚期非小细胞肺癌放疗靶区勾画和计划设计指南 国家癌症中心/国家肿瘤质控中心 2023. 5. 28

[42] Giraud P, Antoine M, Larrouy A, et al. Evaluation of microscopic tumor extension in non-small cell lung cancer for three-dimensional conformal radiotherapy planning[J]. International Journal of Radiation Oncology, Biology, Physics, 2000, 48(4):1015-1024.

[43]Bradley J D, Paulus R, Komaki R, et al. Standard-dose versus high-dose conformal radiotherapy with concurrent and consolidation carboplatin plus paclitaxel with or without cetuximab for patients with stage iiia or iiib non-small-cell lung cancer (rtog 0617): A randomised, two-by-two factorial phase 3 study [J]. Lancet Oncol, 2015, 16(2): 187-199.

[44] Sulman E P, Komaki R, Klopp A H, et al. Exclusion of elective nodal irradiation is associated with minimal elective nodal failure in non-small cell lung cancer [J]. Radiation Oncology, 2009, 4:5.

[45]Rosenzweig K E, Sura S, Jackson A, et al. Involved-field radiation therapy for inoperable non small-cell lung cancer[J]. Journal of Clinical Oncology, 2007, 25(35):5557-61.

[46]赵丹, 傅小龙, 王绿化, 等. 病例为基础的局部晚期 NSCLC 靶区勾画共识与争议. 中华放射肿瘤学杂志, 2017, 26(9):985-991.

[47] Bradley J D, Paulus R, Komaki R, et al. Standard-dose versus high-dose conformal radiotherapy with concurrent and consolidation carboplatin plus paclitaxel with or without cetuximab for patients with stage iiia or iiib non-small-cell lung cancer (rtog 0617): A randomised, two-by-two factorial phase 3 study [J]. Lancet Oncol, 2015, 16(2): 187-199.

[48]Bradley J D, Hu C, Komaki R R, et al. Long-Term Results of NRG Oncology RTOG 0617:Standard- Versus High-Dose Chemoradiotherapy With or Without Cetuximab for Unresectable Stage III Non-Small-Cell Lung Cancer[J]. J Clin Oncol. 2020, 38(7):706-714.

[49]中国非小细胞肺癌放射治疗临床指南(2020 版). 中华放射肿瘤学杂志. 2020, Vol. 29, No. 8.

[50]Goldstraw P, Ball D, Jett J R, et al. Non-small-cell lung cancer. Lancet. 2011 Nov 12;

378(9804):1727–40.

[51] Amini A, Lou F, Correa A M, et al. Predictors for locoregional recurrence for clinical stage Ⅲ N2 non–small cell lung cancer with nodal downstaging after induction chemotherapy and surgery[J]. Ann Surg Oncol, 2013, 20(6):1934–1940.

[52] Feng Q F, Wang M, Wang L J, et al. A study of postoperative radiotherapy in patients with non–small–cell lung cancer:A rand omized trial[J]. Int J Radiat Oncol Biol Phys, 2000, 47(4):925–929.

[53] Douillard J Y, Rosell R, De Lena M, et al. Impact of postoperative radiation therapy on survival in patients with complete resection and stage I, II, or IIIA non–small–cell lung cancer treated with adjuvant chemotherapy:the adjuvant Navelbine International Trialist Association (ANITA) Randomized Trial. Int J Radiat Oncol Biol Phys. 2008, 72(3):695–701.

[54] Hui Z, Men Y, Hu C, et al. OA12. 06:A prospective rand omized phase Ⅲ study of precise PORT for patients with p Ⅲ A–N2 NSCLC after complete resection and adjuvant chemotherapy[J]. J Thorac Oncol, 2019, 14(10S):S238–S239.

[55] Lepechoux C, Pourel N, Barlesi F, et al. LBA3_PR:An international rand omized trial, comparing post–operative conformal radiotherapy (PORT) to no PORT, in patients with completely resected non–small cell lung cancer (NSCLC) and mediastinal N2 involvement: Primary end–point analysis of LungART (IFCT–0503, UK NCRI, SAKK) NCT00410683[J]. Ann Oncol, 2020, 31(4S):S1178.

[56] Machtay M, Lee J H, Shrager J B, et al. Risk of death from intercurrent disease is not excessively increased by modern postoperative radiotherapy for high–risk resected non–small–cell lung carcinoma. J Clin Oncol. 2001, 19(19):3912–7.

[57] Corso C D, Rutter C E, Wilson L D, et al. Re–evaluation of the role of postoperative radiotherapy and the impact of radiation dose for non–small–cell lung cancer using the National Cancer Database. J Thorac Oncol. 2015 Jan;10(1):148–55.

[58] Detterbeck F C, Boffa D J, Kim A W, et al. The Eighth Edition Lung Cancer Stage Classification. Chest. 2017, 151(1):193–203.

[59] Gomez D R, Tang C, Zhang J, et al. Local Consolidative Therapy Vs. Maintenance Therapy or Observation for Patients With Oligometastatic Non–Small–Cell Lung Cancer: Long–Term Results of a Multi–Institutional, Phase II, Randomized Study[J]. J Clin Oncol. 2019, 37(18):1558–1565.

[60] Palma D A, Olson R, Harrow S, et al. Stereotactic ablative radiotherapy versus standard of care palliative treatment in patients with oligometastatic cancers (SABR–COMET):a randomised, phase 2, open–label trial[J]. Lancet. 2019, 393(10185):2051–2058.

[61] Ettinger D S, Wood D E, Aisner D L, et al. Non–Small Cell Lung Cancer, Version 3. 2022, NCCN Clinical Practice Guidelines in Oncology[J]. J Natl Compr Canc Netw.

2022, (5):497–530.

[62]Liu L F, Li Q S, Hu Y X, et al. Prognostic Model to Predict Overall Survival for Metastatic Non–Small Cell Lung Cancer Patients Treated With Chemotherapy Combined With Concurrent Radiation Therapy to the Primary Tumor: Analysis From Two Prospective Studies[J]. Front Oncol. 2021, 11:625688.

[63] Li Q, Liang N, Zhang X, et al. Reasonable Timing of Radiotherapy for Stage IV Non–Small–Cell Lung Cancer During Targeted Therapy Based on Tumour Volume Change [J]. Front Oncol. 2021, 11:705303.

[64]Attia C G, Fei N, Almubarak M, Ma P C, Mattes M D. Patterns of disease progression to checkpoint inhibitor immunotherapy in patients with stage IV non–small cell lung cancer. J Med Imaging Radiat Oncol. 2020, 64(6):866–872.

[65]Theelen WSME, Chen D, Verma V, et al. Pembrolizumab with or without radiotherapy for metastatic non–small–cell lung cancer: a pooled analysis of two randomised trials. Lancet Respir Med. 2021, 9(5):467–475.

[66]Yu J, Green M D, Li S, et al. Liver metastasis restrains immunotherapy efficacy via macrophage–mediated T cell elimination. Nat Med. 2021, (1):152–164.

[67]Tsai C J, Yang J T, Shaverdian N, et al. Standard–of–care systemic therapy with or without stereotactic body radiotherapy in patients with oligoprogressive breast cancer or non–small–cell lung cancer (Consolidative Use of Radiotherapy to Block [CURB] oligoprogression): an open–label, randomised, controlled, phase 2 study. Lancet. 2024, 403 (10422):171–182.

[68]Bestvina C M, Pointer K B, Karrison T, et al. A Phase 1 Trial of Concurrent or Sequential Ipilimumab, Nivolumab, and Stereotactic Body Radiotherapy in Patients With Stage IV NSCLC Study[J]. J Thorac Oncol. 2022, (1):130–140.

[69]Schoenfeld J D, Giobbie–Hurder A, Ranasinghe S, et al. Durvalumab plus tremelimumab alone or in combination with low–dose or hypofractionated radiotherapy in metastatic non–small–cell lung cancer refractory to previous PD(L)–1 therapy:an open–label, multicentre, randomised, phase 2 trial[J]. Lancet Oncol. 2022, (2):279–291.

[70]Nagata Y, Takayama K, Matsuo Y, el al. Clinical outcomes of a phase /II study of 48 Gy of stereolactic body radiotherapy in 4 fractions for primary lung caficer using a stereotactic body frame[J]. Int J Radiat Oncol Biol Phys, 2005, 63:1427–1431.

[71]Chang J Y, Li Q Q, Xu Q Y, et al. Stereotactic ablative radiation therapy for centrally located early stage or isolated parenchymal recurrences of non–small cell lung cancer:how to fly in a "no fly zone"[J]. Int J Radiat Oncol Biol Phys, 2014, 88:1120–1128.

[72]Woody N M, Stephans K L, Marwaha G, et al. Stereotactic Body Radiation Therapy for Non–Small Cell Lung Cancer Tumors Greater Than 5 cm:Safety and Efficacy[J]. Int J Radiat Oncol Biol Phys, 2015 Jun 1;92(2):325–31.

[73] Hubbs J L, Boyd J A, Hollis D, et al. Factors associated with the development of brain metastases:analysis of 975 patients with early stage non-small cell lung cancer[J]. Cancer, 2010, 116(21):5038-5046.

[74] Eichler A F, Loeffler J S. Multidisciplinary management of brain metastases[J]. Oncologist, 2007, 12(7):884-898.

[75] 石远凯. 肺癌脑转移中国治疗指南(2021 年版). 中华肿瘤杂志. 2023. 9. 13 (269-281).

[76] Barlesi F, Gervais R, Lena H, et al. Pemetrexed and cisplatin as first-line chemotherapy for advanced non-small-cell lung cancer (NSCLC) with asymptomatic inoperable brain metastases: a multicenter phase II trial (GFPC 07-01)[J]. Ann Oncol, 2011, 22(11):2466-2470.

[77] Giorgio C G, Giuffrida D, Pappalardo A, et al. Oral temozolomide in heavily pre-treated brain metastases from non-small cell lung cancer:phase Ⅱ study[J]. Lung Cancer, 2005, 50(2):247-254.

[78] Gondi V, Bauman G, Bradfield L, et al. Radiation Therapy for Brain Metastases:An ASTRO Clinical Practice Guideline. Pract Radiat Oncol. 2022 Jul-Aug;12(4):265-282.

[79] Perlow H K, Dibs K, Liu K, et al. Whole-Brain Radiation Therapy Versus Stereotactic Radiosurgery for Cerebral Metastases[J]. Neurosurg Clin N Am. 2020, (4):565-573.

[80] Magnuson W J, Lester-Coll N H, Wu A J, et al. Management of Brain Metastases in Tyrosine Kinase Inhibitor-Naïve Epidermal Growth Factor Receptor-Mutant Non-Small-Cell Lung Cancer:A Retrospective Multi-Institutional Analysis[J]. J Clin Oncol. 2017, 35(10):1070-1077.

[81] Makale M T, McDonald C R, Hattangadi-Gluth J A, et al. Mechanisms of radiotherapy-associated cognitive disability in patients with brain tumours. Nat Rev Neurol. 2017, (1):52-64.

[82] Gondi V, Pugh S L, Tome W A, et al. Preservation of memory with conformal avoidance of the hippocampal neural stem-cell compartment during whole-brain radiotherapy for brain metastases (RTOG 0933): a phase II multi-institutional trial[J]. J Clin Oncol. 2014, 32(34):3810-6.

[83] Brown P D, Gondi V, Pugh S. Hippocampal Avoidance During Whole-Brain Radiotherapy Plus Memantine for Patients With Brain Metastases:Phase III Trial NRG Oncology CC001. J Clin Oncol. 2020 Apr 1;38(10):1019-1029.

[84] Lutz S, Balboni T, Jones J, et al. Palliative radiation therapy for bone metastases:Update of an ASTRO Evidence-Based Guideline[J]. Practical radiation oncology, 2017 Jan-Feb;7(1):4-12.

[85] Rowell N P, Gleeson F V. Steroids, radiotherapy, chemotherapy and stents for superior vena cavalobstruction in carcinoma of the bronchus:a systematic review[J]. Clin Oncol

(R Coll Radiol) 2002;14:338 - 51.

[86]Mose S, Stabik C, Eberlein K, et al. Retrospective analysis of the superior vena cava syndrome in irradiated cancer patients[J]. Anticancer Res. 2006 Nov-Dec;26(6C):4933-6.

[87]Abdel-Rahman O. Changing epidemiology of elderly small cell lung cancer patients over the last 40 years; a SEER database analysis[J]. Clin. Respir J. 2018, 12(3):1093-1099.

[88]Ganti AKP, Loo B W, Bassetti M. Small Cell Lung Cancer, Version 2. 2022, NCCN Clinical Practice Guidelines in Oncology. J Natl Compr Canc Netw. 2021, (12):1441-1464.

[89]Dingemans AMC, Früh M, Ardizzoni A, et al. Small-cell lung cancer: ESMO Clinical Practice Guidelines for diagnosis, treatment and follow-up[J]. Annals of Oncology, 2021, 32(7):839-853.

[90]Huang R, Wei Y Y, Hung R J, et al. Associated links among smoking, chronic obstructive pulmonary disease, and small cell lung cancer:a pooled analysis in the International Lung Cancer Consortium[J]. EBioMedicine. 2015, (11):1677-85.

[91]Aarts M J, Aerts J G, Borne BEVD, et al. Comorbidity in patients with small-cell lung cancer:trends and prognostic impact[J]. Clin. Lung Cancer. 2015, (4):282-91.

[92]Wang S, Tang J J, Sun T T, et al. Survival changes in patients with small cell lung cancer and disparities between different sexes, socioeconomic statuses and ages[J]. Sci. Rep. 2017, 7(1):1339.

[93]George J, Lim J S, Jang S J, et al. Comprehensive genomic profiles of small cell lung cancer[J]. Nature. 2015, 524(7563):47-53.

[94]Kanaji N, Watanabe N, Kita N, et al. Paraneoplastic syndromes associated with lung cancer. World J. Clin. Oncol. 2014, 5(3):197-223.

[95]陈明, 王绿化. 中国小细胞肺癌放射治疗临床指南(2020 版). 中华放射肿瘤学杂志. 2020. 8(599-607).

[96]Travis W D, Brambilla E, Nicholson A G, et al. The 2015 World Health Organization Classification of Lung Tumors: impact of genetic, clinical and radiologic advances since the 2004 classification. J Thorac Oncol. 2015, (9):1243-1260.

[97]Nicholson S A, Beasley M B, Brambilla E, et, al. Small cell lung carcinoma (SCLC): a clinicopathologic study of 100 cases with surgical specimens. Am J Surg Pathol. 2002, (9):1184-97.

[98]中华医学会肺癌临床诊疗指南(2022版). 中华医学杂志, 2022, 102(23):1706-1740.

[99] Shioyama Y, Onishi H, Takayama K, et, al. Clinical Outcomes of Stereotactic Body Radiotherapy for Patients With Stage I Small-Cell Lung Cancer: Analysis of a Subset of the Japanese Radiological Society Multi-Institutional SBRT Study Group Database. Technol Cancer Res Treat. 2018, 17:1533033818783904.

[100] Yang C J, Chan D Y, Shah S A, et, al. Long-term Survival After Surgery Compared With Concurrent Chemoradiation for Node-negative Small Cell Lung Cancer. Ann Surg.

2018 Dec;268(6):1105−1112.

[101]Verma V, Simone C B 2nd, Allen P K, et al. Outcomes of Stereotactic Body Radiotherapy for T1−T2N0 Small Cell Carcinoma According to Addition of Chemotherapy and Prophylactic Cranial Irradiation: A Multicenter Analysis. Clin Lung Cancer. 2017 Nov; 18 (6):675−681. e1.

[102]Lad T, Piantadosi S, Thomas P, et al. A prospective randomized trial to determine the benefit of surgical resection of residual disease following response of small cell lung cancer to combination chemotherapy[J]. Chest. 1994 Dec;106(6 Suppl):320S−323S.

[103] Fox W, Scadding J G. Medical research council comparative trial of surgery and radiotherapy for primary treatment of small−celled or oat−celled carcinoma of bronchus. Ten−year follow−up[J]. Lancet. 1973 Jul 14;2(7820):63−5.

[104]Früh M , Ruysscher D D, Popat S, et al. Small−cell lung cancer (SCLC):ESMO clinical practice guidelines for diagnosis, treatment and follow−up[J]. Ann Oncol. 2013, Suppl 6:vi99−105.

[105]Ruysscher D D , Pijls−Johannesma M, Bentzen S M, et al. Time between the first day of chemotherapy and the last day of chest radiation is the most important predictor of survival in limited− disease small−cell lung cancer[J]. J Clin Oncol. 2006, 24(7):1057−63.

[106] Hu X , Xia B , Bao Y, et al. Timing of thoracic radiotherapy is more important than dose intensification in patients with limited− stage small cell lung cancer a parallel comparison of two prospective studies[J]. Strahlenther Onkol. 2020 , 196(2):172−181.

[107] Pignon J P, Arriagada R, Ihde D C, et al. A meta−analysis of thoracic radiotherapy for small−cell lung cancer[J]. N Engl J Med, 1992, 327(23):1618−1624.

[108]Warde P, Payne D. Does thoracic irradiation improve survival and local control in limited−stage small−cell carcinoma of the lung? A meta−analysis[J]. J Clin Oncol, 1992, 10 (6):890−895.

[109]Turrisi AT 3rd, Kim K, Blum R, et al. Twice−daily compared with once−daily thoracic radiotherapy in limited small−cell lung cancer treated concurrently with cisplatin and etoposide[J]. N Engl J Med, 1999, 340(4):265−271.

[110]Faivre−Finn C , Snee M , Ashcroft L, et al. Concurrent once−daily versus twice−daily chemoradiotherapy in patients with limited−stage small−celllung cancer (CONVERT): an open−label, phase 3, randomised, superiority trial[J]. Lancet Oncol. 2017 Aug; 18 (8):1116−1125.

[111]Bogart J, Wang X, Masters G. High−Dose Once−Daily Thoracic Radiotherapy in Limited−Stage Small−Cell Lung Cancer:CALGB 30610 (Alliance)/RTOG 0538. J Clin Oncol. 2023 May 1;41(13):2394−2402.

[112]Grønberg B H , Killingberg K T , Fløtten Ø, et al. High−dose versus standard−dose

twice-daily thoracic radiotherapy for patients with limited stage small-cell lung cancer: an open-label, randomised, phase 2 trial[J]. Lancet Oncol. 2021, (3):321-331.

[113] Qiu B, Li QW , Liu JL, et al. Moderately Hypofractionated Once-Daily Compared With Twice-Daily Thoracic Radiation Therapy Concurrently With Etoposide and Cisplatin in Limited-Stage Small Cell Lung Cancer: A Multicenter, Phase II, Randomized Trial[J]. Int J Radiat Oncol Biol Phys. 2021, 111(2):424-435.

[114] Hu X, Bao Y, Zhang L, et al. Omitting elective nodal irradiation and irradiating postinduction versus preinduction chemotherapy tumor extent for limited-stage small cell lung cancer: interim analysis of a prospective randomized noninferiority trial[J]. Cancer. 2012, 118(1):278-87.

[115] Hu X, Bao Y, Y J Xu, et al. Final report of a prospective randomized study on thoracic radiotherapy target volume for limited-stage small cell lung cancer with radiation dosimetric analyses[J]. Cancer. 2020, 126(4):840-849.

[116] Jeremic B, Shibamoto Y, Nikolic N, et al. Role of radiation therapy in the combined-modality treatment of patients with extensive disease small-cell lung cancer: A randomized study[J]. J Clin Oncol. 1999 Jul;17(7):2092-9.

[117] Slotman B J, van Tinteren H, Praag JO, et al. Use of thoracic radiotherapy for extensive stage small-cell lung cancer: a phase 3 randomised controlled trial[J]. Lancet 2015; 385:36-42.

[118] Xu L M, Zhao L J, Simone C B, 2nd et al. Receipt of thoracic radiation therapy and radiotherapy dose are correlated with outcomes in a retrospective study of three hundred and six patients with extensive stage small-cell lung cancer[J]. Radiother Oncol 2017; 125:331-7.

[119] A Aupérin , R Arriagada, J P Pignon, et al. Prophylactic cranial irradiation for patients with small-cell lung cancer in complete remission. Prophylactic Cranial Irradiation Overview Collaborative Group[J]. N Engl J Med. 1999 , 341(7):476-84.

[120] Meert A P, Paesmans M, Berghmans T, et al. Prophylactic cranial irradiation in small cell lung cancer: a systematic review of the literature with meta-analysis[J]. BMC Cancer. 2001:1:5.

[121] Ozawa Y, Omae M, Fujii M, et al. Management of brain metastasis with magnetic resonance imaging and stereotactic irradiation attenuated benefits of prophylactic cranial irradiation in patients with limited-stage small cell lung cancer[J]. BMC Cancer. 2015 Aug 15:15:589.

[122] Farooqi A S, Holliday E B, Allen P K, et al. Prophylactic cranial irradiation after definitive chemoradiotherapy for limited-stage small cell lung cancer: Do all patients benefit? [J] Radiother Oncol. 2017 Feb;122(2):307-312.

[123] Slotman B , Faivre-Finn C, Kramer G, et al. Prophylactic cranial irradiation in exten-

sive small-cell lung cancer[J]. N Engl J Med. 2007 Aug 16;357(7):664-72.

[124]Takahashi T , Yamanaka T , Seto T, et al. Prophylactic cranial irradiation versus observation in patients with extensive-disease small-cell lung cancer: a multicentre, randomised, open-label, phase 3 trial[J]. Lancet Oncol. 2017, (5):663-671.

[125]放射相关性肺炎中国专家诊治共识. 中华肿瘤防治杂志. 2022年7月第29卷第14期.

[126]Roach M 3rd, Gandara D R, Yuo H S, et al. Radiation pneumonitis following combined modality therapy for lung cancer:analysis of prognostic factors[J]. J Clin Oncol. 1995, 2606-12.

[127]Libshitz H I, Southard M E. Complications of radiation therapy:the thorax. Semin Roentgenol[J]. 1974, (1):41-9.

[128] Curigliano G, Cardinale D, Dent S, et al. Cardiotoxicity of anticancer treatments:epidemiology, detection, and management[J]. CA Cancer J Clin, 2016, 66(4):309-325.

[129]梅婷, 范丽, 叶挺, 等. 2023年CSCO指南更新解读:放疗相关心脏毒性[J]. 实用肿瘤杂志, 2023, 38(6):513-518.

[130]王颖. 脑转移瘤立体定向放射治疗临床指南。国际肿瘤学杂志. 2021年8月第48卷第8期.

（谢　鹏）

7 肺癌介入治疗

肺癌目前仍位居全球恶性肿瘤发病率及死亡率的首位。其中，非小细胞肺癌（NSCLC）约占80%～85%，近75%的患者确诊时已属于晚期阶段。外科手术、化疗、放疗及靶向治疗等是肺癌的传统治疗方式。然而，伴随中国人口老龄化进程加剧，高龄、伴有严重合并症、体力状况差的肺癌患者数量持续攀升，这部分人群往往难以耐受传统治疗，生活质量受到严重影响。影像引导下的介入诊疗技术，如经皮经胸穿刺活检术（percutaneous transthoracic needle biopsy，PTNB）、消融术、经支气管动脉栓塞术/灌注化疗栓塞术（bronchial artery embolization/bronchial artery chemoembolization，BAE/BACE），以及放射性粒子植入术等，具有微创、高效、可重复操作、耐受性佳且并发症少等显著优势，近年来在肺癌临床诊疗中的应用日益广泛。

7.1 肺癌介入诊疗技术概述

7.1.1 经皮经胸穿刺活检术

受益于低剂量螺旋CT肺癌早筛工作的普及，肺占位性病变的检出率逐年增加，明确其诊断对于选择治疗方案、随访观察及预后评估至关重要，主要诊断方法包括外科手术、支气管镜、PTNB等。PTNB是指在CT等影像设备的引导下，将活检针经皮肤穿刺至病变部位，以获得病理、生化、细菌、细胞等标本进行诊断的技术。对于无法手术切除的可疑肺癌患者，PTNB可获取足够的组织或者细胞数目，提高诊断准确率，是获取病理及基因检测结果的关键手段，逐渐成为肺癌的重要诊断方法之一。除常规病理学检查外，PTNB标本还可适用于液体活检、高通量基因组测序、类器官/类肿瘤细胞簇培养等分析。基于PTNB标本的基因检测是指导靶向治疗的重要依据。利用肿瘤组织进行体外药敏检测可在治疗前为患者提供敏感性药物信息，其类器官培养成功率不逊于外科手术或胸水标本。

7.1.2 消融治疗

影像引导下的消融治疗是指在影像设备实时监控下，经皮穿刺利用物理或化学的方法使肿瘤组织失活，达到非手术“切除”肿瘤的效果；其中，物理消融包括射频消融（radiofrequency ablation，RFA）、微波消融（microwave ablation，MWA）、冷冻消融

(cyroablation, CA), 它们在肺癌诊疗中得到了广泛应用。消融治疗已被美国国立癌症综合网络、美国介入放射学会（Society of Interventional Radiology, SIR）等国际权威机构指南一致推荐作为直径≤3 cm的ⅠA期NSCLC非手术切除非立体定向放疗的替代治疗方式。此外，指南推荐消融治疗可作为NSCLC多种治疗后局部复发的补救性治疗，或作为驱动基因阳性突变患者靶向治疗期间的巩固性治疗。近年来，多项研究表明消融治疗对于高龄、合并间质性肺病、肺纤维化、空洞型、跨叶间裂、伴抗血栓治疗史的肺癌患者，均安全有效。我国肺癌热消融治疗的临床应用规模及研究深度和广度均处于国际前列。多发磨玻璃结节（ground glass nodule, GGN）样肺癌是同时性多原发肺癌的一种特殊类型，同时存在至少2个病灶，具有“惰性”生长、极少淋巴结或远处转移、影像学形态多样且总体预后良好。我国肺多发GGN样肺癌诊疗多学科专家共识推荐热消融可作为GGN的首选治疗手段之一或为外科手术的补充治疗手段。

7.1.3 经支气管动脉化疗栓塞术

支气管动脉是肺癌的主要供血来源，这使BACE成为进展期肺癌的有效治疗手段。该技术通过导管向支气管动脉灌注化疗药物，并使用栓塞材料栓塞肿瘤供血血管，导致肿瘤缺血坏死，具有减少药物与血浆蛋白结合、提高药物生物利用度、增加肿瘤局部药物浓度、降低全身性不良反应的优势。载药微球（drug-eluting bead, DEB）是一种新型药物输送与栓塞系统，既能实现肿瘤供血动脉的永久性栓塞，又可缓释负载的化疗药物。尽管DEB-BACE目前展现出了良好的治疗前景，但其临床应用仍面临挑战，比如技术操作的相对复杂、药物在靶病灶分布的不确定性、疗效受肿瘤染色程度显著影响等，所以其未来仍需更多高级别证据支持。

7.1.4 放射性粒子植入

近年来，放射性粒子植入在肺癌治疗中的应用日益广泛，尤其是^{125}I粒子。^{125}I粒子植入治疗进展期NSCLC的1年、2年、3年OS率分别为41.1%、39.3%、19.6%。一项研究对32例一线系统化疗后复发的NSCLC患者植入了^{125}I粒子，发现1年和2年OS率分别为92.16%和90.62%，另一项回顾性研究分析了30例接受^{125}I粒子植入治疗的进展期NSCLC同步放化疗后复发的患者，中位PFS及OS分别为14.5个月和18个月；综上所述，放射性粒子植入可作为进展期肺癌标准治疗后进展的补救治疗手段。

7.1.5 肺癌合并证的介入治疗

进展期NSCLC患者中咯血的发生率为10%～30%，其中10%～20%为大咯血，NSCLC伴咯血的可能机制为肿瘤相关血管生成、坏死组织脱落、咳嗽刺激、肿瘤侵犯周围血管。临床资料主要包括内科治疗、外科手术及介入治疗。常用于治疗咯血的栓塞材料包括明胶海绵、聚乙烯醇、微球、弹簧圈等，术后总体复发率为9.8%～57.5%，早期复发率为0～29%，复发多发生在BAE术后1～2年内。对于行BAE治疗的肺癌伴咯血患者，术后有效的抗肿瘤治疗有利于降低复发风险。此外，BACE在治疗肺癌的同时也对咯血具有较好的疗效。上腔静脉综合征（superior vena cava syndrome，SVCS）是各种原因引起的完全或不完全性上腔静脉及其主要属支回流受阻。放疗、化疗及外科手术是SVCS的常用治疗方法。但化疗、放疗周期较长，部分患者难以耐受，且复发率高，临床中一旦发现SVCS，多已丧失手术切除机会。上腔静脉支架植入最早在1986年首次尝试，主要针对一般状况差、无法耐受手术或者放疗的患者，或症状危重、短时间内需要缓解狭窄、梗阻症状的患者，97%～99%的患者在支架介入治疗后症状得到一定程度缓解。约1/3的NSCLC患者在确诊时合并气道梗阻。气道支架的主要功能是保持气道通畅性，预防再狭窄，支撑气管、支气管壁或闭塞支气管瘘。目前常用的气道支架多由硅树脂、金属丝网或这些材料混合而成，可分为直型、Y型、L型、T型。主要并发症包括支架移位、肉芽组织增生、感染、再狭窄等。因此在改善患者通气状况的同时，有效地杀伤肿瘤成为延长气道通畅时间及降低再狭窄率的重要手段。近年涌现的新型支架如药物洗脱气道支架、生物可降解支架、3D打印个体化支架等，进一步拓展了治疗选择。

7.2 肺癌介入治疗与其他技术

7.2.1 肺癌多种介入技术的联合

7.2.1.1 肺癌/高危肺结节的PTNB同步消融治疗

在临床实践中，接受PTNB的患者面临较高并发症风险（如出血、空气栓塞等），尤其是对于直径较小或邻近血管的肺部病变。对于拟行PTNB及消融治疗的患者，SIR标准建议若在PTNB过程中可能出现出血并干扰后续的消融时，建议同步实施PTNB和消融。Wang等使用同轴套管建立穿刺通道，发现单针道PTNB同步消融与分次活检和消融相比，可显著降低出血及气胸等并发症的发生率。另有研究表明消融后行PTNB的标本仍可满足精准病理诊断需求，阳性率约为70%～100%。

7.2.1.2 进展期肺癌的多种介入技术联合治疗

对于进展期肺癌，单一介入治疗虽局部疗效较好，但远期预后仍有待提升。理论上，联合多种介入技术可能优于单一治疗模式。BACE可栓塞肿瘤供血动脉、增加肿瘤部位药物浓度、减低热消融的热沉效应，可提升热消融治疗的预后。Xu等比较了DEB-BACE联合MWA对比DEB-BACE治疗进展期NSCLC的预后，发现联合治疗的中位PFS达8.0个月，显著高于DEB-BACE。Chen等对比了I-125粒子植入联合BACE及单用BACE治疗进展期NSCLC的预后，联合组的中位PFS及OS分别为12.6个月和21.2个月，显著高于单用BACE组。

7.2.2 介入治疗联合系统治疗

7.2.2.1 消融联合系统治疗

对于驱动基因阳性的进展期NSCLC患者，消融联合靶向治疗可显著改善预后。Li等在一个Meta分析中纳入9个研究共752例接受EGFR-酪氨酸激酶抑制剂（TKIs）治疗的EGFR突变型进展期NSCLC患者，发现相比单用TKIs或系统化疗，物理消融联合EGFR-TKIs有更高的缓解率。Wang等在另一个临床前研究中表明RFA的热刺激可上调T790M突变的表达，可增加肿瘤细胞对第3代EGFR-TKIs的灵敏度，同时TKIs可抑制RFA治疗肺癌的局部复发，联合治疗可增强协同抗肿瘤作用。

消融联合系统化疗或免疫治疗可改善进展期NSCLC的预后。热消融联合系统化疗疗效更好的可能机制为：①热消融与系统化疗可能存在抗肿瘤协同作用，从而导致细胞应激，包括DNA的氧化损伤、蛋白质的硝化应激和脂质损伤，以及细胞凋亡的激活和加速；②热消融可显著降低肿瘤负荷，从而获得生存益处；③热消融联合系统化疗可抑制消融诱导的肿瘤进展。

热消融可以通过激活抗肿瘤免疫反应中的多个步骤来调节全身抗肿瘤免疫。Zhang等探讨了MWA治疗肺癌后的免疫原性改变，发现外周血$CD8^{+}$T细胞比例增加，Treg细胞、白细胞介素（IL-2）比例下降，且Treg细胞的减少与较长的PFS相关。目前仅有1项临床研究探讨了MWA联合程序性死亡受体1（PD-1）抑制剂治疗进展期NSCLC的有效性，21例患者的ORR为33.3%，中位PFS为5.1个月 。此外，CA同样具有激活抗肿瘤免疫反应的作用，冷冻的肺癌细胞可释放肿瘤抗原，被抗原提呈细胞结合，抗原提呈细胞与肿瘤特异性T细胞相互作用，触发T细胞的激活和增殖。总体而言，尽管消融联合免疫有较好的应用前景，但当前证据仍有限，未来还需更多研究予以证实。

7.2.2.2 BACE联合系统治疗

化疗栓塞后释放的细胞碎片、促炎细胞因子和危险相关分子模式可启动适应性免疫应答，并可促进肿瘤抗原的释放，被抗原提呈细胞所摄取，可激活抗肿瘤免疫反应。2021年，Li等尝试DEB-BACE联合PD-1抑制剂治疗进展期NSCLC，发现PD-1抑制剂可能改善DEB-BACE治疗进展期NSCLC的预后。尽管DEB-BACE联合免疫治疗有较好的应用前景，但仍需进一步基础研究以探索可能的有效机制，并通过更多的前瞻性研究证实其有效性。

7.2.2.3 放射性粒子植入联合系统治疗

一个Meta分析比较了^{125}I粒子植入联合系统治疗和单用系统治疗的预后，发现联合治疗可改善患者的局部疗效，提升两年OS率。^{125}I粒子可调节EGFR突变型NSCLC患者T淋巴细胞亚群、NK细胞及免疫炎症因子的表达，进而提高免疫功能。在另一项临床前研究中，Wang等发现^{125}I粒子植入联合PD-1抑制剂Pembrolizumab可通过抑制基质金属蛋白酶-2和9的分泌，从而显著地抑制肿瘤的增殖和侵袭，联合治疗可降低免疫治疗耐药的发生。

7.2.3 肺癌介入诊疗技术的未来展望

肺癌介入诊疗技术具有多样性、适应症广泛的特点，能够有效应对多种临床难题，并以微创、精准、可重复操作和疗效显著等优势，成为现代医疗中不可替代的关键诊疗手段。当前，除了单一介入技术的应用外，多种介入治疗手段的联合使用，以及介入技术与系统性药物疗法的结合，在晚期肺癌的综合治疗中展现出了良好的效果，已成为医学研究的前沿方向。未来仍需进一步开展更多临床试验，以获取更高质量的循证医学依据，从而更清晰地界定介入诊疗在肺癌治疗中的价值和作用。

7.3 肺癌的介入治疗与护理

7.3.1 肺癌的介入治疗

7.3.1.1 适应证

（1）各种类型的肺癌，以中、晚期不能手术治疗者为主。

（2）有外科手术禁忌证或拒绝手术者。

（3）肺癌手术前的局部化疗，可以提高手术的成功率，降低复发率。

（4）肺癌手术切除后复发者。

（5）手术切除后预防性治疗，以降低复发率。

7.3.1.2 禁忌证

（1）有严重出血倾向和碘剂过敏者。

（2）恶病质或有严重心、肝、肾功能损害及不能耐受化疗者。

（3）有高热、感染迹象及白细胞计数少于（3～4）$\times 10^9$/L者。

（4）支气管动脉与脊髓动脉共干或吻合相通者为相对禁忌证。

7.3.1.3 术前准备

（1）患者准备做常规血管性介入手术准备。

（2）器械和药品准备。①导管：5～6F猎人头单弯导管，6～7F眼镜蛇（Cobra）导管，长、短导丝，穿刺针等；②化疗药物：5-FU、丝裂霉素、阿霉素、顺铂、卡铂、甲氨蝶呤等；③造影剂与栓塞剂：为避免造影剂引起的不良反应，宜选用非离子型造影剂，栓塞剂一般选用明胶海绵颗粒、微球或碘油等；④其他药物：肝素、地塞米松、局麻药、镇吐药以及必备的急救药品。

7.3.1.4 手术步骤

（1）支气管动脉灌注及栓塞。①常规支气管动脉造影，明确肿瘤供血血管，如未显示供血血管，可选择性插管至锁骨下动脉、肋间动脉、胸廓内动脉等，寻找肿瘤供血动脉；②经导管缓慢、均匀地推注化学治疗药，如肿瘤供血血管有多支，宜将化疗药按参与供血的比例分别注入每一支供血血管内；③对并发阻塞性肺炎者，经导管注入适量抗生素；④进一步超选择性插管，使导管前端避开脊髓动脉及其他脏器供血动脉的开口，注入少量栓塞剂；⑤重复支气管动脉及肿瘤供血动脉造影，了解栓塞情况。

（2）肺动脉灌注。①肺部麻醉下行股静脉穿刺、插管，其前端经右心室、肺动脉主干至左或右肺动脉内；②根据胸片显示的肿瘤部位超选择性插管至肿瘤供血动脉入口处；③缓慢、均匀推入化疗药物。

（3）撤出导管、鞘管，压迫穿刺部位，止血后加压包扎。

7.3.2 肺癌介入治疗的护理

7.3.2.1 护理问题

（1）清理呼吸道无效与咳嗽、咳痰和咯血有关。

（2）气体交接受损与肿瘤压迫支气管，部分支气管阻塞有关，或与合并大量胸腔积液有关。

（3）舒适地改变胸痛，与肿瘤累及壁层胸膜有关。

（4）体温过高与感染或肿瘤有关。多为低热或中度发热，亦可发生高热，有癌性和炎性发热2种。

（5）焦虑、恐惧与疾病治疗和预后有关。

（6）营养失调低于机体需要量，与食欲缺乏、肿瘤的生长消耗体内大量营养素有关。

7.3.2.2 护理目标

（1）保持呼吸道通畅。

（2）减轻疼痛不适。

（3）维持适当的营养。

（4）减轻焦虑。

（5）减少术后并发症。

7.3.2.3 护理措施

（1）术前护理。

1）按介入手术术前护理常规。

2）保持呼吸道通畅，改善呼吸状况。①保持病室安静舒适，为患者营造一个良好的休息环境，使其保持心情舒畅；②注意休息，减少活动，以减少耗氧量，取半卧位或坐位有利于呼吸；③必要时给予氧气吸入；④胸腔积液者，若增长速度快，应定期抽取；⑤积极控制呼吸道感染，遵医嘱按时使用抗生素，并注意观察用药反应。

3）饮食和营养护理。①给予高蛋白、高热量、高维生素、营养丰富易消化的食物，根据患者习惯进行烹调，少食多餐，以维持机体需要；②保持口腔清洁，促进食欲，并创造一个清洁、舒适的进食环境；③遵医嘱静脉补液，准确记录出入量，防止脱水，维持水、电解质平衡。

4）减轻疼痛及不适。①取舒适卧位，指导患者做肌肉松弛运动；②遵医嘱适当应用镇痛剂并观察用药后的反应；③剧烈咳嗽时，可用手按住胸部，以减轻胸痛的发生。

5）心理护理，给予患者及其家属心理支持。肿瘤的患者当得知疾病的诊断结果后，往往心理冲击很大，加之身体的不适及对手术效果的不了解等，患者均会产生无所适从、焦虑等心理反应。护士应安慰体贴患者，耐心解释，介绍手术的必要性、重要性、安全性，用成功的病例鼓励患者。帮助患者做好术前心理准备，应将完善的治疗计划告诉患者，及时了解其心理状态，真诚的态度关心、鼓励患者，使其树立战胜疾病的信心，配合治疗。

（2）术中护理 。

1）协助患者仰卧于导管床上。

2）静脉输液，必要时吸氧。

3）心理护理，减轻患者的恐惧心理。

4）并发症的防治及护理。

①急性肺水肿：高浓度化疗药注入后损伤肺内毛细血管内皮或肺癌细胞大量坏死后释放出大量血管活性物质，使肺毛细血管通透性增加。呼吸困难、发绀等。降低药物浓度，缓慢推注。应立即采取急救措施，应用毛花苷丙、呋塞米等药物。使患者取头高脚低位，高流量吸氧，湿化瓶中换入70%乙醇，准备强心、利尿和镇静剂。

②脊髓损伤：高浓度造影剂、化学治疗药物及栓塞剂进入脊髓动脉所致。使用低浓度造影剂，化学治疗、栓塞前超选择性插管，避开脊髓动脉开口。

（3）术后护理。

1）按介入手术术后护理常规。

2）监测生命体征的变化，心电监护24h，注意患者有无胸闷、咳嗽等反应，给予氧气吸入。

3）遵医嘱静脉补充液体和电解质，应大量补液，同时指导患者多饮水或用利尿剂，促进造影剂的排泄和减轻药物毒副作用。

4）预防感染，遵医嘱静脉滴注抗生素3～5 d。

5）饮食护理，化疗药物导致患者恶心、呕吐、食欲减退，应鼓励患者进食。提供良好的进餐环境，选择患者喜欢的食物，并根据患者口味进行烹饪。患者可进食高蛋白、高热量的饮食，少量多餐。避免进食辛辣刺激性食物，忌烟、酒。口腔护理每日2次，饭后和呕吐后协助患者漱口。

6）并发症的防治及护理。

①胃肠道反应：术中灌注的化疗药物均可引起不同程度的消化道症状。恶心、呕吐剧烈者，可遵医嘱静脉推注康泉3mg或欧贝8mg，并进行静脉补充液体。同时加强基础护理，及时更换污染衣物，生活上给予患者必要帮助。

②脊髓损伤：支气管动脉栓塞最严重的并发症，术后2～3h患者出现剧烈背痛、感觉障碍、尿潴留、偏瘫，甚至截瘫，由脊髓动脉和支气管动脉存在交通所致。推注造影剂时，应低浓度、小剂量、低流速，如发生脊髓损伤，可静脉滴注低分子右旋糖酐500mL、地塞米松10mg，或用等渗盐水置换脑脊液，以改善脊髓的缺血、水肿。

7.4 肺癌经皮经胸肺穿刺活检

7.4.1 概述

经皮经胸肺穿刺活检（PTNB）是在影像学设备指导下获取肺内组织标本的介入技术，在肺肿瘤的诊断、分期和治疗计划中起着至关重要的作用。用于经皮穿刺活检的针根据取材原则可分为抽吸针和切割针。抽吸针可以收集高质量的细胞学标本用于疾病诊断，而切割针的针径比抽吸针粗，主要用于收集组织学标本。根据活检针的类型，经皮穿刺活检可分为两大类：细针抽吸（fine needle aspiration ，FNA） 和组织切割活检（core needle biopsy，CNB）。PTNB的影引导方法包括X射线透视、C臂锥形束计算机断层扫描、CT、超声和MRI等。引导方法的选择应根据病变的大小、位置、可见度、与周围重要解剖结构的关系、可用的成像设备和操作人员的偏好等因素。（本章均以CT引导下经皮经胸肺组织使用切割活检枪为例进行描述）

7.4.2 适应证

（1）孤立性结节或肿块、多发结节或肿块、肺实变需要定性。

（2）不能通过支气管镜、痰细胞学、痰培养证实的实变病灶。

（3）可疑恶性毛玻璃样结节。

（4）需要组织或分子病理分类的恶性病变（再活检）。

（5）疾病进展或复发后对局部组织学或分子病理学的重新评估（再活检）。

（6）PET 阳性并怀疑恶性的肺内病灶。

（7）胸壁肿块及肋骨的溶骨性病变。

（8）其他情况，如肺门肿块，支气管镜活检失败或阴性结果，未诊断的纵隔肿块，纵隔淋巴结怀疑为恶性。

7.4.3 禁忌症

7.4.3.1 绝对禁忌证

（1）严重的心肺功能不全，如重度肺动脉高压。

（2）无法纠正的凝血功能障碍。

7.4.3.2 相对禁忌证

（1）解剖性或功能性单肺。

（2）针道感染病灶明显。

（3）肺大泡、慢性阻塞性肺疾病、肺气肿或肺纤维化。

（4）机械通气（呼吸机）。

（5）怀疑有包虫囊肿。

7.4.4 术前评估与患者管理

术前必须了解患者的病史、用药史、过敏史等详细信息，并进行体格检查。应评估患者心肺功能和配合能力，如屏气或保持安静的能力。术前应进行胸部CT增强或MRI增强检查，确定病灶位置、形态、大小及与周围脏器、血管、神经的关系，设计穿刺入路。

术前全血细胞计数，术前出凝血，感染指标（包括乙肝、丙肝、梅毒、HIV），心电图，血生化和血型；对于有慢性阻塞性肺病、肺气肿等基础肺病的患者，建议进行肺功能检查，以评估患者的氧合能力和有效残气量；穿刺活检前应停用抗凝和抗血小板药物并复查全血细胞计数和出凝血功能。

手术前1周华法林应该替换为低分子肝素和手术前低分子肝素停用24小时；术前应停用阿司匹林和氯吡格雷至少7天；血小板计数$>50\times10^9/L$，国际标准化比值（INR）<1.5时才能进行活检；对于接受抗血管生成药物治疗的患者，活检时建议根据药物的体内消除半衰期停止用药，例如，建议术前6周停用贝伐珠单抗。

7.4.5 制定穿刺计划

术前必须仔细检查患者的影像学资料，应根据病变的大小、位置、解剖关系、引导图像的方法和操作经验制订活检计划。针道的设计应在避开肋骨、肩胛骨等重要器官和骨骼结构的前提下，同时避开肺大疱、大血管、气管、叶间裂。病灶与胸膜穿刺点与穿过正常肺组织之间的距离应尽量减小。

7.4.6 术前准备

（1）所有患者应在经皮肺穿刺活检术前行胸部增强CT检查，心肺功能差的患者应行心脏彩超检查。

（2）术前向患者详细解释手术操作过程及可能产生的并发症。

（3）术前停服抗血小板药物至少5天；口服抗凝药物的患者需术前2～3天改用肝素，同时术前数小时停用肝素。

（4）术前1天检查血常规、凝血功能指标。

（5）术前禁食4～6h。

7.4.7 穿刺过程

7.4.7.1 术前准备物品

穿刺手术包，包括弯盘、5ml注射器、无菌纱布、无菌手套、无菌单、碘伏或酒精棉球、利多卡因、体表标记定位栅栏、标本固定液、标本瓶、活检枪或抽吸针；常用急救药品、氧气瓶、止血药、闭式引流瓶、气管插管等。

7.4.7.2 穿刺步骤

（1）根据病灶位置选择合适体位。仰卧位需双手交叉抱头，充分暴露胸部；俯卧位胸前垫一软枕，双手交叉抱头，身体呈自然放松状态；侧卧位时亦需双手抱头，靠床的一侧下肢略微弯曲，对侧肢体伸直成自然放松状态，背部可垫软垫，保持身体稳定。

（2）按照术前制定的穿刺计划，确定合适的穿刺路径并固定好体表定位栅栏。穿刺路径应尽可能避开肺大疱、肋间动脉、肺内较大的肺动脉、支气管、叶间裂及囊肿等，尽量选取病灶的最大层面和有活性的部分。

（3）消毒、铺巾、局部麻醉。局部麻醉宜浸润至皮下组织至胸膜，不要到达肺实质，避免形成气胸，导致穿刺无法进行。

（4）穿刺病灶后再次行胸部CT平扫，确定穿刺针位置及深度合理后行组织取材，推荐多点穿刺取材。对于较大病变，应避免中部缺血坏死区；对于空洞性病变，活检标本应取实性部分组织；同轴技术可以通过一次穿刺获得多个活检标本，创伤小；同轴穿刺如果出现气胸或血胸，可以立刻通过外套管抽吸气体和出血，或注射药物处理；同轴穿刺套管使用可以减少针道转移发生的风险。

（5）取样后尽快放入固定液中。

7.4.8 术后监测

建议在CT引导活检后立即进行完整的胸部CT扫描，观察是否存在气胸、出血等并发症。如有必要，应开始治疗。不需要治疗的患者可转入病房或观察室，监测生命体征、血氧饱和度等。应该提醒患者尽量减少可能增加胸压的活动，如咳嗽和说话。建议在手术后24小时内进行胸部X光检查。如病情有变化，应及时行胸部X线或胸部CT检查。

7.4.9 并发症及处理

PTNB最常见的并发症包括气胸、出血和胸膜反应。少见并发症包括空气栓塞、心脏填塞、沿针道转移。PTNB的死亡率在0.02%～0.15%之间，死亡的主要原因包括急性肺出血、心脏骤停和空气栓塞等。

7.4.9.1 气胸

气胸是PTNB术后常见的并发症。文献报道的气胸发生率在2.4%至60%之间（平均20%），5%～18%的气胸患者需要闭式引流。导致气胸发病率增加和/或需要闭式引流增加的因素包括瘦高体型、老年、吸烟、潜在肺部疾病（例如肺气肿或慢性阻塞性肺病），病变直径较小，病变位置深，病变小，活检针无法垂直于胸膜导致切割胸膜，胸膜多次穿刺，手术时间过长，穿过肺内叶间裂或肺大泡。气胸通常发生在术后1小时内，但有些病人可能在术后24小时或更久发展为迟发性气胸，如果气胸没有得到适当的治疗，可能发展为皮下气肿。

小气胸、无症状、稳定的气胸不需要特殊治疗。气胸超过30%，气胸面积继续增大，或临床症状严重时，应进行密闭式胸腔引流。

气胸可通过保持安静、避免说话或咳嗽、选择合适的针道、减少穿刺次数等来加强预防。

目前尚不清楚使用外源性注射生物凝胶、可注射明胶海绵或无菌生理盐水封闭针道是否能有效减少气胸的发生。

7.4.9.2 出血和咳血

出血（伴咯血或不伴咯血）是PTNB的另一常见并发症。文献报道出血的发生率在5%～16.9%之间，咯血的发生率在1.25%～7%之间。出血通常是自限性的，但大量肺内出血导致的死亡也有报道。导致出血增加的风险因素包括：病变位置较深，穿刺次数多，穿刺针的类型，位于纵膈腔或靠近心脏或纵膈腔的病灶，血供丰富的病灶（如转移性肾细胞癌），靠近扩张支气管动脉分支的病灶（慢性空洞性疾病），凝血障碍，肺动脉高压。

轻度咯血、肺内出血、沿针道出血、小血胸无需特殊治疗即可自行解决。对于大咯血，建议将患者出血部位同侧的侧卧位（针穿刺点朝下），防止血液吸入对侧支气管。气管应保持通畅，必要时可插管。使用止血药物。大量胸腔积血，建议用胸导管引流，如出现大量或持续出血，应及时行介入或手术治疗。

7.4.9.3 胸膜反应

指针刺胸膜时出现的连续咳嗽、头晕、胸闷、面色苍白、出汗甚至晕厥等一系列表现，可能与血管迷走神经反应有关。导致胸膜反应的可能因素包括：体型偏瘦，焦虑，基线血糖低，胸膜多次穿刺。大多数患者症状轻微，无需治疗即可自行消退。严重时，患者可能会出汗过多，血压逐渐下降，甚至休克或晕厥。如果发生这些情况，必须立即停止所有程序。应根据病情立即给予肾上腺素或葡萄糖溶液，同时给予氧疗。患者应保持体温，监测生命体征。应采取预防措施防止出现休克。

7.4.9.4 空气栓塞

空气栓塞可分为静脉性空气栓塞和动脉性空气栓塞。全身空气栓塞的发生率为0.02% ～1.80%。静脉空气栓塞大多是无症状的；动脉空气栓塞是肺活检最严重的并发症，可导致严重后果，如休克、心脏骤停、偏瘫等。虽然空气栓塞罕见，但后果非常严重，一定要重视。

目前认为全身动脉空气栓塞的机制是穿刺损伤，空气通过同轴导管直接进入肺静脉或医源性支气管肺或肺泡-肺静脉瘘，气体进入肺静脉，回流到心脏左侧，然后通过体循环进入血管，如冠状动脉和颅内动脉。引起全身性动脉空气栓塞的原因可能包括空洞性或血管炎性病变的活检（如磨玻璃）、咳嗽和正压通气。如果进入心脏左侧腔室的气量较小，对血流动力学没有明显影响，则患者可能无症状。在冠状动脉空气栓塞，患者可能经历短暂的意识丧失和心电图可能反映心肌缺血；在颅内空气栓塞，患者可能发生癫痫或意识丧失。CT扫描可显示有栓塞的器官或血管内的气体，可为诊断空气栓塞提供客观依据。

快速识别空气栓塞并立即开始治疗至关重要，这可能有助于改善一些患者的预后。一旦怀疑有空气栓塞，应立即拔针，患者应置于头低脚高体位。如果左侧心脏的腔室有较大量的气体，患者应置于右侧卧位，使左心房高于左心室；这种体位可以阻止气体通过左心室流出道底部进入体循环。同时密切监测生命体征，应主动采取氧气面罩和其他救援措施。如果发生颅内动脉空气栓塞，条件允许，可将患者转移到高压氧舱进行治疗。

空气栓塞的预防措施包括：①应仔细选择穿刺活检的病变类型，如空洞和血管病变；②避免对端坐位患者进行穿刺活检；③避免正压通气下穿刺活检；④应及时插入针芯，不要让同轴套管长时间暴露在空气中；⑤减少医源性损伤，如术中出血，如避免重复穿刺；⑥尽量减少咳嗽、深呼吸和说话等行为。

7.4.9.5 其他少见并发症

沿针道种植转移极为罕见，文献报道的发生率为0.012%～0.061%，同轴技术可以降低其发生的风险。其他罕见的并发症包括心脏填塞，肋间动脉假性动脉瘤、心房颤动、胸部感染、血管迷走神经反射、胸膜转移等。

7.4.10 标本处理

细胞学检查的标本应在获得后立即涂片。涂抹时应轻柔均匀，并立即湿固定，防止细胞降解。湿固定应至少用95%的酒精在15分钟内进行。

用于组织病理学检查的标本在获得后应立即固定，将标本置于10%的福尔马林固定液中。如果取的组织用于分子检测，应快速冷冻于液氮或RNA保存液中。

标本送检前，应准确填写病理检查申请单，详细描述患者的基本信息、病史、相关检查及治疗史、临床初步诊断、活检部位、穿刺次数等。

7.4.11 精确度

经皮经胸穿刺活检对胸腔恶性疾病（肺周围病变、肺门淋巴结、肺门肿物、纵隔肿物）具有较高的诊断准确性。FNA对恶性疾病的诊断准确率为64%～97%，但对良性疾病的诊断准确率有限，仅为10%～50%。FNA对肿瘤类型的准确分类能力有限。CNB对恶性疾病的诊断准确性与FNA相似（74%～95%），但其对良性疾病的诊断准确性高于FNA。影响诊断准确性的因素包括病变大小及位置、操作经验、指导方法的选择以及现场细胞学评价。

7.4.12 活检阴性的随访管理

活检阴性的原因可能包括患者不配合、非常小的病变、特殊的肿瘤类型，以及病理诊断困难的标本。对于活检结果阴性且高度怀疑为恶性疾病的患者，建议重新活检。未接受再活检的患者建议定期进行影像学检查。如果患者在随访期间出现疾病进展，建议进行额外的活检或手术。

7.4.13 再次活检

再活检又称二次活检，是指在患者确诊并根据第一次活检的结果得到相应治疗后进行的活检，但由于疾病进展，需要额外的病变组织或血液样本。活检标本用于监测疾病进展和解释耐药机制，可指导靶向治疗后出现疾病进展或出现耐药的患者选择后续治疗方案。在第一次活检中诊断为EGFR突变的非小细胞肺癌患者中，33%～63%的患者在接受EGFR酪氨酸激酶抑制剂治疗后出现疾病进展，在再次活检中确认EGFR T790M突变。

疾病进展后再活检的时机不影响EGFR T790M突变的检出率。暂时不适合进行活检的患者应在后续治疗期间安排再次活检，建议对再活检标本进行组织学检查。

7.5 肺癌经支气管动脉灌注化疗栓塞术

7.5.1 概述

肺癌经支气管动脉灌注化疗栓塞术是指经导管向肺癌的供血动脉直接灌注化疗药物或/和以栓塞剂阻断肺癌血供的治疗方法。区域性动脉灌注化疗通过提高肿瘤区域的药物浓度，更大程度地杀灭肿瘤细胞，联合栓塞可以延缓靶区药物流失，促使肿瘤组织缺血缺氧坏死，提高疗效。肺癌的供血动脉主要包括支气管动脉、肺动脉及其他循环动脉，其中以支气管动脉为主。目前，临床上应用的栓塞剂有明胶海绵、无水乙醇、碘油、药物微球、弹簧圈、超液化碘油或聚乙烯醇（polyvinyl alcohol，PVA）颗粒、药微球等，较多应用PVA颗粒。栓塞时使用的栓塞剂存在返流的可能，有发生脊髓损伤甚至截瘫风险。

支气管动脉灌注化疗栓塞术主要为不适合目前标准治疗的进展期肺癌患者。目前，文献报道支气管动脉灌注化疗栓塞术主要用于无法手术切除的ⅢB期以上NSCLC和无法手术切除或放化疗后进展的SCLC。对于部分适用于传统放化疗、外科手术继发危及生命的患者大咯血，可先行单纯支气管动脉栓塞止血治疗后再行放化疗或外科手术。对于发生肺外转移的患者，可采用支气管动脉灌注化疗栓塞控制肺内病灶联合其他局部或全身治疗。

7.5.2 适应证

（1）经过标准治疗（放化疗、靶向、免疫治疗）无效、进展或复发的ⅢB期以上的肺癌患者。

（2）不能手术治疗或者标准一、二线治疗无效的Ⅱ～Ⅲ期肺癌，特别是中央型肺癌患者。

（3）基于标准治疗的联合治疗。

（4）外科切除后复发的辅助治疗。

（5）伴有咯血的肺癌患者。

（6）气管内病灶内镜治疗前的预防性止血治疗。

（7）肺癌合并气道狭窄或者肺不张。

在针对上诉适应症实施介入治疗前，还需要具备以下一些基本条件：①肿瘤血供丰富；②供血动脉较粗；③无支气管动脉-肺静脉瘘；④无脊髓营养动脉和头颈部交通支或能超选避开者。

7.5.3 禁忌证

（1）血小板＜50×10^9/L。

（2）有严重出血倾向、短期内不能纠正的凝血功能障碍者（凝血酶原时间>18 s，凝血酶原活动度＜40%）。

（3）严重肺纤维化和肺动脉高压者及各种原因所致肺循环血供减少者。

（4）病灶周围感染性及放射性炎症、穿刺部位皮肤感染没有很好控制、全身感染、高热>38.5 ℃者。

（5）严重肝、肾、心、肺功能不全者，严重贫血、脱水，以及营养代谢严重紊乱无法在短期内纠正或改善者。

（6）恶性胸腔积液、心包积液控制不佳者。

（7）预期生存期＜3月者。

（8）对含碘对比剂过敏、不能仰卧、不能配合完成穿刺、插管和造影，精神病发作期的患者。

（9）术中造影发现不能超选择插管完全避开脊髓动脉等危险血管者。

（10）胸主动脉覆膜支架植入术后，术前评估无法完成选择性支气管动脉插管者。

7.5.4 术前检查及评估

7.5.4.1 体格检查

仔细询问发病史、家族史、治疗史、药物过敏史，注意吸烟史、特殊工种粉尘毒物接触史、伴发病史；了解放射治疗史、特殊药物服用史包括抗凝药物、抗血小板药物、分子靶向药物、免疫药物、化疗药物使用情况及疗程；询问相关治疗的副反应情况，如骨髓抑制、肝肾心肺功能影响等。根据目前体力状态给出KPS评分及ECOG-PS评分。

按常规进行系统、全面的体格检查，记录异常发现，注意可能的肺外表现，尤其注意颈胸部异常体征，如锁骨上下腋窝淋巴结、双上肢及头颈部肿胀、胸壁肿胀、隆起及压痛、气管移位、气道压迫症状、三凹征、双肺叩诊音及呼吸音变化、心脏情况等。若选择股动脉或桡动脉穿刺应有针对性地体检和评估。

7.5.4.2 实验室检查

血、尿、粪常规，生化（肝、肾功能和电解质水平）、血糖，心肌酶谱、B型脑钠肽，凝血功能；肿瘤标志物（重点CEA、SCCAg、NSE、CYFRA21-1、ProGRP等）；乙肝五项、丙肝抗体、梅毒抗体、HIV抗体；甲状腺功能；必要的免疫指标等。

7.5.4.3 影像学检查

动脉期胸部增强薄层CT、支气管动脉CTA，颅脑增强核磁共振成像，腹盆腔超声，有胸腔及心包积液可以行超声评估及为穿刺引流定位，全身骨扫描，有条件的可以PET-CT检查替代骨扫描。全面影像学检查的目的是为了诊断、鉴别诊断、分期和再分期、评估手术可切除性、疗效监测及预后评估等。必要时需选择超声或CT引导下穿刺活检。

7.5.4.4 内镜检查

支气管镜检查及超声支气管镜穿刺活检术用于定位诊断和获取组织学诊断，特别适合中央型肺癌。必要时纵隔镜、胸腔镜活检。

7.5.4.5 病理学检查

痰脱落细胞学检查是肺癌定性诊断简便有效的方法。活检病理组织标本可以明确有无肿瘤及其病理组织类型，晚期不可切除者尽可能有亚型分类。基因检测等分子病理检测有利于指导分子靶向药物治疗及免疫治疗，对肺腺癌的意义更大。组织病理学检查主要通过支气管镜检查，经皮穿刺或外科手术完成。原则上，支气管动脉灌注化疗栓塞术前需要具有明确的组织或细胞学病理诊断结果，或特殊分子病理诊断结果。

7.5.4.6 心肺功能评估

心电图检查作为治疗前的基础资料是必备的，作为术前评估和后期出现异常情况的对照都是需要的。

参考系统化疗的需要，对肺癌合并肺不张、肿瘤体积大、肺内转移瘤负荷重、胸腔积液、慢支肺气肿、间质性肺炎、哮喘等肺病患者进行肺功能检查评估、血氧饱和度监测联合KPS、ECOG-PS评分是必要的。

7.5.4.7 综合评估

支气管动脉灌注化疗栓塞术需要结合患者体力状态、年龄等进行化疗药物及剂量的选择。原发性肺癌诊疗指南（2022年版）指出，ECOG-PS评分为2分的晚期NSCLC患者应给予单药化疗，但对ECOG-PS评分＞2分的患者应减量。对于老年患者，证据不支持将年龄作为选择化疗方案的唯一依据，须结合脏器功能指标及ECOG-PS状态综合评估。脏器功能指标符合化疗条件，ECOG-PS评分为0～1分的患者仍然可以考虑含铂两药方案，ECOG-PS评分为2分的患者考虑单药化疗；严重脏器功能障碍及ECOG-PS评分为2分以上的患者不建议进行全身化疗。ECOG-PS评分＞2分的Ⅳ期NSCLC患者，一般不能从化疗中获益，建议采用最佳支持治疗。在全身治疗基础上针对具体的局部情况，可以选择恰当的局部治疗方法以求改善症状、提高生活质量。

因支气管动脉灌注化疗栓塞主要发挥局部控制作用，全身副反应小，对ECOG-PS评分为2分以上者，在有足够保障条件（比如透析）的前提下可以酌情使用较低化疗剂量进行治疗。

7.5.4.8 治疗优势

（1）肿瘤供血动脉直接灌注化疗，提高肿瘤区域的药物浓度，提高细胞毒作用。

（2）支气管动脉灌注化疗栓塞用药总剂量较系统化疗剂量少，肿瘤局部疗效好，全身副反应小，骨髓毒性小。

（3）即使系统化疗已经耐药的药物，改支气管动脉灌注化疗栓塞后一般仍然可以获得满意疗效。

（4）栓塞优势，联合栓塞可以加强止血，延缓药物冲刷流失，促进肿瘤缺血坏死。载药微球可以携载化疗药物延长作用时间，同时栓塞肿瘤。

（5）微创、高效，对患者影响小，恢复快，可重复性强。

7.5.5 术前准备

7.5.5.1 签署知情同意书

因支气管动脉灌注化疗栓塞术属于新兴的肺癌微创治疗方法，尚未进入目前现有的肺癌诊疗指南及规范。所以术前要与患者及其家属进行充分有效的沟通，详细介绍治疗过程及优势、并发症风险，取得患者及其家属充分理解认可，签署支气管动脉灌注化疗栓塞治疗知情同意书。

7.5.5.2 化疗药物准备

首先根据患者的肿瘤病理诊断类型、前期治疗史及疗效评估、实验室检查结果等确定个体化方案。一般化疗药物的选择应基于肿瘤的病理类型、细胞生长规律、药物作用原理和药代动力学特点等因素，采用联合用药的方式，选择2～3种作用机制和抗肿瘤活性互补的化疗药物。

原发性肺癌诊疗指南（2022年版）对晚期肺癌的药物治疗给出了一、二、三线的指导。晚期NSCLC一线药物主要是含铂两药方案，如顺铂或卡铂（近年有用奈达铂）联合长春瑞滨、吉西他滨、紫杉醇、多西他赛、培美曲塞（非鳞癌）、紫杉醇脂质体、白蛋白紫杉醇。药物剂量一般按体表面积计算；21天一个周期，一般4～6个周期为一个疗程。长春瑞滨和吉西他滨还有第8天用药的要求，根据临床情况，可于支气管动脉灌注化疗栓塞后第8天静脉给药。

对肺腺癌的用药方案：一线推荐顺铂（或卡铂、奈达铂）联合培美曲塞；二线推荐顺铂（或卡铂、奈达铂）联合多西他赛、白蛋白紫杉醇。

对肺鳞癌用药方案：一线推荐顺铂（或卡铂、奈达铂）联合多西他赛或白蛋白紫杉醇；二线推荐顺铂（或卡铂、奈达铂）联合长春瑞滨等。

对SCLC：一线推荐顺铂或卡铂联合依托泊苷，一线化疗后6个月内复发或进展者二线可选择拓扑替康、伊立替康、吉西他滨、长春瑞滨、替莫唑胺或紫杉醇等药物，6个月后复发或进展者可选择初始治疗方案。

肺癌动脉途径用药尚无成熟方案，主要参考系统化疗方案进行，包括疗程和剂量。因经动脉途径的区域性灌注化疗（包括药物洗脱微球）主要发挥的是区域性高浓度化疗药物的作用，浓度越高细胞毒作用越强，因此优选浓度依赖型的细胞周期非特异性药物，而尽量不用细胞周期特异性药物。

在进行支气管动脉灌注化疗栓塞术（BACE）治疗前需要根据患者的具体情况和主治医师的临床经验，参考肺癌系统化疗的以下相关原则进行：①KPS＜60或ECOG-PS评分＞2的肺癌患者，支气管动脉灌注化疗栓塞可以使用静脉化疗患者体表面积所需总剂量减少20%～25%的剂量。②白细胞＜3.0×10^9/L、中性粒细胞＜1.5×10^9/L、血小板＜100×10^9/L、红细胞＜2.0×10^{12}/L、血红蛋白＜80 g/L的患者，纠正后再行支气管动脉灌注化疗栓塞术，并加强监控。③严重肝、肾功能异常患者，以及实验室指标严重异常和（或）有严重并发症和感染、发热、出血倾向的患者，原则上不宜行支气管动脉灌注化疗栓塞术。④在支气管动脉灌注化疗栓塞过程中如出现以下情况应当考虑停药或更换方案：治疗2个周期后病变进展，或在支气管动脉灌注化疗栓塞周期的休息期中再度进展者，应当停止原方案，酌情选用其他方案；支气管动脉灌注化疗栓塞不良反应达3～4级，或对患者生命有明显威胁时，应当停止治疗，等待不良反应恢复至1级以下后再进行治疗。再次治疗剂量，根据上次治疗毒性反应及疗效作调整。剂量调整原则一般为：对出现Ⅰ、Ⅱ度毒性反应而再次治疗前恢复正常者，可不予调整原剂量，若未恢复且治疗必须继续，原则上以原剂量的75%给予治疗；对出现Ⅲ～Ⅳ度毒性反应者，再次化疗时减量25%～50%，若毒性反应未恢复，则推迟治疗或停止化疗。⑤必须强调治疗方案的规范化和个体化，必须掌握化疗的基本要求。常规应用止吐药物外，除卡铂、洛铂等外的其他铂类药物都需要水化和利尿。化疗后密切监测血常规和生化指标。

在选择药物时务必认真阅读药品说明书，排除明确规定禁用于动脉的药物。选择化疗药物时还要考虑药物洗脱微球（载药微球）的载药选择，满足载药需要后，再配备或补充相关的药物灌注。

近年来，药物洗脱微球除了成熟地应用于肝动脉化疗栓塞治疗肝脏肿瘤外，也已经应用于肺癌的支气管动脉灌注化疗栓塞过程。药物洗脱微球支气管动脉化疗栓塞（Drug-eluting beads bronchial arterial chemoembolization，DEB-BACE）尤其对难治性肺癌的治疗取得了满意的疗效。目前，临床所用药物洗脱微球主要是DC/LCBeads、HepaSphere、CalliSpheres、Tandem，它们的粒径大小和生物特性不完全相同，载药机制包括吸附作用、离子交换、离子键等，比较成熟的载药药物有多柔比星、吡柔比星、阿霉素、伊立替康、奥沙利铂、顺铂、吉西他滨等。临床使用药物洗脱微球时要结合化疗方案选择合适的药物加载。

7.5.5.3 栓塞材料准备

根据栓塞效果和生物相容性，选择明胶海绵颗粒、PVA颗粒、空白微球或药物洗脱微球等栓塞剂。

7.5.5.4 辅助药物

（1）止吐药物，一般准备司琼类止吐药，如格拉司琼、托烷司琼，长效的帕洛诺司琼等，一般在动脉灌注化疗前10～30分钟静脉滴注或静推。

（2）地塞米松注射液，预防对比剂过敏，一般5～10mg术前或术中静脉输注，但拟联合免疫治疗的患者应慎用。

（3）2%的利多卡因5～10ml，用于局麻及必要的解痉、止咳。

（4）肝素钠12500U，用于肝素化及器械冲洗。

（5）生理盐水和葡萄糖溶液，备术中导管冲洗、药物配制等。

（6）紫杉醇制剂术前脱敏预处理，术前12小时及6小时分别口服地塞米松10mg～20mg或术前静脉使用地塞米松20mg或苯海拉明50mg及西咪替丁300mg或雷尼替丁50mg。白蛋白紫杉醇无需预处理。

7.5.5.5 患者准备

术前要告知患者介入操作的目的、方法、流程和注意事项，告知患者计划选择的穿刺点和可能的备用穿刺点，术前饮食一般无特殊要求，如果明确患者既往术中有明显恶心、呕吐情况者，可以空腹4～6小时。术中要注意保持平静心情、配合屏气造影，有任何不适及时告知医护；预告术后卧床保持股动脉穿刺点压迫6～8小时，一般次日晨可拆除包扎压迫器及纱布，鼓励下床活动。经桡动脉入路者通常穿刺点压迫1.5～2小时。训练床上大小便，对尿频及不习惯卧位排尿者，可留置导尿管。术前建立静脉通道，以备术中紧急用药需要。术前半小时给予镇静处理（肌肉注射地西泮10mg或苯巴比妥0.1g）。

7.5.5.6 器械和药物准备

包括穿刺针、导管鞘扩张管导丝套件。造影导管准备可参考术前增强CT及CTA评估，明确起源于胸主动脉的支气管动脉或其他肿瘤供血动脉，根据开口方位及导管储备，可以选择4～5F的猪尾巴导管、MIK导管、Cobra导管、RLG导管、SIMMONS导管、TIG导管等，同轴微导管一般选用2.2～2.8F微导管，必要时可以备2.0F以下的更细导管。可准备动脉压迫器、血管缝合器。

7.5.6 手术操作程序

7.5.6.1 穿刺

常规取仰卧位，消毒、铺洞巾。穿刺点局麻成功后采用Seldinger或改良Seldinger技术穿刺，引入导丝、导管鞘。

选择桡动脉入路者，根据可能要插管的支气管动脉、左或右胸廓内动脉、甲颈干、锁骨下动脉等选择左或右侧桡动脉，虽然经桡动脉入路给患者带来方便，但原则上不要增加介入操作的难度，一般在股动脉路径插管困难者才选择，可根据术前治疗目标和血管评估选择经桡动脉入路的可行性。穿刺前可以选择Allen试验、Barbeau试验、拇动脉超声检查等评估掌弓通畅性。必要时穿刺前使用硝苯地平或硝酸甘油扩张动脉内径，便于定位、穿刺。因桡动脉管径较细，变异扭曲较多，进出导管导丝务必在透视下进行。应用“鸡尾酒”（利多卡因-硝酸甘油-肝素钠配方）可以预防血管痉挛。

7.5.6.2 血管造影

经血管鞘引入造影导管，透视下导丝导引其至胸主动脉约T5-T6水平，相当于气管分叉附近，根据肿瘤部位及术前增强CT或CTA显示的解剖定位上下滑动导管探寻支气管动脉，通常支气管动脉自降胸主动脉前侧壁发出，当导管头有嵌顿感或钩挂感时推注少量对比剂，判断是否是供应肿瘤的支气管动脉。注意寻找可能的多支支气管动脉供血，力求插管完整。如果反复探寻不成功，可以用猪尾导管行胸主动脉全景造影，注意对比剂流速设定15～20 mL/s，总量可以25～30 mL，高压注射器压限定500～800 PSI，如果使用4F猪尾导管可设定较高压力。大剂量对比剂注射后注意观察患者对对比剂的反应。仔细观察胸主动脉造影显示的支气管动脉，再选择合适的导管、微导管进行支气管动脉插管。

肿瘤供血动脉插管成功后要行大视野动脉造影，注意流速设定，摄影范围应包括靶动脉涉及的全部区域及病变，还要包括相邻脊髓及颈部血管，以观察脊髓动脉、支气管动脉与肋间动脉、锁骨下动脉、甲状颈干、胸肩峰动脉、椎动脉、颈动脉的侧支吻合，仔细观察支气管动脉的走行、分布、肿瘤及淋巴结染色情况。如果发现支气管动脉造影后肿瘤染色不充分或存在缺损，要考虑存在其他侧枝供血的可能，需扩大寻找范围，根据肿瘤部位寻找迷走的支气管动脉及供血体动脉，包括胸廓内动脉、甲状颈干、锁骨下动脉、椎动脉、冠状动脉、胸外侧动脉、腹腔动脉、胃左动脉及膈下动脉等可能的供血动脉。建议常规使用CBCT明确肿瘤血供，以便治疗更加精准。如果确实不能探寻到靶动脉，可以采用猪尾导管于主动脉弓头颈部动脉开口远端2～3 cm处脉冲式灌注药物的方法。

7.5.6.3 肺癌的支气管动脉造影表现

供血支气管动脉增粗、增多、扭曲紊乱。肿瘤血管形成，绝大多数肺癌肿瘤内出现新生、扭曲、杂乱无章的小血管。肿瘤染色，在实质期可以表现为较均匀浓染的肿瘤轮廓，中心坏死区可以染色不明显。体循环短路与分流，肿瘤侵犯、破坏血管，加之支气管动脉体循环压力高于肺循环，肿瘤内支气管动脉与肺动静脉直接交通并分流；肺门、纵隔转移淋巴结也呈肿瘤血管及染色表现。

7.5.6.4 药物灌注及栓塞

根据配置要求将化疗药物溶于50～100 ml生理盐水或葡萄糖溶液，部分药物可能需要的溶媒更大以避免注入过程造成动脉痉挛、疼痛、心率异常、短暂皮质性黑蒙等不良反应，推荐每种药物15～20分钟缓慢灌注，不少于5分钟。有条件的可以使用微量注射泵持续恒速灌注，或留置动脉导管回病房按系统化疗时间持续泵入。因支气管动脉总体上较纤细，造影导管及微导管原位留置固定较困难，所以对支气管动脉的置管持续灌注应用较少。对血管刺激强的药物如吉西他滨要慎重使用或尽量稀释，否则推注时容易发生刺激性咳嗽；足叶乙甙尽量按静脉用药浓度稀释，否则可能造成短暂皮质性失明或黑蒙。术中可以适当使用2%的利多卡因稀释后先行少量缓慢灌注，以减轻咳嗽症状，但导管头未过脊髓动脉支开口或有支气管动脉-肺动/静脉交通时要慎重。灌注过程中注意适时手推透视造影确认微导管位置。有多支靶动脉时应根据每支动脉供血比例合理分配药物。

灌注药物完毕后，再次手推透视造影确认微导管位置，根据造影肿瘤染色情况，以适量对比剂混合适当粒径的栓塞材料经导管缓慢推注，此过程必须严格在透视下进行，密切观察栓塞剂流向，观察流注速度，避免返流。为防止栓塞剂经侧枝或支气管动脉-肺动脉进入非靶血管，推荐选择粒径大于300 μm的栓塞材料。无异常瘘口时可以先用较小粒径栓塞材料（150～350 μm），后用较大粒径栓塞剂（350～560 μm或更大），计划进行下次治疗的要注意保留靶动脉主干。一般禁用无水乙醇及慎用碘化油等液体栓塞剂。

7.5.6.5 术后处理

治疗完毕，退出导管、导管鞘，穿刺点压迫止血包扎。以绷带包扎者建议先压迫10～15分钟，再以弹性绷带“8”字形加压包扎。如果使用专用动脉压迫器止血，可以压迫止血3～5分钟后更换动脉压迫器，注意压迫器固定，防止移位。向患者说明注意事项，加强护理监控。股动脉穿刺要求术后绝对卧床，穿刺侧下肢制动6～8小时，根据术前病人凝血功能状态、血小板计数水平，压迫6～12小时。术后避免剧烈运动，避免发生股动脉穿刺点动脉瘤或动静脉瘘形成。观察3天左右。桡动脉或远桡动脉穿刺者通常穿刺点压迫1.5～2小时。期间根据病情给予补液、抗生素、止咳化痰、止吐等对症治疗。复查血常规、肝肾功能电解质，无明显异常或给予纠正异常后可出院。

一般参考系统化疗的周期进行，间隔3周，根据病人情况可以适当延长。必要时根据综合治疗方案设定支气管动脉灌注化疗的治疗周期。3～4周期后根据复查情况可以调整治疗方案，比如评估手术、放疗或消融、放射性碘-125粒子植入内放疗等。

7.5.7 并发症及处理

相对于传统的系统化疗，支气管动脉灌注化疗栓塞术（BACE）具有局部疗效好、全身毒副反应低的优势，少数可能发生骨髓抑制、厌食、乏力、脱发等类似系统化疗的并发症，以及出现轻微自限性并发症如短暂性刺激性咳嗽、胸痛、吞咽困难等。要特别警惕少见的严重并发症，如脊髓梗死导致的截瘫，及罕见并发症如短暂性皮质失明、中风、急性食管损伤、气管损伤、气管食管瘘、心肌缺血等。在进行支气管动脉灌注化疗栓塞治疗时需密切监测患者的症状和反应，并采取适当的预防措施，以减少并发症的发生。

7.5.7.1 不完全性截瘫或截瘫

脊髓缺血梗死导致不完全性截瘫或截瘫是少见严重的并发症。可能的原因有对比剂刺激、化疗药物损伤、误栓等。

预防脊髓损伤，宜使用非离子型对比剂并适当稀释后进行血管造影，强调造影视野充分并认真观察是否有肋间动脉干或脊髓动脉显影，有无脊髓动脉、头颈部血管的异常瘘口、吻合、交通，必要时微导管超选择插管对所见异常漏口、吻合、交通进行保护性栓塞预处理。此外，在进行灌注化疗前，建议对靶动脉注射利多卡因观察是否出现脊髓麻醉症状。尽可能避免使用刺激性强的油性化疗药物，不得已选用也要加强稀释，减慢灌注速度或与生理盐水间断灌注。灌注药物和栓塞过程中及术后要密切观察患者的四肢感觉、肌力、二便状态。如果发生脊髓损伤，应立即停止治疗，并给予大剂量糖皮质激素、甘露醇脱水和血管扩张剂、营养神经、高压氧等积极对症治疗和必要的康复治疗。

7.5.7.2 短暂性皮质失明、急性脑梗

短暂性皮质失明发生的原因可能是化疗药物的一过性脑损伤、脑血管痉挛导致的短暂中枢性视觉功能障碍。发生急性脑梗的原因可能是支气管动脉等靶动脉通过肋间动脉、锁骨下动脉、椎动脉等与颅内动脉交通，栓塞剂经过这些交通或经支气管动脉肺静脉瘘口、左心系统进入脑内发生不可逆脑梗。所以栓塞前的全面造影准确评估及使用合适的粒径栓塞剂非常重要。

7.5.7.3 食管、气管损伤

鲜有报告发生食管损伤及其相关并发症。发生此类损伤是因为支气管动脉与食管动脉存在吻合或共干，化疗药物或栓塞剂进入食管。造影时注意鉴别食管动脉分支，一旦发现要超选择插管避开后再灌注药物及栓塞。发生后要积极对症治疗，必要时禁食，请消化科会诊。食管气道瘘是一类严重并发症，由抗癌药物引起食管组织损伤和溃疡，其症状包括突然加剧的呛咳，但吞咽固体食物时反而减轻。也可能发生食管纵隔瘘，表现为胸背部疼痛不适，伴有发热等。治疗方法有食管覆膜支架封堵瘘口和充分引流、抗生素治疗，外科手术修补的机会较少。预防措施包括前期造影检查、控制药物浓度和灌注速度，防止误栓食管固有动脉，并密切监控术后相关症状。

7.5.7.4 出血

出血并发症可发生于穿刺点，表现为局部出血、血肿、假性动脉瘤等，主要原因为操作过程中缺乏及时透视和操作粗暴引起通过路径的动脉损伤，如肾动脉损伤出血、胸主动脉夹层、支气管动脉夹层、破裂出血、靶动脉夹闭等。具备3～4级外周血

管介入操作资质者可降低其发生率。

对中央型、巨块型肺癌，因病灶范围大，经治疗后肿瘤大量、快速坏死而产生空洞和感染，正常组织来不及修复，就会导致邻近的支气管动脉或者肺动脉裸露、破裂出血，这种咯血往往是致命的。预防措施主要是对巨大病灶的肺癌减少药物剂量及栓塞强度，分次治疗。一旦发生大咯血，增强CT或CTA可以帮助判断出血原因，及时采取必要的栓塞、覆膜支架等治疗措施。

7.7.7.5 其他少见并发症

支气管动脉灌注化疗栓塞还可能出现感染、过敏、肝肾功能异常、心律失常、窒息等其他少见并发症。

7.5.8 随访复查、巩固治疗和评估

支气管动脉灌注化疗栓塞治疗期间可2–3疗程后复查影像学，在监测疗效的同时，可早期发现肿瘤复发和转移。复查包括影像学检查，血常规、肝肾功能、肿瘤标志物等实验室检查。介入治疗后的中晚期肺癌一般要求2年内每3个月复查一次，如病情好转或稳定则2年至5年内每半年复查1次，5年后每年复查1次，有特殊情况随时复诊。

疗效评估以mRECIST标准评估，分为完全缓解（complete response， CR）、部分缓解（partial response， PR）、稳定（stable disease， SD）、进展（progressive disease， PD），还可以通过疾病控制率（disease control rate， DCR=CR+PR/总例数）、客观反应率（objective response rate， ORR=CR+PR+SD/总例数）及生活质量指标等评估近期疗效。长期疗效一般以无进展生存（progress free survival， PFS）和总生存期（overall survival， OS）评估。诊疗过程中要根据评估结果及时调整治疗、随访方案。

7.5.9 综合治疗

支气管动脉灌注化疗栓塞术（BACE）治疗及后续治疗过程中必须及时准确评估病情，适时调整治疗方案，加强个体化综合治疗，特别是各种可能的联合治疗措施，包括局部手术、消融、放疗、放射性粒子植入等局部治疗及系统化疗、分子靶向治疗、免疫治疗、中医药治疗等系统治疗。还要注意肺癌相关并发症的诊疗，如上腔静脉综合征的诊疗、胸水、心包积液的综合处理、远处转移的综合治疗等。

下列图7–1至图7–7展示了介入治疗在肺癌患者诊断、治疗、预后等全流程的应用情况，包括诊断时CT引导经皮肺穿刺及治疗时支气管动脉灌注化疗栓塞术等技术的应用，并最终取得了良好的治疗效果。

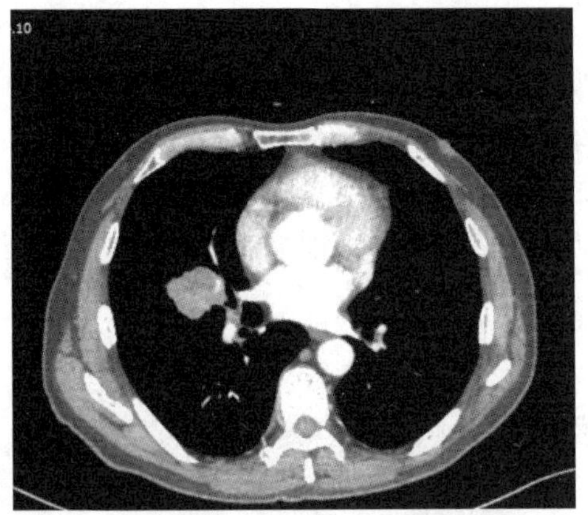

7-1 患者行CT提示右上肺占位性病变

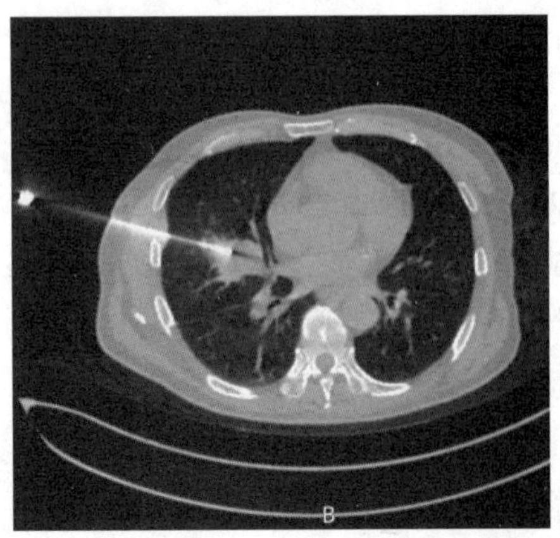

7-2 行CT引导下经皮肺穿刺活检术

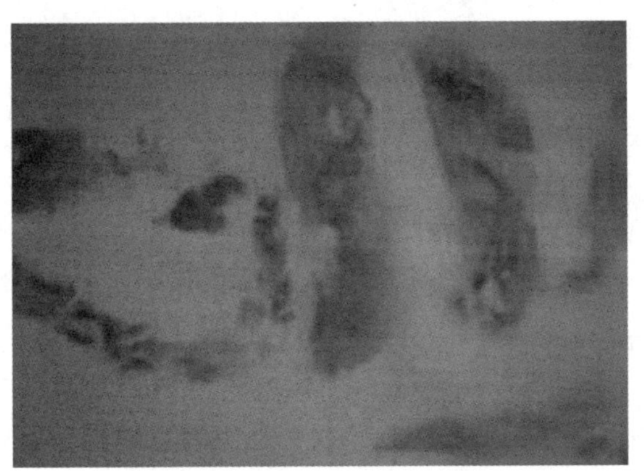

7-3 病理提示中-低分化鳞癌

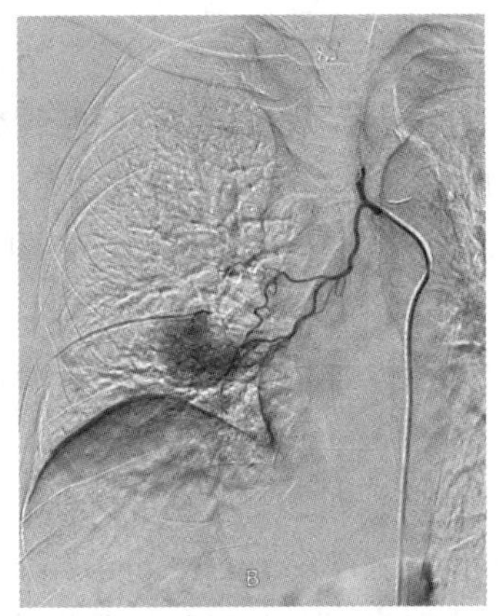

7-4 导管造影发现右肺肿瘤由支气管动脉供血

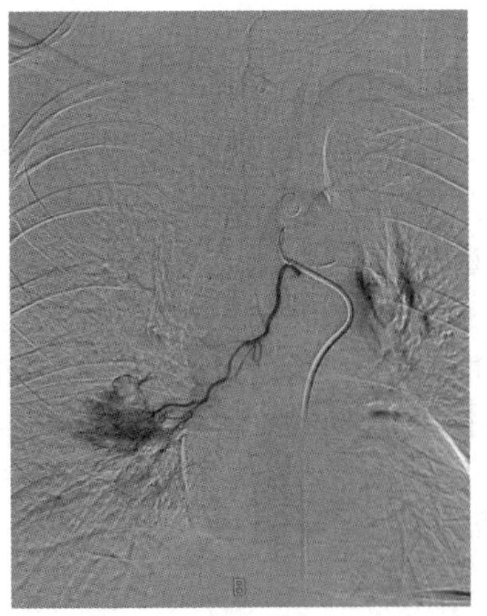

7-5 微导管超选后进行灌注化疗栓塞

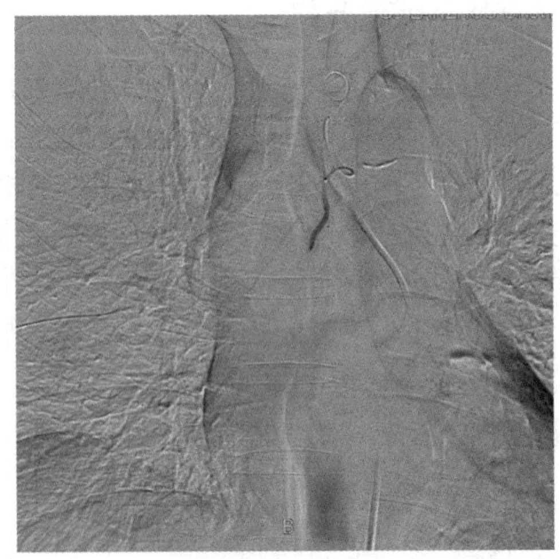

7-6 栓塞完毕后造影见肿瘤供血消失

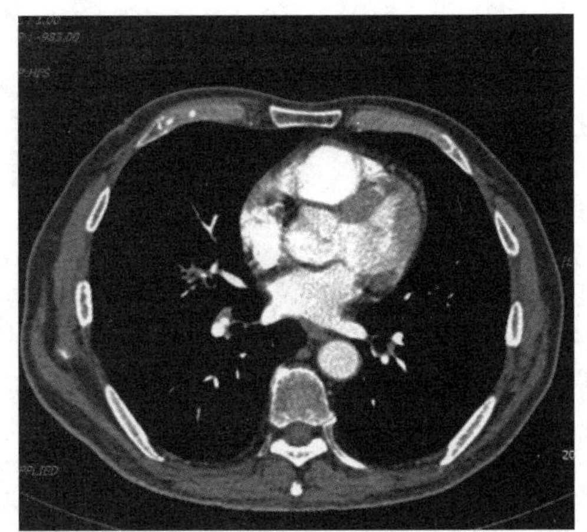

7–7　三个月后复查见肿瘤明显缩小

7.6　肺癌伴大咯血的急诊栓塞治疗

7.6.1　概述

肺癌伴咯血在临床非常常见。多数患者咯血量少，呈间歇性，无需特殊处理。但若咯血量多，来势凶猛，内外科治疗都非常棘手，死亡率较高。栓塞术主要是阻断肿瘤的血供使细胞缺血缺氧坏死，也可增加药物的滞留而增强药物的细胞毒作用。目前临床上应用的栓塞剂有明胶海绵、无水乙醇、碘油、药物微球、弹簧圈或聚乙烯醇（PVA）颗粒，较多应用PVA颗粒。栓塞时使用的栓塞剂存在反流的可能，有发生脊髓损伤，甚至截瘫的风险。

7.6.2　检查方法

胸部增强CT可清晰观察支气管动脉及体、肺动脉和肿瘤供血情况；在有条件的情况下，对于咯血的患者术前必须进行CTA检查，扫描范围需从颈根部至L2水平。特别是有肺动脉侵犯的咯血患者，需观察肿瘤及空洞附近有无假性动脉瘤等情况。

7.6.3　适应证

（1）长期痰中带血经内科保守治疗或放化疗无效，增强CT提示肿瘤供血动脉明确的患者。

（2）短时间咯血量较多，增强CT提示肿瘤供血动脉明确的患者。

（3）肿瘤及空洞附近有假性动脉瘤的患者。

7.6.4　禁忌证

（1）恶病质或心、肺、肝功能衰竭的患者。

（2）对比剂过敏、严重感染和不能平卧的患者等。

（3）穿刺部位感染无法插管，栓塞肿瘤供血血管时无法避开脊髓动脉和插管时出现严重心律失常的患者。

7.6.5 术前准备

（1）血常规、血生化、凝血指标、胸部增强CT和支气管镜检查等。

（2）心电监护、吸氧、开放静脉通道、备好口咽通气管及抢救措施。

（3）根据患者病史、影像学和支气管镜检查，评估咯血是否由肺部肿瘤引起，是否合并其他疾病。

（4）急危重患者必要时给予气管插管和呼吸机辅助通气，充分保持呼吸道通畅。

（5）签署知情同意书。

7.6.6 手术操作程序

7.6.6.1 经体动脉栓塞术

（1）入路选择。一般经右侧股动脉入路，局部麻醉后用改良Seldinger技术穿刺，成功后置入5F血管鞘，经血管鞘插入导管，透视下导管成形后送至T4-T6椎体水平，结合胸部增强CT支气管动脉开口位置用导管头端在主动脉左右及前壁依次上下缓慢移动，当导管头有嵌顿时推注少量造影剂判断是否为肿瘤供血的责任动脉，如寻找困难需更换不同形状的导管或者扩大寻找范围，必要时行胸主动脉造影；当确定为责任动脉后，行数字减影血管造影明确支气管动脉的走行、肿瘤染色情况、有无脊髓动脉共干；根据胸部增强CT及术中造影情况要明确有无其他血管供血，比如邻近的胸廓内动脉、膈下动脉、肋间动脉等。当造影显示肿瘤供血动脉较粗易于插管，并且无脊髓动脉及头颈部血管共干时，将微导管超选至肿瘤供血动脉远端，在透视下用适合的栓塞剂缓慢栓塞，流速明显减慢时即可停止，避免反流误栓其他血管。

（2）栓塞材料。咯血的栓塞材料较多，包括明胶海绵颗粒及条、聚乙烯醇颗粒（PVA）、各种栓塞微球和各种金属弹簧圈等。最近有文献报道了液体胶用于咯血的栓塞治疗且取得满意的效果，即α-氰基丙烯酸正丁酯（n-butyl cyanoacrylate，NBCA）和Onyx胶（ethylene

vinyl alcohol copolymer）。目前国内外常用的仍为明胶海绵、栓塞微球、PVA和弹簧圈。根据需要明胶海绵块可制作成大小不等的栓塞材料。PVA一般常用规格为300～500 μm、500～700 μm和700～1000 μm三种规格，作为末梢性栓塞剂，尽量避免用小于100 μm的PVA，因为容易引起组织坏死严重者可引起脏器破裂或瘘。弹簧圈一般作为主干性栓塞剂，在支气管动脉中尽量避免使用，可适用于各种动脉瘤的栓塞。

（3）栓塞方法。咯血体动脉的栓塞一般尽量超选至支气管动脉远端，并且采用“末梢＋主干栓塞”的方法，即先应用各种末梢性栓塞剂进行末梢栓塞，然后应用各种主干性栓塞剂进行主干栓塞；既达到即刻止血的效果，又降低复发率和延长复发时间。可以用两种或三种栓塞材料进行三明治样栓塞，如“微球+PVA”“小颗粒PVA+较大颗粒PVA”“PVA+明胶海绵条”。

7.6.6.2 经肺动脉栓塞术

（1）入路选择。一般经右侧股静脉入路，局部麻醉后用改良Seldinger技术穿刺，成功后置入适合的血管鞘，必要时用血管长鞘进行支撑。经血管鞘插入5F猪尾导管，透视下将导管送至双肺动脉主干进行造影，先大致明确肺动脉瘤位置，然后用5F椎动脉导管结合胸部增强CT动脉瘤位置寻找动脉瘤颈，寻找时务必小心避免使动脉瘤破裂，遇动脉瘤的低灌注情况时还需行体循环造影帮助明确动脉瘤位置及肺动脉供血血管。

（2）栓塞材料。栓塞材料主要为弹簧圈、裸支架、覆膜支架、液体胶。

（3）栓塞方法。位于亚段及远端的周围型肺动脉瘤可应用弹簧圈直接栓塞供血血管或同时栓塞瘤体。位于段的周围型动脉瘤可用弹簧圈或液体胶栓塞瘤体，尽量保护肺功能。位于近端的中央型动脉瘤可用可控式弹簧圈栓塞瘤体，宽颈动脉瘤必要时可置入支架辅助栓塞；也可应用自膨或球扩式覆膜支架封闭动脉瘤。

7.6.7 术后处理

介入术后需给予水化、利尿等措施促进造影剂排泄，避免出现造影剂性肾病。嘱患者积极排痰，必要时给予抗感染、化痰和平喘。

7.6.8 并发症及处理

7.6.8.1 发热

患者术后如出现低热（不超过38.5℃）、胸闷、胸痛、吞咽异物感和打嗝等，多考虑为栓塞术后引起，一般无需特殊处理，1周左右即可自愈。

7.6.8.2 脊髓损伤

多由注射高浓度的毒性药物引起，粗大的颗粒栓塞剂反而较为安全，有条件时应进行利多卡因诱发试验，造影时，必须仔细观察和认识脊髓动脉，栓塞时有无脊髓动脉显影，均应超选至远端进行栓塞。出现脊髓损伤时可予以扩血管、激素、神经营养和高压氧舱治疗；部分可恢复者，请康复科医生制订锻炼计划。

7.6.8.3 异位栓塞

主要有脑梗塞、皮肤坏死、食管瘘、膈肌坏死、指尖缺血等，栓塞时需要观察支气管动脉与其他脏器血管有无异常吻合，栓塞时避免栓塞剂返流。

7.6.9 讨论

咯血是临床常见症状，见于肺癌、肺结核、支气管扩张及肺脓肿等多种疾病，咯血量少者予卧床休息、镇静剂等保守治疗后出血即可停止。急性大咯血则预后欠佳，内科保守治疗死亡率高。急性咯血期行外科手术治疗，死亡率高达35%。肺癌伴咯血患者往往全身情况差，呼吸功能受损，处理尤为困难。支气管动脉栓塞则为该类患者的治疗开辟了新的途径。

支气管动脉起源的解剖变异较大，但选择性插管难度并不大。支气管动脉一般在气管分叉水平起于胸主动脉。60%的人有一支右支气管动脉，左侧则多为多支。右支气管多起自胸主动脉后外侧，左支气管则多起于前外侧。使用5F导管时，支气管动脉栓塞成败主要取决于导管能否很好地固定于支气管动脉。若固定不稳，经导管插入微导管时导管脱出，会造成插管困难。将栓塞颗粒浸泡在造影剂中，能增强栓塞的可操作性。使用微导管，深入支气管动脉，既能达到稳妥固定的目的，又能避开可能存在的脊髓动脉，一举两得。而且据报道，超选择插管治疗的短期及远期疗效均优于选择性插管。因此在条件许可的情况下，应尽量使用微导管进行超选择性插管。

栓塞剂常用PVA颗粒。Boushy等观察到，予以小于100μm微球栓塞的狗发生后肢瘫痪，而200μm栓塞则仅发生短暂的后肢乏力。因此使用大于200μm的微球，可减少脊髓动脉的误栓。明胶海绵是短期栓塞剂，一般不单独使用，可以与PVA颗粒合用。不宜使用液体栓塞剂如NBCA或无水酒精，以保护脊髓动脉，避免过度栓塞，否则会发生支气管壁坏死。也不宜使用不锈钢圈或球囊，这样咯血复发时不能再次栓塞。虽然支气管栓塞治疗肺癌伴大咯血也仅是姑息性治疗，但对于不能手术的患者，在改善生活质量，延长生存期方面，也能起到积极的作用。

7.7 肺癌的射频消融治疗

7.7.1 概述

射频消融（radio frequency ablation，RFA）最早应用于无法手术切除的原发性肺癌和转移性肺癌的治疗，并取得了意想不到的效果。2000年，Dupuy首先报道了经皮射频消融治疗肺肿瘤。

RFA治疗肿瘤的原理是采用频率为200～750kHz的电磁波，使射频针电极周围形成高频的交变电磁场，因电磁场的快速变化使得细胞内的正、负离子快速运动，于是它们之间以及它们与细胞内的其他分子和离子等的摩擦使病变部位升温，温度可达到80℃～100℃，致使细胞内外水分蒸发，细胞干燥、固缩，以致无菌性坏死。RFA还可通过促进肿瘤细胞的凋亡、提高机体抗肿瘤免疫力、改善细胞免疫功能及抑制肿瘤血管生成等方面的作用，从而达到治疗肿瘤的目的。

RFA电极针目前主要分为两类：第一类是，单极电极针，即只有一个活性电极，需要建立体表回路电极板，两者之间形成回路；主要包括直的杆状电极和带有子针的伞状或锚状电极，目前的技术可在消融过程中向针尖末端灌注生理盐水，从而减轻组织炭化，增大消融体积。第二类是，双电极针，即在单杆电极针尖通过绝缘材料隔离出两段导体作为两个电极点，形成射频的正负两极，而不采用体表负极板；这种电极可产生更大的损伤区，原因可能是射频电流仅在同一根电极的两极间流动，电流密度更大，通过多根针的平行组合插入肿瘤瘤体内可获得更大范围的消融；双电极针由于不需要在体表建立回路电极板，因此更适用于体内植入金属物或心脏起搏器的患者。

实施肺癌射频消融治疗的途径有开胸手术、经胸腔镜以及CT引导下穿刺等几种。开胸手术时发现肿瘤不能切除，部分病例可于手术中进行肿瘤射频消融作为补救措施。另外射频消融还可以在胸腔镜观察下通过胸壁穿刺置入射频针进行。最精确、最微创的方法为CT引导下局麻穿刺进行射频消融。在肺膨胀的情况下置入射频针，将射频电极打开后进行CT扫描可精确观察电极在肿瘤内的分布、位置，调整到最佳状态后再进行消融治疗，能保证射频消融治疗效果最大化。作为局部物理靶向治疗手段之一的射频消融手术应与分子靶向药物、化疗药物和放疗等治疗手段相结合进行综合治疗。

7.7.2 适应证

（1）有外科手术指征，但患者拒绝手术的原发性或转移性肺癌患者，或不能耐受手术的早期肺癌和高龄肺癌患者。

（2）肺癌开胸手术探查的补救治疗措施。

（3）局部晚期和肺转移癌患者的减瘤治疗，为综合治疗提供条件。

7.7.3 禁忌证

（1）严重心肺功能障碍。

（2）肺病变弥漫。

（3）严重凝血功能障碍。

（4）晚期恶病质患者，预期生存期较短。

7.7.4 术前准备

（1）术前检查，如三大常规、肝肾功能、凝血功能、心电图、胸部增强CT，对于原发性肺癌或影像学表现不典型的转移性肺癌应进行穿刺活检，取得病理诊断。

（2）术前宣教，如向患者解释手术基本原理，术中需要的配合，告知术后可能出现的并发症并签署知情同意书，必要时训练患者吸气屏气。

（3）术前药物使用，如镇静药物，开通一条静脉通路，对于靠近胸膜的病灶，术前预防性应用止痛药；2%的利多卡因，皮肤消毒液等。

（4）术中准备，如抢救车备抢救性药物、止血药、镇痛药，手术室备简易呼吸器、心电监护仪、氧气、吸引器、胸腔引流包等物品。

7.7.5 手术操作程序

（1）根据患者术前CT扫描病灶的位置，确定患者体位，应兼顾进针方便与患者舒适度。

（2）CT扫描定位，确定最优进针层面、进针点和进针方向，根据肿瘤大小、位置等情况拟定射频消融针的型号和使用数目，做好体表标记。

（3）以2%的利多卡因进行穿刺点的局部麻醉，留麻醉针头，再次扫描，根据针头位置调整进针的位置、方向，测量进针深度。

（4）按拟定方向和进针深度经皮穿刺入射频针，再次扫描，确定位置合适、正确。

（5）连接射频消融仪，做好必要的防护，术中心电监测。

（6）当病灶周围出现“是”征，且“是”的边缘超出病灶边缘5mm后，射频治疗结束，拔针，伤口包扎完毕后重新全肺CT扫描，了解气胸、出血发生的情况。

根据动物模型实验的研究，RFA治疗后的肿瘤存在3个同心圆结构（中心、中间、周围）。前两者无活性细胞，为实际消融范围，在实际消融范围的边缘（2.6～4.1 mm）包含坏死和有活性的细胞，因此建议RFA治疗范围最好超过肿瘤边缘0.5～1 cm，以杀死肿瘤生长最活跃的周边部分，使正常肺组织与肿瘤间形成一条凝固带，防止肿瘤复发、转移。据此建议肺肿瘤RFA时应根据CT图像上的“是”决定治疗终止时间。

7.7.6 手术操作注意事项

（1）多数患者在局部麻醉下可以完成手术，如确实有患者不能配合完成手术，可以在静脉麻醉帮助下完成。

（2）当拟定的静脉通路上皮肤肌肉层比较薄时，局部麻醉时要注意针头不要过深，防止损伤胸膜，引起气胸。

（3）对于比较深的病灶，可以边进针边扫描确定方向是否准确，随时调整穿刺角度。

（4）肺底病灶受呼吸影响，活动范围比较大，穿刺难度高，术前可嘱患者进行呼吸训练，尽量每次呼吸幅度一样。

（5）尽量避免经过肺间裂，减少气胸发生率。

（6）避免两侧肺同时进行RFA治疗，防止两边同时出现气胸，引起严重的呼吸衰竭。

（7）对于有些深部、靠近肺门，且邻近大血管的病灶、评估射频消融风险大的，可考虑放疗等其他治疗手段。

7.7.7 术后处理

（1）术后返回病房卧床休息至次日，如无明显不适，可正常进食。

（2）术后2d内避免做呼气、咳嗽等动作，避免剧烈活动、如有逐渐加重的胸痛不适，应及时行胸片或胸部CT检查，排除气胸、胸部出血等并发症。

（3）常近胸壁的病灶消融治疗者，当局部麻醉当药效过时后，可能会出现相应部位的疼痛，可视情形给予止痛药物对症处理。

（4）术后第2 d常规进行拍片检查，以及时发现有无症状气胸，并根据情况及时处理。

7.7.8 并发症及处理

肺射频消融相对安全，对肺功能影响小，死亡率低（0.4%）；报道的围术期并发症发生率为5.5%～55.6%，平均35.7%，其中严重并发症为RFA治疗肺癌的术中并发症，主要包括气胸、胸腔积液、发热、胸痛、咯血等，8%～12%绝大多数较轻，仅个别需特殊处理。一项系统性回顾研究表明，与手术操作有关的并发症发生率为15.2%～55.6%。

7.7.8.1 气胸

气胸是最常见的并发症，发生率为45%～61.1%，大部分可以自愈，33%～38.9%需要进行开胸闭式引流。可发生在术中或术后，应嘱咐患者术后避免反复用力咳嗽，用力吸气等动作，RFA结束拔针后立刻让患者反方向改变体位，可减少气胸发生。根据肺脏压缩程度和患者症状，给予吸氧，卧床休息。

7.7.8.2 出血（包括肺内出血、胸腔出血及咯血）

肺实质出血发生率为8%～10%，多发生在术中或术后，15%可发生少量自限性咯血，偶有大咯血致死（0.4%），表现为迟发型咯血，可用弹簧圈栓塞止血。拟订穿刺路径时尽量避开血管较多的区域。给予止血药，吸氧，注意避免出血引起气管窒息。

7.7.8.3 发热

肿瘤坏死引起的发热，多数白细胞及中性粒细胞比例轻度升高，38℃以下者可采用物理降温或药物退热，38℃以上者可预防性应用抗生素3～5d，老年、肺功能差的患者出现发热后应及时应用抗生素，避免发生感染。肿瘤较大坏死后可形成肺脓肿，须及时明确诊断应用抗生素。

7.7.8.4 胸腔积液

多见于病灶射频消融范围靠近胸膜，包括胸膜为热量沉积时引起的反应性胸腔积液，可根据患者情况酌情予以胸腔置管引流。

7.7.8.5 疼痛

多为轻中度疼痛，多见于消融范围邻近胸膜时，肺损伤、胸膜渗出粘连等可引起疼痛，部分会影响患者呼吸，给予口服止痛药物处理多数可控制，如果病灶靠近胸膜，在射频针穿中病灶后，可制造人工气胸，减轻疼痛及胸膜反应。

7.7.9 疗效评价

肺癌射频消融术后随访，建议采用增强CT扫描，肺功能良好且能进行屏气配合的患者也可采用增强MRI检查，能多角度了解病灶情况，观察病灶坏死情况。采用

mRECIST标准，由于消融范围大于病灶，通常在术后1个月时复查胸部CT显示病变范围会大于病灶范围，此时进行评估，应观察病灶有无变化，而不能单纯以大小评估治疗效果。放射科医生如不了解患者手术史及射频消融原理，往往会做出病灶较前增大的诊断，此种情况术前需与患者及家属沟通。术后2～3个月，炎症逐渐消退，复查可见病灶范围逐渐缩小。影像学复查时除关注肿瘤大小变化外，还应注意病灶周边有无肿瘤生长和强化表现。

7.8 肺癌放射性粒子植入治疗

7.8.1 概述

放射性粒子治疗肿瘤有100多年的历史。1914年法国巴黎镭生物学实验室Pasteau和Degrais首次报道使用镭管经尿道插入治疗前列腺癌，开创组织间近距离治疗的先河。1917年报道使用镭针插植治疗前列腺癌。20世纪70至80年代，放射性粒子治疗在颅内肿瘤、鼻咽癌放疗后复发、早期前列腺癌中取得明显疗效。组织间近距离放射治疗是在传统放射治疗基础上发展起来的，^{125}I粒子放射性低，对周围正常组织的创伤小，具有高度适应性，适用于丧失手术机会、体质较弱的中晚期NSCLC患者。Johnson等报道放射性^{125}I粒子永久植入治疗肺癌的局部复发率仅为2%，取得较好的效果。

^{125}I放射性粒子是一种人工合成的同位素，^{125}I放射性粒子是由同位素衰变通过电子俘获到激活的^{125}Te，通过有吸附活性的钯丝和钛管形成。^{125}I具有低能量的核素，^{125}I放射性粒子的杀伤半径1.0～1.5cm，其组织穿透力是1.7cm，并且组织剂量遵循距离反平方定律，从而在最大限度地保护正常组织时最大限度地杀伤恶性肿瘤，经过充足的剂量半衰期使肿瘤细胞失去活性，弥补外照射无法杀伤恶性肿瘤的缺憾，进而达到彻底治疗恶性肿瘤的目的。

7.8.2 适应证

（1）非小细胞癌。

（2）小细胞癌，对放、化疗不敏感的小细胞癌可试用.

（3）肺转移瘤，单侧病灶数目不大于5个双侧病灶，每侧病灶不多于3个，应分侧治疗。

（4）肿瘤TNM分期为Ⅲ期。

（5）肿瘤直径小于7cm。

（6）KPS评分大于60。

（7）患者预期生存大于6个月。

7.8.3 禁忌证

（1）恶病质或KPS评分小于60。

（2）有出血倾向。

（3）全身广泛转移或有症状的脑转移且未控制者。

（4）严重心肺功能不全。

7.8.4 术前准备

（1）患者准备，如术前检查血常规、出凝血常规、心电图、心肺功能、常规肺部增强CT。有其他慢性疾病者需提前控制相关病情，重点询问心脑血管病史及了解已接受的治疗情况。有炎症者先控制感染。

（2）器械准备，如胸腔穿刺引流包、心电监护设备、术前计划、购置粒子、粒子植入器械。

（3）药物准备，如可待因、地塞米松、止血敏、镇静止痛药物等。

7.8.5 手术操作程序

（1）治疗流程。①选择^{125}I粒子活度，通常选择国产粒子，半衰期60d，活度为$2.22×10^7$～3.0×10 Bg（0.6～0.8 mCi），y射线能量27～35 keV。②选择PD，120Gy。③制订治疗计划，将粒子活度、PD、CT采集到的肿瘤靶区图像输入TPS，模拟粒子进针方向及通道，计算出所需粒子数量，计算肿瘤靶区最大照射剂量、平均照射剂量及D1m、Dg0、V1o、V0等参数。④按计划植入粒子。⑤TPS术后质量验证。

（2）操作步骤与方法。根据治疗部位摆放患者体位，CT扫描后确定肿瘤部位和植入粒子的层数（每层相距1 cm），在体表确定穿刺范围。常规消毒、铺手术单，按计划完成粒子针穿刺。针尖距肿瘤边缘0.5 cm，每针间隔1 cm，每排间隔1 cm。退针植入粒子，间隔1 cm，手术结束后需核对粒子数目。CT扫描观察粒子排布，如有冷区给予补充；拔针后行CT扫描观察有无气胸或肺内出血，根据气胸量决定是否给予胸腔闭式引流。术后患者平卧，给予吸氧、心电监护，同时给予化痰、止血等对症支持治疗。根据术后验证的DVH图计算出的数据，判断粒子植入手术的质量。

7.8.6 并发症及处理

7.8.6.1 气胸

气胸是最主要的并发症。术中需要多针穿刺，对肺组织造成不同程度的损伤。减少穿刺次数，选择合适的进针点，避免突然用力，局麻时充分麻醉胸膜以免引起剧烈疼痛影响操作，可减少穿刺时出现气胸的概率。术中发生气胸，当肺压缩10%以下时一般可继续操作，超过10%时需暂停操作，经穿刺针负压抽吸，使血氧饱和度恢复正常，肿瘤归位后继续植入粒子。术后发生气胸，密切观察，如肺压缩10%以下多不需处理，1～2周可自行吸收，也可经穿刺针负压抽吸。但无论何种情况下发生的气胸，气胸量＜30%，且患者无明显的憋喘、胸闷等症状，可密切随访观察直至吸收；超过30%者给予胸腔闭式引流。

7.8.6.2 咯血

常表现为术中、术后少量血痰，术后1～3 d停止，常规应用止血药物即可。但也有术后大咯血的报道，可能与术中损伤肺部大血管、术后过早活动有关。

7.8.6.3 肺出血或胸腔出血

发生率10%～20%，多为穿刺针损伤肺组织或胸壁血管所致。穿刺损伤出血量较少时，使用止血药物即可；出血量较大时应立即退出穿刺针，给予补液、输血、升压等处理。穿刺路径设计尽量减少经过正常肺组织的长度，尽量避免沿肋骨下缘进针可减少出血的发生。

7.8.6.4 粒子移位

粒子植入部位靠近小气道、血管、胸膜腔时，随粒子发挥作用，肿瘤缩小，可能导致肿瘤边缘粒子游走、移位，甚至咳出。一般不会造成放射性损伤并发症。

7.8.6.5 术后发热

一般在38 ℃左右，3～5 d恢复正常。

7.8.7 疗效评价

从目前国内外发表的文献来看，疗效差别很大，肿瘤完全缓解率为25%～70%，总有效率为71.8%～94.4%。主要原因包括3个方面：第一个方面，粒子活度，各单位使用的粒子活度为0.4～0.9 mCi；第二个方面，粒子间隔，为1.0～2.5 cm；第三个方面，植入方法，有等距离植入、单针锥形植入、多针楔形植入等。另外，由于解剖生理特点，如呼吸运动、肋骨遮挡、气胸移位等因素，各家单位处理方法不同也对疗效产生一定影响。

7.9 气道狭窄的介入治疗

7.9.1 概述

约20%～30%的晚期肺部恶性肿瘤患者因合并气道狭窄而出现呼吸困难，临床上外科、内科治疗均无明显效果。随着介入放射学的发展，X线透视下球囊扩张或支架植入能迅速缓解中央型气道狭窄呼吸困难症状，越来越广泛地应用于临床，改善病人的生活质量。肺部恶性肿瘤所致的气道狭窄，会导致患者出现不同程度呼气性或者吸气性呼吸困难，也可能两种情况都有。重度呼吸困难患者因呼吸时极度用力，出现“三凹征”，气管狭窄患者通常伴有剧烈刺激性咳嗽、咳痰，并不易咳出，往往会有喘鸣，若痰液干燥结痂或稠浓痰阻塞气道狭窄处，可引起患者窒息、死亡。

肺部恶性肿瘤所致气管、支气管狭窄可通过临床表现和各种检查手段进行诊断，包括胸部X线检查、胸部CT断层扫描、气管内镜检查以及气管造影等方法。胸部螺旋CT可以明确狭窄的部位、程度和病变范围，同时了解有无合并肺不张、炎症、胸腔积液等情况，并可测量气道狭窄的长度。上气管恶性肿瘤常表现为多发息肉状、局部固定的、偏心性管腔狭窄，环状管壁增厚。据此可分为四种类型，即管内型、管壁型、管外型和混合型。①管内型：肿物呈息肉或结节状突向腔内，有蒂与管壁相连，管腔变窄；②管壁型：肿瘤起源于气管黏膜上皮及腺体组织，并沿管壁浸润性生长，使管壁全层、全周或近全周增厚，致管腔狭窄；③管外型：肿瘤在管壁外生长，轮廓不规则或分叶，可压迫管壁致管腔狭窄，向腔外生长者常累及纵隔及颈部结构；④混合型：可以为前3种类型的任意两种以上病变的组合。通过介入方法主要缓解中央型气道狭窄所致的呼吸困难；中央型气道包括主气管、双侧支气管和右中间段支气管。

气道狭窄程度的分级：参照国外气道狭窄程度的分级方法，将气道最狭窄部位的狭窄程度分为轻（Ⅰ级）、中（Ⅱ级、Ⅲ级）、重度（Ⅳ级）和极重度（Ⅴ级），见表7-1。轻度狭窄患者可无明显临床症状，中度狭窄则可出现咳嗽、胸闷、气短等症状，而重度狭窄可出现明显呼吸困难，极重度狭窄则随时有窒息的危险。

表7-1　气道狭窄的分级方法

分级	管径的狭窄程度(%)
Ⅰ	≦25
Ⅱ	26～50
Ⅲ	51～75
Ⅳ	76～90
Ⅴ	91～100

目前，手术切除病变或对受累气管、支气管进行重建仍是气管狭窄首选的治疗方法，然而，绝大多数患者由于病变进展、范围广泛或者存在手术禁忌而不能进行手术治疗。此外，气管狭窄出现症状时往往需急症处理，在介入治疗方法出现之前，这些患者绝大多已死于窒息。支气管内镜下切除腔内肿瘤是最快速有效的局部治疗方法，辅以激光汽化疗法、光动力疗法、冷冻疗法或气管内近距离放射治疗等，可以延长缓解期，但是这些方法起效慢，不能立刻缓解梗阻症状，且对于腔外压迫病变效果差。气管球囊扩张成形术和气管内支架成形术因其可以快速、安全、有效地缓解致命的气管梗阻而被广泛应用。气管球囊扩张成形术主要应用于良性病变所致的气管狭窄，而气管内支架植入主要应用于恶性病变所致的气管、支气管狭窄。因此下面重点介绍X线透视引导下的气管内支架成形术。

目前所用的气管、支气管支架都需要具有以下特点：①易于放置，必要时容易取出；②有不同大小，适于不同狭窄；③放置后不会移位；④既要有足够的支撑力，又要有一定的柔韧性适应气管轮廓；⑤材料组织相容性好，以免刺激气管、造成感染或促进肉芽组织增生。；⑥具有与正常气管相同的特性，以利于分泌物排出。

气管支架有不同的分类，根据材料的不同可分为金属支架和非金属支架。金属支架分为自膨式支架与球囊扩张性支架，现在常见的几种金属支架有wall支架、Ultraflex支架、Gianturco支架。根据覆膜情况分为覆膜支架和裸支架。裸支架的优点在于对气管内纤毛的正常功能影响小，与裸支架相比，覆膜支架易发生移位和阻塞小支气管的情况，但当合并气管-食管瘘、气管-纵隔瘘或肿瘤向腔内生长明显时，要采用全被覆支架。目前使用越来越多的是镍钛记忆合金支架，此材料具有强度高、耐腐蚀、组织相容性好、无毒等特点，且有形状记忆效应；其优点是，管壁薄，腔相对较大，对气流影响小，支架可随气管扩张而扩张，因而发生移位的概率小，可永久性植入，植入后大约4周，金属丝就开始陷入气管支气管黏膜，上皮细胞开始被覆到支架上，纤毛排送系统功能可恢复正常。其缺点是，一旦植入难以再取出；支架直径过大时，可过度扩张而致管壁坏死；如果支架发生塌陷，可引起气管支气管再梗阻；肿瘤或肉芽组织可通过网孔长入腔内而引起气管再狭窄。非金属支架是1960年开始使用的硅胶气管支架，尽管其组织相容性很好，但因其管壁厚，口径相对较小，易引起气流受阻，植入复杂，影响纤毛排送系统功能，易发生移位等缺点，目前国内已很少应用。

气管支架植入技术包括两种，一种为经纤维支气管镜完成，可以直接观察气管内壁情况，同时能对原发病变进行局部治疗，但狭窄严重致纤维支气管镜不能通过时往往造成操作失败；另外一种为介入医生最常用的在X线透视监控下用介入器械来完成，这种方法是在X线透视监控下，将支架植入器导管沿导丝插到狭窄部位后释放支架，此法安全、定位准确，狭窄较严重者，纤维支气管镜不能通过时，较容易取得成功。

7.9.2 适应证

（1）外源性压迫所致的恶性气道阻塞。

（2）支气管内肿瘤治疗后残留梗阻。

（3）支气管内外混合肿瘤。

（4）肿瘤破坏导致软骨支持丧失。

（5）恶性气管食管瘘。

7.9.3 禁忌症

（1）广泛的小气道狭窄。

（2）机体极度衰竭。

（3）严重的出凝血功能障碍。

7.9.4 术前准备

（1）术前进行心电图、心脏彩超、血常规、肝肾功能、凝血功能等常规实验室化验和检查。

（2）术前可进行抗感染、化痰、雾化吸入，控制肺部感染、稀释痰液、促使痰液排出，防止浓稠痰液阻塞气道引起窒息。

（3）术前禁食6h，与麻醉医生沟通好全麻方式：全身诱导麻醉，喉罩麻醉，气管插管麻醉。

（4）行胸部CT检查，观察气道狭窄位置、长度、程度及肿瘤的侵犯程度，测量正常段气管和狭窄段气管长度，个体化选择气道内支架，一般推荐支架比病变长1～2 cm。

（5）向患者和家属交代病情，说明手术必要性及手术过程，因气道狭窄是呼吸危重症，气管支架术是高风险手术，术前谈话和签字尤为重要，并做好患者及其家属工作，以获得良好的配合。

（6）准备急救设备，包括氧气、吸痰器、开口器、口咽通气管、抢救药品、心电监护仪等，必要时备用气管插管设备及呼吸机。

7.9.5 X线引导下支架植入过程

7.9.5.1 主支气管及分支气管内支架植入技术

患者去枕仰卧于血管造影（digital subtraction angiography，DSA）检查床上，垫高肩部，头部尽量后仰并偏向右侧，减少上呼吸道的弯曲度，经鼻腔高流量吸氧，备负压吸引器以清除气道和口腔分泌物，多导生理监护仪监测心率、血氧饱和度、心电图等。全身诱导麻醉完成后，经口腔放置双腔喉罩，C形臂旋转至左前斜位45°，在X线透视下，椎动脉导管与导丝配合经喉罩插至喉咽上方，待声门开放时迅速插入导丝，跟进导管越过声门，将C形臂快速旋转至正位，在导丝的配合下导管越过主支气管狭窄段插至远端细支气管。去除导丝，注入1～2 mL造影剂造影证实导管位于支气管内，沿导管送入加强导丝至远端支气管，固定导丝退出导管，沿导丝送入内支架套装输送系统，在DSA密切监测下，调整支架位置使支架远端越过狭窄段，牢固固定推送杆，缓慢后退鞘管释放支架，使支架远近端完全覆盖狭窄段。支架完全释放，在X线透视下撤出输送器和导丝。

7.9.5.2 倒“Y”形气道内支架释放技术

患者去枕仰卧于DSA检查床上，垫高肩部，头部尽量后仰并偏向右侧，减少上呼吸道的弯曲度，经鼻腔高流量吸氧，备负压吸引器以清除气道和口腔分泌物，多导生理监护仪监测心率、血氧饱和度、心电图等。全身诱导麻醉完成后，经口腔放置双腔喉罩（或气管插管），同单筒支架释放同样方法分别引入两根长260 cm加硬导丝至双肺支气管远端。在X线透视下，经左右两侧导丝分别引入装载支架左右分支部的内芯，沿双导丝送入一体化双分支内支架及输送系统至气管隆突的上方，固定导丝及支架外套管并向前推送支架分支使其分别进入左右支气管内，抽拉双侧分支支架捆绑线使左右支气管支架成功释放后，固定导丝及内套管，向后回撤外套管，成功释放倒“Y”形气管支架主干，X线透视下缓慢退出支架输送系统及导丝。

7.9.6 并发症及处理

植入支架可快速缓解气道阻塞所致呼吸困难，改善通气状况，对技术熟练的操作者，植入气道内支架较为安全，据报道与操作相关的死亡率<3%，术后相关不良反应可有管腔内再狭窄、支架移位、支架断裂、黏液阻塞、气管壁穿孔和气胸等并发症。

7.9.6.1 支架移位

支架移位情况较多见，选择支架的直径过细会导致移位。当术后肿瘤组织在接受放、化疗以后，肿瘤组织明显缩小，狭窄管腔扩大，支架与组织之间的压力下降，支架就有可能发生移位。覆膜金属支架移位后有导致患者窒息的可能，故应特别注意。当支架移位落入远端支气管腔内而未及时取出，则有可能阻塞远端支气管的开口，进而引起阻塞性肺炎、肺不张，甚至发生呼吸困难、窒息。一旦支架发生移位，通常需要调整支架位置，甚至取出支架重新植入

7.9.6.2 支架再狭窄

植入金属裸支架后，肿瘤组织继续生长或肉芽组织向支架管腔内增生导致的支架腔内再狭窄，引起气管支气管再阻塞。覆膜支架可以有效阻止肿瘤组织穿透支架进入支架腔内，但支架上下边缘对气道壁的刺激会引起不同程度的增生，当肉芽组织增生引起管腔再狭窄时，冷冻配合定期适时的球囊扩张，可有效遏制肉芽组织增生所致的支架腔内再狭窄，必要时也可取出支架，更换为能覆盖狭窄段的支架，或在狭窄段再植入覆膜支架，覆盖增生的管腔。

7.9.6.3 支架折断或损坏

支架本身的机械性损伤。气道内支架持续受到不同程度和方向的压力，如肿瘤组织的持续性压迫、咳嗽时平滑肌的强力收缩所引起的迅速压迫、气道的摇摆和扭转等产生的各种复杂类型的压力等，均可使支架产生疲劳性折断。支架植入时间越长，其折断或损坏的可能性就越大，一旦发生金属支架的断裂和解体，应尽可能将支架取出，避免损伤周围组织。

7.9.6.4 黏液阻塞支架

管状硅酮支架或覆膜金属支架植入后分泌物容易聚集黏附，患者不易咳出，分泌物长期潴留会导致支架管腔通气受限，导致呼吸困难，应每天雾化或湿化气道，必要时及时吸引分泌物。

7.9.6.5 气管或血管穿孔

支架植入最危险的并发症是支架嵌入和穿透气道壁。这种情况下常会导致气管、支气管瘘；侵及气道周围的大血管时，可引起致命性的大咯血，危及生命，如果发生这种并发症，需要在支架内套叠覆膜支架，覆盖破损段气管，或纠正气管走形使伤口

愈合。

7.9.6.6 气胸

架释放过程中，如果没有控制导丝插入的深度或导丝头端没有塑形成J形弯，导丝可通过细支气管穿破肺表面而引起气胸。

7.9.7 术后处理

（1）术后密切观察患者症状是否改善，呼吸困难是否减轻或消失，氧合是否改善，肺部听诊是否改善。

（2）给予抗感染、化痰治疗肺部炎症；雾化吸入，湿化气道，促使痰液排出，减轻支架的刺激和炎症反应。

（3）患者意识清醒后鼓励呼吸锻炼，加速肺复张。

（4）支架植入后3～7天拍摄X线胸片或行胸部CT检查，以了解支架的位置和肺复张情况。

（5）呼吸困难解除和控制肺部炎症后，积极治疗原发病，气道支架只是一种改善症状的治疗，术后应根据患者的病情给予其他综合治疗，使患者的获益最大化。

7.9.8 疗效评价

在恶性肿瘤引起的气管狭窄患者中，一般生存期较短，气管支架的植入通常改善了患者的症状，给患者后续进一步治疗争取了时间。

7.10 上腔静脉综合征的介入治疗

7.10.1 概述

上腔静脉综合征（SVCS）是一组由于SVC和（或）双侧头臂静脉（brachiocephalic vein，BCV）狭窄导致经静脉血液回流受阻所致的综合征，为临床重症。20世纪中期，恶性SVCS只占1/3左右，主要的病因为感染性疾病导致淋巴结肿大压迫SVC，如结核。近20～30年，恶性SVCS明显增多，主要原因为肺癌，约占恶性SVCS的75%。SVCS临床上的体征和症状众多，包括渐进性呼吸困难和喘鸣，头、面、颈和上肢肿胀，胸、腹壁浅静脉扩张，球结膜充血、水肿，视物不清，头晕、头痛和晕厥，声嘶、鼻塞和舌肿大，精神状态异常、嗜睡、昏睡和昏迷等。

颈静脉、锁骨下静脉合并汇至BCV，右侧BCV在纵隔内垂直汇至SVC，左侧BCV经主动脉弓上分支前呈45°～80°角斜下汇至SVC。BCV和SVC存在部分变异，主要是后位左BCV（静脉经主动脉弓下方汇入SVC）和双SVC。SVC是头面、颈、上肢和胸部血液回流至心脏的最大、最主要静脉。纵隔内肿大淋巴结、纵隔肿瘤、肺癌侵犯纵隔、肿大甲状腺和主动脉瘤等均可导致SVC和双侧BCV受压。纵隔或肺内肿瘤直接侵犯、纵隔纤维化、深静脉置管的静脉受损和静脉血栓等可导致SVC和BCV狭窄。

SVCS的轻重和血管梗阻的程度相关，一般梗阻越重症状越重。当SVC和（或）双侧BCV梗阻时，血流可经侧支静脉回流入下腔静脉或奇静脉，侧支血管的建立一般需要几周时间。因此，SVCS的轻重和血管梗阻的速度也密切相关，血管梗阻速度越快，侧支静脉尚未建立的情况下，症状则越重。

根据典型的临床症状可以进行初步诊断，同时可以辅助测量肘静脉压力，一般压力可超过20 cm水柱，但如果双侧BCV狭窄同时合并颈静脉狭窄的患者，肘静脉压力不一定增高，除无上肢肿胀症状以外的SVCS症状可出现。胸部X线平片可以评估肺内情况和纵隔增宽情况。目前增强CT是最重要的检查手段，可以清晰观察血管梗阻原因、程度和侧支情况，同时可以观察原发疾病的情况。MRI可用于碘对比剂过敏者的检查，同时无须增强即可获得血管情况影像。血管造影一般在需要进行介入手术时进行。

治疗原则包括减症治疗和病因治疗两大类。减症治疗可给予脱水、利尿和平喘等内科保守治疗，以及外科旁路转流术和经皮上腔静脉成形术。目前最重要的减症治疗方法为上腔静脉成形术，外科旁路转流术已经被淘汰。恶性SVCS的病因治疗主要包括放、化疗等抗肿瘤治疗和外科手术治疗；外科手术包括肿瘤切除术和血管重建术。良性SVCS主要是对原发疾病的治疗，如结核的抗结核治疗、血栓的抗凝和溶栓治疗。

7.10.2 上腔静脉成形术

上腔静脉成形术主要包括血管支架植入术、球囊扩张术和除栓术，其中最主要的是血管支架植入术，有效率可达90%以上，且症状缓解、消失大多在术后24h内。早期诸多学者将各种血管扩张技术应用于SVCS的治疗，主要为球囊扩张术。1986年Rosch等和Charnsangavej等首先报道了成功应用血管支架植入术完成恶性SVCS的治疗，此后血管内支架植入术被广泛应用于SVC成形术。

早期SVC成形术的血管支架均应用Z-stent，但其有柔顺性差、网孔大易致肿瘤内侵的缺点。20世纪90年代末，不锈钢丝编织的Wallstent和球扩式钽丝Palmaz stent被使用。Wallstent有回缩明显的缺点，而Palmaz stent有直径小和球扩式易致血管破裂的缺点。此后各型激光雕刻的镍钛合金支架相继出现，因其良好的柔顺性、较强的支撑力和低回缩性被广泛应用于SVC成形术。

7.10.3 适应证

（1）各种严重良恶性SVCS的急救，如喉头水肿（严重呼吸困难）、脑水肿（晕厥、昏迷）。

（2）肘静脉压高于20 cm水柱，SVC血管狭窄70%以上的恶性SVCS。

（3）肘静脉压高于20 cm水柱，双侧BCV血管狭窄总计80%以上的恶性SVCS。

（4）肘静脉压不高，但患者双侧BCV血管狭窄80%以上同时合并其中一侧颈静脉严重狭窄的恶性SVCS。

（5）肘静脉压不高，SVC血管狭窄70%以上的抗肿瘤无效的恶性SVCS。

7.10.4 禁忌证

（1）血管插管、造影禁忌者，如严重凝血功能不全、碘对比剂过敏和严重肝肾功能不全者等。

（2）SVC及其属支大量新鲜血栓，溶、吸栓等治疗效果不佳，同时无法植入SVC滤器预防者。

（3）恶性狭窄段已经累及右心房，同时行心房支架植入术前行球囊预扩试验可发生严重心律失常者。

（4）慢性SVC及其双侧BCV严重狭窄，甚至闭塞，但侧支开放良好，无SVCS症状者。

7.10.5 术前准备

（1）完善检查，凝血指标、血常规、血生化和测量肘静脉压等。

（2）术前给予充分脱水、利尿和抗凝处理，有大量心包、胸腔积液者给予充分引流。（3）做好术前临床和影像学评估，根据临床和影像学检查，评估血管狭窄程度、性质和血栓形成情况等，并制订相应的手术方式。

（4）术前备皮、心电监护、吸氧和开放静脉通道等。

（5）根据手术方式，签署相应的知情同意书。

7.10.6 手术操作程序

（1）入路选择。一般经股静脉入路，如患者不能平卧，可经肘静脉或锁骨下静脉入路，根据所制订的手术方式植入相应直径的血管鞘。

（2）血管造影术。经双侧肘静脉植入静脉留置管同时行血管造影；应用造影导管插至狭窄远端行血管造影，选用多侧孔导管；如狭窄严重，造影只能显示狭窄一端，则需用各种造影方法明确狭窄另一端的位置。

（3）血管成形术。根据血管造影结果，测量血管狭窄程度和长度。一般恶性狭窄直接进行支架植入术，可经交换导丝交换出造影导管，再引入支架输送系统，释放支架需熟知各种支架的特性和释放方式，支架打开至狭窄段需缓慢释放，最后完全释放支架时也要缓慢。良性狭窄首先应用球囊扩张术，如扩张术效果不佳，再行支架植入术。对于狭窄远端有血栓需行血栓清除术后再进行成形术。支架植入术后扩张效果不佳可予以球囊后扩，但仅适用于肿瘤受侵性狭窄、良性的静脉纤维化性狭窄，不适用于外压性狭窄，因支架不足以撑开狭窄时，球囊扩张术也同样无法撑开狭窄。

（4）血管再通、成形术。SVC完全受肿瘤侵犯时，则需要进行再通术。再通术时可先用0.035 in的普通导丝进行试探性的穿通，如果阻力小者可穿通成功，穿通后可行C臂CT或CT扫描证实导丝位于远侧血管腔内后，行相应的成形术。如普通导丝不能通过，则可以应用偏硬的0.014 in或0.018 in下肢动脉成形用导丝或房间隔穿刺针进行穿通术。

7.10.7 手术操作注意事项

（1）选择合适长度和直径的支架，支架直径大于正常血管至少10%，支架上下两端必须超过狭窄两端至少1 cm。长段狭窄双支架植入术，吻合接口需大于1 cm。

（2）SVC狭窄者一般行单侧支架植入术即可，除非双侧BCV狭窄严重，才可行双侧支架植入，双侧支架植入可根据情况应用对吻技术或内套技术。

（3）狭窄远端有大量血栓者需积极行除栓术，待大块血栓清除后再行支架植入术，狭窄处邻近心房口者，先行球囊扩张试验，如无明显的心律失常再行支架植入术。

（4）球囊扩张术的球囊直径应小于10 mm，特别是在SVC下段（为纵隔裸区），避免血管破裂。

（5）左侧BCV至SVC的支架必须选用开环式支架（柔顺性好，可成角但不影响支架撑开）。

（6）BCV主要属支（锁骨下静脉和颈静脉）有严重狭窄，合并局部症状严重者酌情同时行成形术。

7.10.8 介入相关并发症及处理

7.10.8.1 支架移位、脱落

系支架直径选择有误所致，术中发现支架释放后下移，立即用大于、长于原支架直径和长度的支架套入或应用相同直径的支架对接至上方较细血管，完全移位者（至心房为止）可采用各种介入方法移至髂静脉，失败者外科手术取出。

7.10.8.2 大出血、心脏压塞

系大球囊进行血管扩张术后血管破裂所致，发现后立即予以心包穿刺、扩容和输血处理，同时对破口进行球囊封堵再予以覆膜支架植入，失败者外科手术修补。

7.10.8.3 急性心衰、肺水肿

系支架撑开后回心血量猛增所致。注意支架释放后心率和血压变化，术后常规预防性应用呋塞米，心率持续加快者给予毛花苷丙强心，血压下降者给予正性肌力药物维持血压。肺水肿者可取坐位，将20%的乙醇放置于湿化瓶内吸氧，同时给予吗啡、氨茶碱、呋塞米和毛花苷丙等药物解痉、平喘、强心和利尿。

7.10.8.4 严重心律失常

一般系支架进入心房持续刺激窦房结所致。支架尽量勿入心房大于2cm，支架需入心房者可用球囊试扩。

7.10.8.5 急性肺栓塞

系SVC主要是肺内大块血栓脱落所致。导管可直接进入肺动脉对血栓进行处理，

并予以相应的辅助药物治疗。

7.10.9 疗效评估

一般成功的SVC成形术后，各种症状在术后即刻减轻。自膨式支架植入术后一般24h完全撑开，各种症状在24h后迅速消失。临床上患者的肿胀、气促和咳嗽等症状可明显改善。可以测量植入术前后肘静脉压力的改变进行对照。术后1～2d可以复查胸片或3DDSA观察支架撑开情况。

如果症状改善不佳及支架撑开不佳，可再次进行球囊扩张术（需掌握球扩术指征）和叠加支架植入术。另外，术后1～2个月可以复查胸部增强CT观察支架和血管情况。

7.10.10 随访及必要的后续（重复）治疗

术后长期抗凝治疗，同时积极进行基础疾病的治疗。对患者进行长期随访，恶性SVC支架植入术后再狭窄率约为30%，主要原因为慢性血栓、肿瘤浸润和肿瘤再压迫。慢性血栓形成者可予球囊扩张术，必要时再次植入内支架；肿瘤浸润者可进行球囊扩张术和植入覆膜支架；肿瘤再压迫可再植入强支撑力的支架。术后支架内急性血栓形成极少，但发生后需要积极应用介入手段进行干预。

7.11 支气管胸膜瘘的介入治疗

7.11.1 概述

支气管胸膜瘘（bronchopleural fistula，BPF），又称支气管残端瘘，是肺切除术后的严重并发症之一。其发生与术前新辅助放化疗、支气管残端癌残留、术中输血、术后机械通气和患者合并糖尿病或活动性肺结核等多种因素有关，具有较高的致残率和病死率。近年来，随着胸外科医生对BPF认识的加深、手术技巧和围术期管理水平的提高以及高效抗生素的应用等，BPF的发生率有所降低，但病死率仍然高达50%以上。常规保守治疗效果不够理想，患者生活质量差，而部分患者因处于肿瘤晚期，合并严重感染等原因难以耐受手术。介入治疗技术的出现和发展为支气管胸膜瘘的治疗提供了新的可能，患者可通过介入治疗实现痊愈或改善全身状况从而能够耐受手术。目前BPF的介入治疗方法主要包括封堵剂、硬化剂、激光、化学物质、气道支架和封堵器械等。

7.11.2 介入治疗方法

7.11.2.1 封堵剂

1977年，Hartmann等首次报道了利用封堵剂成功治疗BPF的案例，随后各种封堵剂如医用生物蛋白胶、合成水凝胶、医用OB胶、纤维蛋白胶和甲基丙烯酸酯黏合剂等被广泛应用于BPF的治疗。封堵剂既能直接堵塞瘘口，又能诱导瘘口周围黏膜发生炎症反应促使局部组织纤维化封堵瘘口。IshiKaua等认为对于小于3 mm的呼吸道瘘口，经支气管镜注入封堵剂可以很好地封堵瘘口，但当瘘口大于5 mm，尤其是大于8 mm时则不宜使用此法。Mehta等报道利用合成水凝胶治疗22例BPF，其中19例（86%）封堵成功。但封堵剂封堵强度较低，瘘口存在短期内再通风险，对于较大的瘘口，可联合使用化学物质或封堵器等以提高疗效。万黎等报道使用医用生物蛋白胶联合三氯醋酸治疗21例BPF，其中17例（80.9%）封堵成功。但由于封堵剂本身缺乏支撑物力，再加上呼吸道内气流的冲击作用，封堵剂容易发生脱落导致肺不张、肺部感染或者堵塞支气管造成呼吸道阻塞或发生呼吸衰竭。因此，封堵剂直接封堵具有一定的局限性，可联合其他封堵装置如化学物质、胶原补片或金属线圈等一起使用。

7.11.2.2 硬化剂

内镜下将聚乙二醇、无水乙醇或乙氧硬化醇等硬化剂直接注射到瘘口周围的黏膜下层组织，通过诱发无菌性炎症反应，促使瘘口周围肉芽组织生成从而实现瘘口闭合。直径小于3 mm的瘘口一般经过1～2次注射后即可闭合，但较大瘘口可能需多次注射治疗。葛棣等报道使用乙氧硬化醇治疗21例BPF（瘘口≤6 mm），其中15例（71.4%）取得成功，平均注射次数为1.9次。即使硬化剂误入支气管，患者也能将其正常咳出，因此与封堵剂相比不易损伤正常的支气管黏膜，也不会堵塞正常支气管，使用更加安全。

7.11.2.3 激光

激光治疗主要适用于瘘口直径小于2mm的BPF，而且要求患者支气管残端无明显肿瘤累及或感染征象。通过激光直接烧灼瘘口周围黏膜诱导组织水肿发生蛋白变性，刺激局部炎症反应，以组织纤维化的方式实现瘘口愈合。因BPF患者常合并局部残端感染、难治性胸腔感染或大量胸腔积液，限制了激光治疗在临床上的应用。

7.11.2.4 化学物质

可通过滴注三氯醋酸、石碳酸或涂抹硝酸银等方法处理瘘口，使局部黏膜发生组织水肿、粘连，从而实现小瘘口的闭合，但对较大瘘口则效果欠佳。Stratakos等报道使用硝酸银治疗16例BPF，其中瘘口直径大于5mm者均未封堵成功。此外，化学性物质本身具有一定的不良反应，有可能对正常黏膜造成损伤并引发刺激性咳嗽。滴注或者涂抹化学物质需要进行多次内镜操作，发生低氧血症、血压降低和支气管痉挛等并发症的风险也随之增加。

7.11.2.5 气道支架

气道支架植入是目前介入治疗BPF相对成熟的方案。2006年韩新巍等提出使用覆膜一体化“L”形或“Y”形气道支架治疗BPF，使用支架封堵6例直径≥7 mm的BPF瘘口，均封堵成功，取得了满意的效果。Wu等报道用“Y”形自膨式金属气道支架治疗15例右主支气管胸膜瘘患者，支架植入后复查造影显示瘘口即刻封堵，认为气道支架植入治疗BPF临床效果确切。Andreetti等报道使用具有倒刺的"I"形支架治疗6例BPF，均获得成功，且随访期间未出现出血、支架移位等严重并发症。大量研究表明，气道支架植入治疗BPF临床效果确切，"L"形气管支气管分支部分覆膜型支架封堵残端较长的BPF瘘口效果较好；而"Y"形单子弹头覆膜支架封堵残端较短的BPF瘘口效果较好。为减少气道刺激和局部组织损伤，目前多在透视下进行气道内支架植入操作，"L"形或"Y"形一体化覆膜气道支架的植入需要使用双导丝技术，对操作者的要求较高。气道支架植入后的常见并发症主要有咯血、轻中度排痰困难和咽喉部疼痛不适等，给予止血、补液、止咳化痰及口服收敛液等对症治疗后均可明显好转或耐受。个别情况下可能出现支架断裂，支架端口肉芽组织生长导致气管、支气管再发狭窄等严重并发症，因此术后需定期复查胸部多层螺旋CT（multi-slice CT，MSCT）动态观察瘘口封堵情况和残腔大小变化以决定支架取出时机。

7.11.2.6 封堵器械

随着介入治疗技术和医疗器械的发展，单向活瓣（one-way endobronchial valves，EBV）、血管塞、室间隔缺损（ventricular septal defect，VSD）封堵器和房间隔缺损（atrial septal defect，ASD）封堵器等封堵器械也开始用于BPF的治疗。部分患者经封堵器械治疗后可实现瘘口愈合，为BPF的治疗提供了新的思路。

EBV最初是设计用于治疗非均质型肺气肿，2006年起陆续出现了多例使用EBV治疗BPF的报道。临床使用中发现，EBV本身可随气流自行开放，除了能限制气流进入胸腔，还有助于气道远端分泌物引流及局部炎症控制，适用于BPF的治疗。Reed等报道使用EBV治疗21例BPF，均取得成功，随访期间未发生瘘口再通。但EBV的植入过程较为复杂，放置EBV前需通过球囊封堵法或借助电子气体泄漏检测装置确定靶支气管，而且患者往往需要植入多枚EBV，Reed等的报道中每名患者平均植入了3.6枚EBV。EBV植入后常见的并发症有肺部感染、肉芽组织生成、活瓣移位或脱出等，为降低并发症发生风险，应在患者病情稳定、临床症状消失的情况下植入6周内及时取出。

既往应用于心血管系统封堵治疗的血管塞ASD封堵器和VSD封堵器也逐渐应用于BPF的治疗，对于较大瘘口取得了较好疗效，而且封堵器本身具有良好的生物相容性，能够促进支气管内肉芽组织生长，提升封堵效果并降低移位风险。目前，临床上使用较多的是ASD封堵器，ASD封堵器为双盘设计，中间通过腰部连接，由超弹性的镍钛合金丝编织而成。封堵瘘口时，其腰部放置于瘘口内，两个圆盘分别放置于瘘口的近远端，王洪武等推荐选用腰部大于瘘口1～2 mm的封堵器进行封堵治疗。Klotz等报道利用ASD封堵器治疗3例BPF，半年内复查可见封堵器周围肉芽组织生长，并在平均21.7个月的随访中未见瘘口复发。Fruehter等报道使用血管塞和ASD封堵器治疗31例BPF，其中大瘘口（>10 mm）使用ASD封堵器，窦状小瘘口使用血管塞，术后患者临床症状立即得到改善，且在长期随访中未发生严重不良反应，30例（96.8%）

患者瘘口封堵成功。封堵器械可在支气管镜下植入或在透视下完成，两种方式各有利弊，因此有研究提出联合使用支气管镜和透视治疗BPF，并取得不错的疗效。但需要注意的是，目前多数封堵器械仍然属于超说明书使用，原有设计并不完全符合呼吸道的生理环境，还需要进行大样本、长期随访的临床研究以证实其安全性和有效性。

介入治疗BPF在临床上已经得到了广泛应用，对于那些全身状况较差、合并严重感染或不能耐受手术的患者来说，介入治疗为其提供了治愈或接受手术的机会。因为透视下封堵剂、硬化剂和化学物质无法显影，只能通过支气管镜进行封堵操作，而气道支架和封堵器械为金属材质，可选择支气管镜或透视下操作，或者联合使用支气管镜、透视或胸腔镜以保证操作安全。当支气管胸膜瘘患者瘘口＜5 mm，尤其是≤3 mm时，封堵剂、硬化剂或化学物质均能取得较好的治疗效果；当瘘口＞5 mm时，可考虑气道支架植入或封堵器械封堵，必要时可同时植入气道支架和封堵器械以实现“双重保险”。相信随着介入治疗技术及相关器械的发展，越来越多的支气管胸膜瘘患者能够从中受益。

7.12 CT引导经皮穿刺肺癌氩氦刀消融术

7.12.1 概述

肺癌的发病率在城市中已上升为首位，到目前为止仍以手术切除为首选治疗手段，且疗效较为肯定，但由于各种原因，手术切除率相对较低，使相当一部分肺癌患者丧失手术治疗机会。上海肿瘤医院谢大业等于1973年5月开始应用液氮冷冻治疗肺癌，到1985年共报告冷冻治疗原发性和转移性肺癌79例。该组患者均为中晚期患者，手术无法切除采用剖胸直视下冷冻。其中21例转移性肺癌因两肺多发性转移共同行剖胸手术，取得了一定的疗效，但液氮冷冻仅限于靠近肺、胸膜表浅的肿瘤，深部或较大的肿瘤冷冻范围不理想，目前较少应用。随着氩氦超低温手术系统的问世，氩氦超导冷冻肺癌是近三年才开展的新技术。美英学者多采用剖胸直视下术中B超导引插入冷冻法，冰球的形态大小，冷冻范围均较为直观且易于控制。肿瘤冷冻完整者其疗效类似手术切除，取得了较好疗效。为了探索经皮穿刺靶向冷冻治疗肺癌的方法，作者还总结了大量经皮肺穿刺活检或瘤内介入化疗的经验。于2000年3月14日，在CT定位引导下，施行了首例肺癌经皮穿刺靶向超导冷冻术取得了成功。目前国内各家医院已完成150余例肺癌氩氦靶向治疗，均取得了成功。

7.12.2 适应证

（1）不能耐受手术切除的周围型肺癌。
（2）手术探查不能切除的原发性肺癌。
（3）累及叶支气管的中央型肺癌。
（4）原发癌已较好控制或较为局限的转移性肺癌。

（5）癌肿巨大，累及纵膈、心包，如无广泛转移者仍可行减瘤荷冷冻术。

7.12.3 禁忌证

（1）两肺弥漫型癌肿。

（2）胸膜广泛转移伴大量胸腔积液者。

（3）肺门肿块，穿刺冷冻治疗有困难，术中、术后易合并呼吸衰竭或大出血者。

（4）肺功能严重受损最大通气量（MNV）小于39%或不能下床活动，静息时仍感气急者。

（5）全身状况差，明显恶病质者及出血倾向者不能承受手术者。

7.12.4 术前准备

（1）术前详细全面检查。患者入院后，应仔细全面地询问病史、体检，对病情应有全面的了解，尤其对既往病史和伴发疾病应了解详细。同时全面检查血、尿、便常规，凝血酶原时间，血液生化，肝、肾功能，血气分析，脱落细胞检查，心电图，肺功能，B超，胸部X线片，胸部CT（或MRI），经上述检查诊断仍不够明确者，可行经皮肺穿刺活检。术前原则上应具有病理学诊断。全面评估各项检查结果，以及对机体机能的影响程度。如有重度肺气肿，明显的出血倾向，心肝肾功能重度损害者则不宜进行手术。对一些伴发疾病，如糖尿病、一般高血压、贫血、化疗后骨髓抑制、肺、肝、肾功能较差者，经合理的术前准备或术中、术后适当处理，只要手术指征明确，能平稳度过围手术期均应积极争取手术。

（2）手术方案的设计及术前定位。明确诊断并肯定为手术适应证者，应进行术前讨论，讨论中应有放射、CT科室医师参与，以充分了解、明确影像资料中所显示的肿瘤及周围组织结构的三维立体解剖关系。初步讨论制订一个合理、完整的冷冻手术方案，并制订出术中、术后可能发生并发症的应对措施。在此基础上手术前一天进行CT定位扫描。

依据肺CT平面图像和三维立体图像以及胸片所显示的肿瘤大小、形态及与周围脏器、组织结构的关系，经全面比较，仔细测算确定氩氦刀介入瘤体的层面以及在同一层面内介入氩氦刀的种类、数量和方位，最终确定氩氦刀头端进入瘤体内的位点，也即通常所说的靶点。靶点原则上应选择在肿瘤边缘处。如肿瘤较大，可选用以3 mm冷刀为主的多刀组合冷冻方案，周围情况允许时，选用5 mm冷刀冷冻效果更好。设计原则要求多刀组合冷冻所形成的冰球应尽可能将肿瘤组织包容其内。冰球冷冻范围应大于肿瘤边缘1 cm以上。确定瘤体内靶点后，应根据肋间走向情况确定体表皮肤穿刺进针点。进针点一般选择相应的肋间隙进入。皮肤穿刺点选择以手术操作方便，手术时体位适宜呼吸监测管理，穿刺针经过肺组织的路径最短为基本原则。靶点与体表进针点所连直线即为穿刺针、氩氦刀进入靶点所经过的路径。路径内应避开肋间神经和主支气管、心包及肺内的大血管。所有设计的体表进针点和瘤内的靶点确定后，在CT定位片上分别测量显示出各点的进针方向、进针深度和进针角度。并根据CT定位片的坐标数据，在患者体表上分别测量确定穿刺进针点位置，在进针点皮肤上粘贴一个金属或塑料标记，再次经CT扫描显示标记物所在的方位与设计要求一致时，则标记物所在点即为穿刺进针点。用龙胆紫和碘酒溶液在皮肤上着色做出标记，供术中参考。

（3）做好患者心理准备。确定手术方案后，应向患者简要说明手术过程及对机体的影响和有关反应，解除患者对手术的恐惧和不安，说明术前、术中、术后应注意的有关事项，术中应如何配合，建立医患之间的亲密信任关系，树立战胜疾病的信心，对一些可能发生的并发症简要说明。对家属及单位术前谈话签字要耐心，实事求是地介绍病情，手术的必要性和手术方案，术中、术后可能发生的困难、并发症、危险性甚至死亡等有关问题，使他们领会到医生是认真负责、全面考虑问题的，从治疗结果好坏两个方面做准备。同时说明经皮氩氦靶向冷冻治疗也存在肿瘤残留的问题，可能需多次冷冻。使他们对手术有一个全面的了解，从而避免发生不必要的医疗纠纷。

（4）术前用药准备。肺癌患者多伴有肺不张，气管阻塞，易继发肺部感染，出现咳嗽、咳痰、气急等症状。术前应选用有效抗菌素控制感染。抗菌素使用应维持1～2周，直到感染控制。

所选用的抗菌素应具备有较强杀菌能力、有广谱抗菌作用、有较高组织渗透力、副作用小、价格合适等的优点。常用的抗菌素有青霉素类、头孢菌素类、氨基糖苷类及抗厌氧菌的药物。也可同时采用局部雾化吸入，稀化痰液，促进炎症吸收。肺部无明显感染者，术前1/2h静脉推注头孢三嗪1.0或其他有效抗菌素术前1/2h一次给药。术前晚8时可适量使用镇静催眠类药物，如安定等。术前已知有某些并存病时，如高血压、糖尿病等，应给予对症的药物治疗，调理控制后手术。纠正后再手术。

（5）术前麻醉准备。由于经皮肺穿刺氩氦靶向冷冻术，需在CT定位，实时监测下进行手术。所以麻醉方式的选择，应注意安全性、有效性，冷冻本身有止痛作用，故多采用局部浸润麻醉。浸润阻滞范围包括皮肤、肋间神经、壁层胸膜，可用0.5%利多卡因20～40mL。部分不合作患者，给予辅助性用药，如非那根50mg，杜冷丁100mg或安定10mg肌注，均可满足手术需要，术中患者无疼痛不适症状。为防止麻醉意外发生，术中应备好气管插管、吸痰管、吸引器以备抢救。术中持续吸氧，心电监护。手术当日晨禁食。

7.12.5 手术操作程序

患者术中所取体位可根据手术需要采用平卧位或俯卧位，所取体位以能满足手术需要为原则。同时应兼顾呼吸管理、监测方便。常现消毒手术野，铺无菌大单，检查所选用器械准备情况。0.5%的利多卡因1040 mL于穿刺定位点进行局部浸润阻滞麻醉。壁层胸膜应予以浸润麻醉，以免穿刺胸膜时患者有疼痛反应。分别于穿刺点处切开皮肤0.5 cm，用止血钳经切口扩张针道所通过的胸壁软组织，以利于扩张管及鞘顺利引入，根据术前CT定位片所提示的进针方向、进针角度、进针深度，在CT导引下，将穿刺针缓缓刺入肺肿瘤设计靶位，直到CT显示穿刺针留置瘤内的方位、深度满意为止；退出针芯，沿穿刺针孔插入导引钢丝，退出穿刺针。根据所选用氩氦刀的型号而选用相同规格的扩张管及导管鞘，并依据所确定的进针深度，精确地将扩张管、导管鞘，通过导引钢丝插入瘤内。退出导引钢丝及扩张管，导管鞘原位保留。沿鞘精确地将氩氦刀缓缓地插入瘤内。固定氩氦刀，将鞘退出3～5 cm以上（如使用1.47 mm冷刀直接穿刺，则此步省略）。此时如整个冷冻过程仅需一把刀冷冻，则直接启动氩氦超低温手术系统冷冻。如同时需插入二把以上氩氦刀，则将已插入的氩氦刀暂时冷冻固定（Argon helium knife temporarily frozen and fixed，STICK），再将所需插入的氩氦刀按前述方法一一插入瘤内设计靶位。检查、校对所插入氩氦刀的进入深度、角度无误后，同时启动超低温手术系统所需冷冻的氩氦刀。如此可以确保多刀冷冻的同步性。否则其余氩氦刀介入有困难，不同步冷冻也影响冷冻效果。快速冷冻，屏幕立即显示温度下降的实时动态变化。冷冻1 min内，温度下降达-100 ℃～-145 ℃为正常范围，随着冷冻时间的延长，温度逐步下降并恒定在-120 ℃～-150 ℃区间内略有波动。一般冷冻时间为15～20 min。停止冷冻后，启动加热系统，当温度上升至0℃左右重新启动超低温手术系统，实行第二循环冷冻，冷冻时间同首次循环；再次启动加热系统，当温度上升至+15 ℃左右，氩氦刀与冰球松动后即可退刀。温度不宜上升过高，自然复温效果好。肿瘤较大者，一次冷冻不能全部包容肿瘤组织，则退刀3～3.5 cm后，再次冻融二循环，使肿瘤组织包容于冰球之内，理论上冰球应大于肿瘤边缘1 cm，冷冻效果较理想。否则瘤细胞残留较难避免，将直接影响冷冻效果及预后。氩氦刀退出后胸壁残留窦腔多无明显出血。如有少量渗血，压迫数分钟即可止血，窦道内填入明胶海绵条，以达到止血和填充窦腔的目的。无菌纱布覆盖包扎创口。术毕常规行CT扫描，进一步了解冷冻效果及有无血、气胸，以便术后及时处理。整个手术过程中，患者均处于清醒状态，术中如有何不适均可及时反馈。

以上介绍的是肺癌经皮穿刺氩氦靶向治疗常规手术方法和程序。对每一个肺癌患者来说，其肿瘤的部位、大小、三维立体形态以及周边关系的不同，其治疗方案也必然不同。因此必须强调适型治疗方案的个体化。每个患者必须有一套完整的手术设计方案。在一些特殊部位

进针深度设计要求以毫米计算。手术成功的关键除治疗计划设计得合理、完善外，手术操作者的经验、操作的熟练程度及操作的精确性最为重要。

测温探针在肺癌经皮穿刺靶向治疗中可不做常规使用，在一些特殊部位需严格控制冷冻范围，防止重要脏器冻伤也可以置入测温探针，以利于术中严格监控。其介入方法与氩氦刀介入方法相同。需在术前CT定位确定体表进入点、进入方向、角度及进入深度。术中穿刺也必须在CT导引下实施。测温探针的介入同样需要精确性，否则失去监测意义。测温探针的介入可有效地观察到肿瘤边缘的实时冷冻温度变化，从而可判断术中冷冻范围及效果。一般情况下，冰球边缘为0 ℃，肿瘤边缘冷冻温度达到-38 ℃以下时，细胞即可发生死亡。故测温探针应监测所界定的重要脏器不会发生冷冻损伤，有效避免术中、术后并发症的发生。

7.12.6 术中监测及疗效评价

术中监测包括血压、脉搏、呼吸、体温等生命体征的监测和冷冻冰球大小的监测。肺癌经皮氩氦靶向冷冻术一般情况下对患者的血压、脉搏、体温影响不大，均可稳定在正常范围内，个别患者心率略有减缓或增快，经对症处理可恢复正常。肿瘤巨大冷冻范围大于10 cm时，冷冻时间长，部分患者可出现寒战，但体温下降不明显，多可维持在正常范围内。如出现寒战，可适当辅以保温措施，热水袋置于腹股沟区或术后立即置于温暖的环境中，无条件的可使用电热毯等保温，寒战随手术结束数分钟至半小时内自行停止，无须特殊处理。术中冰球大小的监测，在CT导引下手术时因CT框架阻挡，氩氦刀较难进入CT框内，故冷冻中监测困难。在X线电透数字化后处理系统导引下手术时，则冰球形态大小的监测以及手术全过程均可清晰显示。在CT导引下手术，手术结束后进行CT扫描可初步观察到冷冻效果，影像学密度变化范围可作为术中疗效评价初步观察指标。术中疗效评价主要根据穿刺针及冷刀进入瘤内的部位即实际冷冻情况是否与设计冷冻范围相一致，冷冻范围能否覆盖全部肿瘤组织来决定。手术过程安全无大出血、呼吸循环衰竭等并发症是手术成功的基本条件。

7.12.7 术后处理

（1）术后一般处理。术后第一天平卧位，持续吸氧，床边心电监护，一级护理，测血压脉搏，严密监测生命体征变化及有无血、气胸发生。冷冻范围大者应注意保暖，观察伤口有无渗血，禁食6 h后改进半流质饮食。

（2）止血剂使用。冷冻手术有止血作用为其特点，但冰球融化后，周围血管血栓尚未形成时，仍有部分血流存在，所以术后局部仍存在出血可能，应严密观察。但多数患者术后平稳，无咯血及大出血征，少数患者痰血增多，3～5 d内可停止。故术后常规预防性使用止血剂1～3 d。常用少量垂体后叶素，每日1～2次静脉滴注，连续用药1～3d或常规剂量止血敏静脉滴1～2 d。

（3）抗菌素应用。冷冻具有杀菌作用，多数学者认为术后无需使用抗菌素。但经过皮靶向治疗后残存窦道与外界相通，术后细菌可通过此通道进入，容易合并感染。冷冻后病灶周围细支气管肿胀阻塞痰液不易引流，局部也易感染。故患者术后常规使用抗菌素3～5 d，抗菌素可选用头孢类、青霉素类、氨基糖甙类，也可联合使用。术后常规检测尿常规、肾功能、电解质及血气分析，及时纠正水电解质、酸碱紊乱。尤其老年人因其代偿能力较差，不可忽视。

（4）肿瘤的免疫治疗。肿瘤细胞经低温冷冻损伤后，除失去其活力之外，还将形成一种特异性抗原。该抗原刺激机体产生特异性抗体，形成低温免疫反应。对消除残瘤和转移灶具有一定作用。大量试验研究和临床观察均已证实，经冷冻治疗后，尤其是经多次冷冻治疗后，残存的癌灶或转移灶有自行消失的现象。这种冷冻治疗肿瘤后，机体产生的特异性免疫反应对肿瘤的控制和防止复发转移均有一定的临床意义，但并非对每一病例均能观察到这一特异性免疫反应的临床效应，尤其对免疫状态低下的老年人，这一反应不甚明显。故冷冻术后适当辅以免疫增效剂，提高机体的免疫功能，增强肿瘤患者冷冻治疗后的特异性免疫反应，从而达到控制残瘤增殖和转移的目的。术后多用卡介苗100 U肌注，每日一次，持续使用3周。胸腺肽100 mg，每日一次静滴，连续使用2周。

7.12.8 并发症及处理

肺癌经皮氩氦靶向治疗术后反应轻，恢复快，无出血，脏器功能损伤小，并发症少为其特点。目前国内治疗150余例肺癌无手术死亡。现将有关并发症叙述如下。

7.12.8.1 发热

两把以上冷刀冷冻4个循环时，一般冷冻范围较大，大块组织细胞坏死，周边组织水肿渗出，均可刺激机体产生发热，发热可出现在手术当日或次日，体温在37 ℃～38 ℃之间，持续3～5 d，使用消炎痛栓1粒，每日2～3次肛塞，可减轻或控制发热症状。

7.12.8.2 血痰

仅极少数患者术后出现血痰或血痰较术前增多，据统计发生率为16.7%，且未发现有术后咯血，出现血痰量不多，绝大多数1周内完全停止。血痰原因可能与多次穿刺损伤肺组织有关，故术中应提高穿刺准确性，减少穿刺次数。

7.12.8.3 胸腔渗液

肺肿瘤较大且靠近肺表面者，冷冻后可出现不同程度的胸腔渗液，渗液少者多无明显不适，仅在复查胸片或胸部CT时被发现，可自行吸收，无需处理。当大量积液出现胸闷气急时，经B超、胸片定位后，可行胸腔穿刺引流胸腔积液。胸腔积液多为淡黄色，如胸腔积液为血水样，在排除术后继发性胸腔出血后，可向胸腔内同时灌入羟基喜树碱10 mg、卡铂100～200 mg，对治疗可能存在的胸膜转移灶有一定疗效。

7.12.8.4 气胸

在氩氦刀手术中气胸的发生率比人们通常想象要低得多。患侧肺压缩均小于20%，患者无明显胸闷气急感，均未予引流而自行吸收。如气胸肺压缩比例较大，患者有明显胸闷气急感，尤其出现胸部压迫感，应立即行胸腔抽气或闭式引流，于锁骨中线第二肋间局麻下切开胸壁置入一个硬橡胶管接水封瓶，开放导管后立即有大量气泡出现。引流2～3 d夹管后无不适，胸透肺扩展良好即可拔管。由于该方法导管粗、质硬，患者常感觉胸部牵拉疼痛不适。也可在患侧第二肋间，由一套管针刺入胸腔，经套管内引入一根细橡胶导管，退出套管，将橡胶导管与胸壁皮肤缝合固定一针，导管接水封瓶负压引流。该方法创伤小，患者无明显不适，气胸引流通畅。手术者应熟悉套管针穿刺技巧，用力不应过大，以免刺伤肺组织，同时应避免损伤肋间血管。

7.12.8.5 肺动脉、肺静脉损伤破裂大出血

经皮肺穿刺氩氦刀手术中，如果定位不准穿刺伤及肺血管可导致大出血，临床上可出现咯血或休克。国内治疗一百余例均未发生此类并发症。如何防止此类并发症的发生，应注意：①熟悉肺动脉、静脉在肺内的分布和走向。反复研读CT片，比较平扫和增强扫描后的变化，从而了解、明确肿瘤周围大血管的三维结构变化；②在设计肺穿刺路径中尽可能避免刺伤肺动、静脉及主干分支；③穿刺中如发现经针孔喷出或涌出大量鲜血，立即退针，重新调整穿刺角度。不可继续引入导引钢丝及扩张管。如置入导管鞘后仅有少量血液渗出，则可立即引入氩氦刀，冷冻后出血即可停止，不应终止手术操作；④当肿瘤与大血管浸润或包绕时，冷冻方案设计应非常周密，是否将大血管部分冷冻或包绕于所冻冰球内，应十分谨慎。因为直径较大的血管，冷冻后虽不会导致发生血管栓塞完全阻断血流，但冷冻后血管壁均可出现不同程度的损伤性病理、生理变化，是否出现相应的临床症状，取决于单位时间内血流速度、血管内径大小、血管壁弹性纤维含量多少及侧支循环有无等因素。有关这方面的研究目前还仅限于动物试验和有限的临床病例观察，有待进一步探索研究。

7.12.8.6 心脏骤停

液氮冷冻时代，曾有报告冷冻术中发生心脏骤停，发生原因不甚明了。肺癌冷冻中，液氮外溢冻及心包膜、心脏，发生心跳骤停，但远离心脏的脏器如子宫等肿瘤冷冻中也有发生心跳骤停现象，其机制尚不清楚，可能与冷冻刺激强烈或过敏有关。目前国内近1000例手术尚未见心脏骤停发生。为了防止冷冻术中心跳骤停的发生，术中应进行心电监护，发现异常立即终止手术进行抢救，多可转危为安。在适应证选择上，如有心脏严重疾病，耐受、代偿力差者应慎重，或术中请心血管科医师保驾。

7.12.9 术后评价及随访

肺癌经皮穿刺靶向冷冻术，属于微创性手术，对患者创伤小，但对肿瘤靶区瘤细胞的杀伤力较大。经多刀系统的合理组合，可形成一个完整的较大范围的有效冷冻杀伤区域，有效冷冻区域内的瘤细胞均可杀死。在CT的精确定位、引导监控下手术是安全的、有效的。术后恢复快，合并症少。对那些不能手术切除或不能耐受手术切除的中晚期肺癌及肺内较局限的转移癌，尤为适用。如无淋巴结转移者，也可作为肺癌治疗的首选方法之一，冷冻完全者可替代手术切除。由于可多次重复冷冻，对一次冷冻不彻底者或有转移灶出现的情况，可通过多次冷冻提高疗效。多次冷冻并不增加并发症的发生率。由于第一次冷冻后，机体对冷冻坏死的肿瘤组织已产生了特异性抗体，当再次冷冻时，机体对这种特异性低温免疫反应就会较首次更为强烈。可有效控制杀伤残瘤，甚至出现部分未受冷冻的转移灶也自行缩小或消失的现象。由于目前氩氦刀靶向治疗的病例中绝大多数为晚期肺癌，不能手术切除后再选择该项治疗，故其疗效评价也就不能与外科手术切除组的生存率作对照比较，对照研究目前正在进行。究竟如何评价肺癌经皮靶向治疗的疗效，主要包括临床评价、CT影像评价及实验室

评价三个部分。其中临床评价包括近期临床症状的改善，如胸痛、咳嗽、胸闷气急的减轻或消失，痰血减少或停止，饮食、体重增加、精神状态改善。远期疗效主要参照WHO标准如生存期，局部复发率，远处转移率等进行评价。而临床疗效的提高又与冷冻范围及手术方式直接相关。据我们观察下列临床指标可作为临床近期评价参考。

7.12.9.1 临床评价

（1）根治性冷冻。有效冷冻范围大于肿瘤边缘1cm以上，且冰球包绕全部肿瘤组织者为临床治愈，其疗效接近手术切除，如无局部复发，无淋巴结及远处转移，有望达到临床治愈。

（2）姑息性冷冻。冷冻范围占肿瘤体积80%以上，又称为减体积或减瘤荷冷冻术。术后临床症状明显改善，体重增加，食欲改善，生存期延长，具有显著临床疗效。当冷冻范围占肿瘤体积50%～70%时，术后近期临床症状，精神、饮食均有不同程度的改善。但随时间的延长，残留肿瘤细胞不断增殖，2～3个月后复查CT，原术中冷冻坏死区域周围或坏死区内可能出现新生瘤组织。再次冷冻仍然有效，但对生存期的影响尚缺乏前瞻性研究和对照，有待进一步观察。冷冻范围小于瘤体50%以下时术后临床症状、精神、饮食、体重等指标改善多不明显。冷冻治疗特别是姑息性冷冻手术后加强综合治疗是提高疗效的保证。

7.12.9.2 CT影像对疗效的评价

肺癌经皮氩氦靶向冷冻，其疗效与有效杀伤瘤细胞的范围呈直接相关。而界定杀伤范围是直观评判的量化指标，目前主要依赖于术前、术后CT扫描图像中的密度变化，也就是通过CT值的动态变化来判断。通过我们对大量病例的观察，肿瘤冷冻后13d可发生变性坏死。一般1周左右其有效冷冻范围内的肿瘤组织细胞形态结构均可遭到破坏。由于坏死区边缘小血管栓塞、坏死，区内无血液流入，CT增强扫描时，造影剂不能进入，故坏死区内呈一低密度影，其CT值较冷冻前明显下降。多数冷冻坏死瘤组织的CT值（增强后）在1～20 Hu范围内。当然，由于肺癌部位的不同，肿瘤组织来源的不同，其组织密度均不完全相同。如何通过CT值量化变化来确定肿瘤细胞的存活还是死亡，由此而引出了影像学的一个新的分支学科——冷冻影像学。有关这方面的对比研究，目前仅处于初期探索阶段，尚缺乏统一规范的标准。我们初步观察到冷冻前后同一部位CT值同比下降30～40 Hu，可作为判断肿瘤细胞已灭活的参考指标。

7.12.9.3 实验室评价

由于原发性肺癌目前尚缺乏特异性肿瘤标志物检查，冷冻前后可测验一些免疫指标。如CD3、CD4、CD8、CD4/CD8，间接测定患者免疫机能有无改善。冷冻治疗理想者，上述细胞免疫指标均可不同程度地改善。如来源于消化道的转移性肺癌，冷冻前CEA、铁蛋白、CA-19-9等指标较高，冷冻后指标下降，可以作为实验室疗效观察指标。

7.12.10 综合治疗的选择

经皮氩氦靶向治疗肺癌，术中虽能有效地杀灭肿瘤细胞，但在实际操作中，由于受到肿瘤部位、肿瘤与大血管、纵膈浸润等诸多因素制约，部分患者有时无法全部冷冻灭活肿瘤细胞，故术后必须强调综合治疗。综合治疗方案的选择可根据不同情况选用外放疗、瘤内介入放疗、支气管动脉介入化疗、免疫及中药治疗。当肿瘤浸润纵隔或有纵隔、肺门淋巴结转移者，术后可辅以放疗外照射治疗；如有局灶性残瘤存在，再次冷冻有困难时，可选用经皮穿刺瘤内介入放射性核素胶体磷 ^{32}P（10～20）mCi或瘤内注入化疗药物可达到杀灭和控制瘤细胞生长的目的。无明显肿瘤残留，一般情况较好者，可选择支气管动脉介入化疗、栓塞，可有效杀灭肺内微小残余癌灶，提高疗效。当然支气管动脉介入化疗在术后多种情况下均可酌情选用。对于晚期肿瘤，我们认为一般情况下术前不应过分强调放、化疗，一者肿瘤体积大，放、化疗疗效有限；二者术前行放、化疗，短时间内机体的机能状态较难恢复，不利于手术或使手术延期。综合考虑弊大于利。

7.12.11 影响疗效的因素

经皮氩氦靶向治疗技术，虽然目前还存在着许多有待研究和完善的问题，但由于它所具有的独特优势，将代表未来肺癌氩氦刀治疗的方向，也是肺癌微创手术的重要方法之一，就目前而言，影响该项技术疗效的主要因素如下。

7.12.11.1 病例选择不当对疗效的影响

肺肿瘤巨大，并与肺门、纵膈浸润，淋巴结转移明显则疗效差。当肿瘤大于10cm以上时，如不能实施根治性冷冻治疗效果也往往不佳，并发症多，较难达到预期疗效。肺癌已扩散转移的患者，其疗效更差。

7.12.11.2 氩氦刀组合冷冻对疗效的影响

初做氩氦刀手术者，喜好单刀冷冻，操作简单，易于掌握。但单刀冷冻即使在3cm大小的肿瘤中，由于冷刀介入部位较难达到十分理想的位置，冷冻后常发现有冷冻不完全现象，使残瘤率增加，影响疗效。合理使用多刀组合，则可弥补上述不足，适当扩大肺组织的冷冻范围，一般不影响肺功能。由于肺组织对温度的传导性较肿瘤组织差。所以冷冻肺肿瘤时周围肺组织损伤较少。目前对较大肿瘤多采用三刀或四刀组合，且以3 mm冷刀为主的组合冷冻范围大，冷冻效果明显好于单刀。

7.12.11.3 定位穿刺不准确及冷冻方案设计不合理对疗效的影响

由于氩氦刀超低温手术系统中无自动三维设计系统，所以在经皮氩氦靶向治疗中的定位、穿刺的准确与否和冷冻方案设计是否合理，以及手术者的立体解剖构思是否完善等都是影响疗效最直接最重要的因素，是决定冷冻效果的关键所在。穿刺介入靶区的位置一定要与设计时一致，任意偏离都可导致冷冻不完全，使肿瘤残留。有鉴于此，冷冻方案设计时应充分考虑到上述可变因素。方案设计时应根据不同规格冷刀的固有参数，合理选择冷刀进入靶区的方位，合理应用冷刀的多刀组合进行冷冻，尽可能将肿瘤边缘完全冷冻。当然，手术者的熟练程度、手术技巧及经验也具有一定影响。

7.12.11.4 冷冻时限和升、降温速度对疗效的影响

快速降温，缓慢、自然复温，重复冷冻则是冷冻中必须遵守的原则。因为只有快速降温，一分钟内温度迅速下降至-100 ℃以下，才能使细胞内外冰晶有效形成。在自然复温过程中，可使细胞内再次形成冰晶。通过二次形成冰晶的过程，对癌细胞杀伤可达到最大化。如缓慢降温，则细胞内较难两次形成冰晶，所以在第一循环冷冻后的升温，最好是自然升温或升温至0 ℃左右即可。肺组织的导温性较其他实体瘤差，复旦大学附属肿瘤医院曾对犬肺进行液氮盘式接触法冷冻试验，发现所形成的冰球较小，冷冻深度较浅，探头边缘0.5 cm处肺组织仍柔软有弹性。肺癌氩氦刀冷冻速度快，冷冻时间一般应在15～20 min左右为宜，输出功率100%不宜减少。

7.13 纵隔肿瘤的临床治疗

7.13.1 概述

在日常生活中，人们忙于工作，很容易忽视自己的身体健康，导致身体在不知不觉中出现各种疾病。纵隔肿瘤就是其中的一种疾病，这种疾病会对患者的健康造成严重威胁，需要引起人们的格外重视。纵隔肿瘤是常见于临床胸部疾病，它是指在纵隔内的肿瘤。只有了解纵隔肿瘤的早期症状，才能做到早发现早治疗。

人体在纵隔内的组织、器官比较多，肿瘤的来源也复杂多样化，具体的病因尚没有明确。有一部分纵隔肿瘤是先天形成的，例如，囊肿、畸胎瘤这种都是先天形成的，可能是出生就有的；还有一部分纵隔肿瘤是后天发生的。

纵隔肿瘤的临床症状主要有：①纵隔肿瘤的临床表现缺乏特征性，症状一般与肿瘤的大小、位置、性质等有关系。患者可能会出现胸部疼痛、胸闷，咳嗽、呼吸不通畅，身体乏力，吞咽困难，手臂疼痛、麻木运动受限等症状；②因为良性的纵隔肿瘤生长比较缓慢，可能长到很大体积的时候，也没有很明显的临床症状，只有轻微的症状，很多时候被患者忽视，一般都是在体检或者在做其他检查的时候偶然间发现的；③而纵隔恶性肿瘤的侵袭性较高，发展速度快，在肿瘤体积小的时候，可能会有很明显的临床症状；④还会有一些与肿瘤性质有关系的特异性，例如，随着吞咽动作上下活动的是胸骨后甲状腺肿，若咳嗽时有头发样细毛或者呈豆腐渣样皮脂可以认为是破入肺内的畸胎瘤，如果还伴有重症肌无力则可诊断为胸腺瘤等。

7.13.2 治疗方法

7.13.2.1 手术治疗

对于大部分的原发性纵隔肿瘤以及囊肿，医生会建议手术切除作为首选的治疗方案。就算是良性纵隔肿瘤，肿瘤也可能会逐渐长大，会压迫到周围重要器官，存在一定癌变风险。如果是包膜完整的纵隔肿瘤，采取手术方式，一般可以一次性将肿瘤完整全部切除，如果是肿瘤外侵很严重，可以实行包膜内切除，肿瘤可能无法达到完整切除，这时候，手术后就要结合放射疗法或者化学疗法进行进一步治疗。

手术方式：①胸腔镜微创手术。一般适合纵隔囊肿和体积较小的纵隔肿瘤，胸腔镜微创不需要开胸，优点是创伤小、出血量少、恢复快、疼痛轻微；②开胸手术。适合肿瘤体积较大或者是复杂的纵隔肿瘤，优点是手术视野清晰，肿瘤可以完全暴露，缺点是创伤性大、出血多、恢复期长、疼痛感强烈。

7.13.2.2 扎针等中医传统手法

在医院的等候室、休息室、通行走廊等地方张贴中医科普知识，给患者及家属们普及中医历史文化与优秀的理念方法，定制具有中医特色的教育宣传单发放给患者。

在中医护理学当中，中医护理操作技术在其中占据着十分重要的地位，尤其是在对老年病、慢性病的康复治疗当中，养生保健等领域的作用逐渐被大众所重视，医院必须加强对护士在中医理论知识与操作技术强化措施。通过中医特色治疗护理常规，大力宣扬中医的功效理念和传统文化，推动中医护理操作技术的实施，强化护理人员的中医护理操作技术，使护理人员在临床试验中取得了一定的成效。

7.13.2.3 化学疗法和放射疗法

通过评估病情的情况，医生会对少数患者选择化学疗法或者是放射疗法。例如，恶性淋巴瘤适合放射疗法，而非精原细胞性生殖细胞肿瘤更适合化学疗法等。如果恶性肿瘤已经侵犯到周围重要的脏器组织或者已经出现远处转移，不适合进行手术治疗，可以采用化学疗法或者放射疗法。

7.13.2.4 手术治疗术后注意事项

（1）因为手术属于胸部手术，有一部分患者通过采用胸骨正中开胸，胸壁稳定性比较差，可以在手术前练习腹式呼吸的方法，手术后采用腹式呼吸，避免胸部呼吸增加伤口疼痛，从而破坏胸壁稳定性。

（2）手术后应该鼓励患者积极活动，长期卧床的患者，也应该2～3 h进行翻身，避免褥疮的发生，进行深呼吸训练，进行咳嗽排痰，促进身体恢复。

（3）保持伤口敷料清洁、干燥，避免潮湿、闷热，防止伤口感染。

（4）身体情况有所好转时，可适当下床活动，这可以促进伤口愈合，恢复身体健康。

（5）在手术后短期内会出现呼吸功能下降，应增加呼吸功能训练，促进呼吸功能尽快恢复。

（6）纵隔肿瘤伴有肌无力的患者，手术后无力的症状往往会加重，严重的时候还会影响到呼吸。

7.13.3 纵膈肿瘤及淋巴活检

7.13.3.1 概述

纵隔肿瘤及淋巴结通常依据CT或MRI等检查手段就可做出诊断，但许多病例仍需要穿刺活检才能明确诊断。由于纵隔内大血管、神经、心脏等众多重要脏器排列紧密，稍有偏差即可能造成严重并发症，所以必须强调做CT扫描或CT透视引导下的穿刺活检。这样，不仅能保证安全，又能提高穿刺活检的准确率。

纵隔内包含升、降主动脉和主动脉弓、肺动静脉主干、心脏及上下腔静脉、胸腺、食管、气管、主支气管、淋巴结等。纵隔分为9区：以主动脉弓和肺门下缘为界，将纵隔分为上、中、下3部；又以心脏前缘-升主动脉-肺动脉起始段-气管前壁和食管前缘为界，将纵隔分为前、中、后3部。纵隔淋巴结分区一般采用改良后的美国胸科协会的淋巴结分区法。

一般认为，纵隔淋巴结的任何径线大于1 cm都视为异常，应进一步检查，特别是穿刺活检。实践表明，直径在8～10 mm的纵隔淋巴结也并不可靠，并不能保证是正常淋巴结，如果同时肺内有肿瘤，仍需对这些淋巴结穿刺活检，因为我们的穿刺结果证明这类淋巴结约有25%～30%已经发生了转移，此时淋巴结穿刺活检对肺癌的分期、预后的判断和治疗方案的制订具有重要价值。细针抽吸（FNA）活检是指用细针吸取病灶的组织或细胞做组织病理学及细胞病理学诊断的检查方法。所取标本既可制成涂片，又可制成石蜡切片。穿刺针的粗细对所吸取的标本是细胞成分还是组织成分有很大影响，针较细（20～23 G）只能抽到细胞成分的标本，针较粗（18～19G）才有可能抽到组织标本。由于所采集的标本量少，取材不易，故要求重视以下几个环节：①术前准确定位病灶，术中正确判断和调整针尖的位置；②主张多点、多向穿刺；③与病理科医师紧密配合，妥善制作标本，不断提高穿刺细胞病理学的诊断水平。

对于纵隔内气管、支气管周围淋巴结如隆突下淋巴结、上气管旁淋巴结、下气管旁淋巴结、食管旁淋巴结等，要采用CT导向下（CT扫描或CT透视）经支气管纤维镜行气管支气管穿刺活检法（transbronchial needle aspiration，TBNA）穿刺，这种方法不仅安全、实用，可靠性也好，阳性率达65%～80%，解决了经皮法穿刺不能到达隐蔽部位淋巴结活检的问题。对于这些淋巴结，TBNA是最佳活检方法之一。

7.13.3.2 适应证

（1）纵隔肿瘤的定性诊断。

（2）纵隔肿大淋巴结的组织、细胞学病理诊断，为手术、放疗、化疗提供诊断依据，以利制定手术方案。

7.13.3.3 禁忌证

（1）严重肺气肿、肺心病、肺广泛纤维化、肺功能显著下降者。

（2）心功能不全、严重出血倾向者。

（3）近期有大咯血者。

（4）气胸、血气胸、纵隔气肿者。

7.13.3.4 手术操作程序

穿刺体位依病变部位而确定。前、中纵隔病变经皮法穿刺采用仰卧位，后纵隔病变采用俯卧位，并要注意留出足够的操作空间。TBNA法穿刺均采用仰卧位。经皮法穿刺前纵隔多用胸骨旁入路，以避免产生气胸和纵隔气肿；后纵隔病变可采用椎体旁入路；前上纵隔或胸腔入口区病变还可采用胸骨上窝气管旁入路，操作时使患者头部过伸，尽量扩大手术空间和视野。对于中纵隔病变，采用TBNA法较经皮法更方便、更安全，因为此部位的病变（如纵隔淋巴结肿大）通常紧邻气管、支气管，穿刺针（长度15 mm）在穿过气管、支气管壁后仍能到达10～12 mm的范围，完全能进入病变区。对一组49例患者的69个淋巴结用CT引导下TBNA法穿刺结果表明，阳性率达88%，只有8个淋巴结穿刺抽取量少，无法诊断，手术未发生1例气胸、纵隔气肿、纵隔血肿或纵隔炎，仅在穿刺点有少许黏膜出血，肾上腺素喷涂即可控制。穿刺时，CT医师的监控必须熟练、快捷、准确，有条件的医院应尽量采用床边CT透视，对穿刺针进行实时监控。最近有学者也采用内镜超声（EUS）引导穿刺，取得了初步的结果，但此项技术开始不久，需要进一步实践探讨。穿刺针入路的选择应以避免穿过肺组织、纵隔大血管等为原则，如果穿刺针必须通过肺组织及胸膜，要尽量采用细针（20～22G）活检；如果穿刺针不必经过肺及胸膜，才可采用粗针（18～19G）活检，这样既可减少并发症，又可提高穿刺的阳性率和准确性。CT证实针尖到病灶后，在持续负压状态下做快速上下穿刺，上下移动范围以不超过病灶大小和不到达大血管等重要结构为宜。反复上下5～6次后，在持续负压状态下拔针，将抽吸标本做涂片，并仔细检查针管内有无成小块的组织，如有应立即放入盛有10%甲醛溶液的试管中，做石蜡切片。涂片采用推片法，均匀分布后，立即固定于95%乙醇溶液中，切勿等涂片干燥后再放入，因为细胞干涸后，核肿大、染色质结构不清，影响诊断。如果一次抽取标本量不够，应进行再次抽取。必须经过肺组织才能到达纵隔病灶的穿刺，需要调整方向时，一定要将针拔至胸壁上进行，这是减少气胸或纵隔气肿发生的有效方法。

TBNA法的穿刺要在术前仔细阅读CT片，确定穿刺哪组纵隔淋巴结和穿刺部位、角度和深度。具体方法是：以气管隆突或支气管分嵴为基点，从定位片测出从基点向上或向下的距离，从薄层横断扫描片上测出穿刺的角度（按顺时针钟点数计）、穿刺点及深度。穿刺前先选定2个气管环之间的黏膜作为预定穿刺点，将针尖露出套外少许，刺入黏膜作为固定点，然后将纤维镜前端贴近黏膜，再用一定的力度快速刺入，即所谓“突刺法”。这一点很重要，是保证穿刺成功的关键步骤。穿刺后即进行CT扫描，证实针尖到位后才能抽取，如果针尖偏离则要重新调整角度和深度。由于穿刺针是经支气管纤镜的活检孔进入的，路径很长，穿刺针的进针角度、力度有时不能很好控制，重新调整常常是必须的，但一般2～3次都能准确到位。同经皮法穿刺一样，抽取时需要持续负压，并在抽取时不断抽动穿刺针（针尖不退出黏膜），抽吸20s左右后拔针。将抽吸物喷于玻片上涂匀，用95%的乙醇溶液固定，块状组织则用20%的甲醛溶液固定做石蜡包埋切片。TBNA的穿刺针宜选用较粗的（18～19 G），因为这样既能抽到较多的细胞成分，又能有效地抽到小块组织，可做组织学诊断。有人用Wabg 19G针和22G针作比较，结果是19 G针抽取物的阳性率（85.5%）显著高于22 G针的阳性率（52.7%），而两者在并发症方面无明显差异，均为安全性的穿刺针。

7.13.3.5 并发症及处理

不论是经皮法还是TBNA法，都要注意避免误穿引起的大出血。一经穿入大血管，立即拔针可避免大出血。气胸的发生率通常是很低的（3%～5%），且大多数气胸肺压缩小，不需要特别处理，严密观察即可。只要注意尽量避免穿过正常胸膜或在不得不穿过胸膜时选用细针，都不会出现严重气胸或纵隔气肿等并发症。TBNA法尚要注意避免纵隔炎，穿刺前用生理盐水冲洗穿刺部位，可防止感染发生。

7.13.4 放射性粒子组织间近距离植入治疗

纵隔内及纵隔旁恶性肿瘤包括侵袭性胸腺瘤恶性淋巴瘤、纵隔淋巴结转移瘤、恶性神经源性肿瘤、叶间组织肿瘤、纵隔型肺癌、中心型肺癌等。这些恶性肿瘤往往与纵隔内的心脏、大血管紧密粘连，一般没有手术指征；常规放、化疗的全身不良反应大，对高龄、有高血压、心脏病和糖尿病的患者不宜使用或使用受到限制而影响疗效；进行微创放射性粒子瘤内植入内放射治疗，安全、创伤小、并发症少、近期疗效确切。

放射性粒子组织间近距离植入治疗恶性肿瘤，简称放射性粒子近距离植入治疗（Interstitial brachytherapy），是指通过粒子植入计划，系统地准确定位和确定粒子的放射剂量后，将放射性粒子直接永久植入肿瘤组织内或是插植于手术切除的肿瘤床、残存癌及淋巴转移的途径，利用其释放低能量光子产生的γ、X射线持续照射肿瘤细胞，并将其杀伤的一种新的治疗恶性肿瘤的技术。临床上通常将其称之为放射性粒子组织间植入术或组织间内放射治疗术。其主要特点在于：①靶向准，治疗靶点局部剂量高，可以达到高剂量靶区适形，而靶区外剂量可得到很好控制，周围正常组织可以得到有效保护，因此，可以最大限度地杀灭肿瘤细胞，同时又将对周围正常组织的损伤降低到最小；②持续性低剂量率的照射，能够对进入不同分裂周期的肿瘤细胞进行不间断照射，提高放射敏感性，有较高的放射生物效应；③低剂量率减少了射线杀伤肿瘤细胞时对氧的依赖性，在一定程度上克服了肿瘤乏氧细胞对射线的抗拒性。

该项技术的产生和发展得益于放射物理学、肿瘤放射学、放射生物学、外科微创手术学及计算机技术等多门学科的形成与发展，以及物理特性合适、半衰期长的放射性核素的研制成功，它是近几年应用较广泛的肿瘤治疗新技术。

7.13.4.1　植入器

采用金属制成的标有刻度的可防辐射可视性的18号带针芯穿刺针植入器。

7.13.4.2　粒子消毒方法

密封在铅罐中的粒子并非无菌，所以粒子及所用植入器械在使用前均应消毒。消毒方法有两种：一种是蒸汽高压消毒法，消毒装置应有防止粒子从引出孔丢失的措施；另一种是将粒子放入适当的容器中用戊二醛液、乙醇（酒精）或中性清洁剂浸泡20 min后使用，但不要置入浓度高于1 mol/L的酸性或碱性液体中。

7.13.4.3　放射防护和检测

尽管由于短半衰期、低能量、低活度的放射源始终包埋在专用容器内，穿射距离短（仅有1.7 cm）而不易产生放射泄漏，粒子植入操作过程也安全简便，但我们仍然强调对放射源使用的规范化，因为这样更有利于放射源的管理和在临床上的合理应用，有益于医务人员自我防护以及对周围健康人群的保护。

在选择^{125}I粒子组织间植入放射治疗这一技术时，应遵循以下原则：①使用单位应持有卫生部门核发的放射源使用许可证，具备专用病室；②医务人员应经专业培训并具有上岗证；③严格掌握适应证；④术前通过放射性粒子植入治疗计划系统（SIRPS）计算出靶区的体积和粒子的有效剂量，确定粒子的植入点和数量；⑤放射性粒子应专人管理，记录每位患者植入粒子的日期、数量、活度，常规拍摄植入部位的正、侧位片，以明确植入体内的粒子数与植入前的数量一致；⑥半年内需跟踪随访，防止体内的粒子漏出或丢失，如果患者是在植入粒子的放射源不足2～3个半衰期内死亡，则需取出粒子放入铅罐内，在自出厂后的3个半衰期后，即放射源活性完全衰变后方可按常规废物处理；⑦应具备一定的防护知识。所有接受^{125}I粒子植入的患者，应告知^{125}I粒子的物理特性、放射性存在时间等，同时做好对患者家属的宣传工作，向他们介绍^{125}I粒子防护知识，特别强调儿童及孕妇不宜到病房近距离看望患者。

有效的防护办法是：①距离防护，离放射源1m外，对工作人员和家属一般是安全的。术后6个月内，周围人群采用1 m距离防护隔离即可；②时间防护，^{125}I半衰期为59.6d，经过3个半衰期后对周围人群就无伤害；③屏障防护，医务人员在术中和术后处置患者时均应穿防护衣（如铅衣），戴防护眼镜和手套；④测定从放射源植入到放射源衰变结束时所接受辐射总剂量，术中由巡回护士、洗手护士、核医学科医生共同核对粒子数目后，避免粒子遗失；⑤取放粒子应用镊子或颗粒源简易机械手，操作中必须轻柔准确，避免损坏粒子外壳，引起放射泄罐；⑥由洗手护士用粒子植入器分装粒子，每次一粒水平传递给术者植入组织间；⑦植入完成后用放射探测仪检测手术材料及垃圾有无放射源失散，按放射废物进行处理；⑧近距离护理时，医务人员应穿防护衣或在患者施压部位覆盖防护物；⑨术后采用放射量计及普通X射线片对粒子进行定量及定位监测，必要时用照相机追踪。

7.13.4.4 放射性粒子组织间植入程序

将^{125}I粒子准确植入到靶向区域是本技术的重要步骤，其要点是必须将放射源准确地植入到治疗区域的靶向组织内，并防止其移动。按术前通过放射性粒子植入治疗计划系统（seed implantation radiation planning system，SIRPS）计划出的部位、剂量及分布，根据靶组织的体积、密度以及邻近重要脏器的关系进行合理布源，达到“布雷”与“定向爆破”的目的，最大程度干扰肿瘤细胞的增殖，最大限度减少对正常组织及其功能的损伤。植入放射性粒子的常用操作有：①细针穿刺技术，放射粒子的直径为0.8mm，可顺利通过18号注射器内腔，因此，应用不同长度的18号带针芯穿刺针穿刺肿瘤，即可进行放射粒子的定位植入；②缝合、黏合技术，手术中因腔道管壁菲薄等因素不宜行穿刺植入时，可用生物胶将粒子黏附在受肿瘤侵犯的腔道外壁，也可用丝线缝合固定；③当手术中能对肿瘤进行根治性切除时，可以在淋巴途径上植入放射性粒子，甚至可在更远的淋巴通道上植入粒子，替代肿瘤的区域淋巴清扫，减少手术创伤，缩短术后康复周期；④若术中仅能切除肿瘤，可在肿瘤边缘的亚病灶区域和淋巴回流途径上植入放射粒子；⑤若术中不能切除或只能部分切除肿瘤时，可在肿瘤组织或残留肿瘤组织内、亚病灶区域和淋巴回流途径上植入放射性粒子。

植入粒子数与剂量（活度），通常要根据肿瘤大小、恶性程度、临床分期、年龄大小、全身情况，通过粒子植入治疗计划系统决定。在不具备粒子植入计划系统时，可采用公式^{125}I总活度A（mCi）=5×肿瘤的平均径长来计算（1 mCi=37 MBq）。根据此公式计算得到总活度后，再除以单粒粒子的平均活度，即可得到相应肿瘤体积所需植入的^{125}I粒子的数量。通常以^{125}I粒子直接损伤肿瘤组织直径为17 cm为准，布源间隔1～2 cm，横纵排列。植入方法要根据不同肿瘤、不同解剖、不同部位采用不同的植入技巧，如术中可在直视下用18号穿刺针植入，遇有较大血管时要避免粒子进入血管内或粒子游走，通常应与血管轴平行，必要时缝扎固定；自然腔道的肿瘤可通过腔道植入，如宫颈、阴道、直肠、鼻咽腔等；可将放射性粒子捆绑在特殊的支架上，如食管支架，借助内镜完成“布雷”；较浅的体表肿瘤，可通过经皮植入；可借助B超、CT或DSA等仪器的定位，直接穿刺或经皮穿刺到肿瘤内植入放射粒子；在实施胸腹腔镜检查和治疗中，穿刺针经仪器的活检孔道穿刺到肿瘤内植入放射粒子；胸腹腔镜定位，穿刺针经皮穿刺到肿瘤内植入放射粒子；急诊手术未准备好放射源时，可为术后植入粒子而在术中预留腔道。

7.13.4.5 放射性粒子植入后的疗效观察

观察疼痛等临床症状的改善情况，应术后1周内查白细胞、免疫指标，观察有无明显的骨髓抑制及免疫抑制；1周后行X射线片了解^{125}I粒子布置情况，观察有无粒子丢失或游走情况；以后每3个月患者返院复查血生化、CT、X射线等，每半年随访1次，2年后每年随访1次，了解肿瘤治疗的情况，观察肿瘤的局部复发与再生，以及术后并发症。

【参考文献】

[1]Hopper K D, Percutaneous, radiographically guided biopsy: a history[J]. Radiology.1995; 196(2): 329.

[2]Hong T, Ji G, Gui X.CT-guided percutaneous transthoracic needle biopsy (PTNB): A thoracic surgeon's learning curve and experience summary[J].Thorac Cancer. 2023; 14(7): 673-682.

[3]Boskovic T, Stanic J, Pena-Karan S, et al. Pneumothorax after transthoracic needle biopsy of lung lesions under CT guidance[J].J Thorac Dis. 2014, Suppl 1(Suppl 1): 99-107.

[4]Guo Z, Shi H, Li W, et al.Chinese multidisciplinary expert consensus: Guidelines on percutaneous transthoracic needle biopsy[J]. Thorac Cancer. 2018, (11): 1530-1543.

[5]Henry M, Arnold T, Harvey J, Pleural Diseases Group, Standards of Care Committee, British Thoracic Society. BTS guidelines for the management of spontaneous pneumothorax [J].Thorax 2003; 58 (Suppl. 2): ii39 - 52.

[6]Transthoracic needle biopsy: An overview[J].J Thorac Imaging 1997; 12: 232 - 249.

[7]Manhire A, Charig M, Clelland C et al.Guidelines for radiologically guided lung biopsy[J]. Thorax 2003; 58: 920-36.

[8]Görg C, Bert T, Kring R, et al.Transcutaneous contrast enhanced sonography of the chest for evaluation of pleural based pulmonary lesions: Experience in 137 patients[J].Ultraschall Med 2006; 27: 437-444.

[9]Yi D, Feng M, Wen Ping W, et al.Contrast-enhanced US-guided percutaneous biopsy of anterior mediastinal lesions[J]. Diagn Interv Radiol 2017; 23: 43-48.

[10]Fu J, Yang W, Wang S et al.Clinical value of contrast enhanced ultrasound in improving diagnostic accuracy rate of transthoracic biopsy of anterior-medial mediastinal lesions [J].Chin J Cancer Res 2016; 28: 617-625.

[11]Cao B S, Wu J H, Li X L, et al.Sonographically guided transthoracic biopsy of peripheral lung and mediastinal lesions: Role of contrast-enhanced sonography [J]. J Ultrasound Med 2011; 30: 1479-1490.

[12]Sakarya M E, Unal O, Ozbay B et al.MR fluoroscopy guided transthoracic fine-needle aspiration biopsy: Feasibility[J].Radiology 2003; 228: 589 - 92.

[13]Smit D R, Kleijn S A, de Voogt W G.Coronary and cerebral air embolism: A rare complication of computed tomography-guided transthoracic lung biopsy[J].Neth Heart J 2013; 21: 464-466.

[14]Bou-Assaly W, Pernicano P, Hoeffner E.Systemic air embolism after transthoracic lung biopsy: A case report and review of literature[J]. World J Radiol 2010; 2: 193-6.

[15]Kim J H, Kim Y T, Lim H K, et al.Management for chest wall implantation of non-small

cell lung cancer after fine-needle aspiration biopsy[J].Eur J Cardiothorac Surg 2003; 23: 828-32.

[16]Ayar D, Golla B, Lee J Y, Nath H.Needle-track metastasis after transthoracic needle biopsy[J]. JThoracImaging1998; 13: 2 - 6.

[17]Wu C C, Maher M M, Shepard J A.Complications of CT guided percutaneous needle biopsy of the chest: Prevention and management[J]. AJR Am J Roentgenol 2011; 196: W678 - 82.

[18]Mitchell M J, Montgomery M, Reiter C G, et al. Pericardial tamponade following CT-guided lung biopsy[J]. Cardiovasc Intervent Radiol 2008; 31 (Suppl. 2): S227 - 30.

[19]Melloni G, Bandiera A, Crespi G, et al.Intercostal artery pseudoaneurysm after computed tomography-guided percutaneous fine needle aspiration lung biopsy[J].J Thorac Imaging 2012; 27: 48-49.

[20]Sung H, Ferlay J, Siegel RL, et al.Global Cancer Statistics 2020: GLOBOCAN Estimates of Incidence and Mortality Worldwide for 36 Cancers in 185 Countries[J].CA Cancer J Clin.2021 May; 1(3): 209-249.

[21]Ganti A K, Klein A B, Cotarla I, et al. Update of Incidence, Prevalence, Survival, and Initial Treatment in Patients With Non-Small Cell Lung Cancer in the US.JAMA Oncol. 2021 , 7(12): 1824-1832.

[22]Remon J, Soria JC, Peters S.Early and locally advanced non-small-cell lung cancer: an update of the ESMO Clinical Practice Guidelines focusing on diagnosis, staging, systemic and local therapy[J]. Ann Oncol. 2021, 32(12): 1637-1642.

[23]廖小清, 陈章, 戴维, 等.肺癌术后并发症Clavien-Dindo分级≥Ⅱ级的危险因素分析[J].中国胸心血管外科临床杂志, 2023: 1-8.

[24]肖湘生, 欧阳强, 韩希年, 等.肺癌血供的DSA研究及临床意义[J].中华放射学杂志, 1997(07): 11-13.

[25]韩铭钧, 冯敢生, 杨建勇, 等.肺动脉不参与肺癌供血——实验和DSA研究[J].中华放射学杂志, 2000(12): 9-11.

[26]孙志超, 董伟华, 肖湘生, 等.多排CT血管造影对肺癌支气管动脉灌注化疗的指导意义初探[J].介入放射学杂志, 2008(03): 172-175.

[27]Vogl T J, Mekkawy A, Thabet D B. Intravascular Treatment Techniques for Locoregional Therapies of Lung Tumors[J].Rofo.2023, 195(7): 579-585.

[28]肖湘生, 董生, 董伟华, 等.肺癌血供系列研究[J].介入放射学杂志, 2008(03): 169-171.

[29]Sun Z, An X, Liu H, et al. Establishment of a large animal model for research on transbronchial arterial intervention for lung cancer[J]. Diagnostic and Interventional Radiology, 2021, 27(4): 476-481.

[30]周建勤, 董伟华, 欧阳强, 等.经肺动脉灌注碘油对肺转移瘤的血供研究[J].介入放

射学杂志. 2008(08): 570-573.

[31]董生, 董伟华, 贾宁阳, 等. 肺转移瘤动脉灌注化疗的途径选择[J]. 介入放射学杂志, 2008(03): 179-181.

[32]Deng L, Tang H, Qiang J, et al. Blood Supply of Early Lung Adenocarcinomas in Mice and the Tumor-supplying Vessel Relationship: A Micro-CT Angiography Study[J]. Cancer Prev Res (Phila). 2020, 13(12): 989-996.

[33]Eldridge L, Moldobaeva A, Zhong Q, et al. Bronchial Artery Angiogenesis Drives Lung Tumor Growth. Cancer Res.2016, 76(20): 5962-5969.

[34]王继云, 李婷, 宇轲, 等. 支气管动脉灌注化疗与栓塞在Ⅲ期非小细胞肺癌治疗中的价值[J]. 河北医科大学学报, 2016, 37(12): 1407-1411.

[35]Boas F E, Kemeny N E, Sofocleous C T, et al. Bronchial or Pulmonary Artery Chemoembolization for Unresectable and Unablatable Lung Metastases: A Phase I Clinical Trial [J].Radiology.2021 Nov; 301(2): 474-484.

[36]Almeida J, Leal C, Figueiredo L. Evaluation of the bronchial arteries: normal findings, hypertrophy and embolization in patients with hemoptysis[J]. Insights Imaging. 2020, 11 (1): 70.

[37]Mansur A, Garg T, Camacho JC, et al. Image-Guided Percutaneous and Transarterial Therapies for Primary and Metastatic Lung Cancer[J]. Technol Cancer Res Treat. 2023, 22: 15330338231164193.

[38]Ittrich H, Klose H, Adam G. Radiologic management of haemoptysis: diagnostic and interventional bronchial arterial embolisation[J]. Rofo. 2015, 187(4): 248-59.

[39]Jin S Q, Zhao H Y, Bai B, et al. Transcatheter arterial chemoembolization improves clinical efficacy and life quality of patients with lung cancer and reduces adverse reactions [J]. Am J Transl Res. 2021, 13(9): 10396-10403.

[40]刘鑫, 杨敏玲, 高龙, 等. 支气管动脉栓塞预防支气管镜热消融治疗中央型肺癌术中出血[J]. 中国介入影像与治疗学, 2020, 17(06): 343-346.

[41]Ma X, Zheng D, Zhang J, et al. Clinical outcomes of vinorelbine loading CalliSpheres beads in the treatment of previously treated advanced lung cancer with progressive refractory obstructive atelectasis. Front Bioeng Biotechnol. 2022, 10: 1088274.

[42]Ettinger D S, Wood D E, Aisner D L, et al. NCCN Guidelines(R) Insights: Non-Small Cell Lung Cancer, Version 2.2023[J].J Natl Compr Canc Netw, 2023, 21(4): 340-350.

[43]Xu S, Li Y M, Bie Z X, et al. Standard treatment-refractory/ineligible small cell lung cancer treated with drug-eluting beads bronchial arterial chemoembolization: a retrospective cohort study[J]. Quant Imaging Med Surg, 2023, 13(1): 339-351.

[44]Hori A, Ohira R, Nakamura T, et al. Transarterial chemoembolization for pulmonary or mediastinal metastases from hepatocellular carcinoma[J]. Br J Radiol, 2020, 93(1110): 20190407.

[45] Xu S, Li Y M, Bie Z X, et al. Drug-eluting beads bronchial arterial chemoembolization/bronchial arterial infusion chemotherapy with and without PD-1 blockade for advanced non-small cell lung cancer: a comparative single-center cohort study[J]. Quant Imaging Med Surg, 2023, 13(9): 6241-6256.

[46] 王革芳.经导管动脉灌注化疗药物应用原则——中国肿瘤介入专家共识[J].介入放射学杂志, 2017, 26(11): 963-970.

[47] Vogl T J, Shafinaderi M, Zangos, et al. Regional chemotherapy of the lung: transpulmonary chemoembolization in malignant lung tumors[J]. Semin Intervent Radiol, 2013, 30(2): 176-184.

[48] Bie Z, Li Y, Li B, et al.The efficacy of drug-eluting beads bronchial arterial chemoembolization loaded with gemcitabine for treatment of non-small cell lung cancer[J]. Thorac Cancer, 2019, 10(9): 1770-1778.

[49] Hori S, Nakamura T, Kennoki N, et al.Transarterial management of advance lung cancer [J].Jpn J Clin Oncol, 2021, 51(6): 851-856.

[50] Xu S, Bie Z X, Li Y M, et al.Drug-Eluting Bead Bronchial Arterial Chemoembolization With and Without Microwave Ablation for the Treatment of Advanced and Standard Treatment-Refractory/Ineligible Non-Small Cell Lung Cancer: A Comparative Study[J]. Front Oncol, 2022, 12: 851830.

[51] Shang B, Li J, Wang X, et al. Clinical effect of bronchial arterial infusion chemotherapy and CalliSpheres drug-eluting beads in patients with stage II-IV lung cancer: A prospective cohort study[J]. Thorac Cancer, 2020, 11(8): 2155-2162.

[52] Bi Y, Shi X, YI M, et al. Pirarubicin-loaded CalliSpheres(R) drug-eluting beads for the treatment of patients with stage III-IV lung cancer[J]. Acta Radiol, 2022, 63(3): 311-318.

[53] 龚元川, 邵国良.载药微球的理化特性及其在肝癌介入治疗中的应用进展[J].介入放射学杂志, 2022, 31(06): 616-622.

[54] Schwartz J R. Dexamethasone premedication for prophylaxis of taxane toxicities: can the doses be reduced when paclitaxel or docetaxel are given weekly?[J]. J Oncol Pharm Pract, 2012, 18(2): 250-256.

[55] Seki A, Shimono C.Transarterial chemoembolization for management of hemoptysis: initial experience in advanced primary lung cancer patients[J]. Jpn J Radiol, 2017, 35(9): 495-504.

[56] Kettenbach J, Ittrich H, Gaubert J Y, et al. CIRSE Standards of Practice on Bronchial Artery Embolisation[J]. Cardiovasc Intervent Radiol, 2022, 45(6): 721-732.

[57] Gao F, Xu Y, Fang S.Cerebral infarct after bronchial artery embolization[J]. BJR Case Rep, 2019, 5(3): 20180087.

[58] 任丽香, 赵卫, 沈进, 等.肺癌支气管动脉卡铂灌注化疗与栓塞的药代动力学研究

[J]. 介入放射学杂志, 2010, 19(08): 657-660.

[59]刘子江, 袁建华, 俞文强, 等.肺癌支气管动脉灌注化疗引起食管支气管瘘[J].介入放射学杂志, 1995(01): 15-18.

[60]周宗文, 于卫国, 牟雪萍, 等. 选择性支气管动脉灌注药物致食管气管瘘一例[J]. 介入放射学杂志, 1999(01): 27.

[61]Rorringuez M, Derube A R, Bravo-ininguez C E, et al.Impact of Neoadjuvant Chemoradiation on Adverse Events After Bronchial Sleeve Resection[J].Ann Thorac Surg, 2021, 112(3): 890-896.

[62]罗洁, 韩超楠, 陈斌, 等.经体动脉灌注化疗后手术治疗不可切除Ⅲ期非小细胞肺癌的疗效[J].肿瘤, 2018, 38(06): 590-598.

[63]杨熙章, 杨利, 陈自谦, 等.支气管动脉介入治疗中严重并发症的防治[J].介入放射学杂志, 2005(05): 536-538.

[64]Kim S, Kim J H, Ko G, et al. Bronchial artery embolization for hemoptysis caused by metastatic hepatocellular carcinoma[J].Scientific Reports, 2022, 12(1).

[65]黄晓颖, 王良兴, 余昶, 等.支气管动脉灌注—全身化疗序贯治疗中晚期非小细胞肺癌随机对照研究[J]. 中国肺癌杂志, 2008(02): 260-263.

[66]Men T, Cui Q, Liu Y, et al. Efficacy and Safety of Super-Selective Bronchial Arterial Infusion Chemotherapy in the Treatment of Advanced Non-Small Cell Lung Cancer[J]. Chemotherapy, 2022, 67(3): 123-131.

[67]Cao H, Jin S, Bai B. Efficacy Analysis of DSA-Guided Bronchial Arterial Chemoembolization Interventional Therapy in Patients with Middle-Advanced Primary Bronchial Lung Cancer[J]. Comput Math Methods Med, 2022: 3722703.

[68]Zhu J, Zhang H P, Jiang S, et al. Neoadjuvant chemotherapy by bronchial arterial infusion in patients with unresectable stage III squamous cell lung cancer[J]. Ther Adv Respir Dis, 2017, 11(8): 301-309.

[69]Hori A, Dejima I, Hori S, et al. Transarterial Treatment of Lung Cancer[J]. Life (Basel), 2022, 12(7).

[70]Xie P, He L, Zhang Y. Analysis on the Efficacy of Bronchial Artery Chemoembolization Combined with 125I Seed Implantation in the Therapy of Advanced Non-Small-Cell Lung Cancer Based on the Medical Database[J]. Biomed Res Int, 2022: 7376844.

[71]Hong J, Shi Y B, Fu Y F, et al. Iodine-125 seeds insertion with trans-arterial chemical infusion for advanced lung cancer: a meta-analysis [J]. J Contemp Brachytherapy, 2022, 14(4): 403-410.

[72]Madariagam L L, Gaissert H A. Overview of malignant tracheal tumors[J].Ann Cardiothorac Surg, 2018, 7(2): 244-254.

[73]Samsom M. Artificial trachea transplantation is not ready for patients[J].The Lancet, 2017, 389(10084): 2103-2104.

[74]Huang J, Zhang Z, Zhang T. Suture fixation of tracheal stents for the treatment of upper trachea stenosis: a retrospective study[J].J Cardiothorac Surg, 2018, 13(1): 111.

[75]Yang Y, Li X, Jiao A. Stent intervention for children with CHD and tracheal stenosis[J]. Cardiol Young, 2020, 30(10): 1532-1534.

[76]宫原, 高宝安, 官莉等.气道支架的应用现状与前景[J].临床肺科杂志. 2013, 18(10): 1884-1885.

[77]Folch E, Keyes C.Airway stents[J].Ann Cardiothorac Surg, 2018, 7(2): 273-283.

[78]Iyoda A, Azuma Y, Sano A, et al. Long-term survival of airway silicone stents in patients with central airway stenosis or obstruction due to thoracic malignancy[J]. Gen Thorac Cardiovasc Surg, 2021, 69(9): 1303-1307.

[79]Chen D F, Chen Y, Zhong C H, et al. Long-term efficacy and safety of the Dumon stent for benign tracheal stenosis: a meta analysis[J].J Thorac Dis, 2021, 13(1): 82-91.

[80]Jung H S, Chae G, Kim J H, et al. The mechanical characteristics and performance evaluation of a newly developed silicone airway stent (GINA stent)[J].Sci Rep, 2021, 11(1): 7958.

[81]周韧志, 朱思遥, 严丹等.呼吸介入治疗后恶性气道再狭窄时间窗初探[J].浙江实用医学. 2021, 26(02): 143-144+158.

[82]Pandey V, Kadowaki K, Glumac D, et al. A novel airway stent coating to reduce mucous impaction[J].Chest, 2021, 160(4): A55.

[83]Huang W, Shan Q, Wu Z, et al. Retrievable covered metallic segmented Y airway stent for gastrorespiratory fistula of carina or main bronchi[J].The Journal of Thoracic and Cardiovascular Surgery, 2021, 161(5): 1664-1671.

[84]Avasarala S, Kfreitag L, Mehta A C.Metallic endobronchial stents: a contemporary resurrection[J].Chest, 2019, 155(6): 1246-1259.

[85]Jeong B H, Ng J, Jeong S H, et al. Clinical outcomes of complications following self-expandable metallic stent insertion for benign tracheobronchial stenosis [J]. Medicina (Kaunas), 2020, 56(8): 367.

[86]Xiong X F, Xu L, Fan L L, et al. Long-term follow-up of self-expandable metallic stents in benign tracheobronchial stenosis: a retrospective study[J].BMC Pulm Med, 2019, 19(1): 33.

[87]Sökücü SN, Özdemir C, Tural Önür S, et al. Comparison of silicon and metallic bifurcated stents in patients with malignant airway lesions. Clin Respir J. 2020 Mar; 14(3): 198-204.

[88]唐飞, 吕莉萍, 范晓云.恶性中心气道狭窄患者气道支架置入术后近期疗效及远期存活时间的影响因素分析[J].中国呼吸与危重监护杂志. 2021, 20(09): 643-648.

[89]Wang Y, Lu J, Guo J H, et al. A novel tracheobronchial stent loaded with 125I seeds in patients with malignant airway obstruction compared to a conventional stent: a prospec-

tive randomized controlled study[J].Ebio Medicine, 2018, 33: 269–275.

[90]Meng Q K, Yu X Y, Li W, et al. Radioactive and normal stent insertion for the treatment of malignant airway stenosis: a meta–analysis[J].Brachytherapy, 2021, 20(4): 883–891.

[91]杨正强, 施海彬, 周卫忠等. 全身麻醉下Y型金属气管支架治疗恶性气道狭窄[J]. 介入放射学杂志. 2010, 19(07): 577–579.

[92]Shan Q, Huang W, Wang Z, et al.Preliminary experience with a novel metallic segmented transcordal stent modified with three–dimensional printing for inoperable malignant laryngotracheal stenosis[J].Front Oncol, 2021, 11: 619781.

[93]Lee J, Kang S K.Principles for controlling the shape recovery and degradation behavior of biodegradable shape–memory polymers in biomedical applications[J].Micromachines (Basel), 2021, 12(7): 757.

[94]Schopf L F, Fraga J C, Porto R, et al. Experimental use of new absorbable tracheal stent [J].J Pediatr Surg, 2018, 53 (7): 1305–1309.

[95]Sezer N, Evis Z, Koc M. Additive manufacturing of biodegradable magnesium implants and scaffolds: review of the recent advances and research trends[J].Journal of Magnesium and Alloys, 2021, 9(2): 392–415.

[96]Liang Q, Ge S, Liu C, et al.The effect of composite PHB coating on the biological properties of a magnesium based alloy[J].J Biomater Appl, 2021, 35(10): 1264–1274.

[97]Wu J, Lee B, Saha P, et al. A feasibility study of biodegradable magnesium–aluminum–zinc–calcium–manganese（AZXM）alloys for tracheal stent application[J].J Biomater Appl, 2019, 33(8): 1080–1093.

[98]Wu J, Mady L J, Roy A, et al.In–vivo efficacy of biodegradable ultrahigh ductility Mg–Li–Zn alloy tracheal stents for pediatric airway obstruction[J].Commun Biol, 2020, 3(1): 787.

[99]Paunović N, Bao Y, Coulter FB, et al. Digital light 3D printing of customized bioresorbable airway stents with elastomeric properties. Sci Adv. 2021, 7(6): eabe9499.

[100]Beshchasna N, Saqib M, Kraskiewicz H, et al. Recent advances in manufacturing innovative stents[J]. Pharmaceutics, 2020, 12(4): 349.

[101]卜子英.肺癌非手术靶向治疗[M].北京: 中国科学技术出版社, 2022.

[102]董晓荣.肺癌的防治与康复[M].武汉: 湖北科学技术出版社, 2019.

[103]黄艳, 解宝泉.肺癌诊断及多学科治疗[M].北京: 科学技术文献出版社, 2018.

[104]李昕.肺癌的诊断与综合治疗[M].郑州: 郑州大学出版社, 2023.

[105]李志刚, 储天晴.肺癌[M].上海: 上海科学技术出版社, 2017.

[106]梁智勇, 武春燕, 李媛, 等.肺癌PD–L1病理诊断图集[M].上海: 上海交通大学出版社, 2022.

[107]林丽珠, 李佳殷.三师而行, 远离肺癌[M].广州: 广东高等教育出版社, 2018.

[108]龙浩, 张力.现代肺癌诊断与治疗[M].广州: 广东科技出版社, 2020.

[109]王鹤云, 杨代华, 董新明, 等.肺癌早防早治[M].北京: 金盾出版社, 2018.
[110]王长宏, 闫宇涛, 马金国.肿瘤疾病诊断与治疗[M].南昌: 江西科学技术出版社, 2018.
[111]叶磊光.肺癌综合诊治理论与实践[M].北京: 中国纺织出版社, 2021.
[112]臧远胜.抗癌必修课肺癌第3版[M].上海: 上海科学技术出版社, 2023.

（苏东君）